U0276375

2008–2011年，国家社科项目“中医名词术语英译国际标准化研究”（08BYY009）

2012–2015年，国家社科项目“中医英语翻译理论与方法研究”（12BYY024）

2018–2021年，国家社科项目“《黄帝内经》英译及版本比较研究”（18BYY033）

2017–2020年，上海哲社项目“中医典籍翻译研究”（2017BYY013）

黄帝译经

Yellow Emperor's Canon of Translation

李照国◎著

上海三联书店

说　明

作为农民的儿子，我的眼界是田野，我的知识是耕耘，我的思维是除草。也许正因为如此，经过三十余年的蹒跚蜗行，才最终完成了中医四大经典的学习、研究和翻译。

中医四大经典指的是《黄帝内经》(包括《素问》和《灵枢》)《难经》《神农本草经》《伤寒杂病论》(包括《伤寒论》和《金匮要略》)。《黄帝内经》《难经》《神农本草经》问世于春秋战国时期，《伤寒杂病论》问世于东汉时期。春秋战国时期是中华民族真正创新的时代。正是在这个真正创新的时代里，中医的经典才一一问世。实际上当时问世的中医经典远不止四部，还有像《黄帝外经》那样一些内容丰富、意义非凡的经典。但由于秦汉之际社会的变更，使得华夏民族不仅停滞了创新，而且还消亡了许多春秋战国时期问世的经典，《黄帝外经》就是典型一例。

在文化界、中医界、翻译界师友的指导和帮助下，经过二十多年的努力，才完成了《黄帝内经》的学习和翻译。《黄帝内经》英译本出版之前，世界图书出版公司西安分公司的领导特意安排我去祭奠黄帝陵，向黄帝汇报学习和翻译《黄帝内经》的历程和进程。祭奠黄帝陵的时候，不仅向黄帝汇报了学习和翻译《黄帝内经》的感受和体会，更向黄帝汇报了学习和翻译《黄帝内经》时所面临的问题和困境。这些问题和困境虽然一直在面对，但却始终找不到穿越的路径。

离开黄帝陵时，抬眼远望朦胧的苍天和高山，忽然看到了明亮的日光、月光和星光，听到了黄帝、岐伯和雷公的指示和教导！当晚回到西安，激情满怀，难以入眠，随以黄帝、岐伯和雷公的名义分析中医翻译，撰写《黄帝译经》。经过半年多的努力，完成了《黄帝译经》的撰写。因恐引发异议，故而一直没有出版。完成了中医四大经典及明朝问世的《黄帝外经》的翻译后，学界和译界的师友们再次认真地审核了《黄帝译经》，建议尽快出版，以便将中医翻译的问题和路径展示给学界和译界人士。

在师友们的鼓励下，联系了上海三联书店的杜鹏编辑，将《黄帝译经》的有关情况向她作了说明，得到了她的大力支持。此前正是在杜鹏编辑的大力支持下，《伤寒论》《金匮要略》《神农本草经》《黄帝外经》的译本才得以出版。

黄帝纪元 4716 年 3 月 3 日

西洋纪元 2018 年 4 月 18 日

李照国

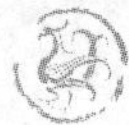

目　录

前言前寓

《诗经·小雅·鹿鸣》

呦呦鹿鸣，食野之苹。我有嘉宾，鼓瑟吹笙。
吹笙鼓簧，承筐是将。人之好我，示我周行。
呦呦鹿鸣，食野之蒿。我有嘉宾，德音孔昭。
视民不恌，君子是则是傚。我有旨酒，嘉宾式燕以敖。
呦呦鹿鸣，食野之芩。我有嘉宾，鼓瑟鼓琴。
鼓瑟鼓琴，和乐且湛。我有旨酒，以宴乐嘉宾之心。

历经廿载寒暑，《黄帝内经》译稿草就，忆及春寒秋凉，颇有隔世之感。甲申孟春，应长安故旧之约西游太白，参拜桥山初祖圣陵，祭奠耀州药王神洞，不禁慨然长歌：

心为形役风卷云，惆怅独悲空伤神。
已往不谏随风去，来者可追长流水。
扁舟轻扬山水摇，夜风吹拂衣带飘。
探问征夫西行路，晨光熹微难识途。

夜归长安，心下激越，仰望苍穹，浮想联翩。举目天宫，思望初祖，忽闻论译，激越无限。随即展纸运笔，拟就《黄帝译经》，开篇道：

黄帝升坐紫微宫，岐伯、雷公各侍左右。

黄帝曰："昔时与卿等于明堂之上谈医论药、明经辨络，朕深慕上古之人春秋皆度百岁，而动作不衰；哀叹当时之人，年半百而动作皆衰。卿等引经据典释其原由，朕闻之深以为虑。遂与卿等明辨医道、确立针经，欲慈惠天下万民。时光如梭。明堂论辨恍若昨日，人间已过数千春秋。不知今时之人寿将几何？”

岐伯对曰：“今时之人虽以酒为浆，以妄为常，不知持满，不时御神，然多能颐养天年，春秋度百岁者亦不为罕。”

黄帝问曰：“如何而然？”

岐伯对曰：“天下太平，医道广兴。是故今时之人可防患于未然，消邪于未彰。”

黄帝曰：“自朕与卿等乘龙升天，下界烽火不断，狼烟时起。民生之艰辛、国运之多舛，令朕寝食不安。今幸得明主贤臣，治国有方，生民有道，遂使天下得治，百姓得养。古人云：乱世安之以武，治世修之以医。不知今时之医，其势若何？”

岐伯对曰：“今时之医本于陛下与臣等昔时之论。春秋医家据此撰成《黄帝内经》，传世于今。时人所谓之‘黄岐之术’，即此书所论之医理、医术。自汉唐以降，代有名医发挥注正。华夏医道千脉万络之炜炜大系概基于此。华夏医道，佑民安邦，历千载而不衰。史无前例。今博采时学之长，吸取异域之彩，出乎其类，拔乎其萃，为华夏国之昌运、民之安康，慈惠无穷。”

黄帝曰：“惜时与卿等谈医论药，旨在救天下万民于忧患，非单为我华夏一族所计。朕观日月交辉，忧人世多艰。愿昔时所厘之医道广播四海，咸宁万国。”

岐伯曰：“陛下所立之医道乃兴国生民之大法。医者，仁术也。仁者无界之囿，无时之限。故当传于四方，惠及愚智贤不消。自《黄帝内经》问世，华夏医道于汉唐之际东传高丽、扶桑，南播交趾诸岛，北及朔方之域，西入吐蕃高原，于各族各部之繁荣昌盛，善莫大焉。”

黄帝曰：“四异之邦与我华夏言语不通，嗜欲不同。华夏医道，何以传之于彼？”

岐伯对曰：“诸四异之邦文在初创，医道未立。故遣其聪慧之士远涉千山，前来中土，潜习中文，精修医术。及谙熟之，并携医经药典还国，以中文传于其地。故今之日文多杂华字。朝、韩、越诸国，旧亦书中文，行儒学。吐蕃者，今之西藏也。其文虽异于华，其医实由中土传之。观其《四部医典》,所论之理概出于华医之论。"

黄帝曰:"吐蕃、西域及朔方之大部今属中国之地;高丽、扶桑、交趾皆为儒学昌盛之邦。华夏医道传之其地当无山隔水断之忧。朕所虑者,乃泰西之国。其国与华夏远涉重洋,言语迥异。华夏之医,如何传之于彼?"

岐伯曰:"古人云:名物不同,传实不易。欲使泰西之人晓谕华夏医术,须经翻译之径。然泰西之语与华夏之文契合者少,遂使翻译辞不达义,谬误广布。"

黄帝曰:"医者,性命攸关之术。岂可恣意妄为?差之毫厘,谬之千里。反左为右,生即为杀。然泰西之语与我华夏之文泾渭两色,如之奈何?"

岐伯对曰:"必得精于华夏医术、谙于泰西言语之士潜心较之、辨之,方可厘定传译之序,通达医道之旨,消讹除误,交通东西。"

黄帝问曰:"此等贤士,何处可得?"

岐伯对曰:"华夏之国,今恰政通人和,重教兴学。此等贤才,当可访寻。陛下即可遣一天官到下界走访一番,若遇此等贤才,即诏命其精研译道,传译华夏医药于泰西诸国。"

黄帝曰:"卿言极是。雷公听旨。"

雷公拜曰:"谨听圣言。"

黄帝曰:"今差汝速往下界,遍访华夏古国,悉求精通医术、熟谙西语之贤士,诏命其精研译道,传译华医于泰西,以使万国咸宁,天下安康。"

雷公稽首再拜曰:"谨遵圣意。"

恩师观后,以为"文虽怪异,却非子不语也"。故而专函予我,建议援以《黄帝内经》问答之例,托黄帝、岐伯、雷公之言,论译事本末、表里、虚实之序,独辟一方蹊径,以达曲径通幽之效。因恐旅人瞻前顾后,随又训以先贤之教:"荀子曰:'不积跬步,无以致千里;不积小流,无以成江海。'君既已'积跬步',何虑其又?既已'积小流',何患其再?"

时近酷暑炎夏,恰无用心之趣,隧闭门塞牖,思记圣祖论译,历经酷暑严寒，草就千言万语，历述千载译业，详论百家之见。后经恩师批阅删改，仿《黄帝内经》之例，编为《黄帝译经》，共九九八十一篇，述华夏千年译事表里，论中医百年西传虚实。因恐亵渎圣祖先贤，文稿向未刊印，仅供师友把玩。后经恩师审改，重拟章节，以求真人高士。今又应故人之约，重加整理，上告圣祖，中慰师友，下逸旅人。

首篇《咸宁万国》为甲申孟春祭奠黄帝陵时所拟，为求典雅，故仿《黄帝内经》文体，文白夹杂。其后各篇，遵恩师之意，均以现代文体记述，以便传递信息。各篇虽旨在探讨古今译事，偶亦论及诸子之学，旁涉百家之论。恩师阅罢斯文，以为《黄帝译经》，翻译搭台，传承文化，弘扬国粹，绵力已尽。此实著者拳拳之愿，是否尽然，尚待公鉴。

黄帝纪元 4704 年 6 月 23 日
西洋纪元 2004 年 8 月 8 日
李照国

聪明文思篇第一
——译事何以成功

黄帝升坐九霄宫，岐伯、雷公侍于左右。

黄帝说："昔时与卿等明堂之上谈论医药、明辨经络之际，朕十分羡慕上古之人。他们皆能寿达百岁，却健康如常，无有衰老迹象。"

岐伯说："臣等对上古之人，亦深为仰慕。因其心神淳朴，行举自然，故而能真正与天相应，与天合一。"

黄帝说："上古之人，确实如此。卿等之感，亦朕之体验。朕当时之所以与臣等讨论医药，就因为当时之人，年过半百，即神疲体弱，四肢不便，脏腑衰退。"

岐伯说："诚如陛下所训。那时之下界，百业萧条，民众萎靡，世风日下。尘世之人从此不仅不再寿过百岁，而且心神时常异变，身体更难常健。"

黄帝说："现实确实如此。面对此势，朕深感疑惑，时时问难问道，激发卿等深思、深析、深辩。卿等引经据典，释其原由，确其理法，正其方药。朕闻之，既深以为望，亦深以为虑。随之与卿等观日望月，辨医论药，确立针经，明立治理，希望能藉此解除民众之苦，使人人能健康长寿。"

岐伯说："臣等至今铭记陛下当年之训，一直在努力落实医道，朴实尘世，康健万民。"

黄帝说："时光如梭，物换星移。朕与卿等于明堂之上谈医论药，恍若昨日，而人间已过数千春秋。不知尘世当今如何？不知尘人康寿如何？"

岐伯回答说："感谢陛下关怀！当今尘世，山还高，水还长，地还厚。但雾还长，霾还重，毒还浓。现时之人，无论登千山还是行万水，皆远远超越历朝历代之民，此确乎其长，亦确乎其力，令臣等颇为震撼，颇为激奋。然关乎其人生，则令臣等颇为不解。岁岁年年，时时刻刻，仍以酒当水，滥饮无度，好逸恶劳，几成习惯。醉酒行房，竭尽阴精，耗散真气。”

黄帝说：“唐人孙思邈在其《千金要方》中说：‘人命至重，贵于千金’。今时之人科研确实至重至要，创新确实千山万水。但就人生而言，竟然如此不知珍惜千金之体、万金之命，确实令朕痛心万分！”

岐伯说：“陛下勿忧。今时之人虽不知保持精气充满，不懂调理精神，但大多却能颐养天年，百岁之人亦不罕见。某种意义上说，这确实是今世之人远远高于历朝历代之处。臣等讨论之时，皆觉得庸俗之时亦有超凡之处。”

黄帝问道：“为什么有这样的变化呢？既然三宝不保，为何亦能长寿？既然庸俗如潮，为何亦能超凡？”

岐伯回答说：“这是天下太平、民众安康、医学发展、科技创新的结果。天下太平，邪气就逐步消散了。邪气逐步消散，民众就安康了。民众的安康，自然也与医学的发达和科研的发展，有着密切的关系。正是由于医学的发达和科技的发展，民众的生活水平就逐步提高了，在一定程度上可以防患于未然了。据臣等了解，七十年前，全国民众的平均寿命只有三十六岁。如今，全国民众的平均寿命已经达到七十六岁，太令臣等感动了！”

黄帝说：“此实不幸之万幸也！自朕与卿等乘龙升天以来，下界烽火不断，连年征战，百姓生活水深火热，国家民族分崩离析，令朕寝食不安。”

岐伯说：“臣等亦为之痛心疾首。所谓之历朝历代，某种意义上也是连年征战的体现。为了夺取前朝的权威，后朝自然要拼命地与其争斗，自然影响民众的生活。这大概也是华夏民族历史的特色吧。但最令臣等难以忍受的，是异族对华夏民族的攻击，尤其是清朝后期西方八国和东亚日本对华夏民族的侵略和掠夺。在那些令臣等痛苦万分的时刻，陛下特别给臣等很多重要的指示。臣等遵陛下之命点风化雨，调理下界时运，安宁神州大地。”

黄帝问道：“如今下界情势如何？”

岐伯回答说：“虽历经百年丧乱，华夏古国根基固然。虽经夷国侵略攻打，华夏民族依然步步向前。今幸有明主贤臣，治国有方，安民有道，才使天下太平，百姓安居。”

黄帝说：“如此甚好！乱世兴兵，治世兴医。不知现时华夏古国医学发展如何，百姓健康怎样？”

岐伯回答说：“华夏古国现时盛行之医药理法，正是当年陛下与臣等所创立之医学体系。春秋医家据此撰写了《黄帝内经》一书，一直流传于今。今人所谓之‘岐黄之术’，即《黄帝内经》所阐述之理、法、方、药。”

黄帝说：“昔时之论，皆大要而已。若用之于实际，须深加创造，以明其治法治则，以利其治病救民。”

岐伯说：“自汉唐以来，历代皆有名医研究医理、修正医法、拓展医道，从而构建了时下所谓之中国医药学的理论体系、临床体系和教育体系。”

黄帝说：“如此甚好！其目下情势如何？”

岐伯回答说：“中华文化之所以传承千秋万代而不绝，其主要原因就与陛下所创建的理法方药密不可分。中华医学历经千载而不衰，确保华夏民族之繁衍与发展。如今，这门古老医学，仍然焕发着勃勃生机。虽然清末民初以来某些所谓的杰出学者坚决否定和排拆中华传统医学，但神州大地真正的国人还是非常重视其传统医学，还是充分发挥其传统医学的作用和意义，从而为民族的兴旺发达开辟了广阔的路径。”

黄帝说：“果然如此，天下幸矣！”

岐伯说：“确实如此！中华传统医学，现代的国人将其称为‘中医’，主要是和‘西医’相对而言。如今的中华传统医学，在时代精神的鼓舞下，博采时学之长，吸取异域之彩，不断丰富和完善自己的理论与实践，在预防和治疗疾病方面发挥着越来越重要的作用。在世界各国的传统医学中，中华传统医学可谓出乎其类，拔乎其萃，为华夏古国之昌盛、民众之健康贡献巨大。”

黄帝说：“朕与卿等创立医学，为的是救助天下万民，并非单为我华夏一族所虑。朕平素观天察地，牵挂人间冷暖，担心百姓虚弱，希望百姓健康。正是出于如此考虑，朕一直期望当年与卿等所创立之医学能广播四方，能造福天下。”

岐伯说：“陛下当年所创立之医学，乃保障国家兴旺发达和民众健康幸福之根本大法。陛下当年为医学的定位是，‘医学者，仁学也’，令臣等至为敬慕。陛下当年教导臣等，‘仁学者，当无国界之囿，应无时空之限，定然传于四方，造福天下。’臣等一直牢记在心。”

黄帝问道：“能否传于四方？如何造福天下？”

岐伯回答说：“自《黄帝内经》问世以来，华夏医学于汉唐之际东传高丽、扶桑，南传交趾诸岛，北传朔方之域，西传吐蕃高原，对周边国家民族之繁荣昌盛，可谓善莫大焉。”

黄帝说：“周边国家民族与与华夏古国语言不通，风俗各异。中华医学如何传播其地？”

岐伯回答说：“那时华夏古国周边之国家与部族，皆未创立文字体系，医学知识缺乏。因此选派聪慧子弟爬山涉水，不远万里来到中土上国，潜心学习中文华医。学成之后，携典籍回国，以中文在其国传播上国之学，努力发展其文明、文化、语言和医理。”

黄帝说：“这是华夏古国对其他国家和民族发展的巨大贡献！”

岐伯说：“陛下圣明！所以如今之日文多杂以华字。朝鲜、韩国和越南等国，过去也完全使用中文，大力推行儒学，全面普及中华文化。如今其文字虽然已经改变，但其基本思想和精神，却始终与中华文化密融密合。尤其是中华传统医学，如今依然全面、系统、深入地传承在这些邻国之中。”

黄帝问道：“吐蕃呢？”

岐伯回答说：“吐蕃即今日之西藏，为华夏上国之一部。”

黄帝说：“藏文与中文不同，其医学如何？”

岐伯回答说：“藏文虽与中文不同，但其医学却由中土传入，理法方药基本一致。所差异的，只是个别概念和药理。”

黄帝问道：“这是否与唐王朝文成公主和金成公主入藏有关？”

岐伯回答说：“是的。正是两位唐朝公主的入藏，给吐蕃高原带去了华夏医药。从其现行的《四部医典》可以看出，藏医学在理论与实践上与华医极为相似，其受中土医学之影响一目了然。”

黄帝说：“古时的吐蕃、西域及朔方现在都属中国之地；高丽、扶桑、交趾一直也都属儒学昌盛之邦。华夏医道传播其地应无语言、文化和民族心理等障碍。朕所担忧的是西方诸国。西方诸国与华夏远隔重洋，语言、文化和医药迥然不同。华夏医学如何才能传播到彼？”

岐伯说：“古人说，名物不同，传实不易。要使西方诸国能了解和掌握华夏医术，只能通过翻译这一唯一途径。”

黄帝说：“西方诸国的语言与中华语言之间存在着天壤之别，如何翻译？”

岐伯回答说：“诚如陛下所训，中西方语言文化迥异，使得翻译常常词不达意。所以在目前的中华医学对西方诸国的翻译中，误译、错译现象十分普遍，从而严重影响了中华医学对外的传播和发展，引起了国内外学界、医界和译界的密切关注。”

黄帝说：“医学乃性命攸关之学，岂可恣意妄为？”

岐伯说：“陛下圣明！医学不同于其他学科，翻译须十分仔细，差之毫厘，便谬之千里。误左为右，生即为杀。臣等仔细查看了清末民初以来国内外译者对中华医学基本理论和方法的翻译和释义，发现其中存在着各种各样的问题。可见，将中华医学翻译为西文，确实不易。”

黄帝说：“西方诸国语言与我中华语言泾渭分明，几无相同之处。当此之际，如何而译？”

岐伯回答说：“要将中华医学翻译成西方文字，需要既精通华夏医术又精通西方语言的聪慧之士潜心研究，认真比较和精心辨析，才能确定翻译的基本原则、标准和方法，使译者有则可循、有法可依，才能消除讹误，才能较为准确地将华夏医学翻译成西方语言。”

黄帝问道：“这样的贤能之士到哪里去找呢？”

岐伯回答说：“今日的华夏之国，政通人和，重教兴学，教育事业发展迅速。这样的贤能之才应该可以寻找得到。”

黄帝问道：“如何寻找呢？”

岐伯回答说：“陛下不妨派遣一位天官到下界走访一番，特别与学界和译界的人士多多接触，仔细了解情况，把握现状。如果遇到了真正的贤能之才，即可诏命其精研译理，将华夏医药翻译成西方语言，为中华医学和中华文化的对外传播和发展开辟蹊径。”

黄帝说：“卿言极是。雷公听旨。”

雷公跪而拜道：“微臣接旨！”

黄帝说：“今派卿速往下界，遍访华夏古国，访求精通医术、熟谙西语的贤能之士，诏命其研究翻译，将华夏之医译成西方之文，造福天下，安康万民。”

雷公再拜道：“微臣遵旨！”

光宅天下篇第二
——下界考察记述

雷公受黄帝之命到下界各地考察，半年后返回九霄云天，向黄帝和岐伯汇报下界考察的感受、体会和结果。

黄帝说："天上一天，地上一年。下界半载，感验如何？"

雷公说："微臣向陛下汇报。微臣到下界后，先去了中原大地，那里是陛下的故乡，依然蕴藏着陛下为华夏民族所创建的文化和思想。在中原大地，微臣遇到了一些学界人士、社会人士和民间人士。微臣以佛界人士的身份，向他们介绍佛教的情况，引起了他们很大的兴趣。佛教在汉朝时期即传入神州，并很快与华夏文明和文化结合起来，成为华夏民族独有的宗教思想。在当今的尘下，与大家讨论佛教和道教，没有任何不同的意见和看法。但如果谈到基督教、天主教和伊斯兰教的时候，不同领域的人都有不同的意见和看法。当时正是在天师的指导下，微臣以佛教为依托开始与尘世间各界人士接触，以便能深入地了解神州大地的历史发展、当今走势以及未来趋势，为最终了解中医有中华文化的对外传播和寻找理想中的翻译人才奠定基础。"

黄帝说："如此考虑颇有意义，有利于与下界接触。"

雷公说："陛下英明！到了下界之后，作为佛教人士，微臣自然会得到各界的尊重。在中原地区，微臣有幸接触到了几个大学的老年学者。由于他们已经退休，所以就有了足够的时间和兴趣与微臣进行交谈。从文化到宗教，从宗教到学术，从学术到人才，微臣与其讨论了人世间所面临的种种问题和挑战。在讨论的过程中，微臣特别提到了民族文化的传播和民族医学的传承。对此，大家颇有浓厚兴趣。谈到传播和传承，翻译自然是不可避免的。微臣首先从佛教当年翻译的实践谈起，逐步将话题转移到国学的翻译和国医的翻译。"

黄帝说："据说华夏民族有文字记载的翻译历史，就是从佛教的翻译开始，尤其是对翻译原则、标准和方法的总结和研究。"

雷公说:“陛下圣明!事实确实如此。由于微臣是以佛教人士的身份与大家进行交流,不少翻译界的人士就特别与我们讨论翻译的问题。当地的一位老学者很早就开始探索如何翻译国医了,他特别向微臣提出了如何发挥玄奘当年所提出的‘五不翻’。‘五不翻’也是微臣特别想向国医翻译界推荐的一种翻译理念。借着这一理念,微臣向大家谈到了国医外译以及外译中所应遵循的基本原则。当时在镐京,就有有这一意识的一位特殊的译者。他在总结国人的翻译时,作了这样的一个总结:‘中译外者,以西释中;外译中者,以西去中’。”

黄帝说:“当今的国人将国文翻译成外文,是‘以西释中’吗?国人将外文翻译成国文,是‘以西去中’吗?”

雷公说:“虽然不完全是,但基本现状还是有的。比如将民族的文学家‘汤显祖’赞美为‘华夏的莎士比亚’,将民族的‘饺子’译作dumpling,将西方的Bible译作‘圣经’,将西方的Christmas译作‘圣诞’,其做法基本就是这样的。”

黄帝问:“确实是这样的吗?为什么是这样的呢?”

岐伯说:“神州大地翻译界的现状,基本上就像雷公说的那样。具体原因和问题,早已被华夏民族所遗忘了。所以大家对镐京的那位译界特殊学者的意见,都是无法接受的。不但无法接受,而且还将其视为时代的落伍者。”

雷公说:“天师说的对。在这个特别的时代里,能将这位特殊的镐京译者视为时代的落伍者,已经非常仁慈了。在海上的国医院校,还有人将其谩骂为学术的骗子、时代的奸贼、人类的恶魔。微臣当时在尘世间考察的时候,就注意到了这个问题,也征求了学界的一些意见。遗憾的是,学界真正理解他的人,还是非常非常稀少的。”

黄帝说:“稀少只是当时的问题,众多则是未来的结局。”

雷公说:“陛下圣明!微臣只是将其作为我自己的梦想而已,没想到这居然就是未来的结果!太好了!”

黄帝说:“这些问题,暂时不谈。先谈谈到下界的具体考察吧,尤其是翻译界的考察和优秀译者的表现。”

雷公说:“遵旨!华夏民族优秀的译者可以分为三大类。第一类就是佛界的翻译。佛界的翻译大致起始于汉朝时期，完善于唐宋时期。现在华夏民族平时所使用的不少词语，都与当年佛界的翻译有着密切的关系。比如尘世间对无法理解的书称为'天书'，'天书'这个词就是佛界翻译佛典时所使用的一个词。比如三国时期的支谦翻译了《法句》。在总结《法句》的翻译时，他说：'又诸佛兴，皆在天竺，天竺言语，与汉异音，云其书为天书，语为天语，名物不同，传实不易。''天书'一词就是从这里来的。"

黄帝说："佛教徒的翻译总结，确实很有意义。"

雷公说："陛下圣明！佛教徒的翻译总结，的确非常有意义。比如现在的神州大地的翻译界，一直都在使用'信达雅'这样一个三原则。大家都认为，'信达雅'的这个三原则就是严复当年在总结自己翻译《天演论》的时候提出的。虽然'信达雅'这三原则确实是严复总结出来的，但其背景呢，恐怕也与佛教徒的翻译总结有一定的关系。"

黄帝问道："能具体说说其实际关系吗？"

雷公回答说："遵旨！微臣刚才提到了支谦对翻译《法句》的总结。在总结中，支谦说：'仆初嫌其辞不雅，维祇难曰：佛言依其义不用饰，取其法不以严，其传经者，当令易晓，勿失厥义，是则为善。座中咸曰：老子称：美言不信，信言不美。仲尼亦云：书不尽言，言不尽意。明圣人意，深邃无极。今传胡义，实宜经达。'其中就提到了'雅'、'信'和'达'这三个字。严复很可能就是受支谦的启发而总结出来的。"

黄帝说："很有可能。"

雷公说："陛下英明！关于支谦是如何翻译佛教典籍的以及严复是如何翻译《天演论》的，微臣之后会详细地向陛下汇报。"

黄帝说："好。第二类的优秀译者是什么样的学者呢？"

雷公回答说："第二类优秀的译者代表，就是微臣刚才提到的严复以及后来的钱锺书等人。他们不仅仅是译者，更重要的是合璧东西、贯通古今、融合百川的杰出学人。用今天的神州大地的观念来说，他们首先是华夏民族的国学大师，其次是西洋语言文化的大家，最后是译界最为杰出的代表。今天的神州一直在努力地培养所谓的优秀外语人才，而真正优秀的外语人才只有严复和钱锺书这样的学者。今天的神州外语界，几乎没有人能真正地懂得自己民族的语言、文化和思想了，怎么可能成为优秀的外语人才呢？大概只能成为西洋语言文化的传扬者了，与自己民族语言和文化的传承和发扬几乎没有什么关系了。对于严复和钱锺书这些杰出的学人，微臣在下界的感触是非常深刻的。以后我会认真地向黄帝汇报。"

黄帝说："值得深刻反思。第三类呢？"

雷公说："第三类就是如今努力通过传承和传播民族文化而开展民族医学翻译的学者。这是目前神州大地最为重要的问题，也是这次微臣奔赴下界时努力完成陛下赋予的使命。通过传承和传播民族文化而开展民族医学的翻译，最早起始于清末民初，其杰出的代表是王吉民和伍连德，他们通过用英文撰写《中国医史》，系统地对外介绍了民族医学。他们虽然是医学专家，但民族文化的底蕴却非常深厚，西洋语言和文化的基础也非常扎实。虽然撰写的是医史，还是比较系统地翻译了华夏民族的传统医学，尤其是《黄帝内经》的基本理论、方法、概念、术语和经典名句。通过传承和传播民族文化而真正启动民族医学对外翻译事业的，大约在二十五年前。其杰出的代表是广州中医学院的欧明教授、湖南中医学院的帅学忠教授、北京医科大学的谢竹藩教授、北京中医学院的方廷钰教授、河南中医学院的朱忠宝教授、山东中医学院的张恩勤教授和徐象才教授、南京中医学院的陶锦文教授、陕西中医学院的王引擎教授等等，可谓人才多多。"

黄帝问道："如今的情况如何呢？人才还多多吗？"

雷公回答说："由于时代的变迁，现在的人才不是太多，远不如二十五年前的那么辉煌了。这是微臣到下界考察时特别注意的问题。在下界期间，微臣也一直在努力与一些青年学者交流，潜移默化地培养他们的民族意识和翻译能力。经过半年多的努力，有不少青年学者已经有了很好的发展，今后一定会成为更为优秀的人才，一定会使国医翻译事业得到更好发展。这是黄帝赋予微臣的历史使命，微臣一定会继续努力，一定会努力完成好这一历史使命。"

黄帝说："雷公说的对。这确实是朕赋予你的历史使命。虽然雷公还没有具体谈到一些实际问题，但朕相信，雷公一定会认真地完成好这一历史使命，一定会帮助神州大地培养好优秀翻译人才。当然，优秀人才的培养，一定要与民族的历史和文化结合起来，也一定要了解自己民族译业的发展历程。雷公在下界考察的时候，一定会关注华夏民族的翻译起源和发展吧？”

雷公说：“非常感谢陛下的指导和信任！微臣确实关注了华夏民族译业的起源和发展。微臣将和天师一起向黄帝详细汇报。对于华夏民族译业的起源和发展，天师了解的更具体，更全面，更深入。”

黄帝说：“好的。雷公可辅佐天师，好好谈谈华夏民族翻译事业的历史和发展吧。”

岐伯、雷公长拜道：“非常感谢陛下的关怀！”

钦明文思篇第三
——译事始于远古

黄帝说："卿等谈起译事，常令朕深思。"

岐伯说："感谢陛下深思！在陛下的指示下，臣等对华夏民族的文化和语言的认识更加深刻，更加完善。微臣曾注意到《论语》对民族文化的发扬光大，至为感动。在《论语·八佾》中，孔子谈到《韶》的时候，将其赞美为'尽美矣，尽善也'，即 perfect beauty and perfect goodness。如今被称为中医的中华传统医药，理论方面其实并没有完全'尽美矣'，临床治疗方面也并没有完全'尽善也'。但中华传统医药千万年来对华夏民族的繁衍和发展，显然是'善莫大矣'。"

黄帝说："孔子之赞，尽美尽善！"

岐伯说："陛下圣明！在如今的神州大地，一些既不懂中华文化，更不懂中医理法的所谓政客和学者，不仅完全否定中医，而且一直斥责中医，甚至拼命消灭中医。这些政客和学者的所作所为不仅令真正的国人无法接受，也令东西南北的夷人不可思议。中医其实并非像那些政客和学者所说的那样是'迷信'的，是'巫术'的。就是在科技高度发展的今天，中医在神州大地和世界各地仍然发挥着无可替代的作用。"

黄帝问道："中医在神州大地和世界各地仍然发挥着无可替代的作用，有依据吗？"

岐伯回答说："微臣向陛下汇报，中医在世界各地不可替代的作用是有依据的。对此，雷公在下界了解的最清楚。请雷公向陛下汇报。"

雷公说："谢谢天师！微臣在下界考察的时候，对此确实有所了解，也看到了很多世界各地学习和传播中医的学者对中医的认识和敬慕。微臣曾告诉过天师，德国一位重要的学者满晰博（其西文名字是 Manfred Porkert）曾说过，中医是世界上最为成熟的一门学科。有一次他来中国演讲，演讲的题目是'为什么人类不能缺少中医'。他说：

中国自己不把中医药学当成科学，不重视中医药的发展，其根源是文化自卑感。几年前我看了崔月犁先生的《中医沉思录》，我高兴地看到有许多人在深刻地思考中医的问题了。最近我读了李致重先生的《中医复兴论》，我们的理解完全一致。太让我高兴了！我对他说：我们是朋友，也是同学，志同道合的学中医的学生呀。我认为，中国应当首先把自己中医的事情做好。中医应当在中国的国学传统上尽快复兴起来！

实际上，中国是不应该有文化自卑感的。中国具有悠久的历史，有灿烂的传统文化。几千年来，中国一直是世界上的文化强国，对人类文明有过重大的贡献。中国只是在近二百年才落后了，但这是社会的落后，管理的落后，经济的落后，而不是文化特质的落后。中国人应该克服文化自卑感，理直气壮地弘扬自己优秀的传统文化，大力宣传和发展中医中药学，要在世界范围内为中医中药'正名'。中医是成熟的科学，不是经验医学，更不是伪科学。不要人为地把中医学搞坏了，让人家说你是伪科学。现在，西方人也已经觉察到西医西药的局限性了，但又没有其他办法，很多人把目光转向植物药物，希望从传统医药中寻找出路，这是中医中药发展的好时机。

中国应该加强中医中药的教学和研究。中国要培养大批真正能用中医药学的理论和方法来诊病治病的中医师，不是一万人，而是五十万、一百万人。这样，输送到世界各国的假中医也就少了。中国应该制定中医药学的标准，当然不是以西医学方法来评判的标准，并使它逐步成为国际遵循的唯一标准。这样才能消除国际市场上那种传统中药按植物药物，或者按西药标准划定的混乱局面。中医中药有自己的标准。

满晰博的演讲，颇令微臣感动。他对中医的认识，远远超过了当今的国人。”

黄帝说：“西人对中医的认识，确实超越了国人。”

雷公说：“陛下圣明！有一次记者采访满晰博，谈到中医时，他说：

国外是有许多人认为中医不科学。奇怪的是，居然也有许多中国的中医们对中医的科学性表示怀疑。我在世界许多地方讲演，我一再强调中医是一门成熟的科学。这是我几十年研究而得出的结论。什么叫科学？在我看来，科学必须符合以下三条标准：

一、以正面经验为基础。'正面经验'是针对确凿的事实而取得的实际效果。正面的事实与主观的臆测是相对立的，离开了事实，科学便失去了形成的必要条件。所以'正面经验'，是经验的事实资料的积累，能够重复和验证的。

二、陈述的单一性。即在一定的上下文意中，具体名词术语的含义是单一的。所陈述的内容都是有一致规定的，并排除其他含义，那怕是稍微相似的含义。

三、经验资料的严格、合理的综合。'严格的'，是指不是任意的、含糊的和近似的；'合理的综合'，是指从收集到的经验资料中建立起合乎逻辑的联系。这种合乎逻辑的联系，就是这个学科的理论体系。这个理论体系，能使人们对未来事物迅速做出有把握的灵活推断，并使原有的结果再度产生。

按照这三条标准，可大致将二十世纪的各种科学分为精密科学、原始科学和伪科学。少数学科属于精密科学，如物理、化学、天文学几乎完全符合三条标准，是精密科学。多数学科只符合第一条，可称为原始科学。离开了取得正面经验的确凿事实，则应称为伪科学。在现代医学(西医)中，绝大多数是原始科学的知识，只有一小部分是精密科学，其中还有较大的伪科学的成分。与此相反，中医除了还有一部分是原始科学和伪科学的残余外，就绝大部分或者主体而言，应当称得上是精密科学。《黄帝内经》《神农本草经》《伤寒杂病论》等等中国古代医书的传世，表明中国在两千多年前就已经形成了一套较完整的中医理论体系，而且很早就有自己的药物学专著，确立了中医学辨证施治的理论体系与治疗原则。

中医是一种内容最丰富、最有条理、最有效的一种医学科学。而西医学的发展只有几百年的历史，大踏步发展只有几十年。应当看到,它是借助物理学、化学的方法和理论,作为自身使用的技术才发展起来的,事实上它没有真正意义上的药理学基础。从根本上说,西医学还只是一种典型的生物医学或动物医学,还远没有发展到真正意义上的人类医学。它将针对老鼠的实验结果应用于人类。须知,人类与老鼠毕竟有天壤之别啊。

当然,西医在物理、化学方法基础上发展的医疗技术是很可贵的,但技术与科学是两回事。西方医学已进入方法学的死胡同,它不能像中医那样对个体机能失调作出精确的、特异的判断,并进行治疗。西医盲目用药的现象很普遍,动不动就用抗生素、激素,经常服用很容易造成药物依赖,破坏人体自身的免疫力。抗生素、激素的滥用,使高血压、心脏病、血栓等等病症随处可见。

我开始是学西医的,而且在慕尼黑大学医学系当过老师,也有行医资格。如果不了解西医,我就没有资格批评西医。当然,我决不是说西医一无是处,这里我是从科学与技术的比较上讲的。从长远来看,中医应该比西医有更广阔的前景。因此,中医药学不仅是中国的骄傲,也是全人类的共同财富。

满晰博不仅充分肯定了中医,而且还自豪地说中医是全人类的共同财富。”

黄帝说:“西人对中医的客观定位,确实值得国人认真学习。中医之用,古今依然,中外更依然!”

岐伯说:“陛下圣明!对于自己民族的传统文化和传统医学,应该有这样的理念,应该有这样的认识。先秦佚名者写的一首诗中说,‘嗟尔君子,无恒安息。靖共尔位,好是正直。神之听之,介尔景福。’其基本意思是说,‘长叹息你们这些君子,莫贪图安逸碌碌无为。应恭谨从事忠于职守,与正直之士亲近伴随。神灵就会听到这一切,从而赐你们洪福祥瑞’。这对于近日的国人来说,确实有一定的启迪。陛下此前谈到国医的时候曾指示众臣:‘景福源于安康,安康本于医药。自古以来,安康之时,民以食为天;忧患之际,民以医为天’。正是聆听了陛下的指示,微臣才理解了先秦佚名者写的这一首诗。”

黄帝说："国人有国志，国家必昌盛！"

岐伯说："非常感谢陛下对国人的关怀！臣等当时向陛下汇报华夏民族历史、现状与未来时，陛下特别谈到了远古时期的圣贤们，希望今日的国人能有民族的意识、民族的文化和民族的精神。陛下当时所谈到的远古圣贤，深深地感动了微臣。陛下不仅颂扬了远古时期的圣贤，也赞美了时下神州的辉煌发展。"

黄帝问道："朕当时如何颂扬远古圣贤、如何赞美神州发展？"

岐伯回答说："陛下当年对臣等说，'自古以来，圣明君王在为其民忧衣虑食之时，亦为其精修医药。纵观华夏古国，文明昌盛之时，亦为医药辉煌之际'。这就是对远古圣贤的颂扬！陛下还对臣等说，'今政通人和，恰是医药发展之良机，华夏子民应与时俱进，发展中医药，使之传播四海，造福天下'。这就是对时下神州辉煌发展的赞美！"

黄帝说："是的。中华传统医药是什么时候开始传播到境外的呢？按照神州大地时下与时俱进的风采，中华传统医学还是称作中医吧。"

岐伯说："非常感谢陛下的指示！将中华传统医学称作中医，确实是与时俱进的。微臣从所搜集到的一些文献资料来看，中医大概在汉唐时期就已传入周边国家了。所谓的周边国家，主要是今日所谓的亚洲一些国家。中医的传入为周边各国民众的健康成长发挥了巨大的作用。到了明清时期，即所谓的十七世纪到十九世纪，中医已经通过来华和来亚的传教士逐步传入西方一些国家。但因中西方语言、文化和思维差异巨大，中医的理法方药很难完整地传播到西方。"

黄帝说："事实确是如此。"

岐伯说："陛下英明！为了系统地、完整地将中医传播到西方各国，为西方民众的健康做出应有的贡献，陛下曾派雷公去下界寻访翻译人士。经过努力，雷公基本上已经寻找到了比较有中西方语言和文化基础并有丰富翻译实践经验的译界人士。在尘世间经过半年多的探索和交流，雷公已经帮助他们初步厘定了中医对外翻译的基本原则、标准和方法。但由于中西文化、语言和医理相差甚远，可谓失之毫厘，谬之千里。同时医学又是性命攸关之学，其对外翻译和传播不可不谨而慎之啊。"

黄帝说:"慎而甚之,诚而成之!"

岐伯说:"陛下所虑极是。雷公虽然在下界找到了比较理想的译者,也与他们讨论好了中医对外翻译的基本原则、标准和方法,但由于中西方语言、文化和思维的差异,要真正翻译好中医的理法方药实在不易。雷公在下界寻访的时候,微臣也在九霄云天遍览古今中外的各种文献资料,对不同语言和文化间的交流和翻译作了一些探究和分析,深深感到翻译问题的确是人类文化交流活动中一个十分复杂的领域。翻译领域所涉及的问题非常众多,既有文本理解、语言表达和文化差异的问题,也有民族思维、民族心理和民族价值观念的问题。"

黄帝说:"问题确实如此。"

岐伯说:"诚如陛下所示,问题确实如此。《小雅·小旻之什》说:'人知其一,莫知其他。战战兢兢,如临深渊,如履薄冰。'用这首古诗来展现对外翻译中医时理解的不易与表达的困难,可谓贴切之极。但作为对外翻译中医与中华文化的学者,首先必须要有民族的意识、文化和精神,必须对民族发展的历史和历程有明确的认识。否则怎么可能真正地理解和掌握中华文化呢?如果连中华文化都无法理解和掌握,又怎么能懂得中医的理法方药呢?不懂得中医的理法方药,又怎么能将其比较客观实际地翻译成外文呢?我华夏民族立国甚早,与其他民族的交往可谓源远流长。而这源远流长的交流,当然与翻译有一定的关系。如果能认真研究华夏民族远古时期的翻译实践和翻译理念,对于今天探讨如何对外翻译中医的问题一定会有良好的引领。"

黄帝说:"卿等之见,至真至诚!"

岐伯说:"感谢陛下关怀!由于时代的原因,今日的译人很少真正懂得自己民族的语言和文化了,更不懂得自己民族远古、中古和近古的发展了。从所谓的文字记载来看,华夏民族立国已有数千年的历史了,创立文字的历史则更为久远了。今人常说中华民族有文字可考的历史有五千年。其实汉字的历史远不止五千年,而语言产生的历史则更为久远。可以说自从有了人类,就有了语言。但有了语言却不一定就有文字。近代世界上还存在着很多没有文字的民族呢。"

黄帝说:"如此之此,实乃过之。"

岐伯说："陛下英明！神州的现状确实就是如此。华夏民族语言的产生与文字的创立，历史是悠久的，但事实还是清楚的。今时之人常说，中华语言和文字的形成是一个非常复杂的问题，一时半刻难辨清楚。之所以认为非常复杂，之所以感到难辨清楚，就是因为缺少了民族的意识、文化和精神。臣等一直在观察尘世，一直在深思问题。近来由于翻译问题的突然爆发，在一定程度上影响了民族文化和民族医药的对外传播，引起了中西学界和译界的关注。为了协助国人做好翻译工作，臣等只将民族语言产生和文字创造的这个问题暂时搁置起来，先分析和讨论华夏古国的翻译活动。

微臣也一直在考虑，如今的国人是否知道古国翻译活动是何时开启的，是怎样开展的。如果不了解过去，怎么能真正懂得现在呢？正如东汉王充所说的这句警言：'知今而不知古，谓之盲瞽；知古而不知今，谓之陆沉'。意思是说：治学者只有了解了古今，才能今以古鉴，才能古为今用，才能明晓事理，才能学以致用。也曾经有人说过类似的话：'知古而不知今，谓之愚；知今而不知古，谓之陋；不知古今而言未来，必陷于妄'。意思是说：知道古时的事情不了解现今的事情，叫做愚昧，知道现代的事情不知道古时的事情，叫做孤陋寡闻，不知道古时的事情也不知道现代的事情，就开始谈怎么规划未来的事情，必然会陷入狂妄无知。"

黄帝说："如此之见，颇为自然。"

岐伯说："陛下圣明！微臣曾关注了这一历史发展，了解了一些基本情况。根据古籍文献来看，翻译的历史应该比文字的历史久远得多，因为有了语言人与人之间就有了交流。不同地域的语言肯定有一定的差异，甚至完全不同。而不同地域的人要进行交流沟通，就得靠懂得双方语言的人作为中介进行翻译。当然早期的翻译——特别是文字尚未创立时期的翻译——都是口头翻译。那时的翻译和今天所说的翻译概念有所不同，那时的翻译充其量不过是基本意思的表达而已，而不是所谓的文字翻译。"

黄帝说："翻译之事，确乎如此。"

雷公说："感谢陛下指教！时下的神州大地，非常重视西方宗教的历史、思想和典籍。在下界考察的时候，微臣也关注了这些问题，也查看了西方宗教的一些典籍，有一定的感受。比如《耶经》(Bible)‘创世纪’(Genesis)的第十一章说：

> 那时，天下人的口音、言语，都是一样。他们往东边迁移的时候，在示拿地遇见一片平原，就住在那里。他们彼此商量说：‘来吧！我们要作砖，把砖烧透了。’他们就拿砖当石头，又拿石漆当灰泥。他们说：‘来吧！我们要建造一座城和一座塔，塔顶通天，为要传扬我们的名，免得我们分散在全地上。’耶和华降临，要看看世人所建造的城和塔。
>
> 耶和华说：‘看哪！他们成为一样的人民，都是一样的言语，如今既作起这事来，以后他们所要作的事，就没有不成就的了。我们下去，在那里变乱他们的口音，使他们的言语彼此不通。’于是，耶和华使他们从那里分散在全地上；他们就停工不造那城了。因为耶和华在那里变乱天下人的言语，使众人分散在全地上，所以那城名叫巴别(就是‘变乱’的意思)。

基督教的《耶经》，虽然有如此记载。但恐怕只是传说而已。按照《耶经》的说法，人类早期使用着同一语言，彼此交流沟通十分便当，自然不需要翻译。后来由于基督教的上帝怕人类智慧的发展威胁到他的天威，才暗使手段变乱了人类的语言。从此之后，不同地域、不同种族和不同国家的民众就不得不依靠翻译这个媒介进行交流和沟通。”

黄帝问道：“《耶经》记载，究竟如何？”

雷公回答说：“微臣向陛下汇报。《耶经》所记载的如果确有其实，那基督教的上帝心胸也太过狭窄。不过其心胸的狭窄在给人类带来无穷无尽的麻烦的同时，却也催生了一个千年不衰的行业——翻译。按照基督教的说法，正是其上帝变乱了人类的语言，才开启了翻译事业。如果其上帝心胸不狭窄，人类始终都是一种语言，根本不存在所谓的翻译。”

黄帝说：“卿等见解，很有意趣。基督之说，究竟如何？”

雷公说："微臣以为，基督教的这一说法完全是虚构的，不足为信。人类学家的研究发现，历史上由于地域和种族的差异，不同地域的语言和不同种族的语言从来就不是相同的。所以在远古时代，不同地域和不同部落的人也都操着不同的语言。不同部落的人要交往，只能依靠熟悉双方语言的人来帮助沟通，即只能通过翻译进行交流沟通。"

黄帝说："西方教义，可观之，可思之，不可顺之，不可尽之。"

雷公说："陛下圣明！臣等谨遵圣训！没有翻译这座桥梁，人类文明的发展确实是很难实现的。毫无疑问，自古以来翻译就是不同地域和不同民族交流和沟通的唯一桥梁。人类文明之所以不断发展，就在于不同民族之间的不断交流，不断交融。在这个不断交流和交融的过程中，翻译始终发挥着不可替代的重要作用。从另一个角度来看，也正是由于不同民族之间的长期交往，才逐步形成了翻译这个博大精深的专业领域，才不断丰富不同地域、不同民族文明、文化和文字的内涵。"

黄帝说："卿言极是！"

雷公说："感谢陛下鼓励！微臣记得《吕氏春秋·用众》曾说过这样一段话：'物固莫不有长，莫不有短。人亦然。故善学者，假人之长以补其短。'人若如此，国更如此。陛下曾指示臣等，'人有其长短，国有其长短。欲长其长而短其短者，必得借鉴他国之长以补其短、以丰其长'。臣等曾经一直思考，如何才能借鉴他国之长呢？经过对下界学界和译界的考察和分析，微臣以为翻译显然是唯一的一条路径。神州大地如今之所以雄风重振，就是因为努力借鉴和吸收了他国之长。而要借鉴和吸收他国之长，自然需要通过翻译予以了解和沟通。为此目的，卿等当精研译道，协助国人大兴译业，以利华夏再创辉煌。"

黄帝说："卿等之志，高尚远大！只有真正协助了国人，引领了国人，高者才能尚，远者才能大。"

岐伯、雷公长拜道："臣等谨遵圣命！"

允恭克让篇第四
——译事三代感怀

黄帝说："知所先后，则近道矣。欲知翻译，必知其源。其源如何，臣等知否？"

雷公回答说："陛下圣明！微臣以为，从民族的历史发展来看，翻译活动的起源，总是与不同民族、不同地域的往来与交流有密切的关系。在当今的时代里，不同国家和民族的友好往来和交流，翻译更是不可或缺的渠道。今日之人要真正地做好翻译，就必须有丰富的实践经验和深入的研究水平。正如荀子所言：'故不登高山，不知天之高也；不临深溪，不知地之厚也；不闻先王之遗言，不知学问之大也。'今日的译人如果不学习和借鉴前人的翻译实践和翻译研究，显然也无法做好今天的翻译工作和翻译发展。"

黄帝说："卿等之见，符合实际。"

雷公说："感谢陛下鼓励！荀子关于教育的论述，既形象又具体，不仅对古人颇有指导，对今人更有引领。臣等一定努力引导国人继承和发扬中华民族自远古以来所形成的民族文明、文化和思想，一定认真启发国人学习和借鉴前人的翻译实践和研究，充分吸取营养，为今天的中医对外翻译奠定实践基础、研究基础和理论基础。"

黄帝说："诚若如此，朕必无忧。"

雷公说："臣等定将殚精竭虑，为陛下分忧。自清末民初以来国人思想西化的程度愈来愈深入，民族意识淡漠的状况愈来愈明显，甚至始终都有政客和学人彻底地否定民族文化、拼命地消灭民族文字、坚决地废除民族医学。这种现状不仅令真正的国人难以忍受，就是西方的学者也无法理解。今日民间的世界卫生组织和世界标准化组织一直在努力地研究和制定中医名词术语国际标准化的问题，这说明虽然国内有人始终要消灭中医，国际上却始终在努力地传播和发展中医。特别是在当今的时代里，国家负责人有深厚的民族意识、民族文化和民族精神，一直在努力地落实全面恢复中华文化的重要战略。在当今国家负责人的领导下，国人淡漠了的民族意识、民族文化和民族精神一定会全面恢复。这一定会推进中医的发展及其国际的传播。”

黄帝说：“神州终于神州了，大地终于大地了！”

雷公说：“陛下圣明！诚如陛下所示，神州大地真的是神州了，真的是大地了！在当今国家负责人的引领下，华夏民族一定会‘贯通古今’，一定会‘合璧东西’，一定能做到‘古为今用，洋为中用’。在这样的基础上，国人一定会成为真正的国人，一定会与全世界各个国家、各个民族进行友好的交流。上古之时，神州大地各民族之间的交流非常活跃。这种活跃的交流不仅仅是在春温和秋凉的温馨时期，就是在夏热和冬寒的非常时期也从未间断。在这个交流过程中，当时的译人积累了丰富的实践经验，并对此作了一定的总结分析和理论探讨。这些都很值得今人努力挖掘，认真思考，努力借鉴，从而深化自己的实践经验，提高自己的研究水平。这就是古为今用的道理啊！”

黄帝说：“唯古为今用，方洋为中用！”

雷公说：“陛下英明！臣等当牢记圣训，不仅自己努力从译，更要启发国人认真从译，实现民族文化走出去的理想，完善中医国际化的发展。按照今日的国人理念来说，华夏古国是一个多民族的国家，与夷族的交往可谓无处不在处处在。除了周边散居的一些外族和部落外，华夏王国内部也存在着不少的其他民族。正如当今的神州大地一样，经认真分析总结，已经有五十六个民族了。无论在古代还是在现代，神州大地各民族均有自己的语言，甚至还有自己的文化，彼此交往中自然缺少不了翻译。微臣曾注意到几十年前，中原地区已经将藏族传统医学的《四部医典》翻译成国语了。当然，按照时代的发展和各民族的大融合，所谓的‘汉语’确实应该称为国语或中文了，这个问题以后再向陛下汇报。考虑到中华文化走出去和中华医药国际化的国家战略，微臣先向陛下汇报华夏古国时期的翻译发展吧。”

黄帝说：“唯明古方能晰今，唯实今方能向前。”

雷公说：“陛下圣明！微臣刚才向陛下汇报的问题确实是时下民族发展所面临的重要问题。非常期待有机会向陛下汇报，聆听陛下的指示。关于华夏古国的翻译问题，时下的神州学界也有一定的分析研究。比如有深厚民族文化和意识的学人罗新璋，半个多世纪以前曾编写了《翻译论集》这部重要的书，将华夏民族远古时期的翻译做了颇为全面和深入的总结、分析和研究。他认为：'大概在远古时期，我国就有了传译之事。'看了很令微臣感动。"

黄帝问道："今人有此意识，确乎不易！"

雷公回答说："诚如陛下所训，今时之人能达到这样一个层次，可真不容易啊！从历史的角度来看，罗新璋的总结和分析是很有道理的。由于民族文字的起源远远晚于语言的出现，所以早期先民交往中的翻译基本上都是无籍可考了，只能凭借人类发展的客观历程深思和推测了。只有到了夏、商两代时期，华夏民族的一些史料才留传下来了。在这些史料中，某些内容在一定程度上说明了当时翻译活动的情况，为今人传递了一些有关当时翻译活动的点滴信息。这些信息虽然只是点滴，但其意义却是非常。"

黄帝问道："哪些史料？内容如何？"

雷公回答说："微臣向陛下汇报。臣等在查阅古籍史料的时候，对此也有一定的发现。如《册府元龟》里的《外臣部·朝贡》中，有这样一段颇有历史意义的话：

> 夏后即位七年，于夷来宾。
> 少康即位三年，方夷来宾。

在今人看来，这完全是简单的日期和事件。但从这个事件的背景来看，从这个事件的终始来分析，还是能感受到翻译问题的。"

黄帝问道："是的。'于夷'和'方夷'是什么意思呢？解释解释吧。"

雷公回答说："遵旨！'于夷'和'方夷'是两个部落的名称，显然与夏朝和商朝的华夏民族不同一个部族。既然'于夷'和'方夷'与华夏民族不是一个部族，语言显然不同，彼此之间的交流自然需要通过翻译。当然，远古时期的翻译只能是口译，而不是笔译。所以，这两个部族派使来朝交流或朝贡，当然需要通过翻译才能实现。但由于历史久远，又缺乏必要的文献资料，那时的翻译活动现在已很难考证，只能根据合理的想象来推测了。”

黄帝说：“历史当如此，思维亦如此。”

雷公说：“感谢陛下指教！历史确实就是如此，国人的思维也应该如此。唯有如此之思维，境界才能拓展。这也是时下的历史学家所面临的最大挑战。在远古时期，特别是在夏商周这三代时期，华夏民族在治理国家的同时，也比较重视与外族的交流和交融，以确保王国的安全与发展。从民族所保留的文献资料来看，周朝在这方面的发展可能更深入，更广泛。”

黄帝说：“民族之大融合，即民族交往之圣果。谈谈周人与外族的交往吧。”

雷公说：“陛下英明！华夏民族与其他民族的大融合，就是彼此仁道交往的结果。就三代来看，周朝确实比夏商两代的发展更辉煌，更值得今人认真学习和研究。但夏商两代也为华夏民族的发展做出了应有的贡献，也值得今人认真学习和研究。从历史文献来看，不但周朝重视与周边外族的交流和联系，商王朝对此也十分重视。夏朝也应该是如此。这些周边外族虽然与华夏民族在文化与经济方面存在着较大的差异，但他们一般都比较能征善战，且体格健壮，秉性强悍，所以经常袭扰华夏王国。这就使得商、周两代不得不谨慎地处理与周边外族的关系。当时在商、周王国里，还有不少的异族，如山戎、犬戎、姜戎、白狄、赤狄、戎蛮子、鲜虞等，就像现在的神州大地一样。在华夏王国的边远地区，还生活着许多其他异族。这些异族的语言与华夏民族不同，生活习惯各异，彼此之间的交流和交往自然存在很大的困难，只能通过掌握双方语言的人士进行。按照现代的说法，只能通过翻译来实现彼此之间的交流和交往了。”

黄帝说：“译事之要，史有先例。”

雷公说：“诚如陛下所示，事实确实如此。既然这些外族和异族的语言与华夏民族完全不同，生活习惯也完全各异。那么，他们与华夏民族是通过什么方式进行交流和交往的呢？用今天的话来说，虽然说他们是通过翻译进行交流和交往的，但毕竟与今日的翻译不尽相同吧。

虽然语言和生活习惯不同，但毕竟生活在同一个王国里，在日常生活和交流中，他们要么相互学习对方的语言，要么依靠熟悉彼此语言的人进行沟通，不然王国政令就无法下达，各部族间也无法往来。如今神州大地不同民族与华夏民族的交流和交往，就是这样。”

黄帝问道：“关于此类问题，有无文献记载？”

雷公回答说：“微臣查到了一些文献资料，但还不是很多。关于远古时期各民族之间的交往，微臣可从《左传》等有关记载中了解一二。据《左传·襄公十四年》记载，戎族酋长戎子驹支曾经说过：‘我诸戎饮食衣服，不与华同，贽币不通，言语不达。’意思是说，戎族不仅饮食和衣服与华夏民族不同，礼物和言语更不同。戎族酋长的这段话在一定程度上反映了周王朝不同民族、不同语言、不同生活方式的现状。虽然戎族酋长没有说‘唯象胥，可通达’这样的话，但这样的意思还是蕴含其中的。戎族酋长的这段话确实很能说明这一问题。唐代以来的佛教翻译者曾经说‘名物不同，传实不易’，对此的分析和说明更准确。从远古的文献资料来看，华夏民族与异族在语言与文化上的确存着如此巨大的差异，彼此之间要进行交流沟通，显然必须依靠翻译，这是毫无疑问的。”

黄帝问道：“三代时期的王国政府对翻译活动是如何组织安排的呢？卿等对此是否有所了解？”

雷公回答说：“微臣此前查阅了很多远古时期的文献资料，也思考和推测了远古时期华夏民族发展的历程和进程，对此确实有一定的了解和理解。华夏民族远古时期文化的发展和对外的交流，主要体现在夏商周三代时期，特别是周王朝时期。周朝当时一直要与众多的异族交往，以保持王国的和平和疆界的稳定。要实现这样的一大理想，自然要依靠翻译这个桥梁了。从现有的资料看，周王朝对当时的翻译活动非常重视，政府专门设置了协调和管理翻译活动的机构并委派专门官员特别负责这一重任。”

黄帝说：“这样的设置确实非常重要。负责这一重任的官员的官职是什么呢？”

雷公回答说：“是的。所以周朝的文化底蕴和文化氛围一直是华夏民族最为深刻和最为浓郁的时代。周朝问世的《周礼·秋官》中说，'大行人，属象胥，谕语言'。所谓'行人'，就是周代负责接待四方使节与宾客的官员的官职，类似于当今国家政府礼宾司的司长。所谓'象胥'，既是指负责接待四方节使和宾客的官员，也是那时翻译人员的称谓。可以说，负责接待四方使节和宾客的官员，一定熟悉对方的语言，一定负责翻译任务。”

黄帝说：“应该是这样的。他们的具体职责是什么呢？”

雷公回答说：“他们的具体职责既具体，也重要。《周礼·秋官》说，'掌蛮夷闽貉戎狄之国，使掌传王之言而谕说焉，以和亲之'。这就是对他们具体职责的要求和说明。既要求他们掌握对方的语言以便与其进行交流和交往，更要通过这一路径与他们保持密切的联系和友好的关系。其作用之重要由此可见一斑。周王朝建国八百余载，其经济、文化和科技的发展都是华夏民族千万年来最为辉煌的时期。之所以有如此辉煌的发展，这与其重视翻译工作有一定的关系。只有通过翻译才能使其与远邦和近邻交流密切，最终实现了其他民族与华夏民族的大融合。正是因为百族的大融合，才使华夏民族的文明和文化传承上下千万年而不绝。由此可见，实现百族的融合与翻译的实践不无关系。”

黄帝说：“事实如此，颇为客观。”

雷公说：“陛下指示，至真至诚！历史事实，确实非常客观，并非完全想象。孔子说：'郁郁乎文哉，吾从周。'对后世影响巨大的周朝民族文化和思想，通过翻译不仅将其传播到了四方四海，而且还在一定程度上综合了百族之长，使华夏民族得到了最为繁荣昌盛的发展。诚如陛下指示，不仅史实的确如此，现实更是如此！”

黄帝说：“民族梦想，自古愿望。若能实现，奉献无限。”

岐伯、雷公长拜道：“陛下所训，至真至理！臣等一定协助国人，努力实现民族梦想！”

光被四表篇第五
——译事五方四谓

黄帝说:“远古时期,译事已始,意义如何,颇值回望。”

雷公说:“陛下圣明！事实确实如此。远古时期的翻译与当今的翻译,从某种意义上既有相同,更有不同。虽然更有不同,但对远古时期翻译实践和研究的探索和借鉴,对于今人来说还是很有实际意义的。所以上次到下界寻找译人的时候,尤其与他们进行交谈和商讨的时候,微臣特别提醒他们既要关注西方译界的理法,更要关注古时自己民族翻译的实践经验和研究理念,真正实现贯通古今、合璧东西的理想。虽然远古时期的翻译一直处在实践状态,基本没有像现在的译界那么从理论到理论的反复研究,但对今日的译人还是有很多指导意义的。这就像春秋战国时期问世的《道德经》和《论语》一样,虽然距今几千年了,完全没有像如今这样所谓的学术研究、文化研究和思想研究,但对今日的国人来说却最有实际的指导意义。”

黄帝说:“卿等之见,颇有实意。”

雷公说:“感谢陛下关怀！微臣始终牢记陛下的指示！此前微臣向陛下汇报的时候,陛下曾谈到了《吕氏春秋·用众》中的一段话,微臣至为感动。在思考和分析民族文化的对外传播和中医的国际发展,微臣也常常想起《吕氏春秋·用众》的这段话,即‘物固莫不有长,莫不有短。人亦然。故善学者,假人之长以补其短。’陛下曾详细地向微臣作了解释说明,说明人不但如此,国家更是如此。人有其长,也有其短;国家也有长短,更有其短。作为个人来说,要想‘长其长而短其短’,就必须认真地向他人学习。作为一个国家,要想实现‘长其长而短其短’的梦想,就必须得借鉴他国之长以补其短,借他国之力以丰其长。自改革开放以来,如今的国家之所以能发展的如此辉煌,与借鉴他国之长自然有密切的关系。如何才能实现借鉴他国之长呢?翻译当然是不可或缺的一个路径。曾经在当今尘世间显得比较贫穷的华夏古国,如今已经雄风重振，终于实现了华夏民族自远古以来的理想和追求，深深地震撼了世界各地。华夏古国之所以最终实现了这样一个远大的理想和抱负，与其改革开放以来不断借鉴和吸收他国之长有着密切的关系。”

黄帝说：“卿等之见，颇为务实。”

雷公说：“感谢陛下鼓励！为了继续发展和实现华夏民族自远古以来的远大理想和追求，陛下曾建议臣等在帮助国人传承和发扬华夏民族传统文明和文化的同时，也要精研华夏民族的传统译业和译道，潜移默化地启迪国人努力大兴译业，认真实现‘利国利民利万邦’的仁人志士。臣等一直谨遵圣命！一定努力帮助国人传承和发扬民族的文明和文化，一定协助国人推动翻译事业的发展，为真正实现自己民族文化的国际化和医学的国际化奠定基础。自此以来，臣等一直都在潜移默化地推进，经过一段时间的努力，民族文化和医学国际化的发展一定会实现。这么多年来，经过潜移默化的推进和默默无闻的努力，臣等一定对自己民族远古以来的发展有利更为明确的认识。有些问题还想须再深加思考。既然人类不同民族的语言从来就不是完全同一的，那么古代之人对翻译活动的称谓肯定是各种各样的，这是毫无疑问的。这是微臣一直想了解的史实，也是微臣一直想借此提示国人译者努力拓展自己的文化视野，扎实自己的文化基础。”

黄帝说：“是否已经了解？是否已经提示？结果又是如何？请卿等谈谈。”

雷公说：“遵命。臣此次受陛下之命而奔赴下界走访，曾与译界贤士就翻译的历史和现状等问题进行了广泛的交流和深入的探讨，认真听取了他们的意见和建议。同时借尘世间的资源，在图书馆和博物馆参阅了很多历史文献。通过对古籍的参阅和查看，了解到在远古时期，由于民族语言和文化的差异，翻译这项活动有着很多不同的称谓。可以说不同的民族对翻译这一同样的活动有不同的表达方式。这就像如今的东方和西方一样，由于语言的不同对同样一个事物的名称叫法完全不同。比如国人将出版的文集叫‘书’，西方的英国人则叫 book。国人将坐的东西叫凳子，英国人则叫 desk。虽然叫法不同，但所指的东西却是完全相同的，翻译的称谓也是这样。”

黄帝说:“颇有意义。‘翻译’一词如何形成?何时形成?”

雷公回答说:“诚如陛下所示,确实颇有意义。国人今天所普遍使用的‘翻译’这个名称,实际上是在秦汉之后民族漫长的交融和发展过程中逐步形成的,不一定是某个特定的时间形成的。在当今的时代里,很多名称和概念的形成,可能就是在一个特殊的日期里奠定的。比如现在的华夏古国的全名叫‘中华人民共和国’,是五十五年前一批杰出的优秀国人为了推进民族的发展和国家的强盛而建立了一个新的国家体制,从而将华夏古国的名称作了颇有意义的修正。再比如现在的国家首都在民国的时候叫‘北平’,五十五年前成立了‘中华人民共和国’就将其改名为‘北京’。”

黄帝说:“确实如此,这几个例子颇有实际意义。对于翻译名称的这个问题,卿等一直再认真研究,仔细探索。在远古的最初,翻译这件事的名称恐怕还不是这样。究竟什么时候最终形成了一个固定的说法,颇值研究。也许在其演变的背后,还隐藏着重要的语言发展机理呢。卿等在分析研究的同时,尽量启发如今翻译界的国人,好好考虑考虑这方面的问题。”

雷公说:“陛下圣明!翻译名称的演变过程,既是对各民族发展进程的体现,更是对翻译实质的一个很客观的注解,很生动的说明。”

黄帝说:“确实如此。孔子曾经说过这样一句话:‘名不正则言不顺,言不顺则事不成’。辜鸿铭将其译作:Now, if names of things are not properly defined, words will not correspond to facts. When words do not correspond to facts, it is impossible to perfect anything. 可见要从事任何一项事业,正名也是非常重要的事情。既然‘翻译’这个名称也是很多民族经过很多时代而逐渐演变形成的,那么这个演变过程究竟是怎样的呢?卿等对此是否做过分析研究?是否已经有了明确的认识?”

雷公回答说:“陛下所言极是!对此微臣曾经根据文献资料对其做过一定的分析和研究。微臣以为,要真正地了解好翻译这个名称的演变过程,就必须认真地思考思考华夏古国的民族问题。只有清楚了华夏古国的民族问题,自然就清楚了翻译这个名称的演变和定位。”

黄帝问道："华夏古国的民族问题与翻译名称的演变有关系吗？如果有，哪又是什么关系呢？卿等对此有过深入的研究和分析吗？"

雷公回答说："为了真正地了解民族的发展历史，为了明确翻译名称的演变和形成，臣等对此曾经做过多次研究和分析，逐步有了一定的认识。根据远古时期的发展，翻译应该是因不同民族之间交往的需要而形成的一种语言和文化交流活动。要分析翻译名称的演变过程，就必然要了解翻译的历史发展及其所面临的各种各样的问题。事实上，翻译历史在一定程度上反映了不同民族之间的关系。所以历朝历代的翻译历史，在一定程度上都体现了华夏民族与周边民族之间相互交流与交往的历史事实。"

黄帝说："应该是这样的。历史的发展过程，也是很多名称演变或形成的过程。'翻译'这个称谓也是这样。当时除'象胥'之外，对'翻译'的称谓还有其他的说法吗？"

雷公回答说："当时确实还有许多其他一些称谓，这当然与当时不同地域的民族有直接的关系。但流传至今的翻译名称只有为数不多的几种了，这自然与历史的发展和民族的融合有一定的关系。如后世将翻译人员称为'象寄之才'，就是对一些不同称谓的反映。'象''寄'这两个字就是我国古代对翻译的不同称谓。虽然是两个字，其实就是两个词语或两个名称。在现代的国语中，一个词或一个概念最起码由两个国字构成。但在古代，一个词或一个概念基本都由一个字构成。这当然与所谓的古文有直接的关系。比如《黄帝内经》中说的'恬淡虚无'这四个字，在今人看来似乎是一个成语，或一个术语，或一个概念。但在古文中，这确实是四个成语，或四个术语，或四个概念。所以今天将其翻译成外文，实在不易。"

黄帝说："'象''寄'这两个字也指的是翻译。虽然是两个字，但也是概念或术语了，很有历史意义啊！解释解释这两个概念吧。"

雷公说："遵旨！这两个概念就是不同民族、不同文化在华夏古国的表现，因为远古时期的华夏古国已经有不少的其他民族。关于这个问题，从《礼记・王制》就可以看出一些事实。《礼记》的这一章，对周代所设置的翻译及其各地对翻译人员的不同称谓都有比较详细的记载。

其中有这样一段话：

> 中国，夷、蛮、戎、狄……五方之民，言语不通，嗜欲不同。达其志，通其欲，东方曰寄，南方曰象，西方曰狄鞮，北方曰译。

由此可知，远古时期华夏民族语言中的寄、象、狄鞮、译这几个词或概念，其实都指的是精通其他民族言语并与之沟通的人士，也就是现在所说的译者或译人。"

黄帝问道："除此之外，翻译在古代还有别的什么称谓吗？其次卿等都说过，远古时期翻译的称谓有很多种，并非仅仅像《礼记》所记述的那样。"

雷公回答说："确如陛下所言，远古时期神州大地关于翻译的称谓确实很多。但以后于秦汉以来历朝历代都有亡佚古籍的现象，使得很多远古时期的记载如今都无法查阅了。微臣在仔细查阅现有的一些古籍资料时，偶尔发现了翻译的另外一种称谓，即'舌人'。在古代，翻译人员有时也确实被称为'舌人'。如《国语·周语》中就有这样的一段记载：'夫戎狄……贪而不让，其血气不治，若禽兽焉。其适来班贡，不俟馨香嘉味，故坐诸门外，而使舌人体委与之。'意思是说，'戎狄之人轻率而不修边幅，贪心而不讲礼让。这种人的素质若不加调教，就像禽兽一样。他们来献纳贡赋时，不必用精致的酒食，所以让他们坐在门外由舌人与他们交流。'这里所说的'舌人'，便是指的翻译人员。可见，当时也将译人称为'舌人'，即通过口舌与对方交流。"

黄帝说："古代对翻译还有这么多不同的称谓，仔细推敲起来挺有意趣，非常符合实际。将译者称为'舌人'虽然今天听起来有些低俗，但古人还是从要点说起，一点不虚。"

雷公说："诚如陛下所言，'舌人'确实是对翻译的形象描述。即便在语言学上，远古时期对翻译的不同称谓和定位，也有一定的研究价值。华夏民族当代伟大的圣贤毛泽东曾教导国人，'古为今用，洋为中用'，意义可谓非凡。如果今日的国人真正地做到了'古为今用'，真正做到了'洋为中用'，民族的文化自然就复兴了，民族的梦想自然就实现了。”

黄帝说：“雷公颇有民族意识，很好！但从你刚才所引用的文献来看，似乎还在不同程度上反映了当时的华夏民族对异族的歧视。对不对？”

雷公说：“向陛下致歉。刚才微臣提到的《国语·周语》中的记载，正如陛下所提出的那样，确实有些不太正常的表现。外族派使节前来进贡，却不让人家正式出席宴会，只让人家坐在门外闲聊。这似乎不太符合华夏古国的礼仪。仔细想想，这样做其实也比较正常，从其对其他民族的称谓中就能窥知一二。如将其他民族称作‘山戎、犬戎、姜戎、白狄、赤狄、戎蛮子’等，其中都暗含有轻视之意。这是其历史局限性的一种表现。古时华夏民族在东方文明中一枝独秀，轻视比较落后的民族和部落也很自然。就是在人类文明和文化，尤其是科技和教育高度发展的今天，尘世间的任何一个国家和民族依然有这样的意识，依然有这样的行为。”

黄帝说：“确实有这样的问题。人类文明虽然发展了千万年来，但从地球上生命的起源来看，人类的出现以及文明的形成还是比较短暂的。欧洲的一部《文明与历史》，就是非常形象地说明了这一点。但欧洲各国及世界各地与神州大地还是略有区别的。与尘世间的任何国家相比，华夏之国还是比较温馨的，各民族均平等相处，荣辱与共，其乐融融。”

岐伯、雷公跪拜道：“陛下圣明！华夏之国确实温馨！”

格于上下篇第六
——佛典译而成名

黄帝说："翻译这个称谓的变迁，就像民族文化和体制的变化一样，既是自然的，也是人为的。庄子在《齐物论》中说：'道行之而成，物谓之而然'。这就是说世间的大道是人走出来的，事物的名称是人叫出来的。明白了这个道理，自然有利于研究人类历史的发展，有利于解读古籍文献的内涵。"

雷公说："臣谨遵圣训，既重视自然，也注意人为。人世间的一些说法和做法虽然是人为的，但其意义却是非凡的。陛下此前提到了欧洲人 C. E. M. Joad 写的《文明与历史》，微臣认真看了看，感受却是不凡。其中有关人类文明和发展的形象描述，颇有实际意义。陛下所提到的庄子《齐物论》之说，颇有实际意义。其全句是这样的：'道行之而成，物谓之而然；有自也而可，有自也而不可；有自也而然，有自也而不然。'意思是说，'路是人走出来的，事物名词是人叫出来的。可有其可的原因，不可有其不可的原因；是有其是的原因，不是有其不是的原因。'林语堂将其译为：Tao operates, and the given results follow; things receive names and are said to be what they are. Why are they so? They are said to be so! Why are they not so? They are said to be not so?"

黄帝问道："其实际意义体现在哪里呢？其形象描述的是什么呢？"

雷公回答说："微臣向陛下汇报。其实际意义体现在对人类文明发展和挑战的分析研究。其形象描述的也是人类文明的发展和挑战。其中有一段是这样说的：

> 从进化论的观点来看，人类还正处于幼年时期，事实上，才只有几个月大。科学家们推算，地球上大约在 12 亿年前开始出现了某种像水母一样的生命。人类的出现才仅仅有一百多万年，而文明人的出现至今最多不超过八千年。这些数字不好理解，让我们

将其缩小以下吧。假设我们将地球上生物存在的历史设定为一百年,那么人类的整个历史也只有一个月那么长。而在这一个月的历史中,其文明史仅仅只有7—8个小时。显然,人类用以学习的时间实在太少。但在未来无限的时间里,人类一定会学得更好。将人类的文明史设定为7—8小时,我们便可以预测其辉煌的未来。这就是说,从现在开始到太阳逐步寒冷得不能维持地球生命存在的整个过程,大约还有一百万年的时间。所以,人们的文明史才刚刚开始,正如我所说的那样,不要对人类要求太过。人类的整个过去,就是一部相当野蛮的历史,充满了打斗杀戮、以强欺弱、狼吞虎咽、你争我抢。对文明人我们不要奢望太过,因为他们也会干这些勾当的。我们所能希望的,就是他们在干这些勾当之外,还能做点别的有益的事情。

如此形象地分析、研究和展望人类文明发展的过去、现在和未来,确实值得国人认真思考和借鉴。西方人的这番论述,既形象又客观,确实值得国人认真思考,认真借鉴。对于古代翻译称谓的变迁,也可以借此形象分析法予以深入研究。”

黄帝说:“有一定的道理。西方的说法可以借鉴,但自己民族的思维更需重视。继续谈谈翻译称谓的变迁及其最终的定位吧。”

雷公回答说:“微臣遵旨!按照《礼记·王制》所载,古代不同地方的人对翻译都有不同的称谓。这个问题微臣是有所了解了。但为什么人们后来放弃了‘寄’‘象’‘狄鞮’等称谓,而统一采用了‘译’呢?‘译’是哪个民族的称谓呢?为什么最终成为统一的概念了呢?微臣也一直是思考。关于这个问题,宋代僧人法云在其所编的《翻译名义集》自序中对此作了简要的解释。法云是宋时平江景德人,即现在的江苏苏州人,很有文化底蕴。在解释这个问题的时候,他说:

周礼掌四方之语,各有其官。东方曰寄,南方曰象,西方曰狄鞮,北方曰译。今通西言而云译者,盖汉世多事北方,而译官兼善西语故。摩腾始至,而译《四十二章》,因称译也。

意思是说，周朝有官员掌管四方百族的语言。东方的翻译人员叫寄，南方的叫象，西方的叫狄鞮，北方的叫译。如今熟悉西方语言的人都叫译者，这是因为自汉代以来华夏民族主要与北方的其他民族交流，甚至谈判。之所以后来统一以'译'取代了'寄'、'象'、'狄鞮'等，就是因为自汉代以来华夏民族主要与北方的民族进行沟通、交流和谈判的缘故。这也说明，远古时期真正努力学习其他民族语言的只有其他民族，而不是华夏民族。因为华夏民族文明和文化太先进了，而其他民族则颇为欠缺，只好努力向华夏民族学习了。大概因为华夏民族当时无需向任何其他民族学习和借鉴，因而就没有形成现在所谓的'翻译'这一理念。而华夏民族自汉代以来所形成的'译'这一概念，其实是从北方少数民族哪里通过音译借鉴过来的。"

黄帝问道："法云的这个说法大概就是宋代之前或宋代以后形成的观念吧。这个见解符合历史事实吗？"

雷公回答说："据微臣所知，这个说法还是比较客观的。根据法云的解释，后世之所以统一采用了'译'这个称谓，主要是因为自汉代以来，华夏政府主要设置在北方，全国的政治、文化、经济活动的中心也设立在北方，所以当时政府的外交主要涉及北方的少数民族。"

黄帝说："事实却是如此。自汉代以来，除了南宋和明朝初年以外，华夏民族的中央政府都设立在北方，主要的外交活动也多是与北方少数民族的政权周旋。在这种情况下，对翻译活动的称呼也就自然采用了北方的称谓。但'译'为什么又加上了'翻'这个'前缀'，从而变成了现在通用的'翻译'这个概念了呢？"

雷公回答说："微臣经过考察，从一些资料中看到了一些说明。据说这个变化与佛经的翻译有关，是佛经翻译人员在'译'之前加上了'翻'这个字。目前微臣还没有找到具体的文献资料，但从佛经翻译的史料中，似乎可以找到相应的蛛丝马迹。这些蛛丝马迹既有些客观事实，也有些合理想象。"

黄帝说："朕可以理解。现在人对史学的研究，有时不得不掺杂一些合理的想象。但这个想象一定要立足于客观事实，不可妄测。虽然自唐代以来，华夏民族的史学逐步脱离了春夏秋冬这样的客观历程，但对于佛教传播和译事发展的记录还是比较客观的。”

雷公说:“微臣遵旨。正如陛下所示,唐代之前的史学基本上都是从实际出发的,司马迁的人生经历就充分证明了一切。但唐代之后的史学确实存在着是与不是的问题,不过像佛教传播和佛典翻译的记载,确实是比较客观的。所以通过佛典翻译来分析和总结‘译’的拓展还是可取的。根据现有的史料可以看出,佛经翻译人员开始时基本上单用一个‘译’字,后来在‘译’前加上一个‘传’字或‘转’字,有时甚至省略‘译’而单用‘传’表示翻译。再后来,又单用一个‘翻’字表示‘译’。再后来又将‘翻’和‘译’并用,构成‘翻译’一词,并逐步固定下来作为一个专业名称,一直使用至今。这大致就是对‘译’的拓展以及对‘翻译’形成的印证。”

黄帝说:“应该是这样的。从‘译’到‘翻译’的演变应该有一个较为漫长的过程,不会一下子就从‘译’转化为‘翻译’吧?”

雷公回答说:“陛下所训极是,情况的确是这样的。从早期有关佛经翻译的文献中可以看到,译者提到翻译活动时均以‘译’代之,未有其他修饰之词。这是最早翻译佛经的做法。在这些文献中,这样的实例还是比较多的,所以就充分证明了这一点。比如三国人支谦在《法华经序》中提到翻译时均使用‘译’,而没有在‘译’之前后增补任何一个字。比如在《法华经》的序言中,支谦说‘偈义致深,译人出之颇使其浑漫’、‘译胡为汉,审得其体,斯以难继’等。再如东晋、前秦高僧道安在其所译之各种经文的序言中提到翻译时,也均使用了‘译’这一概念,没有使用‘翻’这个字。如在《摩诃钵罗若波罗蜜经钞序》中,道安说‘译胡为秦,有五失本也’。在《道行经序》中,道安说‘桓灵之世,朔佛赍诣京师,译为汉文’。也都是但用‘译’这一个字,没有任何形式的变化。这说明从汉朝到三国时期,从东西晋到南北朝时期,‘译’这一概念一直没有实际的变化,‘翻’这个字并没有具体与‘译’结合起来。”

黄帝说:“现有的文献资料大概只能提供这样一些信息吧。除了‘译’和‘翻’这个问题之外,佛教的翻译历史上还出现过其他说法吗?”

雷公回答说:“根据臣所看到的资料,应该还有其他的一些说法。不过由于历史久远,再加上文献所限,具体情况已很难考察了。虽然很难考察，但微臣在翻阅古代文献中，有时还能发现一些蛛丝马迹呢，偶尔还发现了一些相关的点滴信息，可以为今天了解过去的历史提供某些线索。当今的国人在分析和研究远古时期的历史时，想象的成分还是比较多的。我经常翻阅今人的研究资料，感到颇有启发，但也感到颇有虚无。如果能仔细地从远古文献和文物结构上仔细考察，一定会有更为实际的分析和结论。比如国内外一直有很多学者在认真研究，为什么全球只有中华文化传承千秋万代而不绝。如果仔细考察分析远古文献和文物结构，一定会有明确结论的。比如今日所谓的繁体字，就特别能为今人提供很多重要的信息。繁体的'聖'就是典型的一例。'聖'由'耳''口'和'王'所构成，本身就很明显地告知众人，中华文化之所以在远古时期就能传承千秋万代而不绝，就是因为代代都有很多的人通过自己的'耳'从上一代那里了解和掌握民族文明、文化等方方面面的发展，通过自己的'口'将民族文明、文化等方方面面的发展完整系统地告知下一代，这就是他们为人类文明和文化发展做出的一大贡献。远古时期的'王'就是顶天立地引领人的意思，并非今日所谓的权利的意思。"

黄帝说："如此分析，颇有意义。"

雷公说："非常感谢陛下的鼓励！臣在查阅三国前后有关佛经翻译的文献时，就发现了一个有趣的现象，很值得今人参考。那时的译者谈到译事时，有时在'译'前增加一个'缀词'，大概是为了丰富其内涵吧。常用的'缀词'是'传'。如道安在《道行经》的序言中说：'善出无生，论空持巧，传译如是，难为继矣'，使用了'传'这一'缀词'。僧睿在《思益经》的序言中说：'详听什公传译其名，翻覆展转，意似未尽'。也使用了'传'这一'缀词'。这说明在这个时期对'译'这一概念已经有所调整了，其目的大概是为了丰富其结合和内涵，为了体现其方式和方法吧。"

黄帝说："这的确是一个有趣的现象。还有其他的'缀词'吗？"

雷公说："应该还有的。刚才微臣向陛下汇报了'传'与'译'的结合，这自然是一种创新。但更为创新的是，有时佛经的译者直接以'传'取代了'译'。在一些佛经翻译的资料中，微臣注意到有的译者谈到翻译时，没有用'译'而单用了'传'。如道安在《鞞婆沙序》中说'唯传事不尽，乃译人之咎耳'、'遂案本而传，不令有损言游字'等，所说的'传'其实就是'译'。再如支谦在《句法经序》中说'其传经者，当令易晓，勿失厥义，是则为善'、'今传胡义，实宜径达'等，其中的'传'也指的是'译'。这一表达法对后世译者颇有影响。后世的一些文献资料中，都可以看到这一表达方式。"

黄帝说："由缀词而变为主词，其间定有一个演变过程，不会一说即成吧。"

雷公说："诚如陛下所言。微臣在查看佛经翻译的文献资料时，注意到有的佛经译者在谈到翻译时，居然不用'传'而用'转'。从某种意义上说，这也是另类的'缀词'。如东晋高僧惠远在《三法度》的序言中说'提婆于是自执胡经，转为晋言'。这里的'转'显然指的就是'译'。将'译'从'传'变换为'转'，也反映了同一时期对'译'的不同的解读和表达吧。"

黄帝说："对的。从语义上看，'传'和'转'的含义是比较相近的。正因为比较相近，自古以来似乎一直都在发挥其作用。比如'传'字目前似乎在尘世间的翻译上还在使用，如有时人们还将翻译称之为'传译'。'转'好像现在也在使用，如有的人将翻译活动概括为'将一种语言转换成另一种语言而不改变其基本意义的语际交流活动'。这里的'转换'实际上还包含了佛经翻译者赋予'转'的特定含义吧。在当今时代，华夏民族的政府一直在努力推进中华文化的对外传播。所谓'传播'，其实就是以翻译为桥梁对外介绍和普及中华文化。也就是说'传播'的'传'依然是'译'的意思。"

雷公说："陛下之论甚为精辟！在当今的尘世间，'传'、'转'这两个概念还在翻译界广泛应用，只是其含义在一定程度上有所变化，即其内涵比佛经翻译者当时赋予它们的意义更丰富了，体现了翻译活动中'与时俱进'的时代精神。从某种意义上说，这也是民族文字不断发展、不断深化的体现。虽然自清末民初以来，国内有那么多的学者和政客强烈要求取缔中华文化和中华文字，但毕竟是背离人类文明发展规律的。虽然在一定时期扰乱了民族的发展历程，但最终还是在民族发展的进程中被剔除了。臣子之所以想说这样的话，就是为了向陛下汇报历朝历代文化——包括译业——的发展对民族还是起到了积极的推动作用。”

黄帝说:“卿等之论颇有道理。从‘译’到‘翻译’的基本过程朕大致了解清楚了。朕想知道‘翻译’作为一个统一概念,是在什么时候由何人在何时首次提出和使用的呢?为什么从此就成为民族译业的统一标准了呢?”

雷公回答说:“陛下之问颇为重大!微臣对此还不是非常清楚。虽然此前查阅了很多零零散散的古籍文献,但具体的资料还非常少见。所以微臣如今很难说清楚谁第一个将‘翻’和‘译’联合起来使用并使之成为一个固定的概念。从历史资料来看,‘翻译’二字也曾经过了几个反复代指的过程,然后才逐渐合而为一成为一个固定的概念了。这就像如今的国人研究‘华夏’和‘中华’中的‘华’一样,对其来源与具体所指有很多不同的说法,至少将其理解为来自‘华胥’或来自‘华山’。”

黄帝问道:“对于这个反复指代的过程,文献资料中有没有具体的反映呢?”

雷公回答说:“微臣在查阅文献资料时,大致有所发现。如到了南北朝时期,佛经译者已开始用‘翻’字指代‘译’了。这里的‘翻’其实与‘传’和‘转’比较近意。当时之所以有这么一些不同的表达方式,很有可能与不同地域有直接的关系。因为不同地域的国人对同样一个事物的称谓既有比较相同的说法,也有比较近似的说法,更有比较不同的说法。比如对于父亲,陕西人称为‘达’,河南人称为‘爹’,南方人的称谓则更多样,只能表音,无法表字。如梁朝高僧惠皎在《僧睿传节要》中说‘什所翻经,睿并参正’,即将‘译’称为‘翻’。到了唐代,‘翻’和‘译’开始并用,成了一个词。如唐代僧人道宣在《大恩寺释玄奘传论》中开篇便道,‘观夫翻译之功,诚远大矣’,显然将‘翻’和‘译’结合起来统称‘翻译’。唐人有时也将‘翻’与‘传’并用,指代‘译事’。如道宣在同一篇文字中,既用了‘翻译’一词,也用了‘翻传’一词,如‘翻传梵本,多信译人,事语易明,义求罕见’。‘翻传’一词当时虽然用了,但后来并没有得到普及,如今也基本没有人再使用,但‘传译’还是有所应用的。”

黄帝说:“好!翻译概念发展的轨迹,至此逐渐已经明晰了。”

雷公说："诚如陛下所训。到了宋代，'翻译'作为一个指代译事活动的专门用语已基本得以确定了，没有人再予以改变了，这说明译事称谓的标准化终于形成了。如法云在《翻译名义集自序》中，不但以'翻译'作篇名，而且开篇也说，'夫翻译者，谓翻梵天之语转成汉地之言'。自此以后，'翻译'一词便约定俗成了，神州大地已经普遍通用了。"

黄帝说："好！卿等对民族文化发展的分析一直都很透彻。'翻译'名称的演变不仅仅是用词的改变，这在一定程度上也反映了人们对翻译问题的认识和对翻译方法与程序的解析。如果从民族文化交流的角度来研究分析这个演变，则会使人们对华夏古国多民族的融合与发展有一个更为清晰的了解。诚如庄子所言：'知天之所为，知人之所为者，至矣。'"

岐伯、雷公跪拜道："陛下英明！臣等非常感谢陛下的关怀和指导！"

克明俊德篇第七
——寻觅远古译事

黄帝说:“华夏民族的翻译事业,可谓源远流长。此前卿等介绍了其历史的发展以及其称谓的变化和统一的形成。这对于今人研究翻译的历史和发展,应该有一定的指导意义。当然,朕所说的指导意义,并不是卿等的谈论和分析,而是民族翻译发展的历史、观念和要求。”

岐伯说:“陛下最高指示,至重至要!这与民族文化的传承和发扬一样。作为国人,无论学习或研究任何一个专业,都必须以民族的文化为基础。做到了这一点,不仅是一个真正的学者,更是一个真正的国人。”

黄帝说:“卿等的观念,也是朕对当今国人的希望。有了民族文化的基础,有了民族文化的意识,有了民族文化的精神,做任何工作的人,学任何专业的人才能真正名正,才能真正言顺,才能真正事成。”

岐伯说:“陛下圣明!孔子曾经对自己的弟子说:‘名不正则言不顺,言不顺则事不成’。辜鸿铭将其翻译为:Now, if names of things are not properly defined, words will not correspond to facts. When words do not correspond to facts, it is impossible to perfect anything.孔子的这句话不仅仅关乎的是名誉和言语的问题,更关乎的是道德和奉献的问题,现在更关乎的是民族文化的传承和发扬的问题。像孔子所说的名正与言顺的问题,也可以处处发挥。此前臣等谈到了翻译名称的变化和统一,也可以按孔子明正与言顺的理念予以总结。正名对于民族文化的传承和发扬是极其重要的,对于翻译等专业的发展也很重要。特别是关于译名的统一问题,也可以从正名谈起。谈到了‘翻译’名称的统一时,雷公曾说‘翻译’名称的统一与佛经的翻译很有关系。从翻译历史重要发展来看,尤其从翻译原则、标准和方法的形成来看,佛经的翻译的确值得关注。”

黄帝说:“佛经翻译起于何时,对华夏译事有何影响。卿等谈谈。”

岐伯说："遵旨！正如陛下所示，如果要论起神州翻译事业的完整、系统、深入的发展，就必须从佛经的翻译谈起，其对民族文化的发展和传播有着不同寻常的意义。虽然神州有文字记载的翻译历史可以追溯到夏、商、周三代时期，但将翻译作为一项重要的事业并对其进行深入的研究与探讨，还是佛经翻译开启之后的事情。这一点虽然与佛经有关系，但更与民族的翻译事业有关系。"

黄帝说："很有道理。朕听说在夏、商、周三代时期，政府和学界也是很重视翻译活动的，并且也制定了相应的管理措施，使翻译工作正常地发展。谈到民族的翻译问题时，卿等一直强调佛经的翻译历史与影响，道理当然是有的。与佛经的翻译相比，三代时期的翻译究竟有什么不同之处呢？卿等谈谈。"

岐伯说："夏、商、周三代是中华民族文化和体制发展的最为辉煌的时期，也是华夏历史文献中最为重要的时期。虽然在华夏民族的发展中，盘古开天辟地、伏羲构建易经、黄帝创建文化等都是最为重要的，但毕竟当时没有文字记载，只能算是想象或梦幻了。只有三代时期才有一定历史事实的记录。在夏、商、周时期，华夏文化、社会、经济、科技和体制远远高于边陲其他民族，华夏的文化自然就传播到了其他民族，其他民族自然都努力向华夏王国联系，努力与华夏王国交流。在交流的过程中，翻译自然是不可或缺的路径，尤其是在周王朝时期，翻译发展的更为快速，文史资料的记载也比较具体。随着周王室对王国统治的加强以及王国经济文化的发展，周王朝也加强了对翻译活动的管理。"

黄帝问道："周王朝是如何管理翻译的呢？有文献资料记载的吗？"

岐伯说："有的。据《周礼》记载，周王朝曾规定，每七年要将诸侯国的翻译人员集中到周天子所在地进行训练，大约像现在由政府举办的翻译人员培训班一样，严肃认真，努力培训。按今天的话来说，当时的培训活动就是在国家的首都进行，显示了国家对翻译的重视，也显示了翻译人员的认真努力。这大概是华夏典籍中关于培训翻译活动的最早记录。正是因为最早的记载起始于周王朝时期，所以翻译研究当然以周王朝为基础，而夏商两代的翻译活动和影响只能靠合理的思考和推测了。"

黄帝说："说的对。由于历史记载的起源比较晚，如今的分析和研究只能从周王朝开始，而无法从夏商时期开始，更无法从三皇五帝时期开始。这是历史事实，自然不能回避。即便是在周王朝时期，也只能从西周首都镐京的国人暴动谈起。国人暴动的年代距今2800多年。正是从那时开始，有文字记载的历史才正式开始。有关国人翻译的历史，大致也只能从此时算起。"

岐伯说："陛下圣明！正是由于有文字记载的历史开启，周朝翻译的历史也就比较完整地记录下来了。这些文献资料的记录既反映了周王室对翻译活动的重视，也反映了翻译活动在周王朝政治、经济、文化等方面所发挥的重要作用。但与佛经翻译相比，那时的翻译还是非常简朴的，或者说仅仅是口译，还很少有文字翻译的记载，更少有翻译研究的记载。不过从周王朝的发展来看，当时也应该有文字翻译和翻译研究的，只是文字记载还比较简单，没有像汉唐以后对佛经翻译的深入记载。这当然只是想象而已，不无历史事实的记载。所以按周王朝文献资料的简单记录来看，与佛经翻译相比，周王朝时期的组织安排和翻译形式可能存在着一定的差异，甚至是很大的差异。"

黄帝说："也许是这样的。从文献资料来看，周王朝时期翻译的基本差异究竟是什么呢？"

岐伯回答说："微臣以为，其中的一个很重要的差别，大概就是翻译的形式吧。在佛经翻译正式启动之前，神州的翻译活动，包括夏、商、周三代的翻译活动，确实基本都局限于口译，缺少文字翻译的记载。这当然与当时历史记载的理念有一定的关系。陛下提到过西方人撰写的《文明与历史》，其关于历史记录的分析和研究就颇能说明问题。按照该作者的说法，人类文明历史上所经常记录的都是征服者、将军和士兵，却没有记载第一位治疗民众疾病的人，也没有记载第一位耕种土地的人，更没有记载第一位计算一年究竟有多少天的人。"

黄帝说："说的对！在文字出现之前，翻译也只能是口译。但自商朝的时候文字已经出现了，所谓的甲骨文就充分说明了这一点。而甲骨文也很可能不仅仅出现在商朝时期，夏朝时期可能就已经出现了，三皇五帝时期可能就已经在创造了。但毕竟文献资料没有记载，只能按有记载的史料谈起。”

岐伯说：“陛下圣明！事实的确如此。华夏文字的出现确实比较悠久，三皇五帝时期已经有创造了，伏羲造字就说明了一切。到了夏、商时期，就具体落实到了日常生活之中了。虽然当时没有纸张和笔墨，但毕竟雕刻在了石头、木块和动物的骨骼上了。由于当时是雕刻而不是书写，显得比较困难，所以能记载的就非常少。即便当时已经有翻译活动了，也不可能按甲骨文的形式进行记录了。所以即便是文字出现以后，由于文字雕刻困难以及社会活动所限，所以翻译活动在相当长的时期内可能仍然限于口译，而不是笔译。”

黄帝说：“应该是这样的。当年朕与卿等在神州劳作的时候，其经历和体会也是如此。不知在后来的文献资料中，早期的口译活动是否有具体的记录。”

岐伯说：“有，但不多。人类有文字记载的历史一直比较短暂，而有文字记载的早期翻译活动则更少。虽然更少，但偶尔还是可以看到的。比如关于周代的口译情况，微臣在从有关典籍记录中也了解了一二。当时看到个别记录的时候，微臣颇为震撼，感到周王朝还是非常重视翻译工作的。同时这也反映了当时华夏民族文化的发展和传播。”

黄帝问道：“是哪部典籍呢？其所记载的是什么？”

岐伯回答说：“当时微臣所看到的典籍，主要是《册府元龟》中的《外生部·朝贡》。‘册府’是帝王藏书的地方，‘元龟’是大龟，古代用以占卜国家大事，意即作为后世帝王治国理政的借鉴。《册府元龟》是北宋四大部书之一，是宋真宗赵恒命王钦若、杨亿、孙奭等十八人一同编修历代君臣的事迹，也涉及到周王朝君臣的事迹。其中记载有周公姬旦会见越裳国来使的情况，会见时当然有翻译人员在场为双方进行翻译。当时的翻译显然是口译，而不是笔译。这就像当今的中外人士谈话和谈判一样，翻译都是同声传译。”

黄帝说：“是的。具体记录的是什么呢？”

岐伯回答说：“该典籍所记录的就是周公姬旦当时与越裳国来使的谈话，其记录是这样的：

周公居摄六年，制礼作乐，天下和平。交趾之南，有越裳国以三象胥重译而献白雉，曰：'道路遥远，山川阻深，音使不通，故重译而朝。'

成王以归周公。公曰：'德不加焉，则君子不飨其质(同贽)；化不施焉，则君子不生其人。吾何以获此赐也？'来使语曰：'吾受命于吾国之黄耇日久矣。天下之无烈风雷雨，意者中国有圣人乎？则可盍往朝之？'

周公乃归之于王，称先王之神致，以荐于宗庙。周德既衰，于是稍绝。

大意是说：

周公在其摄政的六年期间，制定礼仪，创作雅乐，天下祥和太平。越裳国派了三位翻译献上象征祥瑞的白雉，以逐层转译的方式觐见周王室：'越裳国距此路途遥远，山川阻隔，语言与中原不通，因此以逐层转译的方式前来朝见。'成王把白雉赐予周公。周公说：'倘若德行并未惠及他人，那君子就不配享用他人的礼物；倘若仁政并未惠及他人，那君子便不应以他人为臣民。我凭什么获得这样的赏赐呀！'越裳国的使者恭敬地答道：'我是受我国的长者所托。他说：'天下没有狂风雷雨的天气已经很久了，难道是中国出现了圣人吗？有的话就前去朝拜他吧。'周公于是把白雉又归还于成王，声称是先王的神明所致，并把白雉献祭于宗庙之中。周朝的德运衰弱以后，越裳国就逐渐断绝了到周朝的朝拜。

这个记载还是比较具体的，记录了周公会见来使的较为详细的情况。值得注意的是，他们之间的交谈是经过三道翻译才得以实现的。也就是说他们交谈时需要三个翻译人员，即甲译员先将使者的语言译成乙语言，然后由乙译员将其翻译成丙语言，再由丙译员将其翻译成周人所讲的语言。可见当时的译者对其他民族语言的掌控还是有限的，翻译工作对他们来说可真不易啊！”

黄帝说："当时的翻译，可真不易啊！一次翻译活动由三名翻译人员通过三种语言转译，最终才实现了越裳国来使与周公姬旦的交流。这听起来很像是语言中转一样。这样的形式对翻译此后的发展有什么影响吗？"

岐伯回答说："影响应该说有的，而且可能还是很大的。在翻译活动中，无论翻译人员多么谨小慎微，由于语言和文化的差异，原语的信息在翻译过程中难免丢失。所以在西方有这样一个说法，commonly mistakes the one and misinforms the other，翻译成国文就是'误解作者，误告读者，是为译者'。当然，这只是从另外一个角度对翻译人员的质疑和提醒，并不是对翻译人员实际工作的总结和说明。"

黄帝说："卿等说的对，应该是这样的。批评归批评，实际归实际。西方人的这一说法确实值得译界深思，但却不能因此而彻底地否定了翻译事业。如果翻译的实际情况真是如此，那肯定早就被人类抛弃了。之所以现在世界各地的交流和合作都以翻译为基础，就充分说明了翻译是人类彼此之间沟通、交流和合作的重要桥梁。当然，对翻译人员进行认真的教育和指导，使其工作更加深入、更加完美当然也是必要的。所以翻译人员在从译之时，一定要专心致志，精益求精，不可随意塞责。"

岐伯说："臣等谨遵圣训！一方面精益求精地学习翻译、了解翻译，另一方面启发国人认真翻译、完善翻译。"

黄帝说："卿等应该这样，国人更应这样。高攀龙在《困学记》中说：'心不专在方寸，浑身是心'，说的也是这个意思，也值得今人深思。从民族的历史发展来看，凡事只要用心，则无不进取。所以从事翻译的国人只要用心，则无不完美。"

岐伯、雷公长拜道："陛下之教，臣等永志不忘！"

惟明克允篇第八
——百族以译通融

黄帝说："此前卿等谈到了自远古以来翻译在民族发展方面的作用，很有意义。从历史的角度来看，在民族文化的发展方面，翻译始终是不可或缺的重任。"

岐伯说："陛下圣明！虽然今人以为翻译只是转东转西，而不是创新创意，但如果没有了翻译事业，今人怎么可能使民族文化走向世界呢？怎么可能与国际接轨呢？虽然今人在所谓的科研方面不是非常重视翻译，但翻译始终是国家发展和民族进步的一个不可或缺的渠道。所以，凡是从事翻译的国人，都必须得用心用意，只有用心用意了，才能得心应手。微臣在查阅近代国学大师的大作时，就注意到了这样的思想和理念。比如近人钱锺书在其《谈艺录》中说：

> 夫大家之能得心应手，正先由于得手应心。技术工夫，习物能应；真积力久，学化于才，熟能臣巧。专恃技巧不成大家，非大家不须技巧也，更非若须技巧即成大家也。画以心不以手，立说似新，实则王子安腹稿，文与可胸有成竹之类，乃不在纸上起草，而在胸中打稿耳。

钱锺书所强调的'得心应手'与'得手应心'，就很有教益。钱锺书本人就是国人中最为优秀的学人。他虽然是翻译大师，但首先则是国学大师。在翻译界，只有具备深厚民族文化基础的人，才能真正成为优秀的翻译人才。只重视西方语言和文化，而淡漠了自己民族的语言和文化的人，怎么可能成为合格的翻译人才呢？如今的神州大地之所以缺乏真正的外语人才，就是因为缺乏了民族文化的传承和发扬。"

黄帝说："卿等之论，至为重要。如今的译人如果有了这样的意识，自然就会有更好的发展。虽然今时的国人在经济和科技方法比历朝历代的国人发展的更辉煌，但在民族文化和思想方面，还是应该向前人学习。以后分析神州时下的文化状况时，再谈这个问题。请卿等继续谈翻译问题吧。”

岐伯说：“遵旨。翻译问题因涉及到国医的对外传播，所以特别引起了微臣的关注。也特别希望将有关问题向陛下汇报，希望得到陛下的指导和指教。”

黄帝说：“关心国医的对外传播，就必须关心翻译。要理解好翻译，还必须明确其历史发展的进程。前日谈到三代的翻译时，朕了解到周公会见来使时，翻译居然需要经过三道翻译关口才能得以实现。经过这样一个中转式的翻译，恐怕会在一定程度上影响信息的传递吧。就像现在的翻译界一样，如果一部书的原文是用中文写的，先被法国人翻译为法语，后又被英国人从法语译本翻译为英文，后又被德国人按英文译本翻译为德文，德文译本和英文译本的内涵与中文原本自然会有很大的差异。这就是转译的结果，而不是直译的结果。”

岐伯说：“陛下所见极是，对国内翻译的发展了解得至博至深！这也从一个侧面说明了当时翻译活动的不发达以及翻译人员的缺乏。陛下所提到的法国人将中文本翻译成法文，英国人又按法文译本将其翻译为英文，德国人又按英译本将其翻译德文，就是清末时期法国在清朝的外交官首次将一部国医的典籍翻译为法文。之所以英国人和德国人按法文版和英文版进行翻译，而不是按中文的原本进行翻译，就是因为当时的英国人和德国人并不懂得中文的国医。”

黄帝说：“卿等对远古和当今的神州大地，了解的也很具体，信息掌握的也很丰富，尤其是这个时代的国人。这也非常有利朕对民族为了发展的掌控。在卿等看来，周公时期那种多道关口，甚至如接力赛式的翻译活动，是由于当时翻译人员的缺乏和翻译活动的不发达所造成的。会是这样的吗？”

岐伯回答说：“可能是这样的。正如陛下刚才谈到法国、英国和德国翻译中文的一部典籍那样，就是因为英国和德国的译者缺乏对中文的了解和掌握。所以在历史上，这种现象一直都不同程度的存在着。即便是在现在，这种现象虽然比较少见，但偶尔还是可以见到的。比如今日的国人主要学习的是英语、法语、德语、俄语、日语等在国际上比较有影响的语言，很少有人学卢森堡、马其顿、马耳他、尼泊尔、泰卢固、乌尔都等国的语言。如果要翻译这些国家的书籍，只能按照英语的译本或法语等其他语种的译本将其翻译成中文。可见，周王朝时期多关口的翻译如今还是有所存在的。这种现象的存在有多种原因。比如，翻译活动在某个领域或某个区域开展的初期，这种现象短期内可能存在。有时翻译活动在某领域或某地域的欠发达，也会导致多关口翻译形式的出现。这里微臣想举两个跟中医药学的翻译有关的例子，谈谈这种现象出现的原因。”

黄帝说：“卿等说的对，应该是这样的。根据中医的对外翻译，具体谈谈这种情况存在的背景和影响吧。”

岐伯说：“遵旨！明清时期，中医就开始传播到西方了。在明朝后期的时候，按照现在国人的说法，就是西方所谓的十七世纪中期，有几个西方医生来到亚洲，接触到了国医，并向西方介绍了有关国医的一些知识。这是国医西传历史中的初期，但也是最为重要的一个时期，因为国医的个别重要的概念和术语从此就传播到了西方，一直到现在都成为其国际标准了。特别是‘针刺’和‘艾灸’，现在国际通用的英译文是acupuncture和moxibustion，西方其他语种的译法基本上都与英文保持一致。这两个概念的翻译，就是所谓十七世纪中期来亚洲的西方医生翻译的。”

黄帝说：“原来是这样！朕以为最初向西方翻译和介绍国医的是近代国人之所为，竟不知早在几百年前就已经有西方医生开始翻译国医了。这太有意义了。当时西方医生向西方翻译介绍国医，说明他们重视国医，并且从国医中学到了一些重要的知识和治则。请卿等详细谈谈这方面的情况吧。”

岐伯说：“微臣遵旨！微臣以前从一些历史文献中注意到了这个问题，感到颇有意义。以后在谈到国医对外翻译和传播的问题时，微臣将深入地谈谈到这方面的问题。现在微臣先简要地向陛下汇报荷兰人瑞尼(W. Ten Rhijne)当时所做的一些工作，主要是想借此说明刚才提到的中转式翻译现象。这种现象在国医最初的对外传播过程中，还是比较常见的。”

黄帝说：“好吧。请卿等就先谈谈这个问题吧，以后谈到国医对外翻译的历史情况时，再详细讨论讨论。毕竟国医对外翻译和传播所面临的问题和挑战多而又多，难以一次说清。”

岐伯说：“微臣遵旨，先向陛下汇报荷兰人瑞尼当年的做法。瑞尼曾任荷兰东印度公司的医生。荷兰东印度公司当年对我国负面影响非常大，将鸦片拼命地输入我国各地，其目的就是为了掠夺我国的经济资源。正是由于鸦片在我国各地的泛滥，不仅导致了国家经济发展的停滞，更影响了国人的身体健康。虽然荷兰东印度公司对我国的破坏这么严重，最终导致了鸦片战争的爆发，但其中的个别医生还是值得国人尊重的，因为他们将国医传入到了欧洲，荷兰人瑞尼就是其中的重要人物。西方的1673年他从爪哇抵达日本长琦的出岛(Dejima)。该岛是当时闭关锁国的日本唯一一处允许外国人进行贸易的地方。当时的中国人也只能到日本的出岛，而无法到日本的境内。瑞尼在出岛考察的时候，看到当地的日本医生经常使用针灸治疗疾病，且疗效显著，引起了他极大的兴趣。而当时日本人所使用的治疗方法和药物，都是来自国医。至今日本人依然将其使用的传统医学称为‘汉方’。所谓‘汉方’，就是来自华夏民族的医药方。”

黄帝说：“欧洲医生居然对中华国医颇感兴趣，这说明中华国医从理论到临床确实是非常先进的。虽然有人说人们对异域的风情习俗总是好奇的，但中华国医并非仅仅是风情或习俗，而是非常有实际意义的医学。”

岐伯说：“确如陛下所示。瑞尼当年大概在印度就了解了国医，到日本出岛时大概更注意到了国医的疗效。这大概就是他很想深入了解这种完全不同于他所掌握的西方医术的原因吧。但是当时日本一直在闭关锁国，要想在日本完全了解华夏国医并获取基本的文献资料，实在太难太难了。虽然他很想了解华夏国医并将其基本理论和方法传播到西方，但他的这一愿望当时一直很难实现。”

黄帝问道：“日本为什么闭关锁国呢？是遭受了异国的侵略还是内部出现了纷争？”

岐伯回答说："当时的日本跟明清时期的华夏古国一样，为了避免遭受外来武力的打击和外来文化的影响，采取了闭关锁国的消极政策。这种现象在如今的尘世间，还是存在的。就是华夏古国在二十多年前，也还执行着这样一种政策。所谓的改革开放，就是终止闭关锁国，就是努力与国际接轨。"

黄帝说："闭关锁国原来就是这样。这也与发展国家的僵化理念有关系。如果真的想将国家发展好，就必须与万国万邦相结合。只有与万国万邦相结合了，国家才能真正地向前发展。远古时期的华夏民族就是这样。历朝历代所说的民族大融合，其实就是对远古时期华夏民族与其他民族相结合、相融合的温馨总结。"

岐伯说："陛下圣明！正是当年日本处在闭关锁国状态，瑞尼很难系统了解华夏国医的理论和方法，更难找到其基本的典籍和文献。虽然如此艰难，但瑞尼一直在努力寻找。经过多方努力，瑞尼终于找到了一些中文和日文的资料，甚至还在出岛找到了一些华夏国医经络的挂图。但瑞尼既不识中文，又不谙日语，无法破译这些资料。"

黄帝说："他既然不懂中文，也不懂日语，可以请人帮他翻译。"

岐伯说："当时的日本闭关锁国，与外国人接触是非常谨慎的。即便有会翻译的人士，也不可能他一请人家就为他翻译了。所以，瑞尼当时很难找到愿意为他作翻译的人。不过他一直在想方设法，希望能找到帮他翻译的人士。正在他一筹莫展之际，机会来了。当时的日本政府知道他到了出岛，并且是欧洲的医生，就想了解了解欧洲的医学，看看欧洲的医学是否比华夏的医学还先进。如果先进，就想将其引进。日本人自古以来就有借用他人文化和技能的意识，当年将华夏文化和医学予以引入，就是这一理念的体现。所以当时的日本政府派了一位名叫杂户（Iwanango Zoko）的医生来向瑞尼了解欧洲医学的情况。在与杂户交流的时候，瑞尼首先向其提出了一个交换条件，要求对方帮他翻译所收集的一些资料。"

黄帝问道："这位日本人同意帮他翻译了吗？"

岐伯回答说："按说，一般的日本人当时是不会同意的。但当时的这位日本人有求于瑞尼，所以不得不同意。如果不同意，瑞尼也不会向他介绍欧洲的医学，他也无法完成政府授命他的重任。于是杂户便帮瑞尼将中文的资料翻译成了日文，因为他自己并不懂欧洲语言。后来在他的帮助下瑞尼又请了一位名叫双代夫（Mottongi Sodaio）的日本人，这位日本人懂得荷兰语，便帮他将日文材料翻译成了荷兰文。最后瑞尼本人又将翻译成荷兰文的材料翻译成拉丁文，因为那个时代欧洲最为普及、最为规范的语言是拉丁语。翻译成拉丁语之后，瑞尼又据此编写了一部名为《针刺术》的专著，该书于西方的1683年正式出版，是欧洲问世的第一部有关华夏国医的专著，意义非同一般。”

黄帝说：“当时将华夏国医翻译成欧洲语言，可真不容易！瑞尼当时对华夏国医的翻译也好像经过了三个关口吧，先翻译成日文，再翻译成荷兰文，再翻译成拉丁文。这跟周公当年接见来使时的翻译过程几乎一模一样，都是先从甲再到乙，再从乙再到丙。”

岐伯说：“陛下所训极是。瑞尼将中文的国医资料最终翻译成拉丁语，中间的确经过了三个特殊的环节，即从华语翻译成日语，再从日语翻译成荷兰语，最后由瑞尼本人由荷兰语翻译成拉丁语。这个过程与当年周公接见外族使者的翻译过程，可谓完全一致。这种状况也反映了当年国际交流的欠缺。在当今的尘世间，这种欠缺状况在个别国家中还是存在的。”

黄帝说：“瑞尼对国医典籍的翻译，也是典型的中转式翻译。一般翻译都是从一种语言翻译到另外一种语言。即便这样翻译，也难以避免误译、漏译和错译。这也是翻译界普遍存在的问题，尤其存在于国医的对外翻译方面。像瑞尼当年对国医的翻译，问题更是这样。同样一份材料从中文翻译成拉丁语，中间居然还经过了日语和荷兰语这样的中转程序，其误译、漏译和错译的情况自然不可避免，其概率也许更高。”

岐伯说：“确实是这样的。以这种中转方式进行翻译，误译、漏译和错译的问题自然难以避免。后来欧洲人对国医理法方药的误解和误读，就与此类翻译有一定的关系。比如国医上讲的‘气虚’‘血虚’等概念中的‘虚’，所强调的就是功能的减少，而不是量的减少。‘气虚’并不是说气的量少了，‘血虚’也不是说血的量少了，都是指其功能低下了。

将这样的'虚'字翻译成英文，比较恰当的词是 asthenia，但现在却普遍使用的是 deficiency。在英语中，deficiency 就是量的减少，而不仅仅是功能的降低。所以西方人看到了 blood deficiency，自然就想到了血量的减少。这显然不利于国医在西方的正确传播。"

黄帝说："问题就是这样。但在人类翻译活动开展的早期，这种中转形式的翻译又是人们无法回避的现实。客观地说，这种中转式的翻译虽有误译、漏译和错译之弊，但毕竟为人类的早期交流和沟通创造了必要的条件，功不可没。"

岐伯说："陛下圣明！对早期的中转式翻译，确实应该从陛下所提出的这个角度去思考，去分析。也许正是因为有了这种看似繁琐实则便当的交流方式，才使后世的人们能'庶绩咸熙'。即便在当今这个时代里，这种中转式的翻译还是有的。虽然总是偶然，但其作用还是必然。"

黄帝说："随着国际间交流的深入，这样中转式翻译的现象，终究将成为历史。"

岐伯、雷公长拜道："陛下圣明！微臣一定按照陛下的指示，努力引导尘世间的译人完善翻译重任，推进国际间的交流和和合作，加快中华文化走向世界，实现中医国际化的发展。"

黄帝说："从历朝历代中华文化的发展和国家对外交流的进展情况来看，翻译事业始终是不可或缺的重任。卿等对翻译历史和发展情况的总结分析，很有现实意义。"

岐伯说："非常感谢陛下的关怀和指导！臣等一定努力分析和总结华夏历朝历代以及尘世各地的翻译发展情况，以推进神州大地的翻译事业，特别是中医的国际传播。"

黄帝说："卿等谈到华夏古国远古时期的翻译，总是感到文献记载极其稀少。但如果将翻译与民族文化和历史的发展结合起来，总能从任何一部文献资料中查阅到重要的信息。比如《尚书·尧典》说，帝尧'光被四表，格于上下'。这是对帝尧美德的称赞，意思是说帝尧德光耀四海，至于天地。《尚书·尧典》又说，帝尧'协和万邦，黎民於变时雍'。这句话也是对帝尧的赞扬，说帝尧协调万邦诸侯，使天下民众和睦相处。可见，那时在帝尧的领导下，华夏王国与天下万国都建立了密切的关系，都与天下民众和睦相处。从《尚书·尧典》对帝尧的赞美来看，翻译事业一定隐含其中。当时的天下万邦与当今的世界各国一样，言语有些不尽相同，但更多的是完全不同。帝尧欲施政于天下，必得通过译人传达朝廷旨意，加强部族联系。"

岐伯说："陛下所训极是！华夏民族翻译历史的发展正如陛下所阐述的这样，应该是无处不在处处在。从历朝历代的发展来看，无论是朝廷下达旨意还是百姓之间沟通交流，都在一定的程度上和区域内依靠译人传递信息，尤其是与周边不同部族之间的交流和交往。当然，这种早期的翻译大概均属口耳相传，且随意性较大。到了夏、商、周三代时期，华夏古国的体制不但形成了，而且也完善了，其对外交流和交往的活动一定更规范，更有内涵。特别是文字产生之后，对外交流与交往的活动，尤其是政府之间的活动，一定会更上一层楼。"

黄帝问道："卿等在查阅古籍文献时，对此一定有不少的感受和体会。这种口耳相传的翻译，历史上有没有留下片言只语的记载呢？"

岐伯回答说："这种纯口语式的翻译，留传下来的资料非常稀少。但也并非一点都没有。在一些中国古代文献资料中，偶尔也可见到一些点滴记述，跟微臣以前提到的文献资料比较基本一致。比如《册府元龟·外臣部·朝贡》中就有这样的记载：

> 周武王克商，西旅献獒，太保作《旅獒》以诫王。自是通道九夷百蛮，使各以其方贿来贡，使无忘职业。于是肃慎贡楛矢石砮，长尺有咫。
>
> 后芒即位三年，九夷来御。
>
> 宣王时，追貌之国来贡。故韩奕之诗曰：'献其貔皮，赤豹黄罴'。

这里谈到'通道九夷百蛮'，就是说与所有的周边其他部族和夷族之间进行沟通交流，使其能配合周武王打败商朝。周武王推翻商朝并建立了周王朝三年后，'就夷来御'，即各地部族和夷族前来进贡。到了周宣王时期，一个名叫追貌的夷族前来进贡。所谓'献其貔皮，赤豹黄罴'，所描述的就是夷族进贡的礼物。根据陛下的指示，微臣从这些只言片语的记载中，的确可以窥见到周朝当时的一些外交活动。外交活动当然需要翻译人员参与。"

黄帝说："是的。有外交活动，自然需要译人的协助。"

岐伯说："陛下圣明！历史确实如此。周王朝当时所治理的地域相当广阔，所辖的东西南北都有不同种族，其言语必然各不相同。就是在当今的国内，依然有五十六个民族，依然有言语不同的民族。如藏族、维吾尔族、蒙古族等的语言与汉族完全不同，至今彼此之间还需要通过翻译进行交流。当然，华夏民族的语言在这些民族中也在不断的普及。再过几十年，彼此之间的翻译可能就渐渐地稀少了。这当然与当代民族文化的发展、社会的发展、经济的发展、科技的发展有一定的关系。但在历朝历代时期，华夏古国这些方面的发展还比较有限，还无法实现各族统一语言的梦想。从西周到东周，周王朝所直接管辖的诸侯之国非常辽阔，南北东西绵延千里，各部族间多有言语不同的隔阂，其相互之间的交往，与朝廷的联系，在很大程度上需要依靠翻译人员来进行。"

黄帝说："从历史的发展来看，情况的确是这样的，毕竟古时发展缓慢，今时发展迅速。有关诸侯国之间的交往以及其与朝廷的联系，历史文献中有没有一些具体的记录呢？"

岐伯回答说："古时的文献记录很少，但从现有的一些资料中偶尔也可以见到一些。比如神州大地当时的楚国和越国，同为周王朝的诸侯之国，但其语言却非常独特。与王朝所在的中原地区的语言相比，越语与周王朝的官方用语差异巨大，甚至可以说截然不同。而楚国的语言与中原地区的通用语，差异则比较小。就像今天中国其他民族的语言与汉族的语言一样，除了藏族、维吾尔族、蒙古族等少数民族外，差异也是非常少，甚至大部分民族与汉族的语言基本完全一样。比如满族刚进入中原的时候，其语言和国语相差甚远，甚至是完全不同的两种语言，但满族推翻了明朝之后，其语言很快就被国语所取代了。"

黄帝说："这样的总结，很有历史和现实意义！古籍中对不同民族语言的差异有所记载吗？"

岐伯回答说:"有的。《左传》一书中就有所记载。如《宣公四年》中说:'楚谓乳,谷;谓虎,於菟。'就是说楚国当时将'乳'称为'谷',将'虎'称为'於菟',差异的确很大。这种差异在当今的民族语言中还是存在的。即便是在汉族的语言中,不同地域民众的语言还是有所差异的。比如北方人说的'吃',上海人则称为'其'。据汉人刘向所著的《说苑·善说》记载,楚越两国百姓在平时的交往中,的确需要翻译进行沟通。"

黄帝说:"这种情况自古至今的确都有,除了不同民族的原因外,也有不同地域的因由。有具体的实例吗?"

岐伯回答说:"有的。比如在刘向所著的《说苑·善说》中,根据楚大夫庄辛的讲述,记载了越人向楚人表达爱慕之情的一首歌。这真是难得的古代文献史料啊!"

黄帝说:"确实难得,说说其具体内容吧。"

岐伯说:"好的。据史料记载,当年身为令尹的楚王母弟鄂君子皙'泛舟于新波'之时,有个越人对其'拥楫而歌'。就是说鄂君子皙是楚灵王的弟弟,他在海波中泛舟的时候,遇到了一位越国人。那位越国人看到他就爱上他了,就冲着他唱了一首歌。所唱的歌词是这样的:

滥兮抃,
草滥予,
昌枑泽予,
昌州州,
堪州焉乎秦胥胥,
缦予乎昭澶秦逾,
渗惿随河湖。

微臣觉得这首歌词,意义特殊。"

黄帝问道:"这首歌所表达的是什么意思呢?听起来好像外国语一样。"

岐伯回答说:"这是越人当时所唱那首歌的记音,也就是音译吧。这个记音非常重要,给历朝历代留下了古越语发音的珍贵历史资料,对于今人研究周王朝时的民族语言来说，确实具有不可估量的历史价值。在华夏文明发展的历史上，能保留下几千年前的读音，真是太不容易了！”

黄帝说：“确实不易。在浩如烟海的古典文献中，也许这样的例子还可以找到一些呢。卿等刚才说，越语与楚语完全不同。那么，越人唱给鄂君子皙的情歌，鄂君子皙如何能理解呢？如果不能理解，越人不是空有一腔的爱慕之情吗？”

岐伯回答说：“鄂君子皙确实不懂越语，当然不能明白越人为他所唱之歌的用意了。好在陪他舟游的还有懂越语的人，当然帮他翻译了那首歌。听了别人的翻译，鄂君子皙自然就明白了越人向他所表达的爱慕之意。他当时究竟与那位越人有没有交流，资料没有记载。根据当时少数民族的风气，彼此之间的交流应该是自然的。”

黄帝问道：“该歌词的意义究竟是什么呢？该书有没有具体的记载呢？”

岐伯回答说：“据该书确有记载，记录了鄂君子皙身边的翻译人员当时对这首诗的翻译。其译文是这样的：

今夕何夕兮？
搴中洲流。
今日何日兮？
得与王子同舟。
蒙羞被好兮，
不訾诟耻
心几顽而不绝兮，
得知王子。
山有木兮，
木有枝。
心悦君兮，
君不知。

这个越人一见楚人鄂君子皙，即大胆地向其表达爱慕之情，可能是一见钟情，也可能是她已经听说过有关鄂君子皙的种种故事，因此而产生了仰慕之情。由此可见，古越国与楚国民间交往还是很广泛的，而且相互之间也是很了解的。今人听起来这首当时翻译的歌词，当然是听不懂的，看起来甚至也看不懂，因为当时的译文是用古文记录的。这个时代古文基本上都停止使用了，从口语到书面语使用的都是所谓的白话文，即口语文。其实古文只是古人书写的文字，并不是古人的口语文字。古人的口语文字其实与当今国人的口语文字完全一致，只是发音不尽相同而已。"

黄帝说："听卿一番论，不禁使朕想起《诗经》中的《关关雎鸠》，缠绵悱恻，情深意长，令朕动容。其'求之不得，寤寐思服'，更令人求而又求，思而又思。卿等明白朕的意思吗？"

岐伯、雷公长拜道："陛下圣明！在陛下的教导下，臣等的思想和思维都在不断进步，每天都会更上一层楼，非常清楚陛下对'求之不得，寤寐思服'的解读和要求。"

直哉惟清篇第九
——地异人异言异

黄帝说："卿等此前认真地查阅和分析了自远古以来华夏民族在翻译方面的发展，这些总结、分析和研究对于当今尘世之人来说，应该更有指导意义。"

岐伯说："非常感谢陛下的鼓励！臣等对这样的查阅和分析，就是为了启发神州译界深化自己的译事意识，努力实现中华文化走向世界和中医国际化的理想和目标。此前雷公受命奔赴下界寻找译人，返回九霄云天后将当时的尘世现状和问题向陛下作了汇报，令微臣极为震惊。在陛下的指导下，臣等从此就努力地关注尘世间的翻译事业，并因此而认真总结和研究了自远古以来华夏民族的翻译史，以便为今人的翻译发展提供必要的史料和需要借鉴的理法观念。"

黄帝问道："如今的尘世间，有没有具有理想翻译能力和水平的译者呢？"

岐伯回答说："如今的尘世间，翻译越来越普及，翻译界越来越宽广，翻译人越来越多样。雷公到下界去拜访过的一位译者，他所在的学校每年培养六十多位译者，其他的学校基本也是这样。但就优秀翻译者来说，还是比较欠缺的。此前的优秀翻译人才还是有的，如钱锺书、季羡林、傅雷等。现在大概只有许渊冲一位了。庄子在《逍遥游》中说：'至人无已，神人无功，圣人无名'。林语堂将其译为：The perfect man ignores self; the divine man ignores achievement; the true Sage ignores reputation. 当今之世，自觉其'至高无上'者有之，自感其'神乎其神'者有之，自尊其'圣手绝世'者有之，但追求'无已'者、向往'无功'者、甘于'无名'者，却鲜而有之。大概正是由于这样的原因，才导致了教育的空虚。之所以教育变得虚空了，就是因为民族文化被淡漠了。"

黄帝说："卿等之见，颇有实意。对于当今的国人来说，凡欲成就一番事业者，必得务实，严戒务虚。译人也应如此，勿要虚浮。务虚虽可赚得一时之名，却可误去一世之光。要善于做寻常事，要勇于做寻常人，只要努力务本，枝节自然丰满，何需多虑？更重要的是，一定要有民族的意识、民族的文化和民族的精神，否则就将优秀人才培养的平台下沉了，将杰出人才发展的路径封闭了。”

岐伯说：“臣等谨尊圣训！”

黄帝说：“好！言归正传，继续谈谈翻译问题吧。前日臣等给朕讲述了一则越人向楚人表达爱慕之情的歌谣，令朕感慨万分。这就是人类文明得以发展的原动力啊！”

岐伯说：“陛下圣明！历史的发展的确是这样的。尽管越楚两国在历史上发生过许多次的争战，但民间的交往却从来没有间断。这就像百年前的日本等国那样，虽然多次拼命地侵略华夏领土、掠夺华夏资源、屠杀华夏民众，令国人无比愤恨，但彼此间的民众还是有所交流和合作的，甚至还有相爱和相亲的实例。比如抗战时期郭沫若娶的一个妻子就是日本人。这个日本女士虽然处在日本侵略华夏的时期，但其对郭沫若的热爱却是满心满意的。”

黄帝说：“这样的例子太有意义了！此前所说的越人唱的情歌，也是一个典型的例子。越人唱的情歌有没有具体的名称呢？”

岐伯回答说：“应该有的。但当时越人唱的时候，可能没有先说名称，而是先唱第一句话。这首越人向鄂君子皙表达爱慕之情的情歌，后世将其称为《越人歌》，可能是后人补充上的名称吧。马祖毅先生在《中国翻译简史》里提出，《越人歌》‘可以视为我国历史上第一篇诗歌翻译’，非常符合历史事实。从现有的史料来看，甚至可以说，《越人歌》可能是中国现存的最早翻译成华语的一首异族的诗歌。对于学习和研究翻译问题的人来说，了解这些历史文献和翻译记载非常有益于增强其思维能力，拓展其思维意识，为其开辟翻译康庄大道奠定文化基础。”

黄帝说：“卿等之见，颇有道理。以此理念观阅史料，其价值不可估量。此外，这首情歌词也应该透露了一些更深层次的信息。”

岐伯说：“陛下之见，最为英明！通过分析这首情歌，微臣感到越、楚两国百姓之间，很可能有通婚情况的存在。尽管当时越、楚两国政府之间存在着一定的矛盾和争斗，但民众之间的关系还是比较自然的，特别是在两国的边境地区。这样的通婚现象应该是客观存在的，自古以来都是如此。越人的这首歌，基本上反映了那个时代两国民众之间自然交往的事实。”

黄帝说：“应该是这样的。如果越、楚两国民众之间的通婚现象确实存在，那么这也从另一方面反映了两国人民在语言沟通方面的努力。如果两国的民众彼此都不懂得对方的语言，怎么可能有长期的交流和沟通呢？只有彼此之间语言可以沟通、交流才能进行，彼此的影响才不可避免。所以相邻的民族和国家之间的交往，必然会影响彼此间的语言。这种情况古代如此，现代也是如此。”

岐伯说：“诚如陛下所训。民族和国家之间通过长期的交流与往来，彼此之间的影响在语言方面的反映最为直接，最为持久。此前臣等注意到，位居越南北方的民众，与华夏南方的民众接触，完全讲的是华语，听起来与华夏民族的语言完全一致。这就说明两国民众的交流和往来使华语在越南，尤其是靠近华夏边境的地区，完全普及了。”

黄帝说：“很有道理，谈谈这方面的发展吧。”

岐伯说：“臣遵旨。远的不说，只看看今日的世界局势，就能充分反映这一点了。比如日语，唐朝时期受华语的影响，日本人基本将华夏的文化和文字完全引进其国了。虽然在明治维新的时候，日本也深受西方的影响，其文字也发生了很大的变化，其间又充斥着大量的外来语，但其中依然夹杂着大量的华夏文字。不仅文字中依然保留了大量的华夏文字，其文化和思想方面依然传承着中华文化和诸子思想。”

黄帝说：“别国是这样，华夏文明古国也应该是这样的吧。如今的华夏语言和文字是否也有类似的变化呢？如果有，应该是怎样的呢？举例说说吧。”

岐伯说：“陛下之见甚明！华夏语言和文字也与其别国一样，在与外族交往的时候一定会有吸收和借鉴。古代由于与其他民族的交往，华夏民族的语言中有许多其他民族的用语，如石榴、苜蓿等，就是借用西域诸国的用语。近世以来，西学东渐，又吸收了大量西方各国的用语，如马达、麦克风、吉他、沙发等等，都是借用西方各国的语言，如今完全成了华夏民族自己的语言词语了。近年来随着网络技术的发展和广泛应用，许多西方用语竟然未加音译就直接进入了华夏语言，如WTO, GDP, CVD等等。在当今的时代里，尘世间西化的现象非常普遍，可谓无处不见处处见。比如就是一字不识的国人，跟人告别的时候都说'白白'。所谓'白白'，就是对西方词语bye-bye的通用。其实他们并没有使用'白白'这个国语词语，完全用的是西方的bye-bye，只是臣等根据其读音写为'白白'。再比如，国人跟别人说话的时候，本来要说的是'好啊''行啊'，如今的却几乎都说的是OK。所谓OK，就是西方人'好啊''行啊'的说法。今天的国人基本上都不说国语的'好啊''行啊'，只说西方人的OK。从某种意义上说，如今的国人最易于借用外族的语言、文化和思想了。"

黄帝说："卿等举的这些例子，令朕有些迷惑。朕以为通过音译来借用其他国家和民族的用语，在一定程度上当然是可取的。但这种直接借用的做法却太过泛滥了，似乎不宜。华夏文字属于象形文字，而欧洲文字则属于拼音文字，这样的直接借用有时会显得不伦不类了。臣等在与神州大地的学界和译界交流的时候，潜移默化地将这个意识传递给他们，逐步提升他们的民族意识，奠定他们的民族文化基础。"

岐伯说："陛下圣明！臣等一定努力。此前雷公受命奔赴下界寻找译人的时候，就借用种种机会跟他们谈了民族意识、民族文化和民族精神的问题。虽然有些潜移默化，但还是在一定程度上增强了他们的民族意识。《天工义经》中所谈到的牛公，就深受了雷公的影响，使他最终成为今时的一位真正的国人。虽然尘世间有些人并不理解他，甚至还有痛恨他、谩骂他、斥责他的人，榭兰金就是典型一例，但大部分人还是拥护他的，帮助他的，支持他的。对民族文化的淡薄，对民族文字的变改，已经引起了华夏民族的学者和政府的重视，有些地方已制定了法规，禁止在华夏语言中直接借用西方用语。"

黄帝说："这样做显然是必须的。语言是一个民族、一个国家的标志，应当完整准确地反映本民族、本国家的语言、文化和历史实际。借用他国用语是可以的，但必须在形式上归化于本民族的语言，而不能反其道而行之。"

岐伯说："陛下之训，臣等牢记不忘。下次臣等奔赴下界考察和调研的时候，一定努力落实好陛下的重要指示，努力采取各种方法和措施将国人的民族意识予以增强，将国人的民族文化予以提高。这也是目前华夏政府所努力推进的一项重要工作。不久前国家领导人提出要全面恢复中华文化。最近在全国人民代表大会的闭幕式上，习近平总书记在讲话中谈到了中华民族的历史和文明，谈到了盘古开天、女娲补天、伏羲画卦、神农尝草、夸父追日、精卫填海、愚公移山，谈到了老子、孔子、庄子、孟子、墨子、孙子、韩非子等等！如此深厚的民族意识、民族文化和民族思想，时下哪位大领导有？哪位大学者有？臣等看到习近平总书记的讲话后，大为感动，立即代表华夏先人向其致敬！”

黄帝说：“太有意义了！历史就是一面镜子。在佛典翻译的鼎盛时期，人们尽管对佛典、佛教顶礼膜拜，也没有直接将 vijnana，citta，rupa 等梵语之词直接塞进华夏民族的语言中，而是直译为‘识’、‘心’和‘色’。当年佛教译者的理念、方法和影响，特别值得当今的国人译者认真学习和借鉴。”

岐伯说：“陛下所言极是！佛典之译的确如此，确实值得今日的国人译者认真学习，努力借鉴。据微臣了解，正在美国读博士的华夏青年学子李汉平，在认真读书学习的同时，也在努力将华夏自远古以来所保留下来的有关翻译历史的文献资料用今天的白话文来说，以便于当今的国内译者能真正地了解和掌握华夏民族远古以来的翻译经验、翻译理念和翻译影响，以便能真正地推进国内翻译事业的发展。这位青年学子，今后一定会成为当代最为杰出的优秀人才，一定会为华夏文化的传承、传播和传扬做出最大的贡献。”

黄帝说：“卿等所提到的这位青年学子，的确非常值得卿等关注。卿等还需要关注的，就是民族语言的纯化。虽然其他国家的语言和文化都值得借鉴，但并不能因此而将自己民族的文化和语言完全颠覆了。当年翻译佛经的译者，其理念和方法确实值得今人认真学习和借鉴。当年翻译佛经时，所有的译者遇到困难时都没有直接借用梵语的任何词语，都采用了音译。就是一些印度特有而华夏没有的物品和概念，当时的佛经译者也没有直接借用，也是采用音译。如佛家的六字真言咒，直译意译均难达意，译者宁可音译为‘唵嘛呢叭咪吽’，也没有直接借用om mani padme hum。这才是翻译之正轨，也是不同民族间语言相互借用的正确途径。”

岐伯、雷公跪拜道：“陛下之论若旭日东升，灿耀寰宇！臣等谨遵圣训，努力推进华夏民族文化的复兴和华夏语言的纯化。”

黄帝说：“卿等在查阅有关翻译发展的文献资料时，翻阅过其他典籍文献没有？如果翻阅了其他典籍文献，感受应该更深刻。”

岐伯说：“非常感谢陛下的关怀和指导！臣等在查阅自远古以来有关翻译发展的文献资料时，曾翻阅过不少的古典文献，从中也确实有更为深刻的感受和体会，尤其是雷公。有一次翻阅《战国策》时，雷公颇有感受，也因此而思考了很多问题。”

雷公说：“谢谢天师！微臣确实翻阅了《战国策》。”

黄帝说：“从《战国策》这一古籍文献中，卿等一定注意到了一些重要的信息，对于了解远古时期以来民族各方面的发展定有重要意义。说说自己的感受吧。”

雷公说：“微臣在阅读《战国策》时，注意到一则故事，原文是这样说的：

温人之周，周不纳。问曰：‘客耶？’对曰：‘主人也。’问其巷而不知也，吏因囚之。君使人问之曰：‘子非周人，而自谓非客，何也？’对曰：‘臣少而诵《诗》，《诗》曰：‘普天之下，莫非王土。率土之滨，莫非王臣。’今周君天下，则我天子之臣，而又为客哉？故曰：‘主人’。君乃使吏出之。

微臣觉得这则故事很有意思。因其是用古文写的，今人读之恐不易解。微臣特意用当今的白话文将其予以释义。大致意思是说：

魏国温城有个人去周国，周人不准他入境，问他：‘你是外来的客人吗？’他回答说：‘我不是外来的客人，我是主人。’可是当问他住在何街何巷时，他又答不上来。于是官吏就把他囚禁了起来。

这时周君派人来问他：‘你既然不是周人，却又不承认自己是外来的客人，这是为什么呢？’他回答说：‘臣自幼塾读《诗经》，《诗经》中有这样的话：‘天下的土地都是天子的领地，居住在土地上的人都是天子的臣民。’如今周王君临天下，那么我就是天子的臣民了，怎么能说我是外来的客人呢？所以我才说自己是主人，不是客人。’周王听了他的话，就下令把他释放了。

这个魏国人与周国边境的守军之间的对话，似乎是直接的，应该没有翻译人员的参与。这是否说明到了东周的时候，周王朝各诸侯国已经比较实现了语言的统一化，彼此之间的交流基本不需要翻译人员了。微臣的这一见解，不知是否符合实际呢？”

黄帝说：“卿等对原文的释义颇为自然，虽然不如古文那么简洁雅致，但对于今人来说则容易阅读和理解。周朝时期华夏民族语言、文化和制度发展的最为辉煌，影响最为远大，其对民族语言的发展一定是有所推进的。但各民族或各地域都完全实现了语言的统一，还是比较困难的。就是在当今的时代里，华夏民族语言的完全统一还在继续推进。比如北方各地，如陕西、河南、山东、甘肃、山西、河北、四川等，彼此之间的语言虽然有一定的差异，但并不影响交流。所谓的差异仅仅体现在声调方面，而不完全在语音方面。如果完全在语音方面，彼此之间的交流就困难了。而北方各地与南方各地的语言，差别就非常大，主要是语音的差异，影响了彼此之间的交流。所以自远古以来，华夏民族的政府一直都在推行所谓的官话，也就是现在所说的普通话，目的就是为了统一民族的语言，便于民族之间的沟通和交流。”

雷公说：“陛下英明！华夏民族自远古以来语言的发展确实这样。民族语言发展最为辉煌、最为统一的就是现在。微臣到下界考察的时候就注意到，神州不同地域依然有不同的语言表达方式，但彼此之间沟通和交流的时候，则都使用的是普通话。这说明官话如今已经完全普及了，从某种意义上神州各民族、各地域的语言都基本上统一了。这就是微臣此前到下界寻访译人时所了解到的情况，民族的语言现在可能发展的更统一了。”

黄帝说:“很可能更统一了,毕竟这个时代华夏民族各方面发展的最为快速,最为全面,最为超前。周王朝建立之后,一直在大封诸侯,建立了很多的诸侯国。在周王朝的众多诸侯国里,有些封国的语言与周王朝所通用的华语自然是有较大差异的。虽然当时华夏民族的发展比较迅速,但毕竟不如当今这么先进,这么快速。”

雷公说:“陛下之见,至真至纯。微臣阅读古籍的时候,也从中发现了不少类似的信息,感触颇多。如楚国虽然当时与华夏民族的语言大同小异,但在日常事物的称谓方面仍然与华语有诸多不同之处,这也是非常可观的。据《左传·宣公四年》记载,‘楚谓乳,谷;谓虎,於菟’。听起来就像当今的上海人将‘猴子’叫‘莴笋’,将‘同伴’叫‘打字’一样。当时微臣一直在想,这种情况在周王朝的历史上,是否一直存在。”

黄帝说:“在周王朝八百多年的历史发展中,各民族语言上的差异应该一直都存在着,始终没有能够实现诸侯国之间在语言上的统一。这种情况不仅仅出现在周王朝时期,历朝历代都存在,如今的神州各地依然可见。正如朕刚才所说的那样,华夏民族的各朝政府都在努力地推进官话的发展,周王朝政府应该也是这样。卿等是否了解到周王朝当时究竟采取过什么措施来统一王国的语言呢?”

雷公回答说:“关于这个问题,臣等所查阅的文献上确实没有明确的记载。但微臣以为,即便是周王朝统治者没有刻意采取任何严厉的措施,由于其文化的不断传播和政令的不断施行,应该在一定程度上促进了周王朝时期民族语言的统一。当然,周王朝是比较重视文化的,所以其政令也应该是比较温馨的,不会采取任何严厉的措施来落实政府的政策。”

黄帝说:“卿等的理解是有道理的,周王朝以温馨的措施落实政府的政策是可能的。在当时的历史条件下,周王朝要完全统一华夏民族的语言,实际上也是不可能完全实现的,毕竟当时文化、经济和社会都处在初期发展阶段。即便是在飞速发展的现在,神州大地南方和北方之间的语言差距还是非常巨大的。比如北京话和广州话,上海话和闽南话,几乎完全无法直接交流沟通,只能通过普通话得以实现。不过就地域而言,民族语言统一的进程还是显而易见的。刚才提到的北方各地的语言，就充分说明了这一点。”

雷公说：“陛下英明！华夏民族文化和语言的发展历史，确实就是如此。北方各地语言的现状在周朝的时候，其实就已经有所体现了。东周都城设置在洛阳，而那时的魏国在今河南的北部、陕西的东部、山西的西南部和河北的南部等地，离洛阳很近，所以其语言与东周时期华夏民族的语言差别应该不大，所以两地人民完全可以直接交流，基本不需要通过翻译这一渠道来沟通。”

黄帝说：“对的，应该是这样的。但当时离周王朝比较偏远的诸侯国，在语言方面与中原地区的差距一定非常巨大，彼此间的交流和沟通依然需要通过翻译来实现。虽然现存的古籍资料比较欠缺，但这样合理的思考和想象还是符合实际的。人类远古时期的文明史、文化史和社会史的研究，有时确实需要通过合理思考和合理推测来补充和完善。”

雷公说：“诚如陛下所训，民族历史、文化和社会发展的研究，合理思考和合理想象完全是符合实际的。如果不合理地思考，不合理地推测，某朝某代的某个阶段可能就完全中断了。当然，有时虽然思考和推测从所谓逻辑的角度来看是合理的，但也有可能与历史事实有差距。遗憾的是，当时的历史事实完全遗忘了，只能靠合理的思考和推测来总结研究了。比如秦汉之后国人对华夏民族自三皇五帝到夏、商、周三代时期历史发展的总结和研究，基本上都依靠合理的思考和推测来进行。”

黄帝说：“卿等之论，颇有道理，亦符合实际。秦汉之后，华夏民族的历史发展确实比较明显了，某种意义上也体现了华夏民族文明和文字的进一步发展。秦始皇统一华夏古国后，不仅重视政治制度和权利威力，也在努力地推行‘车同轨、书同文’的人文政策，从而实现了民族科技和文字的统一。”

雷公说：“确实如此。臣等在研究和分析华夏民族历史发展的过程中，也很重视秦朝的发展。虽然秦朝是华夏民族历朝历代中历史最短暂的王朝，但其对民族文化、体制和社会的发展影响最大。秦王朝建立之后，始皇就开始制定了‘车同轨、书同文’的政策。这个政策比其他政治性的政策更有内涵，更有意义。这个政策的施行，不仅能对大一统帝国的形成奠定了基础，也使华夏民族的文字第一次实现了统一。但这个统一只是书面语的统一，而不是口头语的统一。”

黄帝说：“是这样的。虽然口头语没有能够实现统一，但书面语的统一意义更为重大。华夏文化之所以传承了千秋万代而不绝，华夏民族之所以代代大力发展、处处努力拓展，从来没有文化消亡、民族消失的事件，其主要原因就与始皇‘书同文’的政策有一定的关系。这不是合理的思考和推测，而是历史上的客观事实。秦朝对华夏民族的贡献可谓无比巨大。其对翻译的影响如何呢？从合理思考和推测的角度来看，其人文的政策对当时的翻译活动也一定有所影响。卿等注意到这个问题了吗？”

雷公回答说：“陛下所言极是！据史料记载，在秦帝国的周边，当时还有一些其他外族建立的王国，其语言与秦王朝时期的华夏语言显然不同。秦王朝当时与那些外族建立的王国肯定需要交流和交往的。由于语言的差异，彼此之间的交流和交往仍然需要依靠翻译。事实上秦统一六国后，中央政府确实设置有翻译官职，即典客下面的属官。”

黄帝问道：“什么是典客？其官职又如何？”

雷公回答说：“微臣是从《汉书》中查看到这方面的信息的。《汉书》第十九卷说：

> 典客，秦官，掌诸归义蛮夷，有丞。景帝中元六年更名大行令，武帝太初元年更名大鸿胪。属官有行人、译官、别火之令丞及郡邸长丞。

这是古文，今人听起来非常拗口。为了便于今人了解《汉书》的意思，微臣用现代的白话文对其作了诠释，大致意思是这样的：

> 典客是秦代的官名，负责处理与异族的关系。到了汉景帝时期，更名为大行令，汉武帝时又更名为大鸿胪。其下又设置行人、译官等，均属翻译之职。

秦朝的'典客'，相当于现在的外交部长。外交部自然需要有翻译人员，不然就无法与异族交流和沟通了。由此可见，秦朝确实重视翻译，确实推进了翻译的发展。"

黄帝说："从现有的古籍文献来看，自春秋战国时期，华夏民族不仅与异族交流沟通，也存在抵制和抵抗的问题。神州至今还保留着的长城，一般认为现存的都是明朝时期构建的。其实在春秋战国时期，很多诸侯国就已经开始建立长城了，就是因为与其他异族有争斗。为了保卫好自己的国家，就只有修筑长城阻止异族的入侵。特别到了秦汉时期，与异族的矛盾就更显著了。秦汉两代与外族交往最多的应该是北方的匈奴吧。始皇为此专门修筑了更长、更高、更宽的万里长城，把以前其他一些诸侯国所修建的长城统一起来。始皇还曾派其长子扶苏远赴边关，与守关大将蒙恬一起监督长城工程的进展。"

雷公说："诚如陛下所示，历史事实确是如此。秦汉两代的外交确实主要是与北方的匈奴之类的外族打交道。到了汉代，华夏古国与西域各异族之国的交往逐渐密切起来，其中还有一个主要的原因就是那些异族经常骚扰或侵袭汉朝的边境。为此，朝廷还设立了为汉朝使节服务的'译长'之职，负责接待和安排汉朝使节与相关异族之国的联系和谈判。这完全与当今的神州政府一样，要对外国进行交流和沟通，就必须安排翻译人员协助。"

黄帝问道："汉'译长'之职的具体设置情况是怎样的呢？史料中是否有记载呢？"

雷公回答说："微臣向陛下汇报。有关这方面的情况，史料中是有所记载的。微臣在阅读《汉书》时，注意到《汉书·张骞传》、《汉书·地理志》中都有一定的记述。西域当时的异族之国可谓林立。为了处理好与其谈判和沟通的程序，汉朝设置的'译长'情况大致是这样的：为且末、精绝、于阗、疏勒、危须、卑陆等国各设译长一人，这些异国可能比较小一些；为鄯善、姑墨、尉犁、车师前等国各设译长二人，这些异国可能稍大一些；为焉耆国则设置译长三人，这个异国可能比较大一些；为莎车、龟兹等国设译长四人，这些异国可能最大。"

黄帝问道："为什么'译长'的设置各有不同呢？"

雷公回答说："可能有两个原因吧。第一个原因可能与异国的大小有关。比如且末、精绝、于阗、疏勒、危须、卑陆等国可能比较小一些；鄯善、姑墨、尉犁、车师前等国可能稍大一些；焉耆国可能比较大一些；莎车、龟兹等国可能最大。第二个原因可能与汉王朝与其关系的密切程度有关。汉王朝与某个异国的来往比较频繁，事务自然比较多，自然需要更多的接待和翻译人员。来往比较少，事务比较少，接待的人员和翻译人员自然就比较少。"

黄帝说："可能是这样的。卿等的理解和分析很有道理。"

岐伯、雷公跪拜道："非常感谢陛下的指教！"

刚而无虐篇第十
——古译望闻问切

黄帝说："从历朝历代留传下来的一些古籍文献中，卿等都注意到了民族翻译事业的发展，这对当今尘世间的译界很有借鉴意义。卿等谈到了《诗经》《战国策》《左传》《汉书》这样一些古籍文献，这是华夏民族历史发展的一些重要的古籍文献，非常值得国人认真学习。"

雷公说："陛下圣明！臣等确实重视阅读和分析华夏民族自古以来留传下来的古籍文献。臣等翻阅这些古籍文献，就像当今的国人看影视一样，能非常深入地观察华夏民族历朝历代的发展路径和方向。"

黄帝说："春秋战国时期华夏民族比较自由，可以有完全不同的思想和观念，因而形成了后世称为诸子百家的学说。自汉以来，百家中的儒家影响最大，因为汉武帝制定了'罢黜百家，独尊儒术'的政策和策略，把儒家的学说和思想发挥到了极致，深深地影响了历朝历代的发展。卿等一定阅读过儒家的经典《论语》了吧，从中一定更有感受吧。"

雷公说："确如陛下所言，臣等确实认真阅读过《论语》，感受更多更深。如《论语·颜渊》中讲的一则司马牛之忧的故事，臣等就颇有感受，也颇有思考。原文是这样的：

司马牛忧曰：'人皆有兄弟，我独亡。'子夏曰：'商闻之矣，死生有命，富贵在天。君子敬而无失，与人恭而有礼，四海之内皆兄弟也。君子何患无兄弟也？'

杨伯峻将其翻译成白话文：

司马牛忧愁地说：别人都有兄弟，唯独我没有。子夏说：我听说过：'死生有命，富贵在天。'君子只要对待所做的事情严肃认真，不出差错，对人恭敬而合乎于礼的规定，那么，天下人就都是自己的兄弟了。君子何愁没有兄弟呢?

辜鸿铭将其英译为:

A disciple of Confucius was unhappy, exclaiming often, 'All men have their brothers: I alone have none.' Upon which another disciple said to him, 'I have heard it said that Life and Death are pre-ordained, and riches and honours come from God. A good and wise man is serious and without blame. In his conduct towards others he behaves with earnestness, and with judgment and good sense. In that way he will find all men within the corners of the Earth his brothers. What reason, then has a good and wise man to complain that he has no brothers in his home?'

这是一则非常有名的故事。现在流行的成语'司马牛之忧'、'四海之内皆兄弟'、'死生有命,富贵在天'等,都源于这则故事。这个故事对于华夏民族的心理发展及其对人际关系的认识,都产生了深远的影响。"

黄帝说:"其影响恐怕还不止于此。透过这则故事,可以看到华夏民族在与其他民族的交往中所体现出的'敬而无失''恭而有礼''四海之内皆兄弟'的宽广胸怀和仁义思想,充分体现了儒家所强调的'仁义礼智信'这一民族传统的价值观。"

雷公说:"确如陛下所训,事实确乎如此。华夏民族在与其他民族的交往中,总是以礼为根本,以仁为基础,从而保证了华夏文明千秋万代而绵延不断。由于神州大地有不同的地域和不同的民族,华夏古国不同地域的民众语言以及不同民族的语言必然存在着这样和那样的差异。为了沟通交流,彼此之间毫无疑问需要借助于翻译这座桥梁。"

黄帝说:"民族历史的发展必然是这样的。秦汉两代与周边异族之国肯定既有交往,也有抗争。无论是交往还是抗争,都必须以翻译为桥梁。卿等阅读秦汉时期留传下来的古籍文献,一定有所感受吧。在这些古籍文献中,有没有翻译活动的具体记载呢?"

雷公回答说:"微臣的感受确实是有的,古籍文献中有关翻译活动也有一定的记载,但不是很具体。秦代时期由于立国历史比较短暂,其古籍文献上几乎没有任何涉及翻译问题的记载。但秦朝与周边的其他民族一定有交流,甚至有对抗,其过程中当然应该有翻译事务的。有关翻译问题的文献记载,一般都出现在汉朝留传下来的一些古籍文献中,所涉及的外族主要是当时北方的匈奴民族。"

黄帝问道:"匈奴是什么民族呢?为什么汉朝主要是与匈奴交涉呢?"

雷公回答说:"匈奴民族是个华夏古国中历史悠久的一个北方民族集团,其祖居位于欧亚大陆的西伯利亚的寒温带森林和草原的交界地带。据《史记·匈奴列传》中记载,匈奴的先祖是夏后氏的苗裔也,又称为淳维。华夏古籍中的匈奴,一般指的是秦末汉初称雄中原以北的一个强大的游牧民族。对汉王朝构成严重的威胁,主要是来自北方的匈奴民族。秦始皇统一中国以后,即征调大批民众前往北方修筑长城,以抵御雄居北方、严重威胁秦王国安全的匈奴。汉灭秦以后,匈奴仍不断袭扰中国的北部疆域,对初建的汉王朝构成了极大的威胁。"

黄帝说:"原来是这样。其威胁究竟是怎样的呢?"

雷公回答说:"匈奴对汉朝的威胁还是比较严重的。为了摆脱匈奴的威胁,汉高祖刘邦曾御驾亲征,希望一举剿灭匈奴,扫除北部边患。因汉高祖对敌情估计不足,结果很快便被匈奴围困在白登山上,差点被俘虏了。后来经过紧急策划,才摆脱了对方的围困。此次围困使汉高祖意识到,汉王朝的国力还不足以与匈奴进行最后的决战,于是将武力讨伐改换为和亲安抚。"

黄帝说:"看来汉朝初期国家还不是很发达。"

雷公说:"是的。毕竟刘邦当年先投奔项梁以灭秦朝,将秦朝消灭后又与项羽争夺天下,从而引发了严重的内战,不仅影响了国家的正常发展,而且还破坏了国家的经济建设。所以汉王朝建立之初,国家处处都显得非常艰难。比如汉高祖刘邦外出,所乘坐的车都很难找到颜色和大小相同的三四个牛马。汉王朝刚建立不久,就不断遭受匈奴的侵袭。由于国家还处在困难时期,经过多次征战都无法阻止匈奴的入侵,甚至还差点被匈奴所俘虏了。在这种情况下,只好采取和亲的方式与匈奴保持联系。"

黄帝说："和亲政策在短期内可能有安抚边关的作用，但终非长久之计。"

雷公说："陛下圣明！和亲政策虽然为汉王朝争取了一定的发展时间，但边患并未因此消除。这种情况汉高祖在位的时候应该很有感触，但却无法立即予以解决，只能努力地推进国家经济和军事的发展。到了汉武帝时期，汉王朝的经济和军事已经有了很好的发展，已经具备了剿灭匈奴的武力和财力。于是汉武帝派遣卫青和霍去病率领大军北上讨伐匈奴，同时派使臣前往西北各国发起外交攻势。由于国力强盛，汉王朝很快就组成了反匈奴的国际统一战线。经过军事讨伐和外交努力，汉王朝终于战胜了匈奴，扫除了边关重患。"

黄帝说："这对华夏民族的发展，一定发挥了重要作用。在这次战争前后的外交活动中，翻译的作用一定得到了充分的发挥。历史文献中有记载吗？"

雷公回答说："有关这方面的记载，微臣在阅读文献资料时尚未具体看到。毕竟历朝历代的历史学家所重视的只是国家的政策和策略以及对外关系的背景和结果，很少具体记载了不可或缺的翻译工作。即便在当今的尘世间，这样的意识有时还能感受得到。比如如今神州非常关注科研，绩效考核、职称提升以及项目申报，都以发表的文章、出版的著作和申请的项目为基础，却很少关注翻译的书和文章。微臣在翻阅古籍资料时，注意到史书中记载了一首匈奴人传唱的歌曲，在翻译上可能有一定的历史意义。"

黄帝问道："这是一首什么歌曲？在翻译上有何意义？"

雷公回答说："汉武帝时期，经过多次战役汉王朝彻底打败了匈奴。匈奴从此失去了水草肥美、冬暖夏凉、适宜畜牧的祁连山和燕支山。对于匈奴部族的生存和发展来说，这当然是无法弥补的损失，令匈奴部族的民众非常失望。此后在匈奴部族中流传着这样一首民歌：

亡我祁连山，
使我六畜不蕃息。

失我燕支山，
使我嫁妇无颜色。

这首凄惨的民歌，说的就是匈奴部族战争失败之后所遭遇的无法弥补的损失。”

黄帝说：“这首歌听来令人辛酸，但也是匈奴自己长期侵略华夏民族所造成的后果。朕似乎记得《乐府诗集》卷八十四中也收录有这首歌，但在结构上却似乎有所不同。这大概是不同时期的不同记载吧。”

雷公说：“的确是这样的。《乐府诗集》这部典籍微臣也查阅过，其卷八十四所收录的这首歌词是这样的：

失我焉支山，
令我妇女无颜色。
失我祁连山，
令我六畜不蕃息。

基本意思是相同的，只是个别字略有差异，内容的前后顺序有变化。”

黄帝说：“《乐府诗集》中收录的这首民歌与卿刚才提到的那首在内容和诗意上基本一致。但在结构上为什么有所不同呢？到底那一首是正本呢？”

雷公回答说：“据臣所见，这首歌的结构形式还不止这两种呢。比如在唐人李泰《括地志》卷四的《西河故事》中，也收录了这首民歌，内容和诗意与前两首也基本一致，但在结构上又有所变化。其歌词是这样写的：

失我祁连山，
使我六畜不蕃息。
失我焉支山，
使我妇女无颜色。

结构上基本与《乐府诗集》上的记载比较一致，但个别字还是不太一致的。比如'亡'改为'失'，'燕'改为'焉'，'嫁妇'改为'妇女'。与史书中的记载相比，用字基本一致，只是将'令'改为'失'。唯一的差异就是前后顺序的改变。”

黄帝说：“这个现象很有意思。匈奴的民歌记录在华夏民族的古籍资料里，其中肯定涉及到翻译人员的译法。”

雷公说：“诚如陛下所训。这实际上就是对当时翻译活动开展情况的直接记载。虽然古籍文献中并没有谈到翻译问题及翻译任务，但能将匈奴人的歌词用华夏民族的语言予以描写，显然是涉及到翻译工作的。”

黄帝问道：“同一首匈奴民歌为何有三种不同的表达形式？到底哪个是原译，哪个是改译呢？”

雷公回答说：“微臣以为出现这三种情况可能有三种原因。这首匈奴民歌本来就应该有多种译本。在那个时代，由于交通不发达，消息常常处在闭塞状态。在这种背景下，不同译者很可能在不同时期和不同地域独自翻译了这首匈奴民歌，其译法和表达法显然不尽相同，这很自然。这大概就是同一首歌有不同译法的第一个原因吧。”

黄帝说：“卿之所见，甚有道理。”

雷公说：“感谢陛下的鼓励！从不同古籍文献的记录来看，这些看似不同的译文实际上还是比较相同的，只是个别字和顺序有了一定的变化。这种变化很可能是不同的译者对同一种译本作了一定的改译。这大概就是同一首歌有不同译法的第二个原因吧。”

黄帝说：“历史地看，这是有可能的。”

雷公说：“感谢陛下的肯定！同一译本在流传的过程中，由于传抄的缘故而导致了用词与结构顺序上的变化。这大概就是同一首歌有不同译法的第三个原因吧。这种情况在华夏民族的古籍文献中经常都会发现。比如《黄帝内经》如今就有许多不同的版本，不同朝代所留传下来的版本基本是一致的，但个别字词、句子和结构还是略有差异的。这就是不同时代的传抄而造成的。这大概就是同一首歌有不同译法的第三个原因吧。”

黄帝说："卿之分析，颇为中肯。"

雷公说："感谢陛下的指导！鉴于匈奴歌词三种译本在用词和结构顺序虽有不同，但基本表达法和翻译法却完全相同，微臣觉得第三个原因的可能性最大。"

黄帝说："很有道理。据朕所知，匈奴民族当时并没有文字，这首匈奴民歌当时是如何翻译的呢?"

雷公回答说："匈奴民族当时的确还没有形成文字，只能通过口头传播了。比如《史记·匈奴传》说，匈奴'毋文书'，就是说匈奴没有文字。虽然匈奴没有文字，但因其自春秋时期，特别是汉王朝时期，与华夏民族的交往非常频繁。经过频繁的交往，双方对对方的语言应该还是比较了解的，至少是培养了不少的翻译人员。虽然匈奴与华夏民族的所谓交往常常表现在厮杀、征战和掠夺中，但彼此之间的了解还是比较深入的，特别是语言方面。虽然匈奴民族还没有形成文字，但其广泛口传的那首民歌华夏民族中的某些人还是能听得到的。既然听到了，就自然地将其翻译为华夏文字了。"

黄帝说："这是颇为合理的推测。"

雷公说："感谢陛下的肯定！汉王朝建立以来，为了与匈奴打交道，既需要建立起强大的军事力量，也需要培养好精通双方语言的外交官和翻译官。匈奴虽然没有文字，但华夏民族还是有文字的。所以在与对方打交道的过程中完全可能，而且也很有必要将有关匈奴的军事、文化和经济情况记录下来，以便上报朝廷或发挥其他作用。这也是华夏民族常规的做法，自远古一直到如今，始终都是如此。"

黄帝说："将没有文字的匈奴民歌翻译成中文并一直留传下来，这实在是神州大地远古时期不同民族之间不断征战、不断杀戮中的不幸中的万幸啊！非常值得回望！"

雷公说："陛下圣明！遗憾的是，当时翻译这首歌的译者，却一直没有记载下来。其原因正如欧洲《文明与历史》所说的那样：

> 史书中出现的最为频繁的，且享有崇高地位的，都是威震天下的征服者和功勋卓著的将士们。而那些真正推动文明发展的人，

却往往只字未提。我们不知道谁首先发明了正骨之术，谁首先建造了航海用船，谁首先算出了一年的长度，谁首先给农田施肥。但对于那些杀戮者和破坏者，我们却如雷贯耳，知之甚详。人们对他们推崇备至，这就是为什么在世界各大城市最为高大的石柱上，都矗立着征服者或将士们的雕像。

这种现状不仅出现在欧洲的历史上，其实也出现在华夏的历史上。这就是匈奴歌词的翻译人员并无记载的根本原因。这首无名氏翻译的匈奴民歌，就成了古代匈奴留存下来的唯一文学作品。对今天有关匈奴民族的研究，具有不可估量的历史价值。"

黄帝说："卿言甚是。翻译的价值在此体现得尤为具体，更为深刻。《大学》说：'大学之道，在明明德'，其实翻译之道亦'在明明德'，即在阐发、传播不同民族的优秀文化、思想、观念，使之永载史册，流芳百世。"

岐伯、雷公长拜道："陛下之教，灿若日月，明若星辰！"

野无遗贤篇第十一
——古译前后左右

黄帝说："《灵枢·九针十二原》中记载了朕以前谈到的一些问题，卿等还记得吗？"

雷公说："臣等非常牢记，也时时回忆，时时深思。后人在撰写《黄帝内经》时将陛下当年的指示作了完整的记录，微臣给陛下念念：

余子万民，养百姓，而收其租税。余哀其不给，而属有疾病。余欲勿使被毒药，无用砭石，欲以微针通其经脉，调其血气，荣其逆顺出入之会。令可传于后世，必明为之法，令终而不灭，久而不绝，易用难忘，为之经纪。异其章，别其表里，为之终始。令各有形，先立针经。愿闻其情。

这就是春秋战国到秦汉时期问世的《黄帝内经·灵枢》的首部内容，意义至为非凡。翻译成现代的白话文，大致是这样的：

我爱怜万民，供养百官，并征收其租税。我哀怜其生活不能自给，且常常发生疾病。我不想用药物和砭石，只用微针疏通经脉，调和气血，调整经脉气血的顺逆出入交会，使之正常运行。为了流传后世，必须明确针刺之法。为使之长久保存，永不泯灭，容易使用而又不易忘记，就要确立纲纪，分别篇章，区别表里，确定气血终而复始的循环规律。要说明各种针具的名称、形状，就必须首先创立一部针经。我想听听你的看法。

镐京译者将其译为：

I love my people and provide for all the officials. But I also levy taxes on them. I feel sympathy for them [because they are] unable to support themselves and frequently attacked by diseases. I don't want to use drugs and needles to treat them. I am thinking of using the filiform needles to dredge their Channels, regulate their blood and Qi and adjust [the activities of] Ni (adverse), Shun (due), Chu (going out) and Ru (coming into). To pass it on to the latter generations, it is necessary to decide the principles [of acupuncture treatment] so that it can be kept forever and will never be lost. To make it easy to use and memorize, it is necessary to put it into good order and divide it into reasonable chapters [so as to] differentiate the internal from the external as well as to decide the starting and terminating [points of blood circulation and Qi flow]. In order to describe the shapes [of different kinds of needles], the Canon of Acupuncture must be established first. [I'd] like to know [your ideas about] this issue.

陛下当时所说的'令可传于后世',不仅仅涉及到国医,更涉及到国文和国学。而后世不仅仅指的是华夏民族,也指的是神州大地四周的百族万族。只有真正地传于后世,才会'终而不灭,久而不绝'。而要传于后世,不仅仅靠继承和发扬,也要靠翻译和传播。"

黄帝说:"卿等所言,颇为自然。朕当年所说的'令可传于后世',也确实涉及到翻译的问题。周朝时将国医传播到朝鲜半岛,秦汉时期传播到越南四边,大唐时期传播到日本全国,自然都存在翻译的问题。即便完全借用了华夏的文字,依然存在翻译的问题,毕竟其语言与华夏民族的语言颇为不同。"

雷公说:"陛下所言极是!"

黄帝说:"所以在讨论和思考任何问题的时候,都要认真地学习和分析远古以来民族所留传的重要典籍。比如《列子》这部典籍,内涵极为丰富,意义更为非凡,看过没有?"

雷公说:"微臣看过,意义确实非凡。据说这部典籍是战国早期列子或列子的弟子或之后的其他学人所著,汉代将其尊为《冲虚真经》,并封列子为冲虚真人,其学说被誉为常胜之道。这说明自古以来华夏民族都非常重视这部典籍。微臣阅读的时候，发现《列子·汤问》载有钟子期和伯牙的故事，名为‘高山流水’。原文是这样的：

伯牙善鼓琴，钟子期善听。伯牙鼓琴，志在高山，钟子期曰：‘善哉，峨峨兮若泰山！’志在流水，钟子期曰：‘善哉，洋洋兮若江河！’伯牙所念，钟子期必得之。伯牙游于泰山之阴，卒逢暴雨，止于岩下，心悲，乃援琴而鼓之。初为《霖雨》之操，更造《崩山》之音。曲每奏，钟子期辄穷其趣。伯牙乃舍琴而叹曰：‘善哉，善哉，子之听夫！志想象犹吾心也。吾于何逃声哉？’

用今天的白话文来说，大致是这样：

伯牙擅长弹琴，钟子期善于倾听。伯牙弹琴，心里想着高山。钟子期说：‘好啊！高峻的样子像泰山！’心里想着流水，钟子期说：‘好啊！水势浩荡的样子像江河！’伯牙所思念的，钟子期必然了解它的。伯牙在泰山的北面游览，突然遇到暴雨，在岩石下；心里伤感，于是取过琴而弹了起来。起先是连绵大雨的曲子，再作出崩山的声音。每有曲子弹奏，钟子期总能寻根究源它的情趣。伯牙放下琴感叹地说：‘您听曲子好啊，好啊！心里想象就好像我的心意啊。我从哪里让我的琴声逃过你的耳朵呢？’

微臣每阅至此，总不禁掩卷作叹：旷世知音，空前绝后！”

黄帝说：“钟子期与伯牙的相知之情，的确动人。朕也经常关注这部分内容，每阅至此，也不免掩卷深思。假如译者与读者的心灵交互也能像钟子期和伯牙那样，那将是怎样的一种理想境界呢？”

雷公再拜道：“陛下之喻，圣明之至！译者与读者的心灵交互如果也能达到这样一个境界，那么译事中的天堑就会立刻变为通途了。遗憾的是，自远古至今，译者与读者的心灵交互，却不是同步可以完成的。有时需要经过很长时间的神交才能心有灵犀。而要真正达到神交，就必须做到药王孙思邈所提出的‘大医精诚’。只有‘精诚’了，才能成为

'大医';只有成了'大医',才能体现'精诚'。同样的,作为译者,只有'精诚'了,才能'神交'。只有'神交'了,才能使译事的天堑变为通途。在翻译进程中,贯穿始终的是作者、译者和读者三位一体。而主导这三位一体的关键因素,就是理解问题。只有精诚了才能理解好,只有神交了才能表达好。"

黄帝说:"说的对。谈谈三位一体的理解问题。"

雷公说:"臣遵旨。三位一体的理解问题首先涉及到作者,即作者对其所讨论的问题要透彻掌握,要充分理解,要清楚表达。如果作者自己都没有掌握好,都没有理解好,都没有表达好,怎么能让读者理解好、表达好呢?其次涉及到的是译者。只有译者掌握好了原文的精神,理解好了作者的思维,运用好了翻译过程中信息转换的方式与方法,才能将原文系统地把握好,完整地表达好。最后涉及到的是读者。只有读者认真地阅读了译文,才能深入地体验和理解译者所力图传达的原作之意。这三个环节看似独立,实际上是密不可分的。任何一个环节的疏漏,都可能影响到翻译效果的实现。"

黄帝说:"卿言极是。作者、译者和读者虽然三位一体,但彼此之间的信息恐怕并非必然地顺向传递。这种情况是否存在?"

雷公说:"陛下所言极是,情况确实如此。从自古以来的翻译发展来看,作者的用意一般并不被译者所完全了解,甚至有时会被完全误解。比如当今国内外的译者在翻译《红楼梦》时,怎么可能真正理解其作者曹雪芹的实际用意呢?这不仅仅是时代变了,更主要的是人人的想法和看法都仅仅隐秘在自己的脑海里,并没有像日月星辰一样展示在天下。所以译者想要表达的思想,又很可能不完全被读者所理解,甚至又可能被完全曲解了。比如今时的译者将《黄帝内经》中的'命门'和《难经》中的'命门'一般都直接译为 life gate,西方的一般读者看到了 life gate 很难将其理解为 eye 或 right kidney,甚至将其误解为 uterus 或 womb。三者有机统一,的确不易。"

黄帝说:"确实如此。俗话说'人各有志'。同样的东西在不同的人看来,便有不同的见解和认识。这也是很自然的。"

雷公说:"是的。在历史上,很多人的作品直到千百年后才被人们所了解。有些译作的意义和价值，也是直到若干年后才被读者所认识。欧洲的文艺复兴是典型之例，清末的《海国图志》更是典型之例。”

黄帝说：“据朕所知，如今的国人对欧洲的文艺复兴几乎家喻户晓。不过清末问世的《海国图志》，如今却很少有国人感知吧。”

雷公说：“是的。这也是时代风采的体现。清朝末年的那段时间是华夏古国最为不幸的时期，西方列强凭借坚船利炮打开了满清帝国的大门。此时的西方诸国经过文艺复兴和工业革命，已经走上了科技高度发展的道路，其国力日渐强盛，西洋文化的作用就开始大力发扬。西洋文化属于海洋文化，华夏文化属于农业文化。农业文化就必须按照春耕夏种秋收冬藏这一自种自收的方式努力奋斗，而海洋文化则按照下海捞鱼不问只争的方式拼命抢夺。这就是为什么西方发达了就到世界各地掠夺而中华民族进步了却只在神州大地努力发展的缘故。清末时期的西方列强不断对外扩张，开拓殖民地，掠夺一切资源。而当时的华夏民族则仍然停留在封建农耕时代，所以就显得非常落后，难以阻止西方列强的入侵。”

黄帝说：“这确是华夏古国立国以来最为屈辱的时期，但也是国人民族性最为高涨的时期。”

雷公说：“诚如陛下所训。面对列强的挑衅和欺压，有识之士奔走呼号，寻求救国之道。他们积极了解西方国情，努力学习西洋技术。正是在这样的背景下，王涛根据自己收集的资料翻译编写了《海国图志》。此书的翻译编写，应该对国家的振兴发挥重要的作用。但遗憾的是，此书出版后竟然在国内未引起任何人的重视。如果当时政府和学界注意到了这部《海国图志》，当然就比较了解了西方人的历史和发展以及理念和思维了，当然就有利于国家采取必要的措施应对西方的入侵，并逐渐将其赶出国内了。可惜的是，居然没有任何人注意到这部重要的书。但当该书传入日本时，却引起日本人及其政府的极大关注，直接激发了日本人学习西洋技术的热情，使日本人最终摆脱了国家的贫穷落后，很快便一跃而成当时的世界强国了，并与西方列强联合起来掠夺华夏民族了。”

黄帝说：“此事听来的确令人扼腕。这当然涉及到当时政府的政情和民众的心态，确实是个比较复杂的问题，以后谈到近世的翻译情况时再详加讨论吧。朕注意到卿等谈到这一问题时情绪激动，甚至激愤。一旦激愤就自然地离题了。"

雷公跪拜道："微臣确实离题了，向陛下致歉。"

黄帝说："朕与卿等私议译事，不必拘泥君臣大礼。卿等此前曾谈到匈奴民歌。其歌的最后一句'使我嫁妇无颜色'或'令我妇女无颜色'，也是一种遗憾的体现。卿等如果感到遗憾，也可好好发挥发挥遗憾的效益。"

雷公说："感谢陛下的指教！据后人考证，祁连山和燕支山当时均在甘肃河西走廊，此地出产胭脂，匈奴妇女以胭脂描眉化妆。丢失祁连山和燕支山后，匈奴妇女便没有胭脂化妆了，所以感到悲伤。"

黄帝说："朕闻之亦禁不住为之动容。这首歌的作者和译者是谁呢？历史有无记载？"

雷公说："这首被称为古代匈奴人留存下来的唯一文学作品，史书既没有记载作者的姓名，也没有留下译者的姓名。这给我们今天的研究留下了不尽的遗憾。臣等曾努力考证，希望能找到一些蛛丝马迹。但由于历史久远，已很难考究了。"

黄帝说："虽然可惜，也很自然。如果能知道作者和译者及相关历史背景，对今人研究当时汉王国与周边异族的文化交往非常有意义。但毕竟这只是一种理想，而不是一种功能。正如此前所提到的欧洲《文明与历史》所强调的那样，人类历史基本都是这样，并不仅仅局限在华夏民族自己的历史。"

雷公说："陛下圣明！微臣当继续研究典籍，考证文献，通过想象和推测努力设法解决好这个问题。了解前人的思想，对于今天的研究，意思非常重大。这也是'务本'啊！陛下一直教导臣等'务本'。这'本'究竟应该如何才能'务'呢？微臣一直在思考，一直在探索，但依然没有找到'务本'的路径，恳请陛下赐教。"

黄帝说："卿等想要找到'务本'的路径，还是认真翻阅翻阅诸子百家的典籍吧，从中一定会有所启发。比如《墨子》这部典籍，就很有值得借鉴的内容。朕曾经注意到其中的这部分内容：

本不安者，无务丰末；近者不亲，无务来远；亲戚不附，无务外交；事无终始，无务多业；举物而闇，无务博文。

明白墨子的这个意思吗?”

雷公说:“墨子大概是说，主干不坚固的，不要追求枝叶的茂盛；不亲近热爱身边的人，别想招来远方的人；不能使亲戚归服于自己，别想结交外边的人；一件事物都弄不懂的人，别想博学多识。哎呀，墨子的这个见解太有现实意义了啊！仔细想想，可真是风清月明，令人心明眼亮啊!”

黄帝说:“卿等的感受和体会，确实是很有道理的。译事繁杂，‘务本’之要不可不察。从译之时，不但要知其然，而且更要知其所以然。这就是‘务本’。诚如卿等刚才所说的那样，只有真正‘务本’了，才能‘精诚’；只有‘精诚’了，才能‘神交’；只有‘神交’了，才能使天堑变通途。”

岐伯、雷公说:“臣谨遵圣教!”

黄帝说:“‘神交’很重要，‘务本’更重要。‘神交’不仅要与对方在心理上和思维上保持一致，更需要自己在精神上和行为上保持一致。‘务本’不仅仅强调的是主干，更强调的是真实，正如今人所说的‘求真务实’一样。”

岐伯说:“‘神交’与‘务本’的基本含义，确如陛下所示。臣等在尘世间所生存的那个时代里，三皇五帝所反复指导臣等及民众的，就是这个观念。近来为了掌握远古以来华夏民族发展文化和开展翻译的进程和影响，按照陛下的要求，臣等认真地翻阅了很多民族的古籍和典籍，从中所受启发可谓多多。比如在翻阅《梁书・裴子野传》时，微臣看到了这样一则故事。有人问裴子野为何文章写得那么快。裴子野说:‘人皆成于手，我独成于心’。对此，微臣颇有感触。只用手而不用心，所做的任何事情自然都是荒芜的。只有发挥了心的作用，才能真正地实现理想和追求。陛下当年谈到‘心’的时候，不仅强调‘主血’这一基本功能，更强调了‘主神志’这一最为重要的作用。”

黄帝说:“裴子野之言，的确不谬。凡事只要有心，只要用心，只要在心，则无不可为。前天卿等谈到了翻译的匈奴民歌，令朕感慨万分。除了这首翻译的匈奴民歌外，秦汉时期还有没有其他的翻译文字传世呢？”

岐伯说：“陛下之教甚是，臣等牢记在心。除了匈奴民歌外，秦汉时期还有其他的翻译文字，也一直传世到如今。比如微臣在翻阅《后汉书·南蛮西南夷列传》时，看到了东汉明帝永平年间（公元58—75年）白狼王唐菆写的三首赞颂汉王朝的诗，题目是《远夷乐德歌》《远夷慕德歌》和《远夷怀德歌》，由位于今四川省的犍为郡椽田恭将其翻译为华语。”

黄帝说：“这可太难得了！不过由于华夏民族的文化及其各个方面都发展得非常快速，远远超越了所有的其他民族。受人尊敬和仰望，也很自然。”

岐伯说：“说的。史书不但记录了这三首诗的作者和译者及相关的背景资料，而且还保存了原诗的华字记音，给后人留下了一份极为珍贵的白狼语言资料。这不但在翻译史研究上具有重要的历史意义，而且在民族语言的研究上也具有不可估量的价值。”

黄帝说：“有这样完整的史料记载，真是太不容易了。说说白狼王的具体情况吧。也谈谈白狼王写诗赞颂汉王朝的主要原因。”

岐伯说：“遵旨！白狼又名白兰，为西羌族的一支，位于今四川理番县。白狼王唐菆是东汉初筰都地区牦牛夷部落首领之一，这个部落的民众是纳西族的先民。汉明帝永平年间，在益州刺史朱辅的宣传感召下，白狼王唐菆及槃木等部落积极向汉王朝进贡，同时也向汉王朝奉献颂诗三首，表达其慕化归义。这既反映了当时汉王朝与周边异族之间的良好关系，也反映了周边异族对汉文化的推崇和接受。据史料记载，白狼王能写诗歌颂汉王朝，与当时的益州刺史朱辅推行的民族睦邻政策有很大的关系。在那个时代，能懂得和执行和睦的民族政策，实在不易。《后汉书》说，朱辅在任其间，‘在州数岁，宣示汉德，威怀远夷，自汶山以西，前世所不至，正朔所未加。白狼等百余国，户百三十余万，口六百万以上，举种丰贡，称为臣仆。’由此可见，《白狼歌》是汉明帝在位时期形成的。当时益州刺史朱辅镇抚有方，白狼王唐菆及槃木等汶山以西的异族约六百多万人归附了东汉王朝，白狼王及其他部族的人翻山越岭，千里迢迢奔赴东汉京城洛阳朝贡。”

黄帝朔：“朱辅真是个难得的封疆大吏。谈谈白狼王写的三首诗吧。”

岐伯说：“遵旨！第一首《远夷乐德歌》的华语译文和文字记音是这样的：

大汉是治，与天合意。（堤官隗搆、魏冒踰遭）
夷译平瑞，不从我来。（罔驿刘脾、旁莫支留）
闻风向化，所见奇异。（徵衣随旅、知唐桑艾）
多赐缯布，甘美酒食。（邪毗甚[丝纽旁]、知唐桑艾）
冒乐肉飞，屈伸悉备。（拓拒苏便、局后仍离）
蛮夷贫薄，无所报嗣。（偻让龙洞、莫支度由）
愿主长寿，子孙昌炽。（阳■僧鳞、莫■角存）

由于历史的原因，其中有两个记音的华字消失了。好在所有的译文字句都完全保留下来了，实在不易。”

黄帝说：“这确实是一首赞扬汉王朝的颂歌，体现了异族对华夏民族的敬慕和仰望。”

岐伯说：“是的。在这首诗中，白狼王歌颂了汉王朝对白狼的帮助和支持，表达了自己对汉王朝感恩戴德的崇敬之情和祝愿汉帝万寿无疆的良好愿望。文字淳朴，内容纯实，观念精诚。”

黄帝说：“能有如此观念，确实不易。谈谈白狼王的第二首诗吧。”

岐伯说：“遵旨！白狼王的第二首诗《远夷慕德歌》的华语译文和文字记音是这样的：

蛮夷所处，日入之部。（偻让皮尼、且交陵悟）
慕义向化，归日出主。（绳动随旅、路旦揀■）
圣德深恩，与人富厚。（圣德渡诺、魏菌度洗）
冬多霜雪，夏多和雨。（综邪流藩、莋邪寻螺）
寒温时适，部人多有。（■浔泸漓、菌补邪推）

涉危历险，不远万里。（辟浔归险、莫受万柳）
去俗归德，心归慈母。（术叠附德、仍路孳摸）

同样是由于历史的原因，使得两个记音的华字消失了。但其译文的所有字句都完全保留下来了，非常不易。这首诗表达了白狼王对汉朝教化藩邦的感激之情，同时也表达了希望其民族能归顺汉朝的急切心情。”

黄帝说：“能留传下来颇有内涵和希望的异族诗歌，十分难得。如果这首诗确实由白狼王所撰，这对了解汉王朝与周边藩国的关系是很有帮助意义的。谈谈白狼王所撰写的第三首诗吧。”

岐伯说：“白狼王的第三首诗《远夷怀德歌》的华语译文和文字记音是这样的：

荒服之外，土地■■。（荒服之仪、犁籍怜怜）
食肉衣皮，不见盐谷。（阻苏邪犁、莫砀粗木）
吏译传风，大汉安乐。（罔译传微、是汉夜拒）
携负归仁，触冒险陕。（踪优路仁、雷折险龙）
高山岐峻，缘崖■石。（伦狼藏幢、扶路侧禄）
本薄发家，百宿到洛。（息落服淫、理历髭■）
父子同赐，怀抱匹帛。（捕■茵毗、怀稿匹漏）
传告种人，长愿臣仆。（传室呼敕、陵阳臣仆）

这首诗很有意义，但也很遗憾。从汉王朝留传至今的这首诗，不仅记音中消失了两个字，译文中居然消失了三个字。这三个字的消失，意味着这首诗中两句话失却内涵了，实在遗憾。”

黄帝说：“这大概是历史上改朝换代的因由所致吧。这种情况在华夏民族千万年来的历史上可谓无处不有处处有。译文中三字的消失，是否也影响了卿等理解其作者的心情和意愿呢？”

岐伯回答说：“几个字的消失，确实会影响后人的阅读和理解。但从全诗的整体来看，尤其与前两首诗结合起来，还是比较明确作者的心情和意愿的。总的来看，这首诗表达了白狼与汉朝父子般的亲密情谊以及白狼王臣服汉帝的真诚愿望。”

黄帝说：“应该是这样的。白狼王的三首诗情真意切，朕闻之亦怦然心动。细品此诗之译文与记音，似有某些对应之处。这是否表明白狼语与华夏语有某些相同之处呢？”

岐伯回答说：“微臣仔细对照了白狼王诗的译文字和记音字，的确发现期间确实有某些相同之处。其读音与译文比较一致，这本身就表明两个民族的语言在一定程度上有相同和相近之处的。近日的华语与英语相差就很大。比如英国人说的 How are you 或 How do you do，翻译成华语基本都是‘您好’，而记音则是‘浩啊由’及‘浩都由都’，从字形结构上与译文相差甚远。微臣通过对《白狼王歌》的译文和记音字进行了比较分析，发现白狼文中确有借用中文字的现象，例如‘圣德’为‘圣德’、‘荒服’为‘荒服’、‘臣仆’为‘臣仆’等。这说明当时白狼与华族的交往比较多，并且受到了华夏文化的深刻影响。这就像唐朝时期与华夏交往的日本一样，至今其语言中还借用了不少中文的字词。”

黄帝说：“确实是这样的。《白狼王歌》对汉王朝的歌颂、崇敬和希望，就充分说明了这一点。所以，《白狼王歌》这三首诗，不但对当今的国人研究古代翻译和民族语言有重要的参考价值，而且对于今人考察和研究汉代时期神州大地的民族问题以及汉王朝与周围异族的关系问题，也有一定的参考意义。以后卿等与下界国人交流的时候，切实注意这一点，潜移默化地引导如今的国人努力地了解好、掌握好、传承好、发挥好自己民族自远古以来文化的发展和对外的传播。”

岐伯说：“陛下之示，如北斗之星，为臣等对华夏民族历史的回望和研讨开辟了路径，为尘民对华夏文化的传承和发扬指明了方向！”

黄帝说：“自远古以来，华夏民族始终以仁德平安天下，以忠孝教化四方，从而使四海之内闻而思归，感而仰之，终而归之。自古以来华夏民族留传的一句话‘民族大融合’，就充分证明了这一点。不久前美国学者马婷·婕克坤（Martin Jacques）在讲解中国与西方的关系和差异时，强调了中华文明和中华文化的独特性。令他感到困惑的是，为什么中华民族千秋万代而不分裂，而且还不断地与其他民族相融合。而西方的民族却从来没有不分裂，也从来没有大融合。曾经的罗马帝国，如今早已分裂为几十个小国家了。而华夏民族从炎黄时期到三代时期，从春秋战国时期到秦汉时期，从唐宋时期到明清时期，始终都在飞速的发展，国土也在飞速地拓展。这是为什么呢？当然与华夏民族与异族密切交融有一定的关系。这大概是神州大地立国千秋万载而绵延不断的根本原因之一。这也是白狼王歌得以产生的现实和历史基础。”

岐伯叩首拜道：“陛下之示，若日月映辉，光被四方！臣等将按照陛下的指示，努力总结和分析华夏民族文化和文明千秋万代而不绝的历史轨迹，潜移默化地培养当今国人的民族意识。”

黄帝说：“希望这样。这次通过对白狼王所撰写、华夏学人所翻译的三首诗歌的分析，朕颇有感触，卿等更有感受。翻译活动对民族文化的交流与发展、对国家的富强与统一，其重大意义由此可见一斑。译人的作用，恰如帝舜对禹训示的那样：‘迪朕德，时乃功，惟叙。’即宣扬盛朝德教，依时安置劳务，夷族必然归顺。”

岐伯、雷公长拜道：“陛下之示，若星辰灿烂，明照六合！”

万邦咸宁篇第十二
——通译通语通意

黄帝说:"华夏民族之所以代代相传,华夏文化之所以千秋万代而不绝,除其文化、文明、文字和文德高其高而长其长外,自然还与其他民族大融合、大统一有一定的关系。在与其他民族大融合、大统一的过程中,翻译始终是其彼此之间交流与交往的重要渠道。"

岐伯说:"确如陛下所示,民族的大融合与大统一必然以翻译作为交流与交往的渠道。虽然古籍中的记录比较少,但通过翻译进行交流与交往的历史事实却是自然而然的。"

黄帝说:"虽然卿等在古籍中只查阅到了个别信息,但其历史事实却从任何一种问题与进程中可以感受得到。甚至从历朝历代学人的诗词歌赋中,也都能感受得到。如宋人柳永的词《雨霖铃》,可谓脍炙人口,传颂千古。该词中说,'念去去、千里烟波,暮霭沉沉楚天阔。'明月之夜,独登幽台,极目竹影,感怀清风,遥望宇空,对星而吟,秋意顿上眉头。这样的思维观念和观察理念,对于从事任何形式读书学习和分析研究的人来说,都有一定的引导作用。"

雷公说:"陛下所提到的这首词,确实意趣别致。尤其最后两句,微臣读来感受更非寻常。'此去经年,应是良辰美景虚设。便纵有千种风情,更与何人说?'天师的感受,可能更深刻。"

黄帝说:"对此词句所蕴含之缠绵悱恻之意,以译人之目观之,卿等作何感想?"

雷公回答说:"微臣愚鲁昏聩,不解此词句与译人有何关联。敬请陛下训教。"

黄帝说:"世间万事万物,无不彼此相互关联。此关联或直接,或间接,或明示,或暗含,不一而足。为学者,必得洞晓事物间之关联种种方能领悟天演地化之玄机妙趣,才能循常别异,明了物理。柳永之《雨霖铃》虽字字句句抒发其别离愁苦,但别取其意以喻译事,亦有妙趣横生之效。”

雷公说：“感谢陛下圣教！情况确实如此。在陛下的指教下，微臣对这首词欣然有了别感。譬如，用‘此去经年，应是良辰美景虚设’比喻原作之神韵风貌难为译者所把握之窘境，用‘便纵有千种风情，更与何人说’比喻译者之努力传化难为读者所解读之无奈，则化机顿生，意境独具。在陛下的指教下，臣等对此词就有了这样的感受。陛下神思妙喻，出神入化！陛下对臣等的指教，若长夜明灯，令臣等迷雾见晴！尘世国人如果也感受到了陛下的指教，一定会像臣等一样心更明眼更亮！”

黄帝说：“朕之所见，令卿等听之激奋，行之畅顺。但令今之国人听来，恐怕非常不解，令其行之则更加艰难。此前朕曾说过：翻译如读书求知一样，既有三春之暖，亦有深秋之凉，更有隆冬之寒，哪能一帆风顺，长风当歌？朕至今犹记卿等所谈的中转式翻译。此种无奈，唯行者感之知之，观者岂能感之，岂能知之。这种接力赛式的多人转译之法虽然弊端种种，但在译事尚不发达的古代，毕竟起到了传递信息、沟通彼此的重要作用，在我华夏古国历史上的几次民族大融合的过程中，发挥了至为重要的作用，可谓功不可没，从而使得飞龙终于登天了。”

雷公说：“陛下圣明！臣当努力行之，以求感之、知之、启之。以前谈到这种中转式翻译时，不仅尘世间的译者诽议颇多，甚至严加贬责，臣等曾经也有些人云亦云，不解其意。今天听了陛下的指教，臣等终于明白其历史功用确实是实不可没。这就像《天工义经》中牛公对尘世间的学者评价民族传统文化的意见一样。如今的国人学者在谈到华夏民族的传统文化时，总是一而再再而三地强调哪些是封建、那些是迷信、那些是糟粕。牛公以祖父通过一生的努力创建了窑洞、爷爷通过一生的努力创建了茅草屋、爸爸通过一生的努力创建了砖瓦房、自己通过一生的努力创建了高楼大厦这一实例，说明这样一个事实：没有祖父窑洞的基础爷爷怎么可能创建茅屋，没有爷爷茅草屋的基础爸爸怎么能创建砖瓦房，没有爸爸砖瓦房的基础自己怎么能创建高楼大厦。牛公以这个实例坚决否定了当今国人学者对民族传统文化的排斥。微臣说的这段话虽然有些偏颇，但还是与臣等与陛下所讨论的问题有一定的关系。”

黄帝说:“卿等之言,颇有道理。否定民族文化的人显然是没有民族文化意识和基础的。否定中转式翻译的人,显然也是缺乏对民族历史和文化发展的了解。对这种多人转译的交流方式,朕起初也有些不解,但仔细想想,早期的交流除了使用这种接力赛式的翻译法外,似乎别无他法可选。”

雷公说:“陛下起初之所以有些不解,主要是为了引领臣等认真学习,认真深思,认真分析。正是在陛下特意提问的启发下,臣等才终于明白了问题的实质。臣等从此时时刻刻谨遵陛下的圣教!”

黄帝说:“卿等很有民族文化意识,很有逻辑思维能力!这也是卿等引领翻译发展过程中的一个过渡阶段吧。以前谈到西方人早期翻译国医的实践时,卿等提到荷兰人瑞尼,给朕留下了深刻的印象。除此之外,还有没有其他类似的翻译情况呢?”

雷公回答说:“微臣此前提到过荷兰人瑞尼中转式翻译国医的办法。其实瑞尼的做法并不是国医西传中绝无仅有之一例。在国医西传和西译的历史上,这样的例子还有很多很多。法国就是一个典型的例子。明末清初时期,即西方人所谓的十八世纪,由于法国资产阶级革命运动的成功,民主与科学的气氛愈来愈浓,医学发展也非常迅速。其医学发展的过程中也吸收和借鉴了其他地域的理法方药。清朝时期的国医针灸引起了当时法国驻华使节的关注,并将其介绍到了法国,并得到了较快的传播,一些涉及到针灸的国医典籍也被其翻译成了法文并在法国出版。”

黄帝问道:“针灸在法国的传播和发展对其他欧洲国家有影响吗?”

雷公回答说:“有影响的。由于中医在法国的发展,后来其他一些欧洲国家在向本国介绍中医时,基本都是将法文的中医书翻译为本国语。这当然也属于中转式的翻译,效果当然有些大打折扣,甚至在一定程度上越来越偏离了中医原著的基本精神。这对中医的西传显然造成了一些消极的影响。后来一些西方人对中医的误解和误读,在很大程度上与这样的中转式翻译有一定的关系。远古时期华夏民族与异族交流时通过中转式翻译,其实并没有造成明显的消极影响,更没有造成彼此之间的误解和误夺。之所以在西方造成了消极影响和误解误读，原因就是东西方的语言、文化和思维当时相差甚远。从而导致了西方在清朝中期，即西方的十九世纪中期，就彻底地排斥了针灸。之所以排斥了针灸，是因为针灸在西方虽然很快普及了，但其根本不懂得中医的理法方药，完全是胡思乱想地乱扎针、乱烧灸，从而造成了极大的危害。这当然不仅仅是中转式翻译的原因，也是中医西传不完整、不系统、不准确的原因。"

黄帝问道："有实际例子吗？"

雷公回答说："有的。比如，有人将中医上的'带下医'翻译为doctor underneath the skirt，即医生处在女士衣服之下，这不就成了无耻的行为了吗？完全是对'带下医'的误解和误译。所谓的'带下医'实际上就指的是妇科医生，即 gynecologist 或 woman doctor。外国人看到这样的翻译不但莫名其妙，肯定会有厌恶之情。再比如有人将'乌鸡白凤丸'译为 Black Cock and White Phoenix Pill，也会使西方读者观后大为反感。因为 cock 在英语中虽然表示鸡，但也表示阴茎。所以将'乌鸡'译作 black cock，总会令西方有另外的感受。对于这样的中医方剂名称，最好采用音译。还有其他类似这样的例子，实在是举不胜举，对中医西传的负面影响，确实不可低估。"

黄帝说："这样的翻译的确令人困惑，不但不能准确传递信息，还会导致误解误用，实在是不可等闲视之。从卿等刚才介绍的情况来看，这样的翻译当时实在是不得已而为之。不仅明清时期中西方的交流是这样，远古时期的华夏民族与其他民族的交往也是这样，也常常使用中转式翻译来沟通交流。如周公所处的远古时期和瑞尼所处的中古时期，那样做的确是不得已而为之。而且，也只有如此方可对原文得以解读。现在时代变了，科技和文化都得到了极大的发展。从理论上说，不会再有人采用那种中转方式翻译中医了吧。"

雷公说："是的。完全采用周公和瑞尼那样的翻译方法，现在的确是不多见了。但类似的做法如今仍时有所闻。比如对中医典籍的翻译，无论是翻译成英语还是法语或德语，许多人就不是按照中医经典著作的原文进行翻译的，而是找来该书的白话文译本进行翻译。这当然是由于时代的原因，很少有人具有古文的基础了。华夏民族的古文最经典，最雅致，最有内涵，而白话文则最简单，最通俗，最轻淡。将中医经典著作用今天的白话文来说显然是不够雅致的，也缺乏内涵的。以白话文译文为基础将其翻译成西方语言，其差异显然更明显，更不符合中医经典著作的实际内涵。”

黄帝说：“这显然也是一种特殊的中转式翻译，与时下的国人缺乏民族文化和语言的基础有着直接的关系。”

雷公说：“是的。将文言文的原著用今天的白话文来说，已经有了一次翻译过滤了。虽然说文言文和白话文都是华夏民族的语言，但由于其行文方式和句法结构的不同，文言文的实际内涵和主旨精神并不能完全转化到白话文中。再以白话文为底本翻译成西洋文字，必将使其译文再次偏离原著的实际内涵和主旨精神。”

黄帝说：“卿言极是。要真正地改变这种中转式的翻译方法，就必须全面恢复中华文化，就必须努力培养好国人的民族意识、文化基础和思维能力。只有达到了这一目标，神州大地才能大力发展好民族的翻译事业，才能培养好德才兼备的优秀翻译人才，才能真正使民族文化走出去，才能大力推进中医的国际化。果能如此，则天下幸矣。”

岐伯、雷公跪拜道：“陛下圣明！臣等必当倍加努力，为华夏古国的译业尽心尽力，努力协助国人全面恢复民族文化。”

九功惟叙篇第十三
——佛教启动译业

黄帝说："为华夏古国的译业尽心尽力，努力协助国人全面恢复民族文化。这不仅是卿等的理想，也是朕的理想。朕读《三国志》，看到司马宣与蒋济的一则对话，很是感慨。卿等可否理解？"

岐伯回答说："微臣对此有所了解。陛下所指，必是桓范投奔曹爽一事。《三国志·曹爽传》说：

> 桓范出赴爽，宣王谓蒋济曰：'智囊往矣。'济曰：'范则智矣，驽马恋栈豆，爽必不用也。'

大致意思是说：

> 桓范去投奔曹爽，司马宣对蒋济说：'这么聪明的一个人走了。'蒋济说：'桓范固然是有才能的人，但劣马只喜爱一般的草料，曹爽这个庸人必定不会重用桓范的。'

可见蒋济对曹爽知之甚深，质疑桓范的投奔。"

黄帝说："这只是问题的一个方面。另一方面，这也说明，才与不才，实在存乎于用之当与不当。鸡鸣狗盗之徒，看似非才，但非常之时用之得当，必能立非常之功。"

岐伯说："陛下圣明啊！鸡鸣狗盗虽然在今人看来显然是颇为低劣的行为，但在战国时代，却是非常有意义的举止。这样的举止，实际上自古以来都有，只是有此举止和行为的人往往隐秘而已。历史上所记载的鸡鸣狗盗，就是战国时期与齐国宰相孟尝君有关的一则故事，挺有意义。"

黄帝说："说说这则故事吧。"

岐伯说："遵旨！据史料记载，齐国的宰相孟尝君慷慨好客，门下的食客多达三千多人，其中就有颇具鸡鸣狗盗能力的食客。孟尝君对自己的食客非常尊重，即便是鸡鸣狗盗的食客也时时予以关怀。与食客谈话时，他总让人在屏风认真记录，把食客的家庭地址详细地记录下来，随后便派人去看望其亲属并赠送礼物，以解决其家庭存在的困难。孟尝君待人的热情和对食客的关怀令秦昭王非常敬慕，于是派特使请孟尝君入秦。为了表达自己对秦昭王的尊重和感谢，孟尝君带着千余门客来到秦都咸阳，献给秦昭王一件纯白狐狸皮袍子。秦昭王非常喜欢那件白色狐皮袍，将其收藏内库。但有人却蔑视孟尝君，私下向秦昭王密告了孟尝君。秦昭王听了其谗言后，就把孟尝君软禁了。

为了尽快逃离，孟尝君请秦昭王的宠妃帮忙解救，妃子则向其要一件白色狐皮袍。孟尝君仅有的一件白色狐皮袍已经送给秦王了，无法再送妃子了。当天夜里，一个门客模仿狗叫，从狗洞潜入秦王内库，盗出了那件白色狐皮袍，送给了秦王的爱妃。孟尝君立刻获得自由，带领门客连夜紧急逃离秦国。当天半夜逃到了边界函谷关。这个关口只有到了鸡叫的时候才能开门，到了这个关口一位门客马上学起鸡叫。附近的鸡听到后都叫了起来。守关的人以为时间到了，立即开门让孟尝君出了关。等到秦昭王派人追到函谷关时，孟尝君和他的门客已经逃远了。这就是史料所记载的鸡鸣狗盗故事，虽然是鸡鸣狗盗的，但其意义却是非凡的。"

黄帝说："确实是一个非凡的故事。治国如此，为人如此，从译亦如此。朕冷眼旁观译界纷论，总不免想起蒋济对曹爽之论及史料对鸡鸣狗盗之见。卿等目前专事译务，必当慎之再慎。"

岐伯说："臣等谨遵圣训，用法必以求真，立论必以求实。"

黄帝说："好，继续谈谈具体的问题吧。卿等前日谈到，西方所谓的十九世纪是华夏古国最为不幸的时期，西方列强凭借坚船利炮打开了中华帝国的大门。在这个不幸的时期，中外的文化交流怎样？中土的译事译业如何？"

岐伯说："微臣继续向陛下汇报一些相关情况。清末时期，由于西方列强的入侵导致了国家的动乱和发展的停滞。在那个危难的时代里，为了振兴神州古国，有识之士努力吸取西洋各国的先进科技文化，由此而涌现了大批优秀的翻译之才。这些翻译人才都有危难兴邦的意识和希望。他们博古通今，深谙国学，洞晓洋务。所以能准确地把握两仪，深入地明晰六合，从而译出了经典的传世之作。当时的译人要想译有所成，不仅需要知己晓洋，更要明史通古。这就是他们当时共有的民族意识、文化基础和译事理念。所以在那个危难的时代里，翻译界几乎人人都译有所成，个个无不如此。在那个危难的时代里，随着西学东渐，翻译人员在翻译介绍西学时，基本都广泛参考了佛经翻译的理念和方法。事实证明，佛经翻译的理念和方法不仅对他们影响非常大，而且也使他们发展非常快。”

黄帝说：“那时的译人居然努力参考和借鉴佛经翻译者的理念和方法，并因此而获益匪浅，颇为不易。今时之译人，则完全借用了西方译者的理念和方法，完全忘记了自己民族颇值参考和借鉴的译理和译法。情况应该基本就是这样的吧？”

岐伯回答说：“是的。如近人严复虽然留学欧洲多年，完全掌握了西方的语言、文化和科技，但在翻译西方的《进化论》时，依然借鉴的是唐宋以来佛经翻译者的理念和方法。在前言中，他所总结的‘信、达、雅’之说，极有可能就是受佛经翻译者的实践经验和分析总结的启发而提出的。可见佛经翻译者的经验、理念和方法对具有民族文化意识的国人译者来说，是具有多么重要的借鉴意义。在任何领域，第一次开辟的大道总是会影响后人的。从某种意义上说，神州大地现代意义上的翻译活动，实际上是从佛经翻译开始的。佛经的翻译虽然是宗教事务，但对华夏文化的繁荣、文学的发展及翻译的促进，都有着深远的影响。”

黄帝说：“由此可见，对前人翻译经验、翻译方法和翻译理念的深入总结、分析和研究，对于今人把握中西文化交流的方向、推进中医西传的进程，皆有一定的指导意义。”

岐伯说：“陛下所见极是。从某种意义上可以这样说，华夏古国有文字记载的翻译活动始于佛经翻译，有关翻译问题的研究更是始于佛经翻译。就时下的中医翻译来说，佛经的翻译对于中医翻译也有重要的借鉴意义。所以今天在探讨中医药的西译问题时，很有必要了解当初的佛经翻译，特别是其组织安排和校对审核制度，对今人的翻译实践有相当的指导意义。今人不但可以从中获得经验，也可以从中吸取教训，以便将时下的翻译活动开展得更深入、更完善。前事不忘，后事之师。这是华夏民族远古以来形成的一个颇为温馨和仁道的理念，但今人的一些做法和想法在某种意义上说，还不如古人那么先进呢。”

黄帝说：“历史地看，的确如此。孔子说：‘古之学者为己，今之学者为人。’仅此一点，就足以使今人永远敬仰古人。在翻译上，自然也是如此。卿等继续讨论佛经翻译吧。朕想知道，佛教创始于何时、何地？何时、何人将其传入华夏古国？”

岐伯回答说：“佛教是世界上的主要宗教之一，大约两千五六百年前（即西方所谓的公元前六至公元前五世纪）古印度的迦毗罗卫国（今尼泊尔境内）由王子悉达多·乔达摩所创，成佛后称为释迦牟尼。在释迦牟尼佛及其弟子们的努力下，佛教很快广泛流传于亚洲的许多国家。大约在两千三百多年前（即西方所谓的公元前三世纪时），印度孔雀王朝阿育王大宏佛法，派遣教徒到西域各国传教行教。当时教徒每到一个地方，佛教就很快地传入其中，并为当地人士广泛接受。汉武帝通西域后，随着汉王朝与西域诸国的交流和往来，佛教便于西汉末年传入汉朝，很快便普及全国。”

黄帝问道：“史书有无明确记载？”

岐伯回答说：“有的。如《魏书·释老志》记载，汉武帝‘遣张骞使大夏还，传其旁有身毒国，一名天竺，始闻有浮屠之教’。所谓浮屠之教，就指的是佛教。张骞出使西域的时候，就注意到了佛教。他回国的时候，佛教就随之慢慢地传入国内了。”

黄帝问道：“汉武帝为何派张骞出使大夏呢？”

岐伯回答说：“当时匈奴已经打败了月氏国，杀了月氏王。为了救国，月氏就想联合别国对付匈奴以报国仇。匈奴此前也侵袭过汉朝多次，与汉朝结怨甚深，汉朝也早就想消灭匈奴。得知此消息后汉武帝便招募使者前往月氏，与其商讨共同对付匈奴的方针策略。经过一番考察，汉武帝最终选中张骞，派遣他去出使月氏国。张骞出使月氏国往返一共十三年，在汉武帝元狩元年（即西方所谓的公元前 122 年）时回国。

佛教大约就是在张骞回国以后才慢慢传入国内的。佛教一经传入，首先在汉王朝上层传播开来，并逐步取得合法地位。佛教徒为宣传其宗教教义，必然要输入印度的佛教经典，于是佛经的翻译活动便从此开始了。”

黄帝问道：“佛教的传入和翻译，对当时中国的固有文明有何影响？”

岐伯回答说：“这实在不啻是一闻所未闻的新思潮。对中国的思想、文化，甚至文学，都产生了极大的影响。佛经的翻译，从汉末到宋初，前后大约历时一千多年的时间，以隋唐为鼎盛时期，是中国历史上第一个重要的翻译时期。佛经翻译到北宋时逐渐开始衰退，元朝以后便告终结。”

黄帝问道：“北宋以后，为什么佛经的翻译衰落了呢？”

岐伯回答说：“这主要是因为佛教在印度衰落了，从而导致了中土与西方佛国交流的停止。佛教虽然在佛国衰落了，但却在中土兴旺发达了。这确是件令人深思的问题。从某种意义上说，中土成了佛教佛法的最后保留地。在印度，很多佛教的重要典籍，早已淹没在了历史的长河中，失传久矣。可幸的是，由于中土长期以来的弘扬和翻译，这些珍贵的佛教典籍被完整地保留了下来，为今天的人们研究佛教佛法，研究佛祖时代的印度文化与社会发展，提供了宝贵的历史文献。”

黄帝说：“由此可见，佛教的翻译不仅值得当今的译界和史界关注，更值得当今的文化界和国际交际界关注。佛教在中土的传播和翻译，不仅仅体现的是宗教的传播史和翻译的发展史，更体现的是华夏民族对人类文明与文化的传承和发扬。这也是华夏民族对人类文明与文化发展的一大贡献。”

岐伯、雷公跪拜道：“陛下之示，至真至重！”

黄帝说：“按照尘世间现在的说法，翻译也是为人民服务。事实上翻译不仅仅为神州大地的人民服务，更是为世界各地的人民服务。”

岐伯说：“陛下圣明！翻译的确是既为华夏人民服务，更为五大洲七大洋的人民服务。通过翻译将华夏民族优秀的文化思想便传播到世界各地，为各地民族文化的发展和进步开辟了康庄大道。近人孙中山谈到《大学》时说，‘中国政治哲学，谓其为最有系统之学，无论国外任何政治哲学都未见到，都未说出，为中国独有之宝贝。'自远古以来，华夏民族从来没有将自己独有宝贝秘藏起来，总是努力地传播给其他民族，为民族的大融合奠定了基础。"

黄帝说："汉唐时期的佛学翻译，亦堪称是世界上最为系统的译事，古今中外翻译史上可谓空前绝后，亦是中土译业'独有之宝贝'。"

岐伯说："陛下圣明！汉唐时期的佛典翻译，既有独特的原则、标准和方法，更有明确的目的、意义和方向。如此系统、完整、准确的翻译，的确开启了神州翻译事业的先河，开辟了神州翻译研究的天地，引领了神州翻译发展的方向。同时，汉唐时期的佛经翻译也塑造了神州翻译独特的风貌，奠定了神州翻译永恒的精神，深化了神州翻译研究的内涵。"

黄帝问道："当时翻译佛经的都是些什么人士呢？他们怎么懂得华语和梵语这两种完全不同的文字呢？"

岐伯回答说："据史料记载，汉唐时期翻译佛经的人士，主要由两部分人构成。一部分是长途跋涉来到中原地区的西域僧人，一部分是西行求经而归来的中土僧人。据统计，从东汉桓帝建和初年到南宋文帝元嘉末年的三百年间，来中土的西域和印度僧人就有六七十人之多。这些外国僧人来中土之前当然是不懂中土语言的。到中土之后，为了努力传播佛教教义，为了与中土民众进行交流沟通，他们都认真地刻苦学习中土语言和文字，并努力地学习和了解中土的文化和历史。经过认真努力，来到中土的西域僧人绝大多数后来都非常精通中土语言和文化了。用今天的话来说，他们应该是华夏民族早期的汉学家了。"

黄帝说："西域的僧人能系统深入地学好中土的语言和文化，说明他们非常认真坦诚，的确有合璧东西、贯通古今的理念和志向。对于当今的外国人来说，学习和掌握华夏民族的语言和文化则是一个非常巨大的挑战。之所以成为巨大的挑战，可能与其认真的态度和坦诚的心胸有一定的关系。"

岐伯说："陛下所言极是！如果他们学习华夏民族语言和文化时有认真的态度和坦诚的心胸，怎么会面临如此巨大的挑战呢？陛下曾教导臣等，凡事只要有心，则无业不成。这些西域和印度僧人，为了传播和弘扬佛法，克服了千难万险，不远万里来到中原。显然他们是有心的，他们的业当然是必成的。对于他们来讲，学习和掌握中土语言和文化，无非是翻越弘法途中的又一座高山、渡过传教途中的又一条大河而已。对于他们来说，只要有信心，只要有力量，只要有志向，怎么能不翻越高山呢？怎么能不渡过大河呢？只要锲而不舍，没有克服不了的困难。”

黄帝说：“这种佛家的精神，非常值得当今的学人和译人认真学习，努力发扬。”

岐伯说：“陛下英明！当今的学界和译界，确实应该如此。当时来华的西域僧人和印度僧人，除了传播佛教教义之外，大部分都在孜孜不倦地学习中土语言和文化，为翻译佛经奠定基础。学习好了中土的语言和文化后，他们通过口头和笔头的翻译，希望能系统完整地将佛教教义传播到中土上国，以兴盛佛教事业。他们的这一远大的理想和志向，特别值得今日神州的学界和译界认真学习和遵循。”

黄帝说：“卿等所言极是！据史料记载，汉唐时期翻译佛经的大部分译者都是来自西域或印度的僧人。但也有部分译者是西行取经的中土僧人。他们在后来的佛经翻译中发挥了什么作用？有没有中土僧人主导佛经的翻译呢？”

岐伯回答说：“有的。据文献记载，从魏甘露五年到唐天宝十年，大约有一百零五名中土僧人千里迢迢奔赴印度求经。这些僧人非常信仰佛教，完全献身佛教，经过千山万水的奔波，大部分都奔向了佛教圣地。在返回中土的路上，由于路途遥远，有些僧人流落异乡；由于山高路险，有些僧人中途亡佚。最终只有约四分之一的僧人返回了中土，为佛教在中土的传播以及佛典在中土的翻译做出了很大的贡献。”

黄帝说：“实在不易啊！这些西去求经的中土僧人，也是中土的文化使者。他们到印度等地寻求佛教的同时，也将华夏民族的文化传播到了该地。在求经的过程中，他们一往无前、锲而不舍的精神，也是华夏古国文化的杰出体现。”

岐伯说：“确如陛下所言，他们不仅是佛教的优秀僧人，更是华夏文明的杰出代表。臣等当努力学习其精神，努力发扬其意志，为努力推进如今中土译业的发展鞠躬尽瘁。此前雷公受命奔赴下界寻找译人，就是对中土佛教僧人英雄精神的发扬，就是对如今中土译业发展的努力推进。鞠躬尽瘁，就是当时微臣对雷公奔赴下界推进中土译业发展的总结和赞美。”

黄帝说：“鞠躬尽瘁，确应如此。那些最终重返中土的求经僧人，在佛教的传播和翻译方面，究竟发挥了怎样的作用？史料有明确的记载吗？”

岐伯回答说：“这些回国的僧人在传扬佛法的同时，一般都开设译场，努力推进佛经的翻译。他们的翻译并非像如今译界的译者那样，基本上都是独自解读，独自翻译，独自出版。如今中医翻译在国内外之所以出现了那么多的混乱，就是因为译者基本上都是独自解读，独自翻译，独自出版，难以实现国内外的统一化和标准化。而汉唐时期来中土的西域僧人以及奔赴印度等地求经后回国的中土僧人从事翻译，基本上都是设立译场，组织一批又一批的佛教徒认真地解读和翻译佛经，从而使当时的佛经翻译基本上都统一了，实在不易。”

黄帝问道：“他们中最重要的是哪位僧人呢？”

岐伯回答说：“他们中最重要的僧人，就是众所周知的唐僧玄奘大师。玄奘奔赴印度求经的故事，后来被演绎成古典小说《西游记》，至今依然是家喻户晓，人人皆知。但家喻户晓的，仅仅是这部小说；人人皆知的，仅仅是位唐僧。至于他是如何翻译和传播佛教的，则极少有人知道。他当时经过认真的实践和研究，提出了佛教翻译的原则和标准，对任何领域的翻译都很有实际指导意义。可惜，如今的译界人士，几乎没有人关注了他的翻译理念、方法和要求了。”

黄帝说：“朕对玄奘，早有耳闻。中土僧人西去求经的事业，为何后来中断了呢？”

岐伯回答说：“到了唐代中期，由于突厥崛起，使得中印交往被阻断，西行求法的僧人便日渐减少。到了宋朝，宋太祖赵匡胤尊佛倡法，曾一次派遣一百五十七人前往印度求经，这基本上是中土最后一次派人前去印度求经。此后宋朝基本上没有再派人前往印度求经了，也很少有僧人独自前往求经了。这当然与印度淡化了佛教有直接的关系。这就像中医一样，现在有那么多的西方人到神州大地来学习和传播中医，如果民国时期按照余云岫的提案完全废除了中医，如果当今时期完全按照何祚庥的要求彻底消灭了中医，怎么可能有那么多的西方学者前来神州大地学习和传播中医呢？”

黄帝问道：“何祚庥真的要彻底消灭中医吗？”

岐伯回答说：“是的。微臣注意到尘世间的一些信息，其中就有何祚庥建立‘反中医联盟’的报道。其报道是这样的：

> 方舟子、张功耀、何祚庥等人策划组织上海第一届反中医大会，成立所谓‘反中医联盟’，并发表宣言妄称：中医不仅诈骗钱财、损害民众健康，还消磨国人思维、摧残民族科学素养……全世界唯有中国把古人臆想的传统医术封为‘科学’，这不啻是当今世界的天方夜谭、中华民族的奇耻大辱！革除这颗毒瘤，将中医药拉下‘科学’宝座、逐出医保系统，不仅是对民众健康负责，更是弘扬科学精神、推动中国现代化步伐的必由之路，还称反中医大会打响了讨伐中医的第一枪，意义重大、影响深远，历史将铭记这一刻。”

黄帝问道：“作为神州大地的院士、教授，拼命地要消灭中医，显然是大脑萎缩了。国人当然不会听其言而随其行的，卿等也不必因此而怒火万丈，继续谈谈佛经的翻译。佛经翻译是什么时候开始的？”

岐伯回答说：“非常感谢陛下的指导！在陛下的指导下，臣等的心胸就开拓了。微臣继续向陛下汇报佛经的翻译。从东汉末年到北宋末年的佛经翻译，大致可以分为四个阶段。从东汉桓帝末年到西晋初创时期，从东晋到隋朝发展时期，唐代是鼎盛时期，北宋是终结时期。由此可见，北宋之后中土就不再有佛经的翻译了，因为佛教在印度早已衰落，不再有新的佛典问世了。中土也因此而失去了求经与译经的社会基础和国际条件了。从此之后，中土的僧人虽然不再翻译佛经了，但依然在努力地传承和发扬佛教和佛经。以前的佛教和佛经与华夏文化有一定的差距，但经过中土僧人的传承和发扬，使其逐步与华夏文化融为一体，从此成为华夏文化的一个独特领域。”

黄帝问道：“佛经翻译的代表人物是哪些？他们对翻译的见解

如何?”

岐伯回答说:“佛经翻译的每一时期都有其代表人物和代表译著。其对翻译的理解和思考,散见于当时各译著的序文和跋语里,有不少真知灼见,初步形成了中土独具特色的翻译理论,为神州翻译体系的形成和发展奠定了理论和实践基础。关于这个问题,臣等将在今后的讨论中详加介绍。”

黄帝说:“由佛法的传播而引发了佛典翻译,又由佛典的翻译而引领了译业的发展。这个因果关联,可谓意义深远啊!”

岐伯说:“诚如陛下所训。事实上,神州早期关于翻译问题的探讨,都是在佛经的翻译过程中进行的;有关翻译的观点、标准、方法和理论,也是在佛经翻译中总结出来的。由此可见,佛经的翻译对神州译事的发展,的确有很重要的影响。臣等近来留意神州学界关于翻译的讨论,总有数典忘祖之虑。翻阅学界一些重要的译论,亦有隔靴搔痒之疑。臣等讨论这些问题时,总感到尘世间的这些问题也与臣等有关。如果臣等真正关注华夏民族的发展和文化的传承,怎么能使当今的国人淡漠了民族的意识、淡化了民族的文化呢?实在遗憾,实在惭愧。”

黄帝说:“卿等不必自责。这也是华夏古国文化与译业‘时也、运也、命也’的经历而已,时过之后一定境迁。”

岐伯说:“陛下圣明!臣等当身体力行,努力校正时下中土文化与译业发展的方向。果能时过之后境迁,臣等自然无忧无虑。冷眼旁观时下中土的译事,不禁使臣等想起唐人段成式的小品文《毁》。其文说:

> 古之非人也,张口沫舌,指教于众人。人得而防之。今之非人也,有张其所违,嚬戚而忧之。人不得而防之。岂雕刻、机杼有淫巧乎?言非有乎?

论的颇为客观,问的很有道理。这也是臣等的理念。臣等今后一定遵循陛下的教导,努力推进尘世间译界的发展。”

黄帝说:“能如此,甚好矣!”

岐伯、雷公长拜道:“陛下圣明!”

地平天成篇第十四
——佛家传译传规

黄帝说："汉唐以来，随着佛教在神州的传播，翻译亦随之开启。虽然译者有来自印度和西域的僧人，也有西去求经后回国的中土僧人，但那个时期的佛经翻译却没有明显的混乱，并逐步形成统一。确实值得令人借鉴。"

岐伯说："陛下所言极是！如今不仅海内外的中医翻译没有形成统一，越来越混乱，而且国内的中医翻译也是如此。如果国内的中医翻译能借鉴当年佛经翻译的方式，统一显然会尽快实现，混乱当然会立刻避免。当时的佛教翻译者，无论国内的僧人还是西域的僧人，基本都建立了译场。所谓译场，就是组织了佛教翻译界的主要僧人共同分析讨论，共同翻译研究，共同统一完善。如果中医翻译界的译者也建立了译场，自然就会避免混乱的出现，就会统一核心概念和术语的理解和翻译。"

黄帝说："确实应该如此。唐人罗衮著有《杖铭》一则。其文说：'身之疲，杖以扶之；国之危，贤以图之'。罗氏由杖之用推而广之，论及立国安邦之途，令人深思不已。对此，卿等有何感想呢？"

岐伯说："臣等似有所感，但仍不甚了了。请陛下赐教。"

黄帝说："罗氏意思是说，人类在文化交流和日常交往中，也需要依靠某种可以依靠的'手杖'来实现。这个'手杖'不仅是具体的工具，更是深厚的思想和观念。就翻译界而言，'手杖'当然就是推进翻译发展的战略了。比如佛教翻译者所建立的译场，就是'手杖'。卿等以前谈到的佛经翻译，就充分地说明了这一点。语言是人类表达思想的工具，翻译则是操不同语言的人交流思想的工具。"

岐伯说："陛下之喻，天青日白，使臣等迷雾得拨，青天得见。陛下所训，一语中的啊！正如语言学是一门独立的学问一样，翻译学也是一门相对独立的学科，有自己独特的理论、方法和体系。要建立好学科的理论，要构建好学科的方法，发展要学科的体系，就必须要有学科的'手杖'。中医翻译界之所以至今还没有建立好学科，还没有构建好方法，还没有发展好体系，就是因为缺乏学科的'手杖'。"

黄帝问道："翻译学科的理论、方法与体系，该如何发展呢？"

岐伯说："请雷公向陛下汇报。"

雷公说："谢谢天师！微臣根据下界考察的感受向陛下汇报。自古以来，人们就很注意翻译理论的研究和翻译方法的探讨。经过古今中外译人的不懈努力，翻译学的理论与方法不断得以丰富和发展。臣等此前提到，中土早期关于翻译问题的探讨都是在佛经的翻译过程中进行的；有关翻译的观点、标准、方法和理论也是在佛经的翻译中总结出来的。臣等一直在努力了解有关这方面的发展。这方面的资料还是比较多的，其中有关翻译发展的记载还是比较具体的。微臣试举几例谈谈这方面的情况。"

黄帝说："谈谈吧，以例为本进行分析总结，效益最佳。"

雷公说："感谢陛下的鼓励！华夏民族的翻译之事，确实自远古就已有之。但历史上第一篇谈论翻译问题的文字，基本上是佛经翻译时期的产物。因为远古时期的翻译基本上都是口译，而且所翻译的信息都比较简单具体。况且当时民族的文字还在缓慢地形成之中，翻译活动的记录、分析和研究还都没有启动。"

黄帝说："确实是这样的。只有到了周朝以后，翻译活动的文字记录和初期的分析总结才开始起步。所以，历史上第一篇谈论翻译问题的文字是佛经翻译的产物，也很可观。谈谈这篇文章吧。"

雷公说："遵旨！这篇文章就是三国时期的佛经翻译家支谦写的《法句经序》。从其名称来看，应该是讲述佛法之事。微臣之所以认为这是一篇谈论翻译的文字，是因为这篇文字是支谦翻译《法句经》的序言。在序言中，支谦虽然也总结了其语言中的风貌和特征，但主要是探讨了许多有关翻译的问题，所以被微臣视为有文字记载以来的第一篇讨论翻译问题的文字，意义非同寻常，影响至深至远。"

黄帝说："原来如此。其作者支谦是何许人也？"

雷公回答说："支谦是月氏人，东汉末年迁居吴地，开始在中土传播佛教，翻译佛典。这也说明他来中土之前，可能就已经认真地学习和掌握了华夏文明、文化和文字。所以一到吴地，他就开始翻译佛典，影响了很多中土僧人。从孙权黄武二年至孙亮建兴二年，支谦主要从事佛经的翻译工作。前后三十年间，他大约翻译了八十八部经书，共计一百一十八卷，几乎将佛教的主要典籍都翻译成了中文，说明他自己不仅是虔诚的佛教僧人，更是佛教典籍的主要译人。”

黄帝说："支谦翻译了那么多的佛典，在翻译方面一定积累了丰富的经验。正因为经验丰富，才使他对翻译的认识更为深刻，对翻译的分析更为全面，对翻译的研究更为深入。"

雷公说："是的。支谦不但积累了丰富的翻译经验，而且在翻译的理论、方法和标准等方面，也做了深入的探讨、分析和研究。如他在《法句经序》中特别强调'名物不同，传实不易'，因而提出了'因循本旨，不加文饰'的翻译主张。这四句话不仅反映了他对翻译问题的深刻认识、全面分析和深入研究，更体现了他完整准确地学习和掌握了华夏民族的文化和文字，其文字与华夏春秋战国问世的经典一样精美。"

黄帝说："解释解释支谦的主张，也谈谈《法句经序》的主要内容。"

雷公说："遵旨！支谦的主张，可以看作是最初的直译观念。'名物不同，传实不易'，强调梵语与华语之间存在着巨大的差异，梵语中的一些概念和词语中文中可能没有，佛典中提到的一些植物、动物和事物，也可能不存在于中土。所以要将其完全译入中文，确实不易。这就像最初将中医翻译成欧洲语言一样，也存在着同样的问题。为了解决这一问题，支谦提出了'因循本旨，不加文饰'这一翻译原则，即可完全按照直译的方式将佛典的一些主要内容翻译成中文。如今的中医西医，基本上也采用的这一完全直译的方法。比如将'心神'翻译为 heart spirit，将'命门'翻译为 life gate，将'风湿'翻译为 wind dampness，就是'因循本旨，不加文饰'的体现。

据《出三藏记集·经序》卷七所载，《法句经序》说：

> 法句者，犹法言也。近世葛氏，传七百偈。偈义致深，译人出之颇使其浑漫。

偈是佛家用以阐释佛法的一种类似于诗词一样的文体。六祖禅师慧能的'菩提本无树，明镜亦非台；从来无一物，何处染尘埃”，就是人所共知的一首偈。这段话的意思是说，佛典寓意深刻，但翻译成中土之语时，由于译者表达不清，致使其语意散漫。情况也确实如此。中医西译以来，基本都采用的是直译，局外的人看了这样的翻译以后，也觉得如此翻译使得中医基本概念的内涵显得浑漫。但由于在国际上已经比较广泛地传播了，所谓的浑漫就逐步成为标准了。”

黄帝说：“卿等之论，颇有道理。”

雷公说：“感谢陛下鼓励！支谦又说：

> 唯佛难值，其文难闻。又诸佛典皆在天竺。天竺言语，与汉异音。云其书为天书，语为天语。名物不同，传实不易。

意思是说要理解佛典的深刻内涵并不容易。由于华语与梵语差异巨大，再加上华夏与印度在文化发展、社会结构和自然条件等方面存在较大差异，要准确地将梵文的佛典翻译成中文，十分不易。谈到其他人的翻译情况时，支谦说：

> 唯昔蓝调、安侯、世高、都尉、佛调，译胡为汉，审得其体，斯以难继。后之传者，虽不能密，犹尚贵其实，粗得大趣。

支谦谈到了其他人的翻译实践，认为他们所翻译的佛典虽然不能完全再现原文的结构与内涵，但基本上还是将原文的基本思想和内涵介绍到了中土。这实际上就是自古以来翻译领域的基本现实。由于不同民族语言和文化的不同，其典籍的互译基本都是传递基本思想和核心内涵。要想从文字，从修辞，从表达方式上将其完全转移到另外一个民族的语言中，其实是根本无法实现的。从明清时期西方的文化传入到中土以来，似乎将西语的作品翻译成中文时，基本能将西文的风貌完全再现于中文，甚至还使其显得更加的雅致和精美。但将中文翻译成西文时，其雅致的风貌和深刻的内涵则基本上都淡漠了，尤其是华夏民族的诗词歌赋。"

黄帝说:"不同民族语言不同、文化不同、思维不同,非常正常,但却成为翻译的最大挑战。从语言的风貌和内涵来看,中文确实高于夷文。"

雷公说:"陛下圣明!中文确实高于夷文。所以夷文翻译成中文,就显得更为优美。中文翻译为夷文,则显得更为庸俗。微臣继续谈谈支谦的翻译理念吧。支谦谈到佛经的翻译时说:

> 始者维祇难出自天竺,以黄武三年来适武昌。仆从受此五百偈本,请其同道竺将炎为译。将炎虽善天竺语,未备晓汉。其所传言,或得胡语,或以义出音,近于质直。仆初嫌其辞不雅。

支谦的意思是说,来自天竺国的维祇难来到中土,之后又来到武昌。他本人从维祇难那里得到了五百个偈本,请竺将炎和他一起翻译。竺将炎虽然懂得天竺语,但没有完全精通国语,所以其所翻译之佛典,要么采用直译,要么采用音译,显得不够流畅。由于这个原因,支谦觉得竺将炎的翻译还不够典雅。支谦的这一总结分析,还是比较符合实际的。"

黄帝说:"译文太过质直,确实不易理解。"

雷公说:"陛下所见甚是。支谦又说:

> 维祇难曰:佛言依其义不用饰,取其法不以严。其传经者,当令易晓,勿失厥义,是则为善。

意思是说佛典用语比较直白,不像中文那么雅致,所以其中没有太多的词藻修饰。所以翻译时要注重转达原文之意,不必太过关注语言的风采。只要译文再现了原文的实际内涵,就能将其基本精神传递到中土,这种务实的翻译就是上乘之作。"

黄帝说:"这个主张还是比较客观的。翻译若不能再现原文内涵,则译犹不译也。"

雷公说："陛下圣明！支谦的观点确实是比较客观的，与当时的翻译实践颇为契合。谈到翻译的语言和内涵的时候，他说：

座中咸曰：老氏称'美言不信，信言不美。'仲尼亦云：'书不尽言，言不尽意。'明圣人意深邃无极。

支谦引用老子的话说明，词藻华丽的译文不一定忠实地再现原文的基本思想，直白质朴的译文却可能恰恰揭示了原文的精神实质。这个论证非常符合实际。支谦又引用了孔子的话，说明文字很难完全表达人们的思想，语言也很难完全表述人们想表达的意思。由此可见，支谦对诸子学说是多么的精通。正因为精通了中华文化和诸子学说，从而使他成为合璧梵文和中文、贯通西语文化与华夏文化的最为杰出的人才。"

黄帝说："华夏民族的圣人之言，的确不谬！"

雷公说："是的。正是在华夏民族圣人思想和精神的指导下，支谦对佛教翻译的研究和分析最为深入，最为客观。谈到这一问题时，支谦说：

今传胡义，实宜径达。是以自偈受译人口，因循本旨，不加文饰。译做不解，则阙不传，故有脱失，多不出者。

支谦认为，翻译佛经，达意即可，不必追求词藻华丽。他主张严格按照梵文或天竺语的行文习惯进行翻译，不必增加过多的修饰之词。如果有不理解的地方，宁可存疑也不要轻易下笔。所以佛典翻译上，就时有脱漏现象。即便如此，也不随意增补。这是非常客观的翻译理念，不像现在的译界那样，为了显示自己的表达完整，就随意增词、随意释义、随意表述。"

黄帝说："支谦之见，颇有道理。《法句经序》对翻译中的一些基本问题的讨论，不仅有历史意义，更有现实意义。老氏之言'美言不信，信言不美'，可谓通达要旨。"

雷公说："陛下之见甚是。今天看来，支谦的这些观点确实有其积极的现实意义。曾见西方有译家称：'翻译之言如女子，美者往往不忠，而忠者往往不美。'虽然此言有些喻之不当，其意有失之偏颇之嫌，但在某种意义上却与老氏之论有异曲同工之妙。"

黄帝说："是的。仲尼之言'书不尽言，言不尽意'，道尽语言在表达人类思想观念方面之局限，译人下笔从译之时，感受尤为强烈。"

雷公说："感谢陛下之教，臣等茅塞顿开！"

黄帝说："支谦的其他观点，如'实宜径达'，如'因循本旨'，如'不加文饰'等，均有不同凡响之见，足可为现今译论的探讨提供别具一格的启迪。"

岐伯、雷公长拜道："感谢陛下之训，臣等心智大启！"

黄帝说："讨论佛经翻译时，卿等谈到了支谦的《法句经序》，认为是有史以来的第一篇讨论翻译的文字，很有道理。朕了解后，颇有感触。《大学》说，'大学之道，在明明德'。套用此说论翻译，则翻译之道，在明明文。"

岐伯说："陛下之见天高海深，非臣等流俗之辈所能理喻！诚如陛下所训，作为有史以来第一篇讨论翻译的文字，《法句经序》确实涉及到了翻译中的一些实质问题，对后世译业的发展，产生了很大的影响。对于如今的译界来说，只要真正地了解了，只要认真地学习了，肯定更有启迪。今人非常敬慕的翻译大家严复，就曾认真学习了《法句经序》，从中深受教益。严复在他翻译的《天演论》的《译例言》中说：'译事三难：信、达、雅'。'信、达、雅'随之成为华夏民族翻译的三大重要原则。如此影响深远的三原则，很可能与《法句经序》有一定的关系。"

黄帝问道："是吗？说说看。"

岐伯回答说："可能是的。雷公了解的更清楚，请雷公向陛下汇报。"

雷公说："谢谢天师！清末民初时期的一些学者在从事翻译实践和研究的时候，认真地阅读了汉唐以来翻译佛经所留传下来的文献资料，其中很多前言中都谈到了翻译的原则和方法以及翻译所面临的问题和挑战。正是在学习和借鉴佛经翻译者的翻译理念和方法的时候，有些学者就注意到了严复所提出的‘信、达、雅’三字也出现在《法句经序》中，只是没有统一表达而已。”

黄帝问道：“什么叫‘没有统一表达’呢？”

雷公回答说：“因为在《法句经序》中，有‘仆初嫌其辞不雅’、‘美言不信，信言不美’、‘今传胡义，实宜径达’三句话。而在这三句话中，即出现了‘信’‘达’‘雅’三字。但这三个字却没有像严复那样予以统一表达。虽然没有统一表达，但还是令人产生了某种超越时空的联想，觉得当年严复翻阅《法句经序》的时候，可能注意到了这三个重要的字，然后将其统筹起来，成为翻译的三大原则。”

黄帝说：“很可能如此。这可真是千古之奇！卿等如何看待这一问题呢？”

雷公说：“臣等也有比较相同的感觉，觉得严复当年从事翻译时肯定查考了佛经翻译的有关文献并深受其影响，特别是支谦的《法句经序》，从而提出了‘信、达、雅’这一著名的翻译原则。对于严复‘信、达、雅’三原则的这个看法，虽然在一定程度上属于推测，但还是颇有道理的，也是一个很有意思的历史现象。关于这个问题，臣等还可再加研究。”

黄帝说：“从历史的角度来看，‘信、达、雅’这三个字确实已出现在了支谦的《法句经序》中。所以，认为严复对‘信、达、雅’的提出和定义可能受了《法句经序》的影响，好像是有一定道理的。但历史上的巧合现象，却并不稀奇。对这一问题，卿等还可与时俱退地对其再加分析和研究，仅仅靠想象和推测，显然是缺乏事实依据的。这个推测是谁首先提出来的呢？”

雷公说：“陛下英明！所言极是！关于这个问题，臣等确实还不是非常了解，还需要与时俱退地进行分析研究。微臣之前之所以这样说，是因为臣等在翻阅清末民初时一些学者的论述时，看到了这种看法，以为确实存在。如臣等在翻阅近人钱锺书所写的《管锥编》第三册时，即发现了这一看法。正如陛下所指示的那样，佛经翻译的实践对严复的翻译思想的影响，是有可能的。但严复所提出的‘信、达、雅’之说，却绝对不是对《法句经序》有关概念的简单重复或组合，而是融合了他自己对翻译的深刻认识和深入探索的结果，是对翻译实质和程序的高度概括，是对翻译标准和原则的宏观归纳，是对翻译问题与难点的客观总结。陛下之见，精辟之至，令臣等拨雾见日啊！”

黄帝说：“朕还觉得，严复在从事翻译时，可能翻阅了古代的有关文献。但他提出的‘信、达、雅’这三个翻译的原则与《法句经序》中所使用的这三个字其实有着本质的不同。”

雷公说：“确乎如此。前者是系统深入研究之后的高度概括和归纳，而后者则很可能是随意论说和描述而已。尽管用词相类，但用意却有着质的不同。当然佛经译者对翻译理论和翻译方法的探索，也一定有自己独到的见解。从事佛经翻译的高僧，都是学界泰斗。他们于弘扬佛法、翻译佛经之外，也对翻译的本质、原则、标准、方法、难点和挑战等问题进行了颇为深入的研究和探讨，写下了许多足以启迪万方的译论和译说。有关这方面的问题，臣等将在今后的翻译实践和译事探讨中，向陛下详加汇报。”

黄帝说：“从卿等的介绍来看，佛经的翻译对佛教在神州的传播可谓功莫大矣。同时对丰富华夏文化和促进神州译事的发展，也产生了深远的影响。由此可见，译事活动对于世界文化的传播和交融，对于国家民族的兴亡发达，都发挥着不可替代的作用。”

雷公说：“陛下英明。纵观历史，可以说译事因需而起，因诚而益。译人下笔著述，字句间如有万马驰骋，意念中若存天地万物。而译事又非仅按常法就可实现，由于不同国度与不同民族在文化和语言方面所存在的巨大差异，译事往往难得两全。从古至今，译人所重视的，就是将原文的核心思想和主体内容介绍到另一个民族中，而无法完全将其文字的描述风采和表达方式完全传入。比如神州大地自古以来都有一些颇似普通的说法，如将妻子称为‘贱内’‘拙荆’等，将儿子称为‘拙子’‘犬子’。‘贱内’是一个华语词语，是对妻子的谦称。比如明代孙柚的《琴心记・誓志题桥》中说：‘贱内有恙，敢烦一卜’，就用了这一词。‘拙荆’也是对妻子的谦称，如李白的《题嵩山逸人元丹邱山居》中说‘拙妻好乘鸾，娇女爱飞鹤’，也用了这个词。父母将儿子称为‘拙子’，也是对儿子的谦称。不过对儿子的谦称使用的不是太多，比较多的还是‘犬子'。父母将自己的儿子称为'犬子',主要是为了将儿子养活好,所以特意选一个低贱的字词为之命名,以远离鬼魅。而将妻子和儿子的这些谦称和贱称翻译为西方语言,显然是无法将文字传入进去的,只能将意思表达出来。也就是说只能将'贱内''拙荆'译作 wife,将'拙子'、'犬子'译作 boy,不能照字面翻译。若照字面翻译,不但缺乏了内涵,也恐惧了对方。类似这样的情况在翻译中可谓时时可见,中医西译中也同样存在着这样的问题。"

黄帝说:"由此可见,译人尽管殚精竭虑,其意仍然常常难达。译事虽自古毁誉参半,但译人终未因之而裹足不前。这也是历史事实。"

雷公说:"确如陛下所训!正因译人自古以来一直努力不懈,才有今日全球交往之通道。中医对外翻译更是如此。大约五十年前,华夏的传统医学才真正开始系统地、全面地向西方传播,传播的路径当然是翻译。由于东西方语言和文化的巨大差异,五十年前的翻译就显得非常的艰难,中医的概念和术语在西方语言中基本上都找不到对应语。比如当时对于'心火''心气'和'心神'这样的概念和术语,在英语中虽然个个字都能找到,但概念和术语却无法找到。比如英语语言中有 heart,有 fire,有 gas,有 spirit,但却没有 heart fire,没有 heart gas,没有 heart spirit 这样一些词。所以当初翻译的时候,译者面对的问题和挑战可谓无限。但经过几十年东西方的交流和中医的国际传播,heart fire 和 heart spirit 这样一些来自中医的术语就成了英语的常用语了。这也算是中医西传时对西方语言的贡献。微臣需要说明的是,'心气'如今在西方可不是译作 heart gas 或 heart energy,而是 heart qi,因为'气'的音译已经成为国际标准了。"

黄帝说:"卿等之见,颇有意义。翻译界尽管目前还存在着这样那样的问题,但毕竟还在稳步前进。如果因为翻译中不断出现这样那样的问题而弃之不为,则中西方必将永远隔膜,必将永无交融之日。"

雷公说:"陛下之示,金鸣玉振!中华文化之所以开始走向世界,中华医药之所以实现国际化,除了国家的兴旺发达和民族的努力发展之外,还有译界学人不断对外传播民族的文化和医药。这也是译界学人默默无闻地对国家和民族做出的特殊贡献。"

黄帝说:"卿等说的对。《诗经·鹿鸣》有'鼓瑟吹笙''鼓瑟鼓琴''吹笙鼓簧'之颂。朕希望普天之下,皆能为译人'鼓瑟吹笙',为译事'鼓瑟鼓琴',为译业'吹笙鼓簧',使其亦能'式燕以敖'。"

岐伯说:"陛下圣明!臣等当牢记陛下之教,不仅自己要努力探索译事之理与译事大法,更要引领尘世间的译界学人认真传承和发扬自己民族的文化和文字。只有真正具有了民族文化基础、准确掌握了民族语言的译界学人,才能真正地'合璧东西',才能真正地'贯通古今',才能真正地'融汇百川',才能将自己'铸造成英才'。只有自己真正地成为英才了,才能将中华文化和医药完整准确地传播到全球,使天下万国因语言不同而使天堑变为通途。"

黄帝说:"卿等之言,令朕颇感欣慰。"

岐伯、雷公跪拜道:"非常感谢陛下鼓励!"

念兹在兹篇第十五
——佛家传译传验

黄帝说："卿等对翻译问题与挑战的讨论，很符合实际。由于各民族语言和文化的差异，彼此之间的沟通和交流自然存在着一定的不易之处，翻译更是如此。孔子说：'质胜文则野，文胜质则史'。'质''文'之争，译事恐亦难免。"

岐伯说："陛下圣明！孔子的意思是说，质朴太过文饰就会显得粗野，文饰太过质朴就会显得虚浮。一个人写的文字只有质朴和文饰的比例恰当了，才能成为一个君子。这个说法虽然是儒家之见，但也比较符合实际。在华夏文化的历史上，'质''文'之争可谓由来已久。三国佛经译家支谦在《法句经序》中说：'偈义致深，译人出之颇使其浑漫。'意思是说佛经中的颂词意义深刻，但译人翻译成中文则显得散乱不精。由'浑漫'一词可知，初期的佛经译文不但不能再现原文的实际含义，而且译文本身也显得庸俗，不够雅致。也就是说初期翻译的佛典都缺乏了'文'的风采。"

黄帝说："卿等此前提到过支谦的翻译理念，很有实际意义。"

岐伯说："非常感谢陛下鼓励！臣等曾谈到过支谦写的《法句经序》，这是华夏民族历史上的第一篇谈论翻译的文字。支谦本是月氏人，梁僧释慧皎所著的《高僧传》对支谦有过这样的介绍：

> 支谦，字恭明，一名越，本月氏人，来游汉境。……博览经籍，莫不精究，世间伎艺，多所综习，遍学异书，通六国语。其为人细长黑瘦，眼多白而睛黄，时人为之语曰：'支郎眼中黄，形体虽细是智囊'。

意思是说，支谦本来是月氏人，后来漫游到中土境界。他曾博览佛教的所有经典，深入地了解和掌握其基本精神。此外他还关注尘世间的其他一些领域的手艺，积极实践，同时也广泛地学习了其他方面的书籍，精通了六国的语言。在别人看来，他面黑体瘦，眼白睛黄，所以有人评价他时，说他眼睛发黄，身体虽然消瘦，却是足智多谋的体现。

这个介绍虽然言简意赅，但表达的也颇为细致，不仅描述了他的长相，更描述了他的智力。支谦从月氏来到中土，还精通六国之语，真是那个时代最为杰出的跨文化交际人才。”

黄帝说：“月氏即今新疆，汉时称西域之国。支谦从西域来到中土，实属不易。又通六国之语，更属难得。僧人总以传播佛法为己任。支谦之所以全心全意地开启了翻译事业，就是为了完整准确地传播好佛法，”

岐伯说：“是的。这也为其从事翻译奠定了语言基础。其实在支谦之前，在汉桓帝和汉灵帝在位其间，支亮等僧人在传播佛法的时候，明显感到当时中土缺乏佛典，虽然有僧人在传译佛法，但其翻译明显有不精之弊。为了完整地在中土传播佛法，为了让华夏民族真正地了解佛教，支亮等僧人就开始着手认真翻译佛典了。支谦到达中土传播佛教时，也深感佛经翻译不足，表达不畅，于是就立志从译。但汉献帝时天下大乱，佛教领域也遇到了很多困难。为了避免战乱，支谦遂南迁吴地，以求安详。吴主孙权久闻支谦之才智声名，拜其为博士，请其辅佐太子。在孙权的关怀和帮助下，支谦就可以安心神静地传播佛教、翻译佛典、研究译事了。这为他后半生全心全意地传播佛教和翻译佛典奠定了基础。”

黄帝说：“既不易，又幸运。”

雷公说：“陛下圣明！微臣曾翻阅过《吴志》，但并未见到有此记述。岐伯天师刚才说的这段故事，不知从何而来？微臣实在知之甚少。”

黄帝说：“既然吴主孙权曾如此礼遇支谦并委以辅佐东宫的重任，《吴志》当有记载。如无记载，恐有讹传。”

岐伯说：“陛下说的对！支谦的确因中原战乱而来到吴地，到了吴地也确实为孙权所倚重。这是事实。由于支谦出生于外域，既非吴地之士，亦非汉家之人，《吴志》自然未有记载。但支谦潜心翻译佛经，当属不争的事实。他在潜心翻译佛经的同时，也在倾心传教，但收效甚微，说明佛教的传播还存在着一定的困难。”

黄帝问道：“为什么有困难呢？”

岐伯回答说：“支谦觉得，佛教之所以在中土各地难以广为传播，主要原因是佛典均为梵文所撰，没有完全翻译成易于理解的中文。虽然在他之前已经有人翻译了不少佛教典籍，但在表达方面还存在着很多问题，就像微臣此前所说的中医早期向西方传播和翻译一样，无法从西语中找到相应的词语来翻译其基本的概念和术语。当时佛教的翻译也存在着同样的问题。即便有人将某部典籍翻译成中文了，依然难以为读者所理解。出现这个问题的原因可能有二。一是当时从西域来中原地区的僧人对中文掌握的还不够，所以无法完整顺畅地将佛教典籍翻译成中文。二是中土僧人虽然精通母语，但却对翻译的原则和方法缺乏了解。支谦到中土的时候不仅‘妙善方言’，而且已经精通中文了，并且对佛典翻译已经有了丰富的经验和深刻的认识，于是便收集佛教典籍，将其顺畅地翻译为中文。”

黄帝说：“支谦所译之佛经，文质如何？”

岐伯说：“《高僧传》非常肯定支谦的翻译。谈到支谦的翻译佛典时，《高僧传》盛赞其译文‘曲得圣义，辞旨文雅’。说明支谦翻译的佛典内涵精确深刻，语言精美典雅。从《高僧传》的点滴记载来看，支谦在佛典翻译上，的确有较高的造诣。由此可见，支谦译文的质量当属上乘。从孙权黄武二年到孙亮建兴二年，支谦前后大约翻译了八十八部佛经，共一百一十八卷。”

黄帝说：“为数之众，堪称奇迹！”

岐伯说：“陛下英明！对佛典翻译的质量，支谦非常重视。他之所以孜孜不倦地翻译佛经，认真研究佛经的翻译，就是因为他当时非常忧虑佛经的翻译质量。由于历史文献的缺乏，现在已很难知晓当时佛经翻译的情况究竟如何。不过作为一名西域僧人，支谦对当时的译文的感受是‘浑漫’。当时佛经翻译的粗俗低劣，由此可见一斑。”

黄帝说：“很有可能。谈到‘信、达、雅’时，卿等曾提及支谦的‘因循本旨，文不加饰’之说，似乎非常强调直译。如果只重视直译，佛经的翻译当然都属于‘直质’了，‘直质’的译文怎么能雅致呢？”

岐伯说:"陛下圣明！所谓'因循本旨',即强调的是'信';所谓'不加文饰',也强调的是'信'。也就是说,支谦所强调的是,译文须在内容与形式上均以原文为本,主旨上不得偏离,文字上不得衍化。这实际上是从另一个角度对翻译提出了更高的要求。微臣曾见到一部英文版的《黄帝内经》,很多内容的英译都显得有些随心所欲地表达,完全偏离了原文的实际内涵。这种情况在中医的国际传播中,也经常出现。在《黄帝内经·素问·上古天真论》中记载了陛下的一句话,即'余闻上古有真人者'。该英文译本将陛下的这句话译为:As I am told that, in ancient times, there were some people who were very good at preserving their health, reaching the level of being a 'perfect man. 微臣认真看了看这个译文,觉得与陛下所说的意思相差甚远,不知该译者究竟想表达什么。"

黄帝说:"此译文一定程度上确实有背原文的'本旨',译文上枝节横生,'文饰'太过,且饰之不精。如果《黄帝内经》这部经典以这样的方式翻译成英文,怎么能展现其精气神韵呢？怎么能让西方人真正地理解和掌握中医的理法方药呢？"

岐伯说:"是的。其实陛下所说的'余闻上古有真人者',译作 I have heard that there were so-called perfect people in ancient times, 则较为合理,无须如此衍化。要真正地翻译好《黄帝内经》这样的经典著作中的每一句话,首先必须深刻地掌握其实际内涵,其次必须精通西方语言的表达方式,最后必须精熟翻译的原则和方法。"

黄帝说:"卿等说的很对,翻译确实应该如此。"

岐伯说:"感谢陛下鼓励！臣等的这些看法和想法,也都是在陛下的指导下逐步形成的。雷公对中医翻译最为清楚,尤其是《黄帝内经》等中医经典的翻译,请雷公向陛下汇报。"

雷公说:"谢谢天师！微臣在翻阅《黄帝内经》的那部英译本时,总是想起陛下的指导和要求。按照陛下的要求,这部译文的不足之处还是比较多的。再如'提挈天地,把握阴阳',该译文为:All their behaviors adapted to the change of nature quite at ease, they could master the law of the wax and wane of Yin and Yang。此译文横加文饰，过度衍化，使译文显得意薄文浅，没能将其实际含义表达出来。‘阴阳者，天地之道也’，人只可遵而行之，即 follow 或 abide by，谈何 master 呢？实在不可思议。微臣也翻阅过不少翻译界的人士对《黄帝内经》不同译文的比较研究，尽管发表了那么多的文章，实际上并没有对其有真正的认识和深入的研究。原因很简单，研究者其实并不懂得中医的理法方药，更不了解中医的国际翻译。”

黄帝说：“卿言极是。翻译虽以‘信’为本，但也不可偏废其修润之功。否则粗俗浑漫的译文怎么可能明德载道呢？更重要的是，翻译者和研究者都必须深入地了解和掌握相关的学说，否则怎么可能翻译好、研究好呢？尤其是翻译中医和研究中医翻译的学者，首先必须学好中医与中华文化，然后必须翻译好中医，最后必须研究好中医翻译。只有做到了这三点，才能真正成为中医与中国文化对外传播的真人。”

岐伯、雷公叩首拜道：“陛下圣明！”

黄帝说：“翻译有两要，即文和意。‘文’即文字，‘意’即意思。文顺畅而意深刻，翻译自然完善。刘勰在《文心雕龙》开篇中说：‘文之为德也，大矣；与天地共生者，何哉？’将‘文’之功用与‘天地’并列，可见‘文’之重要。当然，刘勰所强调的‘文’，并非简单的‘文字’，而是指天地间的自然风采。”

岐伯说：“刘勰认为文与天地共生，确属高之又高的思维和理念！臣等曾经阅读过刘勰的这一大作，但理解还不够深入。请陛下指导臣等，更好地理解其思维和理念。”

黄帝说：“刘勰的思维和理念，实际上是自然的，并非是想象的。‘玄黄色杂，方圆体分，日月迭壁，以垂丽天之象；山川焕绮，以铺理地之形’，既是对开天辟地的解说，更是对天地风采的描述。天的风采就是日光、月光、星光，地的风采就是山高水长、郁郁葱葱、万紫千红。将天地的风貌和风采总结为‘道之文也’，就是华夏民族最初对‘文’的定位的论断，可谓深得‘文’之精神。”

岐伯说：“陛下所言极是。臣等略加细思，深感其非同寻常。今人看到‘道之文也’的‘文’，将其直观地理解为‘文字’或‘文学’。去年‘中华思想文化术语传播工程’会议上，一位学者谈到‘道之文也’的翻译问题时，明确提出将'文'译作 literature，显然是根本不理解刘勰所强调的'文'究竟是何意。"

黄帝说："这个时代，这种认识，颇属自然。但这种所谓的'自然'，显然是人工的自然，而不是天地的自然。'道之文也'的理念不仅对于民族文化的传承和发扬有重要的意义，于译事也有颇为实际的意义。所谓'道之文也'，即自然之风光风采也，而非刀劈斧凿之所建所设矣。"

岐伯说："陛下圣明！国人评论优秀之文时，也有行文自然之说。所谓行文自然，就是理解客观，表达自然，撰写畅顺。如今看来，'道之文也'的理念确实是行文之最高境界。这一境界历朝历代都有发挥，如今更需认真掌握，努力发挥。译界学人也应该如此。按照'道'的观念和'文'的精神，译文应该由原文的本旨与译入语的文法自然转化而来，而非凭空想象、随意转化。至于自然而然转化的译文，才拥有'道之文也'的遗风。"

黄帝说："卿等之言，颇为自然。据卿等所论，自汉末以来，神州的译事与译学因佛典翻译的兴盛而呈繁荣之势。这对自古便雄踞东方的华夏民族来说，不啻于天门另开，眼界大开，思维洞开。"

岐伯说："陛下英明！臣等谨遵圣训。历史事实，的确如此。华夏民族自远古以来，时时都在仰观吐曜，努力向上，以识天文风采，从而创华夏文明于万古；刻刻都在俯察含章，独立守神，以辨地理风貌，从而立华夏古国于神州。汉末时期佛教的传入，给历史悠久的华夏古国带来了异国文明的气息和文化的精神，在一定程度上为华夏古国的创新和发展开辟了独特的蹊径。近人梁启超在《翻译文学与佛典》一文中说：

> 我国近代之纯文学——若小说，若歌曲，皆与佛典之翻译文学有密切关系。闻者必以为诞。虽然，吾盖确信之。

将华夏民族近代的文学、小说、歌曲与翻译为中文的佛典文学结合起来，其实是很有道理的。这也充分说明佛教的传入和佛典的翻译对民族发展所发挥的积极作用。"

黄帝说："这个说法是有些道理的。这种说法是个别人的看法还是国人基本的看法?”

岐伯回答说:“应该是近代读书人基本的理念,缺乏文化基础的国人可能还无法有这样的看法。近代的读书人,特别是合璧了东西、贯通了古今的国人,他们对此的看法显然是自然而然的。如近人胡适在《佛教的翻译文学》一文中也说:

> 中国固有的文学很少是富于幻想力的:像印度人那种上天下地毫无拘束的幻想能力,中国古代文学里竟寻不出一例。(屈原庄周都远不够资格)长篇韵文如《孔雀东南飞》只有写实的叙述,而没有一点超自然或空间时间的幻想。这真是中国古文学所表现的中国民族性。在这一点上,印度人的幻想文学之输入确有绝大的解放力。

胡适的观点尽管有些偏颇,但也有些比较客观的说法,起码说明佛教的传入对中华文化的发展是有影响的,至少表明中印文学在想象力方面有较大的差别。这种差异也是自然而然的。比如华夏民族自古以来将一年分为春夏秋冬四个季节,但据说印度当时一年的季节有二季、三季、四季、五季、六季、七季、十二季、十三季、二十四季之分,说明其气候是多样化的,并非说明华夏民族关于季节的分类是不当的。

针对印度文学的成因,季羡林在《中印文化关系史论文集》中说:

> 印度人民是十分富于幻想力的。从很古的时代起,他们就创造了不少的既有栩栩如生的幻想又有深刻的教育意义的神话、寓言和童话。

说明古代印度确实具有丰富的想象力。正因为其具有丰富的想象力,故而能够容纳百川,使其意境高远,胸怀博大。所以印度古代史诗形成的过程,就是印度人以想象力为基础的创造。而中华民族自远古以来所形成的史诗和诗经,自然也具有相当的想象力,但更重要的是以求真务实,以民族的开天辟地、立国立民为基础。”

黄帝说："卿等的分析，很有道理。汉唐以来佛教的传播和佛典的翻译，正如历史上任何形式的民族交流和交融的活动一样，必然存在吸取异域风采的目的和丰富民族文化的方向。但无论如何交流、交融和吸收，都是以本民族文化的精气神韵为基础，而非以异族的文化和理念为基础。如果完全以异族的文化和理念为基础，最终必然导致民族文化和思想的消亡，使传承千秋万代而不绝的民族文化最终灭绝了。"

岐伯说："诚如陛下所训。吸收和借鉴异族文化的风采，可谓是华夏民族自远古以来就拥有的基本精神，但却从来没有以异族的文化和思想为基础，而是以传承和发扬自己民族文化和思想的目标为方向。这也正是不久前问世的《天工义经》所严肃思考的问题和努力解决的问题。在汉代以来的文化发展过程中，华夏民族的确从佛典的翻译中吸取了一定的营养，但也从来没有因此而夸大其用，甚至倒置本末。对当今尘世间的现状，臣等关注太少，有辱圣道，罪该万死。"

黄帝说："卿等无辜，何罪之有？但若尘世间学界有如此观念，却须慎之又慎，否则民族文化的传承就会停滞，民族文化的发扬就会停止。清末民初之时，因西洋文化和思想的全面传入，国人中的高级官员、著名学者竟坚决要求消灭民族文字，剔除民族文化。如此之举，并非立国立民之举，实为数典忘祖之举。"

岐伯说："陛下圣明！臣等亦有同感。查阅清末民初的一些文献的时候，臣等大为震撼，实在无法理解当时的高级官员和著名学者为何如此屈辱自己的民族文化和文字。当时钱玄同坚决要求废除国学，他说：'废孔学，不可不先废汉字；欲驱除一般人之幼稚的、野蛮的思想，尤不可不先废汉字'。他认为'汉字的罪恶，如难识、难写、妨碍教育的普及、知识的传播'。因此提出，'欲使中国不亡，欲使中国民族为二十世纪文明之民族，必须以废孔学，灭道教为根本之解决，而废记载孔门学说及道教妖言之汉文，尤为根本解决之根本。'即便是鲁迅，也持有同样的观点。鲁迅一直坚决认为'汉字不灭，中国必亡。'一直说'汉字是愚民政策的利器'，'汉字终将废去，盖人存则文必废，文存则人当亡。'并且认为，'由只识拉丁化的人们写起创作来，才是中国文学的新生，才是现代中国的新文学，因为他们是没有中一点什么《庄子》和《文选》之类的

毒的。’

在那个时代里，有这种怪异想法和做法的官员和学者，可谓多之又多。好在历史是公正的，华夏民族和时代潮流并没有按照如此怪异的官员和学者的反对和要求灭除自己民族的传统文化和文字。否则，华夏古国必遭灭顶之灾。”

黄帝说：“实在是不幸中之万幸啊！”

岐伯说：“回忆当年北京大学和清华大学的青年学子到山东砸毁孔庙、孔林、孔府，摧毁民族文化、思想和理念，臣等不寒而栗。有民族意识的国人想起了当年对三孔的砸毁、对民族文化的摧毁，也一定会不寒而栗。当年全国性的批孔，几乎将华夏文明和文化推到了悬崖绝壁的危境。”

黄帝说：“朕时常悬想，终不得其解。不知此事发端何处。”

岐伯说：“从宿命论的观点来看，这也许是历史发展中一个无法回避的客观现象吧。好在华夏古国文明根深蒂固，基础雄厚，大风大浪还是经得起的。也许正因为如此，清末民初以来虽然有如此众多的官员和学者拼命地摧毁民族历史，拼命地诋毁民族古籍，拼命地消灭民族文化，但民族的历史、古籍和文化却并没有因此而灭绝，依然扎根在神州大地，并且还传播到世界各地。”

黄帝说：“以宿命论的观点来推测，似乎略显虚无。但作为华夏学人，理应明白何为本末，何为曲直，何为乾坤，何为终始；理应把握何为阴阳，何为表里，何为寒热，何为虚实。万不可逆其道而行之。从事翻译工作之时，此一观念须时时牢记在心，不然就会导致‘中译外者，以西释中；外译中者，以西去中’。”

岐伯说：“臣等当铭记不忘。”

黄帝说：“曾闻尘世间的学界有人居然要求取消‘龙’的称谓，终止‘炎黄子孙’的提法。如此等等，无不反映了学界虚无的状态。而这种状态的背后，则是对民族文化的荒芜和摧残。”

岐伯说：“陛下圣明！这的确反映了目前学界的某些风潮。据微臣所知，有人认为此亦属个别现象，并不能代表学界的主流思想。但臣等观察下界的学术潮流的时候，感到其主流思想不一定真的与自己民族的文化和思想有关系，显然是与西洋和东洋的文化和思想有直接的关系。比如有一次下界举行一个重要的学术会议，有位大学者在演讲的时候居然说：‘中国’这个词只有到民国的时候才出现，历朝历代都没有，清朝是大清帝国、明朝是大明帝国、宋朝是大宋帝国、唐朝是大唐帝国、汉朝是大汉帝国、秦朝是大秦帝国，哪里有‘中国’这个词呢？这位学者虽然是这个时代的大学者，但却没有任何的民族文化意识。其实‘中国’这个词在春秋战国的典籍上就已经形成了，历朝历代的文献资料都在广泛使用。另一次学术会议上，有位著名的学者在演讲的时候说，‘炎黄子孙’是民国时期章太炎提出来的，目的是将各族人民结合起来对抗日本的侵略。其实在远古时期，‘炎黄子孙’这个概念已经形成了，只不过是叫‘炎黄之后’。从文字的角度来说，‘炎黄子孙’就是对‘炎黄之后’的今译。”

黄帝说：“卿等之见，颇有道理。如此之论，令朕安心！”

岐伯说：“陛下勿忧，时下神州大地的政府正在大力全面恢复中华文化。越来越多的国内学者开始认真学习和传播民族的传统文化了。很多学校都为学生开设了民族文化和语言课程。在政府的领导下，在学界的努力下，那种民族虚无主义的思潮一定会逐步淡出学界，真正优秀的人才一定会逐步在学界培养成功。”

黄帝说：“能如此，则国家幸甚，民族幸甚！王充曾说：‘知古不知今，谓之陆沉。知今不知古，谓之盲瞽。’卿等一直关注译事，亦须努力引领尘世间的国人学界，使其能观古今，明中外，以立足华夏文明为本务。卿等可潜移默化地引导学界国人，令其切勿开口就东洋、西洋，下笔就乔姆斯基、索绪尔。只有先具有民族的意识、文化和思想，再精通西方的文化、语言和学术，才能真正地实现合璧东西、走向世界的理想。”

岐伯、雷公长拜道：“非常感谢陛下教导！臣等永志不忘！”

出兹在兹篇第十六
——佛家传译传研

黄帝说："译事难，务民亦难，务国更难。孔子说：'攸攸万事，惟此为大，克己复礼。''克己复礼'就是为仁之大务。这不仅是孔子的思想，更是华夏民族的思想。孔子当年所说的一切，所主张的一切，就是对华夏民族自远古以来所逐渐形成的观念和思想。就译事而言，为译之大务应该是什么呢？"

岐伯说："按照民族传统的翻译理念和希望，为译之大务，当以准确为是。"

黄帝问道："何以准确？"

岐伯回答说："'立足原文，精雕译文，顺乎译语，似可成矣'。这大概就是尘世间有民族意识和文化的学人对'译之大务'以及'何以准确'的概括吧。"

黄帝说："《文心雕龙》开篇道：'文之为德也，大矣'。译之为德也，其实也大矣。虽不能与天地共生，却也与天地相应。译事既与天地相应，译人必得放眼天地之间，而不必自囿于所译与所有译。"

岐伯说："陛下圣明！臣等谨遵圣训！查阅尘世间关于翻译问题的研究和总结时，臣等注意到镐京一位民族意识和文化特别深厚的学人的观点。在分析和研究翻译问题时，为了真正地体现民族文化的精神和民族文字的神韵，他所写的文章基本上采用的是古文，令当今的学界人士感到困惑。但臣等看起来却非常温馨。开篇写道：

> 夫观今之天下，万邦竞荣，万族互通，万潮交汇。斯情斯势，可谓壮哉！引领万邦竞荣之劲风、铺就万族互通之坦途、成就万潮交汇之契机者，译事而已矣。其光华四海之功，不辩自明矣。
>
> 悬想远古之时，民各居其地以生，物各寄其域以成，山隔水断，唯日月星辰，可与之共享一天。而今因译之功，远隔重洋之邦，得

以互通有无；因译之力，言语不同之民，得以沟通交流；因译之济，一方之学可惠及天下矣。以此观之，则译之为德也，亦可谓大矣。

意思是说，远古时期，民众都居住在不同的地域，由于彼此之间的距离甚远，再加上交通的不发达，他们基本上无法交往。每天所能共同欣赏和享受的，只有日光、月光和星光了。但到了如今，由于翻译功用的发挥，彼此相聚千山万水的民族和国家完全可以互通有无了；由于翻译的力量，语言完全不同的民族都能顺利地交流沟通了；由于翻译的帮助，一个地区的学说就可以传播到世界各地。按照这样的观点来看，翻译的作用和意义，可真重大啊！对翻译如此这样的分析和总结，也可谓重大啊！”

黄帝说：“确实重大！唐代高僧道宣在《大恩寺释玄奘传论》中开篇说，‘观夫翻译之功，诚远大矣’。此说与《文心雕龙》之‘文之为德也，大矣’，有异曲同工之喻。可见古人对翻译感悟之深，研究之精。”

岐伯说：“确如陛下所训，古人对翻译的研究，的确精深至诚。比如赞宁在《译经篇》中讨论了翻译的精气神韵，提出了‘译’即‘易’及‘翻’，如‘翻锦绮’这样的观念。他在该文中说：

译之言易也，谓以所有易所无也。譬诸枳橘焉，由易土而殖，橘化为枳。枳橘之呼虽殊，而辛芳干叶无异常。又如西域尼拘律陀树，即东夏之杨柳，名虽不同，树体是一。翻也者，如翻锦绮，背面俱花，但其左右不同耳。

赞宁将‘译’理解为‘易’，即变易。比如生长在中土和西域的橘枳，其本质是完全一样的，但由于生在长在不同的地域，其称谓则有不同。这就像华夏民族不同地域对父亲的不同称谓一样。如西域的尼拘律陀树，在中土则被称为杨柳，虽然名字不一样，但这棵树却是完全相同。这样的情况在时下的世界各地，依然是是无处不有处处有。翻译也是这样，秦汉之前，中土对翻译的称谓也是多种多样，如‘寄’‘象’‘狄鞮’和‘译’等等。

赞宁还用‘翻锦绮’比喻翻译。近人钱锺书曾提到《堂·吉珂德》对翻译的比喻，即‘阅读译本就像从反面来看花毯’。据钱锺书考证，这句话大约在四百二十七年前，即西方的1591年，出自西班牙的译界，远远晚于赞宁的比喻。这就像今人所说的‘血液循环’一样，华夏民族自远古就已经非常明确，《黄帝内经》中就有记载，指出血液在人体‘流行不止，环周不休’。而西方直到三百九十年前，即西方的1629年，其学者哈维才终于发现血液在人体里原来是循环的，而不是停滞的。

赞宁通过比喻解析和分析翻译，是很有道理的，说明译文确实难以完全达到和原文一致的语言风貌和思想境界，但还是能够将其语言方式和思想内涵基本表达出来的，否则翻译就没有什么实际意义了。”

黄帝说：“应该是这样的。谈谈古人对翻译的实践、研究与感悟吧。”

岐伯说：“臣遵旨。自汉末以来，华夏的翻译研究因佛经翻译的广泛开展而呈现出繁荣昌盛的发展。不少翻译大家对翻译问题进行了各种各样的研究探讨。这些探讨基本上是翻译方法之论，翻译实质之论还有待于提高。据臣等所查阅的史料来看，古代有关翻译问题的探讨，大多都集中在翻译的方法和技巧上，这与当时人们研究翻译的基本目的和方向有着直接的关系。人们当时之所以集中探讨翻译的方法问题，其目的性非常强，其方向性非常明，就是要完整、准确、系统地翻译好佛教的经典。”

黄帝说：“可见，其翻译探讨的根本目的，是为了促进佛经翻译的开展。”

岐伯说：“是的。当然方法的探讨也是翻译研究的一个重要的方面。时下所谓的翻译技巧及科技翻译之论，基本上也属于方法的探讨。而一般译者所关注的，也是方法的探讨和技巧的应用。在方法的探讨过程中，也涉及到一些实质的问题，这对于翻译实践开展、中外文化的交流传播以及翻译人才的培养来说，也是很重要的工作。在佛经翻译文献中，这方面的点滴材料有时也可见到。臣等以前很少关心翻译问题，对此关注很少。最近因陛下诏令臣等研究中医翻译问题，微臣才查阅了历朝历代以及世界各地有关翻译问题的一些文献资料，了解到一些基本情况，但目前还很不全面。”

黄帝说：“要真正了解全面，还需逐步掌握。雷公此番走访下界，与很多学界和政界人士交流商谈，对神州译界和国外译界的观念和现实应当有更深入的了解，卿等不解之处可请雷公另加补充。”

岐伯说：“遵旨！微臣经常与雷公商谈，从中也已获取很多重要信息。微臣在翻阅《周礼》时，在‘秋官司寇’一篇的‘象胥’名目下，看到了唐代贾公彦所作的一个‘义疏’。其中有这样一句关于翻译问题的说法：‘译即易，谓换易言语使相解也。’微臣仔细思考思考，觉得很有意义。现代学者罗新璋《翻译文集》中对这条注疏作了这样的诠释：

> 翻译是把一种语言文字换易成另外一种语言文字而并不变更所蕴含的意义，——或用近年流行的术语说，并不变更所传递的信息——以达到彼此沟通、相互了解的目的。

从罗氏的分析来看，这条注疏可以看作是当时之人对翻译的定义。而且这个定义就是现在看来，也是符合翻译实际的，基本揭示了翻译的实质。从民族文化的传承和发展来看，这条义疏的确向今人传递了古人关于翻译的很重要的认识。这样精辟的论述，在国内外的古代翻译史上，还是很少见到的。”

黄帝说：“很有道理。在华夏民族几千年的发展史上，有关翻译的实质应当有很深入、很全面的探讨。在浩如烟海的古典文献资料中，这类精辟的论述应该还有很多。希望卿等以后继续研究整理古代文献资料，将有关翻译问题的史料分门别类地予以汇编，为尘世间以后的翻译研究和翻译发展奠定基础。对史料的整理研究要多层次、多角度、多学科地进行。这样才能去粗取精，去伪存真，做到古为今用。”

岐伯说：“臣等谨遵圣训，牢记使命，继续努力，完成重任。”

黄帝说：“前日谈到翻译的实质问题时，卿等提到《法句经序》中的两句话，‘当令易晓，勿失厥义’，即明确提出了翻译的基本要求。据卿等的介绍来看，当今译界对翻译的研究可谓非常深入，新名新理辄出。但朕感到，有些研究貌视深入，实则有背初衷。正如诗词的创作一样，过分强调了寓意的深刻、用词的诡异,反而使得诗作读起来佶屈聱牙,晦涩难懂。这就本末倒置了。对此,卿等是否有所体会。"

岐伯说:"陛下之见极是。臣等也有同感。陛下之教语重心长,臣等当铭记在心,在以后的分析、研究和总结中,始终立足于实际,绝不以名害实。臣等也将努力将陛下的教导以春风秋雨的形式潜移默化地传播到当今的神州大地,拓展学界、政界和译界人士的眼光和思维,帮助政府尽快地实现全面恢复中华文化的理想。"

黄帝说:"此亦朕之所愿也!时下的中土译界,对翻译的研究似乎有所远离实际,令朕甚感忧虑。希望能通过卿等的努力予以校正。"

岐伯、雷公长拜道:"臣等定不负陛下之重望,一定努力启迪中土译人,使其成为真正的国人学者。"

黄帝说:"以古籍为路径,以今论为桥梁,以希望为方向,这样的理念和思维还是比较合乎实际的。华夏民族自远古以来,基本上都是以这样的理念和思维传承和发展自己民族的文化和思想。《诗经·遵大路》曰:

遵大路兮,掺执子之祛兮。无我恶矣,不寁故也。遵大路兮,掺执子之手兮,无我魗兮,不寁好也。

卿等此前一定认真地阅读了这部民族的重要景点。对其实际含义,是否完全理解?"

岐伯回答说:"臣等虽然愚鲁,但在陛下的指教下,思维和理念已经日益提高。仔细地翻阅了这部民族经典,感触可谓至深。对其基本内容的理解,虽然还有一定的差异,但其主体思想还是比较了解的。陛下所提到的这诗语,用今天的话来说,大概是这样的:

循大路走,拉着你手。莫嫌弃我,勿抛旧友。循大路走,拉着你手。莫嫌我丑,勿弃良友。

臣等对此的了解,也是根据陛下的指教而获取的。臣等所总结的基本含义，也是对陛下此前所谈到的经典用语的借用。陛下此前所谈到的经典用语至为自然、简洁、明晰，用其分析原文之意，其语义结构与原文基本同一。臣曾见一白话《诗经》，将《遵大路》译为：

> 遵照大路走啊，拉着你的袖口啊。不要讨厌我，不要很快抛弃旧情啊。遵照大路走啊，拉着你的手啊。不要嫌弃我丑啊，不要很快抛弃好朋友。

臣以为，此等译文略嫌流俗，与《诗经》之精气神韵颇为离异。借用陛下之经典用语之语义解释，其固本之要自然长存。"

黄帝说："如此之嫌，确需修正。若以此诗之'大路'喻译事之正轨，以'子'喻译事之全文，以'我'喻译事之原文，卿等以为如何？可否能更好地解读翻译的本末、曲直及始终？"

岐伯回答说："陛下神明！此喻足以启迪万方。译界若有此理念，若能真正得到陛下的指教，译事大道自然由此而灿若日月！在翻译研究上，古人是很重视理论联系实际的。基本上采取的是从翻译上来到翻译中去的研究方法，所以对翻译实践很有直接的指导意义。而当今的神州译者对翻译的研究，在某种程度上不仅很少借鉴古人的做法，更缺乏对民族文化的了解和掌握，从而使得翻译变得奇异无限。比如此前陛下提到了刘勰所著的《文心雕龙》开篇的这段话：

> 文之为德也，大矣！与天地并生者，何哉？夫玄黄色杂，方圆体分，日月迭壁，以垂丽天之象；山川焕绮，以铺理地之形：此盖道之文也。

其基本意思是说：文的意义是很重大的。而且与天地同时问世，什么原因呢？从宇宙洪荒到天地分开，天上出现了美玉似的日月，体现出天空光辉灿烂的景象；美如锦绣似的山河，也展现了大地的地形。这些都是自然规律产生的文采。这一描述，意义可谓非凡。臣等注意到当今国内译者的翻译，感到颇为不可思议。对此最为了解的是雷公，请雷公向陛下汇报。”

雷公说：“谢谢天师！微臣在下界的时候，注意到国人对《文心雕龙》的理解和翻译。其中有一位所谓的翻译大家将天师刚才提到的《文心雕龙》开篇的那段话译为：

Great is the virtue of patterns! How are they coeval with heaven and earth? Now when the blue color parted from the yellow, and the round shape from the square, heaven and earth came into being. Like two interfolding jade mirrors, the sun and the moon reflect the images of heaven, while streams and mountains are interwoven into earthly patterns like gorgeous damask. They are manifestations of Dao.

该译者究竟理解的怎样？究竟翻译的如何？有民族文化意识和基础的那位镐京学者和译者对此的评价是：

> 原文之意，译文尤存，然其神韵气质，却迥然大异也。此一缺憾，非译人传技之不足，实因中文字词意象万千之故耳。以‘文’而言，即可见之一斑。纵观刘氏全书，‘文’字所用者，三百又三十七。其意包罗万象，所指非一，或喻文学、文章、文化，或喻修辞、藻饰、文润，或喻花纹、华彩、色调。然译之英文，却难得一相当字词而左右应之。以斯译为例，则同一‘文’而有 pattern 与 manifestations 之别，则原‘文’敦厚之意、变化之趣、形神之备，即消散殆尽矣。

虽然镐京学者是用古文写的，但基本意思还是非常明确的。”

黄帝说：“卿等所言，颇有道理。所谓推陈出新，大约讲的就是这个意思。古人对翻译的研究，卿等还是比较了解的。如果尘世间的国人学者也真正了解了，其作用则更好。尘世间的国人学者要能做到这一点，某种意义上还靠臣等的启迪。臣等的启迪虽然是潜移默化的，甚至是默默无闻的，但还要像春风秋雨一样，要有明显的感受。”

雷公说：“臣等明白，一定遵旨。一方面，臣等自己要继续深入学习和研究华夏民族自远古以来在翻译方面的实践、研究和发展。另一方面，臣等一定全心全意地将这些重要的思维、理念和策略启迪给尘世间的国人译者。据微臣的了解来看，古人对翻译的研究基本集中在三个方面：即翻译的实质、翻译的难点和翻译的方法等。其实最主要的，就是翻译的难点。这个问题不仅仅是古人的问题，也是今人的问题。根据臣等的分析和研究，自远古以来翻译界所面临的难点，主要体现在不同语言、不同文化和不同民族的思维差异等方面。比如东晋高僧道安对于翻译问题的探讨，就是从两种语言和文化的比较入手的。所以他对翻译难点的总结很是精辟，也极具有代表性，很值得今人关注。”

黄帝问道：“道安虽然是佛经翻译上很重要的译家，但他其实是不懂梵语的。不懂梵语而进行佛经的翻译，他是如何翻译的呢？其翻译的结果又如何呢？”

雷公回答说：“陛下说的对啊！道安确实是一位不懂梵语的佛经译者。有意思的是他本人虽然并不懂梵语，但这并没有影响他对于翻译问题的探讨。而且在同行者的协助下，他对佛经典籍的翻译也还是比较经典的。这就像清末民初时期的大学者林纾一样，他对西方语言一点不懂，但却成功地翻译了一百八十多部西方的小说，对西方文化和文学在神州的传播发挥了重要作用，一直被公认为是神州大地近代最伟大的译者。”

黄帝说：“华夏还一直都有这样一些不懂外文却善于翻译的杰出译者，真是奇迹！”

雷公说：“陛下英明！道安是古代的杰出代表，林纾是现代的杰出代表。在其最后的二十七年里，林纾不仅以爱国之情撰写了百余篇文章及四十余部专著，而且在不谙外文的情况下与留学海外的才子们合作翻译了一百八十余部西洋小说。这些西洋小说向华夏民众展示了西方文化，开拓了民族视野，丰富了民族知识，因而被公认为华夏民族近代文坛的开山祖师及译界泰斗。”

黄帝：“林纾的贡献的确值得关注。谈谈道安的贡献吧。”

雷公说：“遵旨！道安对民族文化的发展和民族知识的增强与林纾一样，颇值敬慕。按照今人对林纾的敬慕来说，道安应该是华夏民族古代文坛的开山祖师及译界泰斗。道安与林纾的做法一样，主要与其他懂梵语的人合作从事佛典翻译。近人梁启超在谈到翻译问题时说：

> 翻译文体之讨论，自道安始。安不通梵文；而对于旧译诸经，能正其谬误。所注《般若》、《道行》、《密迹》、《安般》，寻比文句，析疑甄解。后此罗什见之，谓所正者皆与原文合。彼盖极富于理解力，而最忠实于学问。当第二期译事初起，极力为纯粹直译之主张。

梁启超的这段话，充分肯定了道安的奉献和影响。也是对那个时代国人基本理念和思维的体现。"

黄帝问道："那么，道安对翻译的认识是怎样的呢？"

雷公回答说："道安关于翻译的论述很多，但影响最为广泛的还是他提出的所谓'五失本三不易'之说。所谓'五失本'，即在五种情况下译文难以保持原文的风格。所谓'三不易'，就是在三种情况下，译文很难保持原文的精神风貌。"

黄帝说："'五失本''三不易'之说极富概括性。谈谈其具体所指吧。"

雷公说："臣遵旨。按照道安的解释，'五失本'指的是：

> 一者，胡语尽倒，而使从秦，一失本也；二者，胡经尚质，秦人好文，传可众心，非文不合，斯二失本也；三者，胡经委悉，至于咏叹，叮咛反覆，或三或四，不嫌其烦，而今裁斥，三失本也；四者，胡有义说，正似乱辞，寻说向语，文无以异，或五百，刈而不存，四失本也；五者，事已全成，将更傍及，反腾前辞，已乃后说而悉除，此五失本也。

梁启超对'五失本'作了如下简要的概括：

> (1)谓句法倒装；(2)谓好用文言；(3)谓删去反覆咏叹之语；(4)谓去一段落中解释之语；(5)谓删去后段覆牒前段之语。

梁启超对'五失本'基本含义的概要总结,与道安所表达的意思基本一致。"

黄帝说:"'五失本'朕基本明白了。道安的概括很具体,也很客观。'五失本'所指出的问题在其他方面的翻译中也或多或少地存在着,特别是在华夏古典文化的对外翻译和传播中,这种情况应该是屡见不鲜的。那么'三不易'又是怎样的呢?"

雷公说:"正如陛下所言,'五失本'的基本情况现在比道安时代表现的更为突出。这也是臣等观察如今的国人译者从事翻译及其研究时,所特别关注的问题。在今人看来,这些问题就是所谓的挑战,而挑战的实质则总是与译人的文化水平、翻译能力和逻辑思维有直接的关系。

所谓'三不易',按道安的说法,指的是:

> 圣比因时,时俗有易,而删雅古以适今时,一不易也;愚智天隔,圣人叵阶,乃欲以千岁之上微言,传使合百王之下末俗,二不易也;阿难出经,去佛未久,尊者大迦叶令五百六通,迭察迭书,今离千年而以近意量裁,彼阿罗汉乃兢兢若此,此生死人而平平若此,岂将不知法者勇乎?斯三不易也。

梁启超对此'三不易'之说的解释是:

> (1)谓既须求真,又须喻俗;(2)谓佛智悬隔,契合实难;(3)谓去古久远,无从询证。

梁启超对道安的翻译思想极为推崇,他说:'要之翻译文学程式,成为学界一问题,自安公始也。'

梁启超概括得不错。之所以不错,与他所处的时代以及他本人的民族意识、文化水平和思维观念有直接的关系。那时的学人,无论观念如何,从小读书的时候都是以民族的传统文化和思想为核心,自然会奠定其民族的文化、语言和思维基础。"

黄帝说："是这样的。在前日的交谈中，卿等提到了支谦的《法句经序》。其中'因循本旨，不加文饰'等说法，似乎强调的就是直译之法。道安对梵文和中文进行了如此细致的比较分析并提出了'五失本三不易'之说，显示了他在翻译方面的丰富经验、深刻体会和深入研究。他对翻译的方法也应该有所强调吧？"

雷公说："说的。道安确实一向主张直译，坚持直译，推广直译。他在监管翻译佛教经卷的时候，曾经要求'案本而传，不令有损言游字'，常常坚持'时改倒句，余尽实录'。就是要求坚持代用直译的方法，而不要根据中文的习惯表达方式改变梵语原文的叙述方式。他之所以如此主张，当然与他信仰佛教和传播佛教有一定的关系。今人不太了解，不太接受，也是可以理解的。比较自然的译法大概是直译、意译和音译充分发挥。该直译的直译，该意译的意译，该音译的音译。如今国际间的中医翻译，基本上就是这样发展的。虽然中医翻译基本上都采用的是直译，但该意译的也需意译，该音译的也需音译。比如'带下医'直译为 doctor underneath the skirt，显然是不妥的，意译为 gynecologist 则是比较自然的。再如将'气'直译为 air 或 gas，显然也是不妥的，只有音译为 qi 才比较符合实际。道安所主张的完全是直译，其目的是务求忠实，保持审慎，防止'失本'。所以今人认为道安的直译主张有点过头了。"

黄帝说："这是可以理解的，直译也有局限性。"

雷公说："是的，直译确实有一定的局限性，翻译时的确需要考虑。任何时期的任何译者在从事任何翻译的时候，都必须注意整体表达的含义和需要的，不能完全僵直地采用某个独自的方法绝对地进行翻译。但在对民族文化进行翻译时，人们一般还是偏向使用直译，以便在译文中保持原文的独特性。即便如此，译者在翻译时也附加必要的说明和注解，以便读者能更好地理解直译之概念和文本的实际内涵。《黄帝内经》的国内一个译本，就附有众多的说明和注解，将基本概念、术语和论述作了比较完整的解读，有利于西方人了解和掌握《黄帝内经》的理法方药。"

黄帝说："采用直译之法，保持原作风貌。这种做法还是有一定的道理。虽然翻译的主要目的是再现原文之意，但在转达原文之意的同时，原文的表达形式、行文风格也不能一概放弃。因为形式有时与内容也是密不可分的，并不是可有可无的点缀。对于这个问题，要辩证地看待，不可一概而论。直译可在译文中保持原文的固有风格和形式，这是值得肯定的。而一定形式的注解，又在一定意义上体现了意译形式的运用。这对有关中医翻译问题的研讨，会有一定的实际意义。特别需要强调的是，民族文化经典的对外翻译，一定需要采用直译之法，以便将民族文化和语言的风采传播到海外。至于某些特殊的概念，如臣等刚才所说的'带下医'和'气'等，则可意译或音译。总而言之，翻译的方法可以选择其中一个为主，其他的也可以根据需要予以发挥。"

岐伯、雷公长拜道："陛下分析，精辟之至！臣等闻之，茅塞顿开。"

赏延于世篇第十七
——佛家传译传道

黄帝说:“孔子说:‘知之者不如好之者,好之者不如乐之者。’古代佛经译家们对翻译问题孜孜不倦的探讨,就是对孔子‘好’观与‘乐’观的一个很好的注解。”

岐伯说:“的确如此。清末时期的张之洞,就有同样的感触。清朝晚期的张之洞既是政客,也是学者。他在《劝学篇·外篇·广译第五》所谈到的一些既具体又宏观的重要问题,令臣等不禁慨然太息,将其总结为‘关乎译业大务者,千古仅此一相也’。张之洞是满清中兴时期的能臣,他洞悉古今,明察华夷,对于译事和译业,也颇有卓见。张之洞在《广译第五》中说:

> 尝考三代即讲译学,《周书》有舌人,《周礼》有象胥、诵训。

由此可见,张之洞对远古以来华夏民族的翻译历史至为关注。就三代而言,华夏民族的译事,历史可谓悠久。但到了晚清时期,神州大地的译人却极为稀少,且才疏学浅。张之洞因此而叹息说:

> 译者学多浅陋,或仅习其语而不能通其学,传达失真,毫厘千里,其不解者则以意删减之改易之。

张之洞当时的顾虑,也是当今的问题。清末时期翻译的弊端,张之洞颇为洞穿。他虽然是翻译界局外的人士,但对翻译界的问题却是最为清晰的。他当时将神州译才之不足者总结有二,即学不能精者一弊也,学不能多者二弊也。”

黄帝说:“张之洞之论,很符合实际。如何才能清除这两大弊端呢?”

岐伯说："关于这个问题，张之洞说：

> 若能明习中学而兼通西文，则有洋教习者，师生对语，不惟无误，且易启发。无洋教习者以书为师，随性所近，博学无方。

张之洞之见，颇为实际。他以王充的名言'知古不知今，谓之陆沈；知今不知古，谓之聋瞽'为依据，将翻译问题概况为：'知外不知中，谓之失心；知中不知外，谓之聋瞽'。张之洞对此的解释是：'夫人不通西语、不识西文、不译西书，人胜我而不信，人谋我而不闻，人规我而不纳，人吞我而不知，人残我而不见，非聋瞽何哉？'很有意义啊！"

黄帝说："很有道理。在翻译问题的探讨上，大家的观点和主张可能也是各种各样的，不会只有直译一说吧？"

岐伯说："诚如陛下所训。自古以来，就存在着翻译方法之争。有主张直译的，也有主张意译的，还有强调音译的。直译的主张当然以道安为代表。他关于翻译问题的主张和探讨，反映在他所翻译的佛经的序言中。这些序言均收录在《出三藏记集经序》各卷中。"

黄帝问道："意译的代表是谁呢？"

岐伯回答说："鸠摩罗什可以看作是意译的一个具有代表性的人物。鸠摩罗什这个名字听起来就是个异族人名，而不是华夏民族自己的姓名。鸠摩罗什是个西域人，原籍为天竺，一千六百七十五年前，即西方的公元 343 年，出生于西域龟兹国，也就是今天的新疆库车一带。后秦时代鸠摩罗什来到了中原，成为后秦僧人，为中土佛教翻译的四大著名译家之一。其父辈来自印度婆罗门族，是印度有名的官宦世家。祖父鸠摩达多官至相国。父亲鸠摩炎本应继承相国之位，但因信奉佛教，剃度出家做了和尚。后游历西域，传播佛法，成为最有名的一位佛徒。在龟兹国，鸠摩炎被奉为国师，而且还娶妻生子。鸠摩罗什就是其子。"

黄帝说："按照佛教教规，出家人是不能成婚的。鸠摩罗什怎么过起了世俗人的生活了呢？"

岐伯说："按照佛教教规，出家人的确是不能成婚的。但鸠摩炎到龟兹国后，国王的妹妹对他一见倾心，明知他是出家人，却非要嫁给他不可。一开始他并没有同意，后来在国王反复的说服下，鸠摩炎只好娶了国王之妹为妻。婚后不久，妻子便生下了鸠摩罗什。鸠摩炎逐渐适应了舒适的家庭生活，更安于世俗生活，渐渐地就背离了佛法。但其妻却日益痴迷于佛法，最后终于离别丈夫，出家做了尼姑。”

黄帝说：“这真是一件出人意料之外的事情。这件事情对鸠摩罗什有什么影响吗？”

岐伯回答说：“影响肯定是有的，他以后出家为僧当与之有极大关系。据史料记载，鸠摩罗什七岁的时候，母亲将他接入寺院，剃度出家，当了一名小沙弥。鸠摩罗什聪明好学，潜心研习佛法，很快就声誉鹊起，远近闻名。在他步入中年的时候，中原战乱不断，战火也殃及到西域。大约在一千六百三十六年前，即西方的公元382年，前秦王苻坚派大将吕光率大军进攻西域。大军出发前，苻坚特别叮咛吕光：‘我听说西域鸠摩罗什精通佛法，谙悉阴阳，为一代佛学宗师，我非常想见此人。如攻克龟兹，望立即派人快马加鞭，把他护送到长安来。’几经周折，鸠摩罗什终于被迎到了长安，但此时中原已由后秦取代了前秦。后秦王姚兴对鸠摩罗什也极为重视，待以国师之礼，并安排他在长安进行佛事活动，主要是组织译场，从事佛经翻译。”

黄帝问道：“他是怎样翻译佛经的呢？”

岐伯回答说：“在后秦王姚兴的扶持下，鸠摩罗什组成了以他为中心的译经道场。在中土佛教史上，佛教译经正式被作为国家宗教文化事业，由国家组织人力，提供大量资金，是从鸠摩罗什译经开始的。所谓译场，就是一批翻译人员在有关方面或在名家的组织下，在一个固定的场所通力合作，集体讨论、翻译和校对佛经的活动。”

黄帝问道：“译场始于何时？主要有那些？”

岐伯回答说：“佛经翻译之初，不过是个别僧人的个人行为，他们也常常随意地约请一两个信士一起翻译。随着佛教在中土的广泛传播，这种个别人的私人行为就逐步演变成了大规模译场组织。这种译场常常由私人或民间团体组织主持进行，如东晋时庐山慧远所组织、由觉贤担任主译的般若台等，都属于私人或民间团体所发起组织的译场。”

黄帝问道："有没有政府组织的译场呢？"

岐伯回答说："有的。如姚秦时长安的逍遥园，隋朝长安的大兴善寺，洛阳的上林园，唐朝长安的慈恩寺、玉华宫等，都是由政府组织和设置的译场。译场的分工明确，程序非常复杂。其职员由七种人员组成，即译主、受笔、度语、证梵、润文、证义、总勘。译主就是译场的组织者，如鸠摩罗什、觉贤、真谛、菩提流支、玄奘、义净等都曾在不同的译场中担任译主。受笔就是负责记录笔录译文的人，如聂承远、法和、道含等都曾从事过受笔工作。度语就是进行语意推定的人，如《显识论》翻译中的沙门战陀即属此类。证梵就是对译文进行审核的人，如《毗奈耶》翻译中的居士尹舍罗等。润文就是对译文进行润色的人，如玄奘主持的译场中的薛元超、李义府等，义净主持的译场中的李峤、韦嗣立等都承担润文的工作。证义就是对译文和原文进行比较，审查其语意转换是否到位的，如《婆沙论》翻译中的慧嵩、道朗等就是负责证义工作的。总勘就是对译文进行最后总体审核的人，如梁代的宝唱，隋代的彦琮等即是担任此职。"

黄帝说："没想到佛经翻译所独创的译场组织如此严密，分工如此细致！只有这样组织严密的翻译活动，才能保证翻译的质量啊。"

岐伯说："陛下所训极是！佛经译场对翻译工作的组织安排，很值得现在从事翻译工作的人借鉴，特别是在翻译中医著作中，如果能效法译场的做法，很多错译和误译完全可以避免。大约五十年前，国家政府就开始与西方交流和沟通。通过交流和沟通，不仅彼此之间的关系逐步正规，彼此之间的联系逐步加快，中医也随之再次传入西方，引起了西方人的极其关注。一些西方国家派遣了不少的学者和学生前往神州学习中医。

当时的西方各国的学者，很少有人学习华夏文化和文字。派遣到神州学习中医的学者和学生，基本上都不懂中文。为了指导他们学习中医，政府立即安排译者将中医的核心教材翻译为西文。从那时到现在，中医教材基本上都翻译成西文了。但臣等在翻阅这些西译的中医教材时，发现比较正规、比较准确、比较完整的译本，就是五十年前政府组织的译本。

这说明当年国家政府组织学者翻译中医教材，实际上就是特别设置了译场。只有真正设置了译场，才能真正地将翻译正规化，才能充分地发挥好翻译的功能和作用。自此之后，臣等一直非常关注中医的国际传播和中医的对外翻译。遗憾的是，自此之后，就再也没有译场的设置了。如今中医翻译之所以存在着这样那样的问题，当然与缺乏译场的设置有一定的关系。臣等准备寻找机会到下界考察，引发国人再此开启译场的设置。”

黄帝说：“果能如此，朕必高枕！”

岐伯、雷公长拜道：“陛下圣明！臣等当努力借鉴古人的做法，通过各种方式启迪当今的国人译者，使其调整好翻译程序，发挥好集体的作用，保障好翻译的质量，实现发展翻译的理想。请陛下放心。”

黄帝说：“卿等一直关注汉唐至宋代佛经的翻译，朕以为是很有道理的。当年佛经翻译独创译场，组织严密，分工细致，确实值得如今的译界借鉴。”

岐伯说：“陛下所训极是。从远古时期的外交翻译到汉唐至宋代的佛经翻译，一直都非常严肃谨慎，完全达到了精益求精的境界。但臣等在考察和分析的时候，感到其所译与所以译有时仍然难得契合。这当然与彼此之间语言和文化的差异以及思维与理念的不同有直接的关系。”

黄帝说：“所译与所以译虽难契合，却也颇为自然。如果翻译与释义和注解结合起来，彼此之间的交流和沟通最终还是契合的。《全宋文》卷六十二，录有道朗的《大涅槃经序》。其中有这样几句话，读了颇值深思：

> 如来去世，后人不量愚浅，抄略此经，分作数分，随意增损，杂以世语，缘使违失本正，如乳之投水。

卿等曾经翻阅过这些文献资料，对此有何感受？有何想法？”

岐伯说：“感谢陛下的指导！臣等翻阅这些文献资料的时候，也注意过这部分内容，觉得这是批评后人翻译佛典时有违如来的思想，与今日译界评价存在问题的译文时所说的'背离原文之意'相近。这种'随意增损''杂以世语''违失本正''如乳投水'的现象，在尘世间时下的翻译中，也是屡见不鲜的。特别是中医的对外翻译，这样的问题可谓无处不在。这种情况的出现既与翻译能力有关，更与民族文化和语言基础有关。清末时期的官员学者张之洞谈到翻译时说：

夫人不通西语、不识西文、不译西书，人胜我而不信，人谋我而不闻，人规我而不纳，人吞我而不知，人残我而不见，非聋瞽何哉。

因为当时重要的翻译，就是将西方的文化、科技和制度通过翻译介绍到国内，因为当时西方列强正在围攻神州，而国内的政界、学界对西方还缺乏了解。而今天的国内所重视的，就是将中国文化走出去，将中医药国际化。中国文化要真正地走出去，中医药要真正的国际化，还需要通过翻译这座桥梁。为了让尘世间的国人译者明白这个道理，张之洞的话可以略作调整便可借鉴。微臣曾经将其调整为：

夫人不通国语、不识国文、不译国书，人胜我而不信，人谋我而不闻，人规我而不纳，人吞我而不知，人残我而不见，非聋瞽何哉。

如此调整，就是为了说明中国文化走出去、中医国际化的问题。"

黄帝问道："卿等分析总结，颇为符合实际。古人在翻译时除了译理上精益求精、译法上精雕细琢和方向上传播发扬外，还有什么值得今人学习借鉴呢？"

岐伯说："感谢陛下的鼓励！古人的翻译实践和研究，很多方面都值得今人借鉴。除了译理、译法和方向等方面，组织方面尤其值得今人借鉴。古人从事翻译非常严谨认真，始终组织力量，设置译场，确定程序，按计而行。当然，从人性与文性的角度来看，翻译要达到止于至善，还只是理想而已。镐京那位重视民族文化和语言的学者，曾经写过这样一段话，就是对这一问题的分析总结，颇值深思。他说：

原文之意，作者自知，案本而传，自得其真。此言确乎不谬。然，一文之传，有逾千秋之远者，有过百载之时者，有隔万水之遥者，有距千山之外者，其作者或去今久远，或远居异域，其意如何得见？纵使时空倒流，今可还古，得见作者，然原作之意趣，恐亦难辨其实也。何也？作者之文思，常因情而动之，因感而发之，因意而决之，因怡而述之。是故文之著也，常由感而动中，思而渐形，意而后成。其豪放之气，似汹涌波涛，一泻而致千里。然时过境迁，回眸往昔，风消云散，著者亦难得诠释，况乎读者译人？

虽然看起来似古文，但却是今人写的。今人看来，还是比较困惑的，因为古文已经完全消失了。为了便于今人了解，作者的描述还是比较直观的，强调翻译不仅仅是译者的问题，也不仅仅是语言的问题，而是作者的问题。如果没有作者能够与译者接触和交流，译者无论水平多么高、能力多么强、影响多么大，还是无法真正理解作者想表达的某些问题和看法的。如果作者早已远离了今世，这个问题就更严而重了。比如说《红楼梦》，今人无论是多大的学者，即便是国学大师，能真正理解好作者的用意吗？确实未必。”

黄帝说：“卿等之见，颇有道理。卿等曾经谈到佛经翻译中的译场及其意义，朕闻之感慨不已。朕以为，若能将此方法应用到时下的翻译实践中，许多问题皆可化解。”

岐伯说：“陛下圣明！关于翻译问题，请雷公向陛下汇报。”

雷公说：“谢谢天师。臣等也希望能将译场的做法纳入到今后的翻译工作中去。但在具体的实施方面，仍有很多实际问题。臣此次下界寻访传译之士，与译界学人进行了一些交流，探讨了在中医翻译中借鉴佛经翻译中译场的某些做法。大家都认为这个想法很好，但实施起来并不容易。主要是现在社会发展迅速，学术界浮躁情绪浓厚，‘短、平、快’的科研思路和‘多、快、好、省’的管理要求在一定程度上削弱了扎实、细致的实践探索。”

黄帝说：“这个现象应该引起重视。学术研究有其自身规律，要从实际出发。卿等可借用春风、夏热、秋凉和冬寒的节气，煞一煞尘世间学术上的浮躁之风。”

雷公说:“臣等遵旨。目前各界已经充分认识到了浮躁思潮给学术研究造成的危害,已经在采取措施纠正这股不正之风。前日岐伯天师介绍了佛经翻译中译场的组织与分工。令微臣颇有感触的,是鸠摩罗什的翻译。在后秦政府的关怀和支持下,鸠摩罗什也开设了译场组织翻译佛经。鸠摩罗什所主持的译场场面相当宏大,每译一经,直接参与的僧人都是数百上千人。从此之后再也没有如此宏达的译场了。”

黄帝说:“场面果然宏大。译场的具体程序是怎样的呢?”

雷公回答说:“鸠摩罗什主持的译场程序很明确。当鸠摩罗什确定要翻译一部佛经后,一般先由鸠摩罗什向僧众宣讲,介绍主体思想,分析疑难问题,明确语言与内涵。然后再安排人员开始翻译。翻译时,鸠摩罗什手持胡本,即翻阅西域文字的佛经版本。西域文字的版本其实也不是佛经的原文版本,是由天竺的梵文转译成西域方言的底本。这自然也与梵语的原文有一定的差异。这个问题此前臣等已经谈到了,由此感触自然而然。鸠摩罗什以便翻阅西域文本,以便口头直译成华语,每一句往往要重复数遍,以便译者能听清楚,同时也为译者保留足够的时间进行修改和调整。也就是说,西域文本的佛经先由鸠摩罗什口译,然后由中土的僧人笔译。毕竟鸠摩罗什是西域人,虽然已经学好了华语,但毕竟华语不是自己的母语,还是由中土僧人最终确定译文的文字比较符合实际。后秦王姚兴亲自览阅此前译者所翻译的译本,对其进行检查核对。然后由参与译经的数百名僧人再详加审定,检查文字正确无误后,才最终手录书写下来。最后还要全面再校正一遍,统一意见后才能最终定稿。”

黄帝说:“如此组织翻译,果然非常严格。这与现今的某些翻译实践,真是形成了鲜明的对比。君王亲自览阅佛经的此前译本,对其进行认真的检查核对,这真是史无前例的关怀。在后秦王姚兴的关怀下,在鸠摩罗什的主持下,佛经的翻译水平一定很高。”

雷公说:“诚如陛下所训。在后秦王姚兴的关怀下,译场所有的参与者一定非常严谨认真。由于鸠摩罗什本人佛学造诣精深,兼通梵文和华语,加之他的译经班子人才济济,因此他的译经成就自然远远超过前人。佛学界对鸠摩罗什的评价非常高,把鸠摩罗什以前的佛经翻译称为'旧译',把鸠摩罗什的翻译称为'新译',认为他无论在翻译技巧还是翻译的准确性方面,都是华夏翻译史上前所未有的,开辟了华夏佛经翻译史上的一个新纪元。同时也对此后华夏民族其他领域的翻译产生了极大的影响,尤其是明清以来以及清末民初之后国人对西方典籍的翻译,特别是现在对民族文化和医学的对外传播和翻译。"

黄帝说:"鸠摩罗什的贡献,的确非同寻常。"

雷公说:"陛下英明!由于鸠摩罗什在佛经翻译方面的杰出贡献,他与南朝的真谛、唐朝的玄奘和义净并称为佛教史上的四大翻译家。可见鸠摩罗什在佛经翻译上取得的成就确实是巨大的,后人对他的评价也是符合实际的。但他本人对自己所翻译的佛经并不满意。这也很正常。如果当时鸠摩罗什也意识到转译的问题,自然会对自己翻译的佛经不太满意的。特别是通过翻译实践,鸠摩罗什对梵语和华语的特点有了深入的了解,深深感到要将以梵文书写的佛经翻译成地道的华语十分不易。"

黄帝问道:"鸠摩罗什是如何评价翻译的呢?"

雷公回答说:"在谈到译梵语为华语时,鸠摩罗什曾感慨地说:

> 天竺国俗,甚重文藻。其宫商体韵,以入弦为善。凡觐国王,必有赞德。见佛之仪,以歌叹为尊。经中偈颂,皆其式也。改梵为秦,失其藻蔚,虽得大意,殊隔文体,有似嚼饭与人,非徒失味,乃令呕秽也。

'改梵为秦,失其藻蔚,虽得大意,殊隔文体,有似嚼饭与人,非徒失味,乃令呕秽也。'这段话特别值得译界深思。意识是说将梵语翻译为华语,就失去了其文辞美焕,虽然基本的意思表达清楚了,但梵语的文采却无法再现。这就像水平低劣的厨师把自己吃剩下的饭给别人吃一样,不仅淡然无味,更令人感到恶心。"

黄帝说:"这个评价似乎苛刻了一些。"

雷公说:"感谢陛下训示!他认为自己的翻译虽然基本上转达了原

文之意，但在风格和文体上却与原文相差甚远。所以他觉得这样的译文就好像将饭嚼了之后再给别人吃，这样做不但使剩饭无味，而且让人望而作呕。这样的说法当然是有些偏激了。实际上将外文翻译为中文，一般都更典雅一些。比如西方的诗词文字显得通俗，但翻译成中文时不仅变得雅致，而且还精美。而华夏民族自己的唐诗宋词翻译成西方语言时，则显得不仅庸俗，而且缺乏深意。李白的《静夜思》‘床前明月光，疑是地上霜。举头望明月，低头思故乡。’文字简朴，寓意深刻，感人至深。但将其翻译为西洋文字，其意就浅而又浅了。西方人将其译为：

Still Night Thoughts

Moonlight in front of my bed —
I took it for frost on the ground!
I lift my eyes to watch the mountain moon,
lower them and dream of home.

（Burton Watson 译）

Night Thoughts

As by my bed
the moon did beam,
It seemed as if with frost the earth were spread.
But soft I raise
My head, to gaze
At the fair moon. And now,
With head bent low,
Of home I dream.

（John Turner 译）

中方人将其译作：

Thoughts in the Silent Night

Beside my bed a pool of light —
Is it hoarfrost on the ground?

I lift my eyes and see the moon,
I bend my head and think of home.
（杨宪益、戴乃迭 译）

Thoughts on a Tranquil Night

Before my bed a pool of light —
O can it be hoar-frost on the ground?
Looking up, I find the moon bright;
Bowing, in homesickness I'm drowned.

Notes: Seeing a pool of moonlight, the poet is drowned in the pond of homesickness.

（许渊冲 译）

类似这样的翻译还有很多很多，意思当然是有的，但语言的风采和内涵的实质呢，却还是比较缺陷的。这并不是翻译人员的问题，而是西方语言的问题。实际上这几位翻译人员都是翻译界最为杰出的人才。但将西文翻译为中文，这样的情况却极少出现。比如英人 Alexander Fraser Tytler 谈到翻译原则时说：A translation should give a complete transcript of the ideas of the original work. The style and manner of writing should be of the same character as that of the original. A translation should have all the ease of the original composition。镐京译者将其译为'译当尽述原作之要，且须形神兼备'。不仅文字典雅简洁，意思更深刻完美。这就充分体现了中文的典雅风采。"

黄帝说："这几个例子很有意义，值得深思。虽然鸠摩罗什这个比喻有些偏激，毕竟是对不当译文的讽刺和批评，其寓意还是深刻的。"

岐伯、雷公长拜道："诚如陛下所训，鸠摩罗什之言确是入木三分之喻，值得译界深思。"

四方风动篇第十八
——佛家传译传正

黄帝说:"墨子在《修身》篇中说:'言无务为多而务为智,无务为文而务为察'。即讲话不要繁多,而要有智慧;不要追求文采,而要讲究精确。这竟与佛经翻译的某些实践不谋而合!墨子又说:'入国而不存其士,则亡国矣。见贤而不急,则缓其君矣。非贤无急,非士无与虑国。缓贤忘士,而能以其国存者,未曾有也'。卿等听到过吗?"

岐伯说:"陛下圣明!微臣注意到墨子的这段话,大意是说:'治国而不优待贤士,国家就会灭亡。见到贤士而不急于任用,他们就会怠慢君主。没有比用贤更急迫的了,若没有贤士,就没有人和自己谋划国事。怠慢遗弃贤士而能使国家长治久安的,还不曾有过。'对于译界来说,如果不重视真正的学者和译者,怎么可能真正地推动翻译事业的发展。由于对佛的虔诚,佛经翻译者一般在从事翻译时不仅非常谨慎,也非常重视优秀人才。这就是直译之法被反复强调的根本原因,对其语言风采和文化境界的理解和发挥,可能还有待提高。

由于对佛的虔诚,佛经翻译者一般在从事翻译时都非常谨慎。这就是直译之法被反复强调的根本原因,对其语言风采和文化境界的理解和发挥,可能还有待提高。清末民初时期的学者王国维就非常重视语言的风采和文化的境界。在《人间词话》中,王国维说,'词以境界为最上,有境界则自成高格',特别强调了境界在诗词、文学中的重要意义。王国维又说,'有有我之境,有无我之境'。所谓'有我之境'与'无我之境',在华夏民族自古以来的诗词中就有明确的表现。比如'泪眼问花花不语,乱红飞过秋千去'及'可堪孤馆闭春寒,杜鹃声里斜阳暮'所体现的,就是'有我之境'。而'采菊东篱下,悠然见南山'及'寒波澹澹起,白鸟悠悠下'所体现的,就是'无我之境'。"

黄帝问道:"确实'有无我之境'吗?"

岐伯回答说:"王国维的境界说,也仅仅是相对而言。其实'采菊东篱下，悠然见南山'貌似无我之境，但此情此景分明发自'我'之心，激起'我'之意，激发'我'之情。如果没有拨动'我'之心、没有激起'我'之意、没有激发'我'之情，那么菊怎么能得以'采'，山怎么能显以'悠'呢？'寒波澹澹起，白鸟悠悠下'貌似自然，其实并不自然。'寒'怎么能生'波'呢？'波'怎么能'澹澹'呢？鸟怎么能映'白'呢？'白'又怎么能显'悠'呢？其实这一切都是'我'胸臆的自我发挥而已。所以说，所谓'无我之境也'，只是相对而言，非真无因'我'而独自显现。"

黄帝问道："如何理解'有我之境'之说呢？"

岐伯回答说："按照王国维的观点，李白的诗'举杯邀明月，对影成三人'则属'有我之境'。虽然自认其属'有我之境'，但却并非'我'的境界。因为'举杯'并没有提到'我'，'邀月'并未明确是谁。意思虽然属于'我'，但境界却没有显现。这就是国语的精妙玄机，西语并无如此意境。雷公告诉微臣，许渊冲翻译'举杯邀明月，对影成三人'时，将其译作：

I raise my cup to invite the Moon who blends
Her light with my Shadow and we're three friends

开首即是 I，即西方语言中的'我'，起句就是 my，即西方语言中的'我的'。这显然是转虚为实了，化云为雨了。神州与西方文化、语言和思维可谓迥异，翻译时祈求同一，当然是'难于上青天'了。这种情况译人当然需要明了清晰的。"

黄帝说："卿之所言，颇有道理。对于一些重要的文本或两种语言在表述风格上差异较大的翻译，直译有时的确是防止误译和曲解的最好方法。"

岐伯说："确如陛下所训。由于各民族的思维方式、价值观念和世界观不尽相同，有时甚至差异甚大，在这种情况下，翻译各民族固有的一些概念和思想的时候，意译往往难以达意，音译又有碍理解。要解决这个问题，一定程度上确实要求借助直译之法。直译之文一开始可能并非完整地将原文的含义传递给了对方，但经过一段时间的交流和探讨，对方就基本了解了某个直译的概念、术语或句子的实际含义了。中医目前在世界各地的传播，就充分证明了这一点。一开始西方人很难理解直译的 heart fire，经过一段时间的学习和分析，现在完全理解和掌握了。这就是最好的事例。”

黄帝说：“卿等之言，一语中的。翻译之人，确应明晰。”

岐伯说：“感谢陛下的鼓励！作为翻译人员，确实应该明晰此理。但要真正地明晰此理，不仅要掌握好翻译的理法，更要认真学好彼此的语言和文化。清末时期的学者马建忠在向皇帝申请建立翻译书院的时候，曾经谈到了这一问题。他说：

> 其平日冥心钩考，必先将所译者与所以译者两国之文字深嗜笃好，字栉句比，以考彼此文字孳生之源，同异之故。所有相当之实义，委屈推究，务审其音声之高下，析其字句之繁简，尽其文体之变态，及其义理精深奥折之所由然。

提醒译人，从事翻译之前一定要认真学习两国的语言和文化，掌握彼此之间的表达方式和修辞风貌。在翻译的时候，在完整准确地表达原文实际内涵的同时，也要充分发挥好彼此语言表达的风采和语义展示的气概。谈到具体的翻译进程时，他说：

> 夫如是，则一书到手，经营反复，确知其意旨之所在，而又摹写其神情，仿佛其语气，然后心悟神解，振笔而书，译成之文适如其所译而止，而曾无毫发出入其间，夫而后使阅者所得之益与观原文无异，是则为善译也已。

提醒译者，首先要学习好、理解好、掌握好原文的风貌和内涵，明确翻译的原则、标准和方法。只有做到了这一点，翻译时才能一气呵成。马建忠所提出的‘善译’，可以视为华夏民族自古以来最高境界的翻译水平。”

黄帝说：“很有道理。继续谈谈翻译的方法问题吧。直译谈了多次，其意已经明确。再谈谈音译的问题吧。”

岐伯说：“遵旨。其实在各个时期的佛经翻译中，音译都与直译和意译一起交替使用。在谈到翻译的方法时，虽然有直译、意译、音译之争，但绝对的直译、意译、音译却是没有的。主张直译的人有时也不得不使用意译，主张意译的人有时也有意无意地使用直译。音译一般都是一种辅助手段，没有那一部经或那一部书完全都是音译的。在音译的使用上，唐代的玄奘有'五不翻'之说，在翻译史上颇有影响。"

黄帝说："朕听说唐代的翻译以'信'为主。这是否对音译的采用产生了一定的影响？卿等刚才提到的'五不翻'，是什么意思呢？"

岐伯回答说："微臣向陛下汇报。唐代对翻译'信'的重视，确实对音译产生了影响。这种影响在玄奘的翻译上就有一定的表现。玄奘所提出的'五不翻'，就是说在五种情况下可以采用音译来翻译。按玄奘的说法，这五种情况是：(1)秘密故，如陀罗尼；(2)含多义故，如薄伽，梵具六义；(3)此无故，如阎浮树，中夏实无此木；(4)顺古故，如阿耨菩提；(5)生善故，如般若。"

黄帝问道："'五不翻'具体所指是什么呢？"

岐伯回答说："按玄奘的说法，这'五不翻'的第一是'秘密故'，指的是含义玄密深奥的概念和词语，翻译时应音译，这就像中医翻译中一直采用音译的'阴''阳'和'气'一样，因其含义玄密深奥，只能音译为 yin, yang 和 qi 了，而不能直译和意译。当然，一开始进行音译，完整的注解和释义还是非常必要的，否则其玄密深奥的含义是无法完整地传递给对方的。

第二是'含多义故'，指的是一个概念或词语具有多种含义。因其含义多样，所以翻译时应音译，直译或意译均无法将其实际含义完全表达清楚。中医上的'推拿'就是这样。'推'字面的意思是 push，'拿'字面的意思是 hold，但其实际含义却远远不止 push 和 hold，所以在世界上都均将其音译为 tuina 了，而没有译作 massage。

第三是'此无故'，指的是梵文中所提到的一些事物在中土是不存在的。这种情况在任何一个区域都存在着。既然中土没有这样的事物，自然没有其命名方式了，翻译时当然无词可用了，只能音译。如清末民初时期将西方文化和思想传入中土时，就存在着这样的问题。西方人所说 bourgeois，刚传入中土时被音译为布尔乔亚，因为中土一直没有 bourgeois 这样一个阶层。现在虽然意义为'资产阶级',是因为这一概念在中土已经普及了,基本意思国人都清楚了。

第四是'顺古故',指的是在翻译中沿用以前的音译译法。这也很符合实际,既然此前已经音译了,且为大家所理解和接受了,再翻译的时候也无需另加直译或意译了。如果这样做了,显然是扰乱了这一领域的翻译。比如中医'气'的音译 qi 或 Qi 已经成为国际标准了,欧洲的某个学者翻译时居然将其译为 influence。如此之译无论正确与否,还是背离了已经国际化和标准化的译法了,也在一定程度上扰乱了中医的翻译。

第五是'生善故',指的是有关哲理道德的说教。也就是说内涵极其丰富、意义及其重大的概念和术语,翻译时只能采用音译,以便将其基本的精神和意义传递到对方。如果采用直译或意译,虽然展示了一定的内涵,但却将其基本精神消散了。这种要求还是很有道理的,值得翻译界认真思考,努力借鉴。"

黄帝说:"对于今人来说,玄奘所提到的其他四个方面的'不译'都好理解,惟独'生善故'可能不好理解。既是关于哲理道德的说教,为什么不可以直译或意译呢?"

岐伯回答说:"按照玄奘的说法,这类概念哲理性强、含义深刻、意义非凡,直译和意译都显得不够确切,不够深入,不够雅致。比如谈到'般若'这个概念的翻译时,玄奘说音译为'般若'显得经典雅致,而意译为'智慧'则显得轻浅庸俗。"

黄帝说:"听起来是有道理的。后人对玄奘的翻译评价如何呢?"

岐伯说:"对于玄奘本人的翻译,同时代的翻译理论家道宣极为推崇。他说:

> 自前代以来,所译经教,初从梵语,倒写本文;此乃回之,顺同此俗。然后笔人观理文句,中间增损,多坠全言。今所翻传,都由奘旨,意思独断,出语成章。词人随写,即可披玩。

意思是说,此前的翻译完全按照梵语的习俗表达,也曾出现增损内涵等问题。如今在玄奘的指引下，佛经翻译内涵丰富，语言精确，完全达到了最为理想的境界。道宣非常赞颂玄奘的翻译，说他的翻译合乎文法，忠实原文，文笔精彩。玄奘本人明于佛法，兼通梵文，译笔严谨，多用直译，善参意译，所以世称其翻译之法为'新译'。"

黄帝问道："近世学界和译界对其评价如何？"

岐伯回答说："近人梁启超对玄奘的翻译也非常重视，他说：'若玄奘者，则意译直译，圆满调和，斯道之极轨也。'意思是说到了玄奘的时期，佛经的翻译才达到了登峰造极的最高水平，从此之后佛界再也没有任何译者能超越玄奘，能成为佛经翻译最为优秀的译家了。"

黄帝说："朕期盼神州大地今时能有人超越玄奘，成为今世对外翻译和传播华夏民族文化和医学的最为杰出的译人。"

岐伯、雷公长跪而拜道："臣等定不负陛下之望！一定借助春风、夏热、秋凉、冬寒之气势，将陛下的最高指示传递给神州大地，使学界和译界的志士们能最终超越历朝历代的学界圣贤，为华夏民族的发展做出更大的贡献！"

黄帝说："道安的'五失本''三不易'，是对翻译问题的提出，值得深思。玄奘的'五不翻'，则是对翻译要求的提出，值得遵守。卿等对此的分析总结，非常符合实际。今后在学习、讨论的时候，在引导尘世间译界的时候，应该多加发挥。"

岐伯说："感谢陛下的指导！臣等一定按照陛下的指示，努力完成这一重任。"

黄帝说："传承和发扬华夏民族历史发展精神的时候，不仅要关注翻译界，更应关注文化界和教育界。在开展教育的时候，孔子对自己的弟子说：'多闻阙疑，慎言其余，则寡忧；多闻阙殆，慎行其余，则寡悔'。卿等了解其实际用意吗？"

岐伯回答说："臣等目前关注翻译，主要是民族文化要努力走出去，民族医药要尽快国际化。对于民族的文化和教育，臣等也一直在关注。陛下提到孔子的这段话，微臣也一直在注意。孔子的意思是说，多听懂得的和有疑问的事情，对知道的事情说起来也要谨慎，这样就会少犯错误；多听不懂的和做起来容易出现差错的事情，对有把握做的事情做起来也要慎重，这样做完之后就不会后悔。”

黄帝说：“是的。对翻译问题的研究和探索，也应该如此！从卿等的介绍可以看出，华夏古国的翻译历史可谓悠久，对翻译的研究亦可谓深入广泛。但翻译的问题却依然存在。古代的译人对这些问题的认识是否是一致呢？”

岐伯回答说：“微臣谨遵圣训！对于翻译的问题，尽管古代译者都有关注，都有感触，但对其认知却不尽一致。这与人类对任何事物和情况的认识和看法，是完全一致的。所谓一致，指的是不同民族和不同学者对同样事物和情况的不同认识、不同看法和不同思考。所以在历史上，对于翻译的不同见解始终存在着，这也很自然。就是在佛经翻译如火如荼开展的古代，也是如此。”

黄帝说：“谈谈这方面的情况吧。”

岐伯说：“遵旨！在汉唐到宋朝时期，这方面的情况肯定与以往一样，但臣等此前只重视华夏民族文明和文化的传承和发展，而没有非常重视外来教义的情况，对此可谓孤陋寡闻。近期在向陛下汇报有关情况的时候，臣等也认真查阅了资料，希望能深入了解有关情况。可惜的是，至今臣等看到的资料还并不很多。但在不多的一些资料中，臣等还是查到了一些非常有意义的内容，对臣等了解和思考佛教典籍翻译的发展进程，还是颇有意义的。”

黄帝说：“那就根据卿等所掌握的资料谈谈这方面的问题吧。”

岐伯说：“谢谢陛下！在臣等所看到的资料中，最具代表性的当属彦琮所著的《辨证论》。这篇《辨证论》意义可是非同小可，一直被看作是中国历史上第一篇研究翻译问题的专论。此前臣等谈到了道宣写的《大恩寺释玄奘传论》和支谦写的《法句经序》，虽然其中也谈到了翻译的问题，但只是对翻译所涉及的某些问题的分析和说明，而不是对其进行专题分析和研究。而彦琮所著的《辨证论》，则是对翻译问题进行专题的分析和研究，与今世翻译研究论文的内容和结构颇为一致。所以尘世间的学人也将其视为中国历史上第一篇研究翻译问题的专论。”

黄帝说：“在民族的翻译史上，第一篇真正的研究论文是彦琮撰写的，太有意义了！”

岐伯说："诚如陛下所示，彦琮确实是翻译史上的第一位真正的研究者！彦琮是北朝末年及隋朝初年的僧人。他精通梵文，在佛经翻译上很有造诣。经过多年的翻译实践和翻译研究，彦琮撰写了《辨证论》一文。在这篇论文中，彦琮回顾和总结了前人及其同时代著名译家的翻译经验，分析和探讨了佛典翻译的问题和挑战，研究和论证了翻译的标准和方法，提出了著名的'译才八备'。从其结构和内容方面，就可以看出《辨证论》确实是翻译史上的第一篇真正的论文。"

黄帝问道："何谓'译才八备'呢？谈谈他对译者的希望和要求。"

岐伯回答说："所谓'译才八备'，指的是翻译人员应该具备的八个重要方面的知识结构和人才修养。由此看来，《辨证论》确是一篇触及翻译根本问题的专论。对翻译历史、现状和问题进行严谨分析、深入研究和和全面论述之后，彦琮还提出了翻译无用论这样一个颇为怪异的观点，引起了后世译者的困惑。"

黄帝问道："彦琮怎么会提出翻译无用论这样一个观点呢？翻译真的无用吗？如果翻译确实无用，他自己怎么还那么认真地从事翻译、研究翻译和总结翻译呢？为什么还为译者提出了那么多的希望和要求呢？"

岐伯回答说："彦琮提出的这样一个见解，一开始臣等也感到不可理解，甚至觉得他的这个说法偏离了实际。但仔细分析思考了他的翻译理念后，臣等似乎有了一定的理解，觉得他的这个说法在某种意义上还是有一定道理的。"

黄帝问道："有什么道理呢？说说看。"

岐伯回答说："遵旨！臣等注意到，彦琮首先觉得将梵文翻译成中文实为不易。这很可观，因为梵语与华语和华语与西语一样，存在着巨大的差异，翻译起来一直存在着巨大的问题和挑战。用彦琮的话说，就是'经营一字，为力至多'。就是说，要翻译好一个字都很不容易，都需要化很多的时间和精力。因此要成为一个合格的翻译人员，实在不易。对此彦琮认为'历览数年，其道方博'。也就是说，要想成为一个合格的翻译人员，就必须经过数年的学习、实践和研究，才能真正地掌握好翻译的根底。如果达不到这样一个'博'的水平，所译之文便大失意趣。

用彦琮的话来说，失去原意的译文，‘同鹦鹉之言，放邯郸之步’，其弊端可想而知。”

黄帝说：“这是自然的。对于尘人来说，做什么事情都要认真努力。任何事情要真正做好，都需要付出巨大的精力和时间。”

岐伯说：“陛下英明！尘世间任何人做任何事情，确实都要付出巨大的精力和时间的，翻译更是如此。能时时刻刻大步向前，却不用付出任何的精力和时间的，除非是神仙。彦琮对此颇有感受，他认为翻译佛经不但费时费力费神，而且还难以译好。有没有解决这个问题的有效办法呢？彦琮认为办法是有的，那就是普及梵文，即所有的中土国人都要学好梵语。如果人人都学好了梵文，都能讲好梵文，翻译自然就不需要了。用彦琮的话说，就是‘人人共解，省翻译之劳’。”

黄帝说：“这真是一个理想啊！”

岐伯说：“是啊！作为僧人，彦琮肯定是非常热爱和崇拜佛教的，也非常重视学习和传播梵语的。为了避免佛典翻译的失误，提倡普及梵文，免除翻译之劳。这的确是一个好办法。但这个好办法也仅仅局限在佛教视野了，而不能拓展到所有国人的视野里。如果当时所有的国人都全面地将梵语视为自己的主语，那结果会是怎样的呢？显然是淡化了自己的民族语言和文化，最终就使传承了千秋万代而不绝的华夏文化彻底地灭绝了。所以这个梦想实际上是个空想，根本无法实现。学界对彦琮的观点，当然也是很有看法。近人梁启超在谈到彦琮的这个愿望时说，他的这一个理想，实际上就是最终以普及梵语而取消翻译。”

黄帝说：“是的。这虽然是一个理想，但也是一个永远不可能实现的理想。”

岐伯说：“诚如陛下所训，这个理想实际上是个空想，根本无法实现。学界对彦琮的观点，当然也是很有看法。近人梁启超在谈到彦琮的这个愿望时说：

> 以吾观之，梵文普及，确为佛教界一重要问题。当时世鲜注意，实所不解。但学梵译汉，交相为用。谓译可废，殊非自利利他

之通轨也。

梁启超的话不仅更有道理，而且更有民族意识。实际上自远古以来，华夏民众的民族意识都一直非常深厚，非常明确。即便佛教传入中土并且引起了很多国人的关注，但却并没有因此而淡漠了自己的民族意识。所以彦琮的这个理念也仅仅是他个人的空想而已，并不是民众的愿望。即便是在今天国家大力提倡全民学习外文的时期，翻译依然也是不可偏废的，外文永远不可能因此而取代了中文。”

黄帝说：“彦琮的翻译无用论确实是比较极端的看法，持这种看法的人现在可能还有。朕注意到中医药对外翻译中，不时有这样的观点见诸译坛。关于这个问题，以后再详加讨论。继续谈谈彦琮所说的‘译才八备’吧，具体的要求是什么呢？”

岐伯说：“遵旨！此前臣等的谈论似乎有些偏颇了，忘记将彦琮的‘译才八备’具体向陛下汇报，实在抱歉。彦琮所谈到的‘译才八备’的原话是这样的：

诚心爱法，志愿益人，不惮久时，其备一也；
将践觉场，先牢戒足，不染讥恶，其备二也；
筌晓三藏，义贯两乘，不苦暗滞，其备三也；
旁涉坟史，工缀典词，不过鲁拙，其备四也；
襟抱平恕，器量虚融，不好专执，其备五也；
耽于道术，淡于名利，不欲高衒，其备六也；
要识梵言，乃闲正译，不坠彼学，其备七也；
薄阅苍雅，粗谙篆隶，不昧此文，其八备也。

清末民初的学人梁启超认为，其基本意思是说：一要热爱佛法，二要专心致志，三要精通佛学，四要博学多能，五要心胸豁达，六要淡泊名利，七要精通梵语，八要有精深文化。还有一种解释，基本意思与梁启超的解读完全一致，只是个别字词有所变化，即：第一要敬慕佛教，第二要认真努力，第三要通晓佛法，第四要学识渊博，第五要境界高远，第六要谦虚谨慎，第七要学好梵语，第八要文化深厚。当代的学人范文澜二十多年前分析彦琮的这'八备'的意思时，将其用白话文翻译为：

（一）诚心爱佛法，立志帮助别人，不怕费时长久。（二）品行端正，忠实可信，不惹旁人讥疑。（三）博览经典，通达义旨，不存在暗昧疑难的问题。（四）涉猎中外各国经史，兼擅文学，不要过于疏拙。（五）度量宽和，虚心求益，不可武断固执。（六）深爱道术，淡于名利，不想出风头。（七）精通梵文，熟习正确的翻译法，不失梵本所载的义理。（八）兼通中国训诂之学，不使译本文字欠准确。

彦琮的这八点要求与翻译人才的培养、翻译工作的开展及翻译事业的推进有着密切的关系，可谓既有专业要求，更有文化要求。"

黄帝说："卿等理解的很好！彦琮的'译才八备'十分精辟。这八个方面都是翻译人员必须具备的基本素养。只有达到了这个要求，才能真正地成为合格的译者，才能发展为优秀的人才。对于今天的译者来说，将彦琮的'八备'与自己所从事的翻译专业结合起来，意义不仅重要，更为具体。"

岐伯说："陛下圣明！彦琮的这八点要求，对于历朝历代的译者都有深刻的影响。虽然时间过去了一千多年了，但彦琮的论点并没有完全过时，如今依然值得借鉴。在谈到彦琮的'译才八备'时，梁启超说其'（一）（五）（六）之三事，特注重译家人格之修养，可谓深探本原。'就是说，作为译者要热爱专业，要心胸豁达，要淡泊名利。梁启超将彦琮八个要点中的三个看作是最为重要的。彦琮'译才八备'中的这三点，确实值得当今的译人牢记在心。"

黄帝说："是这样的。墨子说：'君子战虽有阵，而勇为本焉；丧虽有礼，而哀为本焉；士虽有学，而行为本焉'。人无论从事何业，能力是基本，品行却是根本。所以彦琮对译家人格品行的强调是十分正确的。"

岐伯、雷公长拜道："陛下英明！臣等定遵而行之！"

克勤于邦篇第十九
——译事上下正反

黄帝说："多日来听了卿等关于华夏民族翻译史的介绍，令朕颇为感动。感动之余，想起了《诗经·小雅·南山有臺》。卿等还记得这首诗吗？"

岐伯说："臣等此前认真阅读过华夏民族的第一部诗经，部分内容臣等还记得。《南山有臺》这首诗微臣常默默背诵，特别重视前六句：

南山有臺，北山有莱。
乐只君子，邦家之基。
乐之君子，万寿无期！
南山有桑，北山有杨。
乐只君子，邦家之光。
乐之君子，万寿无疆！

微臣查阅今人对传统文化的研究资料时，发现有位国人学者将其翻译为白话文，大致是这样的：

南山生柔莎，北山长嫩藜。
君子很快乐，为国立根基。
君子真快乐，万年寿无期！
南山生绿桑，北山长白杨。
君子很快乐，为国争荣光。
君子真快乐，万年寿无疆！

这是称颂贵人之诗，微臣也常就用此诗赞美华夏民族的仁人志士，包括翻译史上的杰出译人。"

黄帝说:“朕又想起了墨子的这句话,‘事无终始,无务多业;举物而暗,无务博闻’。卿等看到过吗?”

岐伯回答说:“陛下圣明!微臣也注意到墨子的这句话,意思是说‘做一件事情有始无终,就不必谈起从事多种事业;举一件事物尚且弄不明白,就不必追求广见博闻。’微臣也常以墨子的这句话与臣等讨论尘世间的万事万物,特别是中医翻译。也常提醒大家,‘力事日强,愿欲日逾,设壮日盛。’这也是墨子的一句话,意思是说‘力量一天比一天加强,志向一无比一天远大,庄敬的品行一天比一天完善。’”

黄帝说:“卿能背诵《诗经》,能牢记墨子的话,足见为学之用心,可嘉!朕愿借此以启发华夏民族沟通万邦的译人。”

岐伯跪而拜道:“陛下圣明!借此赞扬华夏民族的优秀译人,是对他们最大的鼓舞和激励!在陛下的鼓舞和激励下,译界的国人一定会深化自己的民族意识,增强自己的民族文化,强化自己的民族精神,凝聚自己的民族力量,提高自己的专业水平,完善自己的翻译事业。”

黄帝说:“卿等之见,颇有理据。昨日卿等谈到彦琮的《辨证论》,颇值‘学而时习之’。彦琮虽然根据自己的佛教意识提到了翻译无用论之说,但对译事表里虚实的分析和研究,还是很有见地的,值得今人借鉴。”

岐伯说:“诚如陛下所训,彦琮对翻译问题的分析和思考,的确符合客观实际,对历朝历代的译者都有很大的影响。虽然译界有人对此还有这样那样的看法和想法,但总体来看,对大家的影响还是正能量的,对大家的引导还是步步向前的。”

黄帝问道:“译家对此有何看法?是否与翻译针砭有关?古人是如何针砭翻译的?举例谈谈有关问题吧。”

岐伯回答说:“遵旨!卿等以前听到过译界对翻译针砭这样那样的看法和说法。臣等在一些古籍文献中,都看到过与之有关的内容。比如宋平江(即今江苏苏州)景德寺僧人法云在大宋绍兴十三年编辑的《翻译名义集自序》中说:

> 夫翻译者,谓翻梵天之语转成汉地之言。音虽似别,义则

大同。

这是对翻译某种形式上的定义。因为那时主要是将梵文翻译成华语，所以定义显得狭窄了一些。但如果将'梵天之文'视为外文的统称，将'汉地之语'明确为中文，那么这就是对中外文字的定位，与现在的翻译理解就一致了。'音虽似别，义则大同'，这个定义可真是准确的。当时各民族的语言还是比较淳朴的，不像现在这么政治化和功利化，发音不同是自然的，意义相近也是自然的。"

黄帝说："似乎如此。时代所限，可以理解。不过今世虽然政治化了，但不同民族语言的基本意思还是比较相近的。这是客观事实。"

岐伯说："陛下英明！事实却是如此。臣等对尘世间的了解还是比较欠缺的，以后在陛下的指导下一定认真考察，了解全面。"

黄帝说："好。继续介绍吧。"

岐伯说："遵旨！宋僧法云也有看法。他说翻译是'如翻锦绣，背面俱华，但左右不同耳'。这则比喻，耐人回味。这与鸠摩罗什将翻译比作'似嚼饭与人'，可谓有异曲同工之妙。法云将翻译比作'翻锦绣'，表明译文与原文表面上看起来似乎在轮廓与式样上有相同之处，但仔细比较便会发现两者之间其实有着精神实质的差异。这也一直是不同民族之间交往中存在的问题和挑战。如今中医在国际上的传播，也面临着这样的问题。请雷公向陛下汇报汇报。"

雷公说："谢谢天师！微臣对此一直非常关注。虽然字面上东西方之间似乎是一致的，但内涵上却相差甚远。比如'黄帝内经'国内外都有各种不同的译法，大致都将'黄帝'译作 Yellow Emperor，将'内经'译为 Internal Classic 或 Inner Canon，一直存在争议。'黄'英语中确实是 yellow，'帝'英语中确实是 emperor，但'黄帝'的'黄'和'帝'在三皇五帝时期代究竟是什么意思呢？今人当然不明白了。"

黄帝说："是的。两个比喻，各有侧重。"

雷公说："的确如此。将翻译比作'翻锦绣'，强调的是翻译似是而非的一面。而将翻译比喻为'似嚼饭与人'，则强调的是翻译中风格扭曲与信息丢失的一面。将一种语言翻译成另外一种语言，原文的风格、特点与表达习惯在译文中肯定无法一一保存，因为译文要照顾到译入语的表达习惯。正如在西方语言中，'银河'叫做 milky way，如果为了保持原文的表述习惯而直译为'牛奶路'，则中国读者便无从理解了。”

黄帝说：“很有道理。翻译时要顾此，但确不能失彼。两者兼而顾之，乃译事正轨。”

岐伯说：“陛下圣明！翻译中'保持原文风格'与'符合译入语的表达习惯'有时的确是一对矛盾，常常不易处理好。尽管不易处理，但译界还是要努力处理好啊！不然，翻译的宗旨便难实现了。所以东晋高僧慧远在《大智论钞序》中谈到翻译问题时说：'若以文应质，则疑者众；以质应文，则悦则寡'。”

黄帝问道：“这是什么意思呢？”

岐伯回答说：“东晋高僧慧远的意思是说，意译有时不能将原文主旨表达得非常清楚，而过分地采用直译又使人难以读懂其实际含义。这的确是翻译中一直出现的一对矛盾，但这对矛盾却并不是不可以调和的。在臣等看来，鸠摩罗什很善于将天竺语化转为汉地言，翻译方面确实做得比较完好。所以他在翻译的时候，就将这两方面的问题调和得完整。”

黄帝问道：“有没有具体的翻译实例呢？”

岐伯说：“臣等在查阅文献资料时，确实看到了一些。如《高僧传》中就记录了他推敲译文的一个很典型的例子。在推敲《正法华经》时，他对竺法护'天见人，人见天'的译文有些看法。觉得'此语与西域义同，但在言过质'，即原译文尽管在语义上与原文相同，但却显得太过生硬。僧睿提议将其改作'人天交接，两得相见。'鸠摩罗什闻言大喜，说'实然！'完全赞同了僧睿的提议。”

黄帝说：“这个译例有些意思，反映了意译的某些元素。”

岐伯说：“陛下之见甚是。为了顺应当时趋尚绮丽的文风，鸠摩罗什主张只要能保存本旨，就不妨'依实出华'。他的这一看法很多人都表示理解并给予了充分的赞同。他重译的《维摩诘经》，被认为是'文约而诣，旨婉而彰'，即文字典雅，内涵丰富，结构完美，达到了至善至美的境界。他所译的《法华经》，被赞扬为'曲从方言，趣不乘本'，'有天然西域之语趣'，即饶有文学的情致。后人夸赞他的译文，'善披文意，妙显经心，会达言方，风骨流便'。说明他的翻译得到了充分的肯定。"

黄帝说："看来，他的译文颇受欢迎。"

岐伯说："是的。正因为如此，鸠摩罗什被后人归属于意译流派。也就是说历史上的意译流派就是鸠摩罗什创建的。他对于'雅'的追求，其实是与当时流行的文风有很大的关系，这说明他当时一直在与时俱进，而不是与时俱退。所以近人鲁迅在谈到鸠摩罗什所处的'六朝'时代的译风时说，六朝真是'达'而'雅'了。意思是说，六朝时期的翻译表达顺畅，文字雅致，适应时代风采。"

黄帝说："一个译者的译风，就像一位作家的文风一样，必然受其所处时代风尚的影响。鸠摩罗什的译法和道安的主张之所以泾渭分明，与其所处的时代自然有密切的关系。"

岐伯说："确实如此。道安提倡直译，在翻译时主张'因本顺旨，转音如己，敬顺圣言，了不加饰'。这当然与他自己的背景和所处的时代有一定的关系。其实在历史上，翻译中始终坚持一种译法的并不多见，也很少有译人能将其贯彻始终。合理的做法应该是多法并举，具体问题具体分析。特立独行，卓尔独行，只是仁人志士的境界和眼界，而不是只重一法而不重多法。所以僧睿在《毗摩罗诘提经义疏序》中指出：'烦而不简者，贵其事也；质而不丽者，重其意也'。"

黄帝说："道安力主直译，恐怕与其不谙梵文有一定关系吧。"

岐伯说："诚如陛下所训。由于道安不懂梵文，所以总担心过分意译会歪曲了原文的本意，所以坚持直译。他对当时意译的经文很有看法，认为其'失旨多矣'。他对意译的佛经有一个很有意思的比喻，说'诸出为秦言，便约不烦者，皆葡萄酒之被水者也。'在清末时期，也有一位不懂外语的译者，即林纾，与道安的理念完全不同，根本不主张直译。林纾虽然不懂西方语言。但却成了翻译大师，这真是翻译史上旷古未有的奇迹。林纾在几位懂得西方语言者的协助下，翻译了一百八十多部西洋小说，深深地影响了鲁迅、郭沫若、郁达夫等一代文学新人。"

黄帝说："林纾的观念当然是符合实际的。道安的观念也有一定的道理，他的这个比喻确实非常精妙。用道安的这个比喻来评价时下一些低劣的翻译，倒是恰如其分的。”

雷公说：“陛下所训极是。西方也有一些关于翻译问题的比喻，如‘驴蒙狮皮’（asses in lions'skins）、‘点金成铁’（the baser alchemy）、‘水煮杨梅’（a boiled strawberry）、‘隔被嗅花’（smelling violets through a blanket）等。在一般人看了，这些比喻不是对翻译的肯定，更不是对翻译的赞美，而是对翻译的质疑，甚至是对翻译的嘲弄。不过，这可能仅仅是某些西方人对翻译活动开玩笑式的表达，并非是完全的否定或嘲弄。”

黄帝说：“卿等说的很有道理。当然，这些比喻也十分有趣，但皆不如鸠摩罗什的‘嚼饭与人’与道安的‘葡萄酒之被水者也’那么奇崛。”

岐伯、雷公长拜道：“陛下英明！臣等牢记！”

黄帝说：“卿等查阅的资料中，对翻译虽然有这样那样的一些看法和想法，但翻译的必要性和重要性却是不可置疑的。”

岐伯说：“陛下圣明！从民族文化的发展和传播过程中，特别是从民族大融合的历史轨迹和中医国际化发展的进程中，臣等深切感受到了翻译的必要性和重要性，尤其在如今的这个人间里，翻译的目的和意义甚至比任何时期都更加明确，更加重要。比如国家各个部门都有翻译机构，各个院校都有翻译专业。此外，学术杂志领域有专门研究翻译问题的杂志，出版领域有专门编辑出版翻译文本及翻译研究专著的出版社。”

黄帝说：“当今时代对翻译的重视，确实远远超过了历朝历代。如果能将译学与国学结合起来，翻译的发展一定会更上一层楼。”

岐伯说：“陛下圣明！正是在陛下的指导下，臣等在分析和研究翻译问题时，总是将其与国学和人学密切结合起来，从此使翻译的境界和眼界大大地开拓了，使翻译所面临的问题和挑战都有了解决的路径和渠道。这种有深厚民族意识和民族文化的译者，不仅汉唐至宋代的佛经翻译者有，清末民初时期的西文翻译者更有。辜鸿铭、严复和钱锺书就是最为杰出的代表。”

黄帝说：“卿等分析思考翻译问题时，一直将译学与国学和人学结合起来，很有意义。与下界译人交流的时候，好好地启发启发他们。”

岐伯说:“遵旨!此前雷公奔赴下界寻找译人的时候,与各界人士交流时总是特意谈到国学典籍和人学意义,对当时的一些学界人士和译界人士颇有影响。最近微臣注意到尘世间一位译者为学生讲课的时候,特意提到了雷公当时向他们谈到的《老子》对翻译的指导意义。由此可见,与尘世间交流时以国学和人学为基础,是很有现实意义的。”

黄帝说:“雷公如此与国人交流,意义可谓非凡。朕很想了解当时是如何与国人交流的。”

岐伯说:“请雷公向陛下汇报。”

雷公说:“感谢陛下的鼓励!感谢天师的关怀!当时受命去下界寻访译人,微臣注意到西方文化的大力传入影响了国人的民族意识和民族文化。与译界人士交流的时候,感到他们几乎完全以西方的思想、理念和方法为基础讨论翻译问题,推进翻译发展。这当然也是非常有必要的,但毕竟民族意识和文化的淡漠使其境界和眼界凝缩了。境界和眼界的凝缩显然会严重影响其学术的发展和人生的发展。为了促使他们走向止于至善的理想,微臣一直在潜移默化地与他们谈国学和人学。比如谈到翻译的语言表达方式的时候,微臣特意提到了《老子》的第八十一章,即‘信言不美,美言不信。善者不辩,辩者不善。知者不博,博者不知。圣人不积,既以为人,己愈有;既以与人,己愈多。天之道,利而不害,圣人之道,为而不争’。这是老子最后特别强调的几大要点。”

黄帝说:“这确实是《老子》中至为重要的几大要点。不知今人如何理解?不知译者如何翻译?”

雷公说:“微臣向陛下汇报这些问题。老子的这段话确实非常重要,历朝历代的译者都常常对其加以引用。如支谦在谈到佛经翻译时,曾经引用了老子的‘信言不美,美言不信’之说,借以说明翻译中‘言’与‘实’的关系。就是说翻译的时候,不仅仅要重视语言的优美,更要重视其对实际内涵的体现。就华夏民族的文化来看,老子的第八十一章所阐述的思想的确至为精深,特别是‘天之道,利而不害,圣人之道,为而不争’,足以给历朝历代的国人以深远和永恒的启示。今人如果真正有民族的意识和文化,当然能深刻地理解其重要意义,自然会深受启发。”

黄帝说:“老子的话,精深义长,一般国人恐不易理解。若将其翻译为英文,定然不易。"

雷公说:"一般国人确实难以真正理解老子的思想,尤其是现在的国人,几乎无法理解。微臣在尘世间的时候看到了国内外很多对《老子》的英文译本,觉得在理解和表达方面均有不少的差异。有一个影响很大的译本,基本情况依然如此。这个译本将《老子》第八十一章的这段话译为:

True words are not fine-sounding;
Fine-sounding words are not true.
The good man does not prove by argument;
And he who proves by argument is not good.
True wisdom is different from much learning;
Much learning means little wisdom.
The Sage has no need to hoard;
When his own last scrap has been used up on behalf of others,
Lo, he has more than before!
When his own last scrap has been used up in giving to others,
Lo, he has more than before!
When his own last scrap has been used up in giving to others,
Lo, his stock is even greater than before!
For Heaven's way is to sharpen without cutting,
And he Sage's way is to act without striving.

原文的基本内涵在译文中得到了一定的再现。但原文所蕴含的意境,则荡然无存。也就是说其基本意思虽然有一定的表达,但其整体思想却没有完全展现出来。"

黄帝说:"举例说说吧。"

雷公说:"遵旨!如将'天之道,利而不害'译为 For Heaven's way is to sharpen without cutting,就有'葡萄酒被水者也'之嫌。而就整个译文的布局来看,远不及原文那么紧凑简洁。这种翻译,说到底还是某种形式的解释。当然,由于中西方语言和文化的巨大差异,《老子》这样的天地之学在翻译时只能简单地表达所谓的意思,而无法展示其意境和境界。所以《老子》的译本，基本上都是采用词典解释性翻译的，而不是正常的直译或意译。《老子》全文只有五千多字，如果完全采用解释性译法予以翻译，自然会数倍于原文。如此之译，显然是对原文的‘稀释’，而不是正常的翻译。不过，所谓的词典解释性翻译，也是翻译中的一个特别的方式。只要能将原文的基本意思表达清楚，也是可以保持的。尤其是对国学经典的翻译，如果不采用解释性翻译，怎么可能将其真正地介绍到西方呢？”

黄帝说：“言之有理。解释之法，实属权宜之计。”

雷公说：“陛下之喻，一针见血！近人冯友兰谈到这一问题时说：‘我们如果把《老子》书中提到的概念列举出来，重述一遍，可能用上五万字，或五十万字，它可能帮助读者了解《老子》一书的含义，但它本身将成为另一本书，而永不可能代替《老子》的原著。’冯友兰之言，非常中肯。注解和原著永远不能等同。郭象是《庄子》一书的著名注释家。他的注释本身是道家的一本重要古典文献，他的论述比《庄子》一书清晰得多。但是，《庄子》原书富于提示，而他的注释本则明晰具体。《大慧普觉禅师语录》卷二十二说：‘曾见郭象注庄子，识者云，却是庄子注郭象。’很值得深思啊！”

黄帝说：“确实值得深思，确实值得品味。”

雷公说：“陛下圣明！冯友兰认为，任何人如果不能用原文阅读某种哲学著作，要想完全理解原著的思想和观念，的确会非常困难。这是由于语言的差异而引起的障碍。从冯友兰的说法来看，翻译也仅仅是对原著某种形式的注解和说明，并不是对原著原汁原味的传播。比如中国哲学不仅尤其独特的是思想和观念，更有其独特的语境和意境，翻译时要用外语完整表达，难度显然更大。所以冯友兰认为，中国哲学家的言论和著作中的种种提示，很难翻译。当它被翻译成外文时，它由提示变成一种明确的陈述，因此便失去了提示的性质，失去了原著的意境。”

黄帝说：“由此可见，任何文字的翻译，只是某种解释而已。”

雷公说：“的确如此。当译者把《老子》书中的一句话译成英文时，其实是在按照自己的理解来阐述其基本含义的。翻译《老子》时，译文通常只能表述一种含义，而原文却往往有多层含义。原文是提示性质的，译文则很难做到这一点。所以原文中的丰富含义，在翻译过程中往往都显得有所消失了。要想真正地解决好这一问题，目前所采取的办法就是注解和说明。翻译中医典籍时，有位译者就采取了注解的办法。在每一章节的译文之后，都附有大量的解释和说明。”

黄帝说：“这的确是一个非常严重的问题。如何才能真正地得以解决呢？”

雷公回答说：“从目前的翻译来看，似乎还没有更好的处理办法。微臣也经常考虑这个问题，觉得要解决好这个问题，似乎还需按照彦琮推广梵语的思路去思考。当然这在实际操作上是缺乏可行性的。因为语言是不同民族得以保持其自身文化与特质的主要途径，如果一个民族失去了自己的语言，那不仅仅意味着将失去了自己的民族身份，而且对于人类文化的多元化发展也是一大损失。”

黄帝问道：“哪应该怎么办呢？”

雷公回答说：“微臣以为唯一可以采取的补救措施，就是不断地提高翻译的质量，尽量减少译文与原文的差距。这种想法可能有一定的可行性，但也常常并不令人满意。其主要原因在于译者的自我意识。如《老子》和《论语》都有许多种译本。每个译者都不免认为其他译本不够满意。但是，无论一个译者多么地力求完善，总是无法完全达到原著的语境和意境，这主要是不同民族语言和文化的差异所限。”

黄帝说：“应该是这样的。事实上，只有把《老子》和《论语》的所有译本与将来的各种新译本结合起来，才可能展示《老子》和《论语》原著的语境和意境。不过这大概也只是一种理想吧，要真正实现其实并不易。”

雷公说：“是的。作为一般的读者，并不可能将所有的译本都拿来一起翻阅，更不肯系统深入地把握原著的精气神韵。所以，追求译文与原文在内涵与外延上趋于等值的努力，就如同对‘信、达、雅’标准的追求一样，是译者需永远努力但却永远无法完全实现的一个目标。这是臣等一直以来对民族翻译史和人类翻译史的感受。这种感受虽然是令人遗憾的现实，但也是令人温馨的事实。所谓温馨的事实，就是任何民族、任何国家、任何区域都应该有自己独有的语言、文化和风俗，否则人类文明和文化的发展就无法全面。”

黄帝说：“这也正是翻译及其研究的魅力所在！从千年的佛经翻译到目下的文化与科技翻译，译者孜孜不倦的追求和努力，其实就是这种魅力的具体表现！”

岐伯、雷公长拜道：“陛下圣明！承蒙陛下圣教，臣等拨云见日！”

道心惟微篇第二十
——译事仰观俯察

黄帝说:“卿等此前谈到了《诗经》,朕注意到《诗经·小雅·小弁》中的‘惟桑与梓,必恭敬止’,不知卿等对此有何认识。”

岐伯说:“《诗经》是华夏民族自远古以来最为雅致、最为深邃的国学经典,臣等一直非常重视。‘惟桑与梓,必恭敬止’这两句话也常常引起臣等的深思。微臣以为,这两句话的基本意思就是说,因为桑树和梓树是先辈所种植,所以对它们要恭恭敬敬。所谓对树的恭敬,其实就是对先辈的尊敬。在翻译先人留下的文化遗产时,译人也应该有这样的敬畏心理。只有敬畏了先辈,才能真正地理解和掌握好民族的传统文化。对此,陛下曾对此指导臣等认真学习,深入理解,努力传承。陛下之训,语重心长,臣等当永志不忘。”

黄帝说:“卿等之言,颇有道理。只有以先辈的思想和观念为基础,才能真正地理解和掌握好民族的传统文化,才能真正地实现至真至诚的翻译。翻译之务,向非易事,慎慎为之,方得其真。卿等此前谈到了《墨子》,朕注意到其中有这样一段话,‘天下从事者,不可以无法仪。无法仪而其事能成者,无有。虽至士之为将相者,皆有法。虽至百工从事者,亦皆有法。百工为方以矩,为圆以规,直以绳,衡以水,正以县。无巧工不巧工,皆以此五者为法。巧者能中之,不巧者虽不能中,放依以从事,犹逾己。故百工从事,皆有法所度。今大者治天下,其次治大国,而无法所度,此不若百工辩也。’不知卿等对此有何认识。”

岐伯说:“微臣以前与臣等讨论尘世间的文化与文明时,翻阅了《墨子》,其中的这段话也很令微臣感动。微臣也注意到尘世间对《墨子》的解读,对这段话解释是这样的,‘天底下办事的人,不能没有法则;没有法则而能把事情做好,是从来没有的事。即使士人作了将相,他也必须有法度。即使从事于各种行业的工匠,也都有法度。工匠们用矩划成方形,用圆规划圆形,用绳墨划成直线,用悬锤定好偏正(用水平器制好平面)。不论是巧匠还是一般工匠,都要以这五者为法则。巧匠能切合五者的标准,一般工匠虽做不到这样水平,但仿效五者去做,还是要胜过自身的能力。所以工匠们制造物件时,都有法则可循。现在大的如治天下,其次如治大国,却没有法则,这是不如工匠们能明。'这确实应该是今世译人的发展基础。目前神州政府一直在努力地推进民族的复兴。而民族要真正复兴,就必须以民族文化的恢复为基础。现在尘世间翻译存在着各种各样的问题和挑战,其实都与译者民族文化的淡漠和民族语言的庸俗有一定的关系。清末民初时期的翻译界之所以有辜鸿铭、严复、钱锺书等等这样最为杰出的优秀人才,就与其深厚的民族意识和民族文化有着直接的关系。"

黄帝说:"神州是这样,神州之外呢?是否也存在着同样的问题呢?"

岐伯说:"说的。在古今的翻译史上和中外的翻译实践中,其实都不乏误传、误解、误达之例。只是现在的例子比古时的要多得多。在当今的这个尘世间,由于知识、专业和学科的不断发展,更由于教育的专业化和具体化,使得译人所面临的问题和挑战越来越多。译人有时因为知识有限,思维单一,所以很难理解和掌握某些概念的形神气势,下笔翻译便不免信马由缰,远远背离了原文的实际内涵。比如在翻译实践中,有些概念在不同的语言中似乎有相同的说法,但仔细推究起来其实并不尽然。"

黄帝说:"举例说说吧。"

岐伯说:"遵旨!雷公对此最清楚,请雷公向陛下汇报。"

雷公说:"谢谢天师!这样的例子应该是无处不在处处在。比如神州对外交流的一些报刊谈到'壁画'时,都将其译为 fresco,就连《汉英词典》也将'壁画'译为 fresco,如'敦煌壁画'业将其译为 the Dunhuang frescos。这种译法很值得商榷,因为 fresco 只是'壁画'的一个下位概念,而且是一个近乎废弃的词语,与华语中'壁画'的意义和内涵相差甚远。如西方人 Ralph Mayer 在其编写的 A Dictionary of Art Terms and Techniques 中,对 fresco 的解释是:The preeminent mural painting technique, in which permanent lime proof pigments, dispersed in water, are painted on freshly laid lime plaster; also a mural so painted. 就是说,这是著名的壁画技法,即用溶于水中的防石灰颜料在刚涂于墙上的石灰泥上作画,也指用这种方法画的壁画。"

黄帝问道:"既然是著名的壁画技法,为什么将其视为近乎废弃的词语呢?"

雷公回答说:"这与此嗣后的发展有一定的关系。据有关学者介绍,除了二十世纪初墨西哥有几位画家曾用 fresco 作为技法外,当代西方很少有人用这种技法制作壁画了。况且我们的古人并不像文艺复兴时期的意大利画家那样用 fresco 的技法作壁画,更不应该借用 fresco 翻译华夏民族的'壁画'了。这就像民族先祖的代表'龙'一样,虽然西方有 dragon 这个词,但与神州的'龙'却没有任何关系。现在的神州译者基本都坚决主张以 dragon 翻译'龙',这显然是民族意识淡漠和民族文化消亡的原因。虽然各个词典都这么译了,但使用时译人还需认真思考。微臣觉得译人在使用任何词典时,也要注意分析和思考。所以译人翻译时不可以缺少任何词典,但也不可以完全依赖任何词典,不然自己翻译出了问题却都无法意识到。"

黄帝说:"卿等之论,颇为自然。"

雷公说:"感谢陛下指教!臣等在思考和分析华夏民族'壁画'的内涵和翻译的方式时,注意到神州的一个看法,认为敦煌壁画中只有元代的第三窟中的壁画近似于 fresco。其实并非如此。臣等最近考察发现,第三窟中的壁画虽然不同于其他窟中壁画的底质,但其制作方式及其材料却并不同于西方 fresco 制作法,也不该译作 fresco。所以在翻译'壁画'时,我们可以用 fresco 的上位概念 mural 来翻译。词典一般对 mural 的解释是:A painting executed directly on a wall or ceiling。虽然词典是学习语言和从事翻译的必备工具书,但词典也是由某些人自己编写的,不可能完全做到绝对正确。这正如西方人所的说的那样,to err is human,即是人都犯错误。所以译人在使用任何词典时,也要注意分析和思考。所以译人翻译时不可以缺少任何词典,但也不可以完全依赖任何词典,不然自己翻译出了问题却都无法意识到。目前的中医翻译,这种问题就经常出现。虽然国内外都有很多汉英中医辞典或词典，但其对同样一个概念或术语的理解和表达机会完全不同。比如‘中医’，有的译作 traditional Chinese medicine，有的译作 Chinese medicine，有的则译作 Oriental medicine，这只是表达方式的不同及标准化趋势的不同而已，与其实际内涵却不一定有实际的关系。但将‘经络’的‘经’译作 channel，meridian 或 conduct，其含义的表达却显然有一定的差异。”

黄帝说：“是这样的。翻译人员必须清楚地意识到，翻译的过程是一个语言的解析、分析、组织和表达的复杂过程，不是简单的字词转换。”

雷公说：“陛下圣明！译界有人将翻译看作是语言移植，因此使得翻译像机械性操作一样，显得僵硬僵化。其实翻译的过程应该是文化的移植过程，因为语言只是文化的承载体而已。就物体的移动来说，最简单的是物理性的移动。比如，将神州的器皿搬运到美国，这些非生物的器皿显然不受两地环境和习俗差异的影响，仍然发挥着盛物的自然功能和效应。”

黄帝说：“器皿的传播应该是这样的，但有生命的植物却完全不同。”

雷公说：“陛下圣明！事实确实如此。如果将有生命的植物以物理性的方式移动到外地，显然是行不通的。要真正实现移植有生命的植物到外地的这一目的，还必须考虑两地的土壤、气候等自然条件的差异。只有做到了这一点，才能真正实现植物的转移，才能保证其生命不受任何影响。其实语言也是有生命的，其生命就孕育在所承载的文化里。所以把一种语言翻译成另外一种语言时，也应当是有条件的‘移植’，而不是简单的搬运。否则，就会成为简单的‘文字搬家’，这种翻译是不会成功的。所以翻译必须周密地考虑两种不同语言的背景，即两种不同文化的差异。”

黄帝说：“这实际上涉及到翻译的思维问题。”

雷公说：“诚如陛下所示，这些问题确实涉及到翻译的思维问题。而翻译的思维问题更涉及到译人的民族意识、民族文化和民族思想的问题。如今的中土学界，由于民族文化的淡漠，使得很多学者和译者在一定程度上都处在孤陋寡闻的状态，对大译精诚的思维没有多少见解。在当今的这个时代，由于传统文化的淡漠和专业意识的增强，国人的观念都发生了巨大的改变。比如人们一般都认为，科学家使用的是抽象思维，艺术家使用的是形象思维。似乎只有科技翻译才有抽象思维问题，而文学翻译则只有形象思维问题。这一偏见当然也涉及到翻译界的方方面面。”

黄帝说：“其实任何一类翻译，缺乏严密的抽象思维，都免不了会错译。即使是科技翻译，也不可能只使用抽象思维，而与形象思维绝缘。”

雷公说：“陛下圣明！根据近期的考察和分析，臣等以为抽象思维是线型的，一维的。一切抽象思维的东西都可以由计算机来完成，从而就可以代替人的劳动，但却无法替代人的逻辑思维。由于计算机没有形象思维能力，所以机器翻译就无法普遍推广使用。这也正是形象思维在翻译中的具体体现。臣等观察尘世间的翻译发展时，注意到不少企业设置了机器翻译，并在各地拼命推广，甚至还举行了各种各样的机器翻译活动。”

黄帝说：“在科技高度发达的今天，机器翻译大概只能局限于科技领域吧，文化领域恐怕难以实现。谈谈抽象思维与形象思维的关系吧。”

岐伯说：“陛下之见，精辟之至！人脑中的逻辑思维是靠推理和论证，而形象思维是通过显象表达而体现的。从语言表达的思维来讲，有推理、论证和描述的显象结构。推理论证具有固定的逻辑形式，但语言描述的显象结构却没有比较固定的形式，其手段多种多样。语言的显象结构可分为科学描述显象和文学描述显象，前者是借助语言真实地再现客观事物的情形面貌，而不带任何主观感情色彩，只是为某项工作提供依据。”

黄帝问道：“文学的现象结构是怎样的呢？”

雷公回答说：“文学描述的显象结构，具有鲜明生动的可感性及艺术性。比如，be packed like sardines 译为‘拥挤不堪’，这是意译，基本上传达了原文的信息，但与原文相比，却缺乏生动的可感性，即直观性，具体性。失去这一特征，就不足以感人。但若照字面译为‘挤得像沙丁鱼'，这只是机械地传递文字概念，不甚合逻辑，不够达意。若译为'挤得像罐头里的沙丁鱼'，就给人以强烈的直观感。近世以来，这样的例子在中文里日渐增多。如'鳄鱼的眼泪'、'鸵鸟政策'等等。都带有较强的直观性和具体性。"

黄帝说："这是民族语言和文化发展与丰富的一个重要途径。这也是翻译对人类文化发展不可替代的作用。"

岐伯、雷公长拜道："陛下圣明！"

黄帝说："卿等将译学与国学和人学结合在一起，不仅很有道理，而且很有仁义。朕非常期待当今的国人能有这样的意识，能将译学发展到止于至善的理想境界。朕注意到清人袁枚《随园诗话》卷十六引用了徐嵩论诗歌优劣的话，颇有感触。"

岐伯说："陛下所言极是！《随园诗话》中的这一节，微臣也曾阅过，一直觉得徐嵩的这番说法实在是奇谲诡异，很难令尘民真正理解。但从其意境来看，确实是高屋建瓴，值得深思。徐嵩之所以有这样的说法，是因为当时很多人对诗词有不同的看法和评价。比如有人说唐诗好，有人说宋词好，彼此论争不休，几乎要动起手来拼命争斗了。于是有人特意请来徐嵩，请他来裁决究竟谁是对的，谁是错的。徐嵩认真地听了他们各自不同的观点，思考了一番后说：

> 吾恨李氏不及姬家耳！倘唐朝亦如周家八百年，则宋、元、明三朝诗，俱号称唐诗。诸公何用争哉？须知，论诗只论工拙，不论朝代。譬如金玉，出于今之土中，不可谓非宝也。败石瓦砾，传自洪荒，不可谓之宝也。

争斗不休的众人听了徐嵩的话，皆哑口无言。彼此互相自认为是真正的大师、大家者，听了徐嵩的话却无言以对，说明徐嵩的话不仅很有道理，而且非常感人。"

黄帝说："徐嵩之论，颇为精深！明其理者，自然扶正。"

岐伯说："陛下圣明！对诗词歌赋优劣雅俗的判定，确实不能只从朝代的名称和时期立论，而应该根据其工拙与否进行鉴别。评判翻译的理法也应该如此，不应只按异族语言的独特风采和译者的名誉地位进行评判。如现在的神州译界学人见了西洋人关于翻译的论述，根本不去认真地考察其论述究竟是虚还是实，皆以为正。见了中土传统上的翻译理法，根本无意去认真分析研究其理法的表和里，皆以为谬。如此这样的观点和理念，并非学术研究方面正规的评析和正确的定位。臣等以为，翻译之功，在心不在形。只要用心，只要达旨，则不必在乎顺洋还是依土。”

黄帝说：“卿等之论，确属实际。唐代僧人道宣说：‘观夫翻译之功，诚远大矣’。的确，翻译的作用十分重大。但要做好翻译，其实并不容易。”

岐伯说：“确如陛下所训，翻译绝非易事。由于不同文化、语言和地区的差异，有时的确存在着挑战翻译的问题。有时甚至还存在着几乎根本无法翻译的问题。对于这样的现象究竟该如何处理呢？尘世间对此一直有这样那样的看法和想法。臣等查阅了古今中外的很多文献资料，对此颇有感触，觉得造成‘不可译性’这一问题的原因可谓多多。比如说生态地域的不同，就可以造成某些方面的不可译性。

例如南美洲的玛雅人生活在热带森林中，每年只有干季和湿季，没有华夏民族自古就有的‘春夏秋冬’四个季节的概念。所以使用当地的玛雅语，是很难翻译‘春夏秋冬’这四个季节的。因此有人便将‘春夏秋冬’在玛雅语中的翻译，看成是绝对不可译的例证了。这个例证确实是最为经典、最为具体、最为理解的事实。类似这样的事实在中西方的交流中，也普遍存在。比如在神州大地的民众中，比自己高一代的男性和女性的称谓有很多，男性方面除了自己的父亲之外，还有‘叔叔’‘伯伯’‘舅舅’‘姨夫’‘姑父’等；比自己高一辈的女性，除了妈妈之外，还有‘姑姑’‘姑妈’‘姨姨’‘姨妈’‘婶婶’‘舅妈’‘阿姨’等等。据雷公告诉微臣，西方的英语中，高一辈的男性统一称为uncle，高一辈的女性统一称为aunt，很难用其翻译华夏民族的同一类男士和女士。”

黄帝说：“玛雅语中没有‘春夏秋冬’的概念，英语语言中没有中土关于同一类男士和女士的称谓，翻译时该如何处理呢？”

岐伯回答说：“对这个问题，需要辨证分析。这两方面的情况，表面上看似乎是不可译的，但是如果逆向思维也许能使人们将问题看得更清楚一些。如中文中没有'干季'和'湿季'的概念,但这其实并不影响国人理解和接受南美热带地区的干季和湿季的现实。因为人类的知识一部分是直接获得的,另一部分是间接获得的。如果否认间接获得的知识,那么,可译性、不可知性就太多太多了。即便在同一个国家和同一个民族里,也不是所有的东西全民都亲眼见过,都完全懂得。当经过一段时间的交流和沟通,彼此之间此前不同的植物、事物和古物,最终都会理解的。比如在中国的海南是不下雪的,没见过雪的海南人难道就一定不知道雪为何物吗?中国的北方不生长荔枝,难道北方的中国人就一定不知道荔枝为何物吗?实际情况并非如此。

比如中土关于同一类男士和女士的不同称谓,英语中虽然没有,但经过沟通和交流,解释性的翻译还是能够为对方所理解和感受的。比如'舅舅'译成英语,只译成 uncle 显然是不够明确的,译作 my mother's elder brother 或 my mother's younger brother,意思就比较明确了。臣等认为最好的译法是,先音译为 Jiujiu,然后再将其解释性地意译为 my mother's elder brother 或 my mother's younger brother,使西方人明白 Jiujiu 的实际所指。这不仅向西方传播了华夏民族的称谓,而且向西方传播了华夏民族人际之间的密切关系,同时也说明了华夏民族的核心价值观。"

黄帝说:"人的本能在于创造,不少事理完全可以依靠联想性与创造性的概括来完成。"

岐伯说:"陛下圣明!华夏子民虽然没有生活在南美,但他们通过联想和比较,会明白南美一年分为两个季节的气候特征,同样南美人也可以在联想和推理概括的帮助下,大致理解其他地区'春夏秋冬'四季的概念。这样不可译性就转化为可译性了。也有人认为,这种'不可译性'也可采用其他非常的方法来予以解决。比如创造法和硬译法就是解决'不可译性'的两种非常译法。"

黄帝问道:"什么是创造法呢?"

岐伯说:"关于这方面的问题,还是请雷公向陛下汇报。"

雷公说:"谢谢天师!所谓创造法,即创造词汇,甚至可以说是生造词汇。这是微臣自己的说法,不是学术界的专用术语。在查阅国内外的翻译资料时，微臣注意到这一现实。创造法同硬译法译出的词汇不同，硬译法所译出的词汇在原文词典上是可以找得到的。而创造性译法所译出的词汇在原文词典中是找不到的，所以读者一般很难理解，只能凭上下文进行揣摩。如英文中的 Laser 这个词，原理是 Light Amplification by Stimulated Emission of Radiation 这样五个词的集合，不是单独的一个词。这个集合起来的词原来在中文里，有激射光辐射放大、光受激辐射放大、受激光辐射放大、光量子放大、受激发射光、莱塞等十几种译名，后来科学家钱学森提出用'激光'一词来统一翻译 Laser。'激光'确实与光有关，但又非一般的光，而是照顾到其顾名思义的特点。由于钱学森当时是最为杰出、最有影响、最为敬慕的科学家，他的建议自然赢得了大家的赞同。从此之后，Laser 在国内统一地译作'激光'，没有出现任何变异。"

黄帝说："这种译法在华夏文化对外翻译中，似乎也在使用。"

雷公说："是的。比如当年翻译'针刺'时，译者就采用创造法将其译作 acupuncture。Acupuncture 由拉丁语中的 acu（针，尖锐）和 punctura（穿刺）两个词素组合而成。拉丁语有 acu 和 punctura 这两个词素，但却没有 acupuncture 这个词语。由其派生的 acupoint，也是典型之例。Acupoint 是中文'穴位'的创造性翻译，由 acupuncture 的前缀和 point 组合而成。在中文里，'针灸'虽然是一个术语，但却含有两层意义，即指的是针刺和艾灸，英文译为 acupuncture and moxibustion。字面上看英译的'针灸'也是用了两个英语单词，但却显得太过冗长。为了将其简洁化，国内的一位译者将其简译为 acumox，即借用了 acupuncture 和 moxibustion 的前缀。英国有人则将其简译为 acumoxa，即借用 acupuncture 的前缀和'艾绒'的英语单词 moxa。这种译法与微臣所说的创造性译法是相近的。"

黄帝说："说说硬译法吧。"

雷公说："所谓硬译法，也是微臣的说法。不过，近人鲁迅以前从事翻译时也提到过硬译法。但他本人似乎是反对这一做法的。所谓硬译法，就是俗常所说的'对号入座'。这种'对号入座'式的翻译，也常被视为译事之大忌。但事实却未必总是如此，任何事物都有其正反两方面的特质，只要充分发挥了其实际作用，结果未必就是大忌，甚至连小忌都不一定是。究竟该如何运行，这当然要看其使用者是如何操控的。硬译法也是如此。虽然显得有些僵硬，但只要使用得当，反而能更加丰富译入语的词语。”

黄帝说：“有道理。译者在什么情况下才可使用硬译法呢？”

雷公回答说：“据微臣看来，译者之所以采用硬译法，可能是由于无法简明扼要地表达所译概念或词语的实质内涵。如果要对其进行细致的解释，又需要很长的文字，而且也不见得能将其解释清楚。于是便采取了硬译之法，按字面将其予以翻译。如此硬化式的直译之法，一开始自然无法令读者真正理解，但经过一段时间的沟通交流，读者慢慢地就明白了其实际含义。‘肺虚’译作 lung deficiency 或 lung asthenia，‘肺实’译作 lung sthenia 或 lung excess，‘肺风’译作 lung wind，‘肺火’译作 lung fire 等等，就是最典型的例子。实际上，中医大部分术语和概念的翻译，基本上都采用的硬译法。但经过几十年的东西交流和沟通，基本含义都已经很明确了，不仅不再是僵硬化的翻译，而且已经是最为形象的翻译。”

黄帝说：“卿之所言，颇为有理。”

雷公说：“感谢陛下鼓励！微臣所说的硬译法，有时则可能是译者在译入语中找不到确切的表达法，万般无奈，只好硬译了。硬译既可能是音译，也可能是字面翻译。刚才微臣所提到的几个中医术语的英译，其实就是字面上的翻译。不过经过东西方的深入交流和沟通，字面翻译的术语和概念的深意已经传递到西方了。这种译法虽然是一种没有办法的办法，但在彼此深入交流和沟通的背景下，还是很有实际意义的。但如果完全是强制性地让读者接受译文，或者让读者根据上下文去猜想、去推测，其结果可能是令人遗憾的。”

黄帝说：“古代的佛经翻译，也曾采用这种方法，但效果还是良好的。”

雷公说：“陛下圣明！汉唐至宋朝时期的佛经翻译，的确也采用了这种硬译法。奇怪的是，这种硬译的佛教概念当时还是逐渐为人们所理解、所接受。甚至可以说，正是佛教翻译采用了这种硬译法，才丰富了中文的词汇，如‘涅槃’‘圆寂’‘六根清净’‘在劫难逃’‘一尘不染’等等就是最为经典的硬译词语或术语。从华夏民族语言的发展来看，当年佛教翻译采用的这种硬译法反而比意译和解释性翻译法译出的词语或术语影响更大，作用更好。由此可见，所谓的硬译法，虽然在一定程度上僵化了翻译的理念和作风，但却在更大程度上丰富了民族的语言和文字，甚至可以说现代化了国人的意识和思维。”

黄帝说：“是的。在其他方面的翻译中，硬译之法是否也有使用呢？”

雷公回答说：“有的。比如在近代的翻译中，中土就通过硬译之法从西洋语言中吸取了许多独特的表达方式。如‘武装到牙齿’‘胡罗卜加大棒政策’‘鸵鸟政策’‘鳄鱼的眼泪’‘社会主义’等等。这些词语如今完全汉化了，人们几乎将其视为国语固有的词语了。由此可见，所谓的硬译法，虽然在一定程度上僵化了翻译的理念和作风，但却在更大程度上丰富了民族的语言和文字，甚至可以说现代化了国人的意识和思维。

“在西方，这种情况也是存在的。比如英语中常用的一句话 Long time no see，仔细分析分析，显然不是合乎文法和语法的表达方式。学习英语的人第一次看到这句话，肯定认为是一个错误的句子。但与英美人士接触的时候，居然能听到他们自己都在说。原来这是清末时期到美国打工的国人硬译的结果。他们将国人常说的话‘长时间不见了’以硬译的方式用英语说给美国人听。美国人大概一开始也觉得不符合文法，但与在美国的国人接触多了，就自然明白了其实际含义，并且觉得这个说法挺有实际意义，于是便在美国等地很快流传开来，如今就成为英美语言中一个固定的成语了。”

黄帝说：“多法并举，各显其能。如此之作，确实自然。”

岐伯说：“陛下之示，若日月当空，天地清明！臣等以为，方法的灵活性虽然常人皆知，但其具体的应用却时有偏颇。这大概就是翻译自始至终一直处于迷茫状态的根本原因吧。作为译者，既不可不论理，也不可认死理。对待方法问题，应因时、因事、因实而行，不可守一而终。如果所有的译者能够真正做到‘仰观吐曜’‘俯察含章’‘高卑定位’，文化和语言就自然‘两仪既生矣’。”

黄帝说：“此亦人之常情。‘仅信书不如无书’，翻译者亦应如此。”

岐伯、雷公长拜道：“陛下圣明！臣当遵而力行。”

刚塞强义篇第二十一
——译事之亦与异

黄帝说："'翻译难，难于上青天'。译界的这一说法虽然有一定的道理，但翻译还是在步步上青天的。"

岐伯说："陛下圣明！从实践来看，翻译有时并不难，但有时确实很难。尽管难，但却始终在努力进行，所面临的问题也逐步得以解决，从而实现了陛下'步步上青天'的希望。翻译是人类语言、文化和科技努力发展的一项不可或缺的重要工作。虽然自古以来翻译始终存在着这样那样的问题和挑战，甚至人们对此有这样那样的看法和想法，但这项不可或缺的工作始终都在努力开展，努力发展，努力落实。"

黄帝说："清人谷应泰著有《明史纪事本末·仁宣致治》一书，卿等一定读过，对此有何感受？"

岐伯说："臣等一直在查阅历朝历代留传的一些文献资料，希望能对民族文化、经济和社会的发展有比较全面的了解，希望能真正地培养出优秀人才。这部文献臣等也曾阅读过，记得该书载有明宣宗与杨溥关于人才的一个谈话，发人深省。原文是这样的：

> 上与学士杨溥论人才，溥对曰：'严荐举，精考课，不患不得。'上曰：'此恐非探本之论。若不素教预养，则人才已坏，犹浊其源而求其流之清也。'溥顿首称善。

宣宗之言，的确不谬。若要出人才，必得'素教预养'，以使其源始终清亮见澈。这的确是培养人才的至正大道。在明朝的古文中，就已经有了'人才'这一概念和术语，说明自古以来华夏民族都非常重视人才的培养。陛下在指导民族发展的时候，已经形成了'三才'的理念。当时所说的'三才'，并不是三种人才，而是构建宇宙最为重要的三大元素，即'天、地、人'。现在的神州学界，不少人看到了'三才'都以为是现代形成的一个概念和用语，其实远古时期就已经有了，其理念比现在所强调的'才'意境更高、意义更大。"

黄帝说："培养人才如此，培养译才亦是如此，亦须从'素教预养'抓起。"

岐伯说："陛下圣明！人才培养，确应如此。臣等曾向陛下汇报过佛教翻译者和西方翻译者的一些理念和说法，对当今的国人应该有一定的借鉴意义。比如鸠摩罗什认为翻译是'嚼饭于人'，西方人也认为翻译是'虎蒙驴皮'。可见，翻译总是无法完整地表达原文之意。这与译人'素教预养'的不足自然有直接的关系。所以人才的培养，不仅仅是所谓的专业、方法和技巧，更重要的是文化素质的教育和思维境界的培养。"

黄帝说："这也可能是不同文化背景下语言自身运动的结果。"

岐伯说："陛下之训，一语中的。臣等闻之，汗颜不已。此前思考这些问题的时候，臣等一直只从个别角度考虑各种各样的问题，缺乏了统一性和完整性，实在遗憾。但译文在保持原文的神韵方面所存在的这样或那样的问题，总归令人感到遗憾。尘世间一直有人认为这成了翻译的一个永恒的特点。对此，臣等还不敢妄言，期待在陛下的指导下能得到比较客观的定位。但近世哲学家冯友兰已经明确地表达过了，他认为任何形式的翻译都是对原文某种形式的注解，永远不可能取代原文。这真是令人惋惜无比的结果啊！

译文优于原文的情况，虽然是理想，有时还会有的，但目前还是比较少见的。臣等近来查阅的资料还不是很多，虽然看到了一些实例，但却不一定准确。比如《文心雕龙》中说，'心生而言立，言立而文明。'一位译者将其译为：When mind is formed, speech appears. When speech appears, writing comes forth. 这个译文与原文还是比较相近的。当今西方译者 Nigel Wiseman 说，Chinese medicine is difficult to translate, and there are few people able- and even fewer willing- to do it. 镐京译者将其译为：'中医很难翻译，很少有人能够——甚至更少有人愿意——从事中医翻译。'这个译文与原文的含义也是比较一致的。微臣也注意到国内译者将西方诗歌翻译成中文，可能有一定的含义，但却不一定有比较相近的神韵，因为中文译文的神韵比较精美雅致。这一点吕叔湘也有同样的看法。”

黄帝问道：“翻译可否使译文优于原文呢？”

岐伯说：“请雷公向陛下汇报。”

雷公说：“谢谢天师！译文优于原文的情况，虽然是理想，有时还会有的，但目前还是比较少见的。臣等近来查阅的资料还不是很多，虽然看到了一些实例，但却不一定准确。比如微臣曾见到西人 Amy Lowell 翻译的杨贵妃《赠张云容舞》一诗。吕叔湘在《英译唐人绝句百首》中说，其译作‘比原诗好’。究竟是否‘比原诗好’，微臣一直在深思。”

黄帝说：“文学翻译不易，诗词翻译更难。”

雷公说：“确实是这样的。将中文古典诗词翻译成英语并保持原有神韵，确实几乎‘难于上青天’。西人居然能将唐诗翻译得比原诗更好，这听来几乎是不可能的。微臣向陛下汇报西方人的译法，请陛下指教。杨贵妃的原诗是这样的：

罗袖动香香不已，
红蕖袅袅秋烟里；
轻云岭上乍摇风，
嫩柳池边初拂水。

Amy Lowell 的译文是：

Wide sleeves sway,
Scents,
Sweet scents
Incessant coming.

It is red lilies,
Lotus lilies,
Floating up,

And up,
Out of autumn mist.

Thin clouds,
Puffed,
Fluttered,
Blown on a rippling wind
Through a mountain pass.

Young willow shoots.
Touching,
Brushing
The water
Of the garden pool."

黄帝问道:"这位西人的译作究竟好在哪里呢?"

雷公回答说:"吕叔湘认为'原诗只是用词语形容舞态,译诗兼用声音来象征。'用声音来象征,这就是这首译诗的绝妙之处。"

黄帝说:"那么,译者是如何用声音来象征舞态的呢? 吕叔湘是怎样的一位学者?"

雷公回答说:"微臣向陛下汇报。按照吕叔湘的说法,译者除了用分行法来表示舞蹈的节拍外,还频频使用象声词来激活韵律,使全诗有了较强的节奏感。在短短的一首诗中,译者使用了五个象声词,如puff, flutter, ripple, touch, brush等,从而使舞者的优美姿态跃然纸上,所以结果比原诗更出色。吕叔湘之所以有这样的说法,与他的民族意识有一定的关系。吕叔湘被尘世间视为外语界和翻译界的杰出人才。但他的一些观念却令微臣难以理解。谈到华夏民族的语言时,他曾一而再再而三地说:'现在通行的老宋体实在丑得可以,倒是外国印书的a, b, c, d,有时候还倒真有很美的字体呢'。'拼音文字能机械化,汉字不能机械化','方块汉字在电子计算机上遇到的困难,好像一个行将就木的衰老病人','历史将证明:电子计算机是方块汉字的掘墓人，也是国语拼音文字的助产士'。吕叔湘究竟有没有民族的意识和文化，究竟懂不懂中文西译的形与实，由此可见一斑。"

黄帝说："卿等之言，颇为实际。客观来说，象声词在诗词的翻译中并非可有可无的陪衬物。运用得当，自然有画龙点睛之效；运用不当，必然有损原消韵之果。朕仔细比较了原诗与译诗的形式与内涵，觉得译作和原作还是有一定的距离，原作的神韵并没有完全再现于译作中。"

岐伯说："陛下之见，一针见血。运用不当的确有损失原作的神韵。就神韵而言，译作其实是很难再现原作的品味和内秀。杨贵妃的诗是七个字一行，一共四行。而译文却分为四部分，每一部分包括四个分行。这就从形式上背离了原诗紧凑明快的节奏这样的分而译之，虽在深入揭示原文内涵方面，有积极的意思。但在再现原诗结构形式方面，则瑕疵明显。何况，诗词的结构本身是有其独特意义的。"

黄帝说："由此可见，翻译的局限性是无处不有处处有。"

雷公说："确如陛下所示，翻译就是如此。五世纪的高僧鸠摩罗什是佛典翻译大师。他曾将翻译比作同'嚼饭与人'，相当形象。如果一个人自己不能吃饭，而要吃别人的唾余，那么他所吃的当然没有香味和鲜味了。"

黄帝说："卿之所言，似有偏颇。翻译其实并非总是'嚼饭与人'。在中文翻译史上，上乘之译还是比比皆是。若其不然，人类文明、文化何以如此波澜壮阔，如此多姿多彩，如此精彩纷呈！"

雷公说："陛下英明！事实确实如此。微臣的激愤大约是受吕氏之论的影响吧。正如陛下所示，上乘翻译确实比比皆是。微臣不久前注意到神州一位优秀译者对西方一首诗的翻译，确实是上乘之译。"

黄帝说："谈谈这个上乘之译吧。"

雷公说："遵旨！英文诗的原文是这样的：

You say that you love rain,
but you open your umbrella when it rains...
You say that you love the sun,
but you find a shadow spot when the sun shines...
You say that you love the wind,

But you close your windows when wind blows...
This is why I am afraid;
You say that you love me too...

这位译者采用六种方式和格式翻译了这首英文诗,一种是现代的方式,五种是传统的格式。自古以来,这样的译者确实极为少见。

第一是按照现代的方式翻译:

你说你喜欢雨,
但是下雨的时候你却撑开了伞;
你说你喜欢阳光,
但当阳光播撒的时候,
你却躲在阴凉之地;
你说你喜欢风,
但清风扑面的时候,
你却关上了窗户。
我害怕你对我也是如此之爱。

第二是按照《诗经》的神韵翻译:

子言慕雨,启伞避之。
子言好阳,寻荫拒之。
子言喜风,阖户离之。
子言偕老,吾所畏之。

第三是按照《离骚》的神韵翻译:

君乐雨兮启伞枝,
君乐昼兮林蔽日,
君乐风兮栏帐起,
君乐吾兮吾心噬。

第四是按照五言诗的格式翻译：

恋雨偏打伞，爱阳却遮凉。
风来掩窗扉，叶公惊龙王。
片言只语短，相思缱倦长。
郎君说爱我，不敢细思量。

第五是按照七言绝句的格式翻译：

微茫烟雨伞轻移，
喜日偏来树底栖。
一任风吹窗紧掩，
付君心事总犹疑。

第六是按照七律的格式翻译：

江南三月雨微茫，
罗伞轻撑细细香。
日送微醺如梦寐，
身依浓翠趁荫凉。
忽闻风籁传朱阁，
轻蹙蛾眉锁碧窗。
一片相思君莫解，
锦池只恐散鸳鸯。

尘世间至今哪里有这样至善至美的中文呢？确实难以发现！神州的这位优秀译者用中文翻译的英文诗，感动了全球。在这个全民认真学习外语的时代里，能用民族经典的语言翻译英文诗，并且达到至善至美的境界，实在不易。”

黄帝说：“由此可见，民族文化依然在传承，民族文明依然在传扬。”

岐伯、雷公长拜道:“陛下圣明!这正是臣等的梦想啊!”

黄帝说:“翻译的局限性是自然的,翻译的重要性是客观的。任何看法和说法,也是可以理解的。但翻译却必须努力推进,全面落实,而不能因之而淡化。”

岐伯说:“陛下之见,明若星辰,灿若朝霞!”

黄帝说:“墨子在《修身》篇中说:‘君子察迩而迩修者也’。就是说君子能明察左右,就能修养自身。翻译其实也是如此。”

岐伯说:“确如陛下所示,事实的确如此。如果译者能透彻了解原文的形貌神韵并掌握与之相关的背景知识,那么他就一定能够明晰原文主旨并将其恰如其分地转达到译入语中。理论上说,应当如此。但在翻译实践中,总会出现这样那样的缺憾。卿等比较偏颇的见解,也在一定程度上说明了这一点。事实上,理论与实际总是有些悬隔,难得一致。所以在西方有一种说法,即 translation is losing,就是说‘翻译就是丢失’。更有一种比较极端的说法,认为 translator, traitor,即‘翻译者就是叛徒’。”

黄帝说:“西方的这些说法与神州学界某些人的说法颇为一致,都是从一个特别的角度思考翻译所面临的问题与挑战。”

岐伯说:“陛下所言极是!西方人的这些说法,确实与中方一些人的看法相似,都是仅仅从问题与挑战的角度审查翻译,而不是从人类相应和人类合一的角度分析翻译、感悟翻译。有人认为西方人说的 Translation is losing 倒是讲的实情,因为任何时候翻译都无法滴水不漏地将原文的精神实质再现于译文。这种说法当然也是比较符合实际的。但 translator, traitor 的说法虽然在一定程度上是对某些实际问题的表达,但总的来看还是显得有些太过绝对了,因为翻译总是要在一定程度上脱离了原文的风格和风采。从道安‘五失本’之说,就能看出这种情况里的几分端倪。”

黄帝说:“情况大致是这样的。任何事物都包含着正反两个方面。”

岐伯说:“陛下圣明!事实确实如此。就翻译而言,常常丢失某些信息虽是不可避免的,但更主要的还是比较完整地传递了原文的基本内容和基本信息。不然,不同国家和民族之间便无法真正沟通交流了,人类文明也就无法统一交融和推进了。其实在大多数情况下，译者还是将原文的主要信息再现于译文，为读者提供了核心内容和基本信息。与所转达的主要的和重要的信息比较起来，所丢失的毕竟是微小的和次要的。当然这只是对正常翻译的定位，特别是对优秀译者翻译工作的肯定。”

黄帝说：“应该有这样客观的认识。翻译中信息的丢失是客观的，对此既不能放任自流，任其丢失，也不能耿耿于怀，以致因噎废食。”

岐伯说：“臣等谨遵圣命！据微臣所知，翻译中信息的丢失并非无缘无故，并非无法避免。只要译者翻译时对所有的字词、概念、文句和理念都能稍加用心，稍加注意，信息的丢失或变异当然完全可以避免的。”

黄帝说：“举例谈谈吧。”

岐伯说：“请雷公向陛下汇报。”

雷公说：“谢谢天师！一般来讲，诗词的翻译最为困难，最容易丢失基本信息。但只要认真努力，信息的丢失也是可以避免的。比如唐人孟浩然的《春晓》‘春眠不觉晓，处处闻啼鸟。夜来风雨声，花落知多少？’是一首万古传诵的名诗，西方人 Bynner 将其译为：

I awake light-hearted this morning of spring,
Everywhere round me the singing of birds,
But now I remember the night, the storm,
And I wonder how many blossoms were broken.

从整体上看，这首诗译的还真不错。但可惜的是，原诗中一个很重要的字‘啼’，在其翻译中却没有准确地表达出来。臣等对此作了仔细的推敲，觉得其译文确实存在失误。”

黄帝问道：“在其他人的翻译中，这个问题是如何处理的呢？”

雷公回答说：“其他译者的翻译其实也与 Bynner 的翻译一样，都将‘啼’译成 sing。‘啼’当然不是 sing。翁显良在《外国语》杂志 1981 年第一期发表的文章中指出：几位译者都以为‘啼’是唱歌，‘啼’和‘落花’似乎没有关系，除非鸟儿和风雨一样无情。孟浩然写的虽是一日之晨，却已到了三春之暮，‘啼鸟’不是在唱歌而是在悲鸣。或者说，诗人听起来是悲鸣。所以许渊冲教授在改译此诗时，即将'啼'译为 cry，这一改可谓恰得原诗之意趣。基本上明确了'嘀'的实际含义及其英译表达的基本要求。"

黄帝说："翻译的这一改动，意境果然迥异。类似情况在其他诗词的翻译上也存在吗？"

雷公回答说："确实也存在的。比如韦应物写的《滁州西涧》，是一首描述林泉情趣的名诗。诗曰：

独怜幽草涧边生，
上有黄鹂深树鸣；
春潮带雨晚来急，
野渡无人舟自横。

Bynner 经过认真地阅读、分析和思考，将其译为：

Where tender grasses rim the stream,
And deep boughs twill with many birds;
On the spring flood of last night's rain,
The ferry-boat moves as though someone were poling.

总的来看，Bynner 的这一翻译还是可以的，大致将原诗的基本含义展示出来了。但就原诗的形貌和神韵来看，还是颇有差异的。至少个别字词的理解和表达仍需认真推敲思考的。如后人论及韦应物的这首诗时说：'一声黄鹂鸣，道尽林泉情'。这说明黄鹂的'鸣'这一叫声在这首诗中大有深意。然而在 Bynner 的翻译中，黄鹂不但被简单地译为 bird（应为 oriole），而且也没有体现出'鸣'的声音。虽然对黄鹂之'鸣'的寓意，历来都存有各种各样的争议，如《千家诗》说'鹂鸣深树，讥小人谗佞而在位'，但在翻译时略而不译显然是不妥的。最起码应借用自己可以理解和接受的释义予以翻译或注解。"

黄帝说："卿言极是。在翻译文学作品时，绝不可忽视原作中的风吹草动之声和飞禽走兽之鸣，因为它们往往具有一定的象征意义。"

岐伯说："陛下圣明！其实在华夏民族传统的诗词中，每一个字都被诗人赋予了一定的特殊内涵，都有了一定的象征意义。有些看似无实际意义的小词，其实都有其特殊的含义。所以在翻译民族的传统诗词歌赋时，首先一定要认真地学好和掌握好民族的传统文化、传统思维和传统理念，其次应认真地学好和掌握好民族传统诗词歌赋的结构及其精气神韵，最后要认真地学好和掌握好翻译的基本理法和技巧并奠定好丰富的实践经验和研究基础。”

黄帝说：“从卿等所举的实例来看，译作和原作的确有一定的距离。原作的精气神韵要体现在译文中，确实不易。”

岐伯说：“陛下圣明！就精气神韵而言，译作确实是很难达到这样的一个理想境界的。比如当年的高僧鸠摩罗什，就是把佛教经典翻译成中文的一位最为优秀的翻译大师。谈关于翻译的认识和论述，不仅引起了历朝历代学者和译者的学习和应用，更应该引起当今国人中的学者和译者的关注和借鉴。鸠摩罗什曾经说，翻译就如同嚼饭与人一样。如果一个人自己不能吃饭，只能吃别人的唾下来的余饭，那么吃到嘴里的当然没有饭菜原汁原味的香和鲜了。不仅淡然无味，还可能令人恶心。

这也从某种意义上提示人们，在目前国际间交流日益频繁的情况下，不同国家和民族为了达到彼此之间有效交流和沟通的层面，就必须加强彼此间的语言学习和掌控。时下的神州，各个领域的国人都非常重视对西方语言和文化的学习和掌握，都基本实现了这样一个目标和追求。但对自己民族语言和文化的传承和传播却日益淡薄。在这种情况下，怎么可能成为真正跨文化交际的优秀人才呢？

钱锺书曾经说过这样一句话：‘戈培尔说过，有人和我谈文化，我就拔出手枪来。现在要是有人和我谈中西文化比较，如果我有手枪的话，我也一定要拔出来！’钱锺书之所以说出这样一句令人震惊的话，就是因为当今的学界和译界中真正有民族意识和文化的人少而又少。没有民族意识和文化的人，怎么可能比较中西文化呢？比来比去的只能是西方文化，根本无法真正地涉及到中华文化。目前国内一直在大力提倡学好外语，目的是未来加强民族的对外交流。但只重视西方语言文化的学习而忽略民族语言文化的学习，怎么可能真正培养出优秀人才呢？怎么可能真正实现中外公正的交流和沟通呢？”

黄帝说：“卿等之见，确实合理。国人在学习外语的同时，民族语言的学习却不能忽视。不然就本末倒置了。”

岐伯说：“陛下圣明！国人认真学习外文的同时，也确实应该认真学习中文。对于中医翻译界来说，在推进中医国际化的进程中，一方面要认真做好翻译工作，另一方面也要在学习中医的西方人中努力推广中文，使他们能逐步直接阅读中医原著，不能完全依赖译本。如果大部分的西方学习中医之人都能通过学习中文而直接阅读中医原著，这将不但省去了翻译之苦，而且能使西方学习中医之人真正了解和掌握中医的真谛。”

黄帝说：“这正是今日中医对外交流应努力推进的一项重要工作。”

岐伯说：“陛下之见，至真至诚！国人在做好这方面工作的同时，也应努力加强翻译实践，毕竟翻译的作用永远都无法被人们的外语学习所取代。谈到翻译的作用时，近人贺麟说：‘翻译的意义和价值，在于华文西学，使西方文化中国化。中国要走向世界，首先就要世界进入中国。为中华文化灌输新的精华，使外来学术思想成为中国文化一部分，移译融化西学，这乃是中华民族扩充自我，发展个性的努力’。颇有道理，值得今人认真思考。”

黄帝说：“贺麟之言是就西译中而言的，中译西又何尝不是如此。”

岐伯说：“陛下之见，高屋建瓴，明照六合！当今的学界和译界的国人，如果有这样的一个意识，才能真正地为国家和民族做出更大的贡献，才能真正地推动中国走向世界。不然的话就只能使世界进入中国，而无法使中国走向世界。就翻译而言，尽管翻译中存在着这样那样不尽如人意的地方，但毕竟为不同民族之间的交流和融合起到了铺路架桥的作用，而这个作用是任何力量都无法取代的。”

黄帝说：“虽然翻译上不同程度地存在着‘言不尽意’和‘得意忘言’的情况，但是应该看到，言不尽意却可表意，文不尽道却可载道。”

岐伯说：“陛下之训，令臣等心智大开！贺麟认为，人同此心、心同此理也可能是翻译得以有效开展的哲学基础，同时更是仁义思想和道德意识的一种体现。臣等对此也有同样的想法和看法。臣等相信在陛下的指导下，对此的认识一定会更加深入，对此的发展一定会更上一层楼。”

黄帝说：“心同而理同，才是人类真实本性的体现，才是文化创造和发展的真正源泉；而同心同理也是人类彼此交流和相互传播的基础。”

岐伯、雷公长拜道：“陛下之教，天人共仰！臣蒙教诲，茅塞顿开。”

洪水滔天篇第二十二
——译事之重与轻

黄帝说："老子说：'知常曰明'，就是说人应当懂得天地间万物变化的规律，处事要合乎自然的常理。他告诫人们：'不知常，妄作，凶。'老子还说：'天下皆知美之为美，斯恶已；皆知善之为善，斯不善矣。'翻译也要符合译事常理。不懂得这个道理，一味蛮干，失误自是不免。"

岐伯说："陛下圣明！老子的这两句话常令臣等感动。'天下皆知美之为美，斯恶已；皆知善之为善，斯不善矣'的基本意思是说，'天下的人都认清美好的事物，那是因为丑的存在；都能认清善良的事物，那是因为存在不善良。'译事要符合译理，而译理也并不是一成不变的金科玉律，要具体问题具体分析，照搬硬套误人不浅。请雷公向陛下汇报这方面的历史与现实。"

雷公说："谢谢天师！微臣在下界考察时最有体会，也见到有位译者将老子的这句话译为：When the people of the Earth all know beauty as beauty，there arises（the recognition of）ugliness. When the people of the Earth all know the good as good，there arises（the recognition of）evil. 有一定的道理。微臣注意到《论语》开篇的第一句话：'有朋自远方来，不亦乐乎？'西方人 Arthur Waley 将其译作：That friends should come to one from afar，is this not after all delightful? 国学大师辜鸿铭将其译作：Is it not a delight after all to have friends come from afar? 在外华人丘氏昆仲将其译作：To have friends come from distant places，is that not a happy event? 各个译者无论用词有异，结构不同，但对'朋'的翻译则是完全相同的，即都翻译成 friend。虽然相同，但却不一定合理。关于这个问题，镐京那位学者对此作了细致的分析，大致是这样说的：

英语中所谓的 friend，类似于现代中文里所谓的'朋友'。在现代的中文里,'朋友'是一个概念,即英语中的friend。但在古文中,'朋'是'朋','友'是'友',是两个互有关联但却绝非同一的概念。《礼记》说:'同门曰朋,同志曰友'。所谓'同门',指的是在同一师门下学习的人,也就是我们现在所谓的'同学',类似于英语中的classmate,但比classmate更为具体一些。因为classmate虽然在同一个教室读书,但却不一定接受的是同一位老师的教育,一般情况下应该是同几位老师的教育。而古代的所谓'同门',则指的是在同一个地方接受同一位老师教育的人,即those who study from the same teacher。

所谓的'同志',则指的是志趣相投之人,有点类似于我们现在所谓的'朋友',但比'朋友'的含义更为深刻一些。用英语来解读,大约就是those who share the same will and ambition。现代中文里所谓的'朋友',一般指的是关系比较密切的人,但兴趣和志向却不一定一致,甚至可能完全不一致。'同志曰友'中的'同志',到底应该译作comrade还是friend呢?似乎还需认真斟酌,不仅需要考虑其寓意,而且需要考虑其情意。

在有些古本《论语》中,'有朋自远方来'中的'有朋'为'友朋',即志同道合之人和同门修学之人。宋翔凤在其《朴学斋札记》中解释说,'有朋自远方来'中的'朋'指的是'弟子'。弟子从远方来拜见孔子,孔子自然是'不亦乐乎'。从古文的分析来看,宋氏的这一解读,确乎很有道理。

微臣看了这部分论述,颇有感触。请陛下指导,其论是否合理。"

黄帝说:"合理。要真正理解《论语》中每个词语、每个句子的实际含义,就要与时俱退,而不能与时俱进。所谓与时俱退,就是在思维上要回归到春秋战国时期,而不能与时俱进到当今这个完全现代化和西化的时代里。孟子说:'尽信书,不如无书。'翻译上的种种论争,圈外冷眼来看,莫不源于'不知常'。"

雷公说:"诚如陛下所训。比如关于'黄帝'尊号的翻译,历来就争论颇多,有的主张译为Yellow Emperor,有的主张去Yellow而存

Emperor，也有的主张按照人名的译法音译为 Huangdi 等。论起理来，自然是公说公有理，婆说婆有理。但真正理解'黄帝'实际含义的人，却少之又少。微臣在下界寻找译人的时候，与各界人士沟通交流的时候，微臣曾多次特意提问他们，远古时期为什么将'轩辕帝'赞称为'黄帝'而没有赞称为'红帝'。之所以多次潜移默化地提出这个问题，就是为了提醒他们明确华夏民族传统的思维观念。而要真正明确华夏民族的传统思维观念，就必须要有深厚的民族文化基础。没有这样一个基础，怎么可能理解好《论语》这样的民族文化经典呢？"

黄帝说："卿等之见，颇为自然。学术讨论，不分尊卑。朕也想听听译界是如何理解和翻译'黄帝'这个名号的，这中间很可能涉及到翻译中一个颇为普遍的问题。'黄帝'不仅仅是朕之名谓，也体现的是华夏民族的价值观和仁道观。"

雷公说："陛下英明！'黄帝'尊号的意义确实涉及到民族的价值观和仁道观。如果没有了民族的意识和文化，怎么可能真正地理解其意义与影响呢？对'黄帝'尊号的翻译之争，反映的自然是译者对民族传统文化的理解和掌控。正是由于这个原因，翻译界才有种种不同的译法和看法。当年微臣翻译陛下的帝号时，也有些举棋不定，不知采用何者为好。当然，微臣对陛下帝号的含义还是比较清楚的，只是不知用什么样的西方词语才能表达清楚。所以微臣以为'黄帝'尊号的翻译所反映的问题，不仅仅是翻译的准确性问题，更重要的是翻译的实践性问题。"

黄帝说："卿之所见，甚为客观。结合今世国人的翻译实践，谈谈问题与方法吧。"

雷公说："遵旨！微臣在下界考察的时候，特别注意了这一问题。而这一问题也是当时中医翻译界关注的问题，毕竟当时已经有很多西方学者在西方或到神州开始认真学习中医的理法方药了。而要真正学好中医的理法方药，就必须首先认真学好《黄帝内经》。而要学好《黄帝内经》，首先就必须学好华夏传统文化和文字。当时很多人看到了'黄帝'这个尊号时，就有些困惑，不知其含义何如。尤其是翻译界的人士，要翻译中医，怎么也无法回避'黄帝'这个尊名。当代学人牛公曾对'黄帝’尊号的翻译问题作了较为深入的分析，提出了比较客观实际的翻译方法。”

黄帝说：“说说他的方法吧。”

雷公说：“遵旨！当时许多人士认为将‘黄帝’译为 Yellow Emperor 显得很滑稽。对此，牛公也提出了质疑。牛公认为在华夏古典哲学‘五行’配‘五方’和‘五色’中，‘五方’中的‘中’和‘五色’中的‘黄’与‘五行’中的土相匹配。也就是说，‘五方’里的‘中方’和‘五色’里的‘黄色’与‘五行’里的‘土’的形式和含义密切相结。陛下之所以被尊称为‘黄帝’，就与‘五行’‘五方’和‘五色’有密切的关系。陛下实名为‘轩辕’，居于中原地区，而中原之土为黄色，故将陛下尊敬为‘黄帝’。在远古时期，华夏民族最敬慕、最热爱的就是大地，因为正是大地才孕育和哺育了尘世间的植物、动物和人类。如果没有大地，植物、动物和人类怎么可能存在？所以《史记》赞美陛下时，就用了‘土瑞之德’这个精美之语，即将陛下对华夏民族的伟大贡献与大地‘厚德载物’的美德合二为一。”

黄帝说：“确有道理。但朕当年与卿等的劳作与大地永恒不变的厚德无法相比，更不可合二为一。”

雷公说：“陛下谦虚。但华夏民族自古以来对陛下的敬慕和热爱从未改变，这自然说明当时陛下的贡献是非常伟大的。陛下对华夏民族的贡献与大地对植物和动物的奉献，完全可以合二为一。这就是为什么自远古以来华夏民族一直将陛下赞美为厚德载物之大地。这也是将陛下赞美为‘黄帝’而不是‘红帝’的根本原因。所以那位镐京译者认为，在中文里，‘黄帝’之‘黄’也首先是表示色彩的，只是这个色彩之中蕴含着丰富而又深刻的中国古典哲学和文化之原质。而这个原质在英语翻译中，也应该以相应的方式或途径再现出来，使西方人对 Yellow 在中国文化中所赋予的独特内涵有所认识。”

黄帝问道：“如此翻译之后的形式和内容如何统一呢？”

雷公回答说：“他认为，从理论上讲，内容和形式应该是统一的。但这个统一并不是没有条件的，只有在一定的条件下，内容和形式才能实现统一。脱离了特定的条件，内容和形式原有的统一就不复存在了。

他说在中国文化的背景下，'黄帝'之'黄'的形式与它所承载的文化内涵达到了完满的统一，这个统一是经过了若干年文化的孕育和交融后才得以实现的，并非一蹴而就。而在西方文化的背景下，Yellow 这个词的形式与它所在中医翻译上应该承载的中国文化的内涵还未实现统一。从表面上看，Yellow 在英语中仅仅反映的是一个色彩概念，与 Emperor 搭配在一起尚缺乏文化因素的交融。基于这样的认识，他认为反对将'黄帝'译为 Yellow Emperor 的做法，其实是片面的。人们之所以觉得 Yellow Emperor 这种译法滑稽，实在是形式与内容的脱节所造成的。如果中国文化比较系统深入地介绍到了西方，如果西方人对中国文化有了比较深刻的了解和认识，那么英译的中国文化的概念形式与其所承载的文化内涵就会在西方文化的背景下逐步实现统一。这就是他的理想和追求。"

黄帝说："这个推理是合乎情理的。"

雷公说："是的。那位镐京译者认为英译的'黄帝'之形式 Yellow Emperor 与其内涵现在之所以还没有实现统一，只能说明我们对外翻译传播中华文化和中医文化时还有很多工作要作，还有很长的路要走，不能简单地否定了某种译法就能了事。更何况，现在国内很多人对 Yellow Emperor 译法的非议都是从自身的理解出发考虑的，其实并不完全符合西方人看待中国文化或中医文化的心态。这一点很重要。就是说翻译时不仅仅要从译者的角度来考虑问题，也要从读者的角度来分析问题。"

黄帝说："对外翻译和传播中医或者中华文化时，当然需要考虑海外读者的理解能力和接受能力，但更应该考虑的是如何在对外翻译传播中华文化或中医文化时努力保持其系统性、完整性和原质性。切忌削足适履。"

雷公说："陛下圣明！确实应该如此。子木之言听起来颇有道理。但微臣感到这个问题的解决并不完全靠'有道理'或'没道理'这样一个简单的二元分切法来解决。正如陛下对'中国'和 China 对应情况的分析那样，'有道理'有时反而显得'没道理'。所以斟酌再四，微臣还是觉得应该综合直译和音译两种看似相反、实则相成的翻译方法。可将音译的 Huangdi 作为正名，直译的 Yellow Emperor 作为副名，对正名起到补充说明的作用。”

黄帝说：“这种音译和直译兼顾的做法，看起来有点无可奈何，但也不无可取之处。”

雷公说：“是的。臣以为这个问题的解决并不完全靠‘有道理’或‘没道理’这样一个简单的二元分切法来解决。比如说‘中国’这个国名，其英文的翻译是首字母大写的‘China’。大写也罢，小写也罢，China 和‘中国’在语意上、内涵上和感受上可以说毫无契合之处。然而长期以来中国人已习惯于接受 China 这样的译法，也习惯于接受自己是 Chinese 的这种说法。这说明了翻译的实践性问题。也就是说，翻译有时候并不‘有理’就能‘走遍天下’。‘有道理’有时反而显得‘没道理’。所以斟酌再四，微臣还是综合了直译和音译两种看似相反、实则相成的翻译方法。在具体的翻译中，遇到‘黄帝’这一名号时，需要两法并用。如《黄帝内经·素问》第一篇开首说：‘昔在黄帝，生而神灵，弱而能言，幼而徇齐，长而敦敏，成而登天。’微臣觉得可以将此句英译为：

Huangdi, or Yellow Emperor, was born intelligent and eloquent in his infancy. He behaved righteously when he was still a child. He was honest, sincere and wise when he was young. He came to the throne when he grew up.”

黄帝说：“这个译文从结构上看似有直译之痕，但字里行间仍然显现着意译之迹。”

雷公说：“诚如陛下所训，译文确有意译的成分。如对‘黄帝’的翻译，就增加了 or Yellow Emperor 三个词，引出在西方较为流行的说法，这即是对翻译实践性的某种体现。这样翻译是否完满地再现了原文的内涵了呢？似乎还没有。因为这样的翻译并不能从根本上解决‘黄帝’的翻译问题，并没有向读者提供一个完整的概念或足以帮助读者理解此概念的基本内涵和实际信息。”

黄帝说：“如何才能给读者提供一个完整的概念呢？”

雷公说：“微臣以为可通过译文之后的注解为读者提供必要的信息，以帮助读者完整准确地理解这一概念的基本内涵。微臣在观察尘世间的翻译实践时，注意到国内有位译者在翻译《黄帝内经》时非常重视对核心概念、基本术语和理论方法做了深入细致的释义和注解，为读者提供了丰富的信息。翻译'黄帝'这一概念之后，该译者作了这样的解释：

Huangdi(黄帝), also known as Yellow Emperor in the West, was one of the legendary kings in ancient China. He was the son of Shaodian(少典). His family name was Gongsun(公孙). He used to live by the Ji River(姬水). That was why people took Ji as the oother family name of him. Since Huangdi(黄帝) was born in a hill called Xuanyuan(轩辕), He was named after the hill. He founded his kingdom in Youxiong(有熊). So He was also called Youxiong(有熊). Owing to his great merits and virtues, he was supported by the rulers of all tribes as the king. Since his kingdom took the color of earth as the auspicious sign, he was called Huangdi(师), literally meaning Yellow Emperor, because the color of earth is yellow in the central region of China. During his reign, Huangdi(黄帝) made magnificent contributions to the civilization of the Chinese nation. That is why Huangdi(黄帝) is worshiped as the first ancestor of the Chinese nation."

黄帝说："如此注解，有利解读。"

岐伯说："陛下圣明！这样的详细注解，的确有利于读者理解其实际含义。从目前中医在国际的传播和发展中，这样的注解确实有交际效果的，尤其有利于认真学习和研究中医经典著作的西方人士。但微臣翻阅其注解内容的时候，觉得其文本确实简洁，但瑕疵还是有的。虽然有瑕疵，但微臣还是希望通过这样一个简短的注解，为西方读者完整地理解'黄帝'这个概念提供一定的线索。对于类似于'黄帝'这样一些概念，微臣自己在翻译时所采用的方法大致就是如此。在有些人看来，这种注解式的翻译是一个笨拙的办法。微臣觉得，笨拙可能是有的，但为西方读者提供必要的信息还是比较有效的。只有通过注解给读者提供必要的资料信息，才能使读者较为完整地理解有关概念的实际内涵和实际意义。这就要求译者在翻译古典文化典籍时，对有关内容要做到正确解读和恰当表达，要采取有效的补助手段将文内难以充分表达的信息提供给读者。文后注解应该是一个很好的、很必要的补助手段。”

黄帝说：“这的确是一个无奈之法，但也是一个必要之法。”

岐伯、雷公长拜道：“陛下英明！陛下之示，不仅是对译界的鼓励，更是对译界的启迪！”

不自满假篇第二十三
——译事之通与捅

黄帝说:“长其长而短其短,此亦译事之道也。究竟‘道其不行矣夫’还是‘道其行矣夫’,值得深思。”

岐伯说:“陛下之示,圣明如乾!‘道其不行矣夫’这句话好像是孔子说的。在《中庸》里,臣等注意到了孔子的这番感慨之言,觉得这是对其儒道的深思和反思,颇有扼腕之感。孔子一生曾经短期为仕,长期却周游列国,目的是传扬自己的人生追求和治国理念。他的这一理念和志向影响了很多国人,但却很少为君主们所理解和接受。孔子之言与译道有何关联,请陛下指导。”

黄帝说:“在译人的笔下,前人之‘道’,亦是‘不行矣夫’。”

岐伯说:“译事之道,确实如此。这也是微臣之过也。当年微臣奔赴下界寻访译人的时候,虽然注意到当今的学界和译界淡漠了前人之‘道’,虽然颇感遗憾,但却不知如何才能完全改变他们的视野和事业。臣等思考翻译问题时,可能也常常想起孔子的这番感慨之言,也常常因此而感慨万千。”

黄帝说:“此种状况,非卿等之过,实近人之误。”

岐伯说:“确如陛下所示!近人之所以对前人弃之前后、耻之左右,对传统文化差之毫厘、谬之千里,可能就是其对前人理解之不足,对传统文化淡漠之过分吧。微臣常为此忧心忡忡,不知如何才能校正好,不知如何才能解决好。这个问题解决不好,译事确实将难于上青天。如翻译民族传统文化的典籍时,最重要的是正确解读、全面把握和深入感悟。但由于这个时代对民族文化的淡漠和轻视,译人怎么可能正确解读、全面把握和深入感悟国学典籍中的语言、文化和思想?不能正确解读、全面把握和深入感悟,翻译时又怎么能真正地表达好,传播好呢?实在令微臣困惑不已。”

黄帝说:“译事有道,行之不易,此虽自然而然,却需思而再思。”

岐伯说："确如陛下所示！译道不易，确需思而再思。认真学习民族的传统文化和思想，就能令人对自己所面临的各种问题思而再思。思而再思了，思路当然就清晰了，解决的方式方法当然就明确了。在翻阅诸子学说时，微臣常常为后人对前贤思想的误读和异化而惋惜不已。比如过去在批判孔子时，一个很流行的说法就是孔子提倡'读书做官'。即只有读好了书才能当官，这显然是对教育的低俗化和政治化。如果孔子真有这样一个理念，确实值得批评。事实却并非如此，显然是对孔子'学而优则士'这句话的误解。'学而优则士'只是孔子的弟子子夏对孔子教育思想总结的后一句话，前一句话是'士而优则学'。子夏的意思是说，'做官的人有空闲的话应该去学习，而读书人有空闲的话也应该去做点管理工作。'"

黄帝说："原来如此！"

岐伯说："说的。这里的'优'可不是当代语言中'优秀'的意思，而是指'空闲'，这是'优'在远古时期的基本含义。如苏洵在《心术》中提出国君应该奖励兵士，应该加强国防的问题时说：'丰犒而优游之，所以养其力'。意思是说，要大力犒劳奖励兵士，使士兵们生活无忧，从而增强其力量。这里的'优'即'悠闲'的意思，而不是'优秀'。"

黄帝问道："对诸子百家的误读，中医研究中是否存在？"

岐伯回答说："微臣也时有所闻。虽然中医界对传承民族文化的贡献最大，但对传统文化和语言的某些方面，也存在一定的误读和误解。例如在《黄帝内经·素问·上古天真论》中，有这样一段陛下与微臣的对话：

> 帝曰：'人年老而无子者，材力尽邪？将天数然也？'
>
> 歧伯曰：'女子七岁，肾气盛，齿更发长；二七而天癸至，任脉通，太冲脉盛，月事以时下，故有子；三七，肾气平均，故真牙生而长极；四七筋骨坚，发长极，身体盛壮；五七，阳明脉衰，面始焦，发始堕；六七，三阳脉衰于上，面皆焦，发始白；七七，任脉虚，太冲脉衰少，天癸竭，地道不通，故形坏而无子也。'

陛下提出的这个问题,微臣一直在深思。”

黄帝说:“确有这么一段对话。今人对此有什么不同的解释吗?“

岐伯回答说:“确实有的。微臣查阅了当今出版的一些注解分析版本,发现对几个概念的注解,各家颇为不同。如‘材力’有的解释为‘精力’,有的解释为‘肾精’,还有的解释为‘筋力’。再如‘真牙生而长极’有的解释为‘真牙生出,牙齿就长全了’,有的解释为‘智齿生长,身高也长到了最高点’。又如对‘齿更发长’中‘发长’的理解,也颇有差异。有的理解为‘毛发生长’,有的理解为‘头发开始茂盛’。差异还是比较明显的。这当然与医界人士自己的解读和理解有一定的关系。”

黄帝说:“注解如此相左,译人如何判断?”

岐伯回答说:“对于译人来说,要真正地判断好,实在不易。毕竟优秀的译人只是基本理解和掌握中医的理法方药,而无法完全理解和掌握中医的经典。所以翻译中医的经典时,译人就必须以中医专家们的注解和说明为基础,对相关概念、术语和语句进行解读和翻译。对于这样一些各家理解不一的概念和词语,译者很难对其明确理解和准确表达。而翻译时译者也不宜对其任加取舍,实在难而更难。”

黄帝问道:“如此问题,如何解决?”

岐伯回答说:“微臣查阅和思考尘世间译界的具体做法时,也颇感困惑。根据传统的理法和时下的做法,微臣觉得比较合适的做法是,正文的翻译中可采信世间较为流行且能为一般学者所理解和接受的释义,正文以此翻译后再对各家不同的理解和注解作以简明扼要的说明,尤其是将具有代表性的不同理解和释义介绍给读者,让读者根据自己的理解和体会去揣摩该概念或经文的实际含义。译者若妄加取舍,很可能肢解了经文的原意。而将一些主要的不同理解和释义介绍给读者,也是对中医界不同角度、不同层面、不同深度的思维和视野传递给读者,便于他们推展自己的视野,完善自己的思维。”

黄帝说:“谈谈译后注解吧。”

岐伯说:“遵旨。微臣对此了解不多,雷公非常清楚。请雷公向陛下汇报吧。”

雷公说:“谢谢天师!微臣注意到尘世间的某一部《黄帝内经》的译

文中，就有非常丰富的注解和释义。镐京译者之所以在文后附录了那么多的注解和释义，大概与此前和微臣的交流有一定的关系。微臣奔赴下界寻找译人的时候，多次与他们交流商谈。交流和商谈中，微臣特意提出了翻译《黄帝内经》时如何解决中医界对其基本概念和术语不同理解和释义的问题。大概就是听了微臣的建议，他在翻译时才充分发挥了注解和释义的作用，在译文之后对相应概念和术语的理解作了必要的说明和论著。如对'材力'的解释为：Literally Cai（材）means material，Li（力）means powder or strength. Some scholars explain Caili（材力）as the strength of tendons. Some scholars explain Caili（材力）as Kidney-Essence. 对'真牙生而长极'的解释为：This sentence is understood by some other scholars as the wisdom teeth begin to grow and all the teeth have now fully erupted. 通过这样的解释，基本将不同的释义作了说明。"

黄帝问道："如何解释'天癸''任脉'和'太冲脉'的呢？"

雷公回答说："微臣注意到该译者对于这些概念的处理，但与对'材力'和'真牙生而长极'等的解释，其出发点却不尽相同。前者的解释纯粹是翻译的问题，而后者的解释则主要是理解的问题。'天癸'的意思是非常明确的，但直译却比较欠妥，意译却显得冗长，所以译者只好采用音译。音译固然简洁，但对其不略加解释，其意思显然是无法明确的。所以译者在文后还是作了一定的注解。而'任脉'和'太冲脉'的此前译法基本都有欠妥之处，没有将其实际意义表达清楚，所以译者在译文之后对其作了必要的修正。但修正之后不加注解，则容易造成混乱。所以译者虽然对其作了修正，但文后依然作了比较详细的注解，有利于读者完整准确地理解和掌握其实际意义。"

黄帝问道："其注解是怎样的呢？"

雷公回答说："该译者对'天癸'的解释是这样的：Tiangui（天癸）refers to the substance for the promotion of genital function. 对'任脉'和'太冲脉'的注解为：Conception Vessel and Thoroughfare Vessel are the translations approved by WHO. However Mai in Renmai and Chongmai in fact is not vessel, but Channel. That is why these two terms are transliterated in the text. 这样的注解，显然说明了修正的必要性及修正后的实际意义。”

黄帝说：“该译者对这则对话的全文翻译是怎样的呢？”

雷公说：“微臣注意到，镐京译者对全文的翻译虽然显得有些僵直，但毕竟是对华夏民族传统经典文字的翻译，而不是对白话文的翻译。根据当今世界对经典翻译的基本理念来看，《黄帝内经》这样的中医经典只能基本采用直译法和音译法，意译法只能体现在释义和注解方面。镐京那位学者也是译者，他就是以这种经典翻译的理念翻译了《黄帝内经》。天师刚才提到的陛下与天师的这段重要的对话，微臣在下界考察时也注意到了学界和译界的理解和表达。译界对陛下和天师的这段对话的解读是这样的：

> 女子到了七岁，肾气旺盛起来，乳齿更换，头发开始茂盛，十四岁时，天癸产生，任脉通畅，太冲脉盛，月经按时来潮，具备了生育子女的能力。二十一岁时，肾气充满，真牙生出，牙齿就长全了。二十八岁时，筋骨强健有力，头发的生长达到最茂盛的阶段，此时身体最为强壮。三十五岁时，阳明经脉气血逐渐衰退，面部开始憔悴，头发也开始脱落，四十二岁时，三阳经脉气血衰弱，面部憔悴无华，头发开始变白。四十九岁时，任脉气血虚弱，太冲脉的气血也衰少了。天癸枯竭，月经断绝，所以形体衰老，失去了生育能力。

镐京译者将陛下与天师的这段中医的对话译为：

Huangdi asked, ‘Old people cannot give birth to children. Is it due to the exhaustion of Caili (Essence-Qi) or the natural development of the body?’

Qibo answered, ‘For a woman, her Kidney-Qi) becomes prosperous, her teeth begin to change and her hair begins to grow at the age of seven. At the age of fourteen, Tiangui begins to appear, Renmai (Conception Vessel) and Chongmai (Thoroughfare Vessel) are vigorous in function. Then she begins to have menstruation and is able to conceive a baby. At the age of twenty-one, as the Shenqi (Kidney-Qi) is in vigor, the wisdom teeth begin to grow and the her body has fully developed. At the age of twenty-eight, her musculature and bone become strong, her hair grows long enough. Her body has reached the summit of development. At the age of thirty-five, Yangming Channel starts to decline, her face begins to wither and her hair begins to lose. At the age of forty-two, as the three Yang Channels are deficient [in both Qi and blood], her countenance becomes wane and her hair begins to turn white. At the age of forty-nine, as both the Renmai (Conception Vessel) and Chongmai (Thoroughfare Vessel) become deficient and the menstruation stops, she physically becomes feeble and is no longer able to conceive a baby.'

西方首次翻译《黄帝内经·素问》前三十四章的译者 Ilza Veith 将陛下与天师的这段重要的对话译为：

The Emperor asked: 'When people grow old then they cannot give birth to children. Is it because they have exhausted their strength in depravity or is it because of natural fate?'

Ch'I Po answered; 'When a girl is seven years of age, the emanations of the kidneys(肾气) become abundant, she begins to change her teeth and her hair grows longer. When she reaches her fourteenth year she begins to menstruate and is able to become pregnant and the movement in the great thoroughfare pulse(太冲脉) is strong. Menstruation comes at regular times, thus, the girl is able to give birth to a child. When the girl reaches the age of twenty-one years the emanations of the kidneys are regular, the last tooth has come out, and she is fully grown. When the woman reaches the age of twenty-eight, her muscles and bones are strong, her hair has reached its full length and her body is flourishing and fertile. When the woman reaches the age of thirty-five, the pulse indicating [the region of] the "Sunlight"(阳明) deteriorates, her face begins to wrinkle and her hair begins to fall. When she reaches the age of forty-two, the pulse of the three [regions of] Yang deteriorates in the upper part 9of the body), her entire face is wrinkled and her hair begins to turn white. When she reaches the age of forty-nine she can no longer become pregnant and the circulation of the great thoroughfare pulse is decreased. Her menstruation is exhausted, and the gates of menstruation are no longer open; her body deteriorates and she is no longer able to bear children.'

两则译文,除个别概念和词语的表达不太一致外,基本含义的表达还是比较一致的。西方译者之所以将'阳明'译作 Sunlight,将'肾气'译作 emanations of kidneys,将'太冲脉'的'脉'译作 pulse,不完全与翻译法有关,而与当时翻译的理念和对《黄帝内经》的理解有关。毕竟这位西方译者是第一位完整翻译《黄帝内经》中几十章的译者。之后微臣向陛下再仔细汇报两则译文的差异。"

黄帝说:"直译音译为经典,注解释义用意译,值得思考。"

岐伯说:"确实值得思考。所以微臣一直在思考自古以来国内外译界对不同时期古籍文献的不同译法和不同释义,也一直提请雷公想方设法将有关信息和想法传递给下界的有关学者和译者。"

黄帝说:"应该继续努力。当年朕与卿等不仅讨论了女子七岁发育,也讨论了男子八岁发育。译者对朕与卿等对男子发育的对话是如何翻译的呢?"

岐伯说:"实在抱歉,微臣忘记将这段话的翻译向陛下汇报了。还是请雷公向陛下汇报,微臣对此的了解不太全面。"

雷公说:"谢谢天师关怀!微臣也注意了译者对陛下与臣等这段对话的翻译,方法与注解与对女子发育的翻译基本一致。《黄帝内经·素问·上古天真论》也记载了陛下与天师的这段重要对话,原文是:

丈夫八岁肾气实,发长齿更。二八,肾气盛,天癸至,精气溢泻,阴阳和,故能有子。三八,肾气平均,筋骨劲强,故真牙生而长极。四八,筋骨隆盛,肌肉满壮。五八,肾气衰,发堕齿槁。六八,阳气衰竭于上,面焦,发鬓颁白。七八,肝气衰,筋不能动。八八,天癸竭,精少,肾脏衰,形体皆极则齿发去。

白话文的解释是:

男子到了八岁,肾气充实起来,头发开始茂盛,乳齿也更换了。十六岁时肾气旺盛,天癸产生,精气满溢而能外泄,两性交合,就能生育子女。二十四岁时,肾气充满,筋骨强健有力,真牙生出,牙齿长全。三十二岁时,筋骨丰隆盛实,肌肉亦丰满健壮。四十岁时,肾气衰退,头发开始脱落,牙齿开始枯槁。四十八岁时,上部阳气开始衰竭,面部憔悴无华,头发两鬓发白。五十六岁时,肝气衰弱,筋的活动不能灵活自如。六十四岁时,天癸枯竭,精气少,肾脏衰,牙齿头发脱落,形体衰疲。肾主水,接受其他脏腑的精气而加以贮藏,所以五脏功能旺盛,肾脏才能外泄精气。

镐京译者将陛下与臣等的这段重要对话译为:

For a man, at the age of eight, his Shenqi (Kidney-Qi) becomes prosperous and his teeth begin to change. At the age of sixteen, as Shenqi (Kidney-Qi) is abundant and Tiangui occurs, he begins to experience spermatic emission. If he has copulated with a woman at this period, he can have a baby. At the age of twenty-four, his Shenqi (Kidney-Qi) is full, his musculature and bone become strong, the wisdom teeth appear and the whole body is fully developed. At the age of thirty-two, his musculature and bones have well developed and are very strong. At the age of forty, as Shenqi (Kidney-Qi) declines, his hair begins to drop and his teeth start to wither. At the age of forty-eight, Yangqi over the upper part of the body collapses, his face starts to wither and his hair begins to turn white. At the age of fifty-six, as Ganqi (Liver-Qi) declines, his musculature becomes inflexible. With the exhaustion of Tiangui and the reduction of Shenqi (Kidney-Qi), his kidney is weakened and his body becomes very weak, his teeth and hair begin to lose.

西方译者 Ilza Veith 将陛下与臣等的这段重要对话译为：

When a boy is eight years old the emanations of his testes (kidneys 肾) are fully developed; his hair grows longer and he begins to change his teeth. When he is sixteen years of age the emanations of his testicles become abundant and he begins to secrete semen. He has an abundance of semen which he seeks to dispel; and if at this point the male and the female element unite in harmony, a child can be conceived. At the age of twenty-four the emanations of his testicles are regular; his muscles and bones are firm and strong, the last tooth has grown, and he has reached his full height. At thirty-two his muscles and bones are flourishing, his flesh is healthy and he is able-bodied and fertile. At the age of forty the emanations of his testicles become smaller, he begins to lose his hair and his teeth being to decay. At forty-eight his masculine vigor is reduced or exhausted; wrinkles appear on his face and the hair on his temples turns white. At fifty-six the force of his liver(肝气) deteriorates, his muscles can no longer function properly, his secretion of semen is exhausted, his vitality diminishes, his testicles (kidney) deteriorate, and his physical strength reaches its end. At sixty-four he loses his teeth and his hair.

两则译文与此前微臣的分析一致。西方译者某些方面不够完整。比如'八八,天癸竭,精少,肾脏衰,形体皆极则齿发去'仅译作 At sixty-four he loses his teeth and his hair,显然是不够完善的。通过对国内外译者翻译的比较分析,微臣注意到,国内译者在翻译时基本是紧扣经文、比较古今、综合诸家、多法并举,非常不易。从其翻译的分寸之间,微臣常注意到谨小慎微之举,颇为感动。虽然其译文中仍有不尽人意之处，但能译到这一程度已经非常不易了。所以每临译事，该译者总是如履薄冰、如临深渊，惟恐有失。”

黄帝说：“译能如此，确乎不易。”

岐伯、雷公长拜道：“陛下圣明！”

惟乃之休篇第二十四
——译事之行与转

黄帝说:“卿等以为译道难,尘人更觉译道难。‘难’者,又‘隹’也。又隹者,多样也。明其样多,知其向广,则可步步进之。”

岐伯说:“感谢陛下指教!孔子当年非常遵守陛下的指示,为其弟子提出了求道、进道的具体要求。孔子说:‘君子之道,辟如行远,必自迩;辟如登高,比自卑’。意思是说,求取君子之道之法,正如走远路一样,一定要从近处出发;又如登高山一样,一定要从低处启程。只有这样,才能真正走向大道,登上高山。雷公告诉微臣,辜鸿铭将其译作:The moral life of man may be likened to travelling to a distant place; one must start from the nearest stage. It may also be likened to ascending a height; one must begin from the lowest step.孔子对其弟子之教,虽然言简但却意深,充分向弟子们说明了明德、亲民、至善的基本道理。”

黄帝说:“明德、亲民、至善应如此,求知、为学、从译亦当如此。”

岐伯长跪而拜道:“陛下圣明!微臣愚鲁,不识圣意!对于求知、为学、从译的这一重任来说,如果学界和译界之人忘却或背离了大道,最终必然导致本末倒置。尘世间的译界如今之所以争来争去,之所以纷纷扰扰,正因为其失却了文化的正道,盲目正道的方向。微臣当时时自省,尽量采取必要的措施将陛下的教导传递给尘世间的学人和译人。《天工义经》中所强调的几大重要问题,亦是臣等一直关注的问题。”

黄帝说:“警钟长鸣,万事可行。译界之事,卿等多思。”

岐伯说:“陛下神明!臣等遵旨,一定多思。为了推进尘世间翻译事业的发展,尤其是中医国际传播和交流的推进,臣等一直在观察、分析和研究最为紧迫的一些问题。据雷公介绍,三十六年前,即西方的1982年,医学界的国际组织‘世界卫生组织’就已经授命其西太区开始制定针灸名词术语的国际标准。所谓国际标准，就是将世界不同地区的不同译法予以统一化和标准化。中医界的国际组织'世界中医药学会联合会'十四年前，即西方的 2004 年，即开始制定中医基本名词术语的国际标准，也是将五大洲不同的翻译予以统一化和标准化。这些国际组织在一定程度上落实了陛下的指示，使得中医基本名词术语的翻译逐步走向了统一化和标准化的趋势。这些标准的制定非常重要，一直很令臣等关注。这也算是尘世间翻译业的进展吧。"

黄帝说："朕闻中医同一概念有不同的解释。不同的解释就会有不同的翻译。不同的翻译势必影响译名的统一。这个问题该如何解决呢？"

岐伯说："请雷公向陛下汇报。"

雷公说："谢谢天师！在翻译时，尤其是翻译中医药时，译名的统一确实是非常重要的，但却一直很难实现。虽然几个国际组织都一直在努力标准化中医基本名词术语的英文翻译，目标还没有完全实现，因为同一概念或术语在此处的所指与在彼处的所指，有时并不完全一样，甚至截然不同。虽然目标还没有完全实现，但基本趋势还是逐步形成了。"

黄帝问道："此处彼处为何不同？"

雷公回答说："之所以不同，与民族传统文化深厚的内涵以及传统术语灵活的应用有一定的关系。例如《黄帝内经》中'阴阳'的基本概念以及现代所说的'阴阳学说'中的'阴阳'一词或二字，现一般都音译为 Yin and Yang 或 yin and yang 或 yinyang 或 yin-yang，虽然大小写及统筹方式不同，但基本意思还是完全相同的。但在马王堆出土的帛书'合阴阳方'中，'阴阳'却不宜直接音译为 Yin and Yang 或其他小写及融合在一起的音译，因为此处的'阴阳'有具体的实际内涵，即指男女，而不是'阴阳学说'中的哲学内涵。所谓'合阴阳方'，实际上讲的是'性医学'，英语中的 sexual medicine 或 sexology。类似情况在《黄帝内经・素问》的翻译上也时常出现。"

黄帝说："说说《黄帝内经・素问》的翻译问题吧。"

雷公说："遵旨。微臣想以'道'这一概念为例向陛下汇报同一概念的不同内涵对翻译表达的影响。'道'在《道德经》中的内涵与'无极生太极，太极生两仪，两仪生四象，四象生八卦'有着从上到下的密切关系。但在《黄帝内经》等经典著作中，'道'的含义还是比较明确的，比较具体的，其基本含义是'基本原则或法则'，所以常常被译为 law，principle 或 universal law 及 natural law 等等。在西方'道'也常被译为 Way，这当然是照字面的直译，也是中医国际传播中而形成的一种颇具特色的译法。"

黄帝问道："将'道'译作 Way，是不是太轻浅了？"

雷公回答说："是的。'道'的概念是先民从道路或路径，即西方的 way 或 road，等直观现状和形式中逐步上升到哲学层面而形成的一个意义最为深厚和境界最为高雅的概念。如在《道德经》中的'道可道，非常道'和《黄帝内经》中的'阴阳者，天地之道也'等思想中，'道'从形和神等方面都已从道路或路径等直观现状和形式中得到了高度的深化和升华，成为具有丰富内涵的文化概念，用尘世间现代的话来说就是最为富有内涵的哲学概念。这一概念形式源自于人们的日常生活，内涵则源于人们对'天、地、人'三才的关系以及天人相应与天人合一理念的认识。对于这样的概念，依其参照物直译就会显得直白而幼稚，依其实际内涵翻译则又会显得冗长而烦琐，且不利于译名的统一化和标准化。"

黄帝说："实际情况，确实如此。今人该如何处理呢？"

雷公回答说："为了解决好这一问题，尘世间一些译人对此作了深入的分析和探讨，经过多年的努力和探索，最终找到了一个比较可行的翻译方法。臣等非常关注这一译法，多次查阅了其中一位译者的翻译版本。这位译者采取了音译加文内注解的方法进行翻译，似乎有一定的可取性。这样的译法有时显得烦琐，因为每次音译时，其后都拖着一个不长不短的注解。但这样作也有两点好处，一是译名始终如一，便于统一；二是注解随语境而调整，有利于揭示该概念在不同情况下的特殊所指。"

黄帝说："谈谈翻译中的具体应用吧。"

雷公说："遵旨！微臣根据这位译者的翻译，向陛下汇报对《黄帝内经》中'道'的理解和表达。'道'虽然是一个字，但其含义却非常丰富，所以在不同的背景下就有不太一致的含义。所以这位译者在翻译时，总是从实际出发，而不是一概而论。在《黄帝内经》中，'道'在不同背景下的含义虽然也有相同或相近之处，但更有不同之处，翻译时是无法完全统一的。按照中医国际化发展的要求来看，所有的术语都应该统一化和标准化，这是非常需要的。但中医经典著作的翻译，却另有方向和目标，不能完全按照一般性学术著作或文献资料进行翻译。"

黄帝说："很有道理。当年朕与卿等讨论中医理法方药时，确实赋予了'道'非常丰富的含义。'道'有时指方法论，这该如何翻译呢？"

岐伯回答说："这要根据具体情况来确定翻译的方法和表达的，请雷公根据下界的翻译情况向陛下汇报。"

雷公说："谢谢天师关怀！微臣根据镐京那位译者的译法向陛下汇报。他将'道'统一音译为 Dao，又根据其不同的含义在其文内予以注解。如在《黄帝内经·素问》第一章'上古天真论篇'中，有'上古之人，其知道者，法于阴阳，和于术数，食饮有节，起居有常，不妄作劳，故能形与神俱，而尽终其天年，度百岁乃去'这样一句话；在《黄帝内经·素问》第二章'四气调神大论篇'中，有'故阴阳四时者，万物之终始也；生死之本也；逆之则灾害生，从之则苛疾不起，是谓得道。道者圣人行之，愚者佩之'这样一句话。在这两句话中，'道'指的是养生方法，将其译为 Dao(method for preserving health)，即将'道'音译为 Dao，括号中将其实际含义附录其中。

第一句的意思是：上古时代的人，那些懂得养生之道的，能够取法于天地阴阳自然变化之理而加以适应，调和养生的方法，使之达到正确的标准。饮食有所节制，作息有一定规律，既不妄事操劳，又避免过度房事，所以能够形神俱旺，协调统一，活到天赋的自然年龄，超过百岁才离开人世。译为英语则是：The sages in ancient times who knew the Dao (the tenets for cultivating health) followed [the rules of] Yin and Yang and adjusted Shushu (the ways to cultivate health).

第二句的意思是：因此，阴阳四时是万物的终始，是盛衰存亡的根本，违逆了它，就会产生灾害，顺从了它，就不会发生重病，这样便可谓懂得了养生之道。对于养生之道，圣人能够加以实行，愚人则时常有所违背。译为英文则是：Thus the [changes of] Yin and Yang in the four seasons are [responsible for] the growth, decline and death of all the things. Any violation of it will bring about disasters. While abidance by it prevents the occurrence of diseases. This is what to follow the Dao (law of nature) means. The Dao (law of nature) is followed by the sages, but violated by the foolish.

在《黄帝内经·素问》第四章‘金匮真言论篇’中，有‘故善为脉者，谨察五脏六腑，一逆一从，阴阳表里雌雄之纪，藏之心意，合心于精，非其人勿教，非其真勿授，是谓得道’这样一句话，其中的‘道’指的是传授方法，将其译为 Dao(teaching method)。其意思是：所以善于诊脉的医生，能够谨慎细心地审察五脏六腑的变化，了解其顺逆的情况，把阴阳、表里、雌雄的对应和联系，纲目分明地加以归纳，并把这些精深的道理，深深地记在心中，这些理论，至为宝贵，对于那些不是真心实意地学习而又不具备一定条件的人，切勿轻意传授，这才是爱护和诊视这门学问的正确态度。译为英语则是：So those sophisticated in feeling the pulse should very carefully examine the Five Zang-Organs and the Six Fu-Organs as well as the conditions of Yin and Yang, the external and the internal, the female and the male, carefully categorizing and studying these abstruse ideas with heart and soul. But do not teach these abstruse theories to anyone not eligible or unqualified to study them. This is the right way [to pass on such valuable theories].

在《黄帝内经·素问》第十五章‘玉版论要篇’中，有‘请言道之至数，《五色》《脉变》《揆度》《奇恒》，道在于一’这样一句，其中的‘道’指的是诊治方法，将其译为 Dao(diagnostic and therapeutic method)。全文的意思是：请允许我从诊病的主要理数说起，《五色》《脉变》《揆度》《奇恒》等，虽然所指不同，但道理只有一个，就是色脉之间有无神气。译为英文则是：Please [allow me] to explain the rules [for diagnosis]. [Though] *Wuse* (five colors), *Maibian* (the changes of pulse)[3], *Kuiduo* (measure) and *Qiheng* (extraordinary) [focus on different things], [they have] one thing in common[4].

镐京译者在译文之后对四个重要的概念作了较为深入的注解。

[1] There are different explanations about *Kuiduo* (揆度 measure) and *Qiheng* (奇恒 extraordinary). One explanation is that *Kuiduo* (揆度 measure) and *Qiheng* (奇恒 extraordinary) are the names of two ancient books. The other explanation is that *Kuiduo* (揆度 measure) means to measure or to consider and *Qiheng* (奇恒 extraordinary) means to be different from the normal.

[2] Depth: Traditionally Chinese medicine use the term Shenqian(深浅 deep and shallow) or Qianshen(浅深 shallow and deep)to describe the severity of diseases. If the disease is Shen(深 deep), it is serious; if the disease is Qian(浅 shallow), it is mild. Shenqian(深浅 deep and shallow) or Qianshen(浅深 shallow and deep) is also used to describe the location of a disease. In translation, translators usually put this term into 'depth'.

[3] There are different explanations about *Wuse* (五色 five colors), *Maibian*(脉变 the changes of pulse). Some scholars regard them as the names of two books. For example, Ma Shi(马莳) said: '*Wuse* (五色 five colors), *Maibian* (脉变 the changes of pulse), *Kuiduo*(揆度 measure) and *Qiheng*(奇恒 extraordinary) are all the titles of the chapters in ancient canons.' Other scholars simply take them as terms or concepts.

[4] 'One thing in common': The original Chinese characters for this part are Dao(道 law or principle) Zai(在 lie in) Yu(于 in) Yi(一 one). There are different explanations about this part, especially about Yi(一 one). Ma Shi(马莳) said: '*Wuse* (五色 five colors), *Maibian* (脉变 the changes of pulse), *Kuiduo* (揆度 measure) and *Qiheng*(奇恒 extraordinary) are different in contents, but the Dao(道 law or principle) involved is the same. What is Yi

(一 one)? It refers to the Shen(神 Spirit) in the human body.' Wang Yuchuan(王玉川) said: 'Yi(一 one) means unity. The activities of the Zangqi(脏气 Qi of the Zang-Organs) in the human body must be kept in balance with the changes of Yinyang(阴阳) and Wuxing(五行 Five-Elements) in nature. This is the key point to decide whether a man is ill or not.'

在《黄帝内经·素问》第十四篇'汤液醪醴论'中,有'针石,道也。精神不进,志意不治,故病不可愈'这样一句话,其中的'道'指的是治疗方法,将其译为 Dao(therapeutic method)。全句的意思是:针石治病,这不过是一种方法而已。现在病人的精神荣卫散越,志意散乱,神气不能内守,针石药物不能愈病,是神气不起作用,故病不能好。译为英语则是:Zhenshi(needles and sharp stones) is the Dao(the therapeutic principle). Declination of Jingshen (Essence and Spirit) and distraction of Yizhi (mind) make it difficult to treat diseases."

黄帝说:"似乎可取。'道'有时指的是法则、规律,这该如何翻译呢?"

雷公回答说:"这位译者根据陛下所提出的实际含义,将其释义为 principle 或 law。如在《黄帝内经·素问》第五章'天元纪大论篇',有'夫五运阴阳者,天地之道也,万物之纲纪,变化之父母,生杀之本始,神明之府也,可不通乎'这样一句话;《黄帝内经·素问》第十一章'五脏别论篇',有'敢问更相反,皆自谓是,不知其道,愿闻其说'这样一句话;《黄帝内经·素问》第六十七章'五运行大论',有'夫候之所始,道之所生,不可不通也'这样一句话。这三句话中的'道',均指的是自然法则,译者将其译为 Dao(natural law)。

第一句的意思是:五运和阴阳是自然界变化的一般规律,是自然万物的一个总纲,是事物发展变化的基础和生长毁灭的根本,是宇宙间无穷尽的不变化所在,这些道理哪能不通晓呢?译为英语则是:Wuyun (Five-Motions) and Yin and Yang are the Dao (law) of the heavens and earth, the fundamental principle of all things, the parents of change, the beginning of birth and death and the storehouse of Shenming. 文后注解包括‘道’，即 Dao(道) means the principle or the law of nature；‘天地’，即 The heavens and earth refer to the natural world；‘父母’，即 Parents here mean the originators or the causes responsible for the changes of things；‘神明’，即 Shenming(神明) refers to the intrinsic power of things responsible for the movement and transformation of things.

第二句的意思是：如果向他们提出相反的意见，却又都坚持自己的观点正确，不知道哪种理论是对的，希望你谈一谈这个问题。译为英文则是：When asked [why their ideas about the Zang-Organs] are different [from each other], they all believe that their ideas are correct. I don't know which one is correct. I'd like to know your idea about it.

第三句的意思是：这是推演气候的开始，自然规律的所在，不可以不通。译为英语则是：[This is the way to predict] the beginning of Hou (solar terms) and [this is the place where] Dao (law) lies in. So it must be well understood."

黄帝说："似有道理。‘道’有时指的是理论与方法，这该如何翻译呢？"

雷公回答说："微臣注意到，译者根据常用性的译法将其含有理论与方法的意思释义为 theory and method，基本将其实际含义表达清楚了。如在《黄帝内经·素问》第二十五章‘宝命全形论篇’，有‘若夫法天则地，随应而动，和之者若响，随之者若影，道无鬼神，独来独往’这样一句话；《黄帝内经·素问》第七十八章‘徵四失论篇’中，有‘道之大者，拟于天地，配于四海，汝不知道之谕，受以明为晦’这样一句话。这两句话中的‘道’，均指的是医学的理论与方法，译者因此将其译为 Dao (medical theory and method)。括号中的释义还是比较符合‘道’的实际含义的。

第一句的意思是：若能够根据天地阴阳盈虚消长的道理，随其变化，而施以不同的治法，犹如响之随声，影之随形，疗效就会更好。医学的道理，并没有什么鬼神，只要懂得这些道理，就能运用自如了。译为英语则是：[If the treatment is given] in accordance with the law of the heavens and the earth and is modified flexibly, [the curative effect will be like] sound following the explosion and shadow accompanying the body. The Dao (theory) [of acupuncture] has nothing to do with ghost or god. [The mastery of its principles will enable one] to use it freely.

第二句的意思是：医道之大，可比拟于天地，配于四海，你若不能通晓道之教谕，则所接受之道理，虽很明白，必反成暗晦不明。译为英文则是：It is as profound as the heavens and the earth and as deep as the four great seas. [If] you cannot understand this theory, you will remain muddled even if you were taught clearly."

黄帝问道："似乎合理。'道'有时指的是学说与主张，这该如何翻译呢？"

雷公回答说："微臣注意到，这位译者根据其基本含义，将其释义为 theory or idea，比较符合'道'的基本含义。如在《黄帝内经·素问》第七十一篇'六元正纪大论篇'中，记载了陛下的一句重要指示：'至哉圣人之道！天地大化运行之节，临御之纪，阴阳之政，寒暑之令，非夫子孰能通之，请藏之灵兰之室，署曰六元正纪，非斋戒不敢示，慎传也。'其中的'道'指的是学说观点。这正如马莳所释义的那样，'此赞帝此论之妙而藏也'。译者将其译为 Dao(theory or idea)，基本意思还是比较明确的。至于马莳所说的是对黄帝的赞美，只能表达在译文之后的注释或说明中了。

陛下这一重要指示用白话文翻译，则是：圣人的道真伟大呀！关于天地的变化，运行的节律，运用的纲领，阴阳的治化寒暑的号令，不是先生谁能通晓它！我想把它藏在灵兰室中，署名叫六元正纪，不经过洗心自戒，不敢随意将其展开，不是诚心实意的人，不可轻意传授给他。译为英语则是：How profound the Dao (theory) of the sages is! Were it not for you, who else could understand the changes of the heavens and the earth, the rhythm of movement [of Wuxing (Five-Elements)], the principles of the interaction [of Six-Qi], the functions of Yin and Yang [as well as] the effects of Cold and Heat! Please allow me to store it in the Spiritual Fragrant Room and name it *Liuyuan Zhengji*. [I] will not show it to others without bathing and fast. [I will be very careful when] passing it on to others."

黄帝说:"'道'在中医上的含义并不限于卿等所提到的这几个方面,但通过这几个例子可以看出,'道'的内涵确实非常丰富,译时确实应当随机应变,这才符合译门之'道'。"

雷公说:"陛下圣明!臣等谨尊圣训,传递下界学人。在华夏传统文化中,类似'道'这样内涵丰富的概念还是比较多样的,也是比较常见的。比如说中文里的'天',在英文里通常被译为 Heaven,即'上天',也有时译为 Nature,即自然。这两种译法自有其可取之处,但单一地用意翻译'上天',有时却未必尽释其意。对于华夏文化的一些基本概念,译者如果只作字面解释,显然是远远不够的。

比如用这种译法翻译董仲舒哲学思想中的'天',就显得不够确切。在董仲舒的哲学著作中,在不同的场合'天'就有着不同的含义。比如他认为人是天的一部分,所以人的所作所为应该符合天的行为举止。他说:'天亦有喜怒之气,哀乐之心,与人相副。以类合之,天人一也。'仅仅就翻译而言,将华夏民族的'天'译作 Heaven,显然是不太妥当的,因为 Heaven 在西方语言中与基督教有着密切的关系。只有译作 sky,才比较符合客观事实,才比较符合民族意识。"

黄帝说:"有道理。在董仲舒看来,人在身心两个方面都是天的复制品。"

雷公说:"陛下圣明!董仲舒的理念,确实如此。他在《春秋繁露》中说:'天、地、人,万物之本也,天生之,地养之,人成之。'因此将董仲舒所论述的'天'一概译为 Heaven 或 Nature,含义就不够明确。微臣曾见到近人金岳林关于这个问题的论述,感到颇有道理。金岳林认为在中华哲学里,'天'的含义既包括自然,又包括上苍。人们使用这个词语时,有时着重在'自然',有时则着重在'上苍'。这样来理解'天'的含义,可能较为恰当,有时可译作 sky,有时则可译作 nature。"

黄帝说："卿之所言，颇有道理。虽然用金岳林的这个观点解析董仲舒关于'天'的论述有一定的道理，但在理解老子和庄子的哲学思想时，却不一定完全适用。因为'天'的含义在老子和庄子的哲学著作中，却并非或此或彼。"

岐伯、雷公长拜道："陛下圣明！臣等遵循圣训，认真研究诸子思想，努力引导尘世学人。"

降水儆予篇第二十五
——译事之原与变

黄帝说："翻译界所面临的问题和挑战，基本都与典籍翻译有关。尘世间所谓的典籍，指的就是古代留传下来的论著。但典籍中的语言、思想和观念却不一定都是一字不差、一文不易、一理不变的吧。"

岐伯说："陛下圣明！事实确是如此。臣等翻阅了历朝历代的各种所谓的典籍，感受和体会正如陛下所提示的那样，并非一字不差、一文不易、一理不便。为了明确民族文化的核心和发展，尘世间将先秦时期问世的民族文化著作称作经典，如《尚书》《易经》《难经》《道德经》和《黄帝内经》等；将秦汉之后历朝历代问世的文化著作称为典籍，如《三国志》《鬼谷子》《孙子兵法》《本草纲目》等。经典指的是具有典范性、权威性和经久不衰的万世之作，是最具代表性的完美作品，内容一般都至精至诚。而典籍则指的是不同领域，有不同代表性的重要文献，基本上是历朝历代的主要文献。《孟子》问世于先秦，也属于民族文化的经典，但其基本内容中也存在着一些值得深思的问题。据《孟子·尽心章句上》第 26 节记载，孟子曾经说过：'杨子取为我，拔一毛而利天下，不为也。'事实是否如此，确实值得深思。"

黄帝说："不尽其然，恐有误解。"

岐伯说："确实不尽其然。对于所谓的杨子，微臣似乎略知一二。据微臣所查阅的史料记载，杨子名朱，大约是春秋战国时代隐士一类的人物，其处世哲学经后人辗转传播之后，特别是经《孟子》自说自话之后，被后人误解为'人人为自己'。这完全是自私自利的观念，根本不是杨朱的观念。其实杨朱的哲学思想，主要反映在道家的经典《列子》里。《列子》中有《杨朱》一章，比较具体地介绍了杨朱的哲学思想和人生观念。正是由于《列子》的客观记载，使杨朱的思想不仅深深地影响了国人，而且还渐渐地引起了西方一些学习和研究华夏文化的学人的关注，并将其翻译成西文传播到了西方。比如西方一些学者，如 Anton

Forke 及 James Legge 等，在翻译《列子》时，将《杨朱》一章译为 Yang Zhu's Garden of Pleasure，即《杨朱的乐园》。”

黄帝说：“据《孟子》的记载来看，杨朱的哲学思想似乎是毫不利人、专门利己的绝对自私自利主义，西洋人为何将其理解为个人享乐主义呢？”

岐伯回答说：“陛下之问，发人深省。要真正地分析和说明这一问题，首先得搞清楚杨朱的思想精神到底是不是绝对自私自利主义。只有搞清楚了，才能真正地理解杨朱的思想和精神。如果仅仅以孟子这个亚圣的理念为基础解读杨朱的思想，不仅是知其一不知其二，甚至连一都不知，纯粹对杨朱的误解。由于历史上缺乏记载，杨朱的生卒年代已不可考，他大致生活在墨子和孟子的那个年代之间。

墨子大约出生在两千四百九十七年前，即西方的公元前 479 年，活到两千三百九十九年前，即西方的公元前 381 年。孟子大约出生在两千三百八十九年前，即西方的公元前 371 年，活到两千三百零七年前。在《墨子》一书中，未曾提到过杨朱，这可能说明墨子在世的时候杨朱还没出生，或还很年轻，没有引起墨子的关注。而在《孟子》一书中，已经谈到了杨朱。这说明在孟子的年代里，杨朱已经是一位很有影响的人物了，他是早期道家的代表人物。今天对杨朱的了解，部分信息就来自于《孟子》这一书。”

黄帝问道：“《孟子》的记载可靠吗？”

岐伯回答说：“诚如陛下所问，确实值得深思。孟子虽然得到了历朝历代的尊敬，将其尊为亚圣，但对其言论也应历史地去考察，去分析，而不能片面性地去理解，更不能机械性地去解释。对待前人的优秀思想，后人应该继承和发扬，但也不能在历史的长河中随波逐流。毕竟时代变了，环境变了，社会结构也变了，曾经止于至善的条件和工具可能就无法适应变化了的时代，变化了的环境和变化了的社会。比如古代的任何一条河、一池水、一座湖里的水，渴了都可以作为凉开水或温开水喝，对身体没有任何的危害。但在如今这个环境完全变化了的时代里，河水、池水、湖水都早已毒化了，不仅不能当凉开水或温开水喝，就是认真地在锅里烧开了，也不能喝。微臣举的这个例子，就想说明今人解读古人的问题。”

黄帝说：“此例颇有意义，值得借以深思。”

岐伯说：“感谢陛下鼓励！据微臣在查阅古籍资料的时候，从《列子》、《孟子》、《韩非子》等古籍中都能查到有关杨朱的一些信息及其有关杨朱的一些思想。比如在这些古籍中，微臣都看到了杨朱说的这句话，‘拔一毛而利天下不为也’。杨朱的这句话，显然不能简单地解释为绝对的自私自利主义。在《列子》中，也记载着杨朱的话。杨朱说：‘古之人，损一毫利天下，不与也；悉天下奉一身，不取也。人人不损一毫，人人不利天下，天下治矣。’贺麟对杨朱这段话的评价是：‘不拔一毛以利天下，即极言其既不损己以利人，以示与损己利人的利他主义相反，亦不损人以利己，以示与损人利己的恶人相反，而取其两端的中道。’贺麟的解说，很有道理。”

黄帝问道：“这话真是杨朱说的吗？”

岐伯回答说：“由于历史的原因，是否就是杨朱所说，已无从考证。但微臣在思考的时候，尽量查阅了历朝历代的一些文献资料，同时也查看了今人的一些理解和评说，觉得大部分古人和今人基本客观地总结了杨朱和早期道家的政治哲学。由此可见，杨朱显然不是简单地提倡绝对自私主义。古人和今人的这一分析，很有道理。杨朱的哲学思想除了上面讲到的那一方面外，还有一些重要的方面。比如‘轻物重生’就是颇值古人和今人认真分析和借鉴的思想。这从《韩非子》和《列子》等书中都可以看到。”

黄帝说：“谈谈这个思想吧。”

岐伯说：“遵旨。杨朱这方面的思想，从《列子》中有关杨朱的那一部分内容中，就可以找到颇值分析、思考和印证的一则故事。这则故事的大致内容是这样的：

> 禽子曰，去子体之一毛，以济一世，子为乎？
> 杨子曰，世固非一毛之所济。
> 禽子曰，假济，为之乎？
> 杨子弗应。禽子出语孟孙阳。

孟孙阳曰，子不达夫子之心。吾请言之。有侵若肌肤获万金者，若为之乎？

曰：为之。

孟孙阳曰，有断若一节得一国，子为之乎？

禽子默然有间。孟孙阳曰，一毛微于肌肤，肌肤微于一节，省矣。然则积一毛以成肌肤，积肌肤以成一节。一毛固一体万分中之一物，奈何轻之乎？'"

翻译成现代的白话文，大致是这样的：

禽子问杨朱：'拔你身上一根毫米用以周济天下，您愿意吗？'

杨朱回答说：'天下之大不是一根毫毛就可以周济得了的。'

禽子说：'假如可以周济，您乐意吗？'

杨朱没有回答他的话。禽子将这件事告诉了孟孙阳。

孟孙阳说：'您不了解杨朱先生的思想。我来问您。如果碰一下您的肌肤给您一万金，您乐意吗？'

禽子说：'当然乐意了。'

孟孙阳说：'如果砍掉您身体的一节，然后给把全国都给您，您乐意吗？'

禽子愣了半天也没有说出话来。

孟孙阳说：'与肌肤比较起来，毫毛是轻微的，与身体的一节比较起来，肌肤又是轻微的。这是显而易见的。但肌肤是由毫毛这样的轻微之体构成的，而身体的每一节又是由肌肤这样的轻微之物构成的。虽然在人体中，一毛不足其万分之一，但也不能轻视啊！'

这是杨朱哲学中'轻物重生'思想的一个很好的例证。如果不从历史的角度来深入地研究和考察杨朱的思想，仅仅从《孟子》'拔一毛而利天下，不为也'这句话将其直接地定位为绝对的自私自利主义，显然是对民族历史绝对地简单化，对民族文化绝对地庸俗化，对民族思想绝对的私利化。”

黄帝说：“研究翻译问题时，也应该尊重历史，尊重文化，尊重事实，不可凭臆立论。”

岐伯说：“臣等谨遵圣训。此前臣等向陛下汇报时所提到的近人对孔子思想的误读，对‘学而优则仕’的批判，对‘朝闻道，夕死可矣’的误解等等，均是主观臆断，均是望文生义。如果没有民族文化的意识和基础，这样的主观臆断和望文生义都是无法避免的。比如《黄帝内经·素问》第六章最后的一句话，‘阴阳䤴䤴，积传为一周，气里形表而为相成也’。意识说阴阳之气，运行不息，传注于全身，气运于里，形立于表，这就是阴阳形气相成的缘故。雷公曾告诉微臣，西方有位华人翻译的《黄帝内经》英文本，居然将这里的‘周’译作 week，即西方人说的七天。虽然如今的国人将西方人说的七天 week 译作‘周’，但这个‘周’可与‘积传为一周’的‘周’没有任何关系。‘积传为一周’的‘周’是全身的意思，跟‘周围’的‘周’意思一致。”

黄帝说：“卿所举例，很有道理。当今的国内学人不仅应懂得古人的思想和观念，更应该掌握传统的语言和文化，否则就会导致形形色色的误读、误解和误判。对杨朱思想的误解和误判，可谓发人深省。之所以发人深省，就是因为孟子的误解和误判。所以对民族文化的误解和误判，不仅仅是今人，也有古人。这就提醒卿等，以后在翻阅和查看古籍的时候，可以诸子学说之前问世的古籍为经典，诸子学说及其之后问世的各种古籍都可简单地称作典籍或古籍，而不要称作经典。所谓经典，实际上就是对民族文化毫无偏见的、至真至纯的论述，三坟五典就是最为精典的经典。今后在解读和翻译古典文献时，卿等必得慎之又慎，不得有任何疏漏。”

岐伯、雷公长跪而拜道：“臣等谨遵圣教！”

亮采有邦篇第二十六
——中医西传开启

黄帝说:“经典与典籍虽有一定的区别,但其对民族文化的传承均有无可替代的作用。朕关注经典,亦关注典籍。近来翻阅明人何良俊所编撰的《语林》,异趣极具。其中有一故事,名叫‘画工之怒’,极尽谐谑滑稽之能事,亦有远观深思之启迪。”

岐伯说:“陛下赞之,必不同俗。微臣此前也查阅过《语林》,对这一故事亦有一定的感触,觉得即便凭空亦有所感。这就像微臣此前翻阅《庄子》一样,其中的‘逍遥游’令微臣特为感动。虽然‘逍遥游’在今人看来不是求真务实的,完全是凭空想象的。但即便是想象的,其意境还是无比高远的。雷公在与下界学人和译人谈国学典籍的翻译时,也谈到了‘逍遥游’的境界和寓意。请雷公向陛下汇报吧。”

雷公说:“谢谢天师!微臣与下界学人和译人确实多次谈到了《庄子》的一些内容,特别是‘逍遥游’。‘逍遥游’的开篇是这样描述的:

> 北冥有鱼,其名为鲲。鲲之大,不知其几千里也;化而为鸟,其名为鹏。鹏之背,不知其几千里也;怒而飞,其翼若垂天之云。是鸟也,海运则将徙于南冥。南冥者,天池也。

用今天的白话文来说,意思大致是这样的:

> 北海里有一条鱼,名字叫鲲。鲲非常巨大,不知有几千里那么宽、那么长。鲲后来变为鸟,名字就叫做鹏。鹏的背也非常巨大,不知有几千里那么宽、那么长;鹏展开翅膀奋起直飞,飞行时其翅膀好像悬挂在天空的云彩一样。这只鸟,海风突起时就要迁徙到南海。南海是个大天池。

清末民初的学者和译者林语堂将其英译为：

In the northern ocean there is a fish, called the k'un, I do not know how many thousand li in size. This k'un changes into a bird, called the p'eng. Its back is I do not know how many thousand li in breadth. When it is moved, it flies, its wings obscuring the sky like clouds. When on a voyage, this bird prepares to start for the Southern Ocean, the Celestial Lake.

'逍遥游'开篇的这段话，显然是追求绝对自由、理想和高远的人生观。庄子所提出的'至人无己，神人无功，圣人无名'，就是对自由、理想和高远人生的希望。其想象至为丰富，其构思至为新颖，其境界至为高远。这就是华夏民族最为浪漫、最为远大精神的体现。"

黄帝说："庄子之喻，最为高远。借此神韵，谈谈画工。"

雷公叩首道："感谢陛下鼓励！微臣试借庄子之喻，向陛下汇报对'画工之怒'的感受。清代内府藏本《道山清话》小说中有这样一则故事，原文是这样的：

> 昔人有令画工传神，以其不似，命别为之；既又以为不死，凡三四易。画工怒曰：'若画得似处，是甚模样！'

用今天的白话文来说，大致意思是说：

> 从前有个人叫画工画像，要求画得传神。画工画完后，他认为不像，叫画工重画。画好了，他还是认为不像。如此前后画了三四次。最后画工生气了，说：'如果画得像了，那是什么样子啊！'

一开始微臣觉得这个故事的确很有趣味，但究竟想表达的是什么意思，还不是太清楚。仔细想想，微臣似乎还是不解其意。后来与臣等商谈翻译问题时，看到尘世间的译界一再强调译文的原汁原味。但事实上，原汁原味的译文世所罕见。原因何在？微臣经过深入分析和思考之后，突然觉得画工的抱怨，很可说明这一问题。"

黄帝说："卿等若对翻译的实质能有画工的认识，则译事真谛，可以解矣。"

雷公说："陛下圣明！臣等定将努力，深入感悟译事真谛。此前在讨论翻译问题时。天师曾经告诫臣等，'翻译是一项杂务，从业者须得既专且杂，各方知识均得有所了解。这不但可以使其从译时应对自如，而且可以激发灵感，提高其感悟能力。'天师的告诫，令臣等的视野立刻开阔，境界立刻开拓。在以前的讨论中，臣等一直关注中医对外翻译史及其发展现状。在探讨中医对外翻译的具体问题之前，臣等一直在努力回顾和分析其历史发展的轨迹，以便能明确其发展的进程以及面临的问题和挑战。古人说，'凡事不知其昔，焉识其今'。意思是说，不了解过去，怎么可能了解现在呢。要分析和研究中医翻译的现状及其今后的走势，就必须了解其历史的发展、影响和挑战。"

黄帝说："此前卿等提到，早在汉唐之际中医已经传播到了朝鲜、韩国、日本、越南等东南亚国家和当时的周边其他民族地区。这大概是中医对外传播史的开启之时吧。"

雷公说："是的。这可以被视为中医走出国门的开始。在这一时期，中医是否直接或间接地传播到了西方了呢？这是中西方学界一直思考的一个问题。微臣以为，其可能性还是有的。华夏民族和西方的交往，最早可以追溯到汉代张骞出使西域甚或更早的时候。张骞大概是在两千一百五十六年前，即西方的公元前138年，出使西域的。当时通过其他周边国家及阿拉伯世界同西方有间接的交流。据微臣所知，当时与西方的交流主要以商贸为主。但文化的交流并不是一点没有。事实上商贸活动的发展总是伴随着文化的交流而进行的。作为人类文化重要组成部分的医学，当然也在对外交流之中。只是由于年代久远，具体的交流形式和内容已很难考知了。"

黄帝说："可以理解。那么，有关中医的信息是何时传入西方的呢？"

雷公回答说："据现有史料记载，有关中医的信息大约在明末清初时期，即西方的十六世纪左右，传入到欧洲的。微臣一直查阅文献资料，想了解当时究竟是什么人将其传入欧洲的。通过一些文献资料，微臣了解到当时将中医传入欧洲的，是来华的传教士。大约在四百四十三年前，即西方的公元 1575 年，西班牙几位基督教的传教士来到神州的福建省开展传教活动。在传教的过程中，逐步接触到了中国的医学。两年后有些传教士携带大量中医的古今书籍返回欧洲。当时显然缺少翻译，但中医典籍的原文便被传入了欧洲。这也算是中医首次以文献的形式传播到了欧洲。"

黄帝问道："传教士是最早将中医信息带入欧洲的人吗？"

雷公回答说："不一定是，汉唐时期中西方是有交流的，特别是有西方人来到中国。当时交通不便，既然已经来了，自然会呆很长时间，期间一定会了解中国的医学。回国后一定会将一定的信息和资料带回西方。西班牙传教士来华之后，又有不少西方传教士来华。比如意大利传教士利玛窦来华后对中国的了解更全面，在其著述中对中国医学已经作了一定的介绍。所以有人认为利玛窦是第一个比较准确地向西方介绍中国医学的人士。据史料记载，利玛窦在四百三十六年前，即西方的公元 1582 年，来到澳门；四百三十五年前，即西方的公元 1583 年，来到中国。"

黄帝问道："利玛窦的介绍系统吗？"

雷公回答说："利玛窦的介绍显然是极为有限的，也是非常简单的。毕竟利玛窦来华的目的是传播基督教，向西方介绍中国的时候虽然涉及到中医，但毕竟是为了让西方了解如何向中国全面普及基督教，而不是让西方学习和了解中国的文化和医学。客观地讲，西方人早期对中国医学的这些记事主要是从民俗学的兴趣出发的，其后就被人们所遗忘。明朝之后的西方传教士在其著述中谈到中医的目的，也是为了让西方人了解中国的体制、环境和民俗，而不是为了系统深入地向西方引进中医。从中医对外传播史来看，真正对此传播中医的，确实不是传教士，而是医生和使节。"

黄帝说："按照史料记载，中医的信息大约在四百多年前开始传入西方，西方当时的文化和社会状况是怎样的呢？"

雷公说："按照西方的说法，中医应该是在西方所谓十六世纪开始介绍到西方的。当时的西方正处在'文艺复兴'的滚滚洪流之中，封建制度开始走向灭亡，资产阶级在西方各主要国家掌握了政权。在资产阶级的革命洪流中，西方近代科学也随之蓬勃发展起来。光学、力学、电学、磁学、热学等的兴起与迅速发展，对世界科学文化的发展产生了深远的影响。”

黄帝问道：“当时西方的医学是怎样的呢？”

雷公回答说：“作为自然科学的医学，随着哲学和自然科学所取得的一系列成就，也在西方得到了飞速发展。西方医学在西方的十三世纪，费里德里希就允许实行人体解剖；在西方的十四世纪初，蒙迪诺在蒙披利埃就正式实行人体解剖并撰写了《解剖学教科书》；在西方的十六世纪三十年代，维萨里撰写了《解剖图谱》；在西方的1543年，维萨里撰写了《人体的构造》，奠定了近代人体解剖学的基础。在西方的十五世纪末，巴拉塞尔萨斯开辟了制药化学研究方向。在西方的十七世纪在解剖、生理方面又取得了一系列的辉煌成就。”

黄帝说：“西方医学听起来已经完全现代化了。还有没有其他标志性的发展呢？”

雷公回答说：“确实有的。如在西方的1616年，哈维发现了血液循环；在西方的1662年，贝利尼发现肾脏排泄管；在西方的1664年，格拉夫研究了胰液的消化作用；在西方的1667年，岱尼斯首次在人体进行输血实验，胡克用人工呼吸法阐明肺的呼吸功能；在西方的1669年，海厄又证明静脉血液在肺里获取空气，梅犹认识到呼吸和燃烧都靠氧进行。还有很多创新性的发展。正是这些连续不短的创新，才使得西方医学很快便普及了全世界。这一系列成就冲破了中世纪西方宗教树立和保护的神圣权威，对西方社会、科学和人文方面都产生了深刻的影响，使西方医学在对人体循环、消化、呼吸、泌尿系统等方面的认识有了一个质的飞跃。从此之后，西方虽然依旧传承和传播宗教，并且将宗教视为自己的精神依托和教化平台，但并不影响其科技、社会和制度的不断发展。”

黄帝问道：“此时的西方人是如何看待中医的呢？”

雷公回答说：“此时的西方世界正处在专制走向民主、迷信转向科学、自立冲向世界的迅速转折时期。从认识论和思维观讲，中国医学的理论和方法与西方人所推崇的'科学观'是格格不入的，所以中医当时并没有为西方人所理解和接受。这当然是时代的原因。从西方学者拜尔敦（Baldry P. E.）的著作《针灸、穴位与肌肉骨骼系统疼痛》（Acupuncture, Trigger Points and MusculoskeletalPain）中，就可看出当时西方人对中医的种种偏见，与今天西方人对中医的认识可谓截然不同。”

黄帝问道：“当时的西方人是怎样偏见中医的呢？”

雷公回答说：“从拜尔敦的书中，就可明显看出。该书说：

> 当中国医学传入西方时，正值盖伦禁锢人们思想的错误理论刚刚结束，哈维的新循环理论诞生的时期。而中医理论体系中的阴阳、气、精、经络等概念显得如灰色难懂，充满了神秘色彩，很容易使人们将其与长期束缚人们思想、刚刚被抛弃了的盖伦理论联系在一起，这无形中降低了中医的可信度，使那时大多数的西方人都将其拒之门外。

这显然是当时的西方人，尤其是西方的学者对中国文化和医学的误解。这种误解显然不利于中医在西方的传播。但西方人对待中国医学的这种先入为主的偏见，并未从根本上阻止中医向西方的传播。事实上三百多年前，即西方的十七世纪以后，中医在西方就有一定的传播。特别是西方的十九世纪初，中医体系中的针灸疗法不但没有被西方学界拒之门外，反而得到了一定程度的传播和应用。”

黄帝问道：“这是什么原因呢？”

雷公回答说：“中医之所以开始在西方传播和应用，一方面应归功于西方一些有识之士的不懈努力，另一方面也归功于针灸本身所具有的特殊疗效。有关针灸当时在西方传播和发展的情况，微臣以后向陛下详加汇报。分析和思考这些问题的时候，微臣一直感到，当一个新生事物出现的时候，人们总是以怀疑的目光将其严加审视，甚至提出这样那样异乎寻常的猜测和臆断。这都是很自然的，也是符合常理的。微臣曾翻阅了一些有关中医西传的资料，发现了不少这样的例子。”

黄帝说:“谈谈这方面的情况吧。”

雷公说:“遵旨!以前微臣提到的 acupuncture, moxibustion, meridian 这样一些英译的中医概念,就是典型之例。一开始,这些新创造的或完全借用的西方词语,其实很难明确地表达清楚针刺、灸法和经络的实际含义。但是,由于长期广泛的使用,这些概念的名与实之间就已经形成了对应性的关系。就像西方的 democracy, university, sage 这样一些词语,翻译成中文的‘民主’、‘大学’和‘圣人’,字面上看意义完全不同。在当今的国人看来,西方的 democracy 就是‘民主’, university 就是‘大学’,sage 就是‘圣人’。如果当今的国人真正学好了、懂得了华夏民族传统的文化和语言,怎么能将西方的 democracy, university, sage 与自己民族的传统概念‘民主’、‘大学’和‘圣人’当成一回事呢?虽然当初的翻译出现了偏颇,但由于时代的原因以及长期的应用而普及了,成了标准的翻译了。从翻译的角度来看,这种情况也是自然的。但从文化的角度来看,这样的翻译还是偏颇的,起码应该明确其与民族概念的差异。但这种差异现在国内几乎没有人清楚了。翻译界的译者一旦看到历朝历代文献中的‘民主’和‘大学’两个词语的时候,自然就将其译作 democracy 和 university,丝毫没有意识到这完全是误解和误译。将‘圣人’译作 sage,看是相似,其实截然不似。”

黄帝说:“卿等所言极是。谈谈其具体问题吧。”

雷公说:“遵旨!华夏民族传统文化中的‘民主’,是民族主人的意思,是对帝王的称谓,根本不是 democracy 的意思。‘大学’是儒家四书五经中最重要的第一部《大学》的高雅名称,可不是西方教育机构的名称。至于‘圣人’,但从其未简化的繁体字‘聖’中,就能看清楚其实际含义,即对中华文化之所以传承千秋万代而不绝的明确解说。关于‘聖’这个国字的意义,微臣向陛下汇报翻译名称之形成时特意作了分析说明,目的是将其重要信息传递给下界的国人。”

黄帝说:“道德观念中的正与反、对与错、偏与全,是立竿见影的。但语言问题、名实问题、习俗问题,却并不一定非此即彼。”

雷公说:“陛下圣明!臣等铭记圣训!对于国人来说,无论从事科技、文化或翻译研究,如果无此认识,显然无由径达。”

黄帝说："继续谈谈中医西传的历史吧，特别是针灸西传的背景和路径。"

雷公回答说："遵旨！微臣从中外的一些历史资料上发现，在西方的十七世纪针灸主要是通过日本和中国本土传入西方的。而将针灸传入西方的，主要是来华或来亚的一些传教士和医生。从西方的十六世纪开始，随着西方的商人和传教士来华和来亚，西方一些科学和医药的著作开始传入中国，中国的医药知识也开始传入西方。所以西方的传教士在中医西传过程中，也确实发挥了一定的作用。但微臣特别注意的是，西方来华的传教士主要是利用医药活动在中国传教，他们向西方介绍中医药知识也主要是为其教会了解中国文化，以便于其制定对华传教的政策和策略。"

黄帝说："原来如此。"

雷公说："是的。比如当时美国第一位来华的传教士裨治文，就曾说过这样一段话：'欲介绍基督教于中国，最好的办法是通过医药；欲在中国扩充商品的销路，最好的办法是通过传教士'。裨治文明白无误地暴露了来华传教士的目的和企图。所以传教士不会，也不可能承担起向西方传播中国医药的任务。他们充其量是向西方传递了一些有关中国医药的信息。可以这样说，传教士对中医西传的主要贡献大概是提前了中医的西传史。"

黄帝问道："国人在早期中医西传中有没有发挥什么作用呢？"

雷公回答说："国人应该发挥了一定的作用，但遗憾的是，国人的作用史无记载。但如果沿着华夏古代僧人西天取经的足迹去考察，便会发现一些值得深入探究、仔细考察和认真推理的信息。比如东晋高僧法显于一千六百一十九年前，即西方的公元 399 年，离开长安，西出玉门，徒步四载到达印度。对此史书有明确记载。

法显应该是玄奘之后，最为成功的西去取经者。在印度停留了八年之后，即西方的公元 412 年，法显带着自己寻访时抄写的六部逾百万字的大乘佛经，在狮子国（今斯里兰卡）搭乘一条从大秦（即罗马帝国）返航的中国船只回国。这是一次非同寻常的艰苦旅行。船只下海刚刚两天便遭遇暴风，船在海上漂流了九日后到了一个名叫耶婆提的国家。

法显在耶婆提住了五个月,搭乘另一中国海船回国。经过九十余日的海上船行,法显回到了山东崂山。”

黄帝说:“法显这次取经跟中医西传有系吗?”

雷公说:“启奏陛下,应该是有的。历史地考察法显的这次旅行,可能会发现一些相关的蛛丝马迹。这些信息与他所到达的地方有密切的关系。据史书记载,他所到达的地方叫‘耶婆提’。‘耶婆提’到底在哪里呢? 过去人们多以为是亚洲的爪哇。西方的十八世纪中期,西方一些学者经过考证认为,法显所到之地‘耶婆提’并非爪哇,而是美洲。西方学者的考证是有依据的,完全是有可能的。比如西方的二十世纪初,美国的考古学家发现证明,中国人早在两千年前就已经到达美洲了。可能有人觉得,中国人可能在两千年前就到过美洲,但不能据此证明法显所到之地就是美洲。但中国学者经过研究,也找到了一些较为确凿的证据。如连云山经过四十多年的多学科考证,证实法显当年所到之‘耶婆提’确系美洲并在纪念法显到达美洲 1580 年和哥伦布到达美洲 500 年之际,出版了研究专著。”

黄帝问道:“假设法显所到之地就是美洲,哪又能说明什么问题呢?”

雷公回答说:“微臣试作说明。如果法显确系到达美洲并在该地留居了五个月,那么他显然无意间将中国的医药知识带到了美洲。因为古代的佛教僧人多精于医术,在宣讲佛法普度众生的同时,也广施医术救死扶伤。但中国古代的僧人同西方后来的传教士一样,只是将医术作为传播教义的一种辅助手段。所以可以这样讲,将中国医学传入西方,既不是中国古代僧人所能承担的使命,也不是近代西方传教士所能完成的任务。”

黄帝说:“这个推论是客观的。”

雷公说:“感谢陛下的鼓励! 以前臣等曾经谈到,西方十七世纪的时候一些来亚的西方医生向西方介绍了有关中医的知识。但另外一些史料记载,当时在向西方传播介绍中医的时候,传教士曾经起到了很大的作用。谈到中医在西方的早期传播时,人们习惯于将其归功于传教士的努力。其实真正将中医当成一门医学并有意识地向西方传播的,并不是传教士，而是当时来亚的一些西方医生。所以，回顾中医西译的发展史时，就不能不提到西方十七世纪游历亚洲的几个西方医生。”

黄帝说：“谈到周公会见越裳国来使时，卿等曾提到过西方医生瑞尼。还有其他西方医师吗？”

雷公说：“确实有的。当初谈到周公会见异族使节的时候，臣等曾提到西方十七世纪来到亚洲的荷兰医生瑞尼（W. Ten Rhijne）及他向西方传递有关中医信息的情况。除了瑞尼之外，应该还有其他西方医生参与了中医的西传。根据史料记载，当时向西方介绍中医的还有其他一些西方人，如丹麦人旁特（Dane Jacob Bondt）、布绍夫（H. Bushof）和甘弗（E. Kaempfer）等。他们并非翻译家，也从未研究过翻译问题，但却无意间开了中医在西方翻译和传播的先河。虽然在这些西方来亚的医生之前，已经有些传教士向西方传递有关中国和亚洲的信息时，将中医理法方药的基本知识向西方有过点滴的介绍，但就其对中医在西方传播和翻译的影响而言，当然远不及当时西方的那些医生们所做的努力。”

黄帝问道：“中医翻译界了解这些情况吗？”

雷公回答说：“可能不太了解。西方十七世纪来亚的这些医师的名字，很少有人知道。谈到他们对中医西译的贡献和对今日中医英译的影响时，了解者就更屈指可数了。所以，很有必要向翻译界介绍有关情况，以便使译人对中医翻译的发展过程有一个比较清晰的认识，以便理清脉络，把握方向。”

黄帝说：“谈谈他们的翻译吧。”

雷公说：“遵旨。微臣目前看到的有关史料还十分有限，只能根据有限的史料简要地谈谈这几位西方医师与中医的关系以及他们对中医翻译发展的影响。瑞尼的基本情况微臣已经向陛下作了汇报。现在主要向陛下汇报其他人的有关情况。西方十七世纪下半叶，丹麦人旁特在担任荷兰东印度公司驻巴达维亚外科总医师时，曾与当地的中国医生和日本的医生有过接触。在与他们的交往中，他了解到了中医，并观察了中医用银针刺扎人体的一定部位进行治疗疾病的过程。”

黄帝说：“其印象如何呢？”

雷公说："旁特对于这种闻所未闻的医术颇感惊讶，他在西方1658年出版的一本关于印度自然史和医学的书中，介绍了中国的针刺术，并认为这一神奇的治疗方法值得研究。有学者认为，旁特在其著作中对中医针刺术的介绍，是西方最早的、较为确实的有关中国医术的材料。这个说法有一定的道理。但微臣以为，瑞尼也是较早、较详细地向西方介绍有关中医针刺术的西方人士。其他几位西方医师也做了类似的工作，出版了各自有关中医针灸分析、言就和传播的著作。由于他们的努力，中医的一些基本概念被翻译到了西方语言中，并且一直留传至今。"

黄帝问道："是哪些概念呢？"

雷公回答说："是现在最为普及、最为统一、最为标准的中医西译概念。如现在普遍使用的 acupuncture（针刺），moxibustion（灸法），moxa（艾绒）等，都是他们当年翻译介绍中医时所创造的词语，并非是一般性翻译的词语。他们所创造的这些词语，一直沿用到现在，并且给后来的翻译人员研究中医翻译和制定中医术语国际标准以极大的启迪。他们对中医基本概念翻译的潜意识推敲和创造性发明，深刻地影响了中医西译的发展。微臣在下界寻访译人的时候，与中医界和翻译界人士交谈的时候，特意向其介绍了当年西方医生对中医创造性的翻译，希望能对其有一定的启迪。谈到中医翻译的具体方法时，微臣特别向其介绍了西方医师当年翻译中医的思维和理念，希望能对他们产生一定的影响。"

黄帝说："颇有道理。以后再论时，可撮其大要，概而论之。"

岐伯、雷公长拜道："臣等遵旨！"

天叙有典篇第二十七
——中医早期翻译

黄帝说："孔子说，'上好礼，则民莫敢不敬；上好义，则民莫敢不服；上好信，则民莫敢不用情。'若以'译'为'上'，则必重'礼'、重'义'、重'信'。汉人刘向在其所著的《说苑》一书中，记载了齐景公与子贡的对话，寓意颇为深刻。卿等可否阅过？"

岐伯说："臣等谨遵圣训！微臣探讨翻译问题时，觉得翻译确实重'礼'、重'义'、重'信'。译法自然有理，但译者更须明道。微臣此前曾经阅览过《说苑》一书，很有感触，特别是《善说》这一节。原文是这样的：

> 齐景公谓子贡曰：'子谁师？'曰：'臣师仲尼。'公曰：'仲尼贤乎？'对曰：'贤。'公曰：'齐贤若何？'对曰：'不知也。'公曰：'子知其贤而不知其奚若，可乎？'对曰：'今谓天高，无少长愚智皆知高，高几何，皆曰不知也。是以知仲尼之贤而不知其奚若。'

用今天的白话文来说，大致意思是说：

> 齐景公问子贡：'你的老师是谁？'子贡回答说：'我拜仲尼为师。'齐景公问：'仲尼贤明吗？'子贡回答说：'贤明。'齐景公问；'他有多么贤明呢？'子贡回答说：'不知道。'齐景公说；'你知道他贤明，却不知道有多么贤明，这行吗？'子贡回答说：'现在说天很高，无论老人小孩愚昧聪明的都知道天很高。天有多高呢？都说不知道。因此知道仲尼很贤明而不知道有多么贤明'。

当年阅到此段对话时，微臣曾慨然万分。所谓高山仰止，大概即喻此也。"

黄帝说："卿之所叹可谓实然。拜师须得拜大师，求法须得求大法，才不失其一番精诚。今与卿等探讨翻译之理法方药，亦须从高处立意，从大处着眼，切忌就事论事，自缚手足。"

岐伯说："臣等谨遵圣训！微臣探讨翻译问题时，觉得翻译方法不是没有意义，但须明知其道。正如释迦牟尼当年所言，'法本无法法，无法法亦法，今付无法时，法法何曾法？'法乃行法，行则有法，不行则无法。微臣曾经注意到'终南山'有位人士对释迦牟尼之言的发挥。此说虽然有些调侃，但也有些实际意义。比如其所说的'法无始终，法无内外，法无所求，无所求尽，强名曰法，亦名寂灭'也值得翻译界思考。臣等在探讨中医翻译之法时，定当放眼中外，纵观古今，展望六合。将方法的探讨置于民族文化交流的大背景下去观察，去体察。"

黄帝说："能如此，则可由明而大明矣。前日卿等谈到早期中医翻译之方，其法究竟何如？"

岐伯说："微臣已逐明，向陛下汇报。早期中医翻译者的翻译实践其实十分有限，不像如今那么广泛，那么全面。那时的译者能够为今人从事中医翻译和研究中医翻译提供借鉴的，只有臣等此前谈到的几个流传至今的术语翻译，特别是'针刺'和'艾灸'。微臣查阅尘世间的中医翻译资料时，注意到有人一直在问他们翻译的这些中医术语究竟有什么特点。其实当时每个中医术语的翻译都有其各自的特点，最具代表性的当属 acupnucture，特别值得当今从事中医翻译和研究的学者和译者认真分析，努力借鉴。"

黄帝说："谈谈这个词语的翻译吧。"

岐伯说："请雷公向陛下汇报吧。雷公到下界考察，对此最为清楚。"

雷公说："谢谢天师！微臣根据下界考察所了解的情况向陛下汇报。当年将'针刺'翻译为 acupuncture（拉丁语为 acupunctura），是荷兰人 Dane Jacob Booudt、Bushchof H. 及 Rhjne W. 等人在西方十七世纪左右时为翻译中医基本概念而仿造的一个词语，的确是属于创造。其特点是采用了词素组合法，构成了一个全新词语。Acupuncture 这个词由拉丁语中的词素 acu（即针或尖锐的意思）和 punctura（即穿刺）

组合而成。拉丁语有词素 acu 和 punctura，但却没有 acupuncture 这个词。译者正是根据'针刺'的含义，借用拉丁语相应的词素构建方式进行了仿造化的翻译，为针刺创造了一个颇为对应的词语。从此便在全球统一起来，至今依然是针刺的国际标准术语。"

黄帝问道："这样仿造的词语可行吗？"

雷公回答说："确实是可行的。这个对应语的创造，既符合西方语言的构词法，特别是医学用语和科技用语的构词法，也符合中医学中针刺的实际含义。所以一经问世，便在西方各国语言中流传开来，并一直沿用到现在。这说明他们的翻译方法是合理的。从 acupuncture 这个词的创造及其使用情况来看，完全可以说这个词的创造是成功的。然而，这并不意味着这种翻译方法和思路在实际的翻译活动中具有广泛的适应性。今天是否可以继续借鉴这种翻译方法，与译界的文化基础和创新理念有着密切的关系。四五十年前，国内开启了中医翻译的历程，很多国内的西医学者、中西医结合学者和个别译界学者都开始认真开展中医翻译，并努力探讨如何才能比较合理的将中医的核心概念和术语翻译成西文。当年广州中医药大学的蒙尧述大概注意到了针刺术的翻译，便提出了词素翻译法。虽然他的建议非常合理，非常符合实际，但却没能引起当时翻译人士的注意，从而导致了中医名词术语翻译统一化和标准化的难以实现。"

黄帝问道："为什么呢？"

雷公回答说："因为时代不同了。在西方的二十世纪中医西译的研究中，有两位学者的研究似乎从一个侧面说明了这一点。一位是德国慕尼黑大学中医基础理论研究所的满晰博（Professor Manfred Porkert），另一位是微臣刚才提到的蒙尧述。满晰博曾致力于用拉丁语为中医创造一套既规范又实用的术语系统，如将'内关'译为 clusa，将'足三里'译为 vicus terlius pedis，将'芤脉'译为 cepacoulicus。经过多年的努力，他终于完成了这一艰巨工程。他的翻译原则主要体现在其所著《中医诊断学》（The Essentials of Chinese Diagnostics）及《中医基础理论》（The Theoretical Foundations of Chinese Medicine System of Correspondence）等书中。可惜的是，满晰博所创造的这些术语也许在意义上是准确的,在结构上是完整的,但却难念、难记、难认、难以推广,因为拉丁语在今日世界上的使用与西方十七世纪时的情形大不相同,就是在西方也很少有人真正懂得和使用拉丁语了。所以,这种用拉丁语为中医创造的术语在国际上很少有人使用。满晰博虽然创新了,但他创新的结果却一直成了历史,始终没能顺应时代。”

黄帝问道:“难道满晰博作了无用之功?”

雷公回答说:“满晰博所做的这一工作在语言学研究上,是有意义的。这个例子说明,当我们选用一种语言作为译语时,必须考虑该语言的使用范围,必须牢记翻译的目的是为了让读者去阅读,而不是让历史去记载。如果读者不熟悉我们所选用的译语,翻译又有什么实际意义呢?只能成为历史的记载,而无法成为现实的风采。有这样的质疑,其实也是很有道理的。所以反对满晰博采用拉丁语翻译中医术语的意见,也是比较符合实际的。翻译不仅是为读者服务的,也是为国际传播和交流开辟路径的。如果读者无法理解,如果国际无法传播,服务怎么能落实呢?路径怎么能开拓呢?所以翻译实践中,要充分考虑到读者所熟悉的语言,也要充分考虑到国际传播和交流的渠道。”

黄帝说:“很有道理。蒙尧述之法与满晰博之法相同吗?”

雷公说:“不尽相同。蒙尧述通过对中医语言和西医语言进行比较研究,借鉴了西医语言的构词法来翻译中医术语,目的是创造一套符合英语词法,但又为中医所独创的英语词汇。与满晰博之法完全不同。事实上蒙尧述所提出的词素翻译法也是英语科技术语一直采用的创新法。英语语言每年都在不同的专业领域创造不少的新词汇。据世间文献资料统计,西方医学英语词汇已超过 32 万,每年还产生 1500 个新词。所谓的新词,实际上就是通过不同的词素而构建的。这说明蒙尧述提出的词素翻译还是有现实基础的,还是符合西方语言发展规律的,并不像满晰博那样,与现实完全不太相应。”

黄帝说:“说说词素翻译法吧。”

雷公说:“遵旨!词素翻译可以说是蒙尧述的创新,也可以说是对荷兰人 Dane Jacob Booudt、Bushchof H. 及 Rhjne W. 等人在西方十七世纪左右时为翻译中医术语时而采用的仿造法的借鉴。当时思考如何翻译中医术语时，蒙尧述大概借鉴了早期西方人将'针刺'译作acupuncture，将'灸法'译作 moxibustion 的做法。其采用词素法翻译的一些中医术语与 acupuncture 和 moxibustion 的组合方式基本相同。如蒙尧述将'得气'译为 acuesthesia（即由英语词素 acu 和 esthesia 组合而成），将'里虚'译为 endopenia（即由英语词素 endo 和 penia 组合而成），将'晕针'译为 acusyncope（即由英语词素 acu 和 syncope 组合而成）。从形式上看，以上三个由词素组合而成的词语比一些流行的翻译要简洁得多，而且看起来也像一个医学术语。然而在翻译实践中，以这种方式翻译的中医用语却很难推广开来，在实践中不断碰壁，其结果跟满晰博用拉丁语给中医创造的术语一样，没能为中医翻译界大部分人士所接收。"

黄帝说："为什么难以推广呢？"

雷公说："基本原因大致有六：一是这种组合词并不能完全表达中医原有概念的实际内涵；二是一般读者很难辨析这些词语究竟代表着新发展的理论和方法还是表达着古老文化的理念和思想；三是这种合成词语与中医的古老性、传统性和民族性显得格格不入；四是当时很少国人真正懂得英语科技术语的构成方式及发展方向；五是当时很少有人真正懂得术语的翻译和要求，基本都采用是解释性翻译，而不是简明扼要的术语翻译；六是当时中医翻译还没有真正引起学术组织和政府相关部门的关注，如果学术组织或政府相关部门真正关注中医翻译，当然就会发挥好组织力量和政府力量的作用。

比如自古以来韩国的首都名称都叫'汉城'，前些年为了实现自己民族文化和思想的彻底独立，其政府就宣布将其首都音译为中文的'首尔'，而不再叫'汉城'了。韩国政府的这一宣布立刻在中国广泛落实了，今天的神州大地再也没有人将韩国的首都叫'汉城'了，都叫'首尔'。如果当年政府有关部门注意到了蒙尧述对中医术语的翻译及其对今后中医国际化发展的重要意义，一定会代表政府予以颁布。如果政府一旦颁布，即便其中还存在着一些明显的问题，依然会从此统一起来，规范起来。"

黄帝问道："这种翻译方法现在适宜了吗？"

雷公回答说："这种方法现在虽然还没有完全适宜，但并非完全不能使用。事实上在目前的中医英译中，已经有几个以这种方法翻译的中医用语在广泛流行，比如中医'穴位'一词译为 acupoint 就是典型一例。中医'穴位'译作 acupoint，实际上是由 acu 和 point 组合而成。再比如中医的'针灸'一词传统上译为 acupuncture and moxibustion，虽然也用了两个英语词语，但却显得太过冗长。为了简明扼要，英国一部针灸杂志将其缩合为 acumoxa，国内一位译者将其缩合为 acumox。虽然都是缩合，但其实就是词素翻译。这些词语实际上在翻译实践和交流的过程中已经约定成俗，人为的规定有时也适得其反。"

黄帝说："语言有其自身的运动规律，不以人的意志为转移。这应引起译者的注意。"

雷公说："陛下圣明！中医翻译界的研究人员已经注意到了这个问题，并开始采取措施纠错补正。这样做自然是颇为务实的。当人们走了弯路，然后回头校正，当然可以将有关问题的实质看得更清楚。微臣谈到了'刺法'的早期英译及其对后世的影响。与刺法相应的还有'灸法'。早期译者虽然用拉丁语翻译了'灸法'，但其结构现在还是比较充分地为西方各种语言所借鉴。比如'灸法'的英译为 moxibustion，与当年的拉丁语译法基本一致。这也是极具特色的一个译语，其特点是'音意结合，生成新词'。"

黄帝问道："其音意是如何结合的？该词是如何生成的？"

雷公回答："微臣在翻阅东西方的一些史料时，注意到 moxibustion 同 acupuncture 一样，是从西方十七世纪以来流传至今的，为各国所普遍接受。但 moxibustion 这个词的形成却颇为曲折，与 acupuncture 的翻译完全不同，并因此而引起了国内现代一些学者的质疑。当西方有位医生在西方十七世纪时期踏上日本国土时，注意到日本医生通过在患者身体的一定部位燃烧一种毛茸茸的草叶治疗疾病。

当时的日本医学完全是引进的中国医学，所采用的毛茸茸的草叶，其实就是艾叶。西方医生问日本医生所燃烧的究竟是何物，日本医生回答说是 moxa。其实 moxia 就是日本语对'艾绒'的读音。于是这位西方医生便按照日本医生的发音用拉丁语拼写出了 moxa 这个词。这也算是为西方语言创造了一个新词语。现在在西方语言中基本上都流行着 moxa 这个词，指的就是艾绒。”

黄帝说：“原来如此。看来每个词语的背后都有一个曲折的故事。”

雷公说：“确实如此。虽然 moxibustion 同 acupuncture 一样，都是一个组合词，但 moxibustion 与 acupuncture 又不完全相同，因为 moxibustion 是一个音意结合的组合词，即 moxi 是按照日本人发音的音译，而 bustion 则是意译，即燃烧的意思。这两个词出现于同一个时期，但却反映了不同的翻译思路。这个差异给后来的翻译带来了一定的影响呢。这个影响可能主要体现在思想和情感方面。大约四十年前的时候，国内有些学者鉴于 moxa 源于日语读音，所以对 moxibustion 一词的翻译提出了质疑。他在《中国针灸》1984 年第 4 期上有一篇署名的文章，最能体现他的理据和意见。该文在谈到这个问题时说：‘这当然非属中国医学界的沿用术语及其习惯用法；显然难以令人据此辨认所指称的灸或艾属中国起源的由来。’因此他呼吁用中文拼音 ai 将 moxibustion 改译作 aibustion，用以代替原来误译的 moxibustion。并提议将‘针灸’的音译 Zhenjiu，以正视听。”

黄帝说：“这种观点正确吗？”

雷公说：“微臣以为，这种观点不能说不正确，但却不一定符合实际，或者说不符合语言发展的基本规律。在当年这个完全西化了的时代里，具有深厚中华文化意识和基础的国人还是有的。所以这样的观点也不时见诸报刊，虽然启发了当今国人的民族意识，但也给中医的对外翻译引发了一定的正义。因为语言有其自身的运动规律，合理的未必就合乎其运动规律，不合理的就未必不符合其运动规律。微臣注意了神州译界和学界的一些争议，觉得双方都有一定的道理，都值得对方关注。虽然语言有其自身的运行规律，但当今的国人还应有民族的意识。虽然已经普及了的某些术语的翻译很难再加修改，但对于提出修改意见的人还是应该予以尊重，起码所提出的意见可提醒国人增强其民族的意识和理念。韩国政府将其首都名称‘汉城’改译为‘首尔’，就非常值得当今的国人关注和借鉴。”

黄帝说：“事实确实如此。”

雷公说："前人所翻译的一些中医术语可能存在着这样那样不尽人意之处。但由于已经流行几百年了，其所指意义与联想意义早已公式化，人们一见到这些词语，就自然而然地将其与中医联系在一起了，既不妨碍交流，又不影响研究，似乎大可不必重译。当然，这些要求重译的建议，完全是从翻译的理论、方法和技巧的角度考虑的，完全属于所谓学术的研究和考虑，与有人提出将 moxibustion 改译为 aibustion 的建议完全不同。"

黄帝说："荀子在《正名》篇中说：'名无固宜，约之以命。约定俗成谓之宜，异于约则谓之不宜。名无固实，约之以命。约定俗成谓之实名。'讲的就是这个意思。"

雷公说："陛下圣明！荀子所提出的约定俗成，成为举世公认的语言基本规律。就中医早期的翻译来看，除了前面微臣所谈到的一些特点外，似乎还别有一些特点。微臣查阅国内外的文献资料时，注意到不同时期、不同地域、不同学人对其的分析和总结，概况起来大致是'间接转译，偏颇由生'。就是说，一个概念的翻译，不是直接从原语转入译入语，而是经过了一些中间环节才逐渐传入的。

西方十七世纪时期的医生瑞尼的翻译，就是一个典型一例。瑞尼将中文的中医资料翻译成拉丁语，中间经过了三个独立的环节，即从国语翻译成日语，再从日语翻译成荷兰语，最后由他本人由荷兰语翻译成拉丁语。这就是此前微臣提到的中转式翻译，很容易歪曲原文之意。所以一般翻译都是从一种语言转换到另外一种语言，即便这样也难以避免误译、漏译和错译。像瑞尼这样的翻译，同样一份材料从中文翻译成拉丁语，中间居然还经过了日语和荷兰语这样的中转，其误译、漏译和错译的概率自然可想而知。"

黄帝说："这是自然而然的。早期译者的实践无论从那个方面，对于今人都有一定的启发和警示。"

岐伯说："感谢陛下教导！从雷公提出的几个有限的实例中，微臣不难看出早期译者翻译中医的思路与方法。今天研究他们的翻译方法，总结他们的翻译实践，其目的就是要从历史的角度和发展的眼光看待中医对外翻译的方向和进程，以便能更客观、更准确、更完整地翻译好和传播好中医的理法方药和精气神韵。”

黄帝说：“这就叫古为今用，洋为中用。此前卿等谈到了中医的四大经典，这是春秋战国到秦汉时期问世的四大古籍，之后的历朝历代还有吗？”

岐伯回答说：“陛下圣明！中医的四大经典一直是中医发展中核心的核心，所以称为经典。嗣后的历朝历代都有不断地传承和发挥这四大经典，先后问世了很多的研究专著。这些专著也被尘世间称为古籍或典籍，也先后传播到了西方。有关这方面的情况，请雷公汇报。”

雷公说：“谢谢天师！中医的四大经典，即《黄帝内经》《难经》《神农本草经》（明代之后以《本草纲目》取代之）和《伤寒杂病论》（包括《伤寒论》和《金匮要略》），其主要的思想和观点从明清时期，即西方的十七世纪中叶开始已经通过各种途径传播到了西方。其传播者的代表人物，就是波兰传教士卜弥格，其西文名为 Michel Boym，生活年代即西方的1612—1659 年。卜弥格在西方的 1645 年来到中国，在中国的 14 年间，在传播基督教的同时，也撰写了《中国植物志》（西方的 1656 年在维也纳出版）、《中国医药概说》（此书现藏法国巴黎国立图书馆）和《中国诊脉秘法》（此书现藏大英博物馆）。这些书中引用和介绍了中医四大经典的基本理论和方法，向西方传递了中医的基本知识和文化。

清末民初，即西方的二十世纪初期，随着中西方交流的不断拓展，中医典籍的翻译便被提到了议事日程。一些东西方学者开始尝试将其核心内容翻译成西语。如柏林大学的许保德（Hubotter）在西方的二十世纪初撰写了《中华医学》（Die Chinesische Medizin）一书，其中就有《难经》的译文以及明代李时珍撰写的《频湖脉学》的部分内容的译文。在民国初年，中国也有一些学者开始关注中医典籍的翻译。七十年前王吉民在《中华医学杂志》四十卷第二期上发表了‘西译中医典籍考’一文，感慨地说：‘考吾国经史各书，大都有译作。即小说一类，如《三国志》《红楼梦》《西游记》《聊斋志异》《今古传奇》等，亦有译本。独关系人类消长之医书，尚不多见。同志中有欲振兴中医，发扬国粹者，尽秉生花之笔，选重要之书，亟为移译，以供西方学者之研究，而促世界医学之进步，是以吾辈应负之责也。’

早在民国初年，王吉民已经与伍连德先生联合撰写了《中国医史》(History of Chinese Medicine)一书，上卷为中医史，比较系统全面地介绍了《黄帝内经》等中医典籍，对其最为核心的概念、观点和论点进行了翻译和介绍。在撰写该书期间，他决定亲自翻译《黄帝内经》，但由于事务繁忙，也仅仅翻译了《素问》的第一章。当时广州孙逸仙医学院院长黄雯先生也欲翻译《黄帝内经》，由于种种原因也只完成了《素问》前两章的翻译。到了五十年前，经过几代学人的努力，中医典籍翻译终于系统深入地开展起来。二十年前，《黄帝内经》等中医重要的典籍已经被完整系统地翻译为较为流行的欧洲语言，并在全球广泛地传播开来，为中医走向世界奠定了理论和实践基础。特别值得注意的是《神农本草经》的翻译。由于《本草纲目》的逐步取代，《神农本草经》的外文译本一直比较少见，尤其是国内的中医翻译界。据说西方的1998年，美国蓝罂粟出版社(Blue Poppy Press)出版了中国学者杨守忠英译的《神农本草经》，可谓填补了中医典籍翻译的空白。”

黄帝说：“如此发展，颇有意义。”

雷公说：“陛下英明！自汉唐到明清，历朝历代都有很多中医师撰写了不少颇有学术思想和医疗水平著作，编辑整理了不少颇为经典的文献研究。这些学术著作和文献研究，均是对中医四大经典的继承和发扬。如对《黄帝内经》的分类研究，始于晋朝王叔和的《脉经》和皇甫谧的《针灸甲乙经》，后有唐朝杨上善的《太素》，元朝滑寿的《读素问钞》，明朝徐春甫的《医经旨要》、张介宾的《类经》、李中梓的《内经知要》，以及清朝汪昂的《素问灵枢类纂约注》、薛雪的《医经原旨》、黄元御的《素问悬解》和《灵枢悬解》等。其中的《脉经》和《针灸甲乙经》的基本思想很早就传入西方，其完整外文译本清末民初就已经问世。

历朝历代的中医学术著作很多，药王孙思邈所撰写的《千金方》和《千金翼方》，李时珍撰写的《本草纲目》，影响最为深远。作为《神农本草经》的代表，《本草纲目》已经有了完整的外文译本。此外，李时珍撰写的《频湖脉学》的主要内容也被翻译介绍到了国外，《千金方》等学术著作也是如此。为了将药王的学术思想完整系统地介绍到国外，罗希文先生曾经将《千金方》翻译为英文，但由于英年早逝，至今尚未出版。

随着中医在海外的传播，宋元明清时期的很多医学著作也相继被译为外文。如明代杨继洲著的《针灸大成》的主要内容很早就被译为英、法、德等多种语言，民国初年的时候法国汉学家苏理将其翻译为法文，嗣后又被转译为英文和德文。西方 1991 年理查德·伯奇格尔（Richard Berschinger）翻译、丘吉尔利文斯通（Churchill Livingstone）出版社出版的《金针》（The golden needle and other odes of traditional acupuncture：book two of Yang Jizhou's "Grand Compendium"），也是对杨继洲《针灸大成》中歌赋部分的翻译。

清代医师所撰写的论著，有些也被译为西方语言。如王清任撰写的《译林改错》出版于道光十年（即西方的 1830 年），西方的 1893 年在英国伦敦教会传教士德贞（John Dudgeon，即西方的 1837—1901 年）即将其上卷有关人体脏腑知识和图谱翻译为英文，发表于西方的 1893 年 12 月第四期和西方的 1894 年 3 月第一期的《博医会报》上。清代薛生白所撰写的《湿热病篇》，近期被希腊汉学家秦济成（Ioannis Solos）翻译为英文。类似这样的例子还有很多。虽然这些医学著作是汉唐之后历代医师所著，但从理论到实践都是对中医四大经典的传承和发展。所以对这些学术著作的翻译，也是对中医四大经典翻译事业的补充和拓展。从某种意义上说，历朝历代医家所撰写的学术著作，不仅是对中医典籍的继承和发扬，也是中医典籍不可分割的一个重要的组成部分。"

黄帝说："西方人能如此学习和翻译中医典籍，意义可谓非凡。"

雷公说："陛下英明！事实确实如此。中医不仅有古代的典籍，更有现代的研究专著。现代的研究专著对中医的发展和传播也有特别的意义。所谓现代专著，指的是现代学者对中医典籍理法方药整理、总结和研究的成果。为了继承和发扬基于中医典籍而创建的中医理论和临床体系，中华人民共和国建立之后，国家先后在每个省、每个自治区和最初设立的三个直辖市分别建立一所中医院校，同时在每个县也建立一所中医医院，为发展民族传统医学开辟了一条宽广的道路。为了深化和普及中医的理论研究和临床实践，各中医院校和中医医院的专家和学者利用现代科学技术，对基于中医典籍思想和体系的传统理论与临床实践进行了多层次、多角度的研究和分析，编写了多种规范化的教材，撰写了大量的研究著作，成为推进中医国际化和现代化的桥头堡。对这些现代教材和学术著作的翻译，不仅以更加通俗易懂的方式向全球传播了中医的理论和方法，而且也以更加清晰明了的方式向全球阐释了中医典籍的基本思想和学说。所以，对现代中医研究著作的翻译，也是从另外一个角度对中医典籍更为宽泛的介绍和传播。目前在全球流传最为广泛的，就是现代中医教材和学术著作的译本。"

黄帝说："现代著作确实是对传统思想文化的传承和发扬。卿等之见，颇为实际。"

岐伯、雷公长拜道："陛下圣明！"

巧言令色篇第二十八
——中医西衰因由

黄帝说："春天暖，夏天热，秋天凉，冬天寒，一年四季，自然而然。但倒春寒，倒夏凉，倒秋热，倒冬暖，一年四季，亦自然而然。卿等所谈到了古今、中外、文理等的翻译，情势大概亦是如此。"

岐伯说："陛下圣明，所论至诚！自然界的现实就是如此，翻译界的情势，亦是如此。"

黄帝说："既如此，须随之。"

岐伯说："臣等遵旨！微臣翻阅《管子》时，在其'形势'篇中看到了这样一句话：'道之所言者一也，而用之者异。'即'道'的内涵都是一样的，但应用在实际中却各有所异。微臣觉得管子说的真不错，显然是对陛下指示的发挥。'道'的内涵极为丰富，当然也包括方法在内。方法都是一样的，但不同的人对同一方法的使用却各有不同。这是尽人皆知的事实。在人世间，无论翻译还是写作，无论科技还是文学，无论劳动还是从政，其运行的方法和规律基本也是如此，而非一成不变。"

黄帝说："卿等所言，颇有道理。依管子之言剖析翻译之道，也是不辩自明。"

岐伯说："陛下圣明，确乎如此！微臣注意到管子又说了这样一句话：'疑今者察之古，不知来者视之往。'即怀疑现在的人，可以考察古代，不知未来的人可以看看过去的历史。探讨翻译问题，也是如此。不了解前人的翻译方法和理念，怎么可能真正懂得翻译的本和末、始和终？对中医翻译的实践、总结和研究，亦应充分了解其历史进展和前人翻译的方法和影响。只有做到了这一点，才能明确时代的发展，才能展望未来的走势。对中医翻译历史的回顾和总结，非常有助于了解其发展的脉络走势。这对今人从事中医翻译和研究，很有实际指导意义。"

黄帝说："理解过去，明晰现在。明晰现在，可知未来。尘世之人，尽可知晓。"

岐伯说:“陛下所训极是。对翻译历史的回顾,的确可使人们对其发展的轨迹有所了解,并为时下的翻译研究和实践提供借鉴。这也是微臣一直对中医翻译的关注。如果尘世间的中医翻译者都能如此,则其翻译大业必将稳步向前。微臣注意到国内一些学者,也有一种令人困惑的说法。他们认为,中医翻译史所体现的毕竟是几百年前的实践经验,与今日的发展还是相当有异的,甚至还是相当隔膜的。在他们看来,了解中医翻译史,明确前人的翻译经验和方法,其实是完全没有实际意义的。”

黄帝说:“今人之所以感到与前人有所隔膜,就是因为今人对前人缺乏了解。如果完全理解了,便不会隔膜了。”

岐伯说:“陛下圣明!其实早期的中医翻译史与中医的西传史密切相关。要了解中医翻译史,就不能不了解中医的西传史。臣等讨论翻译问题的时候,也都先关注中医西传史的发展和挑战。根据臣等所查阅的中西文献资料,臣等了解到在西方的十七世纪末,来亚的欧洲医生即将中医的部分知识特意介绍到西方。欧洲医生通过撰写专著向西方介绍中医的时候,虽然中医翻译的大业还没有真正启动,中医的西译工作还没有因此而开起,但中医翻译的实践、分析和思考还是有所体现的。虽然这种体现只是点点滴滴,但基本的问题还是有的。”

黄帝问道:“体现在哪里呢?”

岐伯回答说:“请雷公向陛下汇报。雷公对此最为清楚。”

雷公说:“谢谢天师!微臣觉得这自然有其深刻的历史原因。一方面是因为西方对中医的了解有限,另一方面,当时的西方尚不具备接纳中医理论与实践的社会基础。这一状况的改观,要等到若干年以后了。但从翻译的角度来看,当时的中医翻译还是有所体现的。微臣此前曾向陛下汇报了西方十七世纪的时候,来自亚洲的荷兰人 Dane Jacob Booudt、Bushchof H. 及 Rhjne W. 等人向西方介绍了中医,并且在西方出版了一些自编自撰的书,介绍了他们在印度、日本及中国所感受到的中国医学的理论与治疗。而要向西方介绍中医,就必须用西方的语言描述中医的基本情况,而要描述中医基本情况当然涉及到中医的核心概念和术语。由此可见,他们至少用西方语言翻译了中医的一些核心概念和术语。

微臣查阅中医西传的文献史料时，注意到在西方十七世纪的时候，就问世了好几部介绍中医的书，其中有拉丁语、法语、德语和意大利语等。用拉丁语出版的中医书，微臣在西方文献中看到了四部：

1.《中国植物志气》(Flora Sinensis)，由卜弥格撰写，是第一部向西方介绍中国本草的书籍，西方的1656年在维也纳出版。

2.《中国医法举例》，由卜弥格撰写，介绍了中国的脉学、药学、针灸学等古典内容，西方的1682年在法兰克福出版。

3.《医钥和中国脉理》(Clavis Medica ad Chinarum Doctrinam de Pulsibus)，由卜弥格撰写，西方的1680年在法兰克福出版。

4.《论关节炎》(Dissertatio de Arthride)，是最早向西方介绍中国针灸术的著作之一，由 Ten Rhyne. W. 撰写，西方的1683年在伦敦出版。

西方十七世纪以法文出版的中医书，微臣只看到一部，其名为《中国秘典(脉学)》(Les Secrets de la Medicine des Chinoise Consistant en la Parfaite Connaissance du Pouls)，由 Harvieu, R. P. 撰写，西方的1671年在法国格勒诺布尔出版。

西方十七世纪以德语出版的中医书，微臣看到了两部：

1.《灸法》(De Moxa)，由 Geilfusius, B. W. 撰写，西方的1676年在德国马尔堡出版。

2.《中国灸法治疗痛风》(Eroberte Gicht durch die Chinesische Waffen der Moxa)，由 Gehema, J. A. 撰写，西方的1683年在德国汉堡出版。

西方十七世纪以荷兰语出版的中医书，微臣看到了两部：

1.《痛风论文集》，由 Busschof, H. 撰写，西方的1676年在英国伦敦出版。此书介绍了灸法治疗痛风，之后由荷兰文译为英文，即 Treatise of the Gout。

2.《痛风专论》(Verhandelinge van bet podagra en Vliegende Jicht)，由 Blankarrt, S. 撰写，西方的1690年在荷兰阿姆斯特丹出版。

这些传教士和医师向西方介绍中医时，以拉丁语、法语、德语和荷兰语等语种撰写了一些专著，其中对中医核心概念和术语的表达，显然属于翻译。他们用西方语言表达中医的核心概念和术语时，肯定思考和分析过如何表达，也就是如何翻译的问题。从这个意义上说，他们不仅是最早向西方介绍中医的学者，也是开始翻译中医的译者。对于他们来说，为翻译中医基本概念和术语而仿造的一个词语，的确属于创造性翻译。”

黄帝说："卿等之见，颇为实际。"

雷公说："感谢陛下的关怀！到了西方的十九世纪，通过一些传教士和医师的介绍和传播，中医，特别是针灸，曾一度在西方大为流行。就是在这样的历史背景下，真正意义上的中医西译工作虽然还没有全面地开展起来，但其基本概念和术语还是通过翻译在西方广泛地流行起来了。当然，当时个别西方人士出于个人的爱好，通过翻译介绍了一些有关中医针灸的基本知识，甚至还翻译了一两部中医的典籍。比如西方十九世纪末二十世纪初，法国在华领事馆的外交人员苏里耶(Soulié de Morant)就是其中的杰出代表，他在华期间认真学习了针灸，不仅将针灸传播到了西方，而且还将《针灸大成》这样的典籍翻译成法文，传播到了西方。"

黄帝说："中医此时能如此传播，确实不易，颇值纪念。"

雷公说："诚如陛下说训，此时中医在西方的传播，确实不易，值得纪念。现代意义上的中医对外传播和翻译，基本起始于中方的一百多年前，即西方的二十世纪初。西方进入到二十世纪后，西方的进步似乎陷入了历史的旋涡，先后爆发了两次大战，几乎涉及到全球，给人类带来了灾难性的后果。然而历史并没有因此而止步，社会也没有因此而停滞不前。这两场战争就像森林里的两次火灾一样，虽然毁灭了大片的森林和无数的生灵，却并没有把森林和土地彻底销毁。经历了两场大劫难，地球村的概念逐步形成，东西方的交流不断拓展。中医也正是在这样的背景下悄悄地再次传入到西方世界，并逐步为西方人士所认识和接受。再经过几十年的努力，中医在西方各国逐步建立了研究机构、教育机构和服务机构，而且还逐步建立了学术组织、学术机构和学术团体。"

黄帝说:“中医为西方人士所认识和接受,一定经过了一个曲折艰难的过程。”

雷公说:“陛下圣明! 中医在西方的传播和发展,确实经历了一个曲折艰难的过程。在西方的十六世纪末十七世纪初,中医已经开始传入西方,经过西方一些学者的努力终于在西方的十八世纪和十九世纪初得到了一些医生的临床应用。这一时期针灸之所以能逐渐为西方医学界所接受,与当时西方的社会发展有一定的关系。西方进入到十九世纪以后,资本主义发展迅速。随着西方资产阶级对外的不断扩张,在经济和文化领域与中国接触增多。这使得西方人士有机会更多地了解中国的文化和医学。据统计这一时期西方出版了六十多种有关中医药的书籍,大部分是针灸方面的。从而形成了西方的第一次‘针灸热’。但到了西方十九世纪的中期,针灸在西方却渐渐地衰亡了。”

黄帝问道:“为什么会出现这种情况呢?”

雷公回答说:“微臣觉得原因是多方面的。据德国慕尼黑大学东方医学史研究所所长文树德(Paul Unschuld)说,西方十九世纪中期针灸术在西方造成的衰亡有这样三个原因:‘第一,与西方的二十世纪相比,十八世纪到十九世纪期间,针灸在中国国内陷入名声扫地的境地;第二,与现在的情形相比,西方十八世纪到十九世纪期间针灸得不到中国政府的支持;第三,当时中国教育机构对国际教学与交流缺乏经济意识’。按照文树德的说法,西方十九世纪中期中医在西方的衰亡,完全是中国政府轻视针灸而引起的后果。”

黄帝问道:“是这样的吗?”

雷公回答说:“也许与中国政府对针灸的轻视有一定的关系,但更主要的关系恐怕还在于西方人对中医了解的不深入,对针灸掌握的不准确,对针灸应用的不正确。比如西方人夫克(Volker Scheid)认为,西方十九世纪中期针灸在西方衰亡的主要原因在于‘首先,欧洲的针灸师认为中医缺乏一定的理论模式,主要是针刺局部的阿是穴,具有较好的临床效果;其次也与当时欧洲对中国的总的态度有关’。”

黄帝问道:“实际情况是这样的吗?”

雷公回答说:“可能是这样的。文树德和夫克的分析均不无道理,但这仅仅是问题的一个方面，而不是问题的全部。中医针灸传入西方以后，经过一个多世纪的努力才逐渐为西方医学界所接受。许多医生和研究人员为研究和推广针灸疗法作了大量的工作并取得了很大的进展。他们在一定程度上也推动了针灸这门古老医术的发展。

但是，由于这些医生和研究人员对中国医学的理论缺乏了解，将针灸视为像理发一样的一种手艺而不是一门科学。其在临床上的应用也不过是按痛施灸，照猫画虎。对针灸的原则、手法、适应症等几乎一无所知，于是导致了对针灸的滥用。一些医生急功近利，不加区分地将针灸用来治疗一切疾病，对其疗效也作了不切实际的夸大。这才是最终导致针灸衰亡的根本原因。"

黄帝说："这种情况的出现，不仅与西方人对中医缺乏了解有关，而且也与中西方缺乏合情合理的沟通交流有关。"

雷公说："诚如陛下所言，情况的确如此。由于中西方之间缺乏合情合理的沟通交流，西方对中医药的理论与实践缺乏基本的了解。由误解导致误用，由误用导致禁绝。微臣查看了法国巴黎在西方 1864 年出版的《A. Dechambre 氏医学科学百科全书》卷一，其中有一部分谈到了针灸。其作者特部(Debout)说：

> 事实上，要到 1810 年才在欧洲第一次施行针术，这是一位名叫白利渥慈(Louis Berlioz)的法国医师，首先用针术治疗一例神经性疾病……但是人们对这一次及以后几次实验所得成效的反响只是怀疑和冷淡。隔了一些时候，都尔城的爱默(Haime, A.)医师，也效法白利渥慈氏试用针术治疗；勃勒东诺(Bretonneau)氏看到爱默氏的成功之后，进行了将针一次就刺入很深；但是像白利渥慈氏的逐步深入的方法也许更为适宜，每次间歇之时即询问病人的感觉，根据产生的作用而继续治疗。
>
> 当时针术非常风行，曾被用于一切的疾病中。但由于不加区别地滥用，不久就产生了强烈的反作用，以致在今日针灸几乎已经被人们所遗忘。现在的遗忘与当时的狂热无疑地都同样是一种错误。……在狂热的影响下，针术曾被滥用，以致失去人们的信任。

无可置疑的，在正确应用的大部分病例中，它曾显出真实有利的作用。

由此可见，针灸在西方的衰亡，不仅仅是中国政府对针灸歧视的问题，更主要的是西方人对中医、对针灸缺乏基本的了解，完全滥用了针灸，从此就自毁了针灸。中医和针灸要真正地在西方得以传播和发展，确实需要西方人深入、系统、完整、准确地了解好和掌握好中医的基本理论和方法。要真正做到这一点，翻译更是不可或缺。”

黄帝说：“中医上说，通则不痛，痛则不通。中医在西方传播过程中所导致的‘阵痛’，恰好说明了沟通和交流的不够。要止痛，就要通。这里的通，自然是交流和沟通了。要真正做到这一点，翻译自然是不可或缺的。”

岐伯、雷公长拜道：“陛下圣明！”

穷达通则篇第二十九
——针灸西传史记

黄帝说："中医在西方传播中，有完全衰亡之时，确乎遗憾。中医在对外翻译中，也有遗忘之处，也需关注。"

岐伯说："陛下之示，至真至诚！中医对外传播和翻译所遭遇的各种问题，微臣以为既不自然也似自然，既似自然也不自然。西方人对中医的理论和方法以及某些概念和术语缺乏了解，这很自然，毕竟中医是华夏民族传统文化的杰出代表，与西方的文化有巨大的不同。但如果西方人完全否定中医或肆意妄为地乱用中医，则显然是背离人类基本逻辑关系的，当然是不自然的。"

黄帝说："卿等之见，合乎实际。南朝宋人刘义庆的《世说新语》中，有一则童言，非同寻常。卿等可否阅过？刘之所指，卿可知之？"

岐伯说："微臣曾经阅过这部书，关注过这则童言。每回忆起这则童言，常常不断思之，不断叹之。微臣觉得，这则童言应是徐孺子的论月。微臣浏览南朝野史，也曾见过此语。原文是这样的：

> 徐孺子年九岁，尝月下戏。人语之曰：'若令月中无物，当极明邪?'徐曰：'不然，比如人眼中有瞳子，无此必不明。'

用今天的白话文来说，大致是这样的：

> 徐孺子九岁的时候，曾经在月光下玩耍，有人对他说：'如果让月亮里面什么也没有，会非常明亮吧?'徐孺子说'不是这样的，如同人眼中有瞳孔，没有它，眼睛就不明亮。'

徐孺子是东汉时期著名的高士贤人。他的语言精妙之处，就是把人的眼睛和月亮做了形象的比较，借助人的眼光向世人说明了月亮结构的自然性。徐孺子崇尚'恭俭义让,淡泊明志',只愿助人不愿为官,被世人尊称为'南州高士'和'布衣学者',成为华夏民族的'人杰地灵之典范'。"

黄帝说:"可否用其童言剖析译事?"

岐伯说:"陛下赐教,至精至诚!在陛下的指导下,微臣茅塞顿开。徐孺子的童言,确实可借以剖析译事。微臣以为从'美玉有瑕'、'金无赤足'的角度去思考译事,去分析译事,便可明了译事之本意和实意。从人类的文明史、文化史、教育史、科技史等的发展来看,十全十美之事确实古今罕有。人们常常说的'美妙绝伦'之事,只要仔细观察,只要深入分析,必有遗憾之感和缺憾之见。正因了这些遗憾和缺憾,才成就其美妙绝伦之神韵。有一次臣等谈到人世间的'美妙绝伦'之事的遗憾和缺憾时,陛下曾指示臣等,'天下之事,纵而观之,横而比之,无不如此而已矣'。"

黄帝说:"卿等有如此之识,甚慰。"

岐伯说:"感谢陛下鼓励!前日谈到中医西传史时,臣等提到了早期的传播、翻译、应用以及后来的衰落等情况。虽然一直令臣等大为感慨,但也令臣等的视野更加开阔。微臣以为,通过对中医早期在西方传播中出现的衰落现象,对于进一步了解其后的进展和今时的发展还是有一定引领作用的。微臣也一直提醒臣等保持这样的理念,认真地了解中医西传的进展和退变,发展和挑战,以便为国人努力推进中医国际化开辟一条蹊径。"

黄帝问道:"当时向西方介绍中医的书系统吗?"

岐伯说:"这方面的情况雷公很清楚,请雷公向陛下汇报。"

雷公说:"谢谢天师!从中医理法方药的角度来看,当时向西方介绍中医的书还不是太系统。通过翻译向西方介绍中医的人,主要是来华和来亚的传教士、医师和在华的外交使节。当时大部分向西方介绍中医和中药的书基本上都属见闻式的报道,或个别方向的说明,还不是很系统、很完整的介绍和论述。当时问世的一些介绍中医的书,在内容上不是道听途说就是曲解原义,从而使得西方应用与研究中医和针灸的人员难免不受其误导。虽然当时针灸在西方短期内几乎全面普及了，但系统地向西方介绍针灸的书并不多。正是由于这样的环境和条件，西方医务人员就很难接触到正宗的中医学和针灸学。”

黄帝问道：“有没有典型的例子呢？”

雷公回答说：“典型的例子确实很多。例如，西方的1863年出版的《中国的医学》一书，据认为是一部系统地向西方介绍针灸的专著，作者是在中国作过领事的法国人达勃利（Dabry，P.）。法国人拉几里（Marel Lavergne）在70年后评价这部专著时写到：

> 达勃利不是医生，而且他的写作无疑是借助于翻译人员的。在该书里可以看到中国医学的各个方面，但其中有很多观点没有被很好地表达出来，看起来有些幼稚，而且内容模糊，因此不能供实际应用。

中国现代学者马堪温教授在评价该书时指出，该书‘谬误甚多’。如此这样对中医的介绍和翻译，怎么可能准确系统地介绍中医呢？可见，当时向西方介绍和翻译中医的一些书中，不仅有不系统、不完整、不准确的问题，而且更有道听途说、胡说非为的问题，从而导致了中医在西方的衰亡。”

黄帝说：“西方医人若以此‘按图索骥’，岂能不南辕北辙？”

雷公说：“诚如陛下所训，当时由于对中医介绍和传播中‘谬误甚多’，在针灸的临床应用中，西方的针灸师们对循经取穴、经穴配伍等要求一无所知，完全想当然地在患者身上随意用针。他们将很长的针深刺入脏器之中，而且留针时间达20—30小时。他们并不知道，他们所施行的并不是中国的针术。微臣在有些文献资料中注意到，他们在进行临床治疗的同时，还对此进行了一些试验研究。有人对此表示怀疑，但微臣觉得他们当时的确做了许多试验研究，有些实验研究还是很有意义的。电针的发明，就是其试验研究的成果之一。然而，他们的试验虽然获得了一定的成效，但也导致了一些严重的后果。”

黄帝问道：“导致了什么后果呢？”

雷公回答说：“导致的严重后果，就是对病人的伤害。比如他们通过试验，居然发现针刺时断针可以增强疗效，于是有人在针刺时就刻意将针折断在患者体内。这无疑会导致严重的医疗事故。再比如在施行灸法时，他们不懂施灸的方法和用料。材料滥用，方法粗暴，使好不容易才掀起的针灸热潮，数年之后即趋于衰落。如今的人很难理解他们当时是如何粗暴地施行针灸疗法的。但只要查阅了西方的文献资料，就能大致了解了。微臣查看了西方1864年问世的《A. Dechambre氏医学科学百科全书》，从中就有对针灸在西方的热潮和衰亡的记载。”

黄帝说：“谈谈其记载吧。”

雷公说：“遵旨！据其记载，法国人日诺默(Jeunhomme，J.)数年后回忆起自己亲身参与的一次‘灸治疗法’时，依然毛骨悚然。他称其为一场‘悲剧’。这场‘悲剧’就是对他自己亲身经历针刺疗法的描述。他说：

> 这件事发生在好久之前，当时我是法国曼次城军医医院的住院医生。根据主治医师的命令，我应该在一个患者上臂部施行灸术治疗。一切准备完毕后，我用拉兰氏执灸器将一小卷缓慢燃烧着的棉絮放置于选定的皮肤上面。患者立即呻吟起来，继而狂叫、咒骂，拼命地挣扎；而我则用力吹旺燃着的棉絮，因为主治医生的命令是：产生一个二度的烧伤，以后再将其转化为人造溃疡。当时我非常激动，觉得这是一种野蛮的方法。

这种施灸方法的确很野蛮。如此滥用灸法，怎么能不使其衰亡呢！说到底，这还是中西方之间在中医药领域缺乏直接和广泛的交流所造成的。”

黄帝说：“是这样的。拉兰氏执灸器是怎么回事？”

雷公回答说：“那是法国人拉兰(Larrey)发明的一种施灸器具。拉兰是法国皇帝拿破仑军中的外科主任。在行军打仗中，由于药物的缺乏和手术的困难，拉兰便常用灸术治疗伤病员，并在军医中全面推广。在他的回忆录中，有许多关于灸术的记载。他用灸法治疗伤病员的目的，就是曾经体会到其独特的效用。他经常用艾灸治疗麻痹、破伤风、眼疾、关节炎，特别是脊椎骨伤，据说当时的治疗效果相当显著。在当时西方的针灸研究和应用中，拉兰（Larrey）的工作最为突出。由于他出色的工作使得灸术在西方大为风行了数十年。拉兰曾多次报道用灸术治愈了麻痹。他亦曾用灸术治疗眼科疾病。他曾报道在视神经的主要分支上用灸法来治疗黑内障（Schwarze Star）及白内障（Starblindheit）。”

黄帝说：“如此看来，拉兰为灸法在西方的传播和应用作出了一定的贡献。”

雷公说：“是的。拉兰不但大力推广灸法，而且还改革了灸具，为灸法在西方的传播、研究与应用方面作出了特殊的贡献。但在当时的欧洲灸术都施行于病变部位或附近，因为大多数人并不知道选穴施灸的道理与方法。长此以往，导致了针刺术和灸疗术在西方的滥用，并最终导致了中医药在西方的全面衰落。”

黄帝说：“医学是性命攸观之学，如此盲目滥用，衰落自是难免。”

雷公说：“陛下之析若日月当空，明照六合，臣等闻之，茅塞顿开！这个教训非常深刻，值得永远记取。为了不使这一历史悲剧重演，现在就必须加强中医药的对外翻译和交流，努力将中医药的理论与实践全面、完整、系统地介绍到世界各国。这是一个造福人类的世纪善举，臣等当尽心尽力，努力推进，使中医药能够早日走向世界，咸宁万国。

臣等此前谈到早期中医在西方的传播、应用及随之而导致的衰落和消亡。追其根由，皆源于西方之人对中医的‘偏听’和‘偏行’。这种‘偏听’和‘偏行’所造成的弊端和恶果，是显然易见的。中医其后在西方衰亡，原因却是如此。倘若当年中西方能深入地交流中医，深入地开展中医翻译，西方当然能更好地了解中医的理法方药，断不至于导致了如此之恶劣后果。”

黄帝问道：“中医在西方何时又得以复苏呢？”

雷公回答说：“大约到了西方的二十世纪时期，中医才在西方逐步得以复苏。其复苏的原因，与中西方的沟通交流有一定的关系。西方的二十世纪时期，中医针灸在欧洲赢得转机的原因是多方面的，如东西方文化交流的深入、欧洲中心论的衰落以及伴随着高度工业化而产生的自然主义思潮等等。法国人苏里耶(Soulie de Morant)为针灸在西方的再度复兴中发挥了重要的作用,因此他被看作是促使这一转机产生的关键人物。”

黄帝说:“说说苏里耶吧。”

雷公说:“遵旨!苏里耶出生于西方的1878年,离世于西方的1955年。在西方的1901—1929年间,苏里耶在法国驻中国的领事馆工作。明清期间传教士、商人和外交人员,来华之前就已经认真学好了中华文化和语言。所以来华之前苏里耶也已经学好了中文,来华之后他感受到了针灸的显著疗效,便认真地学习了针灸学。回国后不久便辞去外交职务,专门从事针灸的临床实践和传播发展工作,并在西方的1934年出版了《真正的中国针刺术》一书,在法国与欧洲产生了深远的影响。”

黄帝问道:“苏里耶是如何学习针灸的呢?”

雷公回答说:“苏里耶学习针灸的背景还是比较清楚的。在一次演讲中,苏里耶向大家详细介绍了他在中国学习针灸的经过。他说:

> 我在庚子年间充当北京法国公使馆职员,忽然当地霍乱流行,情势很为严重。法国公使馆附近特设临时医院,专为容纳和治疗霍乱病人之用。当时西医治疗此病的方法成绩很坏;一百人治好了的只有十几个。同时北京天主教会,在非使馆区由主教主持,又开了一个霍乱医院,主教是法国人,常常和我说,他的医院治疗的成绩相当满意,一百个人当中倒有八十个人左右治愈。我就觉得奇怪,特地到他的医院里去看看。一看之后,更觉得奇怪,因为治疗的方法不过针刺,并不用药。我因为好奇之心,就和那位针科专家谈谈。这位先生颇有学者风度,并不守秘,交谈数次之后,就教我治疗霍乱的针法。我觉得这个学问颇有研究的价值。我就跟这位先生学。……我在中国服务的期间约有三十年之久,可以说对于金针的研究从未间断。

苏里耶献身于针灸事业的原因,不同的人有不同的想法和看法。

微臣以为，苏里耶献身针灸的原因既是偶然的，但也是必然的，因为他正是西方针灸界长期以来一直呼之欲出的一位杰出人物。”

黄帝问道：“西方针灸界需要什么样的人物呢？”

雷公回答说：“针灸在西方衰亡，引起了西方针灸界困惑，希望能找到一位真正懂得中医、精通针灸的优秀人才。在西方十九世纪中后期，针灸在西方的由盛而衰，促使西方一些学者对其进行反思和探讨，试图找出深层的主观和客观原因。例如法国学者拉凡里在《什么是中国的针术》(Qn'est-ce que l'acupuncture Chinoise?)一文中，就比较深入地探讨了西方的十九世纪中后期针灸在欧洲衰落的原因，并且提出了重新使法国人接受针灸疗法所必备的条件。”

黄帝问道：“必备什么条件呢？”

雷公回答说：“拉凡里在他的文章中指出：

> 要使针灸在法国被采用，需要有四个条件：第一，需要一位完全懂得中国语文的法国人；第二，他曾在中国长期居住；第三，他曾在实际中向中医学习过针灸方法；最后，他应该作出广博的考证与综合的工作。四个条件都在苏里耶·德·摩浪氏身上实现了。……此外尚需要第五个条件：就是苏里耶氏必须肯将他的工作成果介绍给法国医师们。

拉凡里说的很有道理。他的希望其实也是苏里耶愿意做的工作。所以拉凡里说：

> 事实上，他是非常诚意地传授他的方法，使很多人现在已能成功地运用这种技术。从1931年起有关这方面所发表的著作，都应该归功于他的启发。

拉凡里在这篇文章中虽然探讨的是如何复兴法国的针灸事业，但对于欧洲及整个西方又何尝不是如此！针灸十九世纪中后期之所以在西方由盛而衰，与没有杰出的针灸师指导临床应用与把握发展方向不无关系。这已经是历史反复证明了的一个事实。拉凡里所提出的这五个条件很重要，也是塑造西方杰出中医人才的必备条件。正是由于苏里耶等西方学者和有识之士的大力传播和推广，才使针灸在欧洲和西方逐渐复兴起来。在西方二十世纪四十年代先后，有关针灸的学术组织已经建立并开始举办国际学术会议。”

黄帝说：“可见，中医和针灸在西方就逐步发展起来了。”

雷公说：“事实确实如此。但其发展道路还是非常艰辛的，因为很多西方人并不了解中医，所以也很难接受中医和针灸的疗法。微臣查阅的文献资料发现，在西方二十世纪七十年代以前，尽管针灸在西方得到了有识之士的重视，但并未得到医学界的认可。这种状况一直持续到西方二十世纪七十年代以后才得到了基本的改变。之所以到了西方二十世纪七十年代以后，中医在西方的传播和发展情况才发生了变化，这与当时的国际环境的变化和中西方的交流和合作有着某些直接的联系。关于这个问题，在谈到有关中医在西方的现代发展时，臣等再向陛下详加汇报。”

黄帝说：“这说明东西合璧了，中外贯通了。这是朕很想了解的情况。只有知于古代，明于今时，才能晓于未来。”

岐伯、雷公长跪拜道：“陛下圣明！”

夙夜浚明篇第三十
——中医今译起航

黄帝说："卿等对中医西传的历史和现状，了解颇深。古时中医西传，问题可谓甚多。今时中医西传，问题虽然依旧甚多，但其发展还是稳步向前。"

岐伯说："陛下圣明！中医如今的西传，虽然问题依然，但却如日月光明，不断进取，基本实现了国际化的发展。而中医的西传，不仅仅是医学领域的传播，更是中华文化的传播。正如当今政府发布的中医白皮书所强调的那样：

> 人类在漫长发展进程中创造了丰富多彩的世界文明，中华文明是世界文明多样性、多元化的重要组成部分。中医药作为中华文明的杰出代表，是中国各族人民在几千年生产生活实践和与疾病作斗争中逐步形成并不断丰富发展的医学科学，不仅为中华民族繁衍昌盛作出了卓越贡献，也对世界文明进步产生了积极影响。
>
> 中医药在历史发展进程中，兼容并蓄、创新开放，形成了独特的生命观、健康观、疾病观、防治观，实现了自然科学与人文科学的融合和统一，蕴含了中华民族深邃的哲学思想。随着人们健康观念变化和医学模式转变，中医药越来越显示出独特价值。

其中，'中医药作为中华文明的杰出代表'、'蕴含了中华民族深邃的哲学思想'，可谓对中医最为准确的定位，最为深刻的理解。"

黄帝说："卿等所见，古今自然。历朝小传，亦可借鉴。"

岐伯说："臣等谨遵圣训！国家如今充分肯定了中医的文化思想和功能作用。要真正地将中医传承好、传播好、发扬好，还必须译界的努力。微臣闲暇之时，曾阅览过一些小传此书，大意比较明确，时时颇有感受。比如清人钱谦益所著之《列朝诗集小传》，就是微臣颇为感慨的一部小传。在该书的《王高士履》部分，钱氏记载了王履谈其绘画的体会和心悟，颇有新意，令人深思。微臣觉得王履的体会和感悟对于译，也别有洞天可循的意义。”

黄帝说：“谈谈王履吧。”

岐伯说：“遵旨！王履是今江苏昆山人，博学多才，诗文绘画，无一不精。明洪武十六年七月，王履游览华山，作画四十余幅，撰写游记四篇，作诗一百五十首。有史以来，游览华山后能作画、著文、赋诗，穷尽华山宏伟壮丽的优美景象的，大约只有王履一人。有人问他师从何人，他说：‘吾师心，心师目，目师华山’。意思是说：‘我以我心为师，我心以我目为师，我目以华山为师。’”

黄帝说：“以心为师，意境非凡；以目为师，思维精深；以华山为师，真人将出矣。”

岐伯说：“感谢陛下赐教！王履之言，既简明又精辟地阐明了文艺创作中主体与客体的关系，强调了客观实践和感性认识的作用。这与我国传统的‘外师造化，中得心源’的艺术创作理论，可谓一脉相承。微臣在下界寻访译人的时候，也曾多次与学界和译界人士谈到了王履言及其之意，行为尘世间的学人和译人能因此而有启迪。微臣感到，王履的艺术创作思想，对于翻译实践和研究，也是极具借鉴意义的。”

黄帝说：“此亦朕之希望。译人坦诚，传之自然；研者精诚，行之必然。”

岐伯说：“臣等谨遵圣训！译人如何才能坦诚，如何才能自然而然地对外传播民族文化和医学？研者如何才能精诚，如何才能必然行大业做大事？这是微臣一直思考的问题。雷公在下界考察的时候，对此感受最深。请雷公向陛下汇报。”

雷公说：“谢谢天师！这也是微臣在下界时一直思考和分析的。微臣也一直在思考，译人和研者如何才能真正落实好陛下的重要指示。微臣曾经告诉过尘世间的译人，‘用心感悟，用目细辨，则可明清万物之本末及万事之表里。以此为基础，明辨译理译法，谨慎从译，则无事不明晰，无事完善。此行恰如自然天成一样，春耕必然夏长，夏长必然秋收，秋收必然冬藏’。虽然有些译人不知微臣之言意趣何在，但还有译人因此而大受感触，并努力将其铭刻于自己的心中，从此明确了国学与国医对外翻译和传播的路径和方向。”

黄帝说：“能如此，则无所不能解，无所不能悟，无所不能译。”

雷公说：“感谢陛下鼓励！微臣在下界寻访的时候，曾听过民间的一些流行语，其中的‘世上无难事，只要肯登攀’最令微臣感慨。微臣曾提请尘世间的学人和译人，以陛下之训为旨要，以圣贤之教为大法，努力精研所译与所以译，为弘扬华夏文化与医药于全球，架构坚实桥梁，避免以往存在的遗憾和缺憾再度出现。”

黄帝说：“卿等此前曾提到，针灸在西方十九世纪中期短暂兴盛后即行衰落。这一状况何时才得以改变？”

雷公回答说：“微臣考察下界时，注意到直到西方的二十世纪七十年代初，针灸在西方衰落的情况才得到了逐步的改变。当时微臣也在了解，究竟是什么契机才引发了这一改变。中医界研究中医史及中医对外传播史的马堪温告诉微臣，五十年前，中国针刺麻醉术的研究成功以及中西方关系的逐步改善，为针灸在西方的复苏提供了契机。由于针刺麻醉术的研究成功，针灸疗法再一次引起了西方人士的注意。四十六年前，即西方的 1972 年，美国总统尼克松访华，从此成为当代中医西传历史上具有里程碑意义的大事件。”

黄帝问道：“原因何在？”

雷公回答说：“美国总统尼克松访华时，随行私人医生塔卡（Walter R. Thach）特意参观了针麻手术，因为塔卡此前听说过针刺麻醉术。针刺麻醉术的消息传到西方后，引起了很多西方人的关注，关注的原因就是对针刺麻醉术的质疑。塔卡当时也有所质疑，所以随总统访华时就特意到中国一些医院去观察，去体会。一名随行记者还亲身体验了针刺健身和治病的感受。塔卡和那位记者回国后，撰文详细地介绍了中国的针灸疗法和针刺麻醉术的特殊意义，在美国和西方各国引起了极大的反响，使西方人不仅再次回忆针灸术，更是努力地了解和传播针灸术。”

黄帝说：“难得的契机！”

雷公说：“诚如陛下所训，确实难得的契机！自从中国实行改革开放政策以来，中西方在针灸方面的交流不断加强，交流形式已从纯民间形式逐步转化为官方形式。中医和针灸的学术组织、教育机构和学术刊物在西方各国不断涌现出来。微臣到下界考察时，注意到当时的美国就已经建立了二十多所中医学院，颇令微臣感动。这二十多所中医学院完全是美国人或在美的华人自己建立的，而不是中国政府自己出资构建的。这说明中医在西方各国已经得到了广泛的传播、应用和发展。目前世界上已有一百多个国家和地区建立了自己的中医和针灸学术组织、学术团体和学术机构，几乎每年都有各种国际性的中医和针灸学术会议在各地召开，从而形成了西方的第二次‘针灸热’。”

黄帝问道：“在这种交流中，翻译发挥了怎样的作用呢？”

雷公回答说：“自中国改革开放以来，中西方在中医药学领域的交流和合作不断加深，中医药对外翻译工作也随之广泛开展起来。经过中西方译者不断的努力和探索，已取得了很大的发展，一大批中医典籍和论著被翻译出版，为中西方的交流和中医在全球的传播架起了一座坚实的桥梁。当时引起微臣关注的问题就是，中西方文化存在着较大的差异，而中西医从理论到实践都迥然不同，要译好中医十分不易。

微臣在下界考察的时候，注意到中医药对外交流与翻译的开展虽然已经如火如荼，但并不是一帆风顺的，其发展道路其实是一条充满了矛盾与挑战的荆棘大道。由于中西方在文化、语言和民族心理等方面存在着巨大的差异，而中国医药学又是中国特有的一种医学体系。将这样一种医学体系翻译成西方语言，其难度可想而知。当时的译者非常困惑，很多中医的基本概念和术语都不知如何翻译才能表达清楚，才能令西方人真正地理解和掌握。”

黄帝问道：“困难主要表现在哪些方面呢？”

雷公回答说：“中医翻译的问题和难度主要表现在基本概念和用语的理解和翻译方面。中医理法方药的基本概念和用语，在西方语言中一般都缺乏对应语。就是最简单的概念或用语，翻译起来也并不自然。比如说‘眼’，虽然与英语中的 eye 表面上颇为契合，但其含义却并不一致。中医学中的‘眼’或‘目’虽然也指的是视力器官，但其功能与全身脏腑经络均有关系，意义比西方的 eye 要深入的多得多。

比如《黄帝内经·素问·大惑》记载了陛下的重要指示：'五脏六腑之精气，皆上注于目而为之精。精之窠为眼，骨之精为瞳子，筋之精为黑眼，血之精为络，其窠气之精为白眼，肌肉之精为约束，裹撷筋骨血气之精而与脉并为系。'用白话文来说，就是：'五脏六腑的精气都上注于目，从而产生精明视物的作用。所以眼窝内精气的结晶，便形成了眼睛。其中骨之精注于瞳子；筋之精是注于黑眼，血之精注于血络；气之精注于白眼；肌肉之精是注于眼胞。'镐京那位译者将陛下的这一重要指示英译为：

The Jingqi（Essence-Qi）of the Five Zang-Organs and the Six Fu-Organs all flow upwards into the eyes [to enable the eyes] to see. [The place where] the Jing (Essence) accumulates is the eye. The Jing (Essence) of the kidney infuses into the pupil [of the eye]; the Jing (Essence) of the tendons infuses into the black part of the eye; the Jing (Essence) of the blood infuses into the Collaterals [of the eye]; the Jing (Essence) of the Qi infuses into the white part of the eye; the Jing (Essence) of the muscles infuses into the eyelids [that] protect the Jing (Essence) of the tendons, bones, blood and Qi and connect with the Channels [to form the eye] system [which] connects with the brain in the upper and emerges from the middle of the neck at the back.

像'眼'或'目'这样简单的概念或用语，其意思如此深厚，给翻译造成了很大的困难。即便勉强硬译，也很难达旨。再比如，英语语言中有blood，有 deficiency（或 asthenia），却没有 blood deficiency（blood asthenia）这样一个概念；有 kidney，有 water，却没有 kidney water 这样一个说法。将其翻译为英语时，现在比较自然和普及了，但刚开始的时候却非常的困难。即便如此翻译了，西方人也是无法理解的，更是无法传播的。"

黄帝问道："那么，该如何翻译这样概念呢？"

雷公回答说："目前在翻译这样一些中国医学特有概念时，一般采用的都是仿造法。仿造法是翻译学上的一种方法，但在一般翻译中却很少使用，因为按其翻译概念的形式和内涵之间并不完全一致，有时甚至风马牛都不相及，这在一定程度上妨碍了理解和交流。但是，如果放弃仿造之法而采用词典解释性译法，势必使翻译之概念冗长烦琐，缺乏实用价值。也有的译者采用比照西医用语的方法翻译中医药学的概念和用语，但这需要对中西医的理论与实践有一个深入的了解和把握，不然便会张冠李戴，指鹿为马。有时中西医的概念表面看来别无二致，但在内涵上却泾渭分明。微臣经过比较分析，感到情况的确如此。如中医学上的'伤寒'(大致译为 exogenous febrile disease 或 cold attack 或 cold damage)与西医学上的'伤寒'(typhoid fever)，虽然在语言形式上显得一一对应，但在内涵上却泾渭分明，绝非同一。"

黄帝问道："如何解决这些问题呢?"

雷公回答说："为了解决这些问题，中外译者近几十年来作了很多的理论研究和实践探索，编写出版了不少词典和论著，使这一领域的研究由纯粹的实践探索上升到了理论研究阶段，为中医药学的对外交流开辟了广阔的前景。微臣在下界考察的时候，觉得理论研究和实践总结固然重要，但组织建设也不可忽视。这个问题学术界早就意识到了，并不断采取措施予以完善。如为了促进交流和指导实践，中国中西医结合学会在西方的 1991 年发起成立了'中医外语专业委员会'，中国中西药学会在西方的 1996 年发起成立了'中医翻译专业委员会'。世界中医药学会联合会在西方的 2008 年发起成立了'中医翻译专业委员会'。这些组织的建立，对于中医翻译的发展起到了重要的推动作用。"

黄帝说："学会的成立将使翻译人员有统一的组织和协调机构，为校正翻译实践的发展方向和促进本学科的发展发挥积极意义。"

雷公说："诚如陛下所示！在学会的统一组织下，中国各地的中医药翻译人员深入开展翻译研究，有选择、有目的地翻译出版中医论著，加强了与西方各国的交流，使中医翻译的实践与研究得到了更为深入和广泛的发展。在翻译人才的培养方面，目前也在发挥着积极的作用。近年来，为了适应对外交流的需要，中国各中医院校普遍开展了外向型中医人才的培养和双语教学的探索。为了促进这一新的中医教育模式的发展，学会组织其成员积极编写双语教材和开展双语教学实践。希望通过双语教材的编写和双语教学的开展，进一步加强中医翻译研究的力度，使理论研究与实践探索有机地结合起来，为中医药对外翻译和交流的开展创造更为有利的条件和途径。”

黄帝说：“对外翻译介绍中医是一项前无古人的巨大工程，任重而道远。中外译者既须不断努力，又须密切合作。”

雷公说：“陛下圣明！只有这样，才能为中医的国际交流架设起一座坚实的桥梁。我相信，随着中西方文化的不断交流和相互借鉴，中医对外翻译事业必将于‘山重水复疑无路’之窘困跃入‘柳暗花明又一村’之境界。翻译涉及到两种语言，所以有人将其称为两种语言的转换。微臣以为这种说法没有错，但也不完全对。因为有时候两种语言之间是不易转换的。翻译之事，表面看似转换，实则却是化裁，化而有机，裁而合宜，方为正轨。况且，语言之事，表里之间，虚虚实实；语际之间，千差万别。一个词语，在彼方可能风情万种，在此方却语焉不详。此类现象，实是难达。这种现象，令译人刻骨铭心，却无可奈何。”

黄帝说：“汉人刘向《说苑·辨物》中，记载有孔子和子贡的一则对话，颇能说明一二。”

岐伯说：“感谢陛下指导！孔子和子贡的对话，对于古人和今人都有重要的指导意义。对于中医翻译来说，其指导意义更为明确。微臣当时翻阅《说苑·辨物》时，注意到孔子和子贡的对话，颇为感慨。其记载是这样的：

子贡问孔子：‘死人有知，将无知也？’孔子曰：‘吾欲言死者有知也，恐孝子顺孙妨生以送死也；欲言无知，恐不孝子孙弃而不葬也。’

用今天的白话文来说，大致意思是这样的：

子贡问孔子说：‘人死后有意识呢还是无意识呢？’孔子回答说：‘如果我想说人死后有意识，恐怕孝子贤孙生前不怎么侍奉好长辈，长辈死后孝子贤孙却隆重祭奠，把希望寄托到死人身上。如

果我说人死后没有意识，又担心不孝的子孙会把已故的长辈丢弃而不埋葬。'

子贡问孔子这些问题时，连孔子都不知如何应对。说明尘世之间确实存在着令人无法理解的问题。如果孔子说死人有知，则孝子贤孙们会跟着亲人去死；如果孔子说死人无知，又怕不肖子孙抛弃死去亲人的尸体不埋葬。微臣觉得这真是尘世间的两大难啊！"

黄帝问道："两大困难，译事有否？"

岐伯回答说："启奏陛下，微臣思考译事之时，的确时有所感，且常常觉得束手无策，不知如何应对。翻阅《说苑》之后，微臣觉得孔子进退两难在尘世间的各个领域都实为良多。由此使微臣对国人从事中医翻译时所面临的问题与挑战，特别是遭遇的艰难和困苦，颇感焦虑不安。究竟该如何梳理，如何解决，微臣至今还没有思考明确，深感此乃微臣之过也。"

黄帝说："人间盈亏之道，实为自然而然，卿等无需惊慌。若能由此而明晰事物原理，洞察事体机制，则可化困解惑。"

岐伯说："微臣谨遵圣训！确如陛下所示，'所谓困者也，无非事体不明，机制莫辨耳'。臣等若能谨循圣教，定可明辨表里，必然细察虚实。能如此则臣等必将无忧无患。微臣至今依然深为忧虑的，就是中西语言、文化、思维、观念与学说的本质差异。所谓译事之问题与挑战及艰难与困苦，无不与中西语言、文化、思维、观念与学说的差异息息相关。以中华医药为例，其理论与实践根植于中华文化，这也是其理法方药构建、丰盈和壮伟的根基。"

黄帝说："今传中医于西方诸国，无异于移植南国花卉于北域。岂能不难？要使其至善至美，谈何容易？"

岐伯说："陛下圣明！传中医药于西方，困难的确殊多。译者最为棘手的，主要是概念和术语的解读、翻译与统一。而实现这一理想和要求，则一直是译界最为艰难、最为困惑之事。虽然中医现在已经逐步地走向世界了，但其基本概念和术语翻译的统一化和标准化，至今尚未完全实现。从目前发展来看，其根本原因在于译语不一、解释相异、不循本旨、横加文饰。这就是中医概念和用语翻译中的最大问题，最大困难。”

黄帝说：“孔子说：‘名不正则言不顺，言不顺则事不成’。中医名词术语的翻译如此之不统一，必然影响中医药在世界各地之传播和交流。”

岐伯说：“的确如此。此一问题很早即引起学术界及政府有关部门的关注，并且采取了种种措施，试图予以解决。经过多年的努力，虽然已经有了一定的成效，但尚未完全解决这一难度最大的问题。但并不是说这个问题根本没有办法解决，而是需要求真务实地去分析，去设置，去解决。微臣已经注意到，经过多年的研究和分析，尤其是经学术组织和政府部门的关怀，解决的办法已经逐步形成了，但想一蹴而就依然很难。近三十年来，中外译者为此作了很大的努力，已经取得了一定的进展。但有些问题涉及到中医理论、实践和语言本身，不是译者自身努力所能根本解决得了的。”

黄帝说：“理论和实践问题，有待中医自身不断提高和完善。但语言问题，为何难以完全统一呢？”

岐伯回答说：“中医语言本身古奥玄密，且不完全统一，有时对其内涵的认识也不尽一致，导致了翻译中多样化现象的出现。中医语言自身不统一的问题，在历朝历代的典籍和各家学说的论述中，都有体现。微臣对此进行了分析总结，觉得中医语言方面的问题，概括起来有这样几点。一是中医语言本身深奥难懂，将其翻译成现代中文还不免佶屈聱牙，更何况译成外语？二是中医用语自身规范化程度不是很高，存在着一词多义、数词同义和概念交叉等现象，造成了理解上的困难和偏差，在此基础上产生的译文难免是非非是。三是除中文以及具有中文背景的一些亚洲国家，如日本、韩国、朝鲜、越南等外，世界上其他国家和民族的语言中都没有一套可供译者选用的中医对应语。”

黄帝问道：“该如何解决呢？”

岐伯回答说：“微臣曾经有过一些分析和设想，向陛下汇报。微臣认为第一个问题，有待于译者更深入地了解中医的理论真谛。第二个问题，有待于中医界自身的不断努力和完善。第三个问题，的确有些棘手。只好由译者亲自到译入语中去比较筛选近似语。然而‘名物不同，传实不易’。不同的译者，必然有不同的感悟和选择。这样一来，不可避免出现同一概念的不同翻译，又会加剧译名的不统一。这也许就是目前困惑译界的根本问题。”

黄帝说：“如此看来，统一译名，刻不容缓。”

岐伯说：“陛下圣明！目前各方正在努力，设法尽快解决译名的统一问题。当务之急是确定中医翻译的原则，厘定中医翻译的标准，使译者有则可循，有法可依。如何确定原则和标准呢？微臣注意到国内外个别译者的分析、总结和研究，基本从理论上解决了中医翻译所面临的问题和挑战，实践上还需努力予以落实。经过中外译者的多年努力，现在已基本上形成了一些比较可行的原则和标准。有关这方面的问题，臣在探讨术语的翻译问题时，再向陛下详加汇报。”

黄帝说：“译名的统一，除学术界的研究探索外，行政部门的调控及学术组织的推广也至关重要。”

岐伯说：“陛下圣明！最终的统一确实有待于政府有关部门的推进和落实。微臣注意到，政府有关部门已组织专家学者制定标准，国际和国内学术团体也组织了标准化委员会，从学术到组织方面都为标准化的实现奠定了基础。”

黄帝说：“世上无难事，只要肯登攀。唯有忠义士，天下必幸焉！”

岐伯、雷公跪拜道：“敬请陛下放心。臣等定当努力，点化下界译人，尽早实现统一。”

天命有德篇第三十一
——中医今译回望

黄帝说:“译事虽然难,但绝非难于上青天。”

岐伯说:“诚如陛下所示!一般翻译虽然都难,但更难的则是中医翻译。虽然中医翻译最难,但也正如陛下所示,并非难于上青天,并非根本不能解决。有时问题的解决还需要有一定的策略和技能。微臣翻阅明人何良俊所著的《语林》,其中记录了不少轶闻趣事。卷二十二载有王雱辨獐鹿一事,颇令微臣感慨,觉得这也是应对任何困难的策略和技巧。”

黄帝说:“具体谈谈吧。”

岐伯说:“遵旨!根据《语林》的记载,王雱几岁的时候,有客人送来一只獐和一只鹿,装在一个笼子里。客人问他哪个是獐哪个是鹿。王雱当然不认识獐与鹿,他沉思了一会说:‘獐边者是鹿,鹿边者是獐。’客人听了大为惊奇。这真是一位聪慧的小儿啊!”

黄帝说:“王雱之答,确实奇妙。”

岐伯说:“确如陛下所示!王雱的回答确是既正确,又聪慧。微臣看了他的回答,仔细想想,觉得王雱其实什么也没说。听者也无法从他的回答中获得任何信息。但他的这一回答还是震惊了客人,也令微臣颇为感动。微臣觉得他的奇妙回答,虽然充其量是文字游戏而已,但仔细推敲确实还是值得深思的。微臣的深思就是,真正从事学术研究的人,不应有这样虚空的策略和方法。但从事外交活动或外交谈判的人士,则应有这样的智慧和思维,以这种方式应对对方的质问。”

黄帝说:“卿等之见,颇有道理。对待语言问题,不能只观其表,无视其里。下笔从译之时,更需仔细辨别,仔细斟酌,不可得形而忘意。”

岐伯说:“臣等谨遵圣训,努力慎慎从译。以前探讨中医用语的翻译问题时,微臣特别关注国内外译者对于中医翻译的研究和思考。特别是个别译者对于中医翻译原则、标准和方法的思考和研究。微臣当时也觉得,如果中医翻译界没有能够制定好中医翻译的原则、标准和方法,统一性的问题就很难实现。统一性不能实现,自然就影响了中医国际化的发展。正是基于这样的考虑,微臣曾经对国内一位中医翻译研究者所制定的原则、标准和方法进行了梳理,将其大致作了仔细总结,以便译者从译之时遵而循之。"

黄帝问道:"主要原则是什么呢?"

岐伯回答说:"主要原则包括五个方面,即自然原则、简洁性原则、民族性原则、回忆性原则和规定性原则。首先要遵守的,就是自然性原则。所谓自然性,指的是用英语翻译的中医名词术语应是英语中自然的对应语。这就要求译者在翻译时既要考虑到中医本身固有的特点,又要考虑到自然科学的共同之处。具体到中医用语的翻译上,就是对一些与现代医学较为接近的中医学概念,可采用相应的术语予以翻译。这不但使译语具有科学性,而且具有自然性。因为这样的译语才是英语中最自然的对应语。"

黄帝说:"举例说明吧。"

岐伯说:"请雷公向陛下汇报吧。雷公对此最清楚。"

雷公说:"谢谢天师!微臣根据下界考察时所了解的情况向陛下汇报。比如若将'牛皮癣'译作 oxhide lichen,将'带下医'译作 doctor underneath the skirt,从字面上看好像原语与译语一一对应,但在内涵上已南辕北辙了。所谓的'牛皮癣'实际上就是现代医学上的'银屑病',即 psoriasis。有现成的 psoriasis,何必硬译为 oxhide lichen 呢?让读者徒生隔膜。所谓'带下医',实际上就是现代医学上的'妇科医生',即 gynecologist。译作 doctor underneath the skirt 实为费解。也就是说,psoriasis 和 gynecologist 不但是'牛皮癣'和'带下医'在英语中最自然的对应语,而且是现代医学上的医学专用术语。所以,译者可以采用这些对应的现代医学术语来翻译相应的中医概念,而不必逐字对译,对号入座。"

黄帝说:"'牛皮癣'和'带下医'都是中医特有的疾病名称。借用现代医学的名称来翻译,会不会影响保持中医的民族性,会不会西化中医呢?"

雷公说："陛下圣明！学术界的确有这样的担忧。这个问题要辩正地来看待。在翻译中医的时候，强调中医的独特性和民族性是对的，但也不能因此而忽视了自然科学的共性，从而把中医与其他自然科学对立起来。在理论上中医与现代医学的确迥然不同，有着强烈的不可通约性。但其研究的方向和服务的对象却都是完全一致的，即都是研究人体的生理功能和病理现象的，都是为防病治病、保障人的健康服务的。"

黄帝说："从这点出发，是否就有理由认为，这两个医学体系之间应该有一定的相似性。"

雷公说："是的。比如对人体结构及各个系统、各个器官的生理功能和病理状况的认识，对许多疾病的发生、发展及其治疗的探讨，中医和现代医学之间就有许多相同或相似的地方，特别是在具体的病症上。这样的例子有很多。比如中医上的'痨瘵'就是现代医学上的'肺结核'（pulmonary tuberculosis）；'瘰疬'即'颈部淋巴结核'（tuberculosis of cervical lymph node）；'脱肛'即'直肠脱垂'（prolapse of rectum, proctoptoma, proctoptosia）；'瘿'即'甲状腺肿大'（goitre, thyroid enlargement）。这样的例子还有很多。"

黄帝说："从卿等所举例子来看，某些中西医病名之间的相似性，的确是比较明显的。"

雷公说："确如陛下所示！所以在翻译这类中医病名时，可以酌情比照相关的西医病名来进行，而不必按照中医病名的结构生搬硬译。如将'寸白虫'硬译成 inch white worm，固然与中文在结构上丝丝相扣，但若再求其'自然性'，或许意境更嘉。这样的疾病名称其实还是有限的。大量的中医病名都有着特定的含义，是无法比照西医的，译者必须对此有清醒的认识。微臣刚才所谈到的问题，其实有些以点带面了，没有将实际问题表示清楚。诚如陛下所训，大量的中医病名都有着独特的含义，无法比照西医进行翻译。对于这类中医病名，只能采用直译或意译之法予以翻译。微臣手头也有些这方面的材料，请陛下圣览。"

黄帝说："翻译是在分寸之间点化天地玄机，往往分毫之差，便生天壤之异。为译者，不可不察之。有时言之为此，意之却为彼，更不可不慎之。”

雷公说:“陛下圣明！臣等当牢记圣训,审慎从译。刚才微臣所提到的这些材料,反映了中医术语英语翻译的实际。在现代医学中固然存在一些从名称到内涵都与中医相同或相近的疾病,但这只是很少的一部分。这一部分固然不能忽视,但也不能扩大,不能事事都与西医比照。微臣曾经看到王蒙写的一篇文章,题目是《雄辩症》。其中有多处‘说’字,但译者翻译时,在不同的地方对‘说’作了不同的处理,没有逢‘说’便是 say 或 said。读后不但不使人觉得有失信之嫌,反生畅快之感。因为正是译者根据不同的情况,对‘说’的不同内涵作了深入地把握,才使译文显得如此传神达旨。”

黄帝问道:“译者是如何应对呢?”

雷公回答说:“译者先后使用了 tell, retort, reply, argue, beg, ask, answer back 等 7 个不同的词来翻译,而 say 竟只用了两次。值得一提的是,译者还两次将‘说’省译了。虽然省了,读来倒显得更加紧凑有力。比如原文中的‘梁效’一词,译者先将其音译,又附了一个长长的文内注解 An organization during the Cultural Revolution that wrote the major articles which voiced the opinions of the Gang of Four. Here ‘Xiao’ also implies ‘Loyalty to the Gang of Four.’”

黄帝问道:“为什么要这样处理呢?”

雷公回答说:“‘梁效’是‘文革’中为极左派摇旗呐喊的御用写作班子。这个名词有一定的历史背景,直译不达意,意译又太冗长,只好音译加注解,给读者理解该词语提供一些必要的信息。这种手法在翻译一些具有特定历史背景和文化内涵的概念时,经常采用。有人质疑中医翻译上是否也可以使用这种手法,微臣觉得在一定的情况下也是可以使用的。”

黄帝问道:“如何使用呢?”

雷公回答说:“这种手法在中医翻译上,常用来处理中医或中华文化中特有的一些概念,如‘阴、阳、气’等。对于这样一些内涵深邃、外延广泛的概念,直译表达不清,且容易引起误解。意译则冗长啰嗦,不适合交流使用。只能采用音译这个唯一之法了。音译虽然也无法揭示其实际内涵，但经过比较具体深入的注解和说明，则慢慢会令读者理解其实际含义。所以音译中医的某个概念或术语，就需要在译文之后加注。

微臣在一本汉英中医词典上看到，'阴阳'被音译为 Yinyang，音译之后附有这样一段比较完整的解释性文字：

A concept originated from ancient Chinese philosophy, in which Yin and Yang represent two contradictories in everything. The unity of opposites of Yin and Yang is the fundamental cause which brings about development and changes of everything. Matters which are hot, exciting, vigorous, functional, external, upward, etc. belong to Yang, while those which are cold, inhibitive, weak, material, internal, downward, etc. belong to Yin. In TCM, the theory of Yin and Yang is used to explain physiological and pathological phenomena of the body. It is also a principle of diagnosing and treating diseases.

这样的注解，还是比较具体的，将'阴阳'的基本含义介绍给了读者。所以经过几十年的传播、解说和交流后，音译的'阴阳'就成为西方各个语言中的固有词语了，如今已经成为世界上最为统一、最为标准的译法了。"

黄帝说："阴阳是中医理论体系中的一个重要概念，理论问题一般比较深奥复杂。疾病一般都比较具体，其名称的翻译需要采用音译加注的方式来处理吗？"

雷公回答说："中医翻译界确实是这样处理的。虽然说疾病一般都比较具体，大多数情况下都可以采用直译或意译的方法来处理。但中医上也有一些比较复杂的疾病概念，这些疾病都是中医学上所特有的，翻译时也常常采用音译加注的方法予以处理。比如'痹'在中医上有三层含义：一是泛指邪气闭阻肢体、经络、脏腑所引起的多种疾病；二是指风寒湿邪侵袭肢体经络而导致肢节疼痛、麻木、曲伸不利的证候；三是指闭阻不通的病理。所以现在一般将'痹'音译为 Bi-syndrome。"

黄帝说："这一译法带有一定的意译成分。"

雷公说："是的。在使用这一译法时，译者可根据实际所指，在 Bi-syndrome 之后附加上这样一些解释性的文字：a disease due to blocking of extremities，meridians and viscera by pathogenic factors，或 a syndrome marked by arthralgia，numbness and dyskinesia of the limbs due to attack of pathogenic wind，cold and dampness。微臣注意到，当时也有人将'痹'译作 an obstructive disorder，算是解释性意译，但并不一定将其实际含义基本揭示出来。

'痹'的基本含义就是阻塞不通。是否可以直译为 obstructive disease，微臣也曾经认真地分析过，觉得不是太合适。虽然以前'痹'也曾经被译为 obstructive disease 或类似的译法，但从近年来的发展情况来看，好像音译法及 impediment 的意译法更较为流行。"

黄帝说："无论如何译，含义必保持。"

雷公说："陛下圣明！中医用语的突出特点就是简明扼要，将其翻译成英语理应保持这一特点，更应遵循简洁性原则。比如世界卫生组织西太区制定的中医名词术语国际标准，基本上就是采用的这一方法。请陛下看看这几个例子：

心肝血虚证：heart-liver blood deficiency pattern/syndrome

A pattern/syndrome marked by palpitations，forgetfulness，insomnia，dream-disturbed sleep，dizziness，blurred vision，pale complexion，numbness of the limbs，lusterless nails，scanty volume of pale menstrual flow or even amenorrhea in women，pale tongue and fine pulse

肺肾气虚证：lung-kidney qi deficiency pattern/syndrome

a pattern/syndrome marked by dyspnea with prolonged exhalation，spontaneous sweating，lack of strength，aching lumbus and limp legs，and cough with thin sputum

肺肾阴虚证：lung-kidney yin deficiency pattern/syndrome

a pattern/syndrome attributed to deficiency of yin fluid of the lung and the kidney with harassment of endogenous heat，marked by cough with scanty expectoration，dryness of the mouth and throat or hoarseness of voice，aching lumbus and limp legs，bonesteaming tidal fever, flushed cheeks, night sweats, nocturnal emission in men and menstrual irregularities in women, reddened tongue with scanty coating and rapid fine pulse

这三个术语翻译简洁,但释义还是比较深入的。"

黄帝说:"很有道理。简洁性原则挺有意义。"

雷公说:"感谢陛下指教!中医的概念和用语从语言结构上来说,一般都十分简洁明了。在翻译时也应设法在译文中保持其简洁性。音译固然有利于保持有关概念的内涵,但这种保持是通过增加注解的方式来实现的。这就在一定程度上使译语变得冗长,不利于简洁译语。增加注解是暂时的,通过一段时间的交流和使用之后,音译的概念会逐步地为读者所接受。就像阴阳的翻译一样,现在已为读者所普遍接受,就不必再详加注解了。但这种情况是有限的。在大多数情况下,译者在首次翻译一个概念时,应该采取必要的手法使译语简洁,以利于交流。"

黄帝说:"无论何译,义正优先。若非如此,必然误导。"

雷公说:"陛下英明!目前的翻译,在简洁性方面还有些不尽人意的地方。有的中医名词术语翻译成英语时,几乎就成了一个句子。比如,'辨证论治'在中文里只有四个字,曾被译为 differential diagnosis in accordance with the eight principal syndromes 或 analyzing and differentiating pathological conditions in accordance with the eight principal syndromes 等。与原文相比,译文显然冗长。中医用语的突出特点就是简明扼要,将其翻译成英语理应保持这一特点,更应遵循简洁性原则。"

黄帝问道:"何为简洁性原则?"

雷公回答说:"中医翻译的原则是镐京译者通过长期的实践、比较和研究而制定的。所谓简洁性原则,就是遵循中医语言的风格和特色。中医用语的突出特点是简明扼要,将其翻译成英语或其他语言理应保持这一特点。然而从目前的中医英语翻译实践来看,中医用语言简意赅的特点在某些方面几乎丧失殆尽。有的中医名词术语翻译成英语时简直就不是一个术语了,完全成了一个句子,甚至是一个小段落。刚才微臣提到的‘辨证论治’的冗长翻译，就是典型一例。下次继续讨论的时候，微臣向陛下详细汇报简洁性原则的背景和要求及其意义和影响。”

黄帝说：“简洁译文，非常不易。正因不易，启用卿等。倘若译事为举手之劳，朕岂能劳烦诸位！”

岐伯、雷公跪拜道：“臣等谨遵圣训！定不负陛下之望！”

达于上下篇第三十二
——中医翻译点面

黄帝说:“简洁译文非常不易,正确译文更为不易。卿等所论,令朕急迫。继续谈谈中医翻译的原则和发展吧。”

岐伯说:“陛下圣明!微臣遵旨!翻译问题,确实如此。臣等非常抱歉,将尘世间中医对外翻译和传播存在的很多问题都向陛下作了汇报,期待陛下的指示。但因心情急迫,将很多不该说的话都反复说来说去,显然骚扰了陛下,非常抱歉。臣等之所以一直在关注和讨论中医翻译的问题,就是因为其所面临的问题并不仅仅是简洁化的问题,而是完整、准确表达的问题。所以中医在国际交流和传播中,形式倒是次要的,内涵则是主要的。翻译也是如此。微臣在思考这个问题的时候,就不禁想起《孟子·公孙丑上》讲的那个问题。”

黄帝问道:“什么问题?”

岐伯回答说:“孟子说,‘麒麟之于走兽,凤凰之于飞鸟,泰山之于丘垤,河海之于行潦,类也。圣人之于民,亦类也。’孟子的意思是说,麒麟与走兽,凤凰与飞鸟,泰山与土堆,河海与积水,都是同类。圣人与百姓也是同类。孟子显然是在比喻某个问题。究竟比喻的是什么?微臣注意到尘世间一些学者对此的分析和说明,感觉还需再深入地分析,再正确地说明,觉得仅仅注意孟子所提出的同类倒在其次。”

黄帝说:“类同质异,则是主要。”

岐伯说:“陛下圣明!类同而质异确实是最重要的。表明上看起来,麒麟与走兽确实同类,凤凰与飞鸟确实同类,泰山与土堆确实同类,河海与积水确实同类,圣人与百姓也确实是同类。但类同者的本质却不尽相同,甚至完全不同。如圣人与百姓虽然都是人,但圣人却是百姓中道德最为高尚的、智慧最为超群的、修养最为纯粹的、思想最为精深、胸怀最为博大的杰出人才,而非普普通通的一般常人。”

黄帝说:“卿等之言,确乎如此。很多事情,表明上看来是一样,但究其实质，却有天壤之别。”

岐伯说：“感谢陛下圣训！臣等亦多有感受。臣等近来仔细审阅和分析了中医用语的翻译，颇有别样的感触。表明上看来，英译的中医概念和术语与原文之间似乎颇有对应之处。但若深究其实际含义和其实际所指，差异却非常明显。国人其实也注意到，很多情况下的译语与中医概念和术语的实际内涵其实并不完全对应，甚至完全相反。就像此前雷公向陛下汇报时所提出的‘带下医’，译作 doctor underneath the skirt，字面上似乎与中医术语的原文完全一致，但含义上却完全相反，而不是有所偏颇。”

黄帝说：“如何解决这一问题呢？”

岐伯说：“还是请雷公向陛下汇报吧。”

雷公说：“谢谢天师！微臣向陛下汇报。臣等觉得要解决这一问题，还有待于中西方交流的进一步深入，不仅要约定俗成，更要完整准确。另外，中医用语大多简明扼要，翻译成英文，多有冗长之弊，令人困惑不已。此前微臣向陛下汇报了中医翻译的简洁性原则，要真正做好这一原则，在应用的过程中需要按照信息密度的要求去操作。只有真正实现了信息密度的要求，才能逐步地实现翻译的简洁化，尤其是中医名词术语翻译的简洁化。”

黄帝问道：“什么是信息密度？”

雷公回答说：“信息密度，大致是国人对西方的概念 the information density 的翻译吧。这个翻译还是相当准确的，从形式到内容都与西方的这个概念完全一致。根据西方人的理念，所谓信息密度指的是在计算机中储存的单位信息所占用的空间越小，运载这一单位信息的词的信息密度就越高；一单位信息从发送者到接收者所需要的时间越少，运载这一单位信息的词的信息密度就越高。据微臣对尘世间翻译研究情况的了解，信息密度这个概念已经被一位译者加以借鉴，将其定位为中医翻译的第二大原则。”

黄帝问道：“如何计算信息密度呢？”

雷公回答说：“微臣试向陛下汇报。根据尘世间的研究，在考察信息密度时，可以参考这个公式来进行：

$$信息密度=\frac{原文词的意义单位(实词)数}{译文词的意义单位(实词)数}$$

这是国内学者根据信息密度的实际情况而制定的一个计算方式。要确定信息密度的标准，就按照这个计算方式进行。微臣在查阅相关资料室，注意到信息密度的标准可分为三个档次：A档为0.5，B挡为0.25，C档为0.1。最佳的信息密度不低于A档，低于B档的词应反复推敲，低于C挡的词不应采用。如果用这个标准来检验中医名词术语的翻译，便会发现其中有相当大的一部分需要改译或重译。微臣在翻阅国内的各种译本中，发现不同译者对同一概念或术语的理解比较一致，但翻译用词和结构却颇不一致。微臣在查阅中西方对中医基本名词术语的翻译，发现有些译法还有待于进一步的简洁。”

黄帝问道：“可否简洁？如何简洁？”

雷公回答说：“微臣在思考。不过经过世界卫生组织、世界标准化组织和世界中医药学会联合的努力，曾经非常冗长的译法现在已经逐步改变了。比如有的词典将‘内托’译为 promoting pus discharge by oral use of medicines，将‘化痰开窍’译为 waking up the patient from unconsciousness by dissipating phlegm，将‘女劳复’译作 a syndrome-complex due to excessive sexual intercourse during the convalescence of disease，显然是C档的0.1，显得非常冗长，完全不像一个术语，只能算是用英文对这些术语的注解。世界卫生组织西太区在制定中医术语英译国际标准时，即采用了简洁性原则对其予以简洁化，将‘内托’译作 expel from within，将‘化痰开窍’译作 resolve phlegm to open the orifices，将‘女劳复’译作 sexual taxation relapse。”

黄帝问道：“其译法如何？”

雷公回答说：“从字面上和结构上看，西太区制定的标准中所翻译的中医术语，基本上符合了简洁性原则的要求，基本达到了A档的0.5。同时，还对每一个中医术语简洁化翻译之后作了必要的注解，特别有利于西方读者准确地掌握中医术语的实际内涵。比如对‘内托’的释义是：a therapeutic method of using tonifying and pus-discharging medicinals to support healthy qi and promote outflow of pus, in order to prevent inward penetration of the pathogenic toxin；对‘化痰开窍’的释义为：resolve phlegm to open the orifices a therapeutic method of using phlegm-resolving medicinals to treat phlegm syncope and phlegm confounding the orifices of the heart；对‘女劳复’的释义为：relapse of disease due to intemperance in sexual activity。

从简洁化原则的要求来看，西太区对中医基本术语的翻译是比较合理的。更合理的是其对术语内涵的释义。从中医国际化的发展来看，对中医基本名词术语内涵的释义不仅合理，更为重要。”

黄帝说：“其他词典的翻译，的确不够简洁。”

雷公说：“确如陛下所训！但这也是有客观原因的，因为中华语言中词语本身的信息密度要比西方高的多得多。即便是一个简单的术语，可能就代表着一个非常复杂、非常深奥的概念或理论，翻译时可能无法用同样简洁的方法在译文中再现其原文的内涵。所以对中医名词术语翻译中的简洁性要求，也要辩证地看待，不能一概而论。虽然在翻译中医名词术语时要注意简洁译语，但在实际翻译时应当辩证地看待这一标准，既要遵守，又不能拘泥。因为中医术语，或者说中华语言，有自己的独特性，一般信息密度都非常高，这一点是英语语言所无法比拟的。”

黄帝说：“这可能就是为什么中文书的英语译本总是比原本在字数上要高出1—2倍的缘故吧。”

雷公说：“诚如陛下所示，事实的确如此。所以在中医名词术语的翻译上，要强调信息密度的重要性，但也要具体问题具体分析，不能搞一刀切这个僵硬的运作形式。但为了限制滥译，为了提高中医名词术语的翻译质量，信息密度的要求还是必要的。在具体应用时，既要强调其重要性，又要灵活处理实际问题。虽然在中医名词术语的翻译上无法做到信息密度上的绝对一致，但至少可以将其差异控制在最低限度。”

黄帝问道：“如何调整信息密度呢？”

雷公回答说：“微臣试以‘辨证论治’的翻译为例，向陛下汇报这一问题。在翻译'辨证论治'时，虽然无法使译文和原文一样的言简意赅，但可以通过一些技术手法使其尽可能的简洁化。事实上翻译界的不少人士一直在做着这样的努力。如有人将其简化为 treatment based on syndrome differentiation，比原来的译文简洁了不少；有的人将其简化为 syndrome differentiation and treatment，更为简练了。这一简化手法显然受到临床诊疗程序的启发；还有人主张将其简单地改译为 differentiation and treatment，的确简单了，只是省略了 syndrome 后 differentiation 好像就失去了主旨。还有人从中英文对比和信息重组出发，将'辨证论治'译为 differentiating syndrome to decide treatment，颇有新意。"

黄帝说："强调简洁性是对的，但不能为了简洁而简洁。"

雷公说："陛下圣明！简洁性的追求一定要以保证译语的准确性为前提。微臣刚才提到了几种不同的简洁方式，译界很多人还不清楚'辨证论治'的翻译究竟应该以何者为准。微臣觉得这还有赖于语言自身的运动规律了，即约定俗成。从语言的历史发展来看，约定俗成基本是不以人的意志为转移的。但不管如何翻译，从目前的发展趋势来看'辨''证'和'治'这三个字基本一致译为 differentiation，syndrome 和 treatment，这一点在具体翻译时是应该遵守的。

微臣查看了世界卫生组织西太区所制定的中医名词术语英译国际标准，该标准将'辨证论治'译作 pattern identification/syndrome differentiation and treatment，与国内几位标准制定者的思路基本一致，只是对其中的'证'采用了两种不同的译法，即 pattern 和 syndrome，此外将'辨'译作 identification，没有译作 differentiation。但从简洁性和结构上看，还是比较一致的。值得借鉴的是，该标准对'辨证论治'的释义还是比较符合实际的，而且也是最重要的。其释义是这样的：diagnosis of the pattern/syndrome, through comprehensive analysis of symptoms and signs, which has implications for determining the cause, nature and location of the illness and the patient's physical condition, and their treatment。"

黄帝说："简洁又释义，确实是可取。"

雷公说:“感谢陛下的鼓励！在目前中医名词术语尚未完全标准化的情况下,译者一方面要努力追求译语的准确性和简洁性,另一方面还要注意标准化的发展趋势,不能各行其是。虽然中医名词术语的英语翻译目前还没有完全标准化,但却有明确的标准化趋势可循。译者在翻译时虽然没有标准化的译语可供采用,但却有标准化的趋势可以遵循。

比如说‘气’的翻译此前还没有标准化,一般常用的译法是 vital energy 和 qi。虽然还没有完全标准化,但基本上已经有了标准化的趋势,如果有人使用第三种译法,显然背离了标准化的发展趋势,自然是不可取的。现在‘气’的音译 qi 已经成为国际标准了,值得深思。再如‘经脉’,现在较为统一的译法是 meridian 和 channel。微臣也见到国外有人将其译为 conduit。微臣以为这样的做法实际上和中医名词术语标准化的发展趋势是背道而驰的,是不宜提倡的。”

黄帝说:“简洁性的要求不仅仅体现在名词术语的翻译上,也应该体现在中医翻译的整个过程中。”

雷公说:“陛下圣明！情况确实如此。从词语到句子,从段落到整个文本,都应该贯彻简洁性这个基本的翻译原则。在国际交流日益广泛深入的今天,简洁的译文不但能及时地传递信息,还能有效地节约时间和资源。况且冗长烦琐的文字本来也无甚大益。臣等很欣赏这样一句流行的话,‘民族的才是世界的’。中医药是中华民族的医学,具有鲜明的民族性,因而也必然是世界的。所以在对外介绍和翻译中医学时,必须要努力保持其民族特色,而不要过分地偏向现代医学。正是为了保持中医鲜明的民族特色,臣等在分析和思考翻译中医术语时,一直认为应遵循民族性原则这一要求。”

黄帝问道:“为什么要提出这样一个原则呢?”

雷公回答说:“微臣以为,中医学虽然与现代医学有着相同的社会功能和认识客体,但因其具有特殊的认识体系,在思想原则、概念范畴等方面都有自身独到的规定性;在观念体系、理论系统与操作系统方面,都与现代医学有着强烈的不可通约性。正如陛下所指示的那样,就文化特征而言,中医学还只是中华民族特有的医学体系,因而具有鲜明的民族性，这一点在中医名词术语的翻译上应予以体现。所以确定这样一个原则是必要的。”

黄帝说：“卿等曾提到可借用西医术语翻译个别中医概念。这与民族性原则矛盾吗？”

雷公回答说：“在一定条件下，借用英语语言中某些固有的医学用语翻译中医的某些概念是必要的，这一点微臣在谈到自然性原则时已向陛下作了一定的汇报。由于微臣缺乏足够的实践经验，可能没有将问题说清楚。如果将中医用语与西医用语进行严格比较，便可发现中医用语中只有一部分——而且是很小的一部分——能在英语医学语言中找到相同或相近的对应语，还有很大一部分是找不到的。”

黄帝问道：“造成这种对应语缺失的主要原因是什么呢？”

雷公回答说：“微臣以为这是由于文化差异所造成的。‘语言国情学’认为，世界上任何一种语言中的绝大多数词语在别国的语言中都能找到相应的词汇，这些词汇是全人类语言的‘共核’，反映了世界各民族共有的事物和现象。这就是我们常说的‘对应词’。但是一种语言中总有一些反映该民族特有的事物、思想和观念在别国语言中找不到对应的词语。如中国儒家信奉的‘礼’，中医的‘阴’、‘阳’等中国文化特有概念，在西方各国语言中都没有对应语。所幸的是这类词汇在一国的语言中所占的比例很少。但是尽管如此，它们的作用却极为重要。因为它们反映着一个国家和民族的文化特色，是一种文化区别于另一种文化的象征。”

黄帝问道：“根据‘语言国情学’的理论，中医用语的情况是怎样的呢？”

雷公说：“微臣觉得从广义上讲，大部分中医用语也都处于人类语言的共核之中，但也有一部分是国语或中医所特有的。一般来说这类词语反映着中医基本理论的核心及辨证论治的要旨。在翻译时如何处理这类词语，还需通过中西对比和中外交流来进行。比如欧洲各国语言中，一般都是采用‘原词照借’的方式来解决。中医对外翻译可否也采用这样的一个解决方式，颇值思考。由于众所周知的原因，国人在进行中医的英语翻译时显然无法‘原词照借’，而只能采用音译法。如将

‘阴’‘阳’译为 Yin，Yang，将‘气’译为 Qi，等等。”

黄帝问道：“与阴、阳、气相关的中医用语很多，对其是否也需要加以音译呢？“

雷公回答说：“陛下之示，至为重要！按说，中医基本概念和术语的翻译，就应该如此。一般来说，阴、阳、气是需要音译的。但与之相关的其他成分，却一直没有采用音译。而是采用音意结合的方式进行翻译。现在比较流行的音意结合的做法是，以一个短横将音译和意译的两部分连接在一起。有时也不使用，直接将这组音译和意译合并在一起。

如以‘阴阳’分析脏腑，每一脏腑都有其‘阴阳’的两个方面。这样便有了肾阴、肾阳，心阴、心阳，肝阴、肝阳，等等。‘气’也是如此，脏腑均有各自之‘气’，因此便有了肝气、肾气、心气、肺气、胃气等等概念。翻译这些概念时，凡涉及到‘阴阳’和‘气’的，均采用音译，凡涉及到脏腑的，均采用意译。所以‘肾阴’可译为 kidney-yin 或 kidney yin，‘肾阳’可译为 kidney-yang 或 kidney yang。而‘肝气’则可译作 liver-qi 或 liver qi，‘心气’则可译作 heart-qi 或 heart qi。如此等等。”

黄帝说：“如此音意结合式的翻译，的确颇具特色。但听起来却诘屈聱牙，有些不顺。”

雷公说：“诚如陛下所训！初听起来，的确如此。经过中外几十年来的广泛使用和交流，这样的译法目前基本上为海内外译者、学者和读者所接受，几近约定成俗。微臣觉得很多问题若不详加审视，若不细加究竟，则不免就事论事，徒生是非，无法真正地解决实际问题。翻译批评中之所以出现的种种风波，显然与此有着密切的关系。但谢兰金对牛公谩骂式谴责的风波，却与之毫无关系，完全是自己无仁、无义、无礼、无智、无德的原因所致。此前在探讨有关方面推出的几个中医名词术语英译标准时，微臣亦欲发表意见，评判曲直。然而，动笔时，却踌躇非常，不知从何说起。”

黄帝说：“翻译之务，向非易事。旁观者自以为‘局外者清’，所以尽可恣意‘指点江山’。而从业者却也并非总是‘当局者迷’，其间的纷纷绕，更是感同切肤。只是身在其中，难得分辨而已矣。”

雷公说：“陛下之训，天青日明！对于尘世间的翻译批评，微臣一直有些彷徨，更有些困惑。注意到一些遭受批判的译者畏首畏尾的情态，微臣颇感遗憾。虽然这些译者不敢轻易自说自道，但其谦虚谨慎地学习、翻译和研究还是很令微臣感动的。有时译者的一些翻译手法，看似违背常理，却很可能别有用意，别有意义。如果尘世间学界和译界的人士不了解译者的良苦用心，一味颐指气使地横挑竖拣，其实已经不是批评而是责难了。像榭兰金那样侮辱式的谩骂和谴责，当然已经不是责难了，而是害人了。"

黄帝说："批别人是很容易的，但若让批评者自已亲自翻一翻，却很可能未必高明多少。"

雷公说："陛下之训，圣明之至！如果相关组织和机构特意为否定他人译法的人安排任务，要求他们按时完成某项翻译任务，自然会使批评者和否定者深切体会到翻译的艰辛和不易。微臣继续向陛下汇报中医术语的翻译问题。考察下界的翻译实践时，微臣注意到，中医有一部分用语在英语中有其'形'，但却无其'意'。翻译时如何处理这部分用语，一直是翻译界努力解决的问题。对于这部分术语，翻译时一般采用直译法予以翻译。如八纲中的表里、寒热、虚实，五行中的木火土金水以及六淫中的风寒暑湿燥火等，都是采用直译之法予以翻译。"

黄帝说："直译恐难表达原文之意。"

雷公说："是的。英语中有 interior/exterior（表），internal/interior（里），cold（寒）和 heat（热）这些词语，有 wood（木），fire（火），earth（土），metal（金），water（水）以及 wind（风）、cold（寒）、summer-heat（暑）、dampness（湿）dryness（燥）、fire（火）这些概念，但却没有中医上的特定内涵。再如英语中有 heart 和 fire，却没有 heart fire 这个概念。翻译时如何处理这些问题，曾经是译界最为关注的问题。经过考察，微臣注意到这需要有一个磨合的过程。直译一开始肯定无法完整地表达中医概念的基本内涵。采用直译的方法翻译中医特有的概念和基本用语，实际上就是借用英语语言固有的词汇，按照中医概念的特定内涵重新组合其结构形式。如将'心火'译为 heart-fire，将'肾虚'译为 kidney deficiency 或 kidney asthenia 等。"

黄帝问道："这些直译的概念能承载中医的基本信息吗？"

雷公回答说："一开始比较困难，现在已经比较可以了。要实现这样一个目标，需要通过不断的交流和应用。只有这样，才能达到。客观地说，一开始这样的翻译还只是'表层'翻译，原概念的'深层'含义还游离于其新组合的形式之外。如何使其'形'与'意'能达到统一的层面，也是翻译界长期以来一直努力完成的一项重任。其'形'与'意'的有机结合需要在交流的过程中不断磨合，逐步得以实现。如果看不到这一点，就会引起非议。"

黄帝问道："如何非议的呢？"

雷公回答说："微臣曾见到一位西方汉学家对'五行'译作 five elements 的质疑。以前微臣注意到，国内外的译者一般都将'五行'译作 five elements，觉得确实有些偏颇，因为'五行'的'行'实际上是'运行'的意思，是对'五行'中'生克乘侮'四大运行方式的简要总结。从这个意义上说，'五行'似应该译作 five movements 或 five motions，而不应译作 five elements。但在尘世间，five elements 这一译法却显得比较普及。根据约定俗成的原则，five elements 既然已经普及了，就只好继续使用了。这当然只是微臣的一种感觉。后来却发现了一位西方汉学家对'五行'译作 five elments 的质疑，挺有感触。他质疑的原话是这样说的：

Most readers know that the ancient Greeks, like the ancient civilizations of India, had a theory of the four elements; earth, wind, fire, and water. The Chinese had a different view on things and divided the world into five elements. Furthermore, the concept of the uses and effects of the five elements was also quite different from that of the Greeks. One difference lay in the Chinese choice of the fundamental elements used in their theories. They viewed the world as being divisible into earth, water, wood, metal, and fire. Exactly why and how they chose these as the likely fundamental elements of all matter is not known. The slightly different choice of elements was not the only difference between the two systems of elements. There was also a completely different underlying theory.

This difference is so great that many scholars feel that the two systems should not even be designated with the same terms. These scholars prefer to use terminology such as the 'five phases', the 'five forces', the 'five phases of change' (Unschuld), the 'five transformational phases' (Porkert), and the 'five agents'. (Schirokauer) As is apparent, all of these new terms emphasize change, states or phases of change and the flow of energy, rather than the innate composition of a given object. Traditionally most Chinese scholars and developers of traditional Chinese science were much more concerned with how things acted and interacted than in their innate composition, and these terms reflect this important difference. (The term 'element' seems to have been clumsily adapted early on when Europeans were first exposed to the Chinese theories and strove to correlate them with their own.) Nevertheless, inaccurate as it may be, the phrase 'five elements' is the most widely accepted. In fact, while most Western scholars avoid the term, the official publications of the People's Republic of China continue to use the term 'five elements'.

这位汉学家在这段话中特别指出，古希腊与古印度所流行的 four elements 与中国的'五行'学说有着质的不同，所以将'五行'译为 five elements 是不妥的。如今微臣又注意到，中西方还有人将'五行'译作 five phases，似乎比 five elements 略微可取一些。所以世界卫生组织十年前开始制定中医名词术语国际标准时，即借用了 five phases 这一译法。但 five phases 实际上还是无法将'五行'的深刻含义表达清楚的。此前微臣曾谈到中医核心概念和术语音译的重要性，如果将'五行'也音译为 Wuxing，并将其深刻含义像'阴、阳、气'当年音译一样深加注解，显然更有利于中华文化与中医的国际传播。'五行'其实不仅仅是中医的一个核心概念，更是中华文化的一个核心概念，甚至是中华民族自远古时期就已经创建了一个重要的中华哲学思想。"

黄帝说："卿等之论，颇有道理。西方人的质疑如何呢？"

雷公回答说："这位西方汉学家的质疑有一定的道理。但遗憾的是，five elements 这个译语不仅在中国大陆被广泛使用，其实在世界各国也在普遍使用。这显然是约定俗成的缘故。这种情况的存在，反映了不同文化之间交流的无奈。中国文化与西方文化形、质不同，神、韵各异。这一点在中医学和中国古典哲学上，体现得最为强烈。近人冯友兰在谈到这个问题时说，一个开始学习中国哲学的西方学者，首先遇到的困难当然是语言障碍。其次，是中国哲学家表达自己思想的方式。微臣觉得一个西方人开始阅读中国哲学著作时，第一个印象也许是：这些作者的言论和著述往往十分简短，甚至互不连贯。习惯于长篇大论地进行理性论辩的西方学者，对此会感到摸不着头脑，不知这些中国哲学家在说什么；由此不免会认为，这是中国哲学家的思想不够连贯。"

黄帝说："这是不了解中国哲学，不懂得中国人的思维方式。"

雷公说："是的。按照中国传统，哲学不是一个专门的行业。人人都应当认真地读中华文化的经书，正如在西方人人都应当去教堂一样。读哲学是为了使人得以成人，而不是要成为某种特殊的人。这就是华夏民族的观念。不了解这一观念，便难以理解华夏文明。在对外交流中，既需要借鉴外国文化中的有益成分，更需要保持本民族文化的特质。微臣觉得这一点至关重要。"

黄帝说："卿等之见，意义非凡！"

岐伯、雷公长拜道："非常感谢陛下鼓励！"

敬哉有土篇第三十三
——中医翻译感怀

黄帝说："思维引致辨易，辨易引发方略，方略引起法技。翻译亦是如此。《周易·大畜》说：'君子以多识前言往行，以畜其德'。此言不谬。"

岐伯说："陛下圣明！真正的翻译确实与人的思维、辨易和方略有着重要的关系。如果一个人不了解前人的言论行事，或对前人的言论行事横加非议，是很难培养自己的品德学识的。《周易·大畜》的这句话，充分说明了这一点，也充分展示了时人认识和了解前人的重要意义。自古以来，华夏民族一直有这样的意识，一直重视对前人的了解和认识。所以不仅知古明今，更是明德亲民。微臣翻阅今人的研究资料时发现，在一些有关中医语言的研究文章，不少人对中医传统的表述方式提出了这样那样的指责和批评，认为其语言表达方式不够科学。这显然是对前人的不解和不识。"

黄帝说："误解前人，误达今人，是谓学人。"

岐伯说："陛下圣明！尘世间如今所谓的最为优秀的学人，往往就是这样，不解前人，扰乱今人。《天工义经》中，臣等谈到的'祭奠黄帝陵是违背宪法的'及'少沉迷中国历史，多了解世界文名'这两篇文章的作者，就是当今尘世间最为优秀的学者。虽然优秀，但显然是不了解前人的，更是扰乱今人的。在学术界，这种倾向还是无处不在处处在。这种倾向不仅仅是不了解古代哲人论述问题的方式和方法，更不仅仅是对前人的不解和误解，而是对中华文明、中华文化、中华思想的丧失。具体来说，就是民族意识的丧失和民族文化的消亡。或者说是以西取中，以外消中。令臣等极为伤感，但却没有引起今世国人的反感。时代确实变了。"

黄帝问道："以西取中，原因何在？以外消中，中西何异？"

岐伯回答说："臣等非常关注尘世间出现的这种现象，也一直在分析和思考其背景和现状。通过分析和思考，臣等基本都认为，之所以出现这样的问题与现状，自然与学界淡化民族文化、丧失民族意识有直接的关系。如果当今的学界人士不仅了解西方的文化，更掌握了民族的文化，怎么可能知彼不知己呢？怎么可能敬慕西方而歧视中方呢？清末民初一些懂得中方、了解西方的学者的观念，就能充分说明这一切。微臣曾见到民国时期的作家林语堂关于中西方文化比较的论述，其中有这样一段话：'中国重实践，西方重推理；中国重亲情，西方重逻辑；中国哲学重立身安命，西方人重客观的了解和剖析；西方人重分析，中国重直感；西洋人重求知，中国人重求道，求可行之道'。很有道理啊！"

黄帝说："这样的说法听起来是有一定道理的，但也不一定全面。中国人有自己的思维观念和认识方法。这些方法与西方人不尽相同，但也不必一定相反。"

岐伯说："陛下圣明！在中国古代哲学家看来，语言的作用不在于它的固定含义，而在于它的暗示，引发人们去感受，去领悟。一旦语言完成了暗示的作用，就应把它忘掉，为什么还要让自己被并非必要的语言所拖累呢？诗词的文字和音韵是如此，绘画的线条和颜色也是如此。表面上看来，这只是哲学与艺术的问题，实际上这与中国文化的方方面面都有直接的关系，中医也不例外。不了解中国哲学与艺术的精气神韵，也就很难理解中医的理法方药了，更难将其完整准确地翻译成西方的文字。

在翻译中医时，由于其独特的理论体系和鲜明的民族特色，使得译文有时在译入语中显得不那么自然。这种不自然的译法其实正是某种自然的表现，因为译文所展现的正是异国文化的风采。这正如人类的服装一样，今人普遍穿的都是西方的服装。今人活动是要求'穿正装'，其实就是要求对西方风采的展现。虽然当今的国人早已不穿民族的服装了，但其临近的日本人和韩国人在最重要的场合，传的就是自己民族的传统服装，就是对自己民族风采的展示。这就是当今的国人最应该学习和借鉴的。"

黄帝说："举例谈谈吧。"

岐伯说："微臣不太了解，雷公最清楚。请雷公向陛下汇报吧。"

雷公说："谢谢天师，微臣遵旨！天师刚才说到华夏民族语言的作用不在于固定，而在于暗示。中医也是这样。在翻译中医时，由于理论体系有鲜明的民族特色，译文有时在译入语中就显得不太自然。这当然是局外之人的看法。比如中医上的'热入血室'，直译为 invasion of heat into blood chamber，读者可能会有异样的感觉，因为这与他们所熟悉的有关知识是相异的。"

黄帝问道："为什么要直译这一概念呢？"

雷公回答说："之所以将'血室'直译为 blood chamber，是因为'血室'在中医上有三层意思，一是肝脏，二是子宫，三是冲脉。从中医对'热入血室'的理解来看，这里的'血室'接近于'子宫'。但习惯上人们将血室翻译为 blood chamber。在具体的翻译中，可根据特定的语境来处理，指'肝脏'的译作 liver，指'子宫'的译作 uterus，指'冲脉'的 thoroughfare vessel。这里的'脉'应该译为 meridian 或 channel，但现在的国际标准中却译作 vessel，虽然不太合理。具体到'热入血室'中的'血室'，因长期以来都译作 blood chamber，似乎也应该遵循约定俗成的原则予以接受。"

黄帝说："言之有理。但'热入血室'究竟应该如何理解呢？"

雷公回答说："在一部汉英中医词典中，'热入血室'的定义这样的：'热入血室指妇女在经期或产后，邪热乘虚侵入血室，与血相搏所出现的病症，症见腹部或胸胁下硬满、寒热往来，夜晚胡言乱语、神志异常等。'其对应的译文是：Invasion of heat into blood chamber refers to the disorder during menstruation or after delivery due to due to combat between invading pathogenic heat and blood. The usual manifestations are lower abdominal or thoracic and hypochondriac fullness and hardness, recurrent chills and fever, raving and mental derangement in the night."

黄帝说："实际意思的表达基本可以。还有其他的译法吗？"

雷公回答说："微臣注意到，在中外的翻译中，在此前和此后的翻译中，不同的译法往往都会有的。微臣查看了一些汉英词典及汉英专著和教材，看到了不少对'热入血室'的不同译法，如 heat-evil attacking the blood chamber, invasion of blood chamber by heat, heat invading the blood chamber, heat entering the blood chamber 等等。不过,这些译法大多是个别现象,而不是比较普遍使用的译法。”

黄帝问道:“中医翻译上还有其他类似的现象吗?”

雷公回答说:“确实还有很多。比如‘热灼肾阴’、‘热迫大肠’等都是比较典型的例子。臣等在讨论的时候,都仔细地分析了这两个概念的不同翻译。‘热灼肾阴’一般译为 heat scorching kidney yin,其中的‘热’和‘肾阴’都有了相对固定的译法。国内多将‘灼’译为 consume 或 consumption,意思是比较正确的,但缺乏了回译性。为此,国内外都有译者采用 scorch 对译‘灼’,近年出版的一些汉英中医词典就反映了这一尝试。要翻译好‘热灼肾阴’,就必须明确其具体含义。如果不明确其实际含义,显然无法将其表达清楚的。

根据中医的传统理论,‘热灼肾阴’指的是温热病后期肾阴被热邪所耗伤的病变,症见低热、手足心灼热、口干、耳聋、舌绛无苔、脉细数等。这也是对‘热灼肾阴’的定义。作为汉英中医词典,每个术语翻译之后都应该附加定义,这样才能比较完整地将每个术语的实际意义介绍给读者。微臣曾见到一部汉英中医辞典将其释为: Heat scorching kidney yin refers to a morbid condition in the advanced stage of febrile disease due to consumption of kidney yin by pathogenic heat. The usual symptoms are low fever, scorching sensation over the palms and soles, dry mouth, deafness, deep-red tongue without fur and thin and rapid pulse, etc.

这个英文的定义还是比较完整准确的,值得借鉴。英文的定义其实也是翻译,因为汉英中医词典中,既有中文的术语,也有中文的定义。臣等在观察和分析尘世间的汉英中医词典的翻译问题时,不仅比较术语的中英文结构和含义,也比较中英文定义的意义和表达。”

黄帝问道:“如何翻译‘热迫大肠’呢?”

雷公说:“根据东西方今时的翻译实践,似可将其译为 heat invading large intestine。‘热迫大肠’的‘迫’国内也有的译为 attack,国外有的译作 distress。相比较而言,invade 或 invasion 比较形象一些，因为 invade 或 invasion 都含有逐步侵入的过程。从统一化的要求和发展来看，这类术语的翻译还需认真努力。微臣查阅国内外的汉英中医词典时，注意到在具体翻译上，各词典的译法也不尽相同。除将其译作 heat invading large intestine 外，也有的词典译为 invasion of the large intestine by heat。要真正译好，更需要掌握好'热迫大肠'的具体含义。其含义究竟是什么，翻译界有人还在质疑。其实'热迫大肠'的含义还是比较自然的，指的是湿热邪气伤及肠胃而引起的大肠功能紊乱的病理。症见腹痛、泄泻严重、粪便黄臭、肛门有灼热感、小便少而黄、舌苔黄腻、脉滑数等。所以在有术语定义的汉英中医词典中，这样的定义还是比较明确的。其定义的英文翻译也是比较完整的。微臣注意到一部汉英中医辞典，其中将'热迫大肠'的中文定义翻译为：Heat invading large intestine refers to dysfunction of the large intestine due to impairment of the stomach and intestines by damp-heat. The usual symptoms include abdominal pain，severe diarrhea，yellowish foul stool，burning sensation over anus，oliguria with yellowish color，yellowish and greasy tongue fur as well as smooth and rapid pulse，etc. 如此翻译，还是在一定程度上完成了'热迫大肠'英译的基本释义，可谓基本达旨。"

黄帝说："在中医国际化的翻译中，这样的例子一定不少。"

雷公说："诚如陛下所示，实例的确很多。微臣试以'道'为例，向陛下汇报。中国所谓的'道'与西方所谓的真理（truth），其实是不同的。中国人讲天道人道，西方人也讲天道人道，但中文的'道'在西方语言中是没有的。西方语言中的 truth，讲的是客观的真理，这个观念在中文中似乎不是非常明确的。虽然华夏民族的传统文化基本是这样的，但与西方的理念相比，也没有什么优劣之分，只不过是从不同的角度对同样事物或实物的不同观察、分析和总结。所以，不同的民族的思维方式和认识观念，自然是有差异的。对这个差异的把握，当然有助于于认识中医及其翻译问题，因为中医的理论核心与中国古典哲学有着千丝万缕的联系。"

黄帝说："今人从译，须有此意。"

雷公说："陛下圣训，臣当铭记。今人如果从译之时，如果没有这样的意识，一事当前，不免左顾右盼，自然不知如何应对。现在中医翻译中所面临的各种问题，都与这一问题有一定的关系。面对中西方文化交汇之势，很多人只看其表象而忽略其实质。基本都是数典忘祖，反不自知。臣等之所以担忧中医西传之不纯，就是出于这样的考虑。《西游记》就是典型一例。《西游记》是中国古代最大的一部浪漫主义小说，与《三国演义》《水浒传》《红楼梦》并称为中国古典四大名著。但西方人对《西游记》的了解和翻译却显得偏到极点，令臣等难以理解，难以接受。比如瑞典的一位老师对学生讲起中国的《西游记》时，居然作了这样的解说：

> 我从一本杂志中看到瑞典有一个老师是这样向他的学生解说的中国的《西游记》故事说的是一个中国的和尚去西方的印度取经的故事。他骑着一匹白马，带着一名叫沙僧的仆人为他挑担。路上，为了消遣，他还带了一只猴子和一只宠物猪。听说他带的那只猴子本领很大，一路上为他打死了一只蝎子、两只蜈蚣、五只黄鼠狼、七只蜘蛛……和尚带的宠物猪没什么本事，但特别能吃，听说它一口气能吃四只西瓜，把和尚、仆人、猴子的那几份都吃了；它还很好色，路上碰到小姐，它就色迷迷的，但和尚很喜欢它，因为它一路上能为和尚解闷。那仆人最没用了，一天到晚就挑着那破担子，听任摆布。

瑞典的学生听了老师的解说，觉得津津有味，激动地说：'啊，中国的和尚真潇洒，去取经探险还带着猴子和宠物猪，太有味，太刺激了！'看看西方人对《西游记》的偏见和偏释，使臣等对民族文化的对外传播和中医的国际化发展，产生了一定的担忧。"

黄帝问道："如何防止中医西传中的变异呢？"

雷公回答说："微臣在观察和思考中医在国内外的翻译发展时，也十分担心中医西传中变异问题的不断出现。为了解决好这一问题，微臣特意分析和研究了国内镐京的一位译者所制定的中医翻译五原则，尤其是其特别强调的回译性原则,以便能较好地解决这一问题。这位译者也是一位研究者,更是一位国学和人学的传承者和发扬者。他在中医翻译丰富经验的基础上,结合古今中外翻译界的实践和研究,制定了中医翻译的原则、标准和方法,在一定程度上引领了中医翻译和国学翻译的发展。所以,令臣等非常关注。"

黄帝问道:"什么是'回译性'呢?"

雷公回答说:"根据中医翻译原则制定者的定义,'回译性'指的是中医名词术语的翻译在结构上应与中文形式保持一致,或保持相近。以这样的方式翻译中医的基本概念和术语,中医在国际交流中就能较好地实现信息的双向传递。如将'肺气不足'译为 insufficiency of lung Qi,将'活血化瘀'译为 activating blood to resolve stasis,将'湿热'译为 damp-heat,等等。这些英译的中医术语与原文相比,在结构和字面意义上都比较接近,因而具有一定的回译性,这样的翻译称为回译性翻译。"

黄帝问道:"为什么要强调回译性呢?"

雷公回答说:"据微臣所知,制定中医翻译原则的镐京译者之所以强调回译性,主要考虑到三方面的原因。第一个原因是为了准确传递信息。在目前中医英语翻译尚待进一步发展,中医人员外语水平有待提高及国际中医药工作者业务能力较为有限的条件下,具有回译性的译语有利于翻译人员准确地传递信息,有利于我国中医人员能较快、较好地掌握中医英语。同时,也有利于国际中医工作者学习和掌握中医医理并有效地进行业务交流。这一考虑自然是很有道理的。

第二个原因是为了再现原文的信息。因为具有回译性的译语能较为准确地再现原文所含信息,从而能减少翻译过程中对信息的损益程度。由于中西文化差异较大,而中医又是中华文化的杰出代表,其基本概念和术语都蕴含着深厚的中华文化底蕴,因此强调译语的回译性自然有利于中西方的自然交流,更有利于中医国际化时能保持其固有特色。由此可见,这第二个原因不仅很有道理,而且很符合实际,有利于中国文化走出去和中医国际化。

第三个原因就是提高翻译质量,限制滥译。保持回译性就能限制滥译，其原因也很自然。中医理论深奥，概念玄密，不易理解。有时译者可能在没有弄清楚原文内涵的情况下，便信马由缰地下笔杜撰，使得南辕北辙时有发生。而强调回译性，则能较好地避免这种情况的发生。臣等在讨论的时候，歧伯则另有一些看法。他认为理论上的回译性也许是这样的。但在实际操作中，可能会出现另外一种情况，那就是对号入座式的翻译。如将'公孙'穴译作 grandfather and grandson，按照回译性的原则，这种字字对应的译法似乎是可取的，其实不然。微臣认为如此之虑，确乎实际。对于这方面的问题，臣等继续认真思考分析，努力提醒国内外译者仔细斟酌，慎加运用。"

黄帝说："强调回译性是对的，但也不能将其绝对化。能回译的回译，不能回译的不能勉强。对回译性原则，一定要明确其使用范围。任何理论和方法，一旦滥用，则必然谬误。"

雷公说："感谢陛下指教！微臣一定慎加分析，明晰其应用范围，从实而译，按实而传，以免徒生是非。对回译性的追求，当以不影响信息的再现为前提。例如，'开鬼门'指用发汗的方法以解除表邪的意思，如译作 opening the ghost door，回译性固然有了，但却有点词不达意了。其实按照'自然性原则'，这里译作 diaphoresis 或 sweating method (therapy)无疑是较为恰当的。"

黄帝说："几大原则综合应用，古今中外必将同道。"

岐伯跪拜道："陛下圣明！臣等遵旨！"

予懋乃德篇第三十四
——自然性之原则

黄帝说:“中医经典不仅传承和发展了华夏民族医学的理法方药,更重要的是传承和发展了华夏民族的文明、文化和思想。”

岐伯说:“陛下圣明!事实确实如此。对于今人而言,只有真正懂得了中华文明,只有真正学习了中华文化,只有真正掌握了中华思想,才能真正理解和掌握《黄帝内经》等中医经典的理法,才能将中医经典完整、准确地介绍到世界各地。”

雷公说:“天师说的对啊!韩国、日本和越南这些国家之所以能真正地了解和掌握中华文化以及中医的理法方药,与其当年对中华文化和中医理法的认真学习和实践是密不可分的。在唐代,由于中国文化的高度发达和巨大影响,吸引了很多国家的商人和学者来华学习大唐文化。日本的遣唐使就是其中最具代表性的来华留学群体之一。他们不但将中华文化、思想和文字传播到了本国,而且也将中华民族的各种创造和发明——包括医药学说——都带回了本国。日本所谓的“汉方”和韩国所谓的“四象医学”,就是其中最具代表性的发展。正如美国人威斯(Ilza Veith)在她所翻译的《黄帝内经》(The Yellow Emperor's Classic of Internal Medicine)《素问》前 34 章的前言中所指出的那样:

In the beginning of the seventh century many young Japanese were sent to China in order to study the language of the scriptures. It was inevitable, however, that during their stay in China they should come in contact with all aspects of Chinese culture. Chinese medicine at the time of the T'ang dynasty was highly developed compared with the medical practices of the Japanese. Buddhist scholars returned to their island not only with a knowledge of the Chinese script but also enriched by the knowledge of the medical art of the Chinese. Chinese medicine soon came to supplant indigenous

Japanese practices, particularly after the study of the ideographs had made Chinese medical texts available to many Japanese. From then on—with slight modifications—Chinese medicine ruled supreme in Japan until, in the late sixteenth century, Portugues priests and, in the seventeenth century, the physicians' of the Dutch East India Company introduced European medicine.

大致意思是说：

> 公元七世纪初的时候，很多日本青年被派往中国学习中国语言。毫无疑问，在中国学习期间，他们当然会接触到中国文化的各个方面。在大唐时期，中国医药得到了极大的发展，这是日本医学所无法比拟的。当日本佛界的学者从中国返回其岛屿时，他们不仅带回了中国的语言文化知识，而且也带回了中国医学的理法方药。中医很快便主导了日本本土的医学实践，由于中国语言文化的传入，使得很多的日本人都有机会和条件了解和掌握中国医学了。从此以后，直到十六世纪后期，中国医药学——当然也有一定的调整——在日本一直居于统治地位。十六世纪的时候，荷兰传教士和荷兰东印度公司的医务人员将欧洲医学介绍到了日本。

威斯的总结，显然是参照了唐代以来的历史记载和日本的历史发展，因此是颇为符合实际的。”

黄帝说：“这说明中华文化和中医很早就传入到了周边的很多国家，这不仅是民族文化和医学的对外传播，更是民族文化和医学对人类的贡献。”

雷公说：“陛下圣明！事实确实如此。到了元明时期，随着中西方贸易和文化交流的开展，中医通过中国本土和周边其他区域开始传入欧洲。此时的欧洲，正处在文艺复兴的滚滚洪流之中，各种新的思想和思潮风起云涌。而中医理论和实践的传入，无疑为变革时期的西方注入了异域华彩。同时，西方商人和传教士的东来，也为古老的中华帝国带来了别样文明的火种，为古老的中华文化输入了西方的思想和理念。

以利玛窦(Matthew Rieci)为代表的明代来华传教士,不但将基督教的教义和法理传入了中国,也为当时的中国带来了西方最为先进的科技和文化。而这些科技和文化也在一定程度上影响了中国文化——包括中医药——的发展。例如,一些源自西洋的药物传入中国之后,便逐步按照中医理法方药的理论和实践而纳入了中药的范畴之中。

到了清代,特别是鸦片战争之后,中西方之间的商贸、外交和文化交流更加频繁广泛。大部分来华的西方人士——包括外交人员——皆通晓中国文化和语言,他们在向中国灌输和传播西洋宗教和文明的同时,也将西方医药作为传教的辅助手段介绍到了中国。关于这一点,美国人威斯在其所翻译的《黄帝内经·素问》前34章的前言中,对此曾作了较为客观的记述。她说:

Western medicine reached China in the early 17th century, when the Jesuit fathers who had been trained in medicine and the physicians employed by the East India Companies began to extend their activities to Chinese patients. The first organized effort to introduce Western medicine into China was made upon the realization by the American Board of Commissioners for Foreign Missions that medicine could serve as an aid in the spreading of Christianity. Following the inauguration of the Medical Missionary Society in China in 1838, the scope of activity of Western medicine increased rapidly, and in the last third of the 19th century a considerable number of Chinese cities had well-run hospitals of fair size. The same impetus contributed to the founding of several small medical schools, some of which, during the 20th century, grew to impressive proportions (Ilza Veith, 1997: 1).

大致意思是说:

西医是在公元十七世纪早期,由受过医学训练的传教士和荷兰东印度公司所雇佣的医生传入中国的,为的是拓展他们与中国患者的交流活动。首次联合起来向中国介绍西方医学的是美国的

“对外传教机构”，目的是将医学作为传播基督教的辅助工具。1838年在中国创建了“医学传教协会”之后，西方医学在中国的活动发展迅速。十九世纪末期，相当多的中国城市都建立了一定规模的西医医院。同时，还建立了几所小型的西医学校，有些到了二十世纪的时候已经得到了很大的发展。

将医药作为传教手段，这是明清时期西方来华传教士们逐步形成的一个共识。”

黄帝是：“以传教义而传中医，颇有实际意义。但传中医是为了传教义，是否会变异中医？如何防止中医西传中的变异呢？”

雷公回答说：“微臣在观察和思考中医在国内外的翻译发展时，也十分担心中医西传中变异问题的不断出现。为了解决好这一问题，微臣特意分析和研究了国内一位译者所制定的中医翻译五原则，尤其是其特别强调的回译性原则，以便能较好地解决这一问题。这位译者也是一位研究者，更是一位国学和人学的传承者和发扬者。他在中医翻译丰富经验的基础上，结合古今中外翻译界的实践和研究，制定了中医翻译的原则、标准和方法，在一定程度上引领了中医翻译和国学翻译的发展。所以，令臣等非常关注。

根据中医翻译原则制定者的定义，‘回译性’指的是中医名词术语的翻译在结构上应与中文形式保持一致，或保持相近。以这样的方式翻译中医的基本概念和术语，中医在国际交流中就能较好地实现信息的双向传递。如将‘肾气不足’译为 insufficiency of kidney Qi，将‘湿气’译为 damp Qi，等等。这些英译的中医术语与原文相比，具有一定的回译性。”

黄帝问道：“回译性原则的意义何在？”

雷公回答说：“关于镐京译者制定的原则，微臣此前已有所介绍。现向陛下详细汇报。据微臣所知，制定中医翻译原则的译者之所以强调回译性，主要考虑到三方面的原因，即准确传递信息、再现原文信息、提高翻译质量。对于这方面的问题，臣等继续认真思考分析，努力提醒国内外译者仔细斟酌，慎加运用，明晰其应用范围，从实而译，按实而传，以免徒生是非。对回译性的追求，当以不影响信息的再现为前提。”

黄帝说：“五大原则综合应用，古今中外必将同道。这些原则不仅有依据，更有意义，也应该有限定。”

雷公说：“陛下圣明！情况确实如此。镐京译者研究中医翻译时，对此做了深入的分析和总结，意义可谓非凡。”

黄帝说：“谈谈镐京译者的分析和总结吧。”

雷公说：“遵旨！他所讨论的第一个原则是‘自然性原则’，对其定位是这样的：‘自然性原则’指的是英语翻译的中医名词术语应是译入语中自然的对应语。这就要求我们在翻译时既要考虑到中医的固有特点，又要考虑到自然科学的共同之处。具体到中医用语的翻译上，对一些与现代医学较为接近的概念可采用相应的术语予以翻译。这不但使译语具有科学性，而且具有自然性。因为这样的译语才是译入语中最自然的对应语。”

黄帝问道：“自然性原则的依据呢？”

雷公回答说：“其依据是，语言自然，表达自然，感受自然，这是人们在交际中、在阅读中、在书写中最为温馨的感受和体验。辞藻的堆砌、随意的说解、人为的臆造，往往都会使听者、看者感到繁琐、不适和空虚。翻译也是如此。在中医名词术语的翻译方面，由于种种客观和现实的原因，再加上译者个人的性情和观念，使得很多译法显得颇为别异，不利于对原文基本含义的再现，更不利于读者对原文基本内涵的了解。比如国外有的译者将‘牛皮癣’译为 oxhide（牛皮） lichen（苔藓），将‘不更衣’译作 not to change one’s clothes，国内有的译者将‘带下医’译作 doctor underneath the skirt，字面上看起来似乎有些自然，但实际上却显得颇为异常，oxhide 和 lichen、change 和 clothes、doctor 和 skirt 两者之间到底是什么关系呢？究竟要表达怎样的意思呢？

从字面上看，将‘牛皮癣’译为 oxhide（牛皮） lichen（苔藓），将‘不更衣’译作 not to change one’s clothes，将‘带下医’译作 doctor underneath the skirt，译语与原语似乎还是一一对应的，但在实际所指上已背道而驰了，与原文之意不但存在着巨大的差异，而且基本上是风马牛不相及。所谓的‘牛皮癣’，与现代医学上的所谓‘银屑病’（即英文的 psoriasis),可谓名异而实同。这就像我们中国人传统上将国土称为'江山'而西方人称为 territory 或 land 一样,名称虽然不一,但所指却完全相同。如果我们将'江山'译作 river and mountain,字面上虽然显得比较自然,但实际上却是臆造,很不符合语言和文化交际的实际。这种现象在中医名词术语英译方面,还是比较普遍的。

既然英语语言中有 psoriasis,为何要按字面之意将其译作 oxhide lichen 呢? 即便是为了体现中医的特色和英译的风格,也很可能让读者感到迷惑,不知其实际所指究竟是什么,除非有更为具体的注解说明。所谓'不更衣',是中国古代对现代医学上所谓的'便秘'委婉的表达,即英文的 constipation。将其译作 not to change one's clothes,显然有些望文生义了,没有将原文的基本意思揭示出来。所谓"带下医"指的就是现代医学上的'妇科医生',即 gynecologist 或 woman doctor。译作 doctor underneath the skirt 就有些莫名其妙了,很容易让读者产生别样的曲解。当然,如此之译本身就反映了译者本人对原文的曲解和误解。

从用词自然、表达自然和感受自然的角度来看,psoriasis, constipation 及 gynecologist 不但是'牛皮癣'、'不更衣'和'带下医'在英语中最自然的对应语,而且也是现代医学上的医学专用术语。借用英语语言中相应的概念和词语来翻译和表达中医相应的概念和词语,无疑是最为贴切和自然的翻译方式。对号入座和望文生义式的翻译,不仅无益于原文意思的表达,而且很易于引起读者的曲解和误解。正是处于这样的考虑,我们提出了中医基本名词术语英译的第一原则,即自然性原则。"

黄帝问道:"自然性原则的意义呢?"

雷公回答说:"他认为,从上面所列举的三个例子来看,所谓的自然性原则,指的就是英译中医名词术语时尽量借用英语语言中比较自然对应的词语,而不是人工臆造的词语。这就为中医名词术语的英译提出了更为实际的要求。在英译中医基本名词术语时,当然要考虑到中医语言的固有特点和表达风貌,又要考虑到自然科学的共同之处和中英语言的某些相近之处。所以对于中医上一些与现代医学较为接近的概念以及与英语语言中较为类似的说法，可采用英语中相应的术语或词汇加以翻译。这不但使译语具有准确性和科学性，而且还可以使其具有自然性和对应性。这样的译语才是译入语中比较自然的对应语。

比如心、肝、脾、肺、肾等中医生理体系中的基本概念和术语，虽然与现代医学上相应的概念和术语在内涵上依然有一定的差异，但从解剖学和生理学的角度来看，其相同之处还是比较明显的。所以，一直以来中西方的译者均将其对应性地译为 heart，liver，spleen，lung，kidney。当然，对于这样的译法，学术界——尤其是现代医学领域——一直有些看法，建议将中医学上的心、肝、脾、肺、肾音译为 Xin，Gan，Pi，Fei，Shen。从客观实际的角度看，这样的建议当然有一定的道理，甚至完全是合情合理的。但从自然性和对应性的角度来看，这样的建议又是比较偏颇的。所以在世界卫生组织制定中医名词术语国际标准的方案中，经过各国专家的讨论，还是统一将中医的心、肝、脾、肺、肾等生理概念和术语译为 heart，liver，spleen，lung，kidney。为了保持与现代医学的差异，世界卫生组织最终决定在相应的译文之上附加以 TM，即将 heart，liver，spleen，lung，kidney 变译为 heart™，liver™，spleen™，lung™，kidney™，虽然显得繁琐，但依然有一定的道理。

在翻译中医的基本名词术语时，强调其独特性和民族性是自然而然的。但需要注意的是，不能因此而忽略了自然科学之间存在某些共性，尤其是东西方在医学方面比较相似的认识和看法。毕竟医学是为人类健康服务的，所以无论何种医学体系，其服务对象、面对问题都是一致的。就是在解决方法上，也会有一定的相同和相近之处。在理论上中医与现代医学可谓迥然不同，其不可通约性也是自然而然的，可以理解的。但其研究的方向都是人体的生理功能和病理现象，其研究的目标都是保障人类的健康生活，其努力解决的问题都是防病治病。由此可见，中医与现代医学这两大体系之间在理论和实践方面就应该有一定的相似性。在人体的组织结构及各个器官的生理功能和病理变化的认识上，在许多疾病的病因、病机、预后和治疗的研究上，中医和现代医学之间就有很多相同或相似之处。

在生理学上，中医与现代医学的相同和相近之处，也是显而易见的，无需赘述。在一些疾病的认识方面，也存在着同样的相同和相近之处。如中医上的的'疫毒痢''寸白虫''痨瘵''疳积''瘰疬''脱肛'等病症与现代医学上的'中毒性菌痢'(toxic bacillary dysentery)、'绦虫病'(taeniasis)、'肺结核'(pulmonary tuberculosis)、'小儿营养不良'(infantile malnutrition)、'颈部淋巴结核'(tuberculosis of cervical lymph node)和'直肠脱垂'(prolapse of rectum, proctoptoma, proctoptosia)，尽管在病理和治疗方面存在着一定的差距，但在病因和病机方面还是颇为相近的。这就像山崩地裂这样的自然灾害一样，虽然由于文化和传统的差异不同民族对其发生的原因和应对策略有不同的认识，但这些灾害的表现和性质却是一致的，因此也完全可以使用同样的名称对其加以表述。

所以在翻译相关的中医病名时，可以参照现代医学相关的病名以及西方人的相应说法，而不必完全按照中医术语的结构形式进行生搬硬造式的翻译。如果将'寸白虫'译作 inch white insect，将'脱肛'译作 separation of anus，字面上虽然与原文颇为相近，但实际上却在一定程度违背了中医名词术语英译的'自然性'原则的要求，更虚化或误解了原文的实际内涵，实不可取。

自然性原则所强调的，还有一个重要的方面，即约定俗成。如果一种翻译的方式经过长期的使用，已经为国内外译者、学者和读者所接受，就成为具有一定自然性的译法，不应采取任何措施对其进行人为的改动。比如'中医'这一名称的英译，在国内外普遍的译法就是 traditional Chinese medicine 或 Chinese medicine。而坚持要将其改译为 oriental medicine 或 traditional medicine 的做法，不仅违背了自然性原则，而且违背了忠信的基本要求。再如中药名称和方剂名称，虽然一开始均用拉丁语翻译，但自二十世纪七十年代中医在西方广泛传播以来，其音译形式已经得到了西方译者、学者和读者的普遍接受，因而几乎成为其国际标准化的译法。而坚决要取消音译的做法，正如拼命要改变'中医'名称的传统译法一样，既不忠，更不信。"

黄帝问道："自然性原则的限定性呢？"

雷公回答说："镐京译者认为，在翻译中医名词术语时，在追求其自然性的同时，还需要具体情况具体分析，不能一意孤行。因为有些中医用语虽然在形式上和内涵上都与英语中的某些术语比较接近，但因时代的变迁却使得其语意产生了某种关联性的变异。中医上的'推拿'一词就是典型一例。'推拿'与英语中的 massage（即按摩）比较接近，所以长期以来常常将 massage 作为'推拿'对应语。事实上 massage 这一治疗方式自古以来在中医上一直被称为按摩，但明朝之后这一称谓便逐渐被'推拿'所取代。据说'按摩'只是一种放松式的调整，而'推拿'则是治疗性的手法。不管怎么说，'按摩'和'推拿'始终被国人视为两词一意。从这个意义上讲，似乎将'推拿'译作 massage 也是有一定实践基础的，而且也显得比较自然一些。

由于时代的变迁和精神的污染，'按摩'在国内各种娱乐场合早已不再具有医疗保健的意义了，而成了淫乱的代名词。正因为如此，中医界和翻译界的人士早已忌讳用 massage 来翻译中医的'推拿'了，而是直接将其音译为 tuina。令人欣慰的是，这一音译之法已经在国内外得到了普遍的认同，并且已成为"推拿"的规范化译法。不过，在西方也有不人使用 naprapathy 一词来翻译'推拿'。在英语中，naprapathy 的意思是'矫正疗法（一种不用药物，只靠按摩等手法治病的方法）'。以此来翻译'推拿'，虽然有一定的道理，但并没有为大家所普遍接受。

在翻译中医的时候，强调中医的独特性和民族性是对的，但也不能因此而忽视了自然科学的共性，从而把中医与其他自然科学对立起来。在理论上中医与现代医学的确迥然不同，有着强烈的不可通约性。但其研究的方向和服务的对象都是完全一样的。即都是研究人体的生理功能和病理现象的，都是为防病治病、保障人的健康服务的。从这点出发，我们就有理由认为这两个医学体系之间应该有一定的相似性。比如对人体结构及各个系统、各个器官的生理功能和病理状况的认识，对许多疾病的发生、发展及其治疗的探讨，中医和现代医学之间就有很多相同或相似的地方，特别是在具体的病症上。

从上面所提到的中西医病名的比较来看，二者之间的相似性是显而易见的。所以在翻译这类中医病名时，可以大胆地比照相关的西医病名来进行，而不必按照中医病名的结构生搬硬译。如将‘寸白虫’硬译成 inch white insect，固然与中文在结构上丝丝相应，却违背了名词术语翻译上的‘自然性’原则的要求，实不可取。”

黄帝说：“卿等之论，颇有意义。中医翻译，确应如此。”

岐伯、雷公长拜道：“陛下圣明！臣等遵旨！”

成允成功篇第三十五
——简洁性之原则

黄帝说："此前卿等谈到了'回译性'，也谈到了'自然性'。这是中医翻译的基本原则。根据卿等的介绍，中医翻译的基本原则是镐京译者二十多年前所指定的，其所制定的第一个原则应该是'自然性'，有一定的实际意义。其制定的第二原则呢？"

雷公回答说："非常感谢陛下的提醒！微臣向陛下汇报。镐京译者所制定的第二原则是'简洁性原则'。他认为，简洁性是中医基本概念和术语最为突出的特点。但在中医翻译的实践中，这一特点却往往难以保持，从而使英译的中医基本概念和术语显得极为冗长，既不利于中西方学者之间的交流，也不利于西方读者对中医基本概念和术语实际含义的理解和把握。这就是他就中医基本概念和术语的英译问题所提出的'简洁性原则'的缘由。"

黄帝说："镐京译者之论，颇有道理。说说其依据吧。"

雷公说："非常感谢陛下对镐京译者的肯定！镐京译者认为，简明扼要是现代汉语中一个普通的成语，这个成语虽然是现代形成的，但却比较客观地揭示了汉语语言的一个突出的特点，即语言简洁、语意深刻。在古典汉语中，这一特点最为突出。中医的基本概念和名词术语均来自于《黄帝内经》这样一些国学典籍，不仅语言简洁、语意深刻，而且医理深奥、哲理深厚，既是中医用语中最为亮丽的一点，也是中医用语中最为难解的一点，尤其在翻译方面。

在翻译中医基本名词术语的时候，为了传承中医的精神，中医用语的这一突出特色自然应该予以保持。也就是说，英译的中医基本名词术语也应当结构简洁、含义深刻。但从中医英译实践来看，中医名词术语言简意赅的特点在西方的二十世纪七十年代的翻译中几乎丧失殆尽。很多中医名词术语翻译成英语时，已经不是术语了，更不是名词了，而变成了句子，甚至延伸成了一个段落。前文提到的'辨证论治'早期较为流行的译法是 differential diagnosis in accordance with the eight principal syndromes 或 analyzing and differentiating pathological conditions in accordance with the eight principal syndromes，与原文相比，非常冗长。

人民卫生出版社在西方的 1987 年出版的《汉英医学大词典》中，译文较为冗长的例子也比较众多。如'虚陷'译为 deficiency type of inward penetration of pyogenic agent，'虚邪'译为 pathogenic factors taking advantage of lowered resistance，'心劳'译为 impairment of the heart caused by overstrain。这些译文的含义自然是比较明确的，但从术语结构的要求来看，还是太过冗长，用在文章或书著中还是可以的，但用在教学、临床以及日常交流中，却比较困难。"

黄帝问道："简洁性原则的实际意义呢？"

雷公回答说："镐京译者认为，在科技名词术语的翻译上，除了注意准确地再现原文的语意之外，还需要注意译文的信息密度。对于信息密度，从不同的角度可以有很多不同的喻意。从翻译的角度来讲，所谓的信息密度，指的是在计算机记忆中储存的单位信息所占用的空间越小，运载这一单位信息的词的信息密度就越高；一单位信息从发送者到接收者所需要的时间越少，运载这一单位信息的词的信息密度就越高。在评估中医名词术语英译的信息密度时，可以参考信息密度，即原文词的意义单位（实词）数要与译文词的意义单位（实词）数对应。

这一计算公式是西方二十世纪八十年代在他们某刊物上获取的，由于时间的流失，如今已无法查到当年阅读的文献资料了。但实践证明，这个测算公式还是比较科学的，特别有利于评估科技术语的翻译。根据这一计算公式，信息密度的标准可划分为 A、B、C 三个档次：A 档为 0.5，B 档为 0.25，C 档为 0.1。从术语的实际应用和交流效应来看，英译的中医术语最佳的信息密度应不低于 A 档，低于 B 档的应反复推敲加以调整，而低于 C 档的基本不符合术语翻译的基本要求，不应采用。这些要点微臣此前已讲过了，再次向陛下汇报。从目前中医名词术语英译的规范化和国际标准化发展来看，这个信息密度的标准还是比较符合实际要求的，也是应当加以推广普及的。

如果用这个信息密度的标准检验西方的二十世纪七十年代中医名词术语的英译，其差度还是比较大的，其中有相当大的一部分需要改译或重译。这可能就是西方的二十一世纪之后不断简化英译的中医名词术语的一个重要原因。尽管很多译者并不太了解信息密度的要求，但在实际应用和交流中还是深切地感受到了冗长译文的不足，因此都在有意无意地努力简洁译文，简化用词。但在具体应用信息密度的标准和测算方法时，还应充分考虑各种实际因素，不能太过拘泥。因为汉语语言自古以来信息密度就非常的高，这从中英文的译本中就可以看出。一般来说，中文书的英语译本，在厚度上总比中文原本要高出许多。主要原因就是汉字的信息密度远远高出英文的信息密度。作为中国文化不可分割的一部分，中医也是如此，其名称术语更是如此。这就是英译的中医名词术语与原语相比显得如此冗长的主要原因。虽然在翻译实践中我们无法使中英文的信息密度保持绝对的一致，但至少应将其差异尽量控制在最低限度之内，这样才更有利于中西方的交流以及中医名词术语英译的规范化。"

黄帝问道："简洁性原则的限定性呢？"

雷公回答说："镐京译者认为，在具体应用信息密度标准以实现英译的中医名词术语简洁化的目标时，既需要考虑原文的深刻内涵，又需要把握术语翻译的基本原则，还需要有机地应用一些应对策略。比如'辨证论治'，一般情况下很难使译文和原文保持同样的信息密度，但可以通过一些技术手法使其尽量简洁。大概正是出于这样的考虑，经过几十年的努力，'辨证论治'的译文由极为冗长的表达逐步简化为 treatment based on syndrome differentiation，继而又简化为 syndrome differentiation and treatment，甚至还简化为 differentiation and treatment。此前微臣谈到这个术语时，觉得如此翻译不是太妥。虽然将'辨证论治'简化为 differentiation and treatment 似乎丧失了 syndrome 和 differentiation 这两个重要的概念，但从临床实践和专业交流的角度来看，这样的简单化并没有失去主旨，因此彼此之间的思维中还是保持着 syndrome 和 differentiation 这两个概念的，只是在表述的时候将其加以缩写而已。当年在探讨这一问题时，考虑到中英文对比和信息重组，稿京译者将‘辨证论治’重译为 differentiating syndrome to decide treatment，从信息密度和术语结构上看，似乎还是颇有新意的。

经过中外译者几十年的不断探索和改进，中医基本名词术语英译的信息密度已经有了很大的提高。如魏迺杰在《实用英文中医辞典》中，将‘虚陷’译作 vacuity fall，将‘虚邪’译作 vacuity evil，从信息密度标准来看，如此之译当然是比较可取的。但从语意的实际考虑，如此之译中的用词还是需要慎重考虑的。‘虚陷’和‘虚邪’中的‘虚’，指的是由于人体精气神的不足或功能低下而导致了的某些疾患，译作 vacuity 就变成了空无，与原文之意有着较大的差异。根据目前比较通行且已经为世界卫生组织和世界标准化组织制定中医国际标时所接受的译法，中医的‘虚’应译作 deficiency。尽管 deficiency 也不太符合中医‘虚’的实际含义，但因为已经约定俗成，可以视为‘虚’将错就错的对应语。此外，‘邪气’的‘邪’目前较为流行的译法以及被世界卫生组织及世界标准化组织所采用的译法为 pathogenic factor 或 pathogen。

总而言之，简洁性不仅是中医基本名词术语英译信息密度的基本要求，也是其国际标准化发展的基本趋势。所以，为了完善中医基本名词术语的英译，作为其基本原则的简洁性要求，依然需要进一步推广应用。”

黄帝说：“简洁性原则，确实符合国际交流的基本要求，更符合中医国际化的不断发展。”

雷公说：“陛下英明！事实确实如此。十多年前世界卫生组织西太区制定中医名词术语英译国际标准的时候，基本上都按照简洁性原则进行制定。镐京译者分析西太区所制定的中医名词术语英译国际标准时，总结了四大特点：

一是‘百家争鸣有取舍’。也就是说，西太区的这个标准基本上反映了国际间对相关中医概念和用语英语翻译的一般做法。尽管中西方的做法不尽一致，但该标准却基本上采取各取其长的做法。所以其翻译基本上还是反映了中医英语翻译的客观实际，大部分是值得借鉴和推广的。

二是'通俗译法探前辄'。通俗翻译是西方一些译者比较偏好的译法，虽然有时不免望文生义，但却多少使译文获得了'见词明义'的效果。在西太区的标准中，这种译法得到了一定程度的采用，如将'心神'译作 heart spirit，将'漏汗'译作 leaking sweating，虽然很值得商榷，但多少使其具有了一定的区分性。从结构和语义区分性方面来看，将'心神'译作 heart spirit 就比将其译作 mind 或 mentality 等类似的做法要明晰得多。

三是'字词语义慎区分'。这方面的例子很多，这里只举一例，借以说明问题。如'津液'我们一般笼统地译作 body fluid，具体谈到'津'和'液'时，则将其分别译作 thin fluid 和 thick fluid。而在西太区的标准中，'津'和'液'则分别译作 fluid 和 humor，从而将二者较为清楚地加以区分，其形义效果似乎要较 thin fluid 和 thick fluid 为好。

四是'前后自然成一体'。这一点是显而易见的，也是难能可贵的。该标准对中医上一些同义、近义字词的翻译，均作了一定程度的区分，使得这些字词的翻译有了一定的标准可循。如对于'滋''养''补''益''壮''键'等语义较为近似的字词，均区分性地分别译作 enrich，nourish，tonify，replenish，invigorate，fortify，且前后基本保持一致。这一做法对于中医名词术语英译的翻译实践和标准化发展，均有广泛和深远的指导意义，值得借鉴和推广。"

黄帝说："虽然世界卫生组织西太区在制定中医名词术语英译国际标准时，总是千方百计地将'中'字取消，但其制定中医名词术语英译的国际标准时，基本上还是符合简洁性原则的要求。"

雷公说："陛下英明！事实确实如此。为了剥夺中华民族的文化主权和知识主权，某些国家确实在拼命地将'中'字取消。这件事遭受打击最大的，就是镐京译者。他不仅因此而怒火万丈，并且因此而失去了记忆力。虽然他一直对西太区消除'中'字无法忍受，但从翻译的角度来看，还是比较肯定其制定中医基本名词术语英译国际标准所采用的基本原则和方法。微臣请陛下看看西太区制定中医名词术语英译国际标准时对与'阴阳'有关的几个术语的翻译。

阴阳　yin and yang—the general descriptive terms for the two

opposite, complementary and inter-related cosmic forces found in all matter in nature. The ceaseless motion of both yin and yang gives rise to all changes seen in the world

阴中之阳　yang within yin—the yang aspect of the yin category, for example, the night is regarded as yin in relation to daytime, the period between midnight and dawn is the yang part within yin

阴中之阴　yin within yin—the yin aspect of the yin category, for example, the night is regarded as yin in relation to daytime, the period from nightfall to midnight is the yin part within yin

阳中之阳　yang within yang—the yang aspect of the yang category, for example, the daytime is regarded as yang in relation to night, and the period between dawn and noon is the yang part within yang

阳中之阴　yin within yang—the yin aspect of the yang category, for example, the daytime is regarded as yang in relation to night, and the period between midday and nightfall is the yin part of yang

阴阳对立　opposition of yin and yang—the mutually opposing, repelling relationship between yin and yang and contending

阴阳互根　mutual rooting of yin and yang—the mutually dependent relationship between yin and yang, the same as interdependence between yin and yang

阴阳消长　waxing and waning of yin and yang—alternation of strength and prevalence between the paired yin and yang, the same as natural flux of yin and yang or inter-consuming-supporting relationship of yin and yang

阴阳平衡　yin-yang balance—the state in which yin and yang are balanced

阴阳调和　yin-yang harmony—the state in which yin and yang

are in harmonious coordination

阴阳转化　yin-yang conversion—the property of the same thing can be transformed between yin and yang, also called inter-transformation of yin and yang

上面这些概念虽深奥玄密，但其核心成分皆为‘阴’‘阳’。由于‘阴’‘阳’目前统一音译为 yin 和 yang，相关概念中其他成分的翻译则皆可按照直译与意译之法加以处理。‘—’后面的文字，是对术语的解释，类似于定义。解释的文字比较多，但术语的翻译还是比较简洁的。这样的译法与中医国际组织‘世界中医药学会联合会’所制定的中医名词术语英译国际标准也比较一致。”

黄帝说：“这些实例颇能说明问题。西太区某些国家虽然对中华文化主权有所掠夺，但对中医基本名词术语英译国际标准的制定还是比较符合简洁性原则的。这一点还是值得肯定的。至于其对中华文化主权的掠夺，国人还是应该重视的。从某种意义上说，这与当年抗战还是有所相似之处的。”

岐伯、雷公长拜道：“非常感谢陛下指导！微臣一定努力潜移默化地培养国人的民族文化意识。不仅要努力做好中医翻译，更要努力传承好中华文化。”

御众以宽篇第三十六
——民族性之原则

黄帝说:“所谓的原则虽然是现代人的一种理念,但与华夏民族的传统观念是完全一致的。此前卿等谈到了自然性原则和简洁性原则,举了很多例子,颇能说明问题。对于当年的译界来说,了解和掌握这样的原则,还是非常必要的。”

岐伯说:“非常感谢陛下的指导!这些原则对于尘世译人来说,尤其是对于对外传播和翻译中医的国人和夷人来说,确实是很有必要的。”

黄帝说:“说说第三个原则吧。”

岐伯说:“请雷公向陛下汇报中医翻译的第三个原则。微臣此前听过雷公的介绍,颇有感触,但具体内容还是雷公比较清楚。”

雷公说:“谢谢天师的关怀!微臣根据在下界考察的体会,向陛下汇报镐京译者所制定的中医翻译的第三个原则。第三个原则即民族性原则。镐京译者认为,民族哲学思想浓郁,文化内涵深厚,民族色彩鲜明,这就是中医的基本特色。这一特色也充分体现在中医基本概念和术语的形式结构和具体含义。如何在英译的中医概念和术语上保持中医的文化特色和民族精神,是中医翻译界人士一直认真思考的问题。所谓的‘民族性原则’,就是针对这一问题而提出的。”

黄帝问道:“民族性原则的依据呢?”

雷公回答说:“镐京译者认为,中医学是中国独有的一门传统医学体系,从理论到实践与中华文明与文化息息相关,一脉相传。自远古到如今,中医的理论体系、思维方式和诊疗方法所体现的民族精神、民族观念和民族文化,可谓如日月般辉煌灿烂,如江河般奔流不息。与现代医学相比,中医学虽然也有相同的功能和目标,但从理论到实践却与现代医学有着强烈的不可通约性。所以中医的基本概念和术语从结构到内涵,都充满了民族的精神和文化的底蕴。要比较完整系统地翻译好中医的基本概念的术语，其民族色彩和文化底蕴必须加以充分的考虑。所谓的民族性原则，所强调的就是这一观念。

西方的 1991 年他在《中国翻译》上发表的‘论中医翻译的原则’一文，曾提出和论证了中医翻译的三原则，其中之一是‘比照西医，求同存异’，强调了借用相关西医术语翻译相应中医术语的必要性和可行性。对于这一原则，虽然翻译界有些不同的看法，但在实际翻译中，还是被广泛采用了。比如对于中医生理体系中的某些术语（如心、肝、脾、肺、肾等）、诊断体系中的某些术语（如发热、哮喘、心悸等）、疾病体系中的某些术语（如痢疾、溃疡、癫痫等），皆可借用英语中相应的现代医学术语加以翻译，而不必另辟蹊径予以直译、意译或音译。这是客观事实，不可否认。

但需要注意的是，中医名词术语中实际上只有一部分用语能在现代医学中找到相同或相近的对应语，还有一些是找不到的。比如中医理论体系中的阴阳、五行、气等，生理体系中的三焦、命门、穴位等，病理体系中的白虎历节、消渴、奔豚等，均无法在现代医学中找到比较对应的概念。而要比较客观实际的解决这一问题，民族性元素是必须慎加考虑的。”

黄帝问道：“民族性原则的意义呢?”

雷公回答说：“他认为，中医翻译无法在现代医学中找到比较对应的术语的原因，‘语言国情学’对此有明确的分析说明。

‘语言国情学’是西方二十世纪六十年代俄罗斯语言学家提出和建立的一门颇具特色的语言学，主要研究的是语言和民族文化背景之间的关系，对于中医翻译和中国文化的对外翻译均有非常具体的指导意义。其核心观念是，世界上任何一种语言中的绝大多数词语在其他国家和民族的语言中都能找到相应的对应语，这些词汇是人类语言的共核词语。这些共核词语反映了不同国家和不同民族所具有的共有认知观念和思维方式。这也是人类共性的具体反映。就医学体系而言，其共性就更为突出，如发生在中国人身上的生理现象和病理变化在其他国家和民族的人的身上也同样会出现。虽然在语言上，中国人对这些生理现象和病理变化的称谓与其他国家和民族对其的称谓不同，但其具体所指却是完全相同的。比如中国人说的‘头痛’，英国人称为headache，法国人称为 mal a la tete，虽然称呼不一，但具体所指却是完全相同的，因为它属于人类共同经验宝库中的一部分。这就是人类语言中的共核词语。

但在当今世界里，一个民族和国家的词汇中，总有自己所独有的一部分，并且在其他国家和民族的词汇中是无论如何也找不到对应语的。这种现象在中国语言中表现的最为突出，儒家的‘礼’、道家的‘道’就是最为典型的例子。如此这样的概念和术语在中医理论和实践中亦可谓俯拾即是，毫不匮缺。正如‘语言国情学’所指出的那样，一种语言中总有一些反映该民族特有的文化、思想和观念的观念的词汇，甚至还有一些该民族独有的事物和事务。这种独具民族特色的词语在其他国家和民族的语言中自然找不到对应的词语。不过，这类词语在一个国家和一个民族的语言中所占的比例并不是很高。也就是说，真正具有民族文化独有特色的概念和词语在每一个国家和民族中，并不是非常众多。这些词语虽然数量不是非常众多，但其作用却非常重要，是一种文化区别于另一种文化的象征。

根据‘语言国情学’的理论，大部分的中医用语也都应该处于人类语言的共核之中，不然就无法与其他国家和民族交流沟通了。理论上说，确实应该是这样的。但在现实交流中，处于人类语言共核之中的中医概念和术语，似乎不是非常普遍。这主要是因为中医的理论体系主要建立在中国古典文化和传统思维方式之上，所以很多概念和术语都体现了浓郁的民族文化色彩和传统思辨意识。当然，从文化深度和广度来分析，可以确定为反映中医理论核心及辨证论治要旨的，且具有纯民族文化色彩的中医概念和术语，还是比较有限的，但却是中医理论与实践中最为重要的，是中医区别与现代医学以及其他民族和国家传统医学的标志。

对于中医理论和实践中的这些核心的概念和术语，按照‘语言国情学’的理论和国际交流的惯例，可以直接借用，而不必直译或意译。在欧洲各国语言中，‘原词照借’是非常方便的。因为欧洲各国的语言都属于拼音文字，虽然发音不同，拼写不一，但照借确实非常自然。但在中西方的文化交流中，'原词照借'却是无法实行的。因为中方的汉字是象形文字，与西方的拼音文字截然不同。原词无法照借，只能采用音译的方式加以传递。英语语言中的许多来自中国的词汇，就是如此这般照借过去的。如 kowtow(磕头)，typhoon(台风)，madarin(官话)，ginseng(人参)，gingko(银杏)等，就是在不同的时期以不同的音译形式传播到西方的。中医学中的"阴阳"和"气"等核心概念，也是通过音译的方式介绍到西方的，并且已经在全球广泛传播开来并为大家所普遍接受。所以，音译就是体现民族性的一个主要的途径。"

黄帝问道："民族性原则的限定性呢？"

雷公回答说："镐京译者认为，在中医的术语体系中，还有相当一部分术语虽然不是中医理论体系的核心术语，但其民族色彩和独特寓意还是非常浓郁的。比如表里、风寒、暑湿这样一些概念和术语，从字面上看似乎在英语中完全可以找到其对应语 internal and external(或 interior and exterior)，wind and cold，summer and dampness。但这也仅仅是形对而实不对，因为这些英语单词并不含有这些中医概念的基本含义。

再比如英语语言中有 heart(心)和 fire(火)，有 lung(肺)和 cough(咳嗽)，有 spleen(脾)和 wind(风)，但却没有 heart fire，lung cough 和 spleen wind 这样一些概念。在翻译这些中医概念和术语时，究竟该采用什么方法呢？目前常见的做法是采用词层翻译法，即借用英语语言固有的词汇，按照中医概念和术语的特定内涵重新加以组合，构成一些词汇上属于英语但结构上却属于中医的特有英文表达形式，从而使其能逐步再现和传递中医相关概念和术语的基本信息。如将'心火'译为 heart fire，将'肺咳'译为 lung cough，将'脾风'译为 spleen wind，就是仿造式的翻译，为英语语言创造了一些具有中国特色的词语。

当然，仿造式的翻译只是词对词的直译，中医原有概念和术语的实际含义还没有明确地再现出来，还需要通过中西方在医学界的不断交流和中医在西方的不断传播，才能逐步使仿造化翻译的中医概念和术语实现形意的结合、表里的如一。中医西传的历史发展，就充分说明了这一点。从中医翻译的历史发展来看，经过中西方长期的交流及中医在西方的持续传播和发展，很多仿造式翻译的中医术语已经约定俗成，为大家所广泛接受。”

黄帝说：“卿等之论，颇合实际。此种原则不仅应该落实，更应努力明确其意。要真正地有‘民族性’，就必须真正有‘民族意识’和‘民族文化’。”

雷公跪拜道：“陛下圣明！事实确实如此。如今的国人，民族的意识和文化确实淡漠了。正因为民族的意识和文化淡漠了，才导致了夷人对民族文化主权的掠夺。镐京译者的民族意识特别强，他将抗击夷人掠夺中华文化主权的行为称为‘现代抗战’。”

黄帝问道：“他是如何‘抗战’的呢？”

雷公回答说：“在现今的国际舞台上，个别夷人看到了中医药学的现实和潜在的文化、商业和学术价值，就拼命地牟取其利。与此同时，又努力地淡化其与中国文化、历史和人文密不可分的关系，处心积虑地在中医领域大搞‘去中国化’。反对将中医英译为 traditional Chinese medicine，这就是其近年来一再使用的伎俩之一。八年前召开的 20 国有关中医国际标准协调会议上，镐京译者作为中国代表团的成员出席了本次会议，并代表中国方面在开幕式上作了发言。为了以正视听，他精心准备了发言提纲，从历史、文化和现实的角度，阐述了中医源自中国的历史事实以及其在国际传播中对国际医药和文化的贡献。以下就是镐京译者在此次会议上发言的要点：

I feel very much honored to have this opportunity to briefly introduce to you the history, practice and development of traditional Chinese medicine, or TCM, in China. TCM, as its name indicates, was originated, developed and practiced in China in the remote antiquity. The theoretical and clinical foundation of this unique medical system is the classic popularly known as Yellow Emperor's Canon of Medicine.

According to historical records and legendary stories, this great canon was compiled by Yellow Emperor, the father of the Chinese nation and Chinese civilization, who lived about five thousand years ago. If you ask me how long the history of TCM is. My answer is it is as long as that of the Chinese nation and the Chinese civilization. Plenty of historical relics and literature show that early in the stone age, our ancestors already knew how to make needles with stone. In fact stone needle was used for a quite long time before it was replaced by gold needle.

These are some gold needles unearthed from a tomb of the Han Dynasty, about two thousand years ago. These are some of the prepared herbs unearthed from a tomb of the Song Dynasty, about one thousand years ago. Early in the Han and Tang dynasties, TCM was already introduced and practiced in the nations and regions around China, contributing a great deal to the development of medicine and culture in these regions and nations. Later on, TCM was brought to the Arabian world and eventually disseminated to the West. Now TCM is practiced in about 160 countries and regions in the world. Chinese government has attached great importance and paid great attention to the development of TCM. Since 1956, China has established universities, colleges, academies and schools of TCM in almost every province, every autonomous region and every municipality directly under the Central Government. Almost each county now has a TCM hospital and almost all modern medical hospitals have a TCM specialty.

To further develop TCM for realizing the goal of "health for all and all for health", Chinese government has taken measures to intensify cooperation between China and other countries in TCM practice, research and education. Up to now, Chinese government has signed agreements with 94 countries for cooperation in developing TCM. To ensure normal practice of TCM, formulation of standards is fundamental. Since 1980s, Chinese government has promulgated hundreds of standards for TCM, greatly promoting the clinical practice, academic study and educational development of TCM. China has also actively participated in formulation of international standards for TCM sponsored and directed by WHO, such as acupuncture nomenclature and ICD-11. These international standards have paved the way for international practice of TCM and of course are still in need of further improvement.

In this new era, the whole world is faced with challenges and opportunities in development and so is TCM. To guarantee the smooth development of TCM and to enable it to play an even more greater role in national healthcare system, Chinese government has made new policy to support multi-disciplinary study of TCM. Last year, Chinese government rewarded a group of senior TCM doctors and conferred them the title of Great Master of TCM. These great masters have made extraordinary contributions to the healthcare business of the whole nation and the development of TCM. From Yellow Emperor to the Great Masters today, history has witnessed smooth progress of TCM and will continue to witness its prosperity in the future because of the international efforts we are making today."

黄帝说:"虽然他在此次会议上用英文发言,但其民族的意识和精神还是充分体现出来了,希望当今的国人学者能予以关注。"

雷公说:"陛下圣明!镐京译者的发言,确实体现了他的民族意识和民族精神,也确实值得国内学者和华人学者密切关注。也是在八年前,在国际标准化组织设置的中医药学国际标准化技术委员会的成立大会上,围绕着中医名称的问题个别夷人又展开了一波又一波混淆视听的论战,坚决要求将'中'字取消。镐京译者作为中国代表团成员,参加了本次会议。在发言中,他对某些夷人不顾历史事实的谬论进行了反驳。以下就是镐京译者在此次会议上发言的要点:

I am quite confused by the ideas suggested by Korean and

Japanese delegations. I have to try to clarify something for me and for all of us. When we are talking about the title of TC249, we are actually talking about the title of traditional Chinese medicine. As it was mentioned yesterday, TC249 deals with, at least at present, one single traditional medicine, not all traditional systems of medicine. That single traditional medicine is undoubtedly traditional Chinese medicine. Of course in the future it may include some other systems of traditional medicine. But now it just includes traditional Chinese medicine. The term of traditional Chinese medicine is a historical one. It has been used, recognized and accepted worldwide. When we are trying to establish an international organization to standardize the practice of it, is it logical to change its original name and coin a new one for it? Who has ever heard of such a traditional medicine with such a strange title? If TC249 accepts such a proposal, surely people in the international community will feel that it is a newly established medicine, not the system of traditional medicine originated from China. All the people present here are professors, researchers and scholars. When we are doing academic research, what should we bear in mind? Of course truth and facts, not something else. As an international organization, what should we always take into consideration? Of course the interests of the majority, not that of a small group."

黄帝说:"镐京译者的这两次发言,确实值得国人关注。虽然今天将'民族性'作为中医翻译的基本原则予以讨论,但更值得深思和反思的,则是民族的意识和精神。"

岐伯、雷公长拜道:"非常感谢陛下的指示!臣等一定努力协助神州大地,不仅要努力将民族性这一翻译原则认真落实,为中医对外传播和中医的国际化发展开辟蹊径;更要努力传承和发扬民族文化,为培养国人的民族意识和民族精神奠定基础。"

从欲以治篇第三十七
——回译性之原则

黄帝说："自然性原则，很自然；简洁性原则，很简介；民族性原则，很非凡。"

岐伯举手而拜道："非常感谢陛下的指导！民族性原则确实不仅仅是为了翻译，更是为了培养国人的民族意识和民族精神。"

黄帝说："事实确实如此。卿等不仅有民族意识，更有民族精神。"

岐伯再拜道："非常感谢陛下的鼓励！"

黄帝说："谈谈第四个原则吧，毕竟朕与卿等一直探讨的是中医翻译的问题。"

岐伯说："请雷公向陛下汇报。"

雷公说："感谢天师的关怀！微臣向陛下汇报镐京译者所制定的中医翻译第四个原则，即'回译性原则'。其定义是，'回译性原则'指的是英译的中医名词术语在结构上应与中文形式相近。这样在中医药的国际交流中，就能较好地实现信息的双向传递。如将'肺气不足'译为 insufficiency of lung qi，将'活血化瘀'译为 activating blood to resolve stasis，将'湿热'译为 damp-heat 等等，英译的中医术语与原文相比，在结构上和字面意义上都比较接近，因而具有一定的回译性。这样的翻译称为回译性翻译。颇具特色的中医概念和术语翻译成英文后，在东西方人士的交流中是否可以起到沟通东西、贯通彼此的作用呢？镐京译者很有见解。比如西方从事中医工作的人士在和中国中医界人士交往的时候，当其谈到 stomachache 时，中国人士自然明白其所言为'胃痛'。但当西方人士谈到 intense heart fire 时，中国人士就很难明确其究竟说的是'心火亢盛''心火内炽'还是'心火内焚'，因为英译的中医术语太过宽泛，或太注重意译，因而无法使中国人士将其与相关的中医概念或术语关联在一起。如何才能将英译的中医概念和术语与原文关联在一起呢？按照镐京译者的分析，重视回译性大概是颇为实用的方法。正是出于这样的考虑，镐京译者才提出了'回译性'这一基本原则。"

黄帝问道："回译性原则的依据呢？"

雷公回答说："镐京译者认为，中医不仅仅需要对外翻译以便使其走向世界，而且还需要对内翻译以促进中外之间的交流。对外翻译中医的目的和任务很明确，也很容易理解。但为什么还要对内翻译呢？其目的和作用又是什么呢？对此，翻译界似乎并没有明确的认识，也没有展开任何的讨论。实际上，中医的对内翻译，也是非常重要的学术活动和跨文化的学术交流。从中医多年来的国际传播和交流发展来看，对内翻译主要体现在三个方面，即学术交流、文献研究和外语教育。

学术交流包括中西方学者之间的直接交流（如以英语为媒介进行谈话或通讯）或通过译者的桥梁进行交流（如通过译者的翻译进行交谈或通讯）。无论中西方学者直接交流或通过译者进行交流，实际上都存在着对内翻译的问题。当中西方学者用英语直接交流的时候，西方学者所讲的中医概念和术语，中方学者其实还是需要通过自己大脑的快速翻译了解的。如果西方学者使用了颇为近似的词语表达意思比较相近的中医概念，中国学者恐怕就有些困惑，不知西方学者究竟讲的是哪一个中医概念或术语。

比如谈到'心火'的时候，中医上就有两个有些近似但又颇为不同的概念，'心火上炎''心火内炽'。在人民卫生出版社出版的《汉英医学大词典》中，这两个术语分别译为 flaring-up of the heart-fire 和 flaming of the heart fire。在这两个译文中，虽然用词有些不同，但其基本意思似乎还是颇为相近的。在交流中，如果西方学者使用了如此译法，中方学者如果不很了解翻译界的各种译法，自然无法了解 flaring-up of the heart-fire 和 flaming of the heart fire 究竟指的是'心火上炎'还是'心火内炽'。

东西方学者通过译者的渠道进行交流时，中方译者在将西方中医工作者或研究者所发表的文章或著作等文献资料翻译成中文时，以及中医院校的外语教师从事中医英语或中医翻译教学时，也会遭遇同样的问题。因为这两个译法的'回译性'都比较差，无法很明确地与相关中文概念对接起来。所谓的'回译性',强调的就是英译的中医名词术语在结构上应与中文形式相近,以便有利于东西方学者之间的学术交流。"

黄帝问道:"回译性原则的意义呢?"

雷公回答说:"镐京译者认为,在中医药的国际交流中,如果充分考虑到了中医基本概念和术语的回译性问题,就能较好地实现信息的双向传递,自然就有利于东西方学者之间的学术交流,以保证相互传递信息的准确性和完整性。所以世界卫生组织西太区在制定中医术语的国际标准时,其实就考虑到了中医术语英译的回译性问题,将'心火上炎'和'心火内炽'分别译作 heart fire flaming upward 和 internal blazing of heart fire,与《汉英中医词典》的译法相比,显然具有较为明显的回译性,有利于东西方之间的交流和理解。

所以在从事中医英译和研究的时候,翻译人员和研究人员一定要有'回译'的意识,这样才能使英译的中医概念和术语不仅能比较明确地再现原文的基本含义,而且还有利于东西方的交流与合作。所以这样的译法在目前的中医英译实践中,其应用还是比较普遍的。如在世界卫生组织西太区的标准中,'热入心包'译为 heat entering the pericardium,'痰蒙心包'译作 phlegm clouding the pericardium,'痰火扰心'译作 phlegm-fire harassing the heart,在结构上和含义上都与原文比较接近,因此都具有一定的回译性,是值得肯定的。以这种形式和理念进行的翻译,就是所谓的回译性翻译。

为了提高中医术语英译的回译性,英国汉学家魏迺杰和北京大学的谢竹藩先生在从事中医术语标准化研究时,就对中医一些基本概念和术语——尤其是一些重要的字——的翻译问题进行了颇为深入的研究,从英语语言中尽量寻找比较对应的单词对其加以固定性的翻译。从古典汉语的精气神韵来看,这样的做法其实显得比较呆板,但却比较有利于东西方的学术交流。汉语语言自古以来就非常地讲究修辞,多样表达其实就是汉语的修辞手法之一。在一篇文章中,如果一个概念反复地用同样一个词语来表达,这样的文章自然就显得比较低俗,不够雅致。以月亮为例,在同一篇精致的文章中,表达月亮这一概念的词语就有很多，如玉兔、玉盘、桂宫、蟾宫、嫦娥、广寒宫等等。这当然属于所谓的文学范畴，是否在翻译时要注重回译性，其实并不重要，更重要的是要将其文采和文风予以再现。”

黄帝说：“中西要合璧，回译亦必要。”

雷公说：“陛下英明！事实确实如此。在中医这样既含有文化神韵又含有医学精神的概念和术语翻译中，回译性的考虑确实非常必要的。虽然这样的翻译有时显得呆滞，但在东西方的学术交流方面，还是比较有其实际意义的。下面就是镐京译者根据世界卫生组织西太区所颁布的中医术语国际标准以及国际流行的一些汉英中医词典，对中医基本概念和术语中一些关键汉字对应译法的总结。这个标准的蓝本就是谢竹藩先生编写的《中医药常用名词术语英译》(English Translation of Common Terms in Traditional Chinese Medicine)，当然也借用了魏迺杰先生的一些翻译理念和翻译方法。其中一些主要汉字的对译，虽然有些人为的区分，但从规范化和标准化的要求来看，还是有一定的现实意义的。

比如在中医语言中，养、补、滋、培、育其实是比较同义的汉字，一般译者在翻译时，往往都比较笼统地使用 nourish，tonify(是由 tonic 这一英文单词发展而来的，仅仅使用在中医英译领域)，strengthen，enrich，reinforce，cultivate 等英语单词，并没有对其加以严格的规定。但在世界卫生组织西太区的标准中，这样同义的汉字的英文对应译法，却作了严格的规定，即将‘养’译作 nourish，将‘补’译作 tonify，将‘滋’译作 enrich，将‘培’译作 cultivate，将‘育’译作 foster。这样的规定虽然缺乏中国文化的气韵，但还是有规范化的意义的。

为了深入分析中医基本概念和词语较为流行的翻译，并对其加以归纳和总结，以指导中医基本概念和术语的规范化翻译，镐京译者对国内外比较流行的词典和现有的几个中医国际标准进行了系统的比较研究，总结出了一系列比较流行、比较统一、比较规范的译法。这些译法虽然显得比较僵持，但从规范化和标准化的角度来看，还是颇具实用意义的。在制定标准的时候，如果能对比较流行的中医概念和术语中一些核心字词的翻译问题加以统一，无疑将非常有利于相关术语的规范化翻译。

黄帝问道："西方译人，理念可否同一？"

雷公回答说："西方有些译人的理念，确实比较同一，魏迺杰就是典型一例。他在从事中医基本概念和术语的翻译及其研究的过程中，始终采取了这样一个比较生硬的处理方法。比如在其编写的《实用英文中医辞典》的卷首，他首先对数百个中医基本概念和术语中常用的汉字逐一予以翻译，正文中所有概念和术语的翻译，均按照这几百个汉字的翻译形式加以翻译。为了说明如此操作的理据，他在卷首写道：

Single Characters with English Equivalents

Following is a list of commonly used key single characters commonly appearing in Chinese terms. The characters are ordered by their Pinyin pronunciation. The commonly used English equivalent or equivalents are marked in bold face type. The word-class of the English term (not necessarily the same as the Chinese) is given in italic (n., vb., adj., etc.). Other forms of the same English word belonging to other word-classes appear in regular type. Example compounds in which the term appears are given in Chinese, Pinyin and English, with the English key term highlighted in *slanted roman* type.

意思是说：

> 单个汉字的英文对应：
>
> 下面是中文中医术语中常见的关键汉字。这些汉字按照其读音依据拼音予以排序。常见的英语对应语以黑体字予以标识。英译的中医英语术语的词性(不一定与中文完全相同)用斜体形式予以标识(如 n., vb., adj., etc.等)。属于其他词性的同一英语单词的其他形式，以常规形式出现。出现术语的复合型词语以中文、拼音和英语表达，其中英语的关键术语以斜体形式予以标示。

魏迺杰的这一做法虽然引起了学术界和翻译界的异议，在其实际运作中也的确存在着一些颇值商榷的问题,但从规范化和标准化的视野来看,依然有许多值得借鉴之处。如其将'炽''焚''盛'规定性地分别译作 intense, deglagration 和 exuberant,从而就使'心火亢盛''心火内炽'和'心火内焚'的译文有了较为明显的区别。当然,这样一些常见的汉字,只有一层含义,不一定就只能使用某一个英语单词对其加以翻译。比如说'冲'这个汉字,既可以用作动词(如'冲服'),也可以用作名词(如'中冲'),还可以用作形容词(如'冲脉')。这种情况并非个案,而是比较常见的现象,翻译时必须慎加注意。"

黄帝问道:"回译性原则的限定性呢?"

雷公回答说:"镐京译者认为,以前在谈到中医名词术语翻译中的回译性的重要性问题时,强调了三大因素。一是中医翻译的水平和层次还有待于进一步发展,二是中医界人员的外语水平有待提高,三是国际中医药工作者业务能力有待加强。正是由于这三大因素的存在,才使得具有回译性的中医英译术语有利于准确地传递中医基本信息,有利于中国中医人员学习中医英语,有利于国际中医工作者掌握中医医理。同时,由于中西方语言和文化差异巨大,强调中医基本概念和术语英译的回译性既有利于中医走向世界,又有利于保持中医固有的民族文化特色。当然,强调中医概念和术语英译的回译性,更有利于提高中医翻译的质量,防止滥译现象的出现。

需要注意的是,强调中医基本概念和术语英译的回译性,要以不影响原文基本信息的再现为基本前提。有些中医概念和术语,由于其独特的理念、思维和结构,具有回译性的翻译却很有可能歪曲其实际意义。'开鬼门'是中医治疗学上的一个概念,也是中医独有的一个治疗方法,即以发汗之法解除表邪。其中的'鬼门',指的是汗孔。'鬼门'的'鬼',并不是现在人意识中的'魔鬼',而是奇妙的意思。如果按照回译性的要求译作 opening the ghost door,不但词不达意,而且还容易引起很多的误解。其实通过发汗解除疾患的治疗方法,在西方医学中也是存在的,即 diaphoresis(发汗疗法)。按照自然性原则的要求,将'开鬼门'译作 diaphoresis 或 sweating method/therapy,显然是比较贴切的。

在考虑中医概念和术语英译的回译性时，有时还不得不关注中医名词术语英译国际标准化的发展趋势。'三焦'是中医上的一个颇为重要的概念，由于其所指的多样性和语意的独特性，早期的译法可谓多种多样，如 three warmers, three heaters, three burners 等等。这些多种多样的译法，一方面体现了译者对原文风貌的努力保持，另外一方面也体现了译者对其回译性的重视。尽管这些译法与原文的实际所指都有一定的差异，但回译性还是有所体现的。但世界卫生组织西太区在西方的 1991 年颁布的'针灸经穴名称国际标准化'方案中，将'三焦'英译为 triple energizer。这个译语既缺乏回译性，又缺乏语义的对应性，但由于世界卫生组织的权威性及中医名词术语国际标准化的发展，似乎还不得不接受。

自西方的 2009 年世界卫生组织启动国际疾病分类中医工程以来，历次国际会议上，中国代表团均提出将'三焦'音译为 Sanjiao，以便能将其实际含义准确地予以表达。但由于日本和韩国的坚决反对，使得中方的这一希望至今未能实现。这虽然反映的是一个概念或术语的翻译问题，但却与日本和韩图谋掠夺中国的民族文化主权息息相关。所以，在中医名词术语国际标准的进程中，国人必须有一个民族文化主权的意识。"

黄帝问道："镐京译者强调回译性，意义可谓非凡。"

雷公说："陛下英明！在中医名词术语的翻译上，镐京译之所以强调回译性，原因大致有三。

首先，在目前中医翻译尚不太发展，中医人员外语水平有待提高及国际中医药工作者业务能力较为有限的条件下，具有回译性的译语有利于翻译人员准确地传递信息，有利于中国中医人员能较快、较好地掌握中医英语。同时，也有利于国际中医工作者学习和掌握中医医理并有效地进行业务交流。

其次，具有回译性的译语能较为准确地再现原文所含信息，减少翻译过程中对信息的损益程度。由于中西文化差异较大，而中医又纯属中国特有的文化现象，因此强调译语的回译性有利于中医走向世界并保持其固有特色。

第三，强调译语的回译性，有利于提高翻译质量，限制滥译。

当然，对回译性的追求以不影响信息的再现为前提。例如'千金要方'，现多译为 Prescriptions Worth One Thousand Gold。仔细推敲起来，将'千金要方'中的'千金'译作 one thousand gold 似乎大有商榷之处。衡量黄金多少应有一个计量单位，古代有'两'，现代有'克'，有'盎司'。One thousand gold 究竟是多少？这个问题姑且不论，先看看《千金要方》中的'千金'，真的是指'一千金'吗？恐怕不能这样断定。

孙思邈在《千金要方》'自序'中说：'人命至重，贵于千金，一方济之，德逾于此。'所以以'千金'命名其书，意在强调该书旨在扶困救危，所录方剂至关重要。所以过去有人将《千金要方》译为 Valuable Prescriptions。当然，作为书名，《千金要方》完全可以音译为 *Qianjin Yaofang*，这样就具有了完全的回译性。"

黄帝说："卿等对回译性原则的解释颇有道理。中医对外翻译和传播，其回译性确实是必要的。"

岐伯、雷公长拜道："非常感谢陛下的鼓励！"

言兹在兹篇第三十八
——统一性之原则

黄帝说："经过国内外学者和译者的努力，中医的对外传播和国际化已经有了明确的发展。但在传播和发展中，基本概念和术语的表述似乎还很不统一，甚至还相当混乱。术语的不统一，甚至混乱，自然会严重影响中医的国际传播和发展。"

岐伯说："陛下圣明！目前中医国际传播和发展的现状，确实比较混乱。尽管世界卫生组织、世界标准化组织和世界中医药学会联合会一直在努力地推进中医基本名词术语英译的国际标准化，但至今还没有完全实现。镐京译者对此特别关注，他所制定的第五个原则，就非常有利于指导中医名词术语英译国际标准的制定。"

黄帝说："说说第五个原则吧。"

岐伯说："请雷公向陛下汇报。"

雷公说："谢谢天师的关怀！微臣向陛下汇报镐京译者所制定的第五个原则，即'统一性原则'。他认为，对于文学创作和文学翻译来说，用词如果完全同一，其文采风貌自然就被僵化了，其精气神韵必然便被肃杀了。所以在中国传统的诗词歌赋和文学艺术中，用词一直是多样的，甚至是变幻的。比如在英语中，月亮的称谓大致只有 moon 这样一个单词。但在中国传统的文学艺术中，表示月亮的词语却有很多，如玉盘、蟾宫、玉兔、广寒宫、桂宫、嫦娥等等。中文之所以对月亮有这么多的表述方式，并不是因为中文不规范，而是因为中文重视表述方式的多样性。就文学艺术而言，表述方式的多样性意味着内涵的丰富和神韵的雅致。

但在科学技术方面，用词的多样性则往往意味着表述方式的不规范和不统一，同时也意味着学科发展的滞后和学术水平的有限。中医英译就是这样。作为一门学科，其发展还非常滞后的，其学术水平还是非常有限的。当然，中医名词术语英译之所以不够统一，之所以比较多样，除了其学科发展的滞后和学术水平的有限之外，还与中医理论深奥、用语古奥和表达奇奥也有很大的关系。比如中医上的'经脉'一词，有时指的是经络，有时则指的是经络和血脉，所以译作 meridian/channel 或 meridian/channel and vessel，虽不统一，也各有其理。但从规范化和标准化的角度来说，如此多样的翻译显然有碍东西方的交流和沟通，有碍于中医在西方的传播和发展。

正是处于对规范化和标准化发展的考虑，镐京译者提出了'统一性'这一基本原则，除了强调用词统一性在中医基本名词术语英译中的重要意义之外，更是为了推进中医基本名词术语英译规范化和标准化的进程，为实现这一目标奠定必要的理论和实践基础。这一原则的提出，不是凭空想象的，而是根据科技术语翻译的要求和中医基本名词术语英译及其标准化发展的需要而总结出来的。这也是目前国内外中医界和中医翻译界的普遍认识，更是普遍希望。"

黄帝问道："统一性原则的依据呢？"

雷公回答说："镐京译者认为，用词的不统一，解释的不一致，这是中医翻译长期以来存在的一个似乎难以解决的问题。在西方二十世纪八十年代出版的三部汉英中医词典中，这样的现象颇为普遍。比如'三焦'在欧明先生编写的《汉英常用中医词汇》中被译作 triple warmer，在谢竹藩先生编写的《汉英常用中医药词条》中被译作 triple burners (or heaters)及 tricaloria，在帅学忠先生主编的《汉英双解常用中医名词术语》中被译作 Sanjiao(the triple heater)，差异颇具。再如'脏腑'，欧明先生将其译作 solid organs and hollow organs，谢竹藩先生将其译作 viscera and bowels，帅学忠先生将其译作 Zang and Fu(viscera)，差异明显。又如'脏象'，欧明先生译作 state of viscera，谢竹藩先生译作 organ picture，帅学忠先生译作 visceral manifestation，差异依然。

在目前的中医翻译界，特别是一些颇为流行的汉英中医词典以及一些颇具影响力的中医名词术语英译国际标准中，用词的不一依然存在。在世界卫生组织西太区和'世界中联'所颁布的中医名词术语英译国际标准中，有不少的相同和相近之处，如将五输穴译为 five transport points(其中的经穴译为 river point，输穴译为 stream point，荥穴译为 brook point，井穴译为 well point，合穴译为 sea point)，将俞穴译为 transport point，将络穴译为 connecting point，将郄穴译为 cleft point，将原穴译为 source point，将募穴译为 alarm point。但用词的不一也还是存在的，甚至还是比较普遍的。比如'脏腑'在'世界中联'的标准中译作 zang-fu organs，在世界卫生组织西太区的标准中则译作 viscera and bowels，差异可谓巨大。再如'邪气'在'世界中联'的标准中译作 pathogenic qi，在世界卫生组织西太区的标准中则译作 pathogen，虽然有所接近，但用词依然有异。又如'腠理'在'世界中联'的标准中译作 striae and interstice，在世界卫生组织西太区的标准中则译作 interstices，用词有的统一，有的缺少。"

黄帝问道："国内情况如何？"

雷公回答说："在中医名词术语国家标准中，类似情况依然存在。比如国家标准化管理委员会颁布的由李德新先生主持制定的《中医基础理论术语》和国家科学技术名称审定委员会颁布的由朱建平先生主持制定的《中医药学名词》，在英译中医基本名词术语时用词的统一性也是存在的。比如将'脏腑'译作 zang-fu viscera，将'脏象'译作 visceral manifestations，将'少腹'译作 lateral lower abdomen，从理解、表达到用词还是颇为一致的。但用词不一致的情况，也是比较常见的。如李德新先生主持制定的标准中将'经脉'译作 meridian，将'三焦'译作 triple energizer，将'正气'译作 healthy qi。在朱建平先生主持制定的标准中，这三个术语则分别被译作 channel，sanjiao 和 vital qi，用词颇为不同。有些术语的译法虽然比较一致，但在用词方面依然存在着一定的差异。比如'辨证论治''整体观念''天人相应'三个常见的中医基础理论名词术语在朱建平先生主持制定的标准中分别译为 treatment based on syndrome differentiation，holism 和 correspondence between human body and natural environment。在李德新先生主持制定的标准中，则分别译作 treatment upon syndrome differentiation，concept of holism 和 correspondence between human and environment。两种译法虽然比较接近，但用词方面依然存在着一定的差异。从标准化的要求出发，这两种译法依然需要统一用词。只有用词统一了，规范化才能完成，标准化才能实现。

同样的情况在目前比较流行的汉英中医词典中,更是如此,尤其是谢竹藩先生和魏迺杰先生主编的两部颇具影响力的词典。两部词典用词的相似和相同之处还是有的,比如均将'精气'译作 essential qi,将'外感'译作 external contraction,将'命门'译作 life gate(或 gate of life),用词基本上都是同一的。但用词的差异,在很多中医名词术语的翻译上还是存在的,甚至还是比较巨大的。比如谢竹藩先生将'魂'译作 spiritual soul,将'先天'译作 innate qi,将'宗气'译作 pectoral qi。魏迺杰先生则将这三个术语分别译作 ethereal qi,earlier heaven, ancestral qi。当然,这种差异不仅仅是用词的不一,更重要的是理念的不同。比如'宗气'指的是蕴聚在人体胸部之气,所谓的'宗'其实是重要的意思。魏迺杰将'宗气'的'宗'与'祖宗'的'宗'关联在一起,所反映的实际上是如何感悟和理会中国文化内涵的问题。

由于中医基本名词术语英译中选词的不同,导致了译语的多样化,为标准化的实现造成了极大的困难。在西方二十一世纪以来,中医基本名词术语英译的标准化已经成为推进中医国际化进程的一项重要的任务。从学界到政府,从国内到国际,这项工作越来越引起了各方的关注,并采取了种种措施加以推进。就目前的发展状况和未来的走势而言,要完成这一艰巨的任务,要实现这一远大的目标,用词的同一性是不可忽视的重要路径。"

黄帝问道:"统一性原则的意义呢?"

雷公回答说:"镐京译者认为,用词的统一性,对于规范化和标准化中医基本名词术语的英译,是颇具实际意义的一项重要任务。其作用和意义自不待言。如果中医翻译界在翻译中医基本名词术语的时候,在一些基本词语的选择方面能够保持一致,自然就能比较容易实现译语的统一化,为规范化和标准化的实现奠定实践基础。但要做到这一点,其实是很不容易的。事实上,不同的译者往往会从不同的角度解读和释义相关的中医概念和术语,并以不同的视角和嗜好选择不同的词语进行翻译。要使其使用同一词语翻译同一概念和术语,其实是很难办到的。

要真正实现用词的同一性,首先需要专家学者对此进行认真的总结，需要中医翻译界对此进行认真的分析，需要中医翻译学术组织对此进行认真的统筹，需要政府有关部门对此进行认真的指导。目前神州大地已经颁布了三部国家标准，由于颁布的部门不同，主持制定的人员不同，导致了用词的不同和释义的差异。作为国家标准，应该全国统一使用，从而使标准化得以实现。但由于三个标准从释义到用词均存在着一定的差异，从而妨碍了标准化的真正实现。从目前的发展情况来看，要真正地实现中医基本名词术语英译的规范化和标准化，用词的同一化是非常必要的，也是非常急迫的。

当然，由于中医语言自身一词多义、数词同义、概念交叉，使得其基本名词术语英译在释义的统一化和选词的同一化方面存在着一定的困难。比如中医上的'补''养''滋'含义颇为相近，所以在以往的翻译中，tonify，nourish 等几个英语单词常常交互使用，没有完全实现对应性的使用。近年来为了实现中医基本名词术语英译的统一化和标准化，从事标准化研究的学者和译者一直在努力推进对应性词语的使用。这一理念也得到了一些国际学术组织的认同。在世界卫生组织西太区和'世界中联'制定的标准中，这一观念就得到了比较充分的体现。在这两个国际标准中，这三个中医常见概念的翻译用词的对应性是非常具体的，即以 tonify 翻译'补'，以 nourish 翻译'养'，以 enrich 翻译'滋'，前后一致，从而实现了用词的统一化，为标准化的实现奠定了基础。

黄帝说："基础虽然奠定了，困难应该还是有的。"

雷公说："陛下圣明！事实确实如此。在中医英译的具体操作中，用词的统一化有时的确存在着一定的困难。比如在《黄帝内经》中，'道'有很多不同的含义，在不同的语境中往往有不同的所指。如果只简单地将其音译为 Dao，很难将其具体内涵表达清楚。如果将其根据实际语境加以意译，则很难实现译语的统一化。对此，翻译时不仅仅需要考虑释义和选词，还需要考虑翻译的方法和策略。在翻译《黄帝内经》时，为了保持术语的统一性，镐京译者采取了音译加文内注解的方式对其进行翻译，即将'道'音译为 Dao，将不同语境中的不同内涵以括号的形式附加在音译之后。

由此可见，在具体文本的翻译中，音译具有浓郁国情的概念和术语并加文内注解，也是实现用词统一化的一个颇具实际意义的策略，是实现译本中用词统一化的一个重要的途径。这是一般译者都可以做得到的一种切实可行的策略。但在一般名词术语的翻译上，要做到这一点，却不是随意就能完成的一项重要指标。因为这与翻译界理念的普及和方法的推广有着密切的关系，更与翻译组织的统筹和政府部门的规定有着直接的关系。"

黄帝问道："统一性原则的限定性呢？"

雷公回答说："镐京译者认为，用词的同一性对于统一化和标准化中医基本名词术语的英译，可谓至关重要。但由于中医语言中一词多义、数词同义、概念交叉等现象的普遍存在，使得用词在一定程度上很难完全实现统一化。微臣前面提到的'道'的音译加文内注解，可以用在一定文本的翻译，尤其是经典著作的翻译上。但在一般名词术语的翻译中，这样的做法却很难得以普及，因为这样做既不利于中医在西方的传播，也不利于东西方之间的学界交流。这就是统一性原则在具体运用中所体现出的限定性问题。

'气'是中医理论和实践中普遍使用的一个概念，其内涵也如'道'一样非常丰富，所以在国际上已经统一地音译为 qi/Qi。但在有些情况下，'气'却不一定需要音译，而需要意译。如'四气五味'的'气'指的是药物的'性质'，即 nature 或 property。如果音译为 qi，则不利于再现原文的基本含义。所以镐京译者一般均将其意译为 nature 或 property，而西方译者则从仿造化的角度出发直接将'四气'译作 four qi，有些不太达旨之嫌。而且'气'有时的含义也是非常具体的，可以指空气或气味。如果均音译'气'为 qi，显然将具体视为宏观，不利于读者的理解。'阴阳'也是如此。除了代表中国传统哲学和中医理论中的基本概念之外，'阴阳'还作为委婉用语用以表达性别和性行为。在这种情况下，完全将'阴阳'音译为 yin and yang 显然也是不利于对原文实际含义的表达。

作为中医基本名词术语英译的一个重要原则，用词的统一性是不可或缺的。所以'世界中联'在制定中医基本名词术语英译标准化方案时，即将其列为必须遵循的一个重要原则。而要真正地实现这一原则的要求，必要的限定性还是需要有明确认识的。而要明确化这一限定性，除了必要的学术研究之外，学术组织和政府部门的审定和规定则是至关重要的。”

黄帝说：“卿等对统一性原则的分析和总结，颇有实际意义。对于中医翻译的发展，一定会有指导意义。”

岐伯、雷公长拜道：“非常感谢陛下的关怀和指导！”

万世永赖篇第三十九
——规定性之原则

黄帝说："朕多次听到卿等对镐京译者的关注，认为其不仅重视中医的学习和翻译，更重视国学的传承和发扬。从其对中医翻译原则的分析和制定，特别是其在国际组织的发言来看，这位镐京译者确实有深厚的民族意识和精神。"

岐伯说："陛下英明！镐京译者表面上虽然是位认真的译者，但实际上则是一位真正的国人。三十年前他制定了中医翻译的五原则，并在此基础上完善了中医经典和中医名词术语的翻译。后来经过与国际组织的交流和合作，他又制定了一个重要原则，从此将中医翻译的五大原则发展为六大原则。"

黄帝说："说说这第六个原则吧。"

岐伯说："请雷公向陛下汇报吧。"

雷公说："谢谢天师的关怀！微臣向陛下汇报镐京译者特别制定的中医翻译第六个原则，即'规定性原则'。他认为，规定性原则指的是对中医名词术语的翻译在内涵上加以限定，使其不能另有解释。提出这样一个原则主要是为了解决中医名词术语翻译上内涵的对等问题。由于英语语言中缺乏中医对应语，所以英译的中医名词术语常常使人觉得'言不尽意'。因此有人认为中医的基本概念是不可译的。这个观点当然是片面的。因为语言只是传情达意的符号，其外壳与内容之间的关系是任意的，约定俗成的，而不是已然的或必然的事实。正如荀子所言：'名无固名，约之以名。约定俗成谓之实宜，异于约则谓之不宜。'

翻译是要根据原文的结构形式和实际含义从实而译，这是翻译的基本规律，中医翻译也是如此。但在中医基本名词术语的翻译及其标准化的过程中，由于不同的译者从不同的角度对原文形式的解析和原文含义的解读，使其翻译时在方法和用词的选择方面往往会出现一定的变差，从而为中医概念和术语英译的统一和规范造成了很大的困难，尤其是那些结构比较特殊、含义比较深刻的概念和术语。

从中医翻译的历史发展和现实情况来看，要使翻译界和学术界对这些概念和术语的翻译统一化和规范化，却是非常难以实现的，因为不同的学者和不同的译者对其有不同的认识和看法。在学术界，要在观点和理念上完全统一是非常不易的，尤其是人文学科。中医名词术语的英译就是如此。如何才能使一些核心的中医概念和术语在翻译上实现完全的统一化呢？学术组织和国家职能部门的规定可能是唯一一个比较可行之法。这就是他提出‘规定性原则’的主要原因。”

黄帝问道：“规定性原则的依据呢？”

雷公回答说：“研究中医基本名词术语的英译及其标准化问题时，镐京译者之所以特别提出规定性这一原则，就是为了从根本上解决中医名词术语翻译长期以来存在的混乱情况，以便为其规范化和标准化发展奠定坚实的基础。‘各弹各的调，各吹各的号’，这是早期中医翻译的一种普遍现象，而且一直延续了很长时间，成为中医翻译的突出特点之一。就是在今天的中医翻译实践中，这种现象依然不同程度地存在着，尤其是在中医基本名词术语的翻译上。这种现象的出现和延续，除了翻译者对原文的理解、对词语的选择、对译文的组织方面各有偏颇之外，还与中医理论的深奥和语言的古奥有一定的关系，更与中西方语言、文化和思维的差异密不可分。这一点可谓众所周知，无需赘言。

但就中医理论和实践体系本身而言，对中医一些基本概念和术语的理解和阐释，也存在着各种各样的差异。这种现状自古以来便客观地存在着，而且也称为中医的独有特色之一。这就是为什么在中医院校中至今还开设有‘各家学说’这样一门重要的课程。尽管‘各家’都立足于中医基本理论中的阴阳、五行、精气等学说，但在对一些具体问题的认识上，却有着个各自的观点和看法。‘命门’就是最为经典的例子之一。‘命门’这个概念最早出现在《黄帝内经·灵枢·根结》中，且意思非常明确，‘命门者，目也’。国人至今所说的‘眼睛是心灵的窗户’，大概就是对命门最为明确的释义吧。

但在《难经·三十六难》中，却提出了‘肾两者，非皆肾也，其左者为肾，右为命门’之说。对其功能与作用，也作了颇为具体的说明，‘命门者，诸神精之所舍，原气之所系也；故男子以藏精，女子以系胞’。自此以来，‘命门’不仅引起了历代中医世家的重视，而且还对其部位及其生理功能形成了许多颇为不同的看法。到底何为‘命门’呢？从历朝历代各个中医世家的论述和论辩来看，大致可以概括为四个方面，即右肾为命门说、两肾为命门说、两肾之间为命门说、命门为肾间动气说。就形态而言，有形和无形之论；就部位而言，有右肾与两肾之间之辩；就功能而言，有主火与非火之争。

如此这样不同的认识在中医的各个流派之中自然而然地存在着，不但没有影响中医理论与实践的发展，而且还丰富和拓展了中医研究的领域和视野。从中医自身的发展来看，对相关概念认识的差异和释义的不同，似乎并无大碍。但对于中医翻译而言，这种现象的存在确实大碍无边的。比如对‘命门’的翻译，如果从直译的角度来说，无论译作 life gate 或 gate of life，都与原文颇为契合。但若从意译的角度翻译，则一定会出现巨大的差异，至少会有四种颇为不同的翻译。即便是直译，也需要有一定的释义，那又该以何种认识为基础呢？确实不是译者本人就能决定的，毕竟这是专业的问题，而不是翻译技法的问题。

即便是像‘五脏’和‘六腑’这样一些似乎部位和功能都比较显而易见的概念，因中医语言、文化和医理的差异，翻译中至今依然有 five zang-organs 和 six fu-organs，five zang-viscera 和 six fu-viscera 以及 five viscera 和 six bowels 这样一些颇有差异的译法。从标准化的发展趋势来看，five zang-organs 和 six fu-organs 以及 five zang-viscera 和 six fu-viscera 这样的译法，似乎是‘五脏’和‘六腑’两种比较规范的翻译。这就像 meridian 和 channel 一样，虽然完全不同，但却是‘经络’最常见的两种译法，所以可以视为‘经络’的两种比较规范的译法。但将‘五脏’和‘六腑’译作 five viscera 和 six bowels，似乎与其标准化的发展趋势颇为有异。对于中医基本概念和术语翻译中出现的这种比较混乱的现象，究竟该如何应对呢？究竟该由谁来解决呢？这就是镐京译者特别提出规定性原则的重要依据。”

黄帝问道：“规定性原则的意义呢？”

雷公回答说：“镐京译者认为，在西方的十九世纪西学东渐的时候，尤其是西方科学技术东传的时候，术语的统一和规范也是中国翻译界和学术界面临的一大问题。清朝同治七年(即西方的1868年)的时候，英国学者傅兰雅(John Fryer)受雇于上海江南制造局，从事翻译28年，曾就科技术语的翻译及其标准化问题进行了颇为深入的研究，提出和制定了颇为科学的翻译和标准化方法，对中国科技术语体系的建立奠定了颇为良好的基础。但翻译中医术语的不统一现象，并非完全终止。随着科技的不断发展，新概念和新术语也不断出现，统一和规范始终是翻译界和科技界面临的一个重要问题，引起了学术界的密切关注。

西方的二十世纪二十年代的时候，朱自清先生就对此作了颇为深入的研究和分析，认为译名的统一需要四方面的力量，即'政府审定、学会审定、学者鼓吹的力量、多数意志的选择'。朱自清先生关于译名统一的建议，当然是非常合情合理的。就翻译长期以来的发展来看，要想实现译名的统一，学者给予学术研究的意见和建议当然是十分重要的，学界和译界比较一致的认识和实践也是非常重要的，因为这是约定俗成的基础。在此基础上，学术组织应对有关问题进行认真的审定，综合各方的意见和建议，制定标准化的方案和程序，指导和引领标准化发展的方向。但标准化的最终实现，还取决于政府对学术组织所制定的标准化方案的审定和颁布，从而形成官方认定的标准。只要是官方认定的标准，就一定会很快地得到普及和应用，因为这是官方的规定。这就是镐京译者提出和强调规定性原则的基本缘由。

黄帝问道："规定性原则可否有限定？"

雷公回答说："微臣向陛下汇报。对于中医翻译而言，规定性原则指的就是对中医名词术语的翻译在结构上和内涵上加以明确的限定，以避免其他形式的翻译和解释。镐京译者提出这样一个原则主要是为了解决中医名词术语翻译上形式的不统一和内涵上的不对等。由于西方语言中一直缺乏中医对应语，所以英译的中医名词术语常常使人觉得'言不尽意'。为了从根本上解决这一问题，在翻译中医名词术语时可以对其译语的内涵加以规定。这样既可以保证其内涵的一致性，从而消除误解和误释。正如微臣此前所提到的'辨证论治'中的'辨证'，尽管一般多译为 syndrome differentiation，但争议依然存在。如果学术组织和政府能从'名'与'实'的辩证关系出发，将 syndrome differentiation 这一译法加以规定，即规定其只能表达中医上的'辨证'，而不能作其他解释，这样译语与原语的内涵便趋对应。正如荀子所言，'名无固宜，约之以命，约定俗成谓之宜，异于约则谓之不宜。名无固实，约之以命实，约定俗成谓之实名'。

在约定俗成的力量作用的影响下，在学术组织和政府的规定下，译语的统一性和规范性便会日趋完善。就像对于'虚'的翻译一样，自早期的多种译法以来，至今依然有多样的做法。但随着约定俗成作用的影响，再加上一些国际和国内学术组织的规定，特别是国家标准委和国家中医药管理局就有关问题的规定，使得 deficiency 这一并不十分对应的词语最终成为'虚'的统一译语和标准化译法。'经络''三焦''穴位'等译法，也是如此。如果从专业和文化的角度将其译名与原文加以比较，自然会发现诸多并不相应之处。但由于对其形式和内涵的规定，使其在实际交流中并没有导致严重的偏差和混乱。这就是规定性原则意义和作用的具体体现。"

黄帝问道："规定性原则的限定性呢？"

雷公回答说："镐京译者认为，对于规定性原则，并不是任何人都可随意加以应用的。这一原则的使用，是有先决条件的。首先可以应用的是学术组织和国家有关部委。对于经过长期使用且较为流行但却有一定争议的中医术语的翻译，相关学术组织和国家有关部委应适时地组织专家进行讨论，制定标准方案，最终以官方的名义予以颁布，使其逐步规范化，从而消除不必要的混乱。

中医名词术语的翻译现在之所以还没有完全统一化、规范化和标准化，一个很重要的原因就是有关的学术组织和部委还没有完全推进这项工作，还没有将规定性原则加以广泛的应用。如果相关的学术组织和部委按照规定性原则的要求，根据中医名词术语英译规范化发展的趋势，对其加以规定和引导，就能使其沿着标准化的方向健康地发展。

对于翻译者个人而言，规定性原则也是可以应用的，但也有一定的条件。如果某位译者有幸首次翻译某个中医概念或术语，他或她就可以在深入理解原文之意、慎重选择翻译方法、贴切选用译文词语的基础上，对这一概念或术语加以较为忠信而顺畅的翻译，并对形式和内涵加以规定。这样就为翻译界提供了一个颇值借鉴的译法，也为其未来规范化的发展奠定一个非常实际的基础。欧明、帅学忠、谢竹藩先生等中医翻译界的老前辈们，在其早期编写汉英中医辞典时，即具有规定性的意识，为许多中医名词术语的英译及其规范化发展开辟了一定的路径。

所以在翻译中医名词术语时，神州大地可以对其译语的内涵加以规定。这样既可以保证释义的一致性，又能消除种种误解。例如'辨证'尽管一般人多译作 syndrome differentiation，但对这一译法历来争论不休。有人认为中医的'证'不同于西医的 syndrome。但是，如果神州大地从'名'与'实'的辨证关系出发来考虑问题，便可以将 syndrome differentiation 加以规定。规定其只能表达中医'辨证'这个概念，不能作任何其他的解释。在这一规定下，译语的内涵与原语的内涵便趋相等。在约定俗成的力量作用下，这一规定很快便成为习惯。比如世界卫生组织对'针灸经穴名称'的国际标准化，实际上就是一种规定。它规定'三焦'的英语译名为 triple energizer、'经脉'的译名为 meridian、'冲脉'的译名为 thoroughfare vessel 等等。如果我们将其英语译名与中文原文加以比较，便会发现诸多'不相对应'或'不相吻合'之处。然而由于对它们的内涵作了规定，所以并没有在实际的交流中引起人们想象中的'混乱不堪'。这就是规定性原则的作用所在。

微臣需要说明的是，规定性原则的应用有其严格的语用学要求。并不是任何概念的翻译都可以随意地加以规定的。这一原则的使用一般有两种情况。

对于个人而言，如果是首次翻译某个概念，可以在透彻理解原意和慎重选择译语的基础上对这一概念加以适当的翻译并对其内涵加以限定。例如欧明教授主编了第一本《汉英中医辞典》，对主要中医名词术语进行了翻译和解释。其解释实际上就是对其英译的中医名词术语内涵的规定。比如将'五行'译作 five elements 并对其内涵作了这样的解释：'a theory on philosophy in ancient China，classifying the materials of the five elements（wood，fire，earth，metal，water）.

These five elements are considered as the essential constituents of the material universe. In TCM, the five element theory is chiefly used for explaining the properties of viscera of the human body, their mutual relations, physiological phenomena and pathological changes. It is also served as a guide for diagnosing and treating disease'。在这一规定性的解释下,'五行'与 five elements 在语义上就趋相等,成为对应语。

对于学术界和神州大地有关方面来讲,对于经过长期的使用、较为流行的译语应适时地加以规定,使其逐步规范化,消除不必要的混乱。中医名词术语的翻译现在虽然还没有标准化,但基本上已经形成了某种趋势。有关方面可按照规定性原则的要求对这些趋势加以规定和引导,使其沿着标准化的方向发展。"

黄帝说:"在五原则的基础上发展为六原则,可谓完善了中医翻译的基本要求。希望卿等以后能密切关注尘世间学界和译界的发展,尤其是对民族文化的传承和发扬。"

岐伯、雷公长拜道:"陛下圣明! 臣等遵旨!"

克俭于家篇第四十
——中医多样译语

黄帝说:“天不变,道亦不变,这是常理。人不变,言则万变,这是常规。对外传播和翻译中医,不仅仅是英语,应该还有其他各种语言。”

雷公说:“陛下圣明!情况确实如此。微臣在下界考察的时候,对此有一定的了解,特向陛下汇报主要的语种。

第一是拉丁语。明确时期,即西方十七世纪中医开始传入西方的时候,拉丁语是西方通用的学术用语,所以很多介绍中医的文章和书籍都是用拉丁语撰写的。其中所涉及的一些中医典籍的内容,也是用拉丁语翻译的。如西方的十七世纪在华的荷兰传教士卜弥格编写的《中国医法举例》《中国植物志》《中国医药概说》和《中国诊脉秘法》,都是用拉丁语编写的,其中也涉及到对中医四大经典主要内容的翻译和介绍。从西方的十七世纪到十八世纪,西方出版的 19 部中医书籍汇总,有 5 部为拉丁语。从西方的十八世纪到十九世纪,西方出版的 137 部中医书籍,其中有 21 部为拉丁语。

清末民初的时候,即西方的二十世纪之后,拉丁语的翻译基本终止。如从西方的二十世纪初期到中期,西方出版的 291 部中医书籍和刊物中,只有 2 部为拉丁语。西方的二十世纪中期以后,再也没有任何学者完全用拉丁语翻译中医典籍或中医学术著作了。在目前中医典籍的翻译中,拉丁语的使用仅仅局限在中药名称的翻译方面。中药名称翻译的基本走势是,以拼音的音译为主,拉丁语和英语翻译为辅。另外还有个别中医概念的翻译方面,比如由于传统的习惯,‘本草’比较通行的译法依然是拉丁语 materia medica”。

黄帝问道:“第二语言呢?”

雷公回答说:“第二是法语。明末清初的时候,即西方的十七世纪中医开始传入西方的时候,西方出版的很多介绍中医的文献资料和书籍即为法语版。如从西方的十七世纪到十八世纪,西方出版的 19 部中医书籍汇总,有 5 部为法语,占总数的 26%。从西方的十八世纪到十九世纪,西方出版的 137 部中医书籍,其中有 46 部为法语,占总数的 34%,有很大的上升。西方的二十世纪六十年代之前西方出版的 291 部中医书籍中,有 48 部为法语,占总数的 16%,有较大的下降。这说明在中医西传的历史过程中,法语曾经发挥了重要的桥梁作用。

明末清初之后,即西方的十七到十八世纪在西方出版的有关中医书籍中,法语版与拉丁语版一致,但略多于英文版。从西方的十八世纪开始到了西方的十九世纪,法语在中医西传中发挥了更大的作用。由于西方的十八世纪之后,特别是西方的十九世纪以来,英国逐步发展成日不落帝国,英语的普及逐步超越了法语。所以从西方的十八世纪到西方的十九世纪西方出版的有关中医的书籍中,法语版略少于英文版。从西方的十九世纪末到西方的二十世纪六十年代,西方出版的有关中医的书籍中,超过二分之一的为英文版,只有六分之一的为法语版。从文献记载来看,自西方的十九世纪以来,由于法语在西方的影响以及法国驻华外交官对中医的推崇,法语即成为中医在西方传播的重要桥梁。如西方的十九世纪中叶法国驻华领事达布理(Dabry, P)用法语编著的《中国医学大全》,对中医典籍中有关针灸的理论和方法作了较为系统的介绍,其中也译述了杨继洲《针灸大成》的部分内容。

清末民初时期,即西方的二十世纪初,法国驻华使节苏理耶(Soulie de Morant,即西方的 1878—1955)成为推进中医在西方传播的代表人物。在中国的 20 年间(即西方的 1907—1927 年),苏理耶认真学习中医,特别是针灸。他在西方的 1934 年出版了《真正的中国针刺术》(Traite d'Acupuncture),在法国和欧洲产生了很大的影响,先后被转译为欧洲其他语言。此外,他还出版了数部有关中国针灸的书籍,成为在西方传播中医的核心人物。在他的影响下,法国的一些学者以及在法的一些来自亚洲的学者也开始研究和翻译中医的四大经典以及历朝历代中医大家所撰写的其他书籍。西方的 1982 年,Van Nghi Nguyen, Viet Dzung Tran, Recours,和 Nguyen Christine 等所翻译的法文版《针灸大成》(Art et pratique de l'Acupuncture et de la Moxibustion)出版。西方的 1998 年,Yazhou Han 和 Chuncai Zhou

所翻译的法文版《黄帝内经》(BIBLE MEDICALE DE LA CHINE ANCIENNE)出版。西方的2002年,Nguyen Van Nghi翻译的法文版《脉经》(Classique des Pouls)出版。西方的2004年,Constantin Milsky翻译的法文版《针灸甲乙经》(Classique Ordonné de l'Acupuncture)出版。西方的2012年,Tuan Anh Tran翻译的法文版《难经》(Classique des Difficultés Traduction et Commentaires)出版。

这些法文版的中医典籍以及其他中医古籍,不仅有力地推进了中医在法国的发展,也推进了中医在以法语为官方语言的其他国家的传播,如卢森堡、比利时(部分)、瑞士(部分)、加拿大(部分)、海地、摩纳哥、科特迪瓦、乍得、卢旺达、中非、多哥、加蓬、几内亚、马里、布基纳法索、刚果(金)、喀麦隆、刚果(布)、贝宁、尼日尔、布隆迪、塞内加尔、吉布提、马达加斯加、科摩罗、塞舍尔、瓦努阿图等。"

黄帝问道:"第三语言呢?"

雷公回答说:"第三是英语。英语是世界上使用最为广泛的国际性语言,也是中医走向世界所凭借的最为宽广的平台。自中医开始传入西方的十七世纪起,英语就成为对外介绍中医理法方药和翻译中医典籍的基本用语。西方的十七世纪到西方的十八世纪西方出版的19部中医书籍中,有4部为英语版本,占总数的21%,虽然略微少于拉丁语和法语版本,但也有了一定程度的传播。十八世纪到十九世纪西方出版的137部中医书籍中,其中有50部为英语版本,占总数的37%,超过了拉丁语和法语版本。西方的二十世纪六十年代之前西方出版的291部中医书籍中,有181部为英语,占总数的72%,远远超过了拉丁语和法语。由于英国在西方的十九世纪已经逐步发展成为"日不落帝国",其母语英语在全球得到了广泛的传播,从而成为中医西传的主要用语。进入西方的二十世纪之后,特别是西方的二十世纪七十年代以来,英语基本上成为中医走向世界的主要桥梁。中医的四大经典以及历朝历代中医大师所撰写的学术著作和所编辑整理的中医文献资料,均通过英译而传播到世界各地。

即便是其他国家的学者,在翻译中医典籍时也往往借助英语这一广泛流行的国际用语。如意大利中医学家马万里(Giovanni

Maciocia)的《中医诊断学》(Diagnosis in Chinese Medicine),就是用英语撰写的。德国汉学家文树德翻译的《难经》和《黄帝内经》也是用英文翻译的,所编写的《黄帝内经·素问》词典也是用英文编写的。出生于捷克、供职于德国的汉学家满晰博出版的不少中医书,也是用英语撰写和翻译的。这些异国他乡的学者之所以使用英语翻译和撰写中医书籍,目的就是为了使其译著和专著能得到更为广泛的传播和应用。

目前在世界很多国家,之所以还没有使用自己的民族语言翻译中医典籍和书籍,原因就是由于英语的普及而借用了英译的中医文本来学习、传播和研究中医。由此可见,英语语言在中医国际化进程中的确发挥着无可替代的作用。自西方的二十世纪七十年代以来,中医在国际上的翻译和研究,特别是其名词术语的国际标准化发展,一直以英语语言为核心。"

黄帝问道:"第四语言呢?"

雷公回答说:"第四是德语。德语也是中医自西方十七世纪以来西传的一个重要语言。西方的十七世纪到西方的十八世纪西方出版的19部中医书籍中,有4部为德语,占总数的21%,与英语相同。西方的十八世纪到西方的十九世纪西方出版的137部中医书籍中,其中有10部为德语,占总数的7.2%,有比较大的下降。西方的二十世纪六十年代之前西方出版的291部中医书籍中,有32部为德语,占总数的10%,略有上升。从西方的二十世纪后期到西方的二十一世纪的今天,中医的四大经典及其历朝历代的一些重要中医古籍已经完整系统地被译为德文,在德国和以德语为官方语言的国家(如奥地利、瑞士、比利时、列支敦士登、卢森堡等)也得到了较为广泛的传播。从西方的1974年克劳斯·C.施诺伦贝格和江景林(Claus C. Schnorrenberger u. Kiang Ching-Lien)翻译出版的《灵枢经·中国传统针灸:黄帝内经在医学教科书第二部》([Ling-shu ching 〈dt.〉] Klassische Akupunktur Chinas: des gelben Kaisers Lehrbuch d. inneren Medizin, 2. Teil)到2015年文树德(Paul U. Unschuld)翻译出版的《中国医学古代经典.第三部:黄帝内经灵枢:完整中文原文配以注释性德语译文》(Antike Klassiker der Chinesischen Medizin. Teil: 3. Huang Di Nei Jing

Ling shu：der vollständige chinesische Text mit kommentierter deutscher Übersetzung)，中医的四大经典在德国已经出版了多种译本。”

黄帝问道：“第五语言呢？”

雷公回答说：“第五是俄语。中国与俄罗斯为邻邦，但中医在俄罗斯的传播却似乎晚于欧洲其他国家。在西方的十七—十八世纪欧洲出版的 19 部中医书籍中，没有一部俄语版本。直到西方的十九世纪中后期，俄罗斯才出版了 4 部有关中医的书籍，内容都比较肤浅。如西方的 1879 年出版的《论中国的卫生条件和医学》，西方的 1882 年出版的《中国人的生活状况和疾病治疗》，都属于一般性介绍，基本上没有涉及中医典籍的基本理论和方法。直到西方的二十世纪以后，中医在俄罗斯才逐步传播开来，相继翻译出版了多部中医书籍。如西方的 1959 年俄罗斯出版的《中国医学》一书，对中医的基本理论和临床实践作了一定的介绍，西方的 1961 年出版的《中医学简述》，比较系统地介绍了中医典籍所创建的理论体系和临床体系，为中医在俄罗斯的发展创造了必要的条件。在西方的二十世纪六十年代之前西方出版的 291 部中医书籍中，有 27 部为俄罗斯语。

西方的二十世纪后期，更多的中医书籍被译为俄文，同时中医典籍翻译在俄罗斯也逐步开展起来。西方的 1991 年杜勃罗文翻译的《难经》(Нань цзин)由俄罗斯科学出版社出版。《难经》原文总共只有 12000 多个汉字，该俄语译本共有 227 页，说明译者对译文作了许多必要的注解和说明。西方的二十一世纪以来，中医典籍在俄罗斯的翻译得到了更大的发展。西方的 2007 年，维诺格罗斯基翻译的《黄帝内经》(Трактат Жёлтого Императора О Внутреннем)由莫斯科普罗菲特-斯达伊尔出版社出版。同一年，维诺格罗斯基翻译的《针灸大成》(Чжэнь Цзю Да Чэн)也在莫斯科出版。西方的 2011 年杜勃罗文和哈尔穆拉特翻译的《伤寒论》(Шан Хань Лунь)由俄罗斯信息技术出版社出版。”

黄帝问道：“第六语言呢？”

雷公回答说：“第六是荷兰语。西方的十七世纪最早向西方介绍中医基本信息的语言，就是荷兰语。据文献记载，最早了解中医并向西方介绍中医的，是在荷兰东印度公司工作的医师旁特（Dane Jacob Bondt，西方的 1598—1631）、布绍夫（Buschof，H.）和瑞尼（Rhjne，W.）。旁特在西方的 1658 年出版的一部有关印度自然史和医药的书，介绍了中国针刺术对疾病的治疗和效果。布绍夫用荷兰语撰写文稿，介绍了中医的灸术。他的文稿后来编辑成《痛风论集》并译成英文，于西方的 1676 年在伦敦出版。瑞尼在西方的 1673 年在日本搜集了大量中医文献，将其译为荷兰文。在此基础上又用拉丁语撰写了《论针刺术》，这是西方第一部详细介绍中医针灸学的著作，西方的 1683 年出版。从西方的十八世纪以来，由于英国、法国和德国在欧洲和全球影响的扩大，荷兰语的使用便逐步淡化。但其在西方的十七世纪时对中医西传所做出的贡献，还是值得纪念的。”

黄帝问道：“第七语言呢？”

雷公回答说：“第七是西班牙语。西班牙语在中医西传的历史上，一直处于空白状态。但进入西方二十一世纪以后，西班牙语对中医典籍的翻译却日益加快。西方的 2007 年西班牙学者胡里奥·加西亚（Julio García）翻译的《难经》（Canon de la Difuculdades）在西班牙出版。胡里奥·加西亚（Julio García）翻译的《黄帝内经·灵枢》[Eje Espiritul（Huang Di Nei Jing：Ling Shu）]和《黄帝内经·素问》[Canon de Medicina Interna de Emperador Amarillo（Huang Di Nei Jing：Su Wen）]分别于西方的 2009 年和西方的 2014 年在西班牙出版。爱德华·赫尼斯·索尔（Eduard Genil Sol）翻译的《本草纲目》（Pequeño compemdio de materia médica china）在西班牙出版。同时，《伤寒论》（Tratado Sobre Enfermedad Febriles）和《针灸甲乙经》（Tratado Clasico de Acupunturay Moxibustion）的西班牙语译文也相继出版。”

黄帝问道：“第八语言呢？”

雷公回答说：“第八语言是日语。自汉唐时期中医已经传入日本。由于日本当时继承了中国文化，使用了汉字，还没有发展自己的文字，所以根本不需要翻译中医的典籍。十九世纪后期，特别是清末民初以来，即西方的二十世纪以来，日本对汉字的使用非常有限，中医典籍的日语翻译也就被提到了议事日程。为了更好地让一般的日本学者熟悉和了解中医典籍的基本思想和学说，西方的二十世纪以来中医典籍便逐步被译为现代日文。如鈴木真海翻译的《本草纲目》(頭注国訳本草纲木)，西方的1929—1934年由东京春阳堂书店出版。丸山清康翻译的《伤寒论》(傷寒論 全訳)，西方的1965年由明德出版社出版。中沢信三和鈴木達翻译的《伤寒论》，西方的1978年由中国汉方出版社出版。”

黄帝问道：“第九语言呢？”

雷公回答说：“第九语言是韩语，与日本一样，韩国在西方的1945年之前虽然已经发展了自己的文字，但依然在继续使用汉字，所以中医典籍也一直没有翻译成韩语。第二次世界大战之后，处于民族独立发展的考虑，韩国逐步废除了汉字，全面推进自己民族文字的使用。经过半个多世纪的发展，现在的韩国中青年人懂得汉字的极少。为了推进传统医学在韩国的发展，韩国的学者自二十世纪后期以来，便开始将中医的典籍翻译为韩语。宋代初年，即西方的965年，蔡仁植翻译的《金匮要略》(금궤요략)由韩国首尔东洋通信大学出版社出版。西方的1985年，朴明熙翻译的《本草纲目》(본초강목)由韩国首尔高文社出版。西方的1988年，广成翻译的《脉经》(매경)由江苏古籍出版社出版。西方的2002年，池田政翻译的《难经》(남경)由韩国清潭出版社出版。西方的2004年，全勇民翻译的《黄帝内经》由韩国东元文化社出版。西方的2006年，棚桥黄峰翻译的《神农本草经》(신농본초경)由韩国象声堂出版社出版。”

黄帝问道：“应该还有其他语言吧？”

雷公回答说：“陛下英明！确实还有其他语言。由于英语、法语和德语在世界各地的流行，特别是英语的普及，使得很多其他的语种至今依然很少翻译中医典籍。目前能够找到中医典籍翻译的其他语种，大约只有波兰语和越南语。自中医传入西方以来，中医典籍几乎从未译为波兰文。近年来，随着中医在世界各地广泛地传播和发展，波兰学术界也开始关注中医典籍的翻译问题。该国波兹南大学人类学博士Agnieszka Krzemińska经过多年的努力，用波兰文翻译的《黄帝内经》

(Kanon medycyny chińskiej Żółtego Cesarza)于西方的 2012 年出版，填补了中医典籍在波兰的空白。越南与日本和韩国一样，曾经全面传承中国文化，广泛使用汉字，所以自古以来就无需翻译中医典籍。西方的 1945 年 8 月之后，越南用拼音文字取代了汉字。自此以来，越南认识汉字的人越来越少，翻译中医典籍就成了越南发展传统医学的必备条件。"

黄帝说："以如此多的语言传播中医，非常有益于中医走向世界。"

岐伯、雷公长拜道："陛下圣明！非常感谢陛下鼓励！"

学知不足篇第四十一
——中医翻译本末

黄帝说:“卿等常谈《论语》,朕亦颇有感触。孔子之言‘以不教民战,是谓弃之’,其意何为?”

岐伯说:“微臣觉得孔子的意思是说,让没有经过训练的民众去作战,这实际上是让人们去送死。孔子的这个说法,应该是很有实际意义的。没有受过军事训练的人去作战,当然是要自灭自亡的。同样的,让没有受过专业训练的人去从事某种专业工作,自然也是不负责任的,也是危害别人的。然而,在现实生活中,这样的‘以不教民战’的事例却是屡见不鲜的。有时是民被驱之,而有时则是民自驱之。”

黄帝说:“卿言不谬,多加关注。”

岐伯说:“陛下圣明!在尘世间,民被驱与民自驱,古今中外都可常见。五十年前,微臣恍惚听到下界高呼‘人有多大胆,地有多大产’,就是这类被驱与自驱的表现。臣等当时听到这样的高呼,颇为震惊,不知其意何为。后来发现其结果是民不聊生,官亦不聊政。臣等以为,尘世间所谓的‘血的教训’,不过如此而已。然而,尘世间究竟能有几人果然能吸取之,还很难说。”

黄帝说:“朕虽远离尘世,尘民则代代依居尘世,卿等务必牵挂。”

岐伯说:“遵旨!臣等虽也远离尘世,但视野和心胸依然在尘世间,依然如故思念神州,关怀尘民。最令臣等感动的是,如今华夏古国,上正而下随,官清而民晏,四海之内,和谐升平,咸宁之至,可谓自古未有。值此鼎盛之时,繁华之际,被驱与自驱者,可谓鲜之又鲜矣。”

黄帝说:“果如此,则国之幸甚,民之幸甚!卿等尽可恬淡虚无,专心思考中医翻译,为天下万国再造福祉!”

岐伯说:“陛下圣明!国人历朝历代所渴望之‘天下大治’,今已全面实现了,至为幸哉!臣等一定继续努力,协助国人对外传播好中华文化和中医。为了对外传播好国学和国医,国家领导人已经制定了全面恢复中华文化的战略。臣等愿为之殚精竭虑,尽心尽责。”

黄帝说:“谈到华夏医药西传,卿等屡次提到中西文化、语言及哲学之差异。此等差异虽属自然,但亦须明察明辨。”

岐伯说:“陛下之虑,确属实际。否则,可能因此而裹足不前,甚或自哀自怨,横生民族虚无思想。近世有学人比较中西之学,认为就哲学而言,中国古代哲学家的著述简短。就是孟子、荀子的著作,与西方哲学家的著作相较,仍然显得篇幅短小,好像未曾把道理讲透。之所以有这样的现实,是因为中国哲学家惯于用格言、警句、比喻、事例等形式表述思想。《老子》全书都是以格言形式写成,《庄子》书中充满寓言和故事。即便在中国哲学家中以说理见长的孟子和荀子,把他们中的格言、比喻和事例也比西方哲学著作中要多得多。格言总是简短的,而比喻和事例则总是自成段落,与前后文字不相衔接。臣等以往也多不明了其究,后得陛下圣教,才冰消疑释,明确其实。”

黄帝说:“所以在解读和翻译中国古典学说的基本概念时,千万不可简单地比附西方所谓的‘相应’学说,因为此学与彼学,其实很不‘相应’呢。”

岐伯说:“陛下英明!这方面的情况雷公最清楚,请雷公向陛下汇报。”

雷公说:“谢谢天师!微臣谨遵圣训!在目前的中医西译的过程中,这样的情况也是屡见不鲜。译人稍不留意,笔下便歧道横生。这方面的实例,可谓多多。微臣在观察和思考国内外中医翻译的现实时,的确遇到不少类似的问题。比如,《千金要方》是药王孙思邈所著的千古名典,有人将其书名直接译为 Prescriptions Worth One Thousand Gold。仔细推敲起来,将《千金要方》中的‘千金’译作 one thousand gold 即大有商榷之处。”

黄帝问道:“原因何在?”

雷公回答说:“因为衡量黄金多少应有计量单位,古代有两,现代有克、盎司。One thousand gold 究竟是多少?这个问题姑且不论,先看看《千金要方》中的‘千金’,真的是指‘一千金’吗?恐怕不能这样断定。要真正了解其实际含义,就必须依照华夏民族的传统文化、语言和思维去感悟，去体会。比如孙思邈在《千金要方》的‘自序’中说：‘人命至重，贵于千金，一方济之，德逾于此。’可见以‘千金’命名其书，意在强调该书旨在扶困救危，所录方剂至关重要，而不是像现代的尘人那样重金爱钱。所以《千金要方》中的‘千’与数字中的‘千’以及‘金’与黄金和金钱没有任何关系。所以过去有人将《千金要方》译为 Valuable Prescriptions，是很有实际意义的。当然，作为书名，《千金要方》完全可以音译为 Qianjin Yaofang，这样就具有了完全的回译性。”

黄帝说：“卿之剖析，十分在理。”

雷公说：“感谢陛下关怀！微臣所虑的，既有理解和表达的问题，也有规范和统一的问题。微臣以为考虑到译文的回译性时，还须注意名词术语翻译标准化的发展趋势。如果忽略了这个问题，就可能造成某种认识上的混乱。比如‘三焦’以前多译作 three warmers、three heaters、three burners，等等。可以看出译者都在下意识地追求回译性，尽管译文与原文在语义上并不完全相关。这也是回译性原则应用中面临的实际问题。”

黄帝问道：“究竟哪个译法比较可取呢？”

雷公回答说：“‘三焦’的实际含义，在目前的中医界也有一些相同、相近及另类的释义，但翻译方面还基本上是按照回译性原则进行的。刚才微臣提到的三种译法，可谓孰优孰劣，臣等很难判定。世界卫生组织在《针灸经穴名称的国际标准化方案》中，将‘三焦’的英语译名确定为 triple energizer。这个译语虽然既缺乏回译性，又缺乏语义的对应性，但由于该组织的权威性以及中医名词术语英译标准化的发展要求，译者在翻译实践中似乎还是逐步接受了这一译法。在中医的国际传播和发展中，‘三焦’的这一译法也逐步成为标准。考虑到民族文化的传播意义后，国内中医翻译界一直在努力希望将‘三焦’音译，避免不太合理的意义。所以在世界卫生组织总部开始制定中医名词术语英译的国际标准时，国内参加的学者一直提议音译‘三焦’，但至今还没有得到该组织的认可。这可能与日本和韩国企图通过世界卫生组织掠取中医文化主权有一定的关系。”

黄帝说：“卿之所言，自然有理。不过，这些都是术语的对应。回译性一般容易实现。在篇章的翻译上，是否也可以追求回译性呢？”

雷公回答说：“启奏陛下。回译性其实不仅仅表现在术语的翻译方面，在句子、段落和整个文本的翻译上，也有其实用性的一面。这样的情况在中医对此传播以及其国际化的发展过程中，都有潜移默化的体现。微臣近期查看到一份中文和英文对照的《黄帝内经·素问·四气调神大论篇》颇能说明一些问题。中文的原文有这样一段话：

夫四时阴阳者，万物之根本也。所以圣人春夏养阳，秋冬养阴，以从其根；故与万物沉浮于生长之门。逆其根则伐其本，坏其真矣。故阴阳四时者，万物之终始也；生死之本也；逆之则灾害生，从之则苛疾不起，是谓得道。道者圣人行之，愚者佩之。

白话文的解释是这样的：

四时阴阳的变化，是万物生命的根本，所以圣人在春夏季保养阳气以适应生长的需要，在秋冬季节保养阴气以适应收藏的需要，顺从了生命发展的根本规则，就能与万物一样，在生、长、收、藏的生命过程中运动发展。如果违逆了这个规律，戕伐生命力，破坏真元之气。因此，阴阳四时是万物的终始，是盛衰存亡的根本，违逆了它，就会产生灾害，顺从了它，就不会发生重病，这样便可谓懂得了养生之道。对于养生之道，圣人能够加以实行，愚人则时常有所违背。

镐京译者将其译为：

［The changes of］Yin and Yang in the four seasons are the roots of all the things［in nature］. So the sages cultivate Yang in spring and summer while nourish Yin in autumn and winter in order to follow such roots（the changes of Yin and Yang in different seasons）. Violation of these roots means destruction of the Ben（primordial base）and impairment of the body. Thus the［changes of] Yin and Yang in the four seasons are [responsible for] the growth, decline and death of all the things. Any violation of it will bring about disasters. While abidance by it prevents the occurrence of diseases. This is what to follow the Dao (law of nature) means. The Dao (law of nature) is followed by the Shengren (sages), but violated by the foolish.

对比原文,可以看出,译文在许多方面都与原文在结构和表述上比较接近。这也是回译性在文本翻译中的体现。

西方首位翻译《黄帝内经·素问》前三十四章的译者 Ilza Veith 将其译为:

Thus the interaction of the four seasons and the interaction of Yin and Yang [the two principles in nature] is the foundation of everything in creation. Hence the sages conceived and developed their Yang in Spring and Summer, and conceived and developed their Yin in Fall and Winter in order to follow the rule of rules; and thus [the sages], together with everything in creation, maintained themselves at the gate of life and development. Those who rebel against the basic rules of the universe sever their own roots and ruin their true selves. Yin and Yang, the two princpiles in nature, and the four seasons are the beginning and the end of everything and they are also the cause of life and death. Those who disobey the laws of the universe will give rise to calamities and visitations, while those who follow the laws of the universe remain free from dangerious illness, for they are the ones who have obtained Tao, the Right Way.

国内外的译者对这段原文的理解和表达,还是比较相近的。尤其是西方译者,能如此理解和表达《黄帝内经》的原文,实在不易。"

黄帝说:"从译文来看,确有回译之感。只是译文有点过分追求回译性,所以结构上有点松散。再简洁一点,可能更好一些。"

雷公说:"陛下圣明!微臣当仔细推敲,努力将其修改修改,并想方设法将其传递给译者，使其形意具佳。俗话说，好的文章都是改出来的。其实，好的译文，也是精心雕琢的结果。微臣此前查阅到了'推敲'这一故事，深受启发。得到陛下的指示，微臣更有启迪。在陛下的指教下，微臣一定努力帮助尘世间的译人精雕细琢译文，认真推敲文意，努力做好翻译，为陛下分忧，为天下造福。"

黄帝说："尘人能如此，天下大幸矣！"

雷公说："感谢陛下启发！微臣在下界考察的时候，深感翻译之能事。译务虽由个人独立从事，但其影响却非常深远。古人说，'失之毫厘，谬之千里'。从事翻译的国人，不可不慎啊。臣等近来在思考和讨论尘世间中医翻译的问题，一直有所顾虑，始终有所忧虑。中医是中国固有的传统医学，与中国古典文化和哲学水乳交融。将其翻译成外文，很多地方恐怕无法用异国语言表达清楚。比如《黄帝内经》上一再强调的人体'精、气、神'三宝，虽然可以在英语中找到表面上看来比较相应的词语，'精'如 essence，cream，quintessence 等，'气'如 air，gas，breath 等，'神'如 spirit，mind，mentality 等，但实际上与《黄帝内经》所强调的'三宝'在形式上和内涵上相差可谓千里万里之遥！"

黄帝问道："遇到这样的情况，该怎么办呢？"

雷公回答说："微臣觉得每个民族都有自己独特的民族文化，自然与其他民族不同。但这并不意味着此方文化完全不能为彼方所了解，所认识。就翻译而言，原语和译语之间当然有巨大的差异，但这种差异并不是妨碍翻译活动开展的必然阻力，实际上正是翻译活动能得以存在和开展的文化基础。微臣以前觉得，不同文化间的差异通过解释都可以在译文中得到比较完满地表达。之所以有这样的感觉，可能与当时微臣到下界考察的时候注意到国内译者的翻译实践。当时中医翻译大业在国内刚刚启动，翻译实践和研究也才慢慢开启。国内北方和南方的几位主要的中医翻译者在翻译实践的基础上，开始编辑和制定汉英中医辞典。虽然译法各有不同，但对所有术语的定义和注解则比较一致。微臣当时觉得，要真正地理解好和掌握好中医核心概念和术语的实际内涵，就必须通过定义和注解来确定。后来从中西方的交流和沟通方面来看，这样的翻译仍然需要采取一定的方式和技巧。特别是方法，合理、合情的方式至关重要。”

黄帝说：“卿言极是！此前提到的‘精、气、神’这三个概念，翻译时当如何表达呢？”

雷公说：“感谢陛下鼓励！微臣非常关注‘精、气、神’这种核心概念的翻译。查阅国内外对《黄帝内经》的翻译时，微臣注意到有很多不同的译法。微臣比较理解和接受的，是国内一位民族文化底蕴比较深厚的译者的翻译。在《黄帝内经·素问·汤液醪醴论篇》中，陛下与天师交谈的时候就提到了‘精、气、神’，原文的记载是这样的：

帝曰：形弊血尽而功不立者何？

岐伯曰：神不使也。

帝曰：何谓神不使？

岐伯曰：针石，道也。精神不进，志意不治，故病不可愈。今精坏神去，荣卫不可复收。何者？嗜欲无穷，而忧患不止，精气驰坏，荣泣卫除，故神去之而病不能愈也。

白话文的解释，大意是这样的：

黄帝问道：‘为什么病情发展到了形体弊坏、气血竭尽的时候，治疗就没有办法见效？’

岐伯回答说：‘这是因为病情严重的病人，其神气不能发挥它的应有作用。’

黄帝问道：‘什么是神气不能发生它的作用？’

岐伯回答说：‘针石治病，这不过是一种方法而已。现在病人的精神荣卫散越，志意散乱，神气不能内守，针石药物不能愈病，是神气不起作用，故病不能好。况且病人病情严重，到了精神败坏，神气离去，荣卫耗散到不可以再恢复的地步。为什么病情会发展到这样的地步呢？由于不懂得养生之道，嗜好欲望没有穷尽，忧愁患难有没有止境，以至于一个人的精气败坏，荣血枯涩，卫气作用消失，所以神气失去应用的作用，对治疗上的方法已失却反应，当

然病就不会好。'

镐京译者将陛下与天师的对话英译为：

Huangdi asked：'Why the body is weakened and the blood is exhausted but the disease is not cured?'[1]

Qibo answered：'[This is because that] the Shenqi (Spirit) does not work[2].'

Huangdi asked：'What does the Shenqi (Spirit) does not work mean?'

Qibo answered：'Zhenshi (needles and sharp stones) is the Dao (the therapeutic principle). Declination of Jingshen (Essence and Spirit) and distraction of Yizhi (mind) make it difficult to treat diseases. Now Jing (Essence) is damaged, Shen (Spirit) is lost and Rongwei (Nutrient-Qi and Defensive-Qi) is out of control. What is the reason? [This is exclusively caused by] insatiable avarice and excessive anxiety that leads to decay of the Jingshen (Essence and Spirit), scantiness of Rong (Nutrient-Qi) and dysfunction of Wei (Defensive-Qi). That is why Shen (Spirit) is lost but the disease is not cured.'

如此之译，可谓充分发挥了回译性原则的基本要求，在一定程度上体现了中医语言的风采和理法的内涵。但根据陛下的指示，这样的翻译还需继续调整，力求完善。从尘世间的现状来看，这样的翻译还涉及到中医用语翻译的另一个原则，即'规定性原则'。译者文后注解了陛下的第一问题和天师的第一回答。即[1] This sentence is understood differently. One explanation is that it means 'Why the body is weakened and the blood is exhausted but the disease is not cured after the treatment with Tangye(汤液), Laoli(醪醴), Duyao(毒药 drugs), acupuncture and moxibustion?'. The other explanation is that 'Why the treatment is ineffective when the patient's body is feeble and the blood is exhausted?'. [2] This sentence means that the patient's illness is so serious that the Shenqi(神气 Spirit-Qi) is already decayed and cannot exert any effect in the treatment of diseases.

西方首位翻译《黄帝内经·素问》前三十四章的译者 Ilza Veith 将陛下与天师的对话英译为：

The Emperor asked：'When the body is worn out and the blood is exhausted，is it still possible to achieve good results?'

Ch'i Po replied：'No，because there is no more energy left.'

The Emperor inquired：'What does it mean，there is no more energy left?'

Ch'i Po answered：'This is the way of acupuncture：if man's vitality and energy do not propel his own will his disease cannot be cured. Nowadays vitality and energy are considered the foundation of life；in order to keep them flourishing they must be protected and the life-giving force must rule. When this force does not support life，its foundation will dissolve，and how can a disease be cured when there is no spiritual energy within the body?'

西方译者的理解和表达，与微臣刚才向陛下汇报的基本一致。"

黄帝说："'规定性原则'确实很重要。政府有关部门和学术组织真正地规定了，统一化和标准化才能真正实现。"

雷公回答说："陛下圣明！'规定性原则'是此前微臣谈到的五原则中的第五个。这五个原则就是刚才微臣提到的镐京那位译者，根据古今中外文化交流的历史与现实所制定的。其对'规定性原则'的要求有三个方面。

第一指的是对中医名词术语的翻译在内涵上加以限定，使其不能另有解释。提出这样一个要求，主要是为了解决中医名词术语翻译上内涵的对等问题。由于英语语言中缺乏中医对应语，所以英译的中医名词术语常常使人觉得言不尽意。因此有人认为中医的基本概念是不可译的。这个说法显然是片面的。因为语言只是传情达意的符号，其形式与内容之间的关系是任意的，约定俗成的，而不是已然的或必然的事实。

第二指的是首位译者的统一化。比如中医某个经典、典籍及专著的第一位翻译者在翻译其核心概念和术语的时候，应该将其译法予以严格规定，使其保持统一。之后的译者在翻译同样的概念和术语时应按初译者的规定予以应用。这第二个要求其实是纯粹理想化的，不一定符合翻译实践的现实。比如中医翻译大业启动之后，国内有不少的学者开始翻译中医和研究中医翻译，或编写汉英中医词典。后来的译者虽然借鉴了前人的译法，但并没有将其视为标准，而且经常会自行自作，从而导致了中医名词术语翻译的多样性，甚至混乱性。

第三指的是学术组织和政府有关部门的规定。之所以对学术组织和政府有关部门提出建议，就是因为中医翻译的现实中借用前人的译法并不统一，而且出现了完全不同的各种各样的译法和想法。这种情况的出现导致了中医概念和术语翻译的多样化和混乱化，从而严重影响了中医名词术语统一化和标准化的实现，也在一定程度上影响了中医国际化的发展。而要真正地调整好这一现状，就需学术组织统筹和政府部分规定。如果学术组织统筹了，政府部门规定了，混乱的现实一定会改变。”

黄帝说：“符合道理，符合实际。荀子说：‘名无固名，约之以名。约定俗成谓之实宜，异于约则谓之不宜。’就是讲的这个道理。”

雷公说：“陛下英明！所以在翻译中医名词术语时，可以通过学术组织和政府相关部门对其译语的形式和内涵加以规定。这样既可以保证译法和释义的一致性，又能消除种种误解和混乱。比如‘精、气、神’，现在一般将‘精’译为 essence，将‘气’音译为 Qi，将‘神’译为 spirit，就算是在学术组织和政府部门努力统筹和规定的结果吧。这样的翻译虽然比较普及了，但国内外依然还有不同的想法和做法。对这样翻译的可行性，人们之所以有这样那样的疑问，总是与不同的背景、意愿和思维有一定的关系。在尘世间，对同样问题和事物有不同的看法和想法，其实是自然的。但只要被有关组织和部门规定了，就会逐步地统一化了。要实现这样一个共识，就需要一定的力量和程序。所以要消解对中医名词术语翻译的这些疑虑，就要借助于‘规定性原则’，即学术组织和行政部门应该对这些译语的形式和内涵加以规定，使其所指与中医原文的含义保持一致。”

黄帝说：“这个规定需要共识，没有共识的规定是没有实际意义的。”

雷公说：“陛下所虑极是。要实现这样一个共识，就需要一定的力量和程序。这样的力量和和程序应该是怎样的呢？微臣注意到近人朱自清的说法。朱自清曾在西方的1919年《新中国》杂志第1卷第7期上撰文，提出了必须的四种力量和程序，即政府审定、学会审定、学者鼓吹的力量和多数意志的选择。这四种力量的关系究竟如何呢？朱自清认为，这四种力量是并行不悖的，不可少一种，更不可只有一种。这也是目前各方共同努力的方向。”

黄帝说：“朱氏之见，颇不同俗，若执而行之，必有常效。墨子在谈到‘巧’时说，‘利于人者谓之巧，不利于人者谓之拙’。卿等关注翻译，当认真记取。”

岐伯、雷公长跪拜道：“非常感谢陛下的关怀！臣等遵旨躬行！”

敕天之命篇第四十二
——中医翻译统筹

黄帝说："卿等此前谈到了中医翻译的六原则，颇有道理。这六原则实际上是中医名词术语翻译的原则，而不是中医翻译的总原则。"

岐伯说："确如陛下训教！此前微臣谈到的六原则，确实是中医名词术语翻译的原则，而不是中医语言、文化、理法等翻译的总原则。这所谓的六原则，即自然性原则、简洁性原则、民族性原则、回译性原则、统一性原则和规定性原则。制定中医名词术语翻译六原则的那位镐京学者和译者，也制定了中医翻译的总原则。这总原则有三，即'薄文重医，依实出华'，'比照西医，求同存异''尊重国情，保持特色'。此三大原则既是译者自己多年翻译实践的体验，亦是中医国际传播和发展的体现，更是中华文化走向世界的表现。谈到'薄文重医，依实出华'的原则时，镐京译者说：

> 在分析中医语言的特点时，我们讨论了中医语言的文学化的倾向及其成因，那么在翻译时我们又该如何处理中医语言中的文学色彩呢？目前对这个问题仍看法不一。很多人总是津津乐道于中医语言如何优美动听，富有哲理，因此总是强调中医翻译要保持中医语言中浓厚的古典文学及哲学色彩。其理论根据是，任何一门学科的术语都是以其发明国所用的语言为基础而逐渐传播开的。但他们却忽略了翻译中最重要的一个因素，那就是读者。作者、译者、读者，这个翻译上的三位一体最后的着落点在"读者"的身上。只有译文忠实，读者的理解才会准确。若要做到这一点，仅从中医语言的特点上来考虑，显然是非常困难的。

谈到'比照西医，求同存异'原则时，镐京译者说：

强调中医的民族特色是对的，但不能因此而将其与全人类的文化发展对立起来，或者割裂开来。这样做的结果只能是将中医孤立起来，使之裹足不前。我们在研究民族文化遗产的时候，既要看到其发展的个性，也要看到人类文化所具有的共性，尤其是在科学技术发展方面。从这个观点出发，我们就有理由认为中西医这两个不同的医学体系之间就应该有很大的相似性。比如对人体结构及各个系统、各个器官的生理功能和病理状况的认识，对许多疾病的发生、发展及其治疗的探讨，中医西医就有很多相同或相近的地方。

谈到‘尊重国情，保持特色’原则时，镐京译者说：

我们强调在中医翻译中借用西医语言的重要性和必要性，但并不是想把中医西医化，而只是想给中医找一条走向世界的最佳途径。我们也历来反对西医化中医，事实上这条路也是走不通的。因为在中医语言中，只有一部分用语能在西医语言中找到相同或相近的对应语，还有一部分是找不到的。……一种语言中总有一些反映该民族特有的事物、思想和观念在别国的语言中找不到对应的词语。如中国儒家信奉的‘礼’，中医的阴、阳等。所幸的是，这类词汇在一国的语言中所占的比例很少。但是尽管如此，它们的作用却是极为重要的。因为它们反映着一个国家和民族的文化特色，是一种文化区别于另一种文化的象征。

这就是镐京译者对中医翻译三大原则的制定和说明。”

黄帝说：“三大原则，文字典雅，内容合理，有利西传。”

雷公说：“感谢陛下指导！从中医在国内外的翻译和国际化的发展来看，这三大原则确实有一定的实际意义。虽然也有人对此有这样那样的看法，但总体来看，还是比较符合中医翻译发展趋势的。这位中医翻译者和研究者从此以来总是默默地实践、默默地分析、默默地研究。尽管默默，还是引起了国内外学界和译界人士的关注，为他提供了在国际组织中发挥作用的重要机会。正是在学界和译界真正学人的关注下，他所提出的中医术语翻译六原则和中医翻译总原则逐步得到了更多学者和译者的理解和借鉴，使之在一定程度上引领着中医翻译事业的发展。"

黄帝说："原则标准，至为重要。方法技巧，各有企图。俗尘之见，必难得全。正如《庄子·外物》所言：'言者所以在意，得意而忘言。'这是摆脱形之羁绊而独守神之机妙的境界。无此境界，则无以为诗。"

雷公说："陛下圣明！如此高雅之境界，俗尘之士，实难化求。微臣曾注意到，中国古代哲人用格言、比喻和事例来说理论法，语言优雅，境界高雅，但在今人看来，似乎难免有不够透彻之处。这种庸俗化了的认识，其实更难透彻地观察、分析和说明任何与文化、思想和语言有关的概念和问题。微臣在翻阅诸子学说的时候，注意到《庄子·田子方》甚至提出'目击而道存矣'之说，即两人相遇而言，却不用语言表达。这是一个常人无法理解的境界。按照道家的思想，道不可逆，只能暗示。这种暗示的作用和内涵，语言本身是很难表达清楚的，对其解析和把握要靠读者用心去体会，去感悟。如此超凡脱俗的境界，对于今人来说，显然是简直不可思议。微臣有时亦难明晰，更何况下界俗士？"

黄帝说："古人说：'无知者诽'，即不懂得别人思想的人，就容易认为别人是错误的。这种俗尘之见，代有发挥。"

雷公说："诚如陛下所训！历史发展，的确如此。微臣觉得，明述和暗示其实是相反的意境。话说得越明晰，其暗示的成分就越缺少。古代哲学家的语言不甚明晰，所以就蕴涵无限暗示。这也是中国诗歌、绘画等各种艺术所追求的目标。微臣之见，可能也不够全面，但还是符合一定实际情况的。比如在诗歌中，诗人往往意在言外。在中国的文学传统中，一首好诗往往是言有尽而意无穷。因此，一个慧心的读者，读诗时能从诗句之外去会意，读书时能从字里行间去会意。这是中国艺术所追求的情趣，也同样成为中国哲学家表述思想时的风格。"

黄帝说："理解中国古典哲学、古典文化、古典医药，非精修彻悟不得解。卿等言归正传，继续讨论译事方略。"

雷公说："感谢陛下赐教！前日臣等谈到'精、气、神'之译，觉得如此理解和表达，在一定程度上，尤其在中医已经国际化的背景下，还是有所尚可的。中医上许多概念，含义广泛，在不同语境中其内涵不尽相同。所以对其翻译自然应随着语境的不同而有所变化。所以，微臣认为作为‘三宝’来讲，‘精、气、神’可以译为 essence，Qi and spirit，但却不一定总是如此。比如‘神’在不同的语境中便可能有不同的译法。中医很多概念和术语的实际内涵是多样的，所以其翻译却不一定能始终只用一个方法或技能。微臣以‘神’为例向陛下汇报。”

黄帝问道：“有哪些不同的译法呢？”

雷公回答说：“微臣根据尘世间比较现实的译法及对《黄帝内经》比较完整的翻译向陛下汇报。比如在《黄帝内经·素问》第十一章‘五藏别论篇’中有这样一句话：‘拘于鬼神者，不可与言至德，恶于针石者，不可与言至巧’，其中的‘神’指的是神灵。译者将其译为 god 或 deities 或 divinities。这句话的基本意思是：对那些据守鬼神迷信的人，是不能与其谈论至深的医学理论的，对那些讨厌针石治疗的人，也不可能和他们讲什么医疗技巧。镐京译者将其英译为：Do not discuss medical theory with those who are superstitious; do not talk about the therapeutic skills with those who dislike acupuncture.

在《黄帝内经·素问》第六十六章‘天元纪大论篇’中说：‘故物生谓之化，物极谓之变，阴阳不测谓之神；神用无方谓之圣。夫变化之为用也，在天为玄，在人为道，在地为化，化生五味，道生智，玄生神。神在天为风，在地为木；在天为热，在地为火；在天为湿，在地为土；在天为燥，在地为金；在天为寒，在地为水。’其中的‘神’指的是自然规律。译者将其译为 law of nature。

这段话的基本意思是：因而事物的开始发生叫做‘化’，发展到极点叫做‘变’，难以探测的阴阳变化叫做‘神’，能够掌握和运用这种变化无边的原则的人叫做‘圣’。阴阳变化的作用，在宇宙空间，则表现深远无穷，在人则表现为认识事物的自然规律，在地则表现为万物的生化。物质的生化而产生五味，认识了自然规律而产生了智慧，在深远的宇宙空间，产生无穷的变化。神明的作用，在天为风，在地为木；在天为热，在地为火；在天为湿，在地为土；在天为燥，在地为金；在天为寒，在地为水。

镐京译者将其英译为：

The beginning of things is called Hua (transformation), the extreme [development of] things is called Bian (change), undetectable [changes of] Yin and Yang is called Shen (subtle changes) and [those who can master and control such a] Shen (subtle changes) is called Sheng (sage). The changes [of Yin and Yang] demonstrate as Xuan (profoundness and mysteriousness) in the heavens, as Dao (law of cognition) in human beings and as Hua (transformation) on the earth. [The activity of] Hua (transformation) generates five flavors, [the practice of] Dao (law of cognition) generates wisdom, [the permeation of] Xuan (profoundness and mysteriousness) generates Shen (subtle changes). Shen (subtle changes) manifests as wind in the heavens and as wood on the earth, as heat in the heavens and as fire on the earth, as dampness in the heavens and as soil on the earth, as dryness in the heavens and as metal on the earth, as cold in the heavens and as water on the earth.

在《黄帝内经·灵枢》第八章'本神'中，有这样一句话：'故生之来谓之精，两精相搏谓之神，随神往来者谓之魂，并精而出入者谓之魄'。其中的'神'指的是生命活动的总称。译者将其译为 life activity。其基本意思是：所以生命的原始物质叫做精，阴阳两精互相运动结合叫做神，随神往来的叫魂，随精出入的叫魄。

镐京译者将其英译为：

The result brought about by the communication between the endowment of the heaven and the endowment of the earth is Sheng (birth)[1]. The original substance of life is Jing (Essence)[2] and the communication between two kinds of Essence produces Shen (Spirit)[3]. [The sense that] comes and goes with the activity of Shen (Spirit) is called Hun (Ethereal Soul)[4]. [The sense that] comes out and goes in with Jing (Essence) is called Po (Corporeal Soul)[5].

译文之后镐京译者对五个核心概念作了比较深入的注解：

[1] Sheng（生），literally meaning life，refers to the course through which the combination of the function of the heaven and the function of the earth has brought life for human beings.

[2] Jing(精) refers to the congenital substance that maintains the life of human beings. In Chinese medicine，Jing is some like Essence which is composed of two parts，congenital Essence and postnatal Essence. Congenital Essence comes from the reproductive Essence of parents and the postnatal Essence is transformed from the congenital Essence with the supplementation of the nutrients of food.

[3] Two kinds of Essence refer to the Essence of both man and woman. When a man and a woman have sexual affairs，their Essence combines with each other and conceives a fetus.

[4] Hun（魂）：The note in the sixth volume of Taisu（太素） says，'Hun is another form of Spirit. So it comes and goes with the Spirit and is stored in the liver.' Wang Ang（汪昂） said，'Hun pertains to Yang and is stored in the liver. It is responsible for the consciousness of man.' It can be concluded that Hun refers to the activity of consciousness that depends on the activity of Shen (Spirit).

[5] Po(魄)：The ninth note in the third volume of *Leijing*(类经) says，'Jing (Essence) and Shen (Spirit) are relative to each other. In terms of Yin and Yang，Shen (Spirit) pertains to Yang while Jing (Essence) to Yin and Hun to Yang and Po to Yin. That is why Hun comes and goes with Shen (Spirit) and Po comes out and goes in with Jing (Essence).' Wang Ang(汪昂) said，'Po pertains to Yin and is stored in the lung. The moving activity of man is related to Po.'

在《黄帝内经·素问》第五十四章'针解篇'中有这样一句话:'手如握虎者,欲其壮也。神无营于众物者,静志观病人,无左右视也。'其中的'神'指的是精神思维活动。译者将其译为 thinking。这句话的基本意思是:持针犹如握虎之气势,欲其坚实有力。针刺时精神要集中,不能东张西望,被外界事物分散精神。针刺时要端正直下,不可使针左右倾斜。

镐京译者将其译为:

[The figure of speech that one holds the needle] as if grasping the tail of a tiger means to hold [and manipulate the needle] with strength. [The requirement of] paying no attention to anything around means to carefully and calmly observe the patient and not cast his or her glances about.

在《黄帝内经·素问》第二十六章'八正神明论篇'中有这样一句话:'神乎神,耳不闻,目明,心开而志先,慧然独悟,口弗能言,俱视独见,适若昏,昭然独明,若风吹云,故曰神。'其中的'神'指的是针刺气至的玄妙变化。译者将其译为 magic sensation in needling。这句话的基本意思是:所谓神,虽未听到,但一见就会心明眼亮而智慧出,独自明白并领悟其中的道理,妙不可以言传。就好像大家共同观察一个东西,而唯有我能看见,如在昏暗之中,而我却明明白白。就像乌云被风吹走而日光重新露出一样的明显,所以叫做神。

镐京译者将其译为:

Shen (Spirit) is something that you have not heard but are enlightened at first sight and that you immediately understand it but cannot verbally make it clear. It is just like [the situation that] all people look at one object but only you have really seen it. It is just like [the situation that all people are] in the darkness but [only you] have a keen vision. And it is just like wind flowing clouds. That is why it is called Shen (Spirit).

在《黄帝内经·灵枢》第三章'小针解'中,有这样一句话:'神客者,正邪共会也。神者,正气也。客者,邪气也。'其中的'神'指的是正气。

译者将其译为 Healthy-Qi。这句话的基本意思是：神客指正邪相争，神指正气，客指邪气。镐京译者将其译为：Shen and Ke refer to combat between Zheng（Healthy-Qi）and Xie（Evil-Qi）. Shen refers to Zhengqi（Healthy-Qi）and Ke refers to Xieqi(Evil-Qi).

在《黄帝内经·素问》第二十六章'八正神明论篇'中，有这样一句话：'血气者，人之神，不可不谨养。'其中的'神'指的是血气。译者将其译为 blood and Qi。这句话的基本意思是：因此说血气是人之神的物质基础，不可不谨慎的调养。镐京译者将其译为：Blood and Qi are the Shen（Spirit）of man and must be carefully cultivated.

在《黄帝内经·灵枢》第三十二章'平人绝骨'中，有这样一句话：'故神者，水谷之精气也。'其中的'神'指的是水谷精气。译者将其译为 cereal nutrients。这句话的基本意思是：所以说人的神气，是由水谷精微化生而来的。镐京译者将其译为：That is why it is said that Spirit is transformed from the nutrients of food.

在《黄帝内经·素问》第二十七章'离合真邪论篇'中，有这样一句话：'必先扪而循之，切而散之，推而按之，弹而怒之，抓而下之，通而取之，外引其门，以闭其神。'其中的'神'指的是经气。译者将其译为 meridian Qi。这句话的基本意思是：首先要用手抚摸穴位，然后以指按压穴位使其经气宣散，再用手指揉按穴位周围的肌肤，使经气舒缓，易于进针，再用手指弹其穴位，令脉络怒张，用左手指甲掐正穴位，下针后，候其气通，然后施以补泻之法而取其疾，出针之时，应迅速按闭针孔。

镐京译者将其译为：

First feel the Acupoint and press the Acupoint in order to disperse the [Channel-Qi]. Then push [the Acupoint], press [around the Acupoint], and flick [the Acupoint in order] to make [the Channel] dilate. Finally nail [the Acupoint with the nail of the left thumb] and insert [the needle into it with the right hand]. [When Qi has arrived, the needle] is removed. [When the needle] is withdrawn, the needled place is immediately pressed [to close the hole of the needle to prevent the leakage of Zhenqi(Genuine-Qi)].

在《黄帝内经·素问》第七十四章'至真要大论篇'中,有这样一句话:'余欲令要道必行,桴鼓相应,犹拔刺雪污,工巧神圣,可得闻乎?',其中的'神'指的是具有高超医疗技术的人。译者将其可译为excellent doctor。这句话的基本意思是:我想使这些重要的理论得到普遍应用,并且能够收到桴鼓相应、以手拔刺、以水洗污一样的效果。对于神奇的诊察方法和技术,你可以告诉我吗?

镐京译者将其译作:

I hope that this abstruse and profound theory can be practiced as efficiently as Fu (drumstick) and Gu (Drum), just like pulling out thorns and cleaning contamination. Could you tell me [how to] use these methods correctly?

从译者的理解和表达以及'神'在不同语境下的实际含义来看,译者的翻译基本上还是比较符合实际的,能在一定程度上将'神'的基本精神再现于译文。对于今天的中医翻译者来说,能做到这一点,已经非常不易。微臣之所以特别提出镐京译者的译法,主要是向陛下汇报《黄帝内经》等经典著作翻译时应具有的基本理念及应采取的基本措施。"

黄帝说:"如此理解表达,确乎符合实际。"

雷公说:"诚如陛下所训。在这些篇目中,'神'的含义的确各有不同,翻译时可以根据其实际内涵进行翻译。当然在这样一些篇章的翻译中,译者可以采用意译的形式处理这些问题。但在名词术语的翻译上还存在一个用词统一的问题,恐怕不能过分随意地处理吧。名词术语的翻译强调用词的统一,这一点在中医翻译上也是应该坚持的。但就'神'而言,在不同的术语中翻译还是有所不同的。毕竟翻译的基本要求是表达清楚原文的实际内涵。"

黄帝说:"揭示内涵是本,保持形式是末。为了表达贴切,就不得不舍末而求本。"

雷公说:"陛下圣明!比如在'失神'中,'神'可以译为spirit,整个术语可译为loss of spirit;在'神不守舍'中,'神'可译为mental,整个术语可译为mental derangement;在'神志不清'中,'神'与'志'合在一起指人的意识，即 consciousness，'神志不清'即 unconsciousness。除此之外，'神'还有其他一些含义。比如，'神昏'描述的是一个病理状态，指甚至昏迷，意识不清，可以译为 coma；在'宁心安神'这样的术语中，'神'主要指的是心神，所以可以译为 mind，整个术语可译为：calming the heart to tranquilize the mind。"

黄帝说："卿之分析，甚为精到。翻译时如何布局，须得因时、因事、因势而行。如此，则进退随机，升降有道。"

雷公跪拜道："陛下英明！臣当力遵笃行。前日微臣谈到'神'的翻译时，提到了不同情况下的不同翻译。如此纷繁的翻译，究竟该如何统一呢？为何不对其翻译予以规定呢？当时微臣颇感困惑，不知该如何应对。这可能与'神'的深刻含义和不同用意有一定的关系。有关神的翻译，表面上看似乎杂乱无章，体现不出规定性原则的要求来。这大概只是一种感觉，而不是深刻的感悟。其实规定性原则的使用也是灵活多样的，也要从实际出发进行规定，并不是教条地、一成不变地规定。"

黄帝说："理论上讲，是这样的。但实际翻译中，如何操作呢？"

雷公回答说："诚如陛下所训！微臣以'辨证'为例，向陛下汇报这个原则的具体使用问题吧。尽管一般人多将'辨证'译作 syndrome differentiation，但对这一译法历来争论不休。原因当然也是多方面的，但主要是因为有人认为中医的'证'不同于西医的 syndrome。但是，如果从名与实的辨证关系出发来考虑问题，便可以将 syndrome differentiation 加以规定。规定其只能表达中医辨证这个概念，不能作任何其他的解释。在这一规定下，译语的内涵与原语的内涵便趋相等。在约定俗成的力量作用下，这一规定渐渐地便成为习惯，为大家所广泛接受。目前在中医的国际传播中，'证'也有另外一种译法，即 pattern。比如世界卫生组织西太区当年制定中医名词术语国际标准的时候，即将'证'译作 pattern。从目前的国际交流来看，可译作 syndrome 和 pattern 称为'证'的两个比较通行的译法。微臣觉得，也可以将 syndrome 和 pattern 视为'证'的两个比较统一的译法。"

黄帝说："卿等之见，符合实际。一方两向，自然而然。规定性原则的使用还有没有其他具体的实例呢？"

雷公说："诚如陛下所训！中医国际化发展的过程中，名词术语的翻译及其标准化有时也确实存在着两种比较统一的译法。比如'经络'的'络'一般统一译作 collateral，但'经'则一般统一地译作 channel 和 meridian。所以 channel 和 meridian 可以视为'经'两个统一的国际标准。再比如'中医'的翻译，国内外就有两种颇为流行译法，即 traditional Chinese medicine 和 Chinese medicine，也可以视为'中医'两种比较统一的译法。

规定性原则的使用，实例还是非常多的。比如世界卫生组织对针灸经穴名称的国际标准化，实际上就是一种规定。它规定三焦的英语译名为 triple energizer，经脉的译名为 meridian，冲脉的译名为 thoroughfare vessel，等等。如果将其英语译名与中文原文加以比较，便会发现诸多不相对应或不相吻合之处。然而由于对它们的内涵作了规定，所以并没有在实际的交流中引起人们想象中的混乱不堪。这就是规定性原则的作用所在。

规定性原则的应用有其严格的语用学要求。并不是任何概念的翻译都可以随意地加以规定的，也并不是任何人都可以对任何概念的翻译进行规定的。这一原则的使用一般有两种情况。对于个人而言，如果是首次翻译某个概念，可以在透彻理解原义和慎重选择译语的基础上对这一概念加以适当的翻译并对其内涵加以限定。例如较早出版的《汉英中医辞典》，对主要中医名词术语进行了翻译和解释，其解释实际上就是对其英译的中医名词术语内涵的规定。"

黄帝问道："如何规定的呢？"

雷公回答说："如该辞典将'五行'译作 five elements，并对其内涵作了这样的规定性解释：a theory on philosophy in ancient China, classifying the materials of the five elements (wood, fire, earth, metal, water). These five elements are considered as the essential constituents of the material universe. In TCM, the five elements theory is chiefly used for explaining the properties of viscera of the human body, their mutual relationships, physiological phenomena and pathological changes. It is also served as a guide for diagnosing and treating disease. 即'五行学说'是中国古代哲学思想，阐明'五行'的物质属性及其相互关系。中医学用来说明脏腑器官的属性、相互之关系、生理现象和病理变化，并用以指导疾病的诊断与治疗。"

黄帝说："这个解释虽然简单，倒还比较清楚。"

雷公说："是的。再如'顽痰'，该辞典译为 obstinate phlegm，对其内涵作了这样的规定性解释：the phlegm-syndrome which is protracted and difficult to be cured，and is responsible for the cause or manifestation of some obstinate diseases，such as asthma with recurrent attacks，protracted headache，etc. 即指久经难愈的痰证，常是某些顽固疾病的原因或表现，如哮喘反复发作、顽固性头痛等。"

黄帝问道："为什么没有使用 sputum 对译'痰'呢？"

雷公回答说："因为中医上的痰分为有形之痰与无形之痰两类。所谓有形之痰，就是指的 sputum，即从呼吸道咯出的粘稠物。而无形之痰则指的是能导致各种麻木、晕厥等疾病的一种病理产物。古希腊生理学上认为，人体有四大液体，其中之一为 phlegm。Phlegm 的病变可引起诸如麻木、眩晕、神志失常等疾病，类似于中医上的无形之痰，故而习惯上将中医上的无形之痰译为 phlegm。而 sputum 则常用以翻译中医上的有形之痰。

实际上在现代医学上，sputum 和 phlegm 均可表示'痰'这一概念。Sputum 和 phlegm 在中医翻译上的如此区分虽然有一定的历史根据，但总的来说还是人为规定的成分多一些。不过按照规定性原则的要求，如果这个规定能为大家所普遍接受，也未尝不可。这个区分的确带有一定的规定性因素在里面，但现在已为大家所普遍接受。这也从另一个方面说明了规定性原则的实际作用。微臣还曾见过其他一些例子。"

黄帝问道："什么例子？"

雷公回答说："就是'盐哮'。这是中医上特有的一个疾病的名称，对其翻译的规定最为典型。《汉英中医辞典》将'盐哮'译为 salt asthma，对其内涵作了这样的规定性解释：asthma induced by overeating of salty foods which causes the retention of phlegm-wetness and renders the patient more susceptible to the attack of wind and cold evils. 即指食过多咸味饮食所引发的哮证，由饮食酸咸太过，痰湿结聚，一遇风寒则气郁痰壅而发。

将‘盐’直译出来虽然显得有点唐突，但还是比较容易理解的。因为食盐是中外民众的日常适用物，其特性亦为大家所普遍了解和认识。以 salt 修饰 asthma，还是比较容易引起读者的正向联想，因而也是容易为大家所理解和接受的。由此可见，无论从事何业，但凡识得‘实际’二字，则思无不明，言无不顺，行无不果。”

黄帝说：“卿等理解，颇为深入。翻译中医时，明确原文的实际意义至为重要。”

雷公说：“陛下圣明！翻译中医，确实应该重视其原文的实际含义，否则就会偏离原文实义。如《难经》二十四难曰：‘手少阴气绝，则脉不通，脉不通则血不流，血不流则色泽去，故面黑如梨，则血先死。’

一位西方学者将其译为：

When the hand-minor-yin [conduits] are cut off from the [movement of the] influences, the [blood] vessels are blocked. When these vessels are blocked, the blood and glossiness fade away. Hence, when the color of one's face has turned black, resembling a pear, [this is an indication that] the blood has died already.

读者阅读这个译文时可能觉得这一译文有些拗口，因为其与现行译法多有不同。的确，这位译者在翻译《难经》时，基本上一直使用所谓的通行译法进行翻译。按照世界卫生组织颁布的针灸经穴名称国际标准化方案，‘少阴’自然应为 Shaoyin，而不应译为 minor-yin；‘经脉’应该译作 meridian(或 channel)，而不应译作 conduit；‘气’应该译作 Qi，而不应译作 influence。微臣以‘手少阴心经’为例分析分析。其规范的英语译法应是：the Heart Meridian/Channel of Hand-Shaoyin。翻译中存在的这些问题当然是译者自己的尝试，并不是这里需要分析说明的主要问题。

镐京译者对此的分析研究最为深入，微臣以镐京译者的分析研究向陛下汇报。镐京译者认为，在这个译文中，这位译者将‘梨’按其字面之意译为 pear,显有不确之处。从译文对原文内涵的解读和表达来看,译者在翻译此文时也是'意在笔先',惜'意'犹未确。其实此处之'梨'实为'黧'之异,如《古本难经阐注》即改'梨'为'黧'。'黧'者,色黑而黄之谓也。中医本有'面色黧黑'之说,'黧黑'亦作'黎黑',其意无异。'面黑如梨'即'面色黧黑',译为 black complexion 即可。'梨'虽有乌色之品,但常见之色为黄。硬照字面译为 pear 不但费解,也不合原文之意。由此观之,'意在笔先'固为译事之要,'意在主旨'更是译事之本。'本'失则'要'亦不存。荆浩在谈到山与树的关系时说:'山籍树而为衣,树籍山而为骨。'略通山水画技者,无不以为然。译事亦是如此,'山'即译事之本旨,'树'即译事之'风骨'。本旨以风骨为外饰,风骨以本旨为内涵,二者相辅相成,相得益彰。但说到底,本旨是第一位的,风骨是第二位的,不可本末倒置。按照镐京译者的说法,国内另外一位译者,将上面这段经文翻译为:

Exhaustion of [the Heart Channel of] Hand-Shaoyin will cause stagnation of the Channels. Stagnation of the Channels will prevent the blood from flowing. [If] the blood cannot flow, the skin will become lusterless. That is why the face [of the patient] turns black. [It shows that] the blood is dead already.

镐京译者所说的这位译者,很可能就是镐京译者自己,通过对两位译者不同译风的比较,有助于理解在译事中如何才能'意在笔先'。微臣还注意到西方译者对《难经》的其他章节的翻译,也有很多值得思考的问题。比如《难经》五十六难曰:'肺病传于肝,肝当传于脾,脾季夏适王,王者不受邪,肝复欲还肺,肺不肯受,故留结为积,故知肥气以季夏戊己日得之。'西方这位译者将其译为:

When the lung is ill, it will transmit [evil influences] to the liver, and the liver should transmit them to the spleen. In the last month of summer, however, the spleen acts as king. A king does not accept evil. Therefore, the liver wishes to return [the evil influences] to the lung, but the lung is unwilling to accept them. Hence [the evil influences] stay [in the liver] and conglomerate, causing accumulations. Hence one knows that 'fat influences' are acquired in late summer on a wuchi Day.

这段经文与二十四难的经文的译风完全一致。按照镐京译者的分析和说明，这个译文中值得注意的有两个方面：一是'脾季夏适王，王者不受邪'的翻译，二是'肝复欲还肺，肺不肯受'的翻译。这位西方译者将'脾季夏适王，王者不受邪'中的'王'译为 king，显然是望文生义，照猫画虎。其实这里的'王'，可不是 King 的意思，其音意完全与'旺'相同，其意思是旺盛，而不是指的'君王'。所谓'适王'，其意思就是恰逢旺盛之时。其中的'适'，就是正好、恰好的意思。实际上，不仅西方人翻译中医经典时，对其基本概念、词语有望文生义的倾向，就是国人自己的译者在翻译时，也难免有同样的问题。

微臣在下界考察的时候，曾经认真地阅读了在美国的华人医师父子对《黄帝内经》的翻译，也发现了很多同样的问题。比如《黄帝内经·素问·阴阳离合论》中有这样一句话：'阴阳𩅦𩅦，积传为一周，气里形表而为相成也。'这位华人父子将其中的'周'译作 week，太望文生义了。镐京译者将这句话译为：Yin and Yang flow incessantly around the body. Qi circulates inside and maintains the form outside, keeping an interrelationship between Qi and form. 可见，镐京译者对中医经典的理解还是颇为符合实际的，说明其的确有深厚的民族文化基础。这里的'周'确实指人体的表里，镐京译者的理解和表达与全文完整相同。"

黄帝说："诚如卿等所论，情况确实如此。能做到这一点，实在不易。卿等今后与下界学人和译人交流时，特别关注其对民族文化的学习和传承。"

岐伯、雷公长拜道："陛下圣明！臣等谨遵圣训！"

惟时惟几篇第四十三
——中医翻译问难

黄帝说："中医是中国传统文化的杰出代表，这是国家政府对中医的定位，非常符合历史事实。"

岐伯说："确如陛下所训！中医确实是中华文化的传承者和发扬者。传统上的中医人士，按照今天尘世理念来说，首先都是诗人、书法家、国画家、文学家、科学家和语言学家。也就是说，首先有深厚的民族文化基础，并且能通百家。所以，其语言基础都非常的深厚，表达任何问题都有文采，都很雅致。唐人司空图在其《诗品·典雅》中说：'眠琴绿阴，上有飞瀑。落花无言，人淡如菊。'意境可谓恢宏，情趣雅致。落花无言，人却有意。面对落花，才子佳人意趣万千；落魄士人，唏嘘不已；俗尘凡人，熟视无睹。尤其是'落花无言'一句，意味至深。传统的中医学家，基本都是这样。"

黄帝说："正如卿等所言，落花无言，人却有意。面对满地黄花，性情不同者，感悟自然而异。正所谓人各有志。面对自然风情，人各有志，人亦各有趣，这原是自然取向，无可厚非。但翻译时，却断乎不可如此。"

岐伯说："陛下圣明！常理来看，的确如此。微臣纵观如今尘世间的现实，颇有天壤地别之态。因为华夏古代哲人善用格言、比喻和事例来说理天地之道。其寓意深刻玄密，不易把握。如《黄帝内经·素问·阴阳应象大论》所记载的陛下一段话：'阴阳者，天地之道也，万物之纲纪，变化之父母，生杀之始本始，神明之府也。'陛下这段话里的'天地''道''纲纪''父母''生杀''本始''神明'等，寓意若明若晦，若实若虚，颇不易把握。"

黄帝说："西方语言重逻辑推理，华夏语言重神思玄辩。如此相左，何以转换？"

岐伯说："此等转换，若采云覆地，实属勉为其难。尘世间很多人觉得，如此说来，竟然无有计策可取。此等之论，皆属理论思辨，非实际情势。果若如此，国际间之交往何以得行！虽然在时下东西方之交流中，阻遏之势时有所见，但并非无技可施。民族间文化、语言之差异乃自然之理也。但正所谓人同此心，心同此理。有此同心，有此同理，则彼此自然可解可释。诚如陛下所示，自古以来不同民族与国家间之的交往史，即是绝佳之诠释。”

黄帝说：“所以国人在从译之时，即须明察言语之异，也须明辨寓意之同。正如泰西之国视中土为东，而扶桑之国却视中土为西一样，名异而实同。”

岐伯说：“陛下圣明！如此明察明辨，正是翻译实际。若不明其理，则不免自缚手脚。在中土文化西传之中，这样的例子当属屡见不鲜，人人皆有感受。中医西译，即属经典实例。刚才微臣提到《黄帝内经·素问》中所记载的陛下这句话：‘阴阳者，天地之道也，万物之纲纪，变化之父母，生杀之始本始，神明之府也。’如今翻译成西文非常不易。请雷公向陛下汇报。”

雷公说：“谢谢天师！微臣此前提到的镐京译者翻译了《黄帝内经》，这位译者的一生就奉献于对《黄帝内经》的学习、翻译和传播。刚才天师提到的陛下这句重要指示，白话文的解释是这样的：阴阳是自然界中的根本规律，是一切事物的本源，是万物发展变化的起源，生长、消亡的根本。对于人体来说，它是精神活动的根基。治疗疾病时，必须以阴阳为根本去进行考查。白话文是比较庸俗的，所以对陛下这一重要指示的含义虽然有所表达，但总体来看其解释也显得轻描淡写的，与原文的精气神韵几乎无有对应之处。

镐京译者将陛下的这一重要指示译为：

Huangdi said："Yin and Yang serve as the Dao（law）of the heavens and the earth，the fundamental principle of all things，the parents of change，the beginning of birth and death and the storehouse of Shenming[4]. The treatment of disease must follow this law.

译者的文后注解，微臣之后向陛下汇报。就经典著作的翻译来说，直译加文内和文后注解还是比较符合实际的。

对于陛下这句话的翻译，微臣此前还见到了这样的译法：Yin and yang form the law of sky and earth, the fundamental principles of all things, the parents of change, the beginning of birth and death and the house of mentality. The treatment of disease must be based on such a law. 这种翻译虽然比较简明扼要，但主体上还是意译的，原文的内涵基本都表达清楚了。

从这译文来看，显然使用的是直译性翻译。虽然使用的是直译性翻译，但要真正地将其实际意义直接传播到西方，也只能求其近似而已。其实'天地之道'就是指的自然规律，译为 law of nature 亦可；'变化之父母'即引起变化的根本原因，译为 the causes of change 亦可；'生杀之本始'之'生杀'即生长与衰亡，译为 growth and decline 亦可。'神明'译为 mentality 显然语意狭窄了一些，过于具体化。

'神明'在《黄帝内经》中共出现了 15 次，含义不尽相同。上面这句话出自《黄帝内经·素问·阴阳应相大论》，'神明'在这句话中的意思是事物运动变化的动力，即 motive power 或 motility。在《黄帝内经·素问·生气通天论》中，有这样一句话：'是故圣人传精神，服天气，而通神明'。其中的'神明'指的是阴阳的变化规律，即 transforming the principle of Yin and Yang。这句话的基本意思是：所以圣人能够专心致志，顺应天气，而通达阴阳变化之理。镐京译者将其译为：The Shengren (sages) often concentrate their mind [on the adaptation to the changes of the seasons], so they can closely follow Tianqi (changes of Yin and Yang).

在《黄帝内经·素问·灵兰秘典论》中，有这样一句话：'心者，君主之官，神明出焉'。'神明'则指的是精神、意识、思维活动，即 spirit 或 consciousness 或 thinking。这句话的基本意思是：心就像一国之君，人的精神意识、思维活动皆从此而出。镐京译者将其译作：The Xin (heart) is the organ [similar to] Junzhu (monarch) and is responsible for Shenming (mental activity or thinking).

在《黄帝内经·灵枢·刺节真邪》中，有这样一句话：'此刺之大约，针之极也，神明之类也，口说书卷，犹不能及也，请言发蒙耳，尚疾于发蒙也。''神明'的意思是微妙、深奥，即 subtlety 或 abstruseness。这句话的基本意思是：这是针刺中最妙的地方，也是针法中登峰造极的技术，必须心领神会，口里说的和书本上记载的，还不能把它形容出来。我所说的发蒙，其奏效的迅速，要比开发蒙聩还快得多。

镐京译者将其译为：

This is the main principle of acupuncture, the highest level of needling and the most miraculous [part of treatment which] cannot be clearly explained orally and fully expressed in books. I have used [the expression of] Fameng (removing cataract) [as a simile to show that the therapeutic effect of such a treatment is] even quicker than the removal of cataract.

虽然译者按照回译性原则和规定性原则翻译了，但一些基本概念的含义还无法表达清楚。所以在译文之后，镐京译者列出了四个注解，说明'道''天地''父母'和'神明'的实际含义。其注解是这样的：[1] Dao(道) means the principle or the law of nature. [2] The heavens and earth refer to the natural world. [3] Parents here mean the originators or the causes responsible for the changes of things. [4] Shenming(神明) refers to the intrinsic power of things responsible for the movement and transformation of things.

经过长期的努力，镐京译者的文化基础和民族意识越来越深厚了。以后翻译时遇到'天'这个概念时，他不再使用 heaven 了，只用 sky。因为 heaven 这个词在西方与基督教有着密切的关系。"

黄帝说："很符合实际。卿等谈到中医翻译问题时，多次提到 evil 一词，大致是对中医概念'病邪'的翻译吧。"

雷公说："确如陛下所示。微臣觉得将中医的'病邪'译作 evil，确实太过直白，甚至太过神秘化。在西方语言中，evil 指的是恶魔。'病邪'实际上指的是引起疾病的因素，即西方人说 pathogen，而不是 evil 或 ghost。所以中医翻译界一直对这一译法有争议。在远古时代，由于人们对疾病的实质认识有限，误以为疾病是由于鬼怪作祟所引起，因而将导致疾病的各种因素均称之为'邪'或'邪气'。但随着医学的发展，人们对疾病产生的原因早已有了深入细致的了解。虽然还在使用'邪'这个字，但思想认识上已经完全不同了。如在巢元方的《诸病源候论》等著作中，对病因已作了明确的分析和归类。对疾病的起因也作了相当全面、客观、公正的论述和总结。"

黄帝说："是这样的。虽然国人一直使用'邪'来表示致病因素，但现在人们对'邪'的理解与上古时期是完全不同的。故而似不宜将'邪'译为 evil。"

雷公说："陛下圣明！的确，将'邪气'或'病邪'译为 evil 容易误导读者，使人产生另类联想。现在虽然还在使用，但也仅仅是个别现象，而不是普遍应用。近年来在中医翻译界，越来越多的译者开始接受用 pathogenic factor 翻译'邪'。此前微臣提到的那位翻译《黄帝内经》译者当初翻译中医时，虽然将'邪'予以音译，但注解时也采用了 evil 一词。比如翻译《黄帝内经・素问》第一章'上古天真论'中有这样一句话：'夫上古圣人之教下也，皆谓之虚邪贼风，避之有时，恬淡虚无，真气从之，精神内夺，病安从来'。

这句话的基本意思是：古代深懂养生之道的人在教导普通人的时候，总要讲到对虚邪贼风等致病的因素，应及时避开，心情要清静疾病就无从发生。镐京译者将其译为：When the sages in ancient times taught the people，they emphasized［the importance of］avoiding Xuxie(Deficiency-Evil)and Zeifeng(Thief-Wind)[1] in good time and keep the mind free from avarice.[2]［In this way］Zhenqi（Genuine-Qi）in the body will be in harmony，Jingshen（Essence-Spirit）will remain inside，and diseases will have no way to occur.

译文之后附有两项注解：

［1］Xuxie（虚邪）and Zeifeng（贼风）refer to all abnormal climatic changes and exogenous Xieqi(Evil-Qi). Gao Shizong(高士宗）said：'All the abnormal Qi in the four seasons can be called Xuxie(虚邪）and Zeifeng(贼风).' Usually Xieqi(邪气 Evil-Qi，or pathogenic factor）attack the human body when it has become weak. What is why Xieqi（邪气）is called Xuxie（虚邪）which literally means ‘weak-evil’ or ‘deficiency-evil’. Liuyin（六淫 six abnormal changes of the climate，i. e. wind，cold，summer-heat，dampness or wetness，dryness and fire）usually attacks the human body without being observed. Therefore they are called Zeifeng（贼风）which literally means ‘thief-wind’. Wang Bing（王冰）said：‘Xieqi（邪气）attacks the human body when it has become weak，that is why it is called Xuxie（虚邪）；when it secretly harms the human body，it is called Zeifeng（贼风）.’

[2] This sentence is also understood like this：In ancient times，people all followed the teachings of the sages who mastered the way to cultivate health and possessed supreme morality.

对‘虚邪’、‘贼风’以及这句话还作了比较充分的解释，但将‘邪’译作 evil 还是值得反思的。不过这只是当年的译法，并不是现在的译法。所以也不能因此将其翻译视为错误。毕竟中医翻译始终在不断地发展之中，还没有完全统一和规范。”

黄帝说：“如今将‘邪’翻译为 pathogenic factor 还是比较准的，但还不够简洁。”

雷公说：“确实不够简洁。就简洁性而言，evil 显然比 pathogenic factor 简洁，但却容易引起误解。在这种情况下，保持译语的准确性就高于简洁性。就回译性而言，evil 当然比 pathogenic factor 更可取一些。但同样是为了保持译语的准确性，回译性就应该让位于准确性。在规定性原则的作用下，pathogenic factor 与‘病邪’之间的对应关系就逐步建立起来了‘五行’与 five elements、‘顽痰’与 obstinate phlegm、‘盐哮’与 salt asthma 等等概念翻译的规则。就翻译的实际发展来看，情况确实应当如此。

对于学术界或标准、规范的制定者来讲，那些经过长期使用、较为流行的译语应适时地加以规定，使其逐步规范化，消除不必要的混乱。中医名词术语的翻译现在虽然还没有完全标准化，但基本上已经形成了某种趋势，如按照规定性原则的要求对这些趋势加以规定和引导，必将促使其沿着标准化的方向发展。作为中医翻译界的译者，应该有这样的认识。但规定的问题，恐怕非属个人事务。前日微臣曾提到朱自清之论，臣等认为其观念确实甚好，尘世间当援以为例，规范中医用语的翻译。但规范中医用语的翻译并非译者个人所能完成的重任，只有译界名家、学术组织与政府相关部门通力协调和规定了，这一理想才可实现。”

黄帝说：“对于广大译者而言，准确把握文意，灵活掌握方法，有机操控译事，方是译事正法。”

雷公说：“陛下圣明！臣等将铭记在心。确如陛下此前的教导，大凡从译之人，但能明得‘灵’与‘活’二字的神机，则译业自然可成矣。微臣曾谈到，中医的对外翻译，最难保证的就是一个‘信’字。微臣之所以这样说，是因为对尘世间的理解和翻译一直感到担忧。如果译而不‘信’，那么对外翻译中医又有何意义呢？在当今中医对外翻译中，‘信’的要求的确有待加强。但这并不是说，中医翻译中一点‘信’都没有。其实有时‘信’与不‘信’也是相对而言的。”

黄帝说：“大凡从译者，惟有多发并举，方能成之以诚。‘信’与‘不信’，自在其心。‘成’与不‘成’，自在其诚。”

雷公说：“陛下英明！尘人若能笃行之，信则必信，成则必成。比如将‘中医’翻译成‘Chinese medicine’或‘traditional Chinese medicine’，表面上看几乎做到了完全的‘信’，但实质上却并不怎么‘信’。很多人认为，‘中医’可不就是 Chinese medicine 吗？有何不‘信’的呢？之所以有这样的看法，就是因为他们都以为‘中医’里的‘中’就是指的中国，很自然地就译成了 Chinese。其实这里‘中’与‘中庸’之‘中’意思相类。中医防病治病强调的是平衡阴阳，能够使阴阳平衡，人体各脏器功能协调，则为‘中医’。”

黄帝说：“这当然是古代对‘中医’的理解。现在如何理解呢？”

雷公回答说：“十八世纪以来，西洋医学逐渐传入中国。中国人将西洋医学称之为‘西医’，相应地就将中国本土的医学则称之为‘中医’。这样‘中医’这个概念就发生了变化，被赋予了新的含义。正是由于这一原因，就成了俗称其意的巨大力量了。所以今天将中医翻译成

Chinese medicine 或 traditional Chinese medicine，从其原始内涵来讲自然是不'信'的，但从当今人们的习惯理解来说，自然又是'信'的了。"

黄帝说："言之有理。真乃此一时而彼一时也。"

雷公说："陛下神明！臣等遵而奉之。再如中国人称之为'西医'的 Western medicine，译为'西医'固然是'信'的，但如果深究其内涵，却又有不'信'之嫌了。因为'西医'虽起源于西方，但几百年来它已在全世界范围内得到了深入的发展和应用，世界各国的医学家和科学家都为其理论研究和临床应用做出了巨大的贡献，它其实已经不再是西方的医学了，而成了名副其实的世界医学。这就是为什么在当今世界上，越来越多的人用 modern medicine（即现代医学）取代 Western medicine（即西医）这一习惯说法的原因所在。"

黄帝说："由此可见，两个概念的翻译都颇值商榷。"

雷公说："感谢陛下的指示！情况确实如此。从目前国内外的实际情况来看，这样的问题自然是有的，但这个问题需要一分为二地看待，不能一概而论。比如将'中医'译为 Chinese medicine 或 traditional Chinese medicine，从历史的角度来看虽然有所不'信'，但由于人们已习惯于将其理解为'中国的医学'，将其如此翻译亦不为过。从翻译的特性来看，微臣以为翻译应有史译与时译之分。"

黄帝问道："何为史译？何为时译？"

雷公回答说："微臣向陛下汇报。所谓史译，就是对历史文献进行翻译，或从历史的角度对有关文献进行解析、整理和翻译。所谓时译，则是对现实资料进行翻译，或从现实的角度对时下流行的有关材料进行分析、整理和翻译。'时'与'史'，有穿插，也有分野。在翻译历史、现状来看，的确也是如此。以'西医'为例，国人将与'中医'相对的现代医学称为'西医'，从史译的角度来看是可取的，但从时译的角度来看则又是不妥的。这样的理念有时令尘世间的译者和学者感到困惑，认为事情已经如此了，就不该再添乱了。但从文化和文史的角度来看，这样的分析和研究还是需要的。此前微臣谈到了'信'与'不信'的问题时，觉得尘世学者自从翻译中医以来，俗尘之味似乎显得日益浓厚。臣等以前所关注一些典籍翻译，现在看来也有些蒙俗，有损圣威，颇感惭愧。"

黄帝说："卿等之见，难免与俗尘交接，但千万不可沾染俗习，空口白牙，尽练舌功。此废学之道也！"

岐伯长拜道："臣等谨训圣教！陛下此前曾告知臣等，翻译的确是一个相当复杂的实践过程，不能简单地用'错'与'对'来判定。'信'与'不信'，也不能简单地从字面来判断。近人严复提出的'译事三难：信、达、雅'，其对'信'的强调可谓深探译学之本源，在翻译实践中需要多方面、多层次、多角度的分析综合，才能灵活把握'信'的脉络。臣等按照陛下的指示对以前的翻译实践以及尘世间时下的翻译发展进行了比较分析，终于开拓了视野，明确了方向。"

黄帝说："卿等自我开拓视野，明确方向，颇有意义。但更有意义的，则是引导尘世学人努力实现这一目标，为中华文化走出去和中华医药国际化开辟康庄大道。"

岐伯、雷公跪拜道："陛下圣明！臣等一定努力！"

明征定保篇第四十四
——中医名谓译感

黄帝说:"词同意不同,意同词不同。此情此势,古今有之,中外亦有之。"

岐伯说:"陛下英明! 在人类文明与文化发展史上,这种现状可谓无处不有处处有。当今的人世间,这样的情况依然存在。大概正是由于这样的背景和因由,引起了学术界和翻译界对同一概念有不同的理解,对同一词语有不同的翻译。这种情况臣等一直在思考,其背景与因由恐怕更值得思考。"

黄帝说:"从统一化和标准化的角度来说,一个名称或一个概念应当只有一种译法。但为什么往往难以实现呢?"

岐伯回答说:"确如陛下所示,一个名称或一个概念,的确应该只有一种译法,这样既便于理解,又便于统一。但在实际翻译过程中,一个概念却常常有几种,甚至有多种译法。臣等一直在分析为什么会存在这样的问题呢。经过对尘世间不同时期、不同地域、不同译者的翻译实践和影响的比较和分析,臣等发现出现这个问题不仅仅只有一个原因,往往有多种原因。除了有译名不统一的原因外,还有一个概念有多种含义的问题。臣等此前提到'中医'这个名称的翻译,就是最为典型的例子。"

黄帝问道:"'中医'这一名称翻译的问题究竟是怎样的呢?"

岐伯说:"请雷公向陛下汇报吧。"

雷公说:"谢谢天师! 微臣在下界考察的时候注意到,'中医'这个名称很容易被译成 Chinese medicine,尤其在海外。但这个译名其实是不确切的。因为 Chinese medicine 的内涵和外延都比'中医'要深邃广泛得多。此前微臣曾向陛下汇报,'中医'中国古代就有,其实际意思是最好的医生,即 the best doctor。自清末西方医学传入到中国之后,'中医'这个词就用以代表中国自己的医学,与'西医'相对而言。从此之后,‘中医’就不再是杰出的医生了,而是中国自己的医学了。

这就像臣等此前向陛下汇报中华文化对外传播中出现的种种问题时,谈到了‘民主’这个词。从远古一直到清末,华夏民族语言中的‘民主’一直指的是民众的主人,即君王。清末民初之后,‘民主’这个词居然用以翻译西方的 democracy。西方的 democracy 这个词的意思是:在一定的阶级范围内,按照平等和少数服从多数原则来共同管理国家事务的国家制度,与中华民族自古以来的‘民主’这个概念意义完全不同。

从语言形式和内容来看,Chinese medicine 这个词确实值得译界人士认真分析。从理论上说,中国本土实行的各种医学体系,包括中医、西医、蒙医、藏医、壮医等,都属于 Chinese medicine 的范畴。单用 Chinese medicine 指‘中医’,显然是不确切的。严格说来,中医其实只是汉族的传统医学,中国各少数民族也都有自己的传统医学。所以‘中医’比较流行的译法是 traditional Chinese medicine,一般缩写为 TCM。”

黄帝问道:“中医为什么被译为 traditional Chinese medicine? 这里的 traditional 指的是什么意思? 是谁首先如此翻译中医这个名称呢?”

雷公回答说:“这确实是尘世间值得认真思考的问题。微臣根据臣等的思考和分析向陛下汇报。经过多次对国内外中医翻译文献资料的查阅和分析,微臣觉得首先如此翻译‘中医’这个名称的,可能是中国著名学者马堪温。马堪温原是中国中医科学院的一名资深研究员,退休后移居英国,努力推进中医在欧洲的发展。他当时对‘中医’这个名称的翻译,并不是自己独自翻译实践的体现,而是特别受命完成的一项重要任务。当中国中医研究院(即中国中医科学院的前身)在五十年前成立的时候,马堪温受该院院长鲁之俊之命将该院的中文名称翻译成英文。经过深思熟虑,马堪温将该院名称中的‘中医’二字译为 traditional Chinese medicine。”

黄帝问道:“为什么要如此翻译呢?”

雷公回答说:“因为当时在中国主要流行着两种医学体系,一个是中医，一个是西医。西医实际上代表着现代的医学，而中医则代表着从古代流传至今的中国传统医学。从历史与现实的角度出发，马堪温在翻译'中医'一名时，在 Chinese 之前增加了 traditional 这个修饰语。增添这个修饰词，是为了说明了其历史客观性。应该说这个词的增加很有必要，而且也很科学。马堪温的这个译法现在非常流行，几乎可以看成是一个业已规范化了的译法。

当时翻译'中医'这个名称时，也有人采用了 traditional 这个词，但却将'中医'译为 Chinese traditional medicine，而不是 traditional Chinese medicine。由此可以看出，当时翻译'中医'这个名称起码有这两种译法。从译文的结构、用语和含义上来看，应该说这两个译法都有同样的形式，只是第一个词有所不同而已。虽然结构不太相同，但形式和意义还是相同的。最后之所以同意使用了马堪温的译法，自然与他的影响性有直接的关系。"

黄帝说："由卿等的分析来看，'中医'译作 Chinese medicine 确有不妥之处。但加上 traditional 这个修饰语后会不会引起不同的意见？"

雷公回答说："正如陛下所训，确有不同意见。学界和译界之所以有这样的不同意见，特别是对 traditional 这个词颇有看法，原因就是当时举国上下正在全力推进现代化的建设，traditional 一词就给学界和译界一些人带来某些负面的联想，认为 traditional 是落后的，是不发达的。微臣当年到下界寻找译人的时候，有机会与学界和译界很多学者进行了多次交流和商谈。当时谈到中医名词术语的翻译时，有些学者就特别提出'中医'的英译形式 traditional Chinese medicine。他们认为虽然可以将其视为规范化了的译语，但从实际意义上看还是难以接受的。在他们看来，将'中医'译作 traditional Chinese medicine 有自我贬低之嫌，因为他们觉得 traditional 这个词是滞后的意思，甚至更是落后的意思。"

黄帝问道："这个理解有道理吗？。"

雷公回答说："这个观点初看起来的确有些道理，但细究起来，却是一种误解。当初马堪温将'中医'译为 traditional Chinese medicine，其他人译作 Chinese traditional medicine，其实也不单单是着眼于中医的传统理法及其悠久历史，而是将历史与现实相结合来确定这一译名的。事实上马堪温的这一译法也符合世界卫生组织对医学的界定，不存在贬低‘中医’之嫌。世界卫生组织将现代医学以外的其他各种医学体系统称为 traditional medicine。按照这一界定，中医学当然是 traditional Chinese medicine 或 Chinese traditional medicine。其他各国的传统医学也是按照这一模式定名的，不存在贬低与否的问题。”

黄帝说：“在一般人看来，traditional 的一词总会给人一种落伍于时代的印象，或与现实生活格格不入的感觉。对这个问题该如何看待呢？使用 traditional 这个修饰语，会不会使人感到译语没有完整反映中医发展的现实呢？因为近二十多年来，政府和学术界一直在努力推进中医的现代化。”

雷公说：“在翻译界，的确有人认为加上 traditional 这个修饰语会使西方人认为中医是‘原始的’‘陈旧的’‘非科学的’等等。实际上在高度现代化的西方，traditional 一词的联想意义比 modern 要好得多。还有些人曾经提出，用 traditional 一词修饰 Chinese medicine 缺乏时间概念，忽视了中医已采用现代方法进行研究的事实。这个说法似乎是不错的，因为中医现在的确采用了不少现代的方法、仪器和理论进行研究并在努力探索现代化的道路。但这并不能从实质上改变其理论的传统性和临床的传统法。”

黄帝说：“卿等所言，颇有道理。情况的确如此。”

雷公说：“感谢陛下指导！臣等对中医在现实的情况，尤其是国际化发展的现状，进行了深入的考察和分析，觉得即便将来中医实现了现代化，但只要其理论核心没有变，那么它仍然是 traditional。这就如同一本古书一样，现在无论用多么先进的技术和多么优质的纸张来印刷，都无法改变它的‘古老’性。只要国人有了这样一个理念，自然就明白了‘中医’如此翻译的因由。等到国家真正的现代化和强大化了，国人当然就更明白了 traditional，即中文‘传统’的重要意义。

中国开始改革开放的时候，臣等就开始关注西方各国的现状，发现西方各国确实比中国在经济、科技和军事等方面要先进的多。最令臣等注意的，就是越先进的国家越重视传统。比如改革开放之前，国人能穿上一件所谓的'的确良'服装，自然就是最有钱、最优势的人。而当时只能穿上'粗布'衣服的，自然就是最贫穷、最落后的人。但在先进的国家，尤其是现在已经非常先进的神州大地，只有能穿上'粗布'衣服的人，才是最先进、最富有的人。这就充分说明了国家先进了，传统就更重要了。国家落后了，人造就最重要了。"

黄帝说："卿等所言，值得思考。"

雷公说："感谢陛下鼓励！关于'中医'之名的英译，微臣觉得可以视为统一化的译法了。但尘世间对其的质疑，至今依然还有。有人认为，虽说 traditional Chinese medicine 比 Chinese medicine 准确一些，但却还是冗长一些。事实的确如此。所以，虽然臣等提倡使用 traditional Chinese medicine，但在中文的交流中，Chinese medicine 还是经常可以看到的。而且在目前的翻译中，一些较有影响的组织甚至明确主张使用后者。对于这个问题，有人认为恐怕很难采取司法和行政的手段来解决，只能留给时间和实践去磨合了。事实也许就是如此。这似乎就是语言的特点，很难以人的意志为转移。比如说三四十年前，在大陆有一个对英文 mobile 的非常流行的称呼：大哥大。然而现在这个称呼早已成为历史，早已被'手机'这个既明确又贴切的称呼所取代。"

黄帝说："这个实例，颇有意义。"

雷公说："确如陛下说示，事实却是如此。这个变化既不是人为的，也不是有关方面行政干预的结果，而是语言自身运动的结果。就'中医'名称的翻译现状，有人一直在质疑，究竟译为 Chinese medicine 还是 traditional Chinese medicine，是不是还要看其自身的发展呢？从某种意义上讲，可以说是这样的。但从目前的发展来看，traditional Chinese medicine 这一译法，似已成约定俗成之势。因为这一译法已基本上为一般译者和读者所接受，也为国家行政管理部门及一些学术组织所接受，这对其在全球的应用和推广，将会起到重要作用。说到'中医'这一名称，微臣又想起一件事，这也是尘世间一直在论争的一件事。即'中医'和'中医药学''中国中医药学'以及'祖国医学'之间究竟有何差异？如何翻译才能完整准确？微臣想请示陛下。”

黄帝说：“此等问题，亦属词同意不同，意同词不同。”

雷公说：“陛下圣明！问题确是如此。根据陛下指示，这几种关于中国医药学的说法，其实是没有根本区别的。‘中医’是对中医传统医学或者传统的汉族医学的一种简单明了的称呼，尽管‘中医’在古代有着另外的含义。‘中医药学’和‘中国中医药学’都是对同一概念的更为全面的说法，在这二者之间，后者又比前者在表述上更为明确，在定位上更为具体。而‘祖国医学’虽然也是对‘中医’的一种带有浓厚感情色彩的说法，但却有商榷之处。‘祖国医学’这个概念与 Chinese medicine 一样，内涵应该比‘中医’更为广泛，可以说在中国施行的各种合法的医学体系，包括中医、西医以及各少数民族的医学，均是祖国医学，均是 Chinese medicine。”

黄帝说：“卿之分析，颇有道理。”

雷公回答说：“谢谢陛下鼓励！微臣根据尘世间学界和译界的一些分析，再向陛下汇报。国内有些学者认为，从‘中医’到‘中医药学’，不但多了表示学问的‘学’字，而且还多了一个‘药’字。因为‘医’和‘药’还是有所不同的，这个变化在翻译上是否应该体现出来，需要思考。微臣觉得，从‘中医’到‘中医药学’，从‘医’到‘药’的确不仅仅是一个用词的多少问题，还有一个概念的深化和延伸问题。但传统上人们将中国以汉族为主的传统医学称为‘中医’时，其实就包括了‘药’这个概念，如果没有‘药’，‘医’也是难以形成的。”

黄帝说：“确实是这样的。”

雷公说：“感谢陛下肯定！比如三十前，即西方的二十世纪九十年代之前，中国大陆各省市创办的中医高等教育机构都称为‘中医学院’，翻译成英文就是 College of Traditional Chinese Medicine。但是这并不表示这些学院只教授中医而不教授中药。事实上这些学院都是医、药并重，在各地创办中医学院最初的二十多年里，其设置的专业只有中医和中药。专业设置上虽有差异，但学中医的学生也必须学习中药，学中药的学生也必须学习中医。最重要的是，在整个学院名称的确定上，中药包含在了中医之中。这个做法也体现在相应的政府管理部门的名称上，如各省市卫生局或厅下面均设立'中医处'，而不是'中医药处'。从这个名称的沿袭过程中，我们可以看出，'中医'实际上是包含着'中药'这个概念的，也就是说'中医'的英文名称 traditional Chinese medicine 也包含着'中药'这个内涵的。"

黄帝说："'中药'这个概念需要翻译吗？"

雷公说："微臣向陛下汇报。'中药'名称的翻译，则是另外一个问题。微臣说之所以'中药'包含在'中医'这个概念之中，是就'中医药学'这个名称的翻译而言的，并不是说'中药'这个名称不需要翻译。'中药'是中医药学中一个很重要的概念和学科分支，当然应该翻译，一般常翻译为 Chinese materia medica。比如在翻译中药学的理论与研究时，就应该对其概念进行逐一翻译。"

黄帝问道："有没有将'中医药学'中的'药'翻译出来的情况呢？"

雷公回答说："确实有的。比如以前的各省市的一些中医学院现在升格为中医药大学时，名称中增加了一个'药'字。学校名称的这一变化，其实只反映了有关学校在学科建设和教学科研方面的发展，其实质内涵并没有发生变化。所以有些升格后的中医药大学在其学校的英文名称上，只是将原来的 college 改为 university 而已。比如'上海中医学院'以前的英译名称是 Shanghai College of Traditional Chinese Medicine，后来升格为'上海中医药大学'，其校名则英译为 Shanghai University of Traditional Chinese Medicine College，只将 college 改为 university，并没有将'药'也翻译出来。这样的做法还是比较符合实际的。"

黄帝问道："有没有例外呢？"

雷公回答说："例外确实有，而且还不少。如有个别学校升格后，将其学校的英文名称改为 University of Traditional Chinese Medicine and Pharmacy。高校名称的翻译可能有约定俗成的一面，也许很难强求统一。因为背景不同或首次翻译时的选词不同，结果就可能有别样之感。以'出版社'为例，有的译为 publishing house，有的译为 press，也有的译为 publisher，还有的将 publisher 用作复数，表明其是由几个 publisher 组合而成的。比如'上海科学技术出版社'的英文名称就是

Shanghai Scientific & Technical Publishers，因为该出版社是由此前的几个出版社组合而成的。”

黄帝说：“这种现象，亦属现实。”

雷公说：“确如陛下所训！臣等之所以强调‘中医药学’这个概念包含着‘中药’，简单译为 traditional Chinese medicine 即可，主要是为了追求译语的简洁化。但如果有人一定要将‘医’和‘药’都翻译出来，那也没有什么不可。从尘世间的人际交往和国际交流来看，凡事灵活则成，僵化则滞。如果国人做事灵活，考虑却周全，这不仅体现了其独有的风采，更体现了其博大的胸怀和高远的境界。孔子一生一直在努力追求和实践君子之风，从而影响了历朝历代的学界、政界和民界。可惜，情势如今大异。谦谦君子多哉乎？不多矣！”

黄帝说：“人须仁，义须毅，礼须力，智须知，信须心！”

岐伯、雷公跪拜道：“陛下之教，至精至诚！中医翻译界的人士，如果有这样的胸怀和境界，必将无事不成，无事不精。”

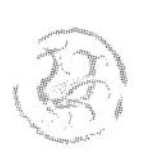

百工熙哉篇第四十五
——前人译事感怀

黄帝说："'名物不同，传实不易'。此为佛教译者之见，实际意义是否可鉴？"

岐伯说："微臣向陛下汇报。佛教译者的这一理念，其实和如今中医对外翻译和国际化发展的现状和趋势是颇为一致的，应该得到国家和译者的关怀和重视。虽然尘世间对古人的理念和思想已经完全淡漠了，但其实际意义还是可鉴的。不仅可鉴，更是可传。在这个时代里，了解古人思想观念的人，已经越来越少了。即便有人了解，但还未必懂得，更还未必接受。所以臣等在观察下界对中华文化和医学对外传播的时候，注意到有人对古人思想观念的鄙视和蔑视。孔子曾经说过：'众恶之，必察焉；众好之，必察之'。就是说大家都厌恶的人，一定要切身考察是否属实。大家都喜欢的人，也一定要切身考察是否属实。自远古以来，历朝历代的学人思想和观念当然有时代限制的问题。如果真正懂得时代的限制，自然不会完全以所谓'糟粕''封建'和'迷信'的理念去蔑视前人。"

黄帝说："卿等之见，颇为自然。人云亦云，终难求真。"

岐伯说："感谢陛下圣教！臣等考察下届传承民族文化和发展翻译大业之时，'人云亦云，终难求真'的感受特别深刻。微臣一直希望从译之时，人人都应如此。要从实际出发，要具体问题具体分析，不能人云亦云，不加分析。从近来的反映情况来看，国内外译界常为一个概念的理解和翻译争论不休。论争的结果最终又如何？有些似乎有统一的趋势了，但还有很多还没有形成定论。而随着时间的推移，有些争论的结果虽然逐渐明晰了，但这个结果常常是不以人的意志为转移的。

比如说《黄帝内经·素问·上古天真论》开篇说：'昔在黄帝，生而神灵，弱而能言，幼而徇齐，长而敦敏，成而登天。'这既是对黄帝的记述，更是对黄帝的歌颂。其中的'成而登天'，就有完全不同的理解和认识。比如有的人将'登天'理解为登上帝位或天子之位，有的人则理解为登上天了，也就是说登上九霄云天了。按此说法，陛下一到成年就登上云天了，显然是误解。微臣在翻阅国内外的一些译文中，也注意到不同的看法和译法。比较正确的，就是雷公向陛下汇报过的那个译本。请雷公继续向陛下汇报吧。"

雷公说："谢谢天师！天师说的那个译本，就是镐京译者翻译的《黄帝内经》，其中先将古文翻译为白话文。比如将'上古天真论'开篇颂扬陛下的原文译为：'从前的黄帝，生来十分聪明，很小的时候就善于言语，幼年时对周围事物领悟的很快，长大之后，敦厚又勤勉，及至成年之时，登上了天子之位。'然后将其英译为：

Huangdi, or Yellow Emperor, was born intelligent. He was eloquent from childhood. He behaved righteously when he was young. In his youth, He was honest, sincere and wise. When growing up, He became the Emperor.

唐人王冰在注解《黄帝内经·素问》开篇歌颂黄帝时说：'以土德王，都轩辕之丘，故号轩辕黄帝。后铸鼎于鼎湖山，鼎成而白日升天，群臣葬衣冠于桥山，墓今犹在'。王氏将'成而登天'理解为'白日升天'。但从'乃问于天师曰'即可知，'成而登天'并非'白日升天'。若黄帝已经'白日升天'，别臣等而去，又如何'乃问于天师'呢？西方首次翻译《黄帝内经·素问》前三十四章的译者 Ilza Veith 翻译这段赞美黄帝的文字时，也将'成而登天'理解为'升天'。其译文为：

In ancient times when the Yellow Emperor was born he was endowed with divine talents; while yet in early infancy he could speak; while still very young he was quick of apprehension and penetrating; when he was grown up he was sincere and comprehending; when he became perfect he ascended to Heaven.

这里的'成而登天'指黄帝长大成人后登上了天子之位。所以，较为恰当的译文应该是：When growing up, he came to the throne. 而'生而神灵'的意思是 to be born intelligent；'弱而能言'的意思是 to be eloquent in his childhood；'幼而徇齐'的意思是 to be quick in comprehension;'长而敦敏'的意思是 to be sincere and industrious when growing up。"

黄帝说:"这个实例,显然是以人的意志为转移的。说说不以人的意志为转移的问题。"

雷公说:"遵旨!因为语言有其自身运动规律,所以就有不以人的意志为转移的现象和现实。'幽默'就是一个典型的译例。很多国人以为,是国内译者将中文的'幽默'一词译为 humor。其实中文的'幽默'译自英文的 humor。今天的读者很少会意识到'幽默'是个外来词语,而且是音译的外来词语。臣等在考察国内翻译的历史发展和现实走势时,从不少的文献资料中看到了'幽默'这个词的来源和说明,觉得挺有意思,应该算是中华文化发展的点滴创新。微臣从下界回归云天后,天师曾问微臣,'幽默'这个词最初翻译时的情况是怎样的。微臣告诉天师,当初在翻译英语的 humor 一词时,也曾经出现了各种不同译法。如有人不喜欢'幽默'这个译法,提议将其译为'语妙'。未曾料到的是,最后音译的'幽默'居然独占鳌头,很快为民众所理解和接受。"

黄帝说:"译为'语妙'似乎也有道理,但听起来不如'幽默'的回味性强。这个经典译法出自何人之手呢?"

雷公说:"诚如陛下所示。将英文词 humor 译作'幽默',据说是近代译家林语堂的杰作。林语堂在致友人的信中,对'幽默'一词的翻译作了比较详细的介绍。微臣曾咨询镐京译者林语堂是如何看待'语妙'这个译法的。镐京译者告诉微臣,林语堂说此译法虽然'语出天然,音韵本相近,诚有可取',但'幽默已成口语,不易取消,然语妙自亦有相当用处,尤其是做形容词'。微臣觉得林语堂的分析颇有道理,而且能尊重他人译法,实属不易。林语堂还进一步分析说,'语妙'含有口辩随机应对之义,近于英文之 wit。而'幽默'二字本是纯粹译音,所取于其义者,因幽默含有假痴假呆之意,令人静中寻味,令读者听者有如程子所谓'读了全然无事'者,亦不必为之说穿。此为牵强说法,若论其详,humor 本不可译,惟有译音办法。"

黄帝问道:"中文词语中有没有与 humor 相当的表达法?"

雷公回答说:"中文中与 humor 相似或相近,甚至相同的词语还是有的，但其寓意和感悟却不尽相同。所以林语堂说：华语中言滑稽辞字曰诙谐，曰嘲，曰谑，曰疟浪，曰嘲弄，曰风，曰讽，曰消，曰讥，曰奚落，曰调侃，曰取笑，曰开玩笑，曰戏言，曰孟浪，曰荒唐，曰挖苦，曰揶揄，曰俏皮，曰恶作谑，曰旁敲侧击等。然皆或指尖刻，或流于放诞，未能表现宽宏恬静的'幽默'意义，犹如中文之'敷衍''热闹'等事亦不可得西文正当译语。"

黄帝说："这话说得有礼，但却不一定极是。"

雷公说："陛下所训极是。中国人自古以来都有其与英文 humor 相同或相近的特点。比如《孔子世家》有这样一段记录：

> 孔子适郑，与弟子相失，孔子独立郭东门。郑人或谓子贡曰：'东门有人，其颡似尧，其项类皋陶，其肩类子产，然自要以下不及禹三寸。累累若丧家之狗。'子贡以实告孔子。孔子欣然笑曰：'形状，末也。而谓似丧家之狗，然哉！然哉！'

这就是孔子的幽默。微臣注意到百度百科将其用今天的白话文来说，大致是这样的：

> 一次孔子到了郑国与弟子走散了，孔子呆在东门旁发呆，郑国有人告诉子贡：'东门有一个人，他的额头像尧，他的脖子像皋陶，他的肩膀像子产，然而自腰以下还不到禹的三寸。憔悴颓废的样子好像一条丧家之犬。'子贡把话都如实告诉了孔子。孔子欣然笑道：'外形上的描写，不一定是对的。然而说我像丧家之犬，是这样的！是这样的！'"

中国传统的文人正如孔子一样，多具幽默之感，如苏东坡，如袁子才，如郑板桥。他们既能洞察人间世情，又能从容不迫出以诙谐，虽无幽默之名，已有幽默之实。中国人的'幽默'自有中国味的'幽深'和'诡默'，这又非 humor 所能涵盖。其实不仅中国人的'幽默'，就是中国人的一笑一颦所传递的内涵也常常是当事者可感可悟，却又且朦且胧。

比如说孔子思想中的'仁'到底指的是 benevolence, humanity 还是 manhood;'义'的含义究竟是 justice, right 还是 righteousness;'礼'的内涵是 ritualism, courtesy 还是 good-form,亦或 social-order? 亦不是英语语言所能明晰之了的。"

黄帝说:"'幽默'一词的翻译颇具启发意义。一词、一名之译,看似简单平常,其实蕴涵至理,不可不仔细推究。"

雷公说:"陛下神明! 由于文化的差异,这种推究往往使很多译者所无法深入探微的。镐京译者曾告诉微臣,美国人詹姆斯·来兹在翻译儒家经典时,将孟子的'天时不如地利,地利不如人和'译为: Opportunities of time (vouch safety) Heaven are not equal to advantages of situation (afforded by) the Earth, and advantages of situation (afforded by) the Earth are not equal to (the union arising from) the accord of men. 将其英语译文再翻译成国语,就是: 天所惠赐的时间上的机会不如地所提供的形势上的好处;而地所提供的形势上的好处不如人的团结一致。

这个译文与原文在语意上有明显的出入。其实'天时不如地利,地利不如人和'的基本意思是说:'有利于作战的天气、时令,比不上有利于作战的地理、地势;有利于作战的地理、地势,比不上作战中士兵的人心所向、上下团结'。用英文来说,大概可以这样表达: The weather is less important than terrain, and the terrain is less important than the army morale。更有甚者,将孟子的这句话逐字逐句地译为: Sky-times no so good as ground-situation; ground-situation not so good as human harmony。表面上译得丝丝入扣,实则刀砍斧凿,犹如运输人员野蛮装卸货物一样。这样的硬译确如野蛮装卸一样。翻译人员应该像一个军队的排头兵一样,要逢山开道,遇水架桥。"

黄帝说:"逢山开道,可以进去;遇水架桥,可以向前。"

雷公说:"诚如陛下所训,排头兵不能遇到险境之后自己退缩一边作壁上观,眼睁睁地看着大军开往深渊。就是开道架桥,也要仔细勘察地形,设计图纸,组织施工,而不能盲目从事。近人马建中曾叹道:'译事难矣,译之将奈何!'听了镐京译者介绍下界关于'中医'名称的翻译,令微臣感慨万端。镐京译者提醒微臣不必忧虑，此乃翻译实际，认为'译名之正，向来自然'。微臣认真思考后觉得他的想法是有道理的，即所谓'争而后能明，明而后能争'。这也是人类文明发展中一直存在的现实。不过，微臣一直觉得，话虽如此，总感沉重。"

黄帝说："思考是自然的，沉重是偏颇的。'中医'之名相类似的情况还有吗？"

岐伯说："陛下所训，感臣至深！微臣确实应该认真思考，而不应过度心沉意重。此前因为一直在观察和分析尘世间有关华夏民族文明、文化和思想的传播和传播，观察的现实和分析的问题一直令微臣心惊胆战，虽然一直在思考，却始终无法将自己阴暗了的心胸清明起来。雷公从下界返回之后，微臣一直在和他讨论咨询，越讨论越紧迫，越咨询越紧张。这既是导致微臣心神沉重、思维偏颇的原因吧。先请雷公向陛下汇报，微臣好好思考思考。"

雷公说："感谢陛下指教！感谢天师关怀！天师心情沉重，完全在遭受尘世的不断打击。在陛下的指教下，臣等的心情一定会回归自然。微臣按天师的要求，继续向陛下汇报。与'中医'这个名称相关的例子很多。'中西医结合'之译，就是一个典型实例。微臣个人觉得，'中西医结合'这个名称应该不是很难翻译。但在下界考察时，还是注意到了其中面临的问题。此前微臣觉得，'中医'一般可以译作 traditional Chinese medicine，'西医'自然是 Western medicine 或 modern medicine，'结合'当然应译为 combine 了。当时以为这样组合起来的翻译应该是自然的，应该没有问题的。表明看来确实是这样的，但在实际翻译中还存在着一些问题。"

黄帝问道："什么问题呢？"

雷公回答说："这些问题主要表现在'结合'一词的翻译上，一般人很自然地将'结合'翻译成 combine。然而如果翻开中国中西医结合学会主办的《中国中西医结合杂志》，便会发现其对'结合'的翻译并不是 combine，而是 integrate。'中西医结合'被译为 integrated traditional and Western medicine。这就引起了学术界的一些争议。争论的焦点就是，中西医结合学会为什么要将'中西医结合'中的'结合'翻译为

integrate 呢？为什么不翻译成 combine 呢？其中的原委又是什么呢？所以，当时微臣在下界注意到，翻译界对'中西医结合'翻译争论的焦点自然是在 combine 和 integrate 两个词的使用方面。"

黄帝问道："这两个词的用法怎样？语意如何？"

雷公回答说："在英语语言中，combine 的意思是 cause things to join or mix together to form a whole，即使物件结合或混合形成一个整体，如 combine the eggs with a little flour and heat the mixture gently，意思是说把鸡蛋和少量面粉调匀，用文火加热。Integrate 的意思是 combine something in such a way that it becomes fully a part of something else，即将某事物与另一事物结合起来，使其完全成为另一事物的一个组成部分。因此一些学者认为将'中西医结合'之'结合'译为 integrate 不符合中西医结合的实际。比如'天性相应'的'相应'可以译为 correspondence，甚至可以译为 communication。但'天人合一'的'合一'，则可译作 integration，因为是'合一'而不是'结合'。"

黄帝问道："为什么有这样的质疑呢？"

雷公回答说："微臣根据下界的现实向陛下汇报。从目前中西医结合的发展来看，所谓的'结合'在很大程度上是西医诊断，中医治疗。这个'结合'显然是 combine 而不是 integrate。所以有人认为，将'中西医结合'译作 combined traditional and Western medicine 才符合中西医结合的实际。从现实情况来看，这个意见似乎是有道理的。众所周知，中西医是完全不同的两个医学体系。二者在疾病的防治中联合使用是可能的，但二者合二为一显然是不可能的。事实也确实如此。多年来的中西医结合理论研究和临床探索也清楚地说明了这一点。将中西医合二为一，这的确是不可能的。所以那种认为应该将'中西医结合'译作 combined traditional and Western medicine 才符合中西医结合的实际的看法，听起来的确有道理。但事实却并非如此简单，因为如此翻译并不是译者自己的想象，而是按照当时的事实和理念确定的。正是由于这样的事实和背景，如此之译一直通行至今。"

黄帝说："事实和背景是什么呢？难道 combined traditional and Western medicine 这一译法没有揭示出'中西医结合'的实际内

涵吗?”

雷公回答说:“微臣根据下界考察时了解的情况向陛下汇报。根据微臣当时的了解,要搞清楚‘中西医结合’翻译中引发的这个问题,首先必须了解‘中西医结合’的原始涵义。‘中西医结合’这一概念是毛泽东主席 1956 年‘把中医中药知识和西医西药的知识结合起来,创造中国统一的新医学新药学’的讲话之后,在中国医药界逐步约定俗成的。随后周恩来总理在一次讲话中对‘中西医结合’作了进一步的阐释,指出‘中西医结合’指的是吸取了中医和西医的精华而创建的另外一种医学体系,即所谓的中国第三医学,其他两种医学分别是中医和西医。”

黄帝问道:“‘第三医学’的内涵究竟是什么?”

雷公回答说:“微臣当时了解到,‘中西医结合’是从国家方针政策到医学领域科学概念的过渡,是一个极为复杂和严肃的医学科学问题,最终能否按照人们的初衷而构建成中国的第三医学,还是个未知数。但是按照毛泽东主席和周恩来总理最初对‘中西医结合’的阐述和早期医药界对其进行的理论研究、方法探索和学科建设,‘结合’译作 integrate 无疑是恰如其分的。然而,从当前中西医结合的实际来看,‘结合’译作 combine 似乎更切合实际。孰是孰非似乎还得看‘中西医结合’今后的发展方向呢,而不能完全按照当下的现实进行调整,因为未来的发展结果毕竟不一定就是当今的现实状况。”

黄帝说:“既然‘中西医结合’的内涵还有待明确,那么其翻译究竟该如何把握呢?”

雷公回答说:“微臣了解到,目前关于新医学的创建问题,医学界和哲学界还在争论之中,定论短期内显然是不会有的。在这种情况下,似乎还是按照‘中西医结合’的原始涵义翻译为妥。这样看来‘中西医结合’似乎应译作 integrated traditional Chinese and Western medicine 才较为完整。这是当年微臣在下界考察时遇到的一位颇有民族意识和文化的镐京译者提出的建议,这个建议最终得到了‘中西医结合学会’的理解和接受。微臣当时也注意到有人质问,为什么要加上 Chinese 这个词呢。镐京译者的回应是,如果没有 Chinese 的修饰,traditional 一词的语义便没有限定了。因为不但中国有传统医学,其他国家和民族也有传统医学。他的回应非常符合实际,很多颇有质疑的听了他的解释后就完全明白了。'中西医结合学会'的接受,就充分说明镐京译者的意见是非常客观实际的。"

黄帝说:"确实是这样的。"

雷公说:"微臣也注意到,镐京译者当时也提出,Western 也可以改为 modern。中国人习惯上将与中医对应的现代医学称为'西医',但现代医学并非西方所独有的。现代医学最初虽然源自于西方,但之后的几百年中却是在世界范围内形成和发展起来的,是世界医学界和科学界共同努力的结果,而不是西方独自创建和发展的结果。这与中医完全不同,虽然也传播到了世界各地并在各地不断地传播、发展和应用,但任何一个地域的学者都无法像当年世界各地对西医的发展那样,处处都有贡献,都有创新,都有推进,都有完善。由于中医是以中华传统文明、文化、思想和观念为基础的,理论上始终是以'阴阳学说'、'五行学说'、'精气学说'等中华经典哲学思想为基础,其他任何地域的学者怎么能像对待西医那样永不停步地创新、调整和发展呢?所以现在国际医药界多将国内一直称为'西医'的医学体系称为'现代医学'(modern medicine),以别于各国固有的民族医学。"

黄帝说:"很有道理。卿等曾谈到,'中西医结合'的翻译应该是 Integrated Traditional Chinese and Western Medicine。有没有例外的情况呢?"

雷公回答说:"微臣此前谈到的都是一般情况。当然,例外情况和特殊情况也是时有所见的。就是'中医',除了规范和标准的译法 traditional Chinese medicine 以外,还有 Chinese medicine 和 Oriental medicine 之译法。'中西医结合'也是这样。比如同样是'中西医结合'杂志,中国中西医结合学会的会刊《中国中西医结合杂志》的英文名称是 China Journal of Integrated Traditional Chinese and Western Medicine,而上海市中西医结合学会的会刊《中西医结合学报》的英文名称却是 Journal of Chinese Integrative Medicine。"

黄帝问道:"二者有何不同呢?"

雷公回答说:"前者采用的是中西医结合的传统翻译,而后者则综合了近年来国际结合医学的发展因素，采用了更为国际化的表述方式。但二者所表述的对象却没有什么根本的不同。微臣觉得，这倒是值得注意的动向。一个概念或名称的翻译固然要遵循'名从主人'的原则，但翻译的根本目的是为了促进国际间的交流，为了达到这一根本目的，翻译时就能忽略国际间相关发展。翻译的原则应该也要灵活把握，不能一成不变，要因时、因地、因人治宜。在翻译上，一成不变的原则或方法其实是不存在的，但一般译者有时会忽略这一点，翻译对号入座显得不够灵活。比如'中西医结合'这个概念也不总是只有 integrated traditional Chinese and Western medicine 一个翻译模式。在实际工作中，这个概念完全可以灵活处理。"

黄帝问道："如何灵活处理呢？"

雷公回答说："比如在临床教学或交流中，'我们一般采用中西医结合的方法治疗慢性肝炎'这句话即可以简单地译为：We usually treat chronic hepatitis with（traditional）Chinese medicine and Western medicine。'中医'一般译为 traditional Chinese medicine，但在日常交流中，特别是在与西医作为比较或有西医相衬托的时候，可以简单地译为 Chinese medicine，因为交流的双方都很清楚其具体所指。这一做法虽然从翻译的角度来看，不是合理的，是应该调整的。但从实际交流或面谈的角度来看，还是比较务实，也不会引起任何的误解和误导。再比如说'最好采用中西医结合的方法来治疗这种疾病'，在日常交流中也可以译为：It's better to use both Chinese medicine and Western medicine to treat this disease，这样交流双方就能及时准确地了解对方所传递的基本信息。"

黄帝说："对于翻译者来讲，灵活处理就如指挥千军万马的将帅一样，只有运筹帷幄于分寸之间，才能决胜于千里之外。"

雷公说："陛下之喻，若推窗望日，令臣等心明眼亮！在翻译实践中，始终如一的情况是罕见的，不断变化的现实还是常见的。语言之妙，就在于它的变化无端，有时一个概念在一种语言中的不同场合没有什么变化，但在另外一种语言中却有各种不同的说法。在翻译时，译者当然要注意到这一点，不然就不能很好地转达原文之意。各地语言、文化和交流中有很多这样的词语。比如英语中的 play 一词翻译成国语时,在不同的场合就有不同的译法,不然就不符合国语的习惯。比如 play chess 指的是下棋;play tennis 指的是打网球;play football 指的是踢足球;play on the piano 指的是弹钢琴;play on the flute 指的是吹笛子;play on the flames 指的是喷水灭火;play upon words 指的是用双关字作诙谐语;play with dice 指的是掷骰子;play ducks and drakes with one's money 指的是挥霍无度;play truant 指的是逃学;play away one's time 指的是虚度光阴;play high 指的是豪赌;play fair 指的是公平竞争;play foul 指的是行为卑鄙;play in a drama 指的是演戏剧;play a part 指的是扮演一个角色;play one's part well 指的是克尽职守;play a double game 指的是欺诈。可谓等等又等等。虽然英语中只用了一个词,但翻译成中文,则得用完全不同的汉字进行表达。"

黄帝说:"国语中有没有类似情况呢?"

雷公说:"微臣注意到,国语中也有这样的实例。比如国语中的'上'翻译成英语时,就有很多不同的表达法。比如上半场指的是 first half;上半天指的是 morning;上苍指的是 sky;上课指的是 attend class, go to class;上层建筑指的是 superstructure;上年纪指的是 be getting on in years, be stricken in years;上任指的是 take up an official post, assume office;上台指的是 go upper onto the platform, appear on the stage 或 assume power, come to power;上下文指的是 context;上香指的是 burn joss sticks (before an idol or a spirit tablet);上刑指的是 put to torture, torture, severe punishment;上学指的是 go to school, be at school;上演指的是 put on the stage, perform;上瘾指的是 be addicted (to something), get into the habit (of doing something);上涨指的是 rise, to up;上帐指的是 make an entry in an account book, enter something in an account;上阵指的是 go into battle, take part in a match, pitch into the work;上座指的是 the seat of honour。这种情况,也是等等又等等。"

黄帝问道:"中医上有类似的情况吗?"

雷公回答说："微臣注意到，中医上也有类似的情况。如'天'在《黄帝内经》中就有许多不同的含义。《黄帝内经·素问·阴阳应象大论》中，'故积阳为天，积阴为地。阴静阳躁，阳生阴长，阳杀阴藏'这句话中的'天'指的是 sky，与'地'（earth）相对。这句话的意思是：从阴阳变化来说，阳气积聚而上升，就成为天；阴气凝聚而下降，就成为地。阴的性质为静，阳则为动；阳主萌动，阴主成长，阳主杀伐，阴主收藏。镐京译者将其译为：The [lucid] Yang [rises and] accumulates to form the sky and the [turbid] Yin [descends and] accumulates to constitute the earth. Yin is static while Yang is dynamic. Yang ensures growth while Yin promotes development. Yang is responsible for killing and Yin for storage.

《黄帝内经·素问·生气通天论》的'自古通天者，生之本，本于阴阳'这句话中'天'指的是 nature。这句话的意思是：自古以来，都以通于天气为生命的根本，而这个根本不外乎天之阴阳。镐京译者将其译为：From ancient times [it has been thought that] the root of life is closely bound up with the sky[1] and this root is Yin and Yang. 译文之后对'天'作了这样的注解：The idea that "the root of life is closely bound up with the sky" means that man is closely interrelated with the sky and the earth, and man maintains a harmonic relationship with nature.

《黄帝内经·素问·气府论篇》的'承天而行之，故无妄动，无不应也；卒然而动者，气之交变也，其不应焉'这句话中，'天'指的是 movement of celestial body。这句话的意思是：五星是随着天运的改变而有所改变，所以不是随便改变的，也不存在不应的问题。气候突然改变，是由于五气相交发生的突然改变，与天运的正常规律无关，对五星并无影响，因而不应。镐京译者将其译为：[The five corresponding stars] move according to [the movement of] the sky. So [they] never change irregularly and always correspond to [the celestial movement]. The sudden change [of weather is caused by] varied communication [between the Five-Motions]. [That is why the five corresponding stars] do not correspond to it.

《黄帝内经·灵枢·邪客》的'天有日月,人有两目;地有九州,人有九窍;天有风雨,人有喜怒;天有雷电,人有声音;天有四时,人有四肢;天有五音,人有五脏;天有六律,人有六腑;天有冬夏,人有寒热;天有十日,人有手十指'这句话中的'天'指的是 sky,有时指的是涉及到 weather, season, principle 或 law 等。这句话的意思是:天是圆的,地面是方的,人体头圆足方和天地上下相应;天有日月,人有两目;大地有九州,人身有九窍;天有风雨的气候变化,人有喜怒的情志活动;天有雷电,人有声音;天有四季,人有四肢;天有五音,人有五脏;天有六律,人有六腑;天有冬夏相对的变迁,人有寒热不同的表现;天有十干,人有手十指。

镐京译者将其译为:The sky is round and the earth is square; so the head is round and the foot is square to correspond to it. In the sky there are the sun and the moon; so in the human body there are two eyes. The earth has nine geographical divisions, so the human body has nine orifices. There are wind and rain in the sky; so there are [emotional changes like] joy and anger in the human beings. There are thunder and lightning in the sky; so there are sound and voice in the human beings. There are four seasons in the sky; so there are four limbs in the human body. There are five kinds of sound in the sky; so there are Five Zang-Organs in the human body. There are six pitch-pipes[1] in the sky; so there are Six Fu-Organs in the human body. There are winter and summer seasons in the sky; so there are cold and heat in the human body. There are ten days[2] in the sky; so there are ten fingers [on the hands of] human beings.

'六律'和'十干'内涵特殊,与'五运六气'相关,现在的学人很难理解。所以镐京译者在译文之后对此作了特别的注解,即:

[1] Six pitch-pipes(六律) are divided into two categories, namely six Yin pitch-pipes and six Yang pitch-pipes. Six Yin pitch-pipes are Linzhong(林钟), Nanlū(南吕), Yingzhong(应钟), Dalū

(大吕), Jiazhong(夹钟) and Zhonglū(仲吕). The six Yang pitch-pipes are Huangzhong(黄钟), Taicu(太簇), Guxi(姑洗), Ruibin(蕤宾), Yize(夷则) and Wushe(无射).

[2] The"ten days" refer to the Ten Heavenly Stems(十天干), including Jia(甲 the first of the Ten Heavenly Stems), Yi(乙 the first of the Ten Heavenly Stems), Bing(丙 the first of the Ten Heavenly Stems), Ding(丁 the first of the Ten Heavenly Stems), Wu(戊 the first of the Ten Heavenly Stems), Ji(已 the first of the Ten Heavenly Stems), Geng(庚 the first of the Ten Heavenly Stems), Xin(辛 the first of the Ten Heavenly Stems), Ren(壬 the first of the Ten Heavenly Stems) and Gui(癸 the first of the Ten Heavenly Stems).

《黄帝内经·素问·阴阳应象大论》的'天不足西北,故西北方阴也,而人右耳目不如左明也'这句话中的'天'指的是 Qi of sky。这句话的意思是:天气在西北方是不充分的,所以西北方属阴,而人右边的耳目也就不如左边的耳聪目明。镐京译者将其译为:The sky appears deficient in the northwest. So the northwest pertains to Yin. That is why the ears and eyes on the right side are not so keen and sharp as that on the left side.

《黄帝内经·灵枢》,'夫同时得病,或病此,或病彼,意者天之为人生风乎,何其异也?'这句话中的'天'指的是 dominator。这句话的意思是:同时得病,有的生这种病,有的生那种病,难道是上天有意为人安排了各种不同性质的风邪吗?镐京译者将其译为:[The diseases caused are] numerous. I want to know the causes. [Sometimes people] contract diseases at the same time, but the diseases are not the same. I doubt whether the sky has arranged different [pathogenic] wind for different people.

《黄帝内经·灵枢·本神》的'血、脉、营、气、精神,此五藏之所藏也,至于淫泆离藏则精失、魂魄飞扬、志意恍乱、智虑去身者,何因而然乎?天之罪与?人之过乎?'这句话中的'天'指的是 governor。这句话的意思是：血、脉、营、气、精、神五脏各有所藏，如果嗜欲太过，任意耗伤，则五脏精气失藏，甚至魂飞魄扬，意志恍乱，失去正常的理智思维，为什么会这样呢？是上帝的惩罚，还是人自身的过错呢？镐京译者将其译为：[If] these [substances] are hyperactive and get out of the Zang-Organs, it will cause loss of Essence, dispersion of the soul, confusion of the mind and loss of wisdom and contemplation. What is the reason? Is it due to the punishment of the heaven or errors of man?

《黄帝内经·素问·上古天真论》的'昔在黄帝，生而神灵，弱而能言，幼而徇齐，长而敦敏，成而登天'这句话中的'天'指的是 throne。这句话的意思及其翻译此前微臣已经向陛下汇报了。

《黄帝内经·灵枢·刺节真邪》的'真气者，所受于天，与谷气并而充身也'这句话中的'天'指的是 prenatal essence。这句话的意思是：所谓真气，由先天的元气与后天的谷气合并而成，并充养全身，是人体生命活动的动力。镐京译者将其译为：The combination of the congenital [Essence] and the Guqi (Food Essence) forms the Zhenqi (Genuine-Qi) that nourishes the whole body.

《黄帝内经·灵枢·经水》的'故天为阳，地为阴，腰以上为天，腰以下为地'这句话中的'天'指的是 upper part of the body from the waist。这句话的意思是：对人体来说，腰以上属阳，腰以下属阴。海水以北为阴；湖水以北为阴中之阴。镐京译者将其译为：So the sky pertains to Yang and the earth pertains to Yin. [In the human body, the part] above the waist pertains to Yang while [the part] below the waist pertains to Yin.

《黄帝内经·素问·三部九候论》，'三候者，有天、有地、有人也'这句话中的'天'指的是 upper region (among the three regions for pulse taking examination)。这句话的意思是：所谓三侯，是以天地人来代表的。镐京译者将其译为：[And each region is composed of] three divisions, namely, the heavens [division], the earth [division] and man [division].

类似情况，还有很多。微臣以‘天’为例向陛下作了汇报。微臣之所以也提到了镐京译者的翻译，就是想向陛下汇报《黄帝内经》这一重要经典翻译时的理念与方法。如果纯粹向西方概要地介绍《黄帝内经》的基本思想理论和法规法则，完全可以按照其实际含义予以介绍和表达。比如谈到‘天’时，若指的是王位，就译为 throne；若指的是上级，就译为 upper region；如果指的是掌控者，就译为 dominator 或 governor；如果是天气，就译为 weather；如果指的是季节，就译为 season。但如果纯粹是为了完整、准确、系统地对外传播和翻译《黄帝内经》的思想理论，则可按照此前微臣提出的音译、直译、文内注解和文后注解的方法翻译。镐京译者对《黄帝内经》的翻译，就是为了完整、准确、系统地对外传播中医的经典理法方药，所以完全采用了音译、直译、文内注解和文后注解这一重要的翻译法则。”

黄帝说：“明察秋毫，秉公断案。译事之本，明确原义。类似情况在中医上应该还有很多，这就要求译者在翻译时必须时时小心谨慎，稍有疏忽便可能酿成大错。”

雷公说：“陛下之虑极是。现代学人钱锺书在《谈艺录》中，记录了 Lessing 剧本 Emilla Galotti 第一幕第四场中的一段话：‘倘目成即为图画，不须手绘，岂非美事。惜自眼中至腕下，自腕下至毫颠，距离甚远，沿途走漏不少。’这段话虽然谈论的是绘画，但对于翻译也有异曲同工之妙喻。”

黄帝说：“《尚书》说：‘惟明克允’。对于司法部门来说，只有明察秋毫，才能秉公断案。对于翻译人员来说，只有明确原文之义，才能翻译准确。然而要明确原文的含义，有时仅仅考虑到有关学科现实的发展还是不够的，还要考虑到其发生发展的历史轨迹。译事不易，译人下笔需慎之又慎，如此方可消讹除误。”

岐伯、雷公长拜道：“陛下钦明文思！臣等铭记不忘。”

有典有则篇第四十六
——中医翻译形质

黄帝说："译事之难，非难于上青天，实难于铺地理。传播之难，非难于登高望远，实难于心明眼亮。"

岐伯说："诚如陛下所训，情况的确如此。中医的理论与中国古典哲学密切相关。而中国的古典哲学与西方的古典哲学就如同国语与英语一样，有某些相同和相近的因素，但总体上来说还是异大于同，差大于似。孔子说：'知者乐水，仁者乐山。知者动，仁者静。知者乐，仁者寿'。孔子关于'知'和'仁'的论述，可使人们清楚地看到古代中国人和古希腊人思想不同的由来。中国的传统文化是以农业为基础的，而以农业为基础的，就必须时时处处都要靠自己的劳动来实现。所谓春耕夏长秋收冬藏，就是农业文明基本精神的体现。西洋文明是海洋文明，而海洋文明的特色就是夺取、捞取。比如将鱼网撒入海中，捞出一堆鱼，就是自己的了。至于这鱼是谁养育的、是谁拥有的，根本不予考虑。这就是两大文明的基本差异。"

黄帝说："这个认识非常直接，也非常实际。"

岐伯说："陛下圣明！中国是个大陆国家，所以在古代中国人的心目中，世界就是他们生活的这片土地。近人冯友兰说，在中文里，有两个词语常常被中国人用来表达'世界'这个概念，一个是'普天之下'，一个是'四海之内'。这两个词语再明确不过地说明了环境因素对古代中国人认识世界的影响。住在海洋国家的人，如希腊人，可能就根本无法明白中国人的这一理念，一定会质疑居住在'四海之内'怎么就是住在'普天之下'。而在中文里，历朝历代的理念就是如此，而且还是颇有道理的事实。雷公在考察下界的时候，曾就中国人过去为何未曾像西方人一样扬帆出海、周游世界等问题进行了思考。雷公发现，从孔子的时代直到一百二十多年前，即西方的十九世纪末，中国的思想家们从来没有到海上冒险的经历。这在某种程度上影响了他们认识自身和世界。"

黄帝问道:“古时的国人,注意海洋了吗?”

岐伯回答说:“中国从东北到东南,周边都是海洋。所谓的东海和南海,就是指靠近中国领土的海洋。由此可见,自远古以来,华夏民族与海洋是相近的,甚至是相连的。大概是由于华夏文明是农业文明,所以华夏民族最关心和发挥的就是厚德载物的大地,而不是海洋。孔子和孟子当年所居之地离大海都不太远,甚至非常近。但是在《论语》里,孔子好像只有一次提到大海,那还是在他郁郁寡欢的时候发出的感慨。孔子说:‘道不行,乘桴桴于海。从我者,其由与?’孟子提到大海时所讲的话也很简短。他说:‘观于海者难为水,游于圣人之门者难为言。’相比之下,苏格拉底、柏拉图和亚里士多德等古希腊哲人,出生在海洋的国家,可谓常漫游列岛,其视野、境界、思想和观念与华夏民族可谓大有不同。这可能就是中西方文化不同的根本原因吧。”

黄帝问道:“这种不同,对中西文化的影响是怎样的呢?”

岐伯回答说:“影响显然是有的,甚至各个方面都有影响。从中西方民族日常生活的用语上,即能体现这种因生活环境的不同所造成的差异。在中西文化比较和人员交流之间,实例可谓无处不在处处在。比如在中国最古老的辞书《尔雅》中,有关家庭各种关系的名称有一百多种,其中多数在英语中没有与之相当的词语。如在中文中,比自己长一辈的男子,有叔叔、伯伯、舅舅、姑夫、姨夫、表叔、表舅等等称谓,但在英语中却只有一个 uncle;比自己长一辈的女子则有姑姑、婶婶、姨姨、姨妈、姑妈、舅妈、妗子等等不同的称谓,英语中也只有一个 aunt。这常常给翻译带来很大的困难。”

黄帝问道:“如何解决这一困难呢?”

岐伯说:“请雷公向陛下汇报。”

雷公说:“谢谢天师!微臣在下界寻访的时候,与翻译界的一些学人进行了交流,也曾咨询了他们这样一些问题。从他们提供给微臣的文献资料来看,将这样的中文词语翻译成英文时,不得不加一些注释性的词语,不然就无法说清楚。

比如跟西方人谈到自己的‘舅舅’时,可先说‘my uncle’,然后再补充说‘my mother’s brother’。如果‘舅舅’比自己的母亲年龄大,就补充为'my mother's elder brother'。如果'舅舅'比自己的妈妈年龄小，就补充为'my mother's younger brother'。再比如跟西方人谈到自己的'姑姑'时，可先说'my aunt'，然后再补充说'my father's sister'。如果'姑姑'比自己的父亲年龄大，就补充为'my father's elder sister'。如果'姑姑'比自己父亲的年龄小，就补充为'my father's younger sister'。其他称谓用英语表达时，也可按此予以补充。

有时候一些中文的概念表面上看起来，似乎与某些西方概念相类似，究其实质，其实有很大的不同。比如'名家'这个学派，在英文里有时被译为sophists，即智者学派，有时被译作logicians，即逻辑学家，有时被译为dialecticians，即辩正法家。其实名家与西方传统哲学中的智者学派、逻辑家、辩证法家的确有某些相似之处，但并不完全相同。为了避免混乱，微臣以为还是将其直译较为妥当。这会使西方人注意到中国哲学里'名'和'实'的关系这个重要问题。"

黄帝说："如此之例，颇能说明问题。在学术研究上，常常给人以启迪的不是同，而是异。"

雷公说："陛下圣明！微臣在下界寻访译人的时候，与所访之译士谈到这个问题时，微臣曾提到天师'同不见明，异则生辉'之说。天师的这个见解非常好，对于今人来说就是创新的理念，就是发展的路径。微臣当时注意到，如何翻译中医理法方药里具有典型中国文化形质的概念，是大有借鉴意义的。所以在中医翻译中，直译虽然成为国际化的趋势，但释义、注解和说明依然是非常重要的。如果对中医的核心概念和术语直译之后没有作出必要的释义、注解和说明，显然无法令西方人真正地理解好和掌握好其实际内涵。微臣在下界所接触的一位颇有民族意识和文化的镐京译者，就特别重视释义和注解。他在翻译《黄帝内经》等中医经典时，释义和注解始终是最为重要的一项工作。"

黄帝说："卿等之论，确如道生一，一生二，二生三，三生万物。"

雷公说："承蒙陛下盛赞，微臣诚惶诚恐。谈到做学问的时候，陛下非常赞赏孔子的治学思想。孔子在《论语》中说：'盖有不知而作之者，我无是也。多闻，择其善者而从之，多见而识之，知之次也。'孔子的这段话非常深奥，微臣当时不甚了了。陛下解释说，孔子的意思是说：'大概也有自己不知道却又妄自创作的人吧，我是不这样做的。多听一听，选择那些好的来学习；多看一看，把那些有用的记下来。我不是生而知之，而是学而知之。'在陛下的指导下，微臣认真思考，认真分析，感触颇深。"

黄帝说："做翻译也当如此，搞清楚了原文之意再下笔，不要不懂装懂，随意释解。"

雷公说："陛下语重心长，臣等定遵而行之。在引领尘世译人从事翻译工作时，尽量协助他避免恣意妄为。微臣在下界考察的时候注意到，有时即便是对原文理解准确了，在表达上还是有很多差异的，有时因为表达的不善，也会影响原文之意在译文中的再现。微臣手头有三部不同的《红楼梦》译本，三个译者都是当今东西方文坛巨匠、译界泰斗，但在字词句的表达方面，却存在着明显的不同。这些不同当然反映了各自的不同风格，但风格本身对文章内容是有一定影响的。"

黄帝说："三个译者翻译风格的差异在哪里呢？"

雷公回答说："对《红楼梦》的翻译微臣了解不多，试将三个译本对《黛玉葬花辞》的不同翻译作一比较，请陛下指导。从三个译本的对比中，不难看出其理解和表达的差异。《黛玉葬花辞》文字较多，微臣只向陛下汇报前三个句子的理解和翻译。

第一句的原文是：

花谢花飞飞满天，红消香断有谁怜？

杨戴将其译为：

As blossoms fade and fly across the sky,
Who pities the faded red, the scent that has been?

大卫将其译为：

The blossoms fade and falling fill the air,
Of fragrance and bright hues bereft and bare.

许氏将其译作：

As flowers fall and fly across the skies,

Who rues the red that fades, the scent that dies?

第二句的原文是：

游丝软系飘春榭，落絮轻沾扑绣帘。

杨戴将其译为：

Softly the gossamer floats over spring pavilions,
Gently the willow fluff wafts to the embroidered screen.

大卫将其译为：

Floss drifts and flutters round the Maiden's blower,
Or softly strikes against her curtained door.

许氏将其译作：

Softly the gossamer floats over bowers green;
Gently the willow fluff wafts to broidered screen.

第三句的原文是：

闺中女儿惜春暮，愁绪满怀无释处；

杨戴将其译为：

A girl in her chamber mourns the passing of spring,
No relief from anxiety her poor heart knows;

大卫将其译为：

The Maid, grieved by these signs of spring's decease,
Seeking some means her sorrow to express,

许氏将其译作：

In my chamber I'm grieved to see spring depart.
Where can I pour out my sorrow-laden heart?

三个译本对这三句话的翻译，理解和表达方面均有差异。”

黄帝说：“一首诗，三种译法，三个风格，甚至可以说三个意境。这可能正是翻译的魅力所在吧。”

雷公说:“确如陛下所示!但在中医翻译上,特别是在名词术语的翻译上,却应当尽量减少多样性,逐步实现统一化。只有这样做才有利于中医翻译的规范化和标准化。严格说来,中医学翻译应该属于所谓的科技翻译的范畴,而不完全是文化和文学的翻译。当然《黄帝内经》中的部分内容却是文化翻译和文学翻译,但常规性的中医翻译却并非完全如此,更主要的是近似于科技翻译。科技翻译的首要原则就是术语要规范,内涵要统一,不能一个人一个说法,一个地区一个用法。这与文学翻译有很大的不同。当然在具体的文法和句法上,科技翻译也是要讲究修辞的,中医翻译更需要讲究修辞。”

黄帝说:“卿等讲得很对,科技翻译中术语的翻译应该规范化。此前谈到阴阳学说的翻译时,朕注意到其基本概念的翻译虽然没有完全标准化,但已经有了标准化的趋势可循。这是很令人鼓舞的发展。”

岐伯、雷公长拜道:“陛下圣明!经过中西方的密切合作和国人的认真努力,中医翻译的规范化和标准化一定会实现!”

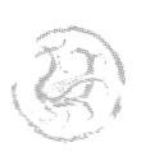

克谨天戒篇第四十七
——阴阳学说翻译

黄帝说:“言必信,行必果。卿等谈到了翻译的多样化,虽然颇有值得思考的问题,但还是比较符合实际的。”

岐伯说:“陛下圣明!事情确实如此。就民族语言来说,同一个事物就有很多不同的称谓,正因为有不同的称谓,才丰富了民族语言的内涵,才展示了民族文化的风采。比如‘月亮’在华夏民族的语言中就有很多不同的称谓,这些不同的称谓不但没有引起任何国人的反对,而且还激发了国人的逻辑思维,还丰富了国人的文化精神。微臣翻阅神州的某一部书,发现其将‘月亮’的多样称谓总结为九十四种,即:

1 玉桂 2 银台 3 五羊 4 夜光 5 清光 6 太清 7 蟾 8 蟾蜍 9 玉蟾 10 霜蟾 11 素蟾 12 冰蟾 13 银蟾 14 瑶蟾 15 蟾宫 16 皓蟾 17 金魄 18 圆蟾 19 金蟾 20 蟾魄 21 素魄 22 圆魄 23 冰魄 24 桂魄 25 瑶魄 26 玉盘 27 金盘 28 银盘 29 圆盘 30 广寒 31 霜盘 32 水晶盘 33 白玉盘 34 金镜 35 玉镜 36 圆镜 37 寒镜 38 秦镜 39 瑶镜 40 金轮 41 银轮 42 玉轮 43 圆轮 44 冰轮 45 霜轮 46 孤轮 47 斜轮 48 玉兔 49 玉钩 50 银钩 51 垂钩 52 悬钩 53 金兔 54 白兔 55 圆兔 56 蛾眉 57 悬弓 58 姮蛾 59 素娥 60 丹桂 61 广寒宫 62 桂宫 63 冰鉴 64 冰镜 65 婵娟 65 顾菟 67 冰轮 68 圆光 69 月魄 70 魄月 71 玉魄 72 皓魄 73 新魄 74 颓魄 75 纤魄 76 细魄 77 夜魄 78 晚魄 79 宵魄 80 晓魄 81 残魄 82 莹魄 83 金丸 84 素丸 85 玉环86 玉弓 87 明弓 88 琼钩 89 桂宫 90 桂窟 91 桂丛 92 桂影 93 桂晖 94 娥月

如此系统的总结,颇令微臣感动。”

黄帝说:“对‘月亮’称谓的如此总结,确实颇有文化内涵。继续谈谈中医翻译问题吧。其中的多样翻译,有借鉴性,也有思考性。卿等总结了中医的理法方药,认为中医的理论基础就是中华文化,中医的理论体系就是中国古典哲学‘阴阳学说’、‘五行学说’、‘精气学说’。事实确实如此，对于今人来说，理解并不易，翻译则更不易。”

岐伯说：“诚如陛下所训！雷公在下界考察时，特别注意这一现状和问题。中国文化形质气韵可谓独具，在其基础上形成的各种学说和技能都是如此。古时候将其传播和普及到东南亚的一些民族和国家，非常自然，毫无夸张。原因就是这些民族和国家还处在文明和文化的初创时期，一接触到中华文化和中华医药就自然地大受启发，自然就全面地吸收和应用，根本不需要翻译和研究，与当今中华文化和中华医药西传完全不同。如今西传的时候，首先就要将其翻译成西方语言，而要以西方语言将其文字风采和思想内涵真正地表达清楚，只能渐渐而传。如想顺势而传，恐非易事。”

黄帝说：“诚如卿等所虑，事实确实如此。卿等可否引领国人撮其大要，逐一分析，理清头绪，以利译事?”

岐伯说：“臣等谨遵圣命。请雷公继续向陛下汇报。”

雷公说：“谢谢天师！微臣在下界时期，与译界人士讨论中医理法方药的翻译问题时，觉得翻译好阴阳学说颇感棘手。阴阳学说是中国古典哲学中的一对重要范畴。春秋战国前后，这一学说被医家引入医学领域，成为古人解释和分析人体生理、病理以及疾病的诊断与防治的主要工具之一。就‘阴阳’二字的翻译来说，音译如今已经完全国际化了，而且都成了西方语言中的通用词了。但‘阴阳学说’的实际内涵，翻译时却存在着这样那样的问题。‘阴阳学说’的实际应用和发挥，在对外传播的时候则是比较顺畅的。如《黄帝内经·素问·四气调神大论》记载了陛下当年与臣等谈到的四时阴阳对养生的意义。原文是这样的：

> 夫四时阴阳者，万物之根本也，所以圣人春夏养阳，秋冬养阴，以从其根，故与万物沉浮于生长之门。

用白话文来说，大致意思是这样的：

> 四时阴阳的变化，是万物生命的根本，所以圣人在春夏季保养

阳气以适应生长的需要,在秋冬季节保养阴气以适应收藏的需要,顺从了生命发展的根本规则,就能与万物一样,在生、长、收、藏的生命过程中运动发展。

镐京译者将其译为:

[The changes of] Yin and Yang in the four seasons are the roots of all the things [in nature]. So the sages cultivate Yang in spring and summer while nourish Yin in autumn and winter in order to follow such roots (the changes of Yin and Yang in different seasons).

由于陛下的指导是对'阴阳学说'的应用和发挥,所以如今向西方传播和介绍时,还是有一定的基础,因为'阴阳'已经成为他们的通用语了。"

黄帝说:"很有道理。说说阴阳学说的基本内容吧。"

岐伯说:"遵旨!按照伏羲创建中华文明和陛下创建中华文化的思想和境界来分析,阴阳的原始概念自然是非常单纯而直观的,首先指的是日光的向背,向阳的则属阳,背阳的则属阴。这种自然现状和理念至今依然传承和发扬在神州大地。后来随着中华文化的不断发展和华夏民族思想的不断提高,'阴阳'就逐步引申为气候的寒暖,方位的上下、左右、内外,白昼时期的明亮和昏暗,运动状态的躁动和静止,内心状态的宁静和烦躁等等。"

黄帝说:"这种引申对于人们认识周围世界,应该是有现实意义的。"

雷公说:"陛下圣明!'阴阳'概念的引申,确实有现实意义。比如古代思想家看到一切现象都觉得其有正反两个方面,所以就利用阴阳这个概念来解释自然界两种对立和相互消长的事物和事体,并认为阴阳的对立和消长是事物和事体本身所固有的现状。《老子》说:'万物负阴而抱',大概就是这个意思吧。在老子看来,任何事物都包含着阴阳这个相互对立又相互联系的两个方面,人类也是这样。老子的这一看法,实际上是对陛下思想的认真遵循和落实。当年陛下创建中华医学的时候，就将‘阴阳’概念和‘阴阳学说’充分发挥到对人类身体三宝、健康养生以及疾病治疗等各个方面，从而拓展了华夏民族的境界和视野。从此之后，国人又进而认为阴阳的对立和消长是宇宙的基本规律。当年孔子等人对《易传》进行注解时提出的‘一阴一阳之谓道’，强调的就是这个道理。嗣后经过认真的研究和分析，为了更好地展示‘阴阳’的作用和意义，古代学人就创造了如今依然广为流行的阴阳图。这个图就很形象地说明了阴阳之间相互联系、此消彼长的关系。”

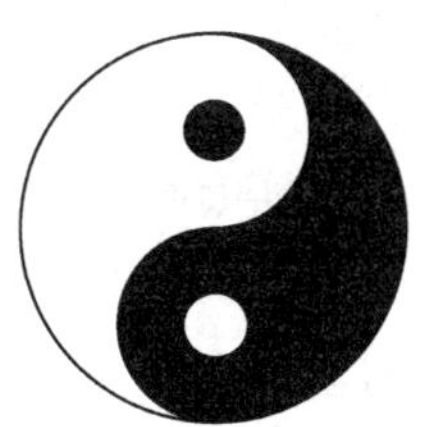

黄帝说：“古人创建的这个阴阳图的确很形象。这种由朴素而复杂、由直观而抽象的认识方式反映了中国古代认识论的发展。阴阳学说能为西方人理解和接受吗？”

雷公说：“陛下圣明！西方人一开始接触中国古典哲学中的阴阳概念时，在国人学者的认真解释和说明下，个别西方人士还是比较了解其实际所指及其实际意义的。明清时期来华的传教士，对于阴阳概念及其内涵还是比较清楚的。但向西方介绍的时候他们依然感到很困惑，不知如何才能将其形式和内容用西文表达清楚。当时有的根据其字面意思直译为 negative and positive，有的根据其原始所指译为 shade and sunshine，有的根据其某些所含之义译作 musculine and feminine，等等。这些译法都只揭示了阴阳的某些特征和个别层面的内涵，但远远没有将阴阳的全部内涵系统、完整、准确地表达出来。”

黄帝问道：“如何才能将阴阳的全部内涵系统、完整、准确地表达出来呢？”

雷公回答说：“微臣当时在下界考察的时候，特别注意到了这一问题，也与很多学界和译界人士进行了探讨和分析。大家认为见词明意当然是最理想不过的理想翻译。但这种希望却并不是立刻就能实现的，中西方自明清以来，一直沟通交流，但这样的目标还一直处于理想状态。按说要达到这样的目的，词与意之间应该是统一的，但这个统一并不是没有条件的，也并不是一开始就能实现的，总是需要一个或短或长的时间才能建立起这种统一的关系。比如说，当英文的 train 这个交通工具传入中国的时候被翻译成'火车'，没有见过'火车'的人很难想象出来'火车'究竟指的是什么，很可能将其与《封神榜》中的某种兵器联系在一起。经过一段时间的接触和乘坐后，人们才会慢慢地将其名与实有机的结合起来，这样人们见到'火车'这个词便可以见词明意了，而不会再根据'火'和'车'这两个字随意地想象了。只有到了这个时候，'火车'这个词和其所表达的意之间才最终实现统一了。这也是'阴阳学说'西传中的希望。"

黄帝说："这确实是一个很典型的例子。如何才能将阴阳的全部内涵系统、完整、准确地表达出来呢？"

雷公说："确如陛下说训，这确实是一个颇值思考和借鉴的实例。但这个实例毕竟是实物，可以看得见摸得着的，与文化的概念和词语完全不同。微臣当时在下界考察的时候，特别注意到了这一问题，也与很多学界和译界人士进行了探讨和分析。大家认为见词明意当然是最理想不过的理想翻译。但这种希望却并不是立刻就能实现的，中西方自明清以来，一直沟通交流，但这样的目标还一直处于理想状态。所以在初次翻译中华文化中的某个概念的时候，见词明意的理想就很难实现。这种现状至今依然存在，不但存在，而且还很普遍。像'阴阳'这个中国哲学中特有的概念，无论直译还是意译都很难将其实际意思表达清楚。正如玄奘法师说的那样，这是因为其'含多义故'，所以很难简单地直译和意译。要真正地做好这一点，还很有必要借鉴玄奘当年翻译佛经时所提出的'五不翻'。所谓'五不翻'并不是说五种情况下不能翻译的意思，而是说五种情况下只能音译。通过长期的翻译实践，特别是西方哲学界对中国古典哲学的了解，人们发现只有通过音译加注释才能较好地表达清楚阴阳的实际内涵。所以人们后来就比较统一地将阴阳音译为 Yin and Yang 或 yin and yang 或 Yin-yang 或 yinyang 等等，虽然形式有所差异，但基本方法和理念还是相同的，即都是音译。"

黄帝问道："这种译法能为西方人所理解吗？"

雷公回答说："微臣与下界学者和译者交流的时候了解到，经过中西方之间的长期交流，Yin and Yang 这个直译的中华文化概念已逐步为西方所接受，而且已经被收入到西方的《韦氏大辞典》，成为一个业已国际标准化了的中医译语。就中医翻译目前的发展来看，这确实是非常难得的统一化和标准化的翻译发展。当时的学者和译界都希望中华文化中其他独特概念的翻译，也能获得如此之果。随着中华文化的不断西传和中华民族经济、社会、教育等的不断发展壮大，中华文化的基本概念必将越来越为西方人士所了解和接受。这样的例子，还是时有所闻的。”

黄帝说：“说说看。”

雷公说：“遵旨。比如中文的‘道’即常译作 Dao 或 Tao。另外，英语中的 litchi（荔枝），taphoon（台风），kowtow（磕头）等词语，也是从中文直接音译过去的，称为西方语言的常用语了。这就是‘交相利，攻相害’的具体体现，很值得回顾和深思。刚才微臣向陛下汇报了当初音译的‘阴阳’形式，其拼写的方式大小不同，形式也有异。这主要是当初刚开始音译的时候，不同的译者自然会从不同的层面和不同的理念等角度音译‘阴阳’。按照人类之间的交流史实来看，以大写的形式音译‘阴阳’，自然说明‘阴阳’这译法还没有普及，同时‘阴阳’这一概念还没有为西方所普遍理解和接受。而以小写的形式音译‘阴阳’，则说明‘阴阳’的音译法已经普及了，更重要的是‘阴阳’这一概念已经为西方所理解和接受了。从目前的实践来看，大写的 Yin and Yang 与小写的 yin and yang 都较为流行。大写的好处是明确其为外来语，便于读者注意，即强调了其异域色彩；小写的便于书写统一，同时也从某种意义上表明，译者希望这样音译的中医概念能逐步纳入到英语语言的体系之中。”

黄帝说：“大写比较好理解，因为阴阳毕竟是中国文化所固有的概念，在西方语言中以大写对其来源予以表示有利与读者明辨其义。通过一段时间的使用，如果确为西方语言所吸收并成为其普通词语之一，再小写可能更为合理。”

雷公说：“陛下圣明！阴阳学说是比较早地传入西方的中国古典哲学概念，其音译的形式也流传较广，现已为一般权威英文词典所收入。所以大写或小写均为一般读者、译者和作者所接受。有一点翻译时还需要慎加说明，就是当阴阳表示一个统一概念时，有时可以写为yinyang或Yinyang。这样就可以省略掉and一词。特别是在某些句子中'阴阳'作主语时，如果不合并写在一起，就会出现主谓不合的现象。比如在'阴阳者，天地之道也'一句中，如果音译的阴阳分而述之，就变成了这样：Yin and Yang is the Dao of the sky and earth. 主语是Yin and Yang，含两个概念，但作为谓语的系动词be却是单数形式is，这样主谓就显得不够吻合了。如果这里的'阴阳'合并起来音译为Yinyang，则主语不够吻合的问题就可以避免了。微臣在与下界译者交谈时，也谈到了这一问题，这也是当时微臣的建议。"

黄帝说："卿之分析，颇有道理。"

雷公说："感谢陛下鼓励！从中华文化和中华医药西传的发展来看，音译'阴阳'这一概念，还是非常客观的，很有实际意义。音译'阴阳'的拼写方式起初不是很统一，微臣刚才向陛下汇报了这方面的情况。从目前的实践来看，大写的Yin and Yang与小写的yin and yang都较为流行。大写的好处是明确其为外来语，便于读者注意，即强调了其异域色彩；小写的便于书写统一，同时也从某种意义上表明，译者希望这样音译的中医概念能逐步纳入到英语语言的体系之中。阴阳学说是比较早地传入西方的华夏古典哲学概念，其音译的形式也流传较广，现已为一般权威英文词典所收入。所以大写或小写均为一般读者、译者和作者所接受。还有一点需要说明，就是当阴阳表示一个统一概念时，有时可以写为yinyang或Yinyang。这样就可以省略掉and一词。特别是在某些句子中作主语时，如果不合写在一起，会出现主谓不合的现象。"

黄帝说："言之有理。但'阴阳者，天地之道也'这个句子中的'道'和'天地'分别译为Dao和sky and earth，似乎太直白了一些。'道'音译为Dao妥当吗？'天地'译为sky and earth准确吗？"

雷公回答说："陛下之训，发人深省！'道'的原始概念当然指的是道路。古人将道路的作用和特性予以抽象概括，用以表示万事万物的运动变化规律。这正如古人对反映日光向背的'阴'和'阳'的抽象概括一样。所以一些西方人在翻译华夏的古典哲学和文化的时候，将'道'

直译为 Way。如 Arthus Waley 在翻译《老子》时，就将'道，可道，非常道'译为：The Way that can be told of is not an Unvarying Way。将'道'译为 Way 不能说译得不对，但在语意上似乎不是很到位。在国语语言中，'道'源于道路，但其内涵却高于道路，成为一个抽象的哲学概念。由于华夏文化五千年的一脉传承，'道'与道路之'道'虽然字同，意境却不近相同，前者显然远高于后者。

在英语语言中，因为没有这种文化的传承和发扬，所以'道'的内涵与 Way 的所指并不十分吻合。因此将'阴阳者，天地之道也'中的'道'直译为 Way 就显得有点直白，感觉上有点意犹未尽。因此有的译者就将'道'意译为 law，有的意译为 principle，还有的意译为 rule 等等。总之，希望能将'道'所蕴涵的基本意义表达清楚。这种意译的做法在解释'道'之内涵上，确有其积极的意义。但也有不足之处，即无论是用 law，还是 principle 或 rule，都还略嫌不足，语意上还是有点意犹未尽之嫌。"

黄帝说："'阴阳学说'的解读和翻译，确有意义。翻译的统一与规范，能否得以实现？"

雷公说："诚如陛下所训，'阴阳学说'的解读和翻译确实是对外传播和介绍中华文化和中华医学基础的基础，意义自然非凡。为了保持中华文化和中华医药的精气神韵，国内的译者已经非常重视音译其最为核心的概念和术语了。近年来国内中医翻译界开始努力使用拼音来音译'道'，尽量减少 Way 的使用。这正如音译阴阳一样，有其充分的实践基础。用玄奘法师的话说，这就叫'秘密故'。在词语的应用上，华夏自古便有雅俗之别和文白之分。在哲学和认识论上，词语的应用更是如此。有些哲学概念一开始借用了日常用语和一些常见事物与现象的名称来表达。但随着哲学研究的发展，这些日常用语和常见事物与现象的名称的内涵得到了不断的丰富和抽象，使其逐步游离了原有所指，而表达某些特有的范畴。'阴阳'、'道'就是这样一些由日常用语而发展成为表达哲学范畴的专门用语，其内涵与其原来所指既有联系，又有区别。这就是需要音译'阴阳'和'道'的根本原因。"

黄帝说："在这种情况下，直译有未尽之弊，意译有难全之患，音译虽是无法之法，却在一定意义上较好地解决了直译与意译进退两难的问题。”

雷公说：“陛下所训极是，臣等如醍醐灌顶！微臣和下界学者和译者交谈的时候，根据陛下的指示一再提醒他们，应该清楚地认识到音译中词与义的有机结合是需要时间的。这就要求译者在音译的同时，要对相关概念做好必要的解释和阐述，以使读者能充分了解音译概念的完整内涵。这样经过一段时间的学习、了解和运用，读者便可逐步掌握有关词与义之间的有机联系，达到见词明意的效果。陛下当年指教臣等的时候，谈到了词与义的关系，可谓出神入化，一语中的。臣等之所以在探讨翻译问题时，能有比较合理的认识和比较顺畅的研究，就是一直得到了陛下的指示和启发。”

黄帝说：“‘道’的翻译问题基本如此。‘天地’该如何翻译呢？是 heavens and earth 还是 sky and earth?”

雷公回答说：“感谢陛下的肯定！在华夏古代的典籍中，‘天地’常常用来指自然界或宇宙。这个概念同样来自人们对周围世界的基本认识。人们将穹隆似的上苍称为‘天’，将茫茫无边的地域称为‘地’，那么将‘天’与‘地’合在一起，就可以指整个自然之界与无边的宇宙了。所以华夏典籍中‘天地’常常被译为 nature 或 universe，当然也有直白地译为 heavens and universe 或 heavens and earth。虽然国内的译者一般都将‘天地’译为 heavens and earth，镐京《黄帝内经》的译者当初也是如此翻译，但微臣在向陛下汇报的时候，一直使用的是 sky and earth。

微臣之所以这样调整，就是因为 heaven 这一词在欧洲语言中总是与宗教有关的，特别是基督教。而中华文化中的‘天’自古以来只与仁道有关，而无与宗教有关。所谓‘天人相应’‘天人合一’，就是强调的‘天’与人的关系，而不是与神仙的关系。所以在下界考察时，微臣与国内的学者和译者交谈的时候，曾经多次提醒国内的学者和译者，应该以 sky 译‘天地’的‘天’，只有这样翻译才是合理的。而以 heaven 译‘天地’的‘天’是不合理的，因为如此翻译就将中华民族的‘天’与鬼神结合在一起了。如今镐京《黄帝内经》的译者已经接受了微臣的建议，已经放弃了用 heaven 译'天地'的'天'了。

微臣觉得除了避免使用 heaven 这个西洋词意外,'天地'的翻译还可以具体问题具体分析。在一般的文论中,将'天地'意译为 nature 或 universe 还是可以的。但在经典的翻译上,也可直译为 sky and earth,这样可以使读者从中了解到古代华夏民族认识问题的思路与方法。也就是说,一般翻译中意译基本可以达意,典籍翻译中直译则可较好地保持了原文的精神风貌,并且可以给读者了解典籍中有关思想和概念的深化和发展提供某种历史的轨迹和路径。"

黄帝说:"言之有理,应该如此。卿等认为将'阴阳者,天地之道也'中的'阴阳'和'道'都应音译,这样才能将其核心内涵和文化底蕴传递给西方。朕觉得是有道理的。但在特殊情况下,可能还需另作别译。"

岐伯、雷公跪拜道:"陛下圣明!臣等谨遵圣训,继续认真努力,协助尘世译人完善特殊翻译。"

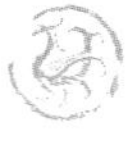

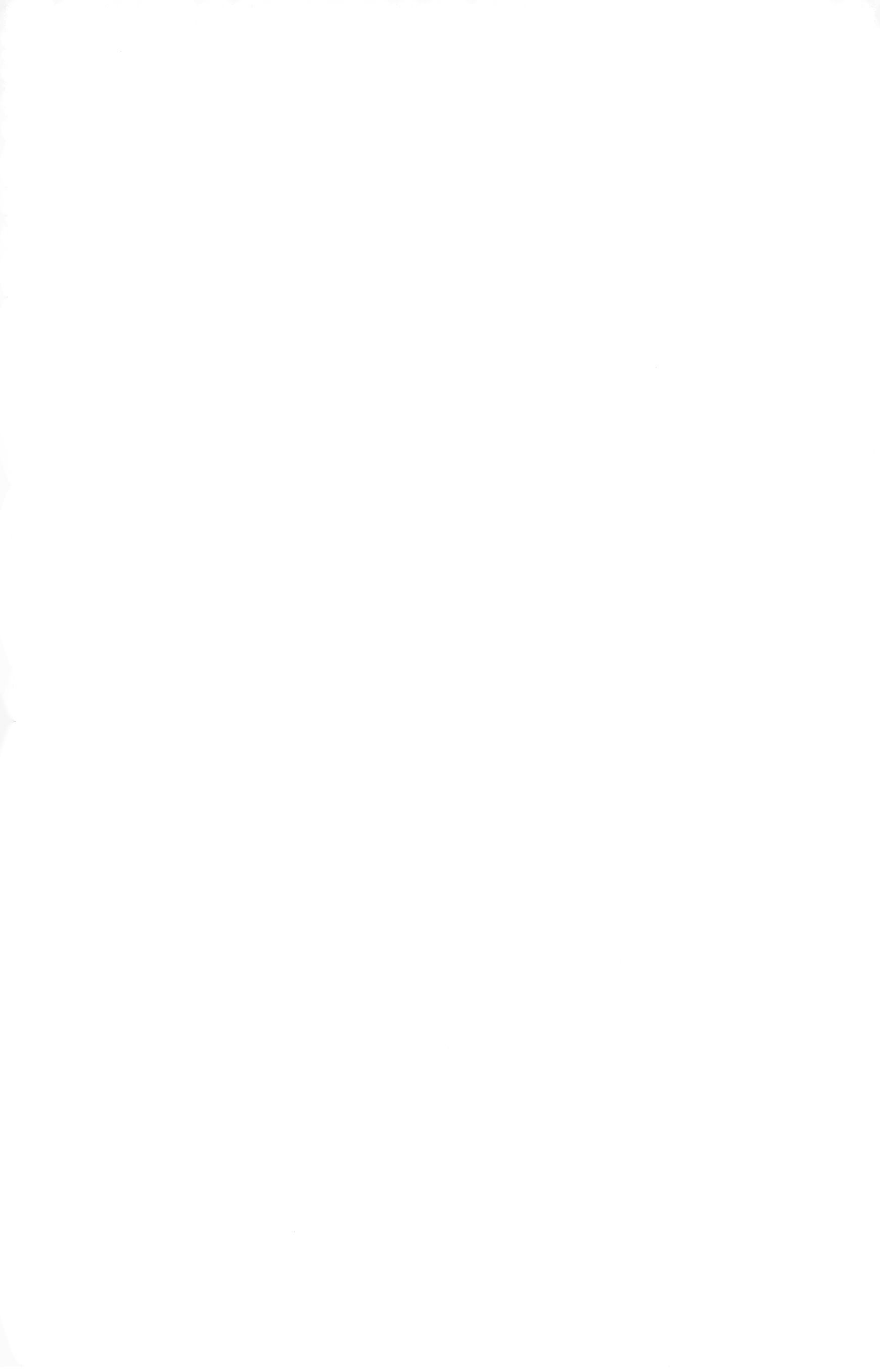

2008-2011年，国家社科项目“中医名词术语英译国际标准化研究”（08BYY009）

2012-2015年，国家社科项目“中医英语翻译理论与方法研究”（12BYY024）

2018-2021年，国家社科项目“《黄帝内经》英译及版本比较研究”（18BYY033）

2017-2020年，上海哲社项目“中医典籍翻译研究”（2017BYY013）

黄帝译经

Yellow Emperor's Canon of Translation

李照国◎著

上海三联书店

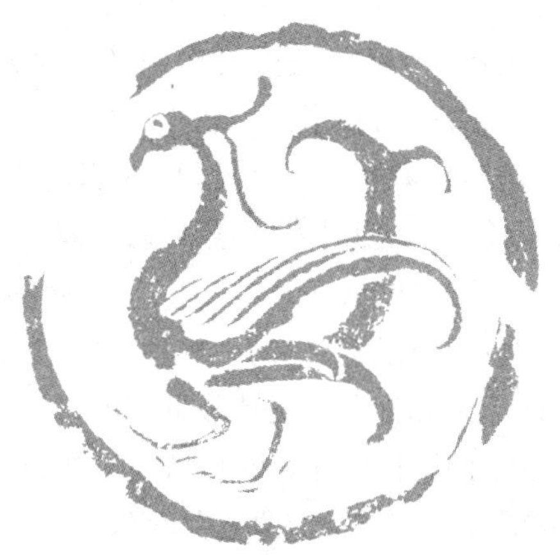

克有常宪篇第四十八
——核心概念翻译

黄帝说："卿等认为将'阴阳者，天地之道也'中的'阴阳'和'道'都应音译，这样才能将其核心内涵和文化底蕴传递给西方。朕觉得是有道理的。但在特殊情况下，可能还需另作别译。前人之见，后人可观之，亦可践之。卿等可否明白其意？"

岐伯说："陛下圣明！事实确是如此，臣等明白。当年在陛下的指导下，臣等一直回望前人、观望时人、期望后人。离开尘世之后，臣等对下界的现状却颇有别感。比如《论语》中孔子一再强调的'君子'，成为孔子对华夏民族文明和文化发展中的一种理想和抱负。当然与三皇五帝时期相比，这样的理想和抱负还是比较低俗的。《黄帝内经·素问·上古天真论》中，记载了陛下当时对核心民族发展的回忆与反思，将远古时期的优秀人才概况为四类，即'真人''至人''圣人'和'贤人'，没有提到'君子'。这说明远古时期前后，所谓的'君子'还达不到华夏民族最为杰出的人才层面。由此可见，文明和文化的发展，与社会和人性的发展，恐怕还不是通道而行。"

黄帝说："卿等之见，颇有道理。"

岐伯说："感谢陛下肯定！孔子时代确实没有'真人'、'至人'、'圣人'和'贤人'那样真正能做到'仁义礼智信'的杰出人才了，只能追求'君子'这样曾经仅仅是普通国人的表现了。孔子之所以追求'君子'，说明那个时代能有陛下时代普通国人的基本精神就已经非常不易了。所以孔子的一生中，一直都在追求'君子'。孔子一生教过三千弟子，其中有七十二贤人。这说明当时孔子的教育和培养，有七十二位弟子就已经从'君子'的层面上升到了'贤人'的意境，实在太不容易了。"

黄帝说："无论如何，'君子'终究是华夏民族最为理想的仁人志士。中华文化对外传播的过程中，'君子'是如何翻译的呢？"

岐伯说："陛下之训，颇为实际。'君子'如今依然是国人的理想人才。中华文化对外传播和翻译的过程，‘君子’的翻译也一直是译界思考和讨论的问题。随着中华文化的对外传播，孔子的语录《论语》已经以多种语言进行翻译了，尤其是国际上普及的英语语言。《论语》英语语言的翻译，就已经有一百多个译本了。也就是说，已经有一百多人用英语翻译了《论语》。在翻译《论语》时，‘君子’的理解和翻译一直是大家非常关注的问题。有关这方面的讨论，微臣试以《黄帝内经》译者的比较分析向陛下汇报。镐京译者翻译《黄帝内经》等中医经典时，也非常关注华夏文化的对外传播和翻译，注意到无论国内还是国外的译者在翻译《论语》时，基本上都有三分之一的误解或偏解。”

黄帝说：“说说其中‘君子’的翻译吧。”

岐伯说：“请雷公向陛下汇报。”

雷公说：“谢谢天师！微臣手头刚好有镐京译者所撰写的《〈论语〉英译释难》，其中就对‘君子’翻译存在的问题和争议进行了充分的比较分析和研究，微臣请陛下看看，请陛下示教。镐京译者对‘君子’的分析和研究内容大致是这样的：

在《论语》中，‘君子’前后出现了37次。可见，‘君子’这一概念在孔子的心目中，具有怎样重要的意义。在《论语》中，孔子多次谈到‘君子’的品德和修养，将其视为做人的基本标杆。据《黄帝内经》记载，上古时代有四等圣贤，第一等是真人，第二等是至人，第三等是圣人，第四等是贤人。在孔子的时代，由于礼崩乐坏，不但真人和至人成了历史，就是圣人和贤人也难觅其踪了。面对严酷的现实，孔子也只能求次之又次之的所谓‘君子’了。这，就是文明与道德悖而行之的历史观。

关于‘君子’的翻译，译界向来有辩有论，有争有议。尽管如此，比较常见的译法，还多为gentleman，令人纠结不已。此外，还有人将其译作superior person，挺与时俱进的，虽然符合现今的时代潮流，但却不一定符合孔子的思想和古人的理念。菲律宾的丘氏昆仲不赞同如此之译，而主张将其译作noble person。在英语中，noble与贵族有渊源。而在中文里，‘君子’与‘君王’也有关联。可见,将'君子'译作noble person,还是有些依据的。在其所英译的《论语》前言中,根据历史的发展和文化的实际,他们对此作了颇有卓见的论述,甚至对'君子'一词的来源,也作了意趣别具的考据:

Considering that Confucius lived in the age of feudalism when the king or prince or ruler was or should have been the embodiment of everything perfect, the use of the terms *noble leader and noble person*(君子) was as much for the inspiration of his listeners as for the benefit of the rulers who were possibly his real targets. If he could get the rulers to behave virtuously, and set the correct example from the top, then the rest of the people would follow (See ANA 12: 19). Even today, the term '*noble*' may be obsolescent, but what it stands for is still much desired.

将'君子'和'君王'联系在一起,从历史和文化的角度来看,是颇有道理的。学界早就有人认为,所谓的'君子',最早指的就是'君王之子'。此说虽然缺少文献支撑,但将'君子'与'君王'相关联,却并非完全空谈。远古时期的统治者,古人颂之为'圣王',即将其视为道德的化身,至人的楷模。后世的'君子',也负有同样的职责,也发挥着同样的作用。这就是为什么孔子如此看重'君子'的原因。而将孔子如此看重的'君子'译作gentleman,显然信之不够,达之不尽,雅之不足。丘氏昆仲反对将'君子'译作gentleman。但其反对的理由,却似乎有些不够充分:

The term '*Gentleman*' in an age of disorder and disarray would be entirely inappropriate and would not be understood by the listeners of the day. Gentlemen existed mainly in an age of stability and relative affluence, such as the English Victorian era, when people had luxury of exercising their virtues. And if a gentleman calls those not of his class 'petty men', then he is not gentleman.

照此说来，既然礼崩乐坏的时代里连 gentleman 都不可能有，那'君子'就更无从谈起了。但事实上，在《论语》中，孔子总是反反复复地谈'君子'，总是将'君子'与'小人'比而较之。为什么这样做呢？当然是为了引领时代潮流，为了'克己复礼'。所谓的'郁郁乎文哉，吾从周'，所表达的就是这样的心愿。更何况孔子本人就是一位名副其实的'君子'，而他的三千弟子、七十二贤人，更是后世'君子'的模板。

如今的神州大地，与孔子所处的那个令他疾首蹙额的时代，可谓有过之而无不及。即便如此，我们不是还在年年评选和表彰'英模'和'楷模'么。哪能说时代没有了嘴上就不能说，纸上就不能写呢？民间所谓的'宣传什么，没有什么'，说的，就是这个意思。所以说，丘氏昆仲虽有学问，但毕竟生活在菲律宾，对中国的实际，还是缺乏了解的。

镐京译者对'君子'含义的分析说明以及翻译的研究和探索，还是比较符合实际的。"

黄帝说："分析合理，总结合规，研究有趣，翻译再议。"

雷公说："陛下圣明，所训极是！微臣虽然强调了'君子'的翻译，其实还是对中医翻译的分析和说明。虽然中医翻译的直白化，尤其是中医经典翻译的直译法，已经成为国际发展的基本趋势了，但在直白翻译的同时，还是要重视对其基本含义的补充和注解。如果不补充，不注解，其基本含义自然是无法展现在译文中的，自然无法令西方的读者真正深入理解和完整掌握。此前微臣提到镐京译者，对此就特别的重视。翻译中医典籍时，不仅在译文之后对一些重要概念和术语的基本含义予以注解，就是在译文之中也在这些重要概念和术语前后予以补充。译者将这种补充称为'文内注解'。比如《黄帝内经·素问·四气调神大论》中的这段话：'所以圣人春夏养阳，秋冬养阴，以从其根；故与万物沉浮于生长之门。逆其根则伐其本，坏其真矣。故阴阳四时者，万物之终始也；生死之本也；逆之则灾害生，从之则苛疾不起，是谓得道。道者圣人行之，愚者佩之。'镐京译者的翻译微臣此前已经向陛下汇报了。

在这个译文中可以看出，译者基本使用的是中医翻译国际较为通用的直译法，也是三国时佛经译者支谦所提出的'因循本旨，不加文饰'的法则。但在具体翻译时，译者还是充分发挥了'文内注解'的理念。比如'四时阴阳'中的'阴阳'虽然音译为 Yin and Yang，但 Yin and Yang 之前则以中括号补充了[the changes of]，随'阴阳'的实际含义立即予以补充。'以从其根'虽然直译为 follow such roots，但 follow such roots 之后则以括号解释了 root 的所指，即(the changes of Yin and Yang in different seasons)。而'本'译作 Ben(primordial base)，'道'译作 Dao(law of nature)，则是此前微臣向陛下汇报的音译与意译相结合的一种独特译法，不是文内注解。"

黄帝说："如此之作，颇有创新。虽然繁琐，却属释义。"

雷公说："陛下英明！事实的确如此。不过，这样比较繁琐和僵硬的译法，只能局限于中医经典和民族文化经典的翻译，目的是展现原文的结构方式和语言的表达风采。一般性典籍，尤其是现代学术著作的翻译，则不须采用这种略显僵硬和繁琐的译法，完全可以采用直译、意译、音译等的结合性译法进行翻译。从目前中医翻译和中华文化翻译来看，一般性的文献资料和学术著作的翻译并不太难，而一直觉得难而又难的翻译，就是经典著作的翻译。为了传承和发扬中医与中华文化典籍的精气神韵，就不得不采用'因循本旨，不加文饰'的方式来翻译。当年西方传教士用中文翻译西方人编写的 Bible 等基督教典籍时，也采用的是直译之法。可见经典的翻译法，中西方还是有同感的。"

黄帝说："经典翻译，确应如此。只有如此，才能务本。"

雷公说："非常感谢陛下指示！微臣在下界考察的时候，对中医经典翻译至为关注，一直将其作为与学界和译界讨论的核心问题。刚才微臣向陛下汇报了镐京《黄帝内经》译者翻译陛下当年为臣等的指示，感触至深。《黄帝内经·素问·四气调神大论》最后一段话还是对陛下当年指示臣等的记载，原文是这样的：

> 从阴阳则生，逆之则死；从之则治，逆之则乱。反顺为逆，是谓内格。是故圣人不治已病，治未病不，治已乱，治未乱，此之谓也。

夫病已成而后药之，乱已成而后治之，譬犹渴而穿井，斗而铸锥，不亦晚乎！

翻译为白话文，大致意思是说：

顺从了阴阳的消长，就能生存，违逆了就会死亡，顺从了它就会正常，违逆了它，就会乖乱，相反，如背道而行，就会使机体与自然环境相格拒。所以圣人不等病已经发生再去治疗，而是治疗在疾病发生之前，不等到乱事已经发生再去治理，而是治理在它发生之前。如果疾病已经发生，然后再去治疗，乱子已经形成，然后再去治理，那就如同临渴而掘井，战乱发生了再去制造兵器，那不是太晚了吗？

镐京译者将陛下的这一重要指示英译为：

Following [the rules of] Yin and Yang ensures life [while] violating it leads to death. Abidance by it brings about peace while violation of it results in disorders. If the violation is taken as abidance, [disease] known as Neige (inner conflict)[1] will be caused. Therefore the sages usually pay less attention to the treatment of a disease, but more to the prevention of it. To resort to treatment when a disease has already occurred and to resort to regulation when a disorder has already been caused is just like to drill a well [when one feels] thirsty and to make weapons when a war has already broken out. It is certainly too late!

译者对这段文字的翻译，与前面那段文字的翻译程序完全一样，其中的'阴阳'和'穿井'多增加文内注解。译文之后，又对'内格'作了比较详细的解释。其注解是这样的：Neige(内格) means that the physiological functions of the body fail to adapt to the changes of Yin and Yang in the four seasons. Wang Bing(王冰) explained that "Ge(格) means rejection. Neige(内格) means that the interior functions cannot follow the law of nature."

黄帝说:"确如卿等所论,经典如此翻译,确有其理,更有其义。"

雷公说:"感谢陛下鼓励!唐人王冰在《黄帝内经素问注·序》中说:'其文简,其意博,其理奥,其趣深;天地之象分,阴阳之候列,变化之由表,死生之兆彰;不谋而遐迩自同,勿约而幽明斯契;稽其言有征,验之事不忒。'可见,在王冰生活的唐代,人们读《黄帝内经》时,已经有了言简、意博、理奥、趣深的感觉。而今去唐已是一千多年了,今人在读《黄帝内经》之类的古代典籍的时候,其理解之困难可想而知。直译中设置文内注解,译文之后附加解释说明,确实颇有实际意义,应该继续履行。"

黄帝说:"虽然如此,仍须慎慎。"

岐伯、雷公跪拜道:"陛下圣明!微臣遵旨!"

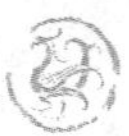

不敢不正篇第四十九
——中医翻译思辨

黄帝说:"中医翻译虽然难,不至于'难于上青天'吧。"

岐伯说:"陛下圣明!虽然中医翻译确实比较难,但还并非'难于上青天'。如果真的'难于上青天',怎么可能已经广泛地流行于全球,并且在西方已经比较顺畅地传播和发展着。所谓'蜀道之难,难于上青天',只是唐代时期交通的不便,并非文化传播与理解的不便。如今的神州大地,不但蜀道不难,就是上青天都不难。中国不是已经都建立了太空站了嘛,不仅飞机可以正常地在天上飞行,太空站都已经建立起来了。还有什么难度吗?微臣觉得难度基本都没有了。但民族文化的传播和理解,在某种程度上可能还真有'难于上青天'的感受。中医翻译之难,恐怕亦有如此之艰。"

黄帝说:"难虽有,传亦可。"

岐伯说:"确如陛下所示!中医翻译虽然难,有时还非常难,但在国际上的传播和发展确实是有可能性的。正如微臣此前向陛下汇报的那样,中医翻译最难的,就是经典的翻译,而不是现代学术著作的翻译。当然,现代学术著作的翻译,也涉及到来自于中医经典著作,特别是《黄帝内经》的核心概念和术语。请雷公继续向陛下汇报。"

雷公说:"谢谢天师!微臣继续按《黄帝内经》的翻译发展向陛下汇报相关情况。比如《黄帝内经·素问·阴阳应象大论篇》中记载了陛下当年与臣等交谈时说的这样一句话:

> 阴阳者,天地之道也,万物之纲纪,变化之父母,生杀之本始,神明之府也,治病必求于本。故积阳为天,积阴为地。阴静阳躁,阳生阴长,阳杀阴藏。阳化气,阴成形。寒极生热,热极生寒。寒气生浊,热气生清。清气在下,则生飧泄。浊气在上,则生䐜胀。此阴阳反作,病之逆从也。

这是陛下当年所提出的一项非常重要的指示，用今天的白话文来说，大致是这样的：

阴阳是自然界中的根本规律，是一切事物的本源，是万物发展变化的起源，生长、消亡的根本。对于人体来说，它是精神活动的根基。治疗疾病时，必须以阴阳为根本去进行考查。从阴阳变化来说，阳气积聚而上升，就成为天；阴气凝聚而下降，就成为地。阴的性质为静，阳则为动；阳主萌动，阴主成长，阳主杀伐，阴主收藏。阳主万物的气化，阴主万物的形体。寒极会生热，热极会生寒。寒气能产生浊阴，热气能产生清阳。清阳之气下陷，如不能上升，就会发生泄的病。浊阴在上壅，如不得下降，就会发生胀满之病。这就是违背了阴阳运行规律，导致疾病的道理。

镐京译者将陛下的这一重要指示译为：

Yin and Yang serve as the Dao[1] (law) of the sky and the earth[2], the fundamental principle of all things, the parents[3] of change, the beginning of birth and death and the storehouse of Shenming[4]. The treatment of disease must follow this law. The [lucid] Yang [rises and] accumulates to form the heavens and the [turbid] Yin [descends and] accumulates to constitute the earth. Yin is static while Yang is dynamic. Yang ensures growth while Yin promotes development. Yang is responsible for killing and Yin for storage. Yang transforms Qi while Yin constitutes form. Extreme cold generates heat and extreme heat produces cold. Hanqi (Cold-Qi) generates turbid [Yin] and Reqi (Heat-Qi) produces lucid [Yang]. [If] Qingqi[5] (Lucid-Qi) descends, it will cause Sunxie (diarrhea with undigested food in it). [If] Zhuoqi[6] (Turbid-Qi) ascends, it will cause abdominal flatulence or distension. These are the disorders of Yin and Yang [in motion]. Violation of the rules of Yin and Yang leads to diseases[7].

其译法与此前微臣向陛下汇报的方法一致。译者将陛下的这段话翻译之后，对七个概念和术语作了这样简明扼要的解释：[1] Dao（道）means the principle or the law of nature. [2] The heavens and earth refer to the natural world. [3] Parents here mean the originators or the causes responsible for the changes of things. [4] Shenming（神明）refers to the intrinsic power of things responsible for the movement and transformation of things. [5] Qingyang（清阳 Lucid-Qi）is just Yang. [6] Zhuoyin（浊阴 Turbid-Qi）just means Yin. [7] There is a subtle different understanding to these two sentences. 'These are the examples of violating the moving rules of Yin（阴）and Yang（阳），inevitably leading to diseases.' This is Guo Aichun's（郭霭春）explanation. 'These problems are caused by abnormal movement of Yin（阴）and Yang（阳）and dysfunction of the digestive system'. This is the explanation made by some other scholars.

原文直译，直译之后注解，还是比较符合实际的。微臣仔细阅读了译者的翻译，觉得其基本意思的表达还是比较到位的。”

黄帝说：“国内的翻译理解了。国外的翻译呢？”

雷公回答说：“遵旨！微臣在下界考察的时候，也查看了一些国外的译本，觉得各有其长，也各有其短，都有互相借鉴之处。比如对于《黄帝内经·素问·阴阳应象大论篇》中记载的陛下当年与臣等交谈时说的这样一句话，西方首次翻译《黄帝内经·素问》前三十四章的译者 Ilza Veith 将陛下的这一重要指示译为：

The principle of Yin and Yang [the male and female elements in nature] is the basic principle of the entire universe. It is the principle of everything in creation. It brings about the transformation to parenthood; it is the root and source of life and death; and it is also found within the temples of the gods. In order to treat and cure diseases one must search into their origin. Heaven was created by an accumulation of Yang, the element of light;

Earth was created by an accumulation of Yin，the element of darkness. Yang stands for peace and serenity，Yin stands for recklessness and turmoil. Yang stands for destruction and Yin stands for conservation. Yang causes evaporation and Yin gives shape to things. Extreme cold brings forth intense heat（fever）and intense heat brings forth extreme cold（chills）. Cold air generates mud and corruption；hot air generates clarity and honesty. If the air upon earth is clear，then food is produced and eaten at leisure. If the air above is foul，it causes dropsical swellings. Through these interaction of their functions，Yin and Yang，the negative and positive principles in nature，are responsible for diseases which befall those who are rebellious to the laws of nature as well as those who conform to them.

这位西方学者是世界上翻译《黄帝内经》的第一人。经过几年的努力，她完成了《黄帝内经·素问》前三十四章的翻译，并正式出版了。从她的译文中，微臣注意到其中也存在一些需要思考和调整的问题。虽然有这样一些问题，并不是说她的翻译非常不对，毕竟是第一次完整翻译《黄帝内经》前三十四章的译者，当时所面对的一切都意味着独创。从她的译文可以看出，基本的意思还是有所表达的，基本的方法还是可以借鉴的。比如对'阴阳'的翻译，就采用了音译法。她大概是七十多年前开始翻译《黄帝内经》的，对其中的核心术语就采用了音译法，至为重要。另外，她基本上也采用了直译法翻译《黄帝内经》。比如将'积阳为天，积阴为地'译为：Heaven was created by an accumulation of Yang，the element of light；Earth was created by an accumulation of Yin，the element of darkness. 其翻译可以说是将直译、意译、音译和文内注解综合起来运行。

仔细审阅，微臣从中也发现了一些需要修正的问题。比如将'阴静阳躁，阳生阴长，阳杀阴藏'译为：Yang stands for peace and serenity，Yin stands for recklessness and turmoil. Yang stands for destruction and Yin stands for conservation，与原文实际含义相比，相差较大。

‘阴静阳躁，阳生阴长，阳杀阴藏’的基本意思是：阴的性质为静，阳则为动；阳主萌动，阴主成长，阳主杀伐，阴主收藏。不是说‘阳既平静又宁静，阴既鲁莽又混乱’，译者将‘阴静阳躁’译作 Yang stands for peace and serenity, Yin stands for recklessness and turmoil，显然是将阴阳颠倒了。其中的‘阳生阴长’显然又忽略了，所以译文中没有体现其基本含义。国内那位译者将其译为：Yin is static while Yang is dynamic. Yang ensures growth while Yin promotes development. Yang is responsible for killing and Yin for storage，还是比较可观的，比较准确地表达了原文的含义。”

黄帝说：“初译者的奉献和创新是主要的，其失误和忽略则需后者补充完善。”

雷公说：“陛下圣明！事实确是如此。微臣之后还特意查看了西方华人之后的翻译，确实如陛下刚才所提示的那样，在一定程度上补充和完善了前者的翻译。比如西方从事中医工作的华人 Mashing Ni 也翻译了《黄帝内经·素问》，而且比较完整地翻译了其中的八十一章。刚才微臣提到的《黄帝内经》所记载的陛下为臣等所指示的那段话，这位华人译者将陛下的这一重要指示译为：

The law of yin and yang is the natural order of the universe, the foundation of all things, mother of all changes, the root of life and death. In healing, one must grasp the root of disharmony, which is always subject to the law of yin and yang. In the universe, the pure yang qi ascends to converge and form heaven, while the turbid yin qi descends and condenses to form the earth. Yin is passive and quiet, while the nature of yang is active and noisy. Yang is responsible for expanding and yin is responsible for contracting, becoming astringent, and consolidating. Yang is the energy, the vital force, the potential, while yin is the substance, the foundation, the mother that gives rise to all this potential. Extreme heat or extreme cold will transform into its opposite. For example, on a hot day the heat will rise, causing condensation and eventually rain and therefore cold. Coldness produces turbid yin, heat produces the clear yang. If the clear yang qi descends instead of rising, problems such as diarrhea occur in the body. If the turbid yin qi becomes stuck at the top and fails to descend, there will be fullness and distension in the head. These conditions are imbalance of yin and yang.

这位华人译者对《黄帝内经·素问》的翻译,从内涵上讲,还是有一定意义的,还是比较完整地将其实际含义再现于译文。其翻译基本上采取的是意译,甚至可以说是辞典解释性翻译。个别地方的翻译还需要再加补充完善。比如将'此阴阳反作,病之逆从也'译为 These conditions are imbalance of yin and yang,显然是忽略了'病之逆从也'。刚才提到的那位西方译者将其译为:Through these interaction of their functions, Yin and Yang, the negative and positive principles in nature, are responsible for diseases which befall those who are rebellious to the laws of nature as well as those who conform to them. 这种译法显然也是辞典解释性译法,但基本意思还是有所表达的。此前提到的那位镐京译者将其译为:These are the disorders of Yin and Yang [in motion]. Violation of the rules of Yin and Yang leads to diseases. 这一译法基本上采用的是直译法,比较完整地表达了原文的含义。总的来说,这位华人译者的翻译还是比较可取的。比如对'阴阳'及其所增加的'气'的翻译,不仅采取了音译,而且还采用的是小写,说明已经将其发展成为西方语言中的常用词了。总而言之,这样的经典论述用英语表达确实不容易,涉及到华夏古典哲学和医学的一些重要的概念。可以说每一个字都含有丰富的中华文化的神与韵,译好确实不易。将原文和译文进行比较,便会发现二者在神韵上有较大的差距。译文在一定意义上表达了原文的基本内涵,但却缺乏原文的气与质。"

黄帝说:"气与质,神与韵,精与喻,意与义,所体现的是华夏民族文化和思想的精髓,要理解深入,要表达完整,确实不易。"

雷公说:"陛下圣明!微臣在思考这些问题时,常常想起陛下此前的指导，觉得不仅问题是入木三分，事实也确实如此。从国内外的译文来看，在神韵上很难达到原文的境界。这在某种意义上也反映出了中西文化的差异。当然就中医翻译而言，还有很多需要完善和提高的地方。随着华夏文化和华夏医药学对西方传播的不断深入，这个问题将会逐步得到改善。从另一方面来看，由于将华夏古典经文都是用古文写成的，这给翻译也带来了很大的困难。这种困难不仅仅反映在对西方的翻译中，就是将华夏古典经书翻译成现代国语，其实也很不容易保持原作的神韵。"

黄帝说："说说现代国语的翻译吧。"

雷公说："遵旨！现代国语翻译古代国语所存在的问题，主要是由于古今语言的差异所造成的，当然也有今人在语言驾御上逊于古人的原因。比如《诗经·小雅》中的《鹿鸣》，读来非常优美。但当微臣在一部书中看到这首诗的现代国语译文时，感到原作之神韵在译文中竟荡然无存。这里微臣仅以其第一节为例，比较一下译文与原文的差别，向陛下汇报。

原文的内容是：

呦呦鹿鸣，食野之苹。我有嘉宾，鼓瑟吹笙。吹笙鼓簧，承筐是将。人之好我，示我周行。

现代国语的译文是：

鹿在呦呦的叫，吃野地里的艾蒿。我有好的宾客，弹瑟吹笙簧。吹笙振动簧，送客币帛盛满筐，人们对我很是好，指我大道好主张。

原文之韵律、意境、平仄变化在现代国语的译文中可谓损失殆尽。这首古诗翻译成现代国语尚且如此，翻译成英文则完全不可想象了。古代国语非常简练，语意深刻，内涵丰富。今天读来，不独语言艰涩难懂，语意也显得深奥莫测。微臣曾在下界看到镐京译者一篇论述中医翻译境界的文章，颇能说明问题。"

黄帝说："什么文章？谈谈其高论吧。"

雷公回答说："微臣遵旨。镐京作者自云，曾参加了在北京举办的一个研讨会，在会上曾引用元人王和卿的《咏大蝴蝶》来概括自己从事中医英语翻译的体会。《咏大蝴蝶》是元朝人王和卿写的一首曲。全曲是这样的：

挣破庄周梦，两翅驾东风，三百座名园一采一个空。谁道风流种，唬杀寻芳的蜜蜂。轻轻飞动，把买花人搧过桥东。"

黄帝问道："这首元曲与中医翻译有什么关系呢？"

雷公回答说："微臣曾经注意到这个问题，也对此作了一定的分析和思考。在王和卿的笔下，大蝴蝶意气风发，三百座名园的花香被悉数采空。镐京作者说，若将博大精深的中医药学比做'三百座名园'，那么，中医翻译者便是那挣破文化隔膜的蝴蝶，乘着东西方文化交流的风潮，飞抵这千古'名园'。但却常常一采一个'空'。偶尔'虽得大意'，却'失其藻蔚……有似嚼饭与人，非徒失味，乃令人呕秽也。'"

黄帝说："这样分析，果然有趣。"

雷公说："陛下英明！镐京作者谈到这里笔锋一转，对王国维关于成大事业者所经历的三个境界深为感慨。王国维说，古今之成大事业、大学问者，必经过三种境界：'昨夜西风凋碧树，独上高楼，望尽天涯路。'此为第一境界也。'衣带渐宽终不悔，为伊消得人憔悴。'此为第二境界也。'众里寻他千百度，蓦然回首，那人却在，灯火阑珊处。'此为第三境界也。王氏的境界说，说得颇有道理。非常有益于中医翻译境界的拓展。镐京作者由此而引发了对中医翻译的思考，提出了中医翻译有没有类似'境界'的疑问。"

黄帝问道："中医翻译有没有类似的'境界'呢？"

雷公回答说："根据镐京作者的分析，类似'境界'应该是有的。不过，这在很大程度上仅仅是个人的体会而已。但微臣以为，虽然是个人的体会，但在一定意义上也揭示了中医翻译者的心路历程。所以，对其境界的孕育和拓展，有其一定的现实意义。”

黄帝问道：“中医翻译的境界是什么呢？”

雷公说：“镐京作者的文章说：

‘少年不知愁滋味，爱上层楼，爱上层楼，欲赋新诗强说愁。’此为第一境界。为什么这是中医翻译的第一境界呢？该文章说：众所周知，中医翻译目前尚缺乏统一的原则可循、公认的标准可依。正因为如此，中医药这座千古‘名园’里一时‘彩蝶飞舞’，春意甚‘闹’。最‘闹’的当然是本文作者，屡译屡错，屡错屡译。所译之作简直‘同鹦鹉之言，放邯郸之步’，却终不自弃。”

黄帝问道：“第二境界呢？”

雷公回答说：“该文对其第二境界作了这样的分析说明：

‘寻寻觅觅，冷冷清清，凄凄惨惨戚戚。’此为第二境界。差异巨大的中西文化及深奥玄密的中医理论，使得中医翻译很难‘曲从方言’、‘趣不乘本’。在缺乏对应语的情况下，尽管译者锲而不舍地‘寻寻觅觅’，却始终‘冷冷清清’。‘名物不同，传实不易’，‘硬译’之作读来莫不令人‘凄凄惨惨戚戚’。”

黄帝问道：“那么第三境界呢？”

雷公回答说：“该文对其第三境界作了这样的分析说明：

‘噫吁嚱！危呼高哉！蜀道之难难于上青天！’此为第三境界。中医翻译难。这是众所周知的事实。首先，中医语言本身深奥难懂，将其译成现代国语亦不免有诘屈聱牙之弊，更何况译成外语？其次，中医用语存在着一词多义、数词同义和概念交叉等现象，造成了理解上的困难和偏差。在此基础上产生的译文难免有“葡萄酒之被水者也”之嫌。再次，由于除了具有汉文化背景的一些亚洲国家外，世界上其他国家和民族的语言中一般都缺乏中医对应语，译者只有亲自到译入语中去比较筛选可能的对应语。然而由于文化和语言的差异，难免'误解作者、误达读者。'道安谓佛经翻译有'五失本'、'三不易'之难。中医翻译有甚于此。"

黄帝说："此文作者颇能自知之明，所论也基本切合实际。孔子说：'不患人不己知，患己不知人也'。为译者，当遵而从之。"

雷公说："陛下圣明！臣等当牢记不忘！微臣近来在翻阅元曲时，发现一首无名氏写的《醉太平·讥贪小利者》。意趣独具。微臣以为用该曲来要求译者深入理解原文之意，倒也十分有趣。这首曲的全文是这样的：

夺泥燕口，削铁针头，刮金佛面细搜求，无中觅有。鹌鹑嗉里寻豌豆，鹭鸶腿上劈精肉，蚊子腹内刳脂油，亏老先生下手。

这个无名氏虽然有点刻薄，倒是将贪小利者刻画得入木三分。但微臣觉得，这首元曲对翻译还是有所借鉴意义的。对于贪小利者，这样斤斤计较、细细搜刮的确是令人厌恶之极。但对于译者来讲，却应该有这种斤斤必然计较的精神去深入领会原文之意，不遗漏掉任何有助于理解原文寓意的信息。当然'无中生有'却是要努力避免的。然而在理解原文之意的时候，有时表面似'无'，实际却'有'，对于这种情况，却是要从'无'中生出'有'来。但这个问题要辩正地来看待，不能一概而论。在理解原文意义时是要'细搜求'，但却不能随意夸大，不能随意地在'鹌鹑嗉里寻豌豆'，在'鹭鸶腿上劈精肉'，在'蚊子腹内刳脂油'。如果这样做，那倒真是'无中生有'了。"

黄帝说："卿之分析，颇有道理。朕以为，用这首曲形容对译文深入细致的理解倒是很形象生动的，也很能说明问题。虽然这首曲是描述贪利小人的，反其意而用之，便可以赋予其新的内涵。孔子说：'君子不以言举人，不以人废言'。不能因为这首曲是讥讽贪利之徒，就不敢在翻译研究上加以借用。只有古为今用，洋才能为中用。"

岐伯、雷公跪拜道："陛下英明！臣等谨遵圣教！"

表正万邦篇第五十
——阴阳译合之见

黄帝说："'天聪明，自我民聪明。天明威，自我民明威。'盘古开天辟地之后，天自然是聪明的，显然是明威的。神州大地自远古以来，其民也自然聪明了，也逐步明威了。如今的国人学者对这句话的理解和发挥正确吗？"

岐伯说："微臣向陛下汇报。这个说法从字面上看起来当然是对的，但从华夏民族传统文化、思想和语言来看，显然是不符合实际的。今人之所以这么说，就是因为其对民族的传统文化不了解了，对其中一些看似非常清楚的语言自以为非常理解，其实一点也不理解。'天聪明，自我民聪明。天明威，自我民明威'这句话来自《尚书·皋陶谟》，是皋陶说的。'上天是根据老百姓的思想观点来听意见、看问题的；是根据老百姓的意见和建议来扬善惩恶的'。非常遗憾，国内居然有学者对皋陶的这句话作出别样的解释，实在太不可思议了。如果以别样的理解将其翻译为外文，怎么可能将真正的华夏文化传播到世界各地呢？虽然'聪明'这个词现在一直在普遍使用，但其实际含义却与皋陶那个时代所说的'聪明'完全不是一回事。这就像此前臣等向陛下汇报的'民主'之词一样，今天'民主'这个词在尘世间一直普遍使用，但其含义与历朝历代所说的'民主'则完全不同。"

黄帝说："卿等之见，颇为客观。虽然今人所使用的词语与古人所使用的词语在字形上和结构上完全一致，但含义却并非一致，甚至完全不同。当今的国人学者和译者如果没有这样的意识，解读和翻译古人留传下来的经典著作时必然会张冠李戴，误解误达。"

岐伯说："陛下圣明！'天聪明，自我民聪明。天明威，自我民明威'的这句话的本意，对于今天国内外的译者来说，还是有一定的借鉴意义的。如果译者将读者看作是上帝的话，那么读者就根据译者的翻译来认识和评判某一学术的发展。翻译质量的优劣，直接影响着读者对有关学科的了解和认识。当今世界上，绝大部分人还是依靠译本来了解异国文化与风情的。以中医为例，虽然目前在西方学习国语的人在逐年增加，但这仍然只是欧洲人群中很小很小的一部分。所以对于绝大部分想学习或了解中医的欧洲人来讲，只能依靠译本来学习中医。而通过译本学习中医，无论多么认真，其实也无法真正地了解好中医的理法方药。"

黄帝说："这也从另一个侧面提醒译者，一定要学习好、理解好、翻译好中医理论与实践的每一个概念、每一个用语。只有这样才能尽量将翻译所造成的信息丢失减少到最低限度。因为翻译总是无法将原文的信息密度完全再现于译文的。"

岐伯说："臣谨圣训！翻译确实无法将原文中的信息密度完全再现于译文。即便是译者完全准确地将原文的信息密度完全再现于译文了，由于读者并不了解原文的思想和观念，即便认真阅读了译文，也无法完全理解译文所要表达的实际意义。请雷公向陛下汇报翻译界信息密度的情况。"

雷公说："谢谢天师！微臣以《黄帝内经》翻译为例向陛下汇报相关情况。比如《黄帝内经·素问·阴阳应象大论》中有这样一段，记载了陛下当年与臣等论述阴阳的重要指示，原文是这样的：

> 阴胜则阳病，阳胜则阴病，阳胜则热，阴胜则寒。重寒则热，重热则寒。寒伤形，热伤气，气伤痛，形伤肿。故先痛而后肿者，气伤形也；先肿而后痛者，形伤气也。

镐京译者将陛下的重要指示译为：

Predominance[1] of Yin results in the disease of Yang while predominance of Yang leads to the disease of Yin. Predominance of Yang generates heat while predominance of Yin produces cold. Extreme cold brings about heat while extreme heat results in cold. Cold damages the body, heat impairs Qi[2]. The impairment of Qi causes pain and the damage of the body causes swelling. Swelling following pain [indicates that] Qi has damaged the body[3]. Pain following swelling [shows that] the body has impaired Qi[4].

这个译文基本上还是按照直译之法翻译的，译文之后附有四个注解：[1] In this paragraph. 'Qi' actually refers to Qifen（气分 Qi phase）. [2] In this paragraph, 'predominance' means excess or that that is more than all the others in quantity. The originally Chinese character is Sheng（胜）which literally means victory. [3] '...Qi（气）damaged the body' means that Qi（气分 Qi-Fen）has been damaged first and then the body is involved. [4] '...the body has impaired Qi（气）' means that the body has been impaired first and then Qi（气）is affected. 应该说整体上的解读和表达还是比较符合实际的。但根本不了解中医与中华文化的西方学者，显然无法真正理解译文的实际含义。不但不理解，可能还会自说自话地分析说明。

西方首位翻译《黄帝内经·素问》前三十四章的译者 Ilza Veith 将这陛下的这一重要指示译为：

If Yin is healthy then Yang is apt to be defective, if Yang is healthy then Yin is apt to be sick. If the male element is victorious then there will be heat, if the female element is victorious there will be cold. (Exposure to) repeated and severe cold will cause (a) hot fever (sensation). Exposure to repeated and severe heat will cause a cold sensation (chills). Cold injures the body while heat injures the spirit. When the spirit is hurt severe pains ensue, when the body is hurt there will be swellings. Thus in those cases where severe pains are felt first and the swellings appear later, one can say that the spirit has injured the body. And in those cases where swellings appear first and severe pains are felt later, one can say that the body has injured the spirit.

西方译者翻译基本上使用的是意译法，表达了原文的基本含义，有一定的实际意义。但将'气'译作 spirit，与嗣后的翻译大不相同，今天的西方人看了也会将其误解为'精'。'气'是人体三宝'精、气、神'之一，现在完全采用音译，而不再直译或意译了。虽然这是西方人翻译的，不了解中华文化和中医药的西方人读了，自然也是无法真正明白其实际含义的。

西方的华人译者 Mashing Ni 将陛下的这一重要指示译为：

The yin and yang in the body should be in balance with one another. If the yang qi dominates, the yin will be deprived, and vice versa. Excess yang will manifest as febrile disease, whereas excess yin will manifest as cold disease. When yang is extreme, however, it can turn into cold disease, and vice versa. Cold can injure the physical body, and heat can damage the qi or energetic aspect of the body. When there is injury to the physical body there will be swelling, but if the qi level is damaged, it can cause pain because of the qi blockage. In an injury that has two aspects, such as swelling (yin) and pain (yang), treatment may consist of pungent herbs to disperse swelling and cooling herbs to subdue the pain. If a patient complains of pain first and swelling afterward, this means the qi level was injured first. But if a patient complains of swelling first followed by pain, the trauma occurred at the physical level initially.

华人译者的这个翻译，基本上是辞典解释性翻译，甚至是用英语进行解读性说明，不完全属于翻译。从其文字长短来看，比国内译者多出一倍，比西方译者也略微多出一些。这说明其翻译基本属于解读性说明，不完全属于常规性的翻译。虽然不完全属于常规性翻译，虽然是用英语进行的解读性说明，基本意义还是有的。起码来说，不懂中华文化和中医药的西方读者读后还可能有一定的了解，不一定完全是自说自话。”

黄帝所：“很有道理。卿等此前曾谈到了‘阴阳学说’这个概念的英语翻译问题，朕非常关注。阴阳学说是华夏民族传统思想文化中一个非常深奥的理论，对于今人来说有些概念也显得极为晦涩难解。‘阴阳学说’更是中医经典著作的核心内涵。中医经典翻译，乃翻译之要点。

中医现代翻译，亦翻译之要点。要点之要，其意何要？”

雷公回答说：“此前臣等向陛下请教过，陛下也为臣等作了指教。根据陛下的指示，阴阳学说确实是一个非常深奥的理论，与其相关的概念翻译起来也很不易。但经过中外译者多年的努力，现在基本上形成了较为规范的译法。比如‘阴阳学说’现一般多译为 theory of Yin and yang 或 doctrine of Yin and Yang。虽然 doctrine 一词在英语中好像有一定的宗教含义和宗教色彩，但有时也用以指科学的学说或非宗教的理论或主义。所以用 doctrine 翻译‘阴阳学说’之‘学说’也未尝不可，但从实际应用情况来看，theory 似乎使用的更广泛一些。这也是目前国内外比较统一的用法。”

黄帝问道：“那么‘阴气’与‘阳气’该如何翻译呢？”

雷公回答说：“‘气’现一般都音译为 Qi 或 qi。关于气的翻译，在谈到气血津液的翻译问题时，微臣再向陛下详细汇报。‘阴气’与‘阳气’过去译作 yin-energy 和 yang-energy，这主要是因为当时‘气’译作 vital energy。还有的译作 yin principle 和 yang principle。刚才微臣也向陛下汇报了西方首位翻译《黄帝内经》的译者将‘气’译作 spirit。随着‘气’的音译形式‘qi’或‘Qi’的普及，‘阴气’现在一般可译作 yin qi 或 yinqi，‘阳气’一般译作 yang qi 或 yangqi。这两种近似的译法与目前的国际趋势基本一致。”

黄帝问道：“‘阴中之阴’与‘阳中之阳’等概念又是如何翻译的呢？”

雷公回答说：“微臣在考察国内外翻译实践的时候发现，‘阴中之阴’‘阳中之阳’以前多译作 a component part of yin within yin, a component part of yang within yang。现在这一译法已逐步得到了简化，主要是删除了 a component part of 这样的解释性词语。这样‘阴中之阴’可译为 yin within yin，‘阳中之阳’可译为 yang within yang，‘阴中之阳’可译为 yang within yin，‘阳中之阴’可译为 yin within yang。如此翻译不但简洁，而且使得译文具有较强的回译性。阴阳之间存在着相互对立统一、互根互用、消长平衡、相互转化等几种关系。这些概念翻译目前也基本上有了一定的趋势。比如‘对立统一’可译为 opposition and unity between Yin and Yang；‘互根互用’可译为

interdependence between Yin and Yang;'阴阳消长'可译为 waning and waxing of Yin and Yang;'相互转化'可译为 transformation between Yin and Yang。如此翻译既揭示了原文的基本含义,又符合经典翻译的基本要求。"

黄帝问道:"这是比较统一的译法吗?"

雷公回答说:"微臣觉得这些概念的翻译目前还不十分统一。比如'阴阳互根',有的译者就译为 Yin and Yang are rooted in each other, yin and yang have their roots in each other 或 mutual rooting of yin and yang。这样的译法虽然回译性较强,但在语义上略嫌质直,不如 interdependence between yin and yang 那么自然易解。'阴阳转化'译作 transformation between yin and yang,既有回译性,又能见词明意,十分可取。但国外亦有人译作 yin-yang conversion 或 mutual convertibility of yin and yang 等等。其他几个概念的翻译都好理解,惟独'阴阳消长'的翻译显得有点特别。以前微臣不知为何如此翻译。后来经过考察和分析,基本有所了解。根据目前的翻译趋势来看,将'阴阳消长'译为 waxing and waning of yin and yang,属借喻性翻译。Wax 指月亮的渐圆,引申为增长;wane 指月亮的亏缺,引申为衰落、衰退。也有的译者将'阴阳消长'译为 growth and decline of Yin and Yang。"

黄帝问道:"中医上常讲的'阴平阳秘'和'阴阳自和'该如何翻译呢?"

雷公回答说:"微臣查阅了国内中医界的一些研究,对其定义有一定的了解。'阴平阳秘'一般指阴气和平,阳气固秘,两者相互调节而维持其相对平衡。所以这个用语可简单地译作 balance between yin and yang。但目前国内外的翻译很不统一。国内的常见译法有 Yang steadies while yin calms 或 Yin is in peace and yang in density。国外的译法有 calm yin and sound yang 等等。'阴阳自和'一般指疾病的好转或痊愈,可译作 natural harmony between yin and yang,这是从字面释义。实际上'阴阳自和'指'在病理情况下,阴阳失去正常的平衡关系,经过适当的治疗,失去平衡的阴阳重新趋向平衡'。正因为如此,国内有人将‘阴阳自和’译作 reestablishment of equilibrium between yin and yang。应该说这一翻译在语义上与原文是比较吻合的，应该为译界所普遍接受。国外的译法有 spontaneous harmonization of yin and yang 或 natural restoration of the yin-yang balance。前者属字面对译，所以具有相当的回译性；后者即是释义性翻译，对原文的含义有一定的体现。”

黄帝问道：“这些译法如此的不统一，这说明了什么问题呢？”

雷公回答说：“这些不同的译法都表明，译者从不同的角度对有关概念的翻译做了深入的探讨和摸索，都有其理论依据和实践基础。随着标准化工程的推进，大部分译法也将被大浪淘沙，只有少量适者方能流传下来。阴阳学说贯穿于中医学理论体系的各个方面，用来解释人体的生理功能、病理变化和指导临床的诊断与治疗。阴阳之间存在着相互制约相互依存的关系，二者的运动变化常会出现偏盛偏衰的情况，并因此而导致了各种生理、病理变化。有关这些生理和病理变化用语的翻译，微臣以后再向陛下汇报。”

黄帝说：“唯求真方务实，唯合璧方统筹。只要学者和译者真正求真务实了，理解和表达必将自然而然。只要东西合璧统筹了，统一和标准必将逐步实现。”

岐伯、雷公长拜道：“陛下圣明！臣等一定引导国人求真务实，一定协助国人合璧统筹。”

兹率厥典篇第五十一
——阴阳译变之观

黄帝说："中医经典翻译，乃翻译之要点。中医现代翻译，亦翻译之要点。要点之要，其意何要？"

岐伯说："陛下圣明！微臣向陛下汇报如何实现要点的目标。经典确实是中医翻译的要点，但现代化的中医翻译，也是中医翻译的要点。毕竟现代国人学习中医、研究中医、传播中医都使用的是白话文，而不是文言文。所以即便翻译中医经典，首先也得将其翻译为白话文，然后才翻译为外文。用今天的白话文来说，一方面是译者自己的理解和表达，另一方面也是协助国内外的读者了解中医经典的实际含义。正如此前臣等向陛下汇报时所谈到的一些问题那样，无论翻译经典还是翻译现代著作，都在一定程度上存在着理解完整、表达清楚、解读准确的问题。理解完整、表达清楚是译者的目标，解读准确是读者的希望。《诗经·邶·谷风》中'泾以渭浊'之说，读来令微臣慨然作叹。泾河的水本来是清澈的，因为混浊的渭水流入，它的清澈也就不再了。请陛下恕微臣之过。微臣之所以对此感慨作叹，就是因为看到这句话时突然联想到了中医翻译的现实与问题。"

黄帝说："以'泾以渭浊'喻不当之译，确有现实意义。不当之译有时却非译者不当，显然与中外文化、思想、语言等有巨大的差异，切勿多虑。"

岐伯说："感谢陛下关怀！陛下之喻精辟之至！臣等定当引以为戒，不将浊流引入泾水，更不将中华文化和医药翻译所面临的问题和挑战都引入译者的思维和观念。正如陛下所示，中华文化走出去和中医国际传播所面临的问题和挑战，主要是中外文化、思想、语言等有巨大的差异。比如《难经》中的第六'难'说：

> 六难曰：脉有阴盛阳虚，阳盛阴虚，何谓也？然：浮之损小，

沉之实大，故曰阴盛阳虚。沉之损小，浮之实大，故曰阳盛阴虚。是阴阳虚实之意也。

用今天的白话文来说，意思是说：

第六难说：脉象变化有阴盛阳虚、阳盛阴虚之不同，这是什么道理呢？是这样的：浮取弱而细小的脉象和沉取实而洪大的脉象，所反映的病理变化是阴盛阳虚。沉取弱而细小脉象和浮取实而洪大的脉象，所反映的病理变化就是阳盛阴虚。这就是脉象阴阳虚实的区分方法。

虽然《难经》中谈到的'脉'与英语中的 pulse 表面上是相应的，但实际上却不尽相应。在西方医学中，'脉'就是血管，只是血流行的管道。但在中医里，'脉'不仅是血流行的管道，更是气流传的管道。所以中医经典之前所说的'血气'及中医之后所说的'气血'都是对'脉'功能的陈述，但含义还是有所变化的。'血气'是以'血'为主，'气'为次。而'气血'则是以'气'为主，以'血'为次。从《难经》的研究、分析、总结来看，'脉'不仅有血、有气，而且还有阴、还有阳、还有虚、还有实。所以即便译者将其实际意义及其表达风貌都传递到了英语语言中，但不懂中医理法方药的西方读者怎么能真正理解呢？所以中医翻译所面临的问题和挑战不仅仅是译者的问题，而是中华文化、思想、语言等存在的巨大差异。这是臣等观察和分析国内外中医翻译时的感受和体会。"

黄帝说："情况确实如此。要解决好这一问题，其实亦非易事。但若时时用心，则大可逐步缓解。《难经》国内外有翻译吗？"

岐伯说："臣等谨遵圣训！请雷公向陛下汇报。"

雷公说："谢谢天师！微臣在下界考察的时候，注意到《难经》在国内外有几个译本。其翻译与《黄帝内经》一样，要理解好、表达好确实不易。微臣在查阅国内外有关中医的翻译情况时，注意到国内外的两个译文。镐京译者将其译为：

The sixth issue: The pulse [indicates] either superabundance of

Yin and deficiency of Yang or superabundance of Yang and deficiency of Yin. What is the reason?

Answer: [The pulse that appears] weak and small [when] lightly [pressed] and [the pulse that appears] forceful and large [when] heavily [pressed] indicate superabundance of Yin and deficiency of Yang. [The pulse that appears] weak and small [when] heavily [pressed] and [the pulse that appears] forceful and large [when] lightly [pressed] indicate superabundance of Yang and deficiency of Yin. This is what deficiency and excess of Yin and Yang [in differentiating the pulse] means.

其翻译与《黄帝内经》的翻译基本一致，采用的是直译法，其中涉及到的一些增加的词句都设置在中括号里。将'难'译作 issue，将'然'译作 answer，与原文的含义比较一致。微臣仔细审阅之后，觉得'难'也可译作 question。'难'就是问题的意思，issue 和 question 在英语中也是问题的意思。相比较而言，question 的含义比较单一，就是问题、议题和疑问等。而 issue 的含义还比较多样，比如西方将杂志的第几期中的'期'也称为 issue。

西方首位翻译《难经》的是德国的 Paul U. Unschuld，中文名字叫文树德。他将《难经》中的'六难'译为：

The sixth difficult issue: (1) The [movement in the] vessels may display 'yin abundance, yang depletion', or 'yang abundance, yin depletion'. what does that mean? (2) It is like this. A diminished and minor [movement] at the surface, together with a replete and strong [movement] in the depth, indicate, of course, 'yin abundance, yang depletion'. (3) A diminished and minor [movement] in the depth, together with a replete and strong [movement] at the surface, indicates, of course, 'yang abundance, yin depletion'. (4) The meaning [referred to by these terms] is that of a repletion or depletion of yin and yang [influence].

这位西方译者的翻译颇令微臣感动。从其翻译方式和表达程序来看，确实是非常认真努力的，而不是随意解释表达的。其翻译基本上采用的是直译，也将增补的词语设置在中括号内，与国内译者的做法比较一致。但在用词方面彼此还有较大的不同。国内译者将‘脉’译为 pulse 主要是考虑到其实际所指，即指的是‘切脉’用的‘脉象’。‘切脉’中的‘脉象’远古以来一般指的是手腕、脚腕和颈部等部位有明显搏动之处，而不是常规的脉络，即英文中的 vessel。‘虚’和‘实’国内译者译为 deficiency 和 excess，西方译者将其译为 abundance 和 depletion。从目前中医国际传播和发展的现实来看，将‘虚’和‘实’译为 deficiency 和 excess 基本上成为国际标准了。”

黄帝说：“如此比较和说明，确实符合实际。”

雷公说：“感谢陛下关怀！类似这样的现实情况，还是颇为普遍的。前日臣等向陛下汇报了阴阳学说的翻译问题，其实与此也颇为相近。‘阴阳’是自远古以来，特别是伏羲和陛下所创建的一大华夏民族的哲学思想体系。‘阴阳学说’这个词语，则是今人对‘阴阳’理法和思想的概括和总结。所以‘阴阳学说’中的很多术语，其实也是比较现代化的表述方式。此前臣等向陛下汇报‘阴阳学说’的翻译问题时，提到了‘阴平阳秘’、‘阴中之阴’与‘阳中之阳’这几个词语基本上来自《黄帝内经》等中医经典，但也有些是现代国人研究中医理法方药时所整理的术语。从远古至今，‘阴阳学说’始终贯串于中医学理论体系的各个方面，用以解释人体的生理功能、病理变化和指导临床的诊断与治疗。阴阳之间存在着相互制约相互依存的关系，二者的运动变化常会出现偏盛偏衰的情况，并因此而导致了各种生理、病理变化。这方面的用语远古时期有，历朝历代有，现代更有。”

黄帝说：“谈谈这方面用语的翻译吧！”

雷公说：“遵旨！微臣试举几个例子向陛下汇报‘阴阳学说’中一些常用术语的翻译。‘阴阳失调’是现代常用的一个术语，指机体阴阳动态平衡的破坏而出现阴阳相对偏胜偏衰的病理，常译作 imbalance between yin and yang 或 incoordination between yin and yang。国外亦有译作 yin-yang disharmony。中医上的‘失调’有多种含义，在不同情况下有不同的译法。如在‘功能失调’中应译作 dysfunction，意思更明确。

'阴阳两虚'也是一个常用的术语，指阴虚与阳虚证候同时并见的病理现象，常译作 asthenia of both yin and yang 或 deficiency of both yin and yang。也有的译作 simultaneous asthenia/deficiency of yin and yang。国外的译法有 dual vacuity of yin and yang 和 yin and yang vacuity。将'虚'译作 vacuity 似有不妥。因为 vacuity 一般指'空、空白'或'精神空虚、内容贫乏'等。"虚"是中医学中应用很广泛的一个概念，根据不同的情况在英语中可能有这样一些对应语：asthenia，deficiency，insufficiency，weakness，debility，hypofunction 等等。当从目前的国际发展来看，deficiency 基本发展为中医理法方药中'虚'的统一译法了。"

黄帝说："由此可见，翻译时应根据具体的语境选用适当的词语来翻译，不能一概而论。"

雷公说："确如陛下所示。所以广州中医药大学的欧明很早就指出，指脏腑的'虚'有时可用 asthenia，如'脾虚'可译为 asthenia of the spleen，若译为 deficiency of the spleen，则有可能被误认为脾脏有实质性的缺损，而不能准确表达脾虚的概念。又如'脾虚水泛'一词，其原意是指脾脏运化水湿的功能障碍而引起的水肿，所以同样是'脾虚'，这个"虚"字则应译为 hypofunction of the spleen。纯指功能的虚弱，也可以用 hypofunction 来表示。表示'体虚'这一概念时，也可用 weakness 或 debility 来表达。欧教授的意见，无疑是对的。但目前的发展却有一定的变化。由于语言自身运动的规律，现在 deficiency 的使用频率居然远远高于 asthenia，几乎成为'虚'的标准译语。"

黄帝说："既然如此，也只好尊重约定俗成的语言规律了。"

雷公说："是的。目前的发展也正是如此。微臣继续向陛下汇报'阴阳学说'常用术语的翻译。'阴阳乖戾'是其中的一个常用术语，意即阴阳之间失去相互协调的正常关系，所以一般可译为 disequilibrium between yin and yang 或 imbalance/disharmony between yin and yang。亦有译作 perverseness of yin and yang 或 perversion of yin and yang。'阴阳离绝'意即阴阳正常关系的分离决裂，是阴阳失调发展到了最为严重的阶段，一般译作 separation of yin and yang，也有译作 divorce of yin and yang。从实际应用来看，separation 的使用更为普遍一些。

阴阳的偏胜或偏衰可导致各种病变的发生，这方面的术语也不少，翻译中也常常出现。‘阴盛则寒’是其中之一，一般可译为 excess of Yin leading to cold 或 Predominance of Yin leads to cold。也有人将‘寒’译为 cold syndrome，这是对语意的深化理解。在这两个译法中，前者是词组式，比较符合术语的翻译要求；后者是句子式，属于词典解释性翻译。从实际应用情况来看，这两种译法使用得都比较普遍。这里的‘则’实际上表示‘导致、引起’的意思，所以一般译作 cause 或 lead to 或 result in 等等。

这种情况是比较常见的，类似于这种结构的术语还有很多。比如‘阳胜则热’可译为 excess of yang causing heat 或 Predominance of yang leads to heat；‘阳胜则阴病’可译为 excess of yang causing disorder of yin 或 Predominance of yang leads to disorder of yin；‘阴胜则阳病’可译为 excess of yin causing disorder of yang 或 Predominance of yin leads to disorder of yang；‘阳虚则热’可译为 deficiency of yang causing heat 或 Deficiency of yang leads to heat；‘阴虚则寒’可译为 deficiency of yin causing cold 或 Deficiency of yin leads to cold；‘阳虚则外寒’可译为 deficiency of yang causing exterior cold 或 Deficiency of yang leads to exterior cold；‘阴虚则内热’可译为 deficiency of yin causing interior heat 或 Deficiency of yin leads to interior heat 等等。”

黄帝问道：“相应的术语还有吗？”

雷公回答说：“有的。之所以术语越来越多，这与中医的现代化及其国际化有一定的关系。微臣继续向陛下汇报。常用的术语‘阴损及阳’一般译作 impairment of yin affecting yang 或 consumption of yin involving yang。同理，‘阳损及阴’可译为 impairment of yang affecting yin 或 consumption of yang involving yin；‘阴阳俱损’可译为 impairment of both yin and yang 或 consumption of both yin and yang。'阴阳俱损'有时也译作 simultaneous impairment of yin and yang 或 simultaneous consumption of yin and yang。

此外'阴胜格阳'等术语的翻译，臣等更为关注，因为是对'阴阳学说'思想更为具体的发挥。'阴胜格阳'指阴寒内盛，阳气被拒于外，可译作 predominant yin rejecting yang 或 excessive yin repelling yang。同理，'阳胜格阴'可译作 predominant yang rejecting yin 或 excessive yang repelling yin。'阳病治阴'一般译作 treating yang disease from yin aspect 或 treating Yin for Yang disease；同样的，'阴病治阳'可译作 treating yin disease from yang aspect 或 treating Yang for Yin disease，等等。"

黄帝说："如此翻译，形较近似，意尚可达。但与原文比较起来，毕竟还存在质韵之别。此可谓美中不足矣。"

雷公说："感谢陛下指教！臣等当继续努力，认真推敲，仔细斟酌，尽量协助国内外的译者完善这些重要术语的理解和翻译。微臣也一直在思考如何翻译阴阳的虚衰所引起的各种病理变化。查阅了国内外译者的实践，有一定的感受。由于中医国际化已经有了一定的发展，翻译已经不能完全按照译者自己的理念去实践了，必须得按照国际化的趋势来进行。微臣刚才向陛下汇报了，'阴虚'现一般译为 Yin deficiency 或 Yin asthenia，'阳虚'可译为 Yang deficiency 或 Yang asthenia。但 deficiency 现在的使用率则更高，如同国际标准一样。'阴虚'所致病变名称的翻译，也一定受其影响。按照中医传统的理论思想，'阴虚'指阴液不足，津血亏损。常见低热、手足心热、午后潮热、消瘦盗汗、唇红口干、小便黄短、大便秘结、舌质红、少苔或无苔、脉细数无力等症。"

黄帝问道："这个定义用英文该如何表达呢？"

雷公回答说："微臣曾注意到国内外的译法，基本是这样的：Yin deficiency is a morbid state of insufficiency of Yin fluid and consumption of body fluid and blood, manifested as low fever, hot feeling of the palms and soles, afternoon fever, emaciation, night sweat, red lips, dry mouth, oliguria with yellowish urine, constipation, red and uncoated tongue, weak and rapid pulse, etc."

黄帝说:"基本可以理解。整句话都用的是普通词汇,但 oliguria 好像比较生僻。"

雷公说:"是的。Oliguria 是一个西医术语,意思是少尿。这个词由三部分构成,oligo-的意思是'少',uri-是'尿'的意思,-a 是个名词后缀。"

黄帝说:"意思是明确的,但是否应该如此翻译,还是值得思考的。"

岐伯、雷公长拜道:"陛下英明! 微臣一定深思!"

奉若天命篇第五十二
——阴虚万变之译

黄帝说:"译既易,译亦异。易异之象,古今依然。此虽朕之感,却属世之现。"

岐伯说:"陛下圣明! 翻译的确有易的功用,也有异的差别。这既是现实状态,也是历史事实。孔子说,'君子和而不同,小人同而不和'。就是说,君子与人和谐相处,但不盲从;小人盲从符合,但不能与人和谐相处。其实在翻译上,也须讲究'和而不同'。"

黄帝问道:"如何才能'和而不同'?"

岐伯回答说:"微臣根据历史与现实的比较分析,向陛下汇报。在微臣看来,所谓'和',就指的是遵循翻译的一般规律,顺应翻译的发展趋势。所谓'不同',不是说各行其是,而是说要有自己的风格特色。一味地模仿别人,就会陷入拾人牙慧的泥潭。现在的中医翻译,就特别需要'和',即遵循语言发展的基本规律,顺应规范化发展的基本趋势,努力使中医基本名词术语的翻译标准化。请雷公向陛下汇报。"

雷公说:"谢谢天师! 微臣在下界考察的时候翻阅了国内外所翻译的一些中医经典著作,颇有感触。比如《黄帝内经·素问·金匮真言论》中记载了陛下与臣等的谈话,其中有这样一段原话:

> 东风生于春,病在肝,俞在颈项;南风生于夏,病在心,俞在胸胁;西风生于秋,病在肺,俞在肩背;北风生于冬,病在肾,俞在腰股;中央为土,病在脾,俞在脊。故春气者,病在头;夏气者,病在脏;秋气者,病在肩背;冬气者,病在四肢。

翻译为白话文,大概意识是这样的:

> 东风生于春季,病多发生在肝,肝的经气输注于颈项。南风生

于夏季，病多发生于心，心的经气输注于胸胁。西风生于秋季，病多发生在肺，肺的经气输注于肩背。北风生于冬季，病多发生在肾，肾的经气输注于腰股。中央的方位属于土，病多发生在脾，脾的经气输注于脊。所以春季邪气伤人，多病在头部；夏季邪气伤人，多病在心；秋季邪气伤人，多病在肩；冬季邪气伤人，多病在四肢。

镐京译者将陛下的这一重要指示译为：

The east wind appears in spring. The diseases [occurring in spring tend to] involve the liver and the Acupoints are on the neck and nape[1]. The south wind appears in summer. The diseases [occurring in summer tend to] involve the heart and the Acupoints are on the chest and rib-side[2]. The west wind appears in autumn. The diseases [occurring in autumn tend to] involve the lung and the Acupoints are on the shoulders and back[3]. The north wind appears in winter. The diseases [occurring in winter tend to] involve the kidney and the Acupoints is on the waist and thigh[4]. The center pertains to Earth [in Wuxing (Five-Elements)] and the disorders usually involve the spleen and the Shu (Acupoint) are on the spine[5]. [The above analyses explain why] diseases caused by Chunqi (Spring-Qi) often involve the head, diseases caused by summer-Qi usually involve the Zang (Zang-Organs)[6], diseases caused by Qiuqi (Autumn-Qi) frequently involve the shoulders and back, and diseases caused by Dongqi (Winter-Qi) always involve the four limbs.

译文之后，译者作了六项详细的注解，其注解内容是：

[1] According to Wangbing's(王冰) explanation, Shu(俞) here means Shuxue(腧穴 Acupoints) and 'the Shu(俞) is on the neck and nape' means that liver diseases can be treated by needling the Acupoints located on the neck and nape. According to Zhang

Jiebin's(张介宾) explanation, 'the Shu(俞) is on the neck and nape' means that the Ganqi(肝气 Liver-Qi) infuses into the neck and nape. Guo Aichun(郭霭春) explains that "the Shu(俞) is on the neck and nape" means that the pathological changes of Ganjing(肝经 Liver-Channel) diseases are reflected over the neck and nape.

[2] According to Wangbing's(王冰) explanation, the 'Shu(俞) is on the chest and rib-side' means that heart diseases can be treated by needling the Acupoints located on the chest and rib-side. According to Zhang Jiebin's(张介宾) explanation, "the Shu(俞) is on the chest and rib-side" means that the Xinqi(心气 Heart-Qi) infuses into the chest and rib-side. Guo Aichun(郭霭春) explains that "the Shu(俞) is on the chest and rib-side" means that the Xinjing(心经 Heart-Channel) diseases are reflected over the chest and rib-side.

[3] According to Wang Bing's(王冰) explanation, 'the Shu(俞) is on the shoulders and back' means that lung diseases can be treated by needling the Acupoints located on the shoulders and back. According to Zhang Jiebin's(张介宾) explanation, "the Shu(俞) is on the shoulders and back" means that the Feiqi(肺气 Lung-Qi) infuses into the shoulders and back. Guo Aichun(郭霭春) explains that 'the Shu(俞) is on the shoulders and back' means that Feijing(肺经 Lung-Channel) diseases are reflected over the shoulders and back.

[4] According to Wang Bing's(王冰) explanation, 'the Shu(俞) is on waist and thigh' means that kidney diseases can be treated by needling the Acupoints located on the waist and the thigh. According to Zhang Jiebin's(张介宾) explanation, 'the Shu(俞) is on the waist and thigh' means that the Shenqi(肾气 Kidney-Qi) infuses into the waist and the thigh. Guo Aichun(郭霭春) explains that 'the Shu(俞) is on the waist and thigh' means that

Shenjing(肾经 Kidney-Channel) diseases are reflected on the waist and thigh.

[5] According to Wang Bing's(王冰) explanation, 'the Shu (俞) is on the spine' means that the spleen diseases can be treated by needling the Acupoints located on the spine. According to Zhang Jiebin's(张介宾) explanation, 'the Shu(俞) is on the spine' means that the Piqi(脾气 Spleen-Qi) infuses into the spine. Guo Aichun(郭霭春) explains that 'the Shu(俞) is on the spine' means that Pijing (脾经 Spleen-Channel) diseases are reflected on the spine.

[6] According to Zhang Jiebing's(张介宾) explanation, the Zang(脏 Zang-Organ) here actually refers to the heart.

镐京译者的翻译基本上都是直译,所有的术语都采用音译并附有一般性文献资料翻译中所采用的较为流行的意译方式。另外译文之后还附有较为深入的解释。这样的翻译属于国际通用的经典译法,是对中医经典的重视和完整传播。西方的华人对《黄帝内经·素问》的翻译,则基本上都采用的是意译,目的就是为了便于西方一般读者的理解。比如华人译者 Maoshing Ni 对《黄帝内经·素问·金匮真言论篇》中的这一段话,是这样翻译的:

In spring the wind comes from the east. Illness then occurs in the liver channel and rises to the head, causing bleeding from the nose. Acupuncture points on the neck and gallbladder channel should be used for treatment. In the summer the wind arises in the southern direction and affects the heart. To treat this, points on the chest and ribs should be employed. The westerly wind of autumn will affect the lungs, manifesting in malaria with alternating chills and fever. Points on the shoulders and upper back are useful in treatment. The northern winds of winter will affect the kidneys and limbs, manifesting in bi syndrome, a condition of obstruction of qi and blood, which typically results in stiffness, immobility, and pain in the joints.

这段英文大概就是这位华人译者对《黄帝内经·素问·金匮真言论篇》中这一段话的翻译。但仔细审阅以后，微臣觉得虽然将其基本意思有所表达，但其表达的方式方法却没有体现出来。甚至可以说，这实际上不是翻译，只是用英文将这段话的基本意思介绍给了西方读者。微臣觉得国内译者和华人译者的翻译还是有其'和'的，就是将原文的基本意思有所表达。但其中的'不同'则是更明显的。从翻译的方式、表达的内容和说明的用意，则基本上完全不同。两个不同的译文略一比较，'和而不同'的因由就明确地展现出来了。"

黄帝说："这确实是'和而不同'的典型实例。虽然'不同'，但其意义则各有其实。"

雷公说："陛下圣明！事实却是如此。从某种意义上看，国内译者的翻译确实注重的是学术，而华人译者的翻译则主要是向西方普及。所以，以'和'为务也是务实的。前日臣等向陛下汇报'阴阳学说'中相关生理病理概念的翻译，微臣深有感触。阴阳相互依存，相互影响，任何一方的虚衰，均可导致各种病理变化的产生。"

黄帝说："中医是一门古典医学，用现代医学的术语是否能再现中医固有概念的内涵？即便在意义上毫无二致，但让古人讲现代人的话是否妥当呢？"

雷公说："陛下所虑极是！微臣就这些方面的现实向陛下汇报。在中医翻译中过多地使用现代医学的词汇，的确有许多不便之处。这个问题研究人员已作了许多探讨，正在采取措施在中医翻译中减少现代医学词汇的使用。中医的语言其实就是它产生的那个时代的哲学用语、文学用语和日常用语的综合产物，跟现代医学的用语在表述上还是有很大的不同。这一点在翻译上应该充分注意。微臣继续向陛下汇报国内外译者对'阴虚'所致病征名称的翻译，由此颇能说明问题。"

黄帝说："可以此为例，继续谈谈吧。"

雷公说："遵旨！据微臣了解，在时下的尘世间，阴虚所导致的病变很多，微臣概要地向陛下汇报主要的病征名称及其定义的翻译问题。其中'阴虚'这个概念非常重要，能使尘人明确很多问题产生的因由。按照中医的传统理论，'阴虚'指的是阴液不足，津血亏损。常见低热、手足心热、午后潮热、消瘦盗汗、唇红口干、小便黄短、大便秘结、舌质红、少苔或无苔、脉细数无力等症。对于'阴虚'的这一定义，微臣注意到有不少的译文。其中一个是这样翻译的：Yin deficiency is a morbid state of insufficiency of Yin fluid and consumption of body fluid and blood, manifested as low fever, hot feeling of the palms and soles, afternoon fever, emaciation, night sweat, red lips, dry mouth, oliguria with yellowish urine, constipation, red and uncoated tongue, weak and rapid pulse, etc."

黄帝说："可以理解。整个句子都用的是普通词汇，但 oliguria 为什么是个例外呢？"

雷公说："陛下所训极是！微臣在观察国内外的翻译时，也注意到其对 oliguria 这个西医术语的应用，也向陛下汇报过。这个西医术语的意思是少尿。Oliguria 这个词由三部分构成，oligo-的意思是'少'，uri-是'尿'的意思，-a 是个名词后缀。根据其结构来看，其意思是明确的。微臣翻阅这些译文时，也一直在思考，中医是一门古典医学，用现代医学的术语是否能再现中医固有概念的内涵？即便在意义上毫无二致，但让古人讲现代话是否妥当呢？经过多次思考，特别是与雷公的多次讨论，微臣觉得在中医翻译中过多地使用现代医学的词汇，的确有许多不便之处。这个问题研究人员已作了许多探讨，正在采取措施在中医翻译中减少现代医学词汇的使用。"

黄帝说："对此应该认真思考，应该努力减少。"

雷公说："臣等遵旨。经过一段时间的思考和讨论，微臣觉得西医中的某些术语的使用已经约定俗成了，可以继续。但其他一些还未约定俗成的术语，确实应该努力协调，尽量减少。中医的语言其实就是它产生的那个时代的哲学用语、文学用语和日常用语的综合产物，跟现代医学的用语在表述上还是有很大的不同。这一点国内外的译者在翻译中医时应该充分注意。这个问题天师已告知微臣，要求微臣尽快与下界译者沟通交流。"

黄帝说："尽快与下界沟通。'阴虚'所致病证的翻译如何呢？"

雷公回答说："臣等一定努力尽快与下界沟通，令其逐步理解这一问题，解决这一问题。'阴虚'所导致的病变很多，微臣向陛下汇报一些主要的病证及其名称的翻译。'阴虚头痛'一般可译为：headache due to Yin deficiency。其临床表现也很明显。现代中医对'阴虚头痛'的定义是：由阴虚火动而引起的头痛，症见头痛而兼心烦内热、面红、失眠、舌红、脉细等。这个定义现一般翻译为：It is a disorder caused by hyperactivity of fire resulting from the deficiency of Yin, manifested as headache, restlessness, feverish sensation inside the body, flushed face, insomnia, red tongue, wiry, small and rapid pulse.

'阴虚发热'一般可译为：fever due to Yin deficiency。现代中医对'阴虚发热'的临床定义是：由于机体阴液损耗过度所出现的内热，主要表现为潮热、夜间发热并常有盗汗、口干、舌质红、脉细数等症。这个定义一般翻译为：It is a heat syndrome in the interior due to over consumption of Yin fluid, characterized by hectic fever and nocturnal fever, and usually accompanied by night sweat, dry mouth, reddish tongue, small and rapid pulse.

'阴虚阳浮'可译为：floating of Yang due to Yin deficiency。现代中医对'阴虚阳浮'的临床定义是：指真阴不足，津血亏损，阳无所附而浮越于上的病理，表现为头目眩晕、面色潮红、目赤咽干、喉痛、牙痛等症。这个定义一般可翻译为：It is a morbid condition of Yang floating upwards due to consumption of body fluid and blood, marked by dizziness, flushed cheeks, conjunctival congestion, dryness of the throat, sore-throat and toothache.

'阴虚肺燥'可译为 lung dryness due to Yin deficiency。现代中医对'阴虚肺燥'的临床定义是：指由于阴虚内热，灼伤肺阴而引起的肺燥病证，症见干咳无痰或痰中带血、咽痛嘶哑、舌嫩红苔少、脉细数等。这个定义一般翻译为：It is a morbid condition due to impairment of lung-Yin by endogenous heat resulting from Yin deficiency, marked by dry cough, or cough with bloody sputum, sore-throat, hoarseness of voice, red and tender tongue without fur, small and rapid pulse.

‘阴虚咳嗽’可译为 cough due to Yin deficiency。现代中医对‘阴虚咳嗽’的临床定义是：指因阴虚津少，肺阴不足，肺气上逆所致的咳嗽，症见干咳、少痰或无痰，或痰中带血丝、咽干口燥、形体消瘦、心烦失眠、夜寐盗汗、舌质红、苔少而干、脉细数等。这个定义可翻译为：It is a morbid condition caused by insufficiency of lung-Yin and adverse rising of lung-Qi resulting from Yin deficiency and consumption of body fluid, manifested as nonproductive cough or cough with blood-tinged sputum, dry throat and mouth, emaciation, fatigue, poor appetite, afternoon fever, restlessness, insomnia, night sweat, red tongue with scanty fur, small and rapid pulse.

‘阴虚盗汗’可译为：night sweat due to Yin deficiency。现代中医对‘阴虚盗汗’的临床定义是：指由于阴虚所致的夜眠时汗出，常兼见烦热口干、消瘦、疲乏、脉细数等。这个定义可翻译为：It is a morbid condition usually accompanied by restlessness, fever, dry mouth, emaciation, fatigue, small and rapid pulse.

‘阴虚喉痹’可译为：sore-throat due to Yin deficiency。现代中医对‘阴虚喉痹’的临床定义是：指因阴虚，虚火上炎所致的喉证，症见咽部不适，如微痛、干痒、灼热、异物感等。这个定义可翻译为：It is a morbid condition caused by flaming up of fire resulting from Yin deficiency, manifested as mild pain, dry itching, burning and irritating sensation in the throat.

翻译‘阴虚痿’可译为：limb flaccidity due to Yin deficiency，也有的译作 atrophy due to Yin deficiency。现代中医对‘阴虚痿’的临床定义是：指由久病或房事不节，肝肾不足，阴虚火旺，伤及筋骨所致的痿证。这个定义可翻译为：It is a condition of damage of the muscle and bone resulting from chronic disease, sexual overstrain, deficiency of liver-Yin and kidney-Yin as well as hyperactivity of fire due to Yin deficiency.

微臣之所以向陛下汇报了这几个术语的翻译，就是因为这是现代中医对'阴阳学说'的发挥。这些术语虽然在《黄帝内经》等中医经典中并不一定就能查到，但其基本精神还是有所发扬的。毕竟神州已经现代化了，中医的理论和方法也在逐步地现代化。比如中医和西医的结合，就在一定程度上将中医理法方药现代化了。神州的万事万物能现代化，说明其在与时俱进，是非常必要的。比如现代国内依然在传承和发展的国画和书法，就不完全是传统的实质了，就与现代化的风貌和设置有着紧密的关系。"

黄帝说："卿等之见，颇有道理。术语虽然现代化，但也是对传统文化的继承和发展。"

雷公说："诚如陛下所训！如果做任何传统工作的现代人不与时代的发展保持任何联系，怎么可能坚持不断呢？怎么可能稳步向前呢？除了'痹'、'痿'等概念的翻译尚须进一步推敲外，其他概念的翻译微臣以为大致尚可。'痹'和'痿'的翻译目前的确存有争议。微臣只是根据其使用频率，选择了两个比较常见的译法，但不一定是最恰当的。"

黄帝说："当与不当，时间是最终答案。"

岐伯、雷公长拜道："陛下圣明！"

言足听闻篇第五十三
——阳虚万变之译

黄帝说:“天不变,道亦不变;世虽变,人却未变。”

岐伯说:“陛下圣明!盘古开天辟地以来,天确实未变,道也的确未变。自伏羲创建文明、陛下创建文化以来,华夏民族的世间虽然一直在变化,但华夏民族的自己却始终是黑头发、黑眼睛、黄皮肤,从来没有任何变化,至今依然如此。虽然当今有些青年人用一些化学元素将自己的头发修改成黄色,但其发根却依然是黑色。由此可见,神州大地确实正如陛下指出的那样,‘世虽变,人却未变’。”

黄帝说:“世在便,人未变,确实自然。若能‘见贤思齐,见不贤而内省也’,则人不仅形不变,心更不变。”

岐伯说:“诚如陛下所训!孔子当年对其弟子的这番教导和要求,确实启发了三千弟子,成就了七十二贤人。此前谈到这一问题时,臣等感慨地说,‘如今之神州学界诸士若能如此,焉又频繁之疾风骤雨?若学界之人能温良恭俭让,何以风不清日不明?’臣等在《天工义经》中谈到这一问题的时候,应龙激动地说,‘俗尘之人,不可理喻’。其实只要了解了尘世间的历史和现状,特别是了解了如今尘世间的风风雨雨,自然就明白俗尘之人还是可以理喻的。如今中医的教育、临床和翻译,就在一定程度上体现了俗尘之人的理喻性。”

黄帝说:“但望尘人,洁身自好,以学为务,以仁为本,着力从译,造福天下。”

岐伯叩首拜道:“臣等谨遵圣训!与下界接触的时候,一定努力将陛下的指示传递给他们,潜移默化地培养他们的民族意识和民族文化。只有真正有了民族的意识和文化,才能真正地学好中医,翻译好中医,传播好中医。尤其是如今翻译中医的时候,缺乏民族意识和民族文化,理解方面就存在着较大的问题和挑战。如今从事翻译的人,都是优秀的外语人才,只要真正地掌握好了民族的文化和语言,必将成为真正的优秀翻译人才。此前臣等向陛下汇报过此前神州大地的优秀翻译人才，除了汉唐至宋朝时期的佛典翻译者外，更重要的是清末民初至改革开放前的杰出翻译人才，如辜鸿铭、严复、钱锺书等。"

黄帝说："卿等之言，至为求真。如今从事民族文化和医学的翻译，更需要卿等刚提高的这些翻译人才。没有这样的民族意识和文化，是很难真正理解好和翻译好中医的。谈谈中医翻译的发展情况吧。"

岐伯说："遵旨！请雷公向陛下汇报。"

雷公说："谢谢天师！微臣前面向陛下汇报了下界翻译与'阴虚'相关的生理病理概念和术语。现向陛下汇报下界翻译与'阳虚'相关的生理病理概念和术语。根据现代中医界的定义，'阳虚'指的是阳气不足，阳虚内寒的证候。症见神疲乏力、少气懒言、畏寒肢冷、自汗、面色淡白、小便清长、大便稀溏、舌质淡嫩、脉虚大或沉细等。下界将这一定义基本翻译为：Yang deficiency is a cold syndrome in the interior resulting from the insufficiency of Yanngqi，manifested as fatigue，shortness of breath，no desire to speak，intolerance of cold，cold extremities，spontaneous perspiration，pallor，polyuria with watery urine，diarrhea，pale and tender tongue，feeble and large or sunken and small pulse."

黄帝说："意思是比较清楚的，但有些用词似乎仍需推敲。"

雷公说："陛下圣明！与此有关的一些概念和术语的理解和翻译，确实还需要认真推敲。如'神疲乏力'译为 fatigue 就只译出了'乏力'，而没有译出'神疲'。'神疲'指的是由于身心之劳而致的精神疲惫。这一点在译文中的确没有表达清楚。'小便清长'指由于阳虚气化不足所致的尿量增多，但质地清淡，一派寒像。译文中将'清长'译为 watery，是否妥当，还需推敲。'舌质淡嫩'之'淡'指舌体色淡，是否可以译为 light-colored，还需研究。如此翻译的确显得有些勉强。镐京的那位学者对这一翻译作了研究和分析，微臣曾注意到其感慨之言：'鄙人才疏学浅，只能塞责如此'。虽然是感慨之言，但表达的还是客观现实。微臣觉得中西文化差异巨大，中西医学迥然不同，翻译起来确为不易。国内译者今后定能继续努力，字斟句酌，力求准确。"

黄帝说:“准确是必然,理解恐难现。”

雷公说:“陛下圣明！微臣明白了。臣等在观察和分析国内外的翻译实践时,也确实感到任何译者都无法保证其译文的绝对正确。即便是译者做到了绝对正确,但译文在流传过程中,还可能因为文化和社会的影响而产生歧义。这更是译者自身所无法预知、预防的问题了。从其具体翻译的内容来看,情况若是如此。微臣继续向陛下汇报尘世间对‘阳虚’所致病证名称的翻译,请陛下指教。‘阳虚’所致的病证很多,微臣想择其主要,逐一分析。

比如‘阳虚水泛’,现在一般译为 retention of fluid due to Yang deficiency。根据现代中医对其临床表现的分析:‘阳虚水泛’是一种由于脾肾功能低下,机体水液代谢障碍所致的水液潴留,形成水肿或痰饮等证的病理。翻译界将其定义译为: Retention of fluid due to Yang deficiency is a morbid condition of fluid retention in the body due to hypofunction of the spleen and kidney that leads to the disorder of fluid metabolism, manifested as edema or phlegm retention.

‘阳虚头痛’一般译为 headache due to Yang deficiency。根据现代中医对其临床表现的分析:‘阳虚头痛’是由于阳气不足,清阳不能上升于头所致的头痛,症见头痛隐隐、畏寒肢冷、体倦乏力、食欲不振、舌淡脉微细或沉迟。翻译界将其定义译为: Headache due to Yang deficiency is a disorder caused by insufficiency of Yangqi and failure of upward flowing of lucid Yang to the head, manifested as dull aching over the head, intolerance of cold, cold limbs, lassitude, anorexia, light-colored tongue, feeble or sunken and slow pulse.

‘阳虚发热’一般译为 endogenous heat due to Yang deficiency. 根据现代中医对其临床表现的分析:‘阳虚发热’是因阳气虚衰所致的虚热病,症见发热烦躁、两颧浅红、口渴而又不欲饮,伴有两足逆冷、小便清长、下利清谷,脉沉细或浮数物力等。翻译界将其定义译为: Endogenous heat due to Yang deficiency is a type of asthenia-heat syndrome caused by Yang deficiency, manifested as fever, irritability, pink cheeks, thirst without desire to drink water, cold feet, polyuria with watery urine, diarrhea with undigested food in it, sunken and thin or floating, rapid and weak pulse.

'阳虚自汗'一般译为：spontaneous perspiration due to Yang deficiency。根据现代中医对其临床表现的分析：'阳虚自汗'是由于阳虚表疏，腠理不密所致的自汗证，症见畏寒、汗出觉冷、倦怠、脉细等。翻译界将其定义译为：Spontaneous perspiration due to Yang deficiency is a condition of liability to sweat resulting from weakness of the superficies and looseness of muscular interstices caused by Yang deficiency, manifested as aversion to cold, cold feeling after sweating, lassitude and small pulse.

'阳虚恶寒'一般译为：aversion to cold due to Yang deficiency。根据现代中医对其临床表现的分析：'阳虚恶寒'是因阳气虚弱不能温养分肉，充皮毛所致的恶寒证，症见恶寒踡卧、自汗、脉沉细等。翻译界将其定义译为：Aversion to cold due to Yang deficiency is a condition of failure to nourish and warm the skin and muscle resulting from the deficiency of Yangqi, manifested as sensitivity to cold, lying with the knees drawn up, spontaneous perspiration, sunken and small pulse.

'阳虚眩晕'一般译为：dizziness due to Yang deficiency。根据现代中医对其临床表现的分析：'阳虚眩晕'是因阳气不足，清阳不能升达头部所致的眩晕，症见头晕或头痛，或眩晕欲倒、耳鸣、怕冷、气短自汗、手足冷、脉沉细等。翻译界将其定义译为：Dizziness due to Yang deficiency is a disorder caused by insufficiency of Yangqi and failure of upward flowing of lucid Yang to the head, manifested as dizziness or even fainting, headache, tinnitus, deafness, intolerance of cold, shortness of breath, spontaneous perspiration, cold limbs, sunken and small pulse."

'阳虚湿阻'一般译为：stagnation of dampness due to Yang deficiency。'阻'也有的人译为 retention。根据现代中医对其临床表现的分析：'阳虚湿阻'是由于脾肾阳虚，温运失职，致水湿内停的一种病变，常可引起浮肿、小便不利、泄泻、肢体疲乏、便溏等症状。翻译界将其定义译为：Stagnation of dampness due to Yang deficiency is a morbid condition with stagnation of dampness and fluid caused by deficiency of spleen-Yang and kidney-Yang which result in the disorders of their warming and transporting functions, manifested as edema, dysuria, diarrhea, fatigue of limbs and loose stool.

微臣向陛下汇报的这七个与'阳虚'相关术语的解读和翻译，是目前尘世间中医翻译的基本趋势。虽然比较发现不同译者之间略有不同的译法，但整体上还是比较一致。这与中医基本名词术语翻译的国际标准和国家标准有密切的关系。在国际和国内重视统一化和标准化的发展进程中，即便是某些术语的理解和表达确实存在着明显的问题，但因为已经较为约定俗成了，就只能将其作为标准使用，而不能另作选择。就像将'虚'译作 deficiency，将'脾'译作 spleen，理解和表达基本上都是不符合实际的。但由于这样的译法已经约定俗成了，已经国际化了，只好继续使用，而不能另作他译了。"

黄帝说："有道理，可如此。"

雷公说："感谢陛下鼓励！从阴阳学说主要概念和阴阳盛虚的病理表现名称的翻译来看，要想将中医概念的实际内涵完整地再现在译文中，的确不易办到。微臣仔细推敲了下界考检时译界学人提供的译文，觉得虽然初得大趣，终有悬隔，未尽之意，时有所现。比如将'腠理'译为 muscular interstice。但在中医里，'腠理'泛指皮肤、肌肉、脏腑的纹理及皮肤、肌肉间隙交接处的结缔组织。其分为皮腠、肌腠、粗理、小理、膲理等，是渗泄体液，流通气血的门户，有抗御外邪内侵的功能。简单地译为 muscular interstice 可能才比较合适。

微臣刚才所提供的翻译，充其量说仅仅是达意，有时甚至连达意都不能完全做到。这也是目前中医对外翻译交流的现实，也是翻译本身存在的一个无法克服的问题。正如陛下教导的那样，'信、达、雅'永远是译者努力追求的目标，但这个目标却是永远也无法实现的。所以再好的翻译也只能是求其近似，而无法达到完全一致。这正如冯友兰在《中国哲学简史》中谈到'五行'翻译是说：任何形式的翻译都是对原文某种形式的注解，永远不可能取代原文。”

黄帝说：“虽然无法使译文和原文在内涵和风格上完全一致，但至少应该努力将其差异减少到最底限度。”

雷公说：“微臣谨尊圣训！微臣在翻阅元曲时，发现一首无名氏写的《醉太平·讥贪小利者》，以前已向陛下汇报过。微臣之所以又谈起，就是因为其意趣独具。微臣以为用该曲来要求译者深入理解原文之意，倒十分有趣。这首曲的全文是这样的：

夺泥燕口，削铁针头，刮金佛面细搜求，无中觅有。鹌鹑嗉里寻豌豆，鹭鸶腿上劈精肉，蚊子腹内刳脂油，亏老先生下手。

这个无名氏虽然有点刻薄，倒是将贪小利者刻画得入木三分。这首元曲对翻译来说，也有一定的现实意义。微臣此前向陛下汇报时，比较详细地分析说明了其实际意义。这对翻译界，确实有一定的意义。

黄帝说：“如此分析，颇有意义。无中生有，有中生无，经典语言，颇有特质。”

雷公说：“陛下圣明！通过对译文的分析和对译界的考察，微臣觉得用这首曲形容对译文深入细致的理解倒是很形象生动的，也很能说明问题。虽然这首曲是描述贪利小人的，反其意而用之，便可以赋予其新的内涵。孔子说：‘君子不以言举人，不以人废言’。不能因为这首曲是讥讽贪利之徒，就不敢在翻译研究上加以借用。比如《黄帝内经·素问·金匮真言论》中有这么一句话：

其音角，其数八，是以知病之在筋也，其臭臊。

意思是说，其五音为角，其成数为八，因肝主筋，所以它的疾病多发生在筋。这么简单的一句话，翻译成英语也不会太长。

镐京译者将其译为：

Jiao [1] in scales, eight in numbers[2] {so the liver diseases often involve the sinews[3]} and foul smell in odors.

Ilza Veith 将其译为：

Its sound is chiao(角)；its number is eight；and thus it becomes known that its diseases are located in the muscles；its smell is offensive and fetid.

这位西方华人译者的翻译，基本上是用英文表述，与常规的翻译不同。所以这句话在其译文中基本上没有体现出来。在这一段中，他写了这么一句话：

The number is 5，the smell is urine，the season is spring，the energy is ascending，and the are affected is the head.

这段话显然是将那段文字的一些含义综合起来予以表达，而不是翻译。这句所表达的话中，只涉及到这句话的'其数八'，并且将'八'误解成了'5'。

微臣想向陛下汇报的，就是镐京译者的翻译。其翻译也是以直译为基础的。将'是以知病之在筋也'的译文{so the liver diseases often involve the sinews}之所设置在大括号中，就以因为这句话可能是'衍文'。'衍文'指的是古籍因传抄、刻印等误加的文字。更重要的是，镐京译者对这句话中的'角''数'和'是以知病之在筋也'作了比较完整的注释。这样的注释，某种意义上就是'无中生有'的发挥。镐京译者对这两个字和一句话的注解颇值读者认真参考。"

黄帝说："如何注解的呢？"

雷公说："微臣请陛下看看，这是镐京译者的注解：

[1] Jiao(角) is one of the five scales (tones in music) in ancient times in China. The other four are Zheng(徵)，Gong(宫)，Shang(商) and Yu(羽). It was believed in ancient times that the five scales influence the functional activities of Qi(气)，blood and the Wuzang(五脏 Five Zang-Organs). That is why it was thought that the five scales correspond to the Wuzang(五脏 Five Zang-Organs). According to the explanations made in Shiji(史记)，the great history book written by Shima Qi(司马迁)，that 'Gong(宫) influences the spleen'，'Shang(商) influences the lung'，'Jiao(角) influences the

liver', 'Zheng(徵) influences the heart' and 'Yu(羽) influences the kidney'.

[2] In the Wuxing(五行 Five-Elements), 1, 2, 3, 4, and 5 stand for the Shengshu(生数 generating number) of water, fire, wood, metal and earth respectively; 6, 7, 8, 9 and 10 represent the Chengshu(成数 corresponding number) of water, fire, wood, metal and earth respectively. Among these numbers, the even numbers are called Tianshu(天数 the heavenly numbers) and pertain to Yang(阳) and the odd numbers are called Dishu(地数 the earthly numbers) and pertain to Yin(阴). Among the numbers of 1, 2, 3, 4 and 5, the heavenly numbers are known as Guyang(孤阳 Isolated-Yang) and the earthly numbers are called Guyin(孤阴 Isolated-Yin). Both of them do not possess the functions of Shenghua(生化 generation and transformation). To achieve the functions of generation and transformation, they must be supplemented respectively by the Tianshu(天数 the heavenly numbers) that pertain to Yang(阳) and Dishu(地数 the earthly numbers) that pertain to Yin(阴) from the numbers of 6, 7, 8, 9 and 10.

[3] This sentence may be another redundancy due to miscopying because it does not agree with the structure of the whole passage."

黄帝说:"如此注解,颇有意义。古为今用,即是如此。用而行之,更是如此。"

岐伯、雷公长拜道:"陛下英明!臣等遵旨!"

功懋懋赏篇第五十四
——阴阳论辩之译

黄帝说:"译事之论,瞻前顾后。译事之争,千呼万唤。译事之乘,顺乎其然。"

岐伯说:"陛下圣明!翻译顺乎其然,自然是顺畅的发展。但目前尘世间的翻译,尤其是中医翻译,始终处在千呼万唤的时期。译者若能真正地做到瞻前顾后,则译务自有所显。但在实际翻译中,尘世间的译者们时常为一个词语的翻译,为一个译法的运用,而争论得面红耳赤,缺少千呼万唤。微臣在下界考察的时候,发现译界有很多争论,常常会听到这样的一些论调:'我从来没有听说过有这样的译法'或'我从来没有见过如此翻译'。每听到这样的高论时,微臣便想起了庄子《逍遥游》中关于小知与大知、小年与大年的论述。微臣当时觉得自己有些孤陋寡闻,非常期待陛下赐教。"

黄帝说:"庄子之论,亦是赐教。"

岐伯说:"感谢陛下指导!庄子关于小智和大智的论述,确实令微尘颇为感慨。庄子说:'小知不及大知,小年不及大年。奚以知其然也?朝菌不知晦朔,蟪蛄不知春秋,此小年也。楚之南有冥灵者,以五百岁为春,五百岁为秋;上古有大椿者,以八千岁为春,八千岁为秋,此大年也。而彭祖乃今以久特闻,众人匹之,不亦悲乎!'"

黄帝说:"对于今人而言,庄子之学,恐深奥难懂。"

岐伯说:"确如陛下所示,如今的尘世之人要真正地理解庄子的思想,确实有些难于上青天了。在下界考察的时候,雷公多次与学界和政界交流,特意将庄子的话介绍给大家,并作了一定的解释。有学者问雷公,'小知'不知'大知','小年'不知'大年',庄子怎么知道是这样的呢?雷公告诉大家,见了太阳就已死亡的'朝菌'(指某些朝生暮死的菌类植物),当然不知道一天的时光;春生夏死、夏生秋死的'蟪蛄'(蝉的一种),不知道有一年的时光,这就是'小年'。楚国的南边有只灵龟,以五百年为一春，五百年为一秋；上古时有一棵大树，以八千年为一春，八千年为一秋，这就是'大年'。而只活了八百年的彭祖，却以长寿之名流传百世，大家都羡慕他。这岂不是太可怜了吗！用白话文将庄子的这段话给大家作了解释，使一些学者有所理解，个别学者有所感触。"

黄帝说："庄公之言，真乃至理。有知有识者，确实应慎之又慎，戒之又戒！"

岐伯说："陛下圣明！今得陛下圣训，微臣茅塞顿开，心明眼亮啊！人生百年，早木一秋。可惜常人总难逃脱一个'幻'字，在幻想中自我膨胀，自我独尊，自我高贤。根据庄子的论述，尘人即便自喻为万物之灵，其寿限也极为短暂。纵使各个长命百岁，也不过三万六千五百天！以区区三万余日极目古往今来，与'朝菌'之历有何两样！置身如此有限的时空里，个人之力又能撼及几物？如何能凭以己之见度量大千？"

黄帝说："言归正传，继续谈谈翻译问题吧。"

岐伯回答说："遵旨！请雷公继续向陛下汇报。"

雷公说："谢谢天师！微臣因到下界考察时感受到民族文化的淡漠，一直心感神动，非常期待民族文化的全面恢复。正是由于这个原因，向陛下汇报时经常偏离实际，非常抱歉。微臣继续向陛下汇报尘世间的翻译发展。此前微臣向陛下汇报了国内外惯有'阴阳学说'相关概念和术语的翻译。微臣注意到，尘世间'阴阳学说'基本概念和用语的翻译，已有了大致的规范。但就翻译领域'欲穷千里目，更上一层楼'来看，'阴阳学说'的翻译中还有很多值得探讨的问题，这也是尘世间学人和译人一直在努力分析和思考的问题。在微臣看来，'阴阳学说'十分复杂，基本概念大部分已有了大致规范的译法。有些概念的翻译虽然还没有完全标准化，但其规范化的趋势已相当明朗。然而概念和术语的翻译只是'阴阳学说'翻译中的一个方面。实际上在翻译这一学说里，目前仍然还存在着很多的困难。"

黄帝问道："这些困难主要表现在哪些方面呢？"

雷公回答说："微臣觉得，困难主要表现在对原文的理解和译文的表达两个方面，特别是在经典著作的翻译中。在现今的中医研究中，虽然引进了先进的科研方法和手段，但其基本理论并没有因此而被改变，在教学、科研和医疗实践中仍然发挥着无可替代的作用。所以在教科书和研究论文中，有很多中医经典名句仍然经常被所引用，成了人们说理论、行理论的重要依据。关于中医经典著作的翻译，臣等以后继续可专门进行讨论。微臣想就一些常用经典名句的翻译，向陛下汇报目前国内外译者的一些基本做法。"

黄帝说："以经典为基础论译，问题更为显著，引领更为具体。经典是古籍中最为重要的著作，历朝历代所努力传承和发扬的，就是经典著作。卿等所重视的就是经典翻译，很有道理。"

岐伯说："陛下圣明！中医翻译确实如此。经典翻译一直是尘世间翻译中最为重要、最为基础的翻译，其中一些经典名句最值得学界和译界认真思考和分析。雷公在下界考察时对此最为关注，也最为清楚。请雷公向陛下汇报。"

雷公说："谢谢天师！下界的中华文化与中医的翻译和传播，确实如此，要理解好和翻译好经典著作非常不易。经过认真努力，尘世间还是有比较温馨的发展。微臣向陛下和天师汇报此前在下界考察时的所见所闻。比如《黄帝内经·素问·上古天真论》中记载了当年天师向陛下汇报的一段重要的话：

> 上古之人，其知道者，法于阴阳，和于术数，食饮有节，起居有常，不妄作劳，故能形与神俱，而尽终其天年，度百岁乃去。今时之人不然也，以酒为浆，以妄为常醉以入房，以欲竭其精，以耗散其真，不知持满，不时御神，务快其心，逆于生乐，起居无节，故半百而衰也。

天师向陛下汇报的这段重要的话，回顾了上古国人的美德圣思、勤劳朴生、长寿不老，至为感人。同时也分析了当时庸俗化了的尘人生活的不精不诚，从而导致了其寿命的短暂。这段话在当今的尘世间，是非常有现实意义的。用白话文翻译这段话，大概是这样的：

> 上古时代的人，懂得养生之道的，能够取法于天地阴阳自然变

化之理而加以适应，调和养生的方法，使之达到正确的标准。饮食有所节制，作息有一定规律，既不妄事操劳，又避免过度房事，所以能够形神俱旺，协调统一，活到天赋的自然年龄，超过百岁才离开人世；现在的人就不是这样了，把酒当水浆，滥饮无度，使反常的生活成为习惯，醉酒行房，因恣情纵情而使精液竭绝，因满足嗜好而使真气耗散，不知保持精气的充满，不善于统驭精神，而专求心志的一时之快，违逆人生乐趣，起居作息，毫无规律，所以到半百之年就衰老了。

镐京译者将天师的这段话翻译为：

The sages in ancient times who knew the Dao（the tenets for cultivating health） followed ［the rules of］ Yin and Yang and adjusted Shushu（the ways to cultivate health）. ［They were］ moderate in eating and drinking, regular in working and resting, avoiding any overstrain. That is why ［they could maintain a desirable］ harmony between the Shen（mind or spirit） and the body, enjoying good health and a long life. People nowadays, on the contrary, just behave oppositely. ［They］ drink wine as thin rice gruel, regard wrong as right, and seek sexual pleasure after drinking. ［As a result］ their Jingqi（Essence-Qi） is exhausted and Zhenqi（Genuine-Qi） is wasted. ［They］ seldom ［take measures to］ keep an exuberance ［of Jingqi］ and do not know how to regulate the Shen（mind or spirit）, often giving themselves to sensual pleasure. Being irregular in daily life, ［they begin to］ become old even at the age of fifty.

镐京译者依然采用的是直译之法，基本意思的表达还是比较客观的。但将‘知道者’译作 sage，似乎还需思考。在国内，译界一直将‘圣’译作 sage。此前臣等探讨了繁体字‘聖’对民族文化传承千秋万代而不绝的历史意义，其含义与 sage 可谓完全不同。之所以不同，就是应为‘聖’指的是从上辈那里继承民族的文化和思想，从下辈那里传承和发扬，并为民族文化和文明的发展，为民族国家和社会作出杰出贡献的人。而 sage 在西方语言中，却是比较庸俗的。微臣注意到 Longman Dictionary of Contemporary English 对 sage 的释义有二。一是 someone，especially an old man，who is very wise，某种人，特别是聪明的老人。二是 very wise，especially as a result of a lot of experience，即很聪明，特别是有丰富经验的结果。聪明的老人，有丰富经验的聪明人，怎么可能与华夏民族传统的'圣人'相同呢？所以，微臣建议这位译者将 sage 删去，完全可以采用音译，文后附加注解。

西方首次翻译《黄帝内经·素问》前三十四章的译者 Ilza Veith 将天师的这段重要的论述译为：

In ancient times those people who understood Tao [the way of self cultivation] patterned themselves upon the Yin and the Yang [the two principles in nature] and they lived in harmony with the arts of divination. There was temperance in eating and drinking. Their hours of rising and retiring were regular and not disorderly and wild. By these means the ancients kept their bodies united with their souls，so as to fulfill their allotted span completely，measuring unto a hundred years before they passed away. Nowadays people are not like this；they use wine as beverage and they adopt recklessness as usual behavior. They enter the chamber (of love) in an intoxicated condition；their passions exhaust their vital forces；their cravings dissipate their true (essence)；they do not know how to find contentment within themselves；they are not skilled in the control of their spirits. They devote all their attention to the amusement of their minds，thus cutting themselves off from the joys of long (life). Their rising and retiring is without regularity. For these reasons they reach only one half of the hundred years and then they degenerate.

微臣翻阅了国内译者和国外译者对《黄帝内经》的翻译，非常震撼。之所以震撼，是因为他们虽然分别是中西学者，但其理念和译法却是颇为相近的。比如对经典翻译采用直译和文内注解以及文后注解，两个译法基本一致。微臣知道，镐京译者三十三年前(即西方的1985年)开始翻译《黄帝内经》，由于时代的原因和自身的封闭，根本不可能看到国外译者的译本。如果是十八年前(即西方的2000年)开始翻译，自然可以找到西方译者的译本。当时没有见到西方的译本，其翻译的理念却基本一致，实在令如今的国人不可思议。侮辱他、咒骂他的海上中医院校的某些人，当然肯定他借用了西方译者的翻译方式。微臣从九霄云天来下观尘世，自然明白国内镐京译者完全是自行开路建桥的。

西方译者的翻译，总体上还是比较有意义的。将'醉以入房'的'房'字面译为chamber，文内注解为love，非常符合实际。个别地方的翻译还有一定的差异。比如'逆于生乐'的意思是说违逆人生乐趣，国内译者将其译为 often giving themselves to sensual pleasure，有一定的道理。西方译者将其译为 thus cutting themselves off from the joys of long (life)，与原文之意又一定的差异。'起居无节'，字面上讲的是早上起床和晚上休息不正常，也就是说生活不正规。国内译者将其译为 Being irregular in daily life 有一定道理，西方译者将其译为 Their rising and retiring is without regularity，即将其理解为升职和退休，不太符合原文之意。

西方翻译《黄帝内经·素问》的华人译者 Maoshing Ni 将天师的这段话译为：

In the past, people practiced the Tao, the Way of Life. They understood the principle of balance, of yin and yang, as represented by the transformation of the energies of the universe. Thus, they formulated practices such as Dao-in, an exercise combining stretching, massaging, and breathing to promote energy flow, and meditation to help maintain and harmonize themselves with the universe. They ate a balanced diet at regular times, arose and retired at regular hours, avoided overstressing their bodies ad minds, and refrained from overindulgence of all kinds. They maintained well-being of body and mind; thus it is not surprising that they lived over one hundred years. These days, people have changed their way of life. They drink wine as though it were water, indulge excessively in destructive activities, drain their jing-the body's essence that is stored in the kidneys-and deplete their qi. They do not know the secret of conserving their energy and vitality. Seeking emotional excitement and momentary pleasures, people disregard the natural rhythm and order of the universe. They fail to regulate their lifestyle and diet, and sleep improperly. So it is not surprising that they look old at fifty and die soon after.

这位华人译者对这段话的翻译,颇有意义。此前微臣向陛下汇报的时候,基本上将这位华人译者总结为解释性地表达或词典性的翻译或介绍性的说明。从其《黄帝内经·素问》的整体翻译来看,基本上是这样的。但微臣翻阅其对天师这段重要讲话的英文表述,基本上还是正常的翻译,除了'阴阳'、'道'和'气'的音译外,其他的都完全是意译。虽然是意译,其表达的内容还是比较符合实际的。比如将'逆于生乐,起居无节,故半百而衰也'意译为:They fail to regulate their lifestyle and diet, and sleep improperly. So it is not surprising that they look old at fifty and die soon after. 基本意思还是明确的,一般西方读者看了之后当然就比较明白其实际意义了。由此可见,这样的意译还是比较符合实际的。"

黄帝说:"国人、西人和华人的翻译,彼此之间均有传情达意之工。中医医理深奥,能达意如此亦颇为不易。'阴阳学说'之'阴阳',源自伏羲所创建的'易经'。要真正地学好中医,特别是'阴阳学说',就必须要学好'易经'。"

雷公回答说:"感谢陛下指导!要真正学好中医,确实应先学好'易经'。华夏民族自远古以来都有这样一个理念,认为'易经'是'百经之首,百经之始'。中医界在教育中常说的'一阴一阳谓之道'这句话,就是春秋战国时期孔子等人对'易经'进行注解时表达的一句精美之言。镐京译者在翻译中华文化和中医文化时,常将这句话经典的话直译为:One Yin and One Yang are called the Dao。"

黄帝说："所谓'一阴一阳谓之道'就是说'道'含有阴阳两个方面，但将'一阴一阳'直译为 one Yin 和 one Yang，却又感到甚为拗口。"

雷公说："陛下所训极是！事实却是如此。这里的'一'其实是可以略去不译的。如可将这句话译为：Yin and Yang have constituted the Dao 或 the law of nature。曾见到有人将这句话译为：Yin and Yang are what is called Dao。这样翻译，听起来好像不太顺畅，还可以再加调整。《黄帝内经·素问·阴阳应相大论》主要记载的就是陛下和天师讨论'阴阳'的谈话，内容极其深厚，概念和术语极其丰富。这部分的翻译，其实就成了'阴阳学说'翻译中最为重要的内容了。"

黄帝说："对于中医经典的理法方药，尘世间一直以来都在努力发挥，也在努力完善。这方面的情况臣等注意了吗？"

雷公回答说："诚如陛下所示！陛下和天师的讨论，一直是华夏民族的重要指导思想。臣等在讨论民族文化的历史、传播和发展的时候，都特别注意历朝历代对陛下和天师思想的发挥。就是陛下和天师谈话中的一些内容，微臣在历朝历代的文献资料中都能见到。比如在几部文献资料中，微臣都注意到了'水火者，阴阳之征兆也'这句话，也注意到当今的译者将其译为：Water and fire are the symbols of Yin and Yang. 微臣觉得这样的翻译听起来好像还是可以的，但还可以别作他译。微臣在下界考察的时候，注意到另一位译者将其译为：Water and fire symbolize Yin and Yang. 其区别就在于将 symbol 这个名词转化为 symbolize 这个动词，这样就很有动感了。微臣还注意到'善诊者，察色按脉，先别阴阳'这句话的发挥，很有实际意义。尘世间有人将其译为：A skilled diagnostician should first differentiate between Yin and Yang when inspecting the complexion and feeling the pulse. 如此之译还是比较达意的。"

黄帝问道："其他类似这样的概念和表达法还有吗？"

雷公回答说："有的。比如微臣在清人程允升所写的《幼学琼林·夫妇》中看到了这么一句话：'孤阴则不生，独阳则不长，故天地配以阴阳。'微臣也注意到有的译者将'孤阴不生，孤阳不长'译为：If only Yang exists, there will be no birth; if only Yin exists, there will no growth.如此理解和翻译似乎还是可以，只是译文上有点表面化了。在经典著作的翻译上，一般都有文内注解，此前微臣已经向陛下汇报了。这句话的翻译却没有体现出文内注解。也有译者认为一般不要作文内注解，以免导致衍文的出现。他们觉得字面翻译后可在文后多加注解，使读者明白该句的实际含义。但文内注解只要使用了中括号，就不会导致衍文的出现了。历朝历代之所以出现了衍文，就是文内的注解缺少了特别的设置。微臣之所以力主直译经典并附以文内注解和文后注解，就是因为经典不同于一般文本，不得随意增删，以免演绎他说。”

黄帝说：“卿等之言，自有道理。世人之见，亦值深思。”

雷公说：“陛下圣明！微臣在另外一些文献资料中，还看到对《黄帝内经·素问·阴阳应相大论》中记载的天师这句话，‘阴在内，阳之守也。阳在外，阴之使也’，也注意到有人将其译为：Yin remains inside to act as a guard for Yang, while Yang stays outside to serve as a actor of Yin.如此之译，听起来与原文之意似乎较为吻合，但微臣觉得仍需仔细推敲。理解和翻译时只有做到字斟句酌，才能不失原意。微臣还注意到有些古人对天师这句话的发挥。比如元朝著名医师朱丹溪在《格致余论》一书中说，‘阳常有余，阴常不足’。这句话显然是对陛下和天师关于‘阴阳’讨论的发展。微臣见到有人将其译为：Yang is usually redundant while Yin is frequently insufficient.如此之译意思还是比较明确的，表达还是比较完整的。

微臣特别注意到历朝历代的文献资料中对《黄帝内经》所记载的陛下和天师思想观念的传承和发挥。比如‘清阳为天，浊阴为地’、‘重阴必阳，重阳必阴’、‘人生有形，不离阴阳’和‘寒极生热，热极生寒’，译者将其分别译为：The lucid Yang ascends to form the sky and the turbid Yin descends to constitute the earth; Extreme Yin gives rise to Yang, while extreme Yang gives rise to Yin; Man has a physical shape which is inseparable from Yin and Yang; Extreme cold changes into heat and extreme heat changes into cold.基本意思的表达还是比较合理的。微臣在下界考察的时候，有译者问‘寒极生热，热

极生寒'的译文中可否用 change into 取代 give rise to，微臣觉得完全可以。这样的语意会更明确一些，可常译为：Extreme cold changes into heat and extreme heat changes into cold。

此外，'阴平阳秘，精神乃治；阴阳离决，精气乃绝'也是较为流行的经典话语，历朝历代的文献和资料中也常见到。微臣见到有的译者将其译为：The equilibrium of Yin and Yang maintains full vitality; while the dissociation of Yin and Yang exhausts essence. 其中的'阴平阳秘'是指阴与阳相互制约和相互消长，取得了动态平衡，译为 equilibrium of Yin and Yang 意思与原文比较接近，但形式似乎过于简单化了。'精气'译为 essence 似乎也属于一种简单化的处理。'阴平阳秘'译为 equilibrium of Yin and Yang 的确也有点简单化，但也基本上揭示了其实际内涵。曾见到有人将其译为 Yang steadies while Yin calms，与原文在结构上较为接近，但已成了一个句子，不再是一个术语了。'不离阴阳'是说人体必然有阴阳，所以这句话好像应该译为：Man has a physical shape which must have Yin and Yang。

另外，《黄帝内经·素问·五运行大论》中天师说的这句话，'且夫阴阳者，有名而无形，故数之可十，离之可百，散之可千，推之可万，此之谓也'，更为历朝历代的学人所崇敬，在很多文献资料中微臣都注意到尘世间对其的传播和发挥。其基本意思是：'阴阳是抽象的概念，有名无形，用它可以概括一切事物的对立的属性，可以用来说明某些事物，所以它的运用是广泛而没有范围的，可以说明一两个事物，也可以扩大到十、百、千、万乃至无数的事物。'微臣也注意到当今尘世间个别译者将其译为：Yin and Yang have names but no forms. Thus it can be extended from one to ten, from ten to a hundred, from a hundred to a thousand, from a thousand to ten thousand. '数之''推之'译为 extend from... to，很简洁。但'数之可十'译为 it can be extended from one to ten，有一定的意译成分。不过绝对的直译微臣以为也是行不通的。微臣仔细分析后觉得这个译文中的确有意译的成分。诚如陛下此前对臣等所指示的那样，绝对的直译其实是行不通的。翻译就其实质而言，就是一种接近原文形与意的解释。一词之改，即突出了原文的主旨精神。”

黄帝说：“翻译之道，在于精微。《墨子·修身》说：‘言无务为多而务为智，无务为文而务为察’。意思是说，讲话不要繁多，而要有智慧；不要追求文采，而要讲究精确。对于译者来说，也是如此。对于中医翻译来说，更是如此。”

雷公说：“陛下之见，精妙之至！”

黄帝说：“中医语言言简意赅，中医经典更是如此。翻译经典时可直译，文内注解可简明扼要，文后注解可全面深入。”

雷公说：“臣等谨遵圣训！以后有机会再次奔赴下界考察，微臣一定努力将陛下的指示传达给学界和译界人士，尽量避免画蛇添足。墨子说：‘凡费财劳力，不加利者，不为也。’这个忠告至为有理。”

黄帝说：“好好努力，继续向上。以经典为基础论译，问题更为显著，引领更为具体。”

岐伯、雷公长拜道：“臣等谨遵圣教！以后有机会再次奔赴下界考察，微臣一定努力将陛下的指示传达给学界和译界人士，尽量避免画蛇添足。”

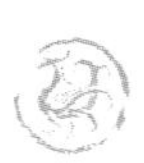

用人惟己篇第五十五
——译事务实举要

黄帝说:“盘古开天有天道、地道、人道,伏羲造易有文道、世道、医道,民族交融有译道、通道、交道。无处不道处处道。”

岐伯说:“陛下圣明!自盘古开天辟地、伏羲创建文明、陛下建立文化以来,尘世间真可谓无处不道处处道。历朝历代人人皆知,道可到无不到。微臣阅读《老子》时,深感其对‘道’总结的深远博大。但老子所论的‘道’学却很难为一般尘人所理解,更谈不上一一践行了。就是在老子生活的时代,他的‘道’学也并不为时人所识。这使得老子深有曲高和寡之感。《老子》第七十章记录了老子很重要的一段话:

> 吾言甚易知也,甚易行也,而人莫之能知也,而莫之能行也。言有君,事有宗。夫唯无知也,是以不我知。知者希,则我者贵。是以圣人被褐而怀玉。

用今天的白话文来说,大概意思是说:

> 我说的道理很容易理解,也很容易实行;但是天下却没有人能理解它,也没有人能实行它。我的言论是有主旨的,我做事情是有根据的。人们因为没有理解这个道理,所以就不理解我。理解我的人非常少,效法我的人就很珍贵了。因此,圣人就好比是外面穿着粗麻衣衫,怀内揣着宝玉一样。

老子的话,可谓至理名言也。像老子这样的哲人思想往往不被常人所理解,古今中外皆是如此。从历史上来看,真理往往在少数人的手里。但掌握真理的人,却往往终生不被世人所理解,以致于终生郁郁不得志。”

黄帝问道:“曲高和寡之人,历朝历代都有吗?”

岐伯回答说:“像老子这样不为常人所理解的高人,历朝历代确实都有。唐代的诗仙李白也是典型一例。李白满腹经纶,颇有治国安邦平天下之志,所以在诗作中慷慨激昂地说:‘天生我才必有用,千金散尽还复来。’但在现实生活中,奸臣当道,使其无从发挥自己的才智。李白在诗中愤怒地喊出了‘安能摧眉折腰事权贵,使我不得开心颜’的心声。虽自谓‘我辈岂是蓬蒿人’,但面对炎凉世态,他所能做的只有‘仰天大笑出门去’。这当然都是历史原因造成的人间悲剧。无论老子还是李白,他们虽然在有生之年没有机会施展自己的政治抱负,但其思想和著作毕竟还是流传下来了。这也是不幸中之万幸。作为今人来说,认真研究其哲学思想,从中吸取有用的成分,对于丰富和发展中华文化也是大有裨益的。然而今天来理解古人的思想,也不是一件容易的事情。比如刚才微臣向陛下汇报的那段老子的话,当今尘世间的学人和译人在理解和翻译方面都存在着这样那样的问题,很难将老子的真实意图比较准确地表达清楚。”

黄帝问道:“老子的这段话现在是如何翻译的呢?”

岐伯回答说:“请雷公向陛下汇报。”

雷公说:“谢谢天师!微臣在下界考察的时候,翻阅了国内外的一些《老子》译本,对照分析了一番,觉得与中医经典翻译一样,各有风格,各有差异。西洋人 Arthur Waley 翻译了《老子》,他将老子的这段话译为:

My words are very easy to understand and very easy to put into practice. Yet no one under heaven understands them; no one puts them into practice. But my words have an ancestry, my deeds have a lord; and it is precisely because men do not understand this that they are unable to understand me. Few then understand me; but it is upon this very fact that my value depends. It is indeed in this sense that ‘the Sage wears hair-cloth on top, but carries jade underneath his dress.”

黄帝问道:“如此之译,是否达意?”

雷公回答说："微臣仔细推敲，觉得还是有许多值得商榷之处。如将'吾言甚易知也，甚易行也，而人莫之能知也，而莫之能行也'译为：My words are very easy to understand and very easy to put into practice. Yet no one under heaven understands them; no one puts them into practice，似乎尚可。但将'言有君，事有宗'译为 But my words have an ancestry, my deeds have a lord，却似乎有些不妥。'使有君'之'君'指主旨、主见，'言有宗'之'宗'指宗旨。这里的'君'和'宗'都是指'道'而言的，并不是指君王和祖宗，译为 ancestry 和 lord 就有些照猫画虎了。"

黄帝说："卿之分析，颇有道理。其他部分的翻译情况如何呢？"

雷公回答说："微臣觉得其他部分的翻译，也有一些需要进一步推敲的地方。如'夫唯无知也，是以不我知'译为 and it is precisely because men do not understand this that they are unable to understand me，意思基本明确。将'知者希'译为 Few then understand me 亦可。但将'则我者贵'译作 but it is upon this very fact that my value depends，却有未尽之意。其实'则我者贵'的意思是'效法我的人就特别地珍贵'，应当译为 Those who follow my words are great indeed. 将'是以圣人被褐而怀玉'译为 It is indeed in this sense that the Sage wears hair-cloth on top, but carries jade underneath his dress 虽嫌勉强，也还算达旨。"

黄帝说："仔细品味，确实如此。国外之人的理解和表达能达到这样的程度，已经非常不易了。国内的译者，特别是三十年前的译者，其理解和翻译应该自然顺畅。"

雷公说："陛下之训，确实如此。微臣查阅国外人士的翻译，尤其是西方人士的翻译，虽然感到某些方面的理解和表达不太贴切，但作为西方人士能对此有一定的了解和传播，已经非常不易了，令微臣颇为感动。国内译者的情况，确实是三十年前的翻译，表现比较淳朴自然，当今时代的翻译则比较僵化落魄。因为事过境迁，今人翻译古典文献很难把握古人的思想，理解起来难免'是非非是'。此前微臣看到了民国时期著名学者林语堂的翻译，觉得他的理解和表达还是比较合乎实际的。林语堂将《老子》第七十章翻译为：

My teachings are very easy to understand
and very easy to practice，
But no one can understand them and
no one can practice them.
In my words there is a principle.
In the affairs of men there is a system.
Because they know not these，
They also know me not.
Since there are few that know me，
Therefore I am distinguished.
Therefore the Sage wears a coarse cloth on top
And carries jade within his bosom.

林语堂的翻译，结构上以诗词的形式表达，理解上基本以华夏民族的传统文化思想为基础进行解读，自然是比较符合实际的。将'言有君（我的言论是有主旨的）'译作 In my words there is a principle，非常符合实际意义。但将'事有宗（我做事情是有根据的）'译作 In the affairs of men there is a system，似乎是有道理的，但毕竟老子强调的是他自己的做事依据。其实老子的行为举止及其思想观念和道德意识与常人还是不尽一致的。正是因为他不解常人，常人也不解他，他才最终倒骑青牛，远离了尘世。

微臣还注意到另外一个译本，可惜书本破旧了，其署名看不到了。好在其基本内容还是看得到的。微臣注意到其将《老子》的第七十章译为：

My words are very easy to know，and very easy to practise；but there is no one in the world who is able to know and able to practise them. There is an originating and all-comprehending（principle）in my words，and an authoritative law for the things（which I enforce）. It is because they do not know these，that men do not know me. They who know me are few，and I am on that account (the more) to be prized. It is thus that the sage wears (a poor garb of) hair cloth, while he carries his (signet of) jade in his bosom.

微臣觉得这个译本更淳朴自然一些，表达比较顺畅。特别是对'事有宗'译作 an authoritative law for the things(which I enforce)，非常符合原文之意。相比较而言，在这三个译本中，这位不见其名的译者对其中的核心内容的理解和表达最为贴切。由此可见，因为事过境迁，今人翻译古典文献很难把握古人的思想，理解起来难免'是非非是'。"

黄帝说："这种情况在中医典籍翻译中应该还是存在的吧。"

雷公说："确如陛下所示，情况的确如此。其次臣等向陛下汇报了'阴阳学说'的翻译及其存在的问题和挑战。'阴阳学说'在中医理论体系中具有重要的意义，在《黄帝内经》等中医经典文献中有很多深入广泛的论述。在中医经典著作的翻译中，'阴阳学说'就始终是译者所面临的一大问题和挑战。微臣继续向陛下汇报中医经典中有关'阴阳学说'内容的翻译和分析。微臣通过讨论和思考，对《黄帝内经》的翻译基本上略知一二了。《黄帝内经》这部最重要的中医经典的部分内容很早就被翻译成了西方文字，近年来新的译本时有出现。微臣就根据中西方译者的实践，概要地向陛下汇报有关内容的翻译。"

黄帝说："中医翻译也是如此吧。谈谈经典中一些思想深刻、文字典雅的内容吧。"

雷公说："微臣遵旨！确如陛下所示，情况的确如此。臣等向陛下汇报了'阴阳学说'的翻译及其存在的问题和挑战。微臣翻阅中医经典时，在《黄帝内经》等中医经典文献中有很多深入广泛的论述。微臣特别注意到《黄帝内经·素问·四气调神大论》篇中关于'阴阳学说'的这段话：

> 从阴阳则生，逆之则死，从之则治，逆之则乱。反顺为逆，是谓内格。是故圣人不治已病治未病，不治已乱治未乱，此之谓也。夫病已成而后药之，乱已成而后治之，譬犹渴而穿井，斗而铸锥，不亦晚乎！

用白话文解读，大致意思是这样的：

顺从了阴阳的消长，就能生存，违逆了就会死亡，顺从了它就会正常，违逆了它，就会乖乱，相反，如背道而行，就会使机体与自然环境相格拒。所以圣人不等病已经发生再去治疗，而是治疗在疾病发生之前，不等到乱事已经发生再去治理，而是治理在它发生之前。如果疾病已经发生，然后再去治疗，乱子已经形成，然后再去治理，那就如同临渴而掘井，战乱发生了再去制造兵器，那不是太晚了吗？

此前微臣向陛下汇报了镐京译者的翻译，其译文中之所以使用了这么多的方括号和圆括号，就是为了在直译中附加文内注解。方括号里的文字是文内注解，小括号里是对概念或词语的直译或意译，因为该位译者对《黄帝内经》中所有概念和术语都按照玄奘所提出的‘五不翻’予以音译。经典的翻译不同于一般文本的翻译，译者原则上不得对经文进行解释说明或过分的意译。为此，这位译者在翻译经典著作时，便将因表达的需要所增加的词句用方括号将其括起来，表明这些话并非原经文所有，翻译时只是为了表达的需要才加上去的。这样的翻译方式确实很有道理。

微臣向陛下汇报西方首次翻译《黄帝内经·素问》前三十四章的译者 Ilza Veith 的翻译。这位西方译者将这段话译为：

Obedience to the laws of Yin and Yang means life; disobedience means death. The obedient ones will rule while the rebels will be in disorder and confusion. Anything contrary to harmony（with nature）is disobedience and means rebellion to nature. Hence the sages did not treat those who were already ill; they instructed those who were not yet ill. They did not want to rule those who were already rebellious; they guided those who were not yet rebellious. This is the meaning of the entire preceding discussion. To administer medicines to diseases which have already developed and to suppress revolts which have already developed is comparable to the behavior of those persons who begin to dig a well after they have become thirsty, and of those who begin to cast weapons after they have already engaged in battle. Would these actions not be too late?

相比较而言,这位西方译者的翻译既有音译,也有直译,更有意译。将'阴'和'阳'译作 Yin 和 Yang,自然是音译。将'从阴阳则生,逆之则死'译作 Obedience to the laws of Yin and Yang means life; disobedience means death. 将'从之则治,逆之则乱'译作 The obedient ones will rule while the rebels will be in disorder and confusion.基本上是直译。但其后各部分的翻译,则基本上意译。总的来说,无论直译还是意译,基本意思还是有所再现,颇为不易。

西方翻译《黄帝内经·素问》的华人译者 Maoshing Ni 将这段话译为:

Therefore, the change of yin and yang through the four seasons is the root of life, growth, reproduction, aging, and destruction. By respecting this natural law it is possible to be free from illness. The sages have followed this, and the foolish people have not. In the old days the sages treated disease by preventing illness before it began, just as a good government or emperor was able to take the necessary steps to avert war. Treating an illness after it has begun is like suppressing revolt after it has broken out. If someone digs a well when thirsty, or forges weapons after becoming engaged in battle, one cannot help but ask: Are not these actions too late?

与原文比较起来,这位华人译者的翻译总体上已经不是翻译了,而是对原文基本思想的介绍性说明。只有最后几句话还有翻译的形式,基本意思的表达还是比较明确的。这样的介绍性翻译,虽然没有将经典著作的精气神韵体现出来,但基本内容还是有所表达的,属于对《黄帝内经》的普及性对外介绍。"

黄帝说:"如此比较,确有明鉴。"

雷公说:“陛下圣明！中医的基本概念都含有丰富的中国古典文化色彩,这些概念无论直译还是意译都无法准确地予以表达。故而译者在翻译时,不得不采用音译。但在音译的概念之后用圆括号将现在流行的译法或其基本的含义附着于后,以便读者理解和把握音译之概念的基本内涵。对于如此译法,微臣觉得要使中医基本概念和理论体系在国际交流中保持不变,音译其基本概念确实是重要的一环。微臣也注意到,国内有些学者对《黄帝内经》译文中使用的六角括号不太理解,常常提出质疑。其实在中医的经典著作中,衍文时有出现,这是历史造成的。在翻译时一概删除也不大符合实际,所以有的译者在翻译中医经典著作时,对这类衍文均予以翻译,但译文均置于六角括号之中,向读者表明这些话并非原经文之所有。”

黄帝说:“看来这样做还是有些道理的。但这样的译文是否能为读者所理解。比如将‘内格’译为 Neige(inner conflict),似乎意思还是不够清楚。”

雷公说:“陛下圣明！译界高士虽然仔细比较了中西文字,仍然难以找到较为对应或贴切的说法。所以只好采用这种音译加文内注解的方法。有关译者亦觉得,此种译法绝非达旨之大法,故而在文后增加了必要的注解,较为详细地说明了有关概念的实际内涵。如音译了‘内格’之后,译者在文后附加了这样的注解:Neige(内格) means that the physiological functions of the body fail to adapt to the changes of Yin and Yang in the four seasons. Wang Bing(王冰) explained that “Ge(格) means rejection. Neige(内格) means that the interior functions cannot follow the law of nature. 微臣觉得这样的注解,意思还是比较明朗。总的来说,其提供的译文与原文在含义上比较接近,但文字不够典雅,有的尚嫌粗俗。这些都是需要充分注意和着意提高的。经典著作的翻译要特别注意,既须求真,又要喻俗。译者对此可谓担心竭虑。如在翻译不‘知死臣之期’时,他们没有照原文译为 to know the time of death and life,而是按照其意译为 decide the prognosis of disease,这就是从实际出发,既尊重原文之意,又不完全受原文结构的影响。”

黄帝说:“作为经典著作翻译,能保持原文行文风格,最为理想。”

雷公说:“陛下圣明!经典著作的翻译中,确实应该保持原文的行文风格,包括词法、句法和修辞等。有的译者采用直译法翻译中医经典,特别是《黄帝内经》,就是为了实现保持原文风格的理想。但是,如果保持原文的行文风格有碍原文内涵的表达,就不应勉强求之,毕竟翻译的主要目的是转达原文的内涵。在中医典籍中,一个字往往不只有一种特殊含义,有时可能有好几种。因此在翻译中医典籍时,光了解其一般含义是不行的,还必须研究其在中医学上的特殊含义,才能比较准确地揭示其在上下文中的具体含义。

此类情况,比较多见。比如‘前’是一个很普通的字,一般用来表示方位或次第,但在中医上却有好几层意思。如在《难经》‘前大后小,即头痛目眩;前小后大,即胸满短气’一句中,‘前’指‘寸部’,即 Cun region;在《伤寒论》‘伤寒哕而腹满,视其前后,知何部不利’一句中,‘前’指的是‘小便’,即 urine;在《儒门事亲》‘前后不溲便,宜八正散之属’一句中,‘前’的意思是‘前阴’,即 genitals;在《医宗金规鉴》‘发汗则声乱咽嘶,舌萎声不得前’一句中,‘前’的意思是‘提高’,即 raise。”

黄帝说:“果然含义多样!还有类似的例子吗?”

雷公回答说:“确如陛下所示!类似的例子还有很多。比如‘荣’,其一般含义是茂盛或荣耀,但在中医典籍中却有许多不同的含义。如在《黄帝内经·素问》‘刺必中其荣’一句中,‘荣’指的是穴位而言,即 Ying-Spring;在《黄帝内经·素问》‘荣卫不和、五藏不通’一句中,‘荣’指的是‘营气’,即 Yingqi(Nutrient-Qi);在《黄帝内经·灵枢》‘故脉弗荣,则筋急’一句中,‘荣’指的是‘营养’,即 nourishing;在《黄帝内经·灵枢》‘阴气太盛则阳气不能荣也’一句中,‘荣’指的是‘运动’,即 flow;在《外科正宗》‘风寒气郁于皮毛,致血不荣于肌表’一句中,‘荣’指的是‘显现’,即 appear 或 reach。

再如‘亡’在不同的典籍中也有不同的含义,只照字面理解和表达,显然会误解一定背景下的实际含义。从字面上看,‘亡’的一般含义是死亡或逃跑,但在中医典籍中却有这特殊的含义。比如在《脾胃论》‘小便与汗,皆亡津液’一句中,‘亡’的意思是‘损耗’,即 consumption 或

damage；在《黄帝内经·素问》'有亡，忧知于色'一句中，'亡'的意思是'失意'，即 disappointment；在《伤寒论》'不知此道，失经绝理，亡言妄期，此谓失道'一句中，'亡'的意思是'妄乱'，即 false statement。

'家'也是典型一例，往往有多种含义。在常人看来，'家'就是家庭，即 family 的意思。但在中医的典籍里，'家'的含义却完全不是常人常规的看法，其含义是别有所指，而且的多种多样。比如'家'有时表示'患……病的人'。如在《黄帝内经·素问》'风家表解而不了了者，十二日愈'句中，'风家'即 patient with wind syndrome；在《金匮要略》'湿家之为病，一身尽痛'句中，'湿家'即 patient with dampness syndrome。类似这种用法的还有冒家(patient suffering from cold)、咳家(patient suffering from cough)、黄家(patient suffering from jaundice)、呕家(patient suffering from nausea)、虚家(patient suffering from deficiency syndrome)等等。"

黄帝说："在《伤寒论》'喘家作，桂枝汤加厚朴杏仁佳'和《金匮要略》'失精家，少腹弦急，头寒，目眩'中，'家'又作何解释呢？"

雷公回答说："微臣试向陛下汇报。在这两句话中，'家'的意思是'素有……疾患之人'，'喘家'即 patient frequently with chronic asthma，'失精家'即 patient who frequently suffers from seminal emission。类似的还有淋家(patient who suffers from chronic gonorrhoea)、汗家(patient who suffers from polyhidrosis)、亡血家(patient often suffers from hemorrhagia)、衄家(patient who always suffers from nosebleed)等等。这么看来，'家'的含义似乎可根据其所修饰的字来理解。但有时'家'却无实际意义，在这种情况下就不能根据其修饰语来理解了。如在《丹溪心法》'淫欲过度，肾家不能纳气归元'和《温疫论》'从胃家来，治在胃，兼治膀胱'这两句话中，'家'是粘着名词的后缀，无实际意义。'胃家'就是指胃这个器官，'肾家'也是指肾脏这个器官。另外还有'脾家''胆家'等等，都是这样的。"

黄帝说："事不辩不明，物不化不生。词与意的结合是或然的而不是必然的，词与意的统一有规定的因素，但更多的却是实践的作用。"

雷公说："陛下圣明！对于一般译者而言，知其然易，知其所以然难。因为这需要有扎实的专业基础和广博的文化知识。所以郁达夫在'信、达、雅'之外,又提出了'学、思、得'三个要求。"

黄帝说:"何谓'学、思、得'呢?"

雷公说:"这是郁达夫 1924 年在评论王统照翻译 E. Dowson 的诗时,针对译者的知识结构而提出的三个修养。'学'就是要对所译之学或所译之作要有深入的研究。他说:学有深浅,知有博狭。读过一两本文法读本,便自以为知者,想来翻译外国高深的学说和美妙的诗文,是一件很危险的事情,结果必至于害人害己,闹出大笑话来。微臣觉得所谓'学'者,是对于一种著作深湛的研究,并不单指懂得外国文的程度而言。

对于'思'的意思,郁达夫特有说明。他说:'翻译一点东西,虽无效达摩的必要,去用九年面壁之苦心而寻思物理。但我想我们既欲把一个异国人的思想丽句传给同胞,我们的职务,终不是翻翻字典可以了局。原著者既费了几年的汗血,赋予他的思想以一个形式,我们想传他的思想的人,至少也要从头至尾,设身处地的陪他思索一番,才能对得起作者。''思'的意思基本就表达清楚了,而且还讲得十分中肯。

对于'得'的意思,郁达夫也作了解释性的说明。他说:'得字是最要紧的一个条件。我们动手翻译之先,至少要完全了解原作者的精神,而原作者的精神的了解,不是单因通外国文字可办得到的。但无论如何,我想最卑之论,亦只应降到译者能完全了解原文的真意而止,不了解原文而从事于翻译,总不是我们理想中所应有的事吧!'"

黄帝说:"所谓的'学、思、得'实际上揭示了翻译的三个阶段。'学'乃深入研读原作,'思'乃准确把握原意,'得'乃领会原作精神。三者相互联系,缺一不可。"

岐伯、雷公长拜而颂道:"陛下圣明!"

改过不吝篇第五十六
——五行学说翻译

黄帝说:"求学博学,习学传学,古今国人,皆须如此。"

岐伯说:"陛下圣明!古今国人,确实应该如此。谈到做学问,微臣向来赞赏孔子的治学思想。孔子在《论语》中说:'盖有不知而作之者,我无是也。多闻,择其善者而从之,多见而识之,知之次也。'孔子的意思是说:'大概也有自己不知道却又妄自创作的人吧,我是不这样做的。多听一听,选择那些好的来学习;多看一看,把那些有用的记下来。我不是生而知之,而是学而知之'。孔子之言深奥,如今尘人恐不甚了了。微臣觉得即便是从事翻译,也应如此。"

黄帝说:"只有明原文方可下笔,切勿不懂装懂,更勿随意释解。"

岐伯说:"陛下语重心长,臣等定遵而行之。在译事操行中,译人不应恣意妄为,以便误解误达。微臣在观察尘世间的翻译现状时,注意到有时即便译者对原文理解准确了,在表达上还是有很多差异的。有时因为表达的不善,也会影响原文之意在译文中的再现。微臣曾查阅了三部《红楼梦》的不同译本,就发现了很多理解与表达方面的差异。三位译者都是当今东西方文坛巨匠、译界泰斗,但在字词句的表达方面,却存在着明显的不同。这些不同当然反映了各自的不同风格,但风格本身对文章内容却是有一定影响的。"

黄帝说:"尘世间任何学者和译者都应有不同境界,不同背景,不同理念,不同思维,不同风貌,对原文的理解和翻译自然各有差异。"

岐伯说:"是的。但在中医翻译上,特别是在名词术语的翻译上,却应当尽量减少多样性,逐步实现统一化。这样做有利于翻译的规范化,因为医学翻译严格说来,应属于科技翻译的范畴。其首要原则就是术语要规范,内涵要统一,不能一个人一个说法,一个地区一个用法。这与文学翻译有很大的不同。当然在具体的文法和句法上,科技翻译也是要讲究修辞的。科技翻译中术语的翻译应该规范化。前面臣等向陛下汇报'阴阳学说'的翻译时，微臣注意到其基本概念的翻译虽然没有完全标准化，但已经有了标准化的趋势可循。这是很令人鼓舞的发展。中医基本理论中还有一个很重要的方面，那就是'五行学说'，其翻译也非常值得分析和研究，以便将其基本精神传播到西方。"

黄帝说："早年的'五材'逐步发展为'五行'，意义可谓非凡。"

岐伯说："陛下圣明！关于'五行'的可靠记载，见于《尚书》中的《洪范》篇。按传统的说法，三千多年前，即西方所谓的公元前十二世纪末，周武王克商之后，商朝贵族箕子向周武王陈述，来自夏朝大禹的治国大法，这是《洪范》篇的来历。传说夏禹生活于四千二百多年前，即西方所谓的公元前二十二世纪。《洪范》篇的作者引述传说的古代历史，意在表明'五行'说的重要来历。至于写作《洪范》的真实年代，据现代学者考订，应是两千三四百年前（即西方所谓的公元前四至前三世纪）发生的事情。这当然是现代完全西化了的国内学者的见解，事实并非如此。这方面的情况陛下和臣等自然非常清楚。

经过多次考察，微臣发现'五行'这个概念确实从'五材'发展而来的。《左传·襄公二十七年》说，'天生五才，民并用之，废一不可，谁能去兵'。这里的'五才（材）'指的是：金木水火土，都是关乎民生的，缺一不可。'五行'这个名词首次出现于《尚书》中的《夏书·甘誓》篇中，据说这是公元前二十一世纪的文献。其内容是这样的：

> 大战于甘，乃召六卿。王曰：'嗟！六事之人，予誓告汝：有扈氏威侮五行，怠弃三正，天用剿绝其命，今予惟恭行天之罚。左不攻于左，汝不恭命；右不攻于右，汝不恭命；御非其马之正，汝不恭命。用命，赏于祖；弗用命，戮于社，予则孥戮汝。'

用今天的白话文来说，大致意思是这样的：

> 将要在甘这个地方进行大战，夏王启就召集六军将领。夏王说：'六军将士们啊！我告诫你们：有扈氏轻慢五行相生相克的规律，轻视和抛弃天地人之正道，因此上天要断绝他的国运，现在我

不得不奉行上天对他的惩罚。’

‘五材’和‘五行’虽然都指的是木火土金水，但‘五材’强调的是具体应用的材料，而‘五行’则逐步将其发展到了文化、思想和哲学的境界。到了周朝，‘五行’这一概念的文化和哲学内涵就已经自然而然了。《尚书·周书·洪范》中也提到了‘五行’，其意义就完全高于夏朝时的‘五行’了，并且为‘五行’完整系统地定位了。‘洪范’篇是这样说的：

五行：一曰水、二曰火、三曰木，四曰金、五曰土。水曰润下，火曰炎上，木曰曲直，金曰从革，土爰稼墙；润下作咸，炎上作苦，曲直作酸，从革作辛，稼墙作甘。

用今天的白话文来说，大致意思是这样的：

五行中一是水，二是火，三是木，四是金，五是土。水向下湿润，火向上燃烧，木可以弯曲伸直，金属可以熔化变形，土壤可以耕种粮食。水产生咸味，火产生苦味，木产生酸味，金属产生辛辣味，土产生甜味。

《尚书·夏书·甘誓》的真实性无法证明。即便此篇不是伪书，也无法证明《甘誓》篇中关于‘五行’与其他问世年代确实可考的典籍中所述的‘五行’在内容上是否一致。但《尚书·周书·洪范》的记载则是客观准确的，因为中国真正有文字记载的历史就从周朝开始，中国有文字记载的历史始于西周共和时期。西周共和时期是指周厉王逃离镐京后至周宣王登位前的一个时期，距今约两千八百五十九年，即西方所谓的公元前 841 年至公元前 828 年期间。”

黄帝说：“从三皇五帝到夏商周时期，确实是华夏民族文化思想发展最为显著的时期。正是在这个时期，‘五材’最终发展到‘五行’。”

岐伯说：“陛下圣明！微臣注意到清末民初时期国人对民族文化发展的认识和总结。有一部文献资料中指出，‘五行’说的起源与先民的日常生活息息相关。先民在长期的生活和生产实践中认识到，木、火、土、金、水是不可缺少的五种最基本的物质。这就是为什么‘五行’最初称为‘五材’的原因。如《左传》说：‘天生五材，民并用之，废一不可’。《尚书》说得更为清楚：‘水火者，百姓之所饮食也；金木者，百姓之所以兴作也；土者，万物之所资生，是为人用’。后来的‘五行’学说，是在‘五材’说的基础上，进一步引申为世界上的一切事物，都是由木、火、土、金、水五种基本物质之间的运动变化而生成的。”

黄帝说：“这样的分析和总结，还是比较符合实际的。”

岐伯说：“陛下圣明！经过一段时间的查找，微臣觉得具体的史料已很难找到了，但在古籍中，还是可以找到一些相关的文献记述。如《国语·郑语》说：‘故先王以土与金、木、水、火杂，以成百物’。再后来随着中国古代哲学思想的发展，古代的先哲们便以‘五行’之间的生克关系来阐释事物之间的相互联系，认为任何事物都不是孤立的、静止的，而是在不断的相生、相克的运动之中维持着协调平衡。这就逐步形成了‘五行学说’的基本涵义，成为中国古代唯物辩正观的主要依据。”

黄帝说：“‘五行学说’的发展过程，大概就是这样。当然‘五行学说’形成的具体年代及其演化过程，还有待于考古学家和史学家作进一步地考证了。目前五行学说的翻译情况如何呢？谈谈这方面的发展吧。”

岐伯说：“遵旨！请雷公向陛下汇报。”

雷公说：“谢谢天师！微臣注意到，尘世间将‘五行’一般译为 five elements。据微臣来看，‘五行’其实并不是 five elements。有关这方面的情况，微臣此前已经分析了。今天再向陛下汇报国内重要学者的分析说明。这里的‘行’其实是‘运动’的意思，与‘木火土金水’之间的‘生克乘侮’的四大运动有着直接的关系。将‘五行’译为 five elements，就变成了‘五种元素’了，与‘五行’在中文中的含义就完全不同了。当代哲学家冯友兰在《中国哲学简史》中也说：‘五行’在英文中通常译作 five elements，意思是五种元素。但是如果把它们看作内容固定的五种元素就错了。它们是五种能动的、相互作用的力量。在中文里，‘行’的意思是‘行动’或‘作为’，因此，它的本义应当是五种动因，五种活动。在中国古籍里，也称‘五德’，意思是‘五种能力’。冯友兰的这一分析是非常合情合理的。”

黄帝问道：“除了 five elements 这个译法外，还有没有其他的译法？请卿等再说说。”

雷公回答说：“感谢陛下的关怀！不同的译法还是有的。微臣向陛下再作汇报。如有的译者将其译为 five phases。在英语语言中，phase 表示月相，可能译者正是借用了其这一含义来表示五行之间的运动变化。此外，也有一些译者用音译法将其译为 Wuxing。从目前的使用情况来看，five elements 最为流行，且有约定俗成之势，值得采用。正如陛下所指出的那样，在内涵上 five elements 与‘五行’还是有很大的不同，但既已约定俗成，其形与意之间已经通过长期应用建立了一种统一关系，成为代表这一概念的一个符号。但在实际应用中，应让读者充分了解其所代表的概念具体和完整的内涵。”

黄帝说：“既然已经约定俗成，可以考虑将错就错。实际上这样的例子在人们的日常生活中，早已司空见惯。五行中的‘木、火、土、金、水’是如何翻译呢？”

雷公说：“陛下圣明！五行中的‘木、火、土、金、水’一般直译为 wood, fire, earth, metal and water。亦曾有人将‘金’译作 gold，这是不妥的。‘五行’中的‘金’实际上指的是金属。有人将‘土’译作 soil，太具体化。因为 soil 在英语中的含义是‘the top covering of the earth in which plants grow’（植物赖以生长的地表之土），而 earth 的含义则较为宽泛和抽象。另外，earth 翻译‘土’也是约定俗成的结果。”

黄帝说：“五行中的‘木’指的是树木，译为 wood，会不会被人误以为是‘木材’？‘树木’和‘木材’可是不同的概念。”

雷公回答说：“对于‘木’的翻译，以前也有过不同的意见。也有的译者认为 wood 指木材，意即砍倒的树木；而‘五行’的‘木’则是指生长中的‘树木’，所以建议用 tree 来翻译‘木’。这个建议听起来是有道理的，但也不尽其然。其实 wood 在英语中并不一定就是指经过加工的木材。例如 Longman Dictionary of Contemporary English 给 wood 下的第一个定义就是：the material of which trunks and branches of trees are made, which is cut and dried in various forms for making material, for burning, for making paper or furniture, etc. 即 wood 是构成树木主干和枝节的材料,可以用不同的方式砍倒和凉干,用以制作材料、燃料、造纸或做家具等等。在英语中,wood 的复数形式 woods 就常用以表示森林。"

黄帝说:"像这样的问题,正反双方都可以找出许多颇具说服力的证据来,因为世界是复杂的,宇宙是玄密的,事物是奇妙的。所以就语言的使用问题而言,比较可行的还是顺应约定俗成的原则。五行学说是中国古典哲学的主要内容之一。卿等讨论了五行名称的翻译。那么五行之间的各种关系该如何翻译呢?"

雷公说:"陛下圣明!确乎应该顺应约定俗成的原则。'五行'之间存在着相生、相克、相乘、相侮以及我生、生我等关系。微臣向陛下汇报目前的翻译情况。请陛下看看这个五行示意图:

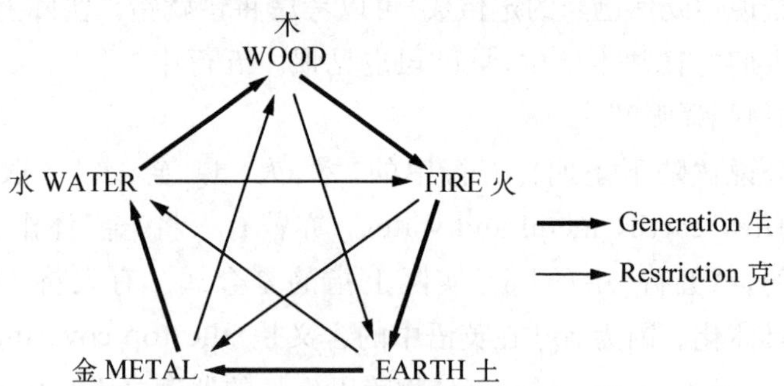

这个图是用英语表示的五行的相生、相克关系。"

黄帝问道:"'相生'和'相克'是怎样翻译的呢?"

雷公回答说:"在五行学说中,'相生'指事物之间具有相互滋生、相互促进的一面。故尘世间的译人常译作 mutual promotion, mutual generation 或 inter-promotion, inter-generation。图中的粗箭头表示的 Generation 就是相生之意。其中 mutual 和 inter-都表示相互的意思,只是 mutual 可以作为一个独立的词语来使用,而 inter-则不能作为独立词语使用,只能作为一个构词成分使用。'相生'还有人译作 engendering 和 generation in the five elements 等。按照这个译法,

'五行'的相生关系木生火、火生土、土生金、金生水、水生木可以描述为：Wood generates fire；fire generates earth；earth generates metal；metal generates water；and water generates wood。当然，这里的'生'也可以译为 promote。

在'五行学说'中，'相克'指事物间具有相互制约、相互排斥的一面。尘世间的译人常译作 mutual restraint，mutual restriction，mutual inhibition 或 inter-restraint，inter-restriction，inter-inhibition。从目前的使用情况来看，mutual（inter-）restraint 和 mutual（inter-）restriction 使用的最为普遍，虽然 mutual（inter-）inhibition 在语义上也有可取之处，但其使用范围远不及前两种译法广泛。在实际应用中，也有人不用 mutual 和 inter-，直接使用 restraint 或 restriction。图中细箭头表示的 restriction 就是相克之意。按照这个译法，五行的相克关系木克土、火克金、土克水、金克木和水克火可以依次翻译为：Wood restricts earth；fire restricts metal；earth restricts water；metal restricts wood；and water restricts fire。同样地，这里的'克'也可以译为 restrain。"

黄帝问道："如何翻译'相乘'和'相侮'呢？"

雷公回答说："请陛下看这一张示意图。

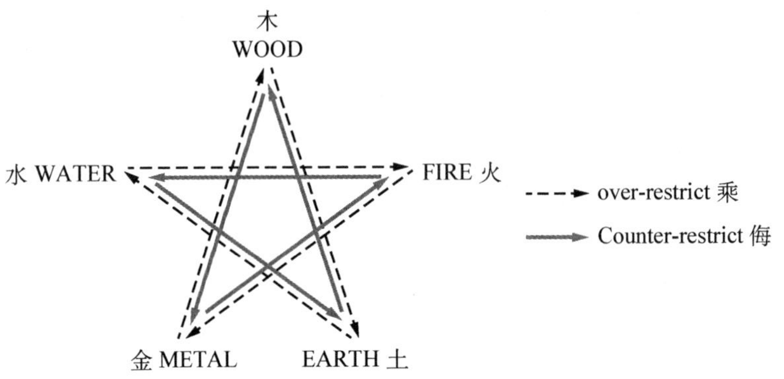

这张图用中文和英文表示的是五行的相乘和相侮的关系。用虚线表示的是相乘关系，用实线表示的是相侮关系。在五行学说中，'相乘'指克制太过，超过了正常的制约程度，常见的译法有：over-restraint， over-restriction，也有的译作 subjugation。所以五行的相乘关系木乘土、火乘金、土乘水、金乘木和水乘火可以译为：Wood over-restricts earth；fire over-restricts metal；earth over-restricts water；metal over-restricts wood；and water over-restricts fire。这里的'乘'当然也可以翻译成 restrain 或 subjugate。

在五行学说中，'相侮'指相反方向的克制。尘世间的译人常译作 counter-restraint，counter-restriction 或 reverse restraint，reverse restriction。国外也有译作 rebellion，显然是意译了。还有译作 inter-insult，有点太直译了。五行的相侮关系木侮金、火侮水、土侮木、金侮火、水侮土可以译为：Wood counter-restricts metal；fire counter-restricts water；earth counter-restricts wood；metal counter-restricts fire；water counter-restricts earth。这里的'侮'也可以翻译成 counter-restrain。"

黄帝问道："五行中的'我生''生我''我克''克我'如何翻译呢？"

雷公回答说："'我生'尘世间的译人常译作 to generate 或 to promote，而'生我'则译作 to be generated 或 to be promoted。如果名词化，'我生'也可以译作 generation 或 promotion；而'生我'也可以译作 being generated 或 being promoted。尘世间的译人将'我克'一般译作 to restrain 或 to restrict，而'克我'则译作 to be restrained 或 to be restricted。若名词化，可按照'我生''生我'的方法来处理。"

黄帝说："谈到五行的关系时，常提到其具有生克制化的功能。生克的翻译朕已经了解了。如何翻译'制化'呢？"

雷公回答说："'制化'指五行之间既相互制约，又相互生化的关系，常译作 restriction and generation，restraint and promotion，inhibition and generation 等，意思基本一致。就'五行'学说的翻译而言，其实还有很多具体的细节问题。这方面的研究，还有待于继续深入。"

黄帝说："持之以恒，必能精深。"

雷公叩首拜道："陛下圣训，臣铭记不忘！微臣向陛下汇报了'五行'的翻译，虽然一些译法业已约定俗成，微臣仍不免有点担心。主要概念和术语的翻译确定以后，关键还是基本理论与实践的翻译表达。其基本概念的翻译，虽然比较一致，但也不是没有任何问题。比如前面微臣曾谈到'五行'中的'木''火''土''金''水'一般分别直译为wood, fire, earth, metal和water，这也是国内外普遍的做法。但当它们用以解释人体的生理、病理和疾病的治疗等问题时，其翻译问题却一直存在争议。例如当翻译'木扶土法是治疗肝旺脾虚的一种方法，又称为平肝和胃法，适用于木旺乘土，木不疏土之证'这句话时，就遇到这样一个问题：这里的'木''土'究竟是按照'五行'的译法译作wood, earth，还是按照'五行配五脏'的实际内涵译作liver, spleen呢？"

黄帝问道："这有什么不同吗？"

雷公回答说："是有不同的。比如按照'五行'的一般译法来翻译的话，这句话则应译作：The method of suppressing wood and supporting earth is used to treat hyperactivity of the liver and weakness of the spleen, also known as soothing the liver and harmonizing the stomach, applicable to the treatment of subjugation of earth by hyperactivity of wood and failure of wood to soothe earth. 但若按照'五行配五脏'的实际内涵来翻译，那么这句话则应译作：The method of suppressing the liver and reinforcing the spleen is used to treat hyperactivity of the liver and weakness of the spleen, also known as soothing the liver and harmonizing the stomach, applicable to the treatment of the subjugation of the spleen by hyperactivity of the liver and failure of the liver to soothe the spleen."

黄帝问道："这两种译法有什么本质区别吗？"

雷公回答说："从某种意义上讲，区别还是有的。第一种译法强调了'五行'理论对中医的影响并力图在译文中保持中医的固有特色。从'全面系统地介绍中医的理论，完整准确地再现中医的信息'这个要求来看，第一种译法无疑是值得推广的。因为这种译法初看起来晦涩难懂，但却承载了丰富的、具有中医特色的理念与实践，使其始终将中医的理论与实践置于中华传统文化的大背景之下。第二种译法强调了对原文实际内涵的再现。广大的西方读者对于中医的理论与中国的传统文化还是相当陌生的,如果能以较为明确易解的语言翻译较为晦涩的中医理论,这无疑有助于他们理解中医理论和中国文化。这种译法是比较符合现代翻译学的理论的,现代翻译学认为'翻译就是翻译意义'(translation is to translate the meaning)。中国唐代学者贾公彦在其所作的《义疏》里也说:'译即易,谓换易言语使相解也。'贾公彦的话大概也是说的这个意思。"

黄帝说:"由此看来,这两种译法实际反映了两种翻译理念,无孰优孰劣之分。"

雷公说:"陛下圣明!但在一般的交流活动中,首先强调的应是信息的准确快捷的传递,其次才是语言风格和文化特色的保持。具体到中医翻译上,如果是专业书刊的翻译,第一种译法是值得倡导的;如果是一般性交流或大众性读物的翻译,则以第二种译法为妥。但二者还可兼而顾之。实际上在翻译实践中,这两种译法确实是可兼取并用的。例如,有时人们在翻译诸如'抑木扶土'这样一些概念时,采用直译意译兼取之法翻译为 suppressing wood (liver) and reinforcing earth (spleen)。有时人们也采用类似于中医上讲的'肝木''脾土''肾水'等说法,将这些概念直译作 liver-wood, spleen-earth, kidney-water。咋一看,颇为怪异。但仔细推敲,岂不正合中医理论与文化之辙!"

黄帝说:"确实如此。以五行学说来说明五脏疾病的传变时,一般分为相生关系的传变和相克关系的传变。相生关系传变中有'母病及子'与'子病犯母'之说,该如何翻译呢?"

雷公回答说:"五行学说中的'母子'关系过去译作 mother-son relation。有人感到译的太'白',故改译为 the generator and the generated relation。这一改似乎'雅'了一些,但似乎也丢掉了中医的特色。实际上在英语里也常用'母'或'子'表示某些具有特定功能的事物或现象,如生物学上的 mother cell(母细胞),化学上的 mother liquid(母液),航海上的 mother ship(母舰)等等。由此看来将'母子'关系译作 mother-son relation 在英语中既有语用学基础,又能保持中医的特色。但 son 最好改为 child,这样较为合理一些。搞清楚了这个问题，'母病及子'与'子病犯母'的翻译问题应该好解决了。

'母病及子'一般可译作 disease of the mother-organ affecting the child-organ，'子病犯母'可译作 disease of child-organ affecting the mother-organ。mother 和 child 之后加上 organ 一词既限定了 mother 和 child 的内涵，又说明了其属性。目前国内外的常见译法还有：diseased mother affecting the child，disease of the mother affects the child。如果 mother 和 child 之后不加上 organ 一词，mother 和 child 的内涵与属性就不够明确了。"

虽然'母病及子'与'子病犯母'中的'犯'与'及'都译为 affect，但其他的译法还是有的。比如也有译者将其译作 involve。微臣就曾见到有人就将这两个概念译为：illness of a mother-organ involves its child-organ，illness of a child-organ involves its mother-organ。应该说这种译法也是可取的，也基本表达了这两个概念的实际内涵。这些概念的翻译，其实也经历了一个探索、纠正、不断提高的过程，即英语里讲的 trial and error。"

黄帝说："在任何学科的发展中，都应该有一个自我调控的机制以校正其发展方向。文学批评就起着这样的一个作用。翻译界也应该提倡翻译批评，一味地相互吹捧不利于学术的发展。"

雷公说："陛下之示切中时弊。目前中医翻译界正是缺乏了批评这样一个环节，才使得翻译研究和翻译实践常常处于低水平的重复。这种现象确实应该改变。所以译者要调整自己的心态，不要怕别人有不同意见，要善于从别人的批评中吸取营养。中医上有一些跟五行生克关系有关的治疗方法，在翻译中如果理解不当或考虑不周，都可能误译或误释。这样的治疗方法还比较常用，如果翻译不当，的确误事不小。微臣先说说这些疗法的翻译问题吧。比如'滋水涵木法'这个方法有人译作 Enriching water to nourish wood。意思似乎是明确的。将'滋'译作 nourishing 似乎是可以的。但将'养'译作 strengthening，就有些直白了。中国语言中的细微差异，有时在英语中是很难表达清楚的。'滋'和'养'在国语中虽是两个字，但意思却是相近的。为了在英语中对其有所区别，只好如此表达。虽有些塞责之嫌，却也有一定的实践基础。”

黄帝说:“原来如此,确有其义。”

雷公说:“感谢陛下关怀!事情确实如此。再如‘益火补土法’这个方法,有的译者译为:Supplementing fire to reinforce earth。‘式微’译作 declination,‘不振’译为 inactivation,似乎有几分道理。在国语中‘式微’之‘微’和‘不振’之‘振’,均有动态之感,亦可视为动词。但 declination 和 inactivation 皆为名词,缺乏动感。这也正是英汉两种语言差异的具体表现。‘培土生金法’这个方法,有的译者译为:Enriching earth to generate metal。‘滋、补、养’三字,意义相近,但毕竟是三个概念。翻译时还是有所区分为好。微臣当努力推敲,使三者在译文中有所区分。

‘金水相生法’这个方法,有的译者译为:Mutual promotion between metal and water. 如此翻译,虽显直白,却也颇合‘案本’思想。‘抑木扶土法’这个方法,微臣见到的译文是这样的:Suppressing wood and supporting earth. 这样的翻译,显得十分勉强。将‘平肝’译作 soothing the liver,有几分道理。但将‘疏土’译作 soothe earth,便有些刀斧之痕了。‘疏’有‘疏散’之意,所以有人译作 disperse, dissipate 或 dredge,但和 earth 搭配,却有些不合原文之意。这个问题,还需要进一步推敲。

‘培土制水法’这个方法,微臣见到的译文是这样的:Consolidating earth to control water。主要概念都采用了较为直白的翻译法。不过,还算基本达意的。‘佐金平木法’的这个方法,微臣见到的译文是这样的:Reinforcing metal to soothe wood。如此之译,字面上还是比较清楚的,符合中医翻译直译的趋势。‘泻南补北法’这个方法,微臣见到的译文是这样的:Reducing the south and supplementing the north. 也属于直译性的字面表达。这样的直译性翻译需要考虑两种情况,一是其应用还未普及的时候应附有注解,二是已经完全普及了就可以直接表达了。”

黄帝说:“这类译法似乎符合中医概念的内涵,但还有待于完全普及。只有完全普及了,才能得到系统的传播。”

雷公说："陛下所训极是！这些英译的中医概念的语言外壳和实际内涵之间，还没有形成统一，还有待于继续推进。经过一段时间的使用之后，其语言外壳和内涵之间才能建立起一种对应关系。随着这种对应关系的建立，隔膜感便可逐渐减少。从译界的角度来看，其传播的意识还是明确的，但语言似乎还有待于进一步提高。医学翻译虽属科技翻译的范畴，但也不是不讲究文法和修辞的。"

黄帝说："讲究修辞，确有难度。从实而行，亦不尽然。"

雷公说："陛下所示，真真切切！微臣在考察尘世间的翻译时，发现即便想从实而行，有时也确实是不尽其然。此前微臣曾向陛下汇报过'虚'的翻译。微臣认为应该用 asthenia 这一词翻译，因为中医里的'虚'指的是功能的降低，而不是量的减少。英语中的 asthenia 这个词基本上也是这个意思。但微臣发现尘世间现在常用英语单词 deficiency 翻译'虚'。微臣总觉得用 asthenia 翻译中医上的'虚'比用 deficiency 要准确一些。毕竟 asthenia 指功能的降低，而 deficiency 则表示量的减少。比如 neurasthenia 的意思是神经衰弱，即神经的功能衰弱，如果用 deficiency 则可能表示神经的缺损。中医上的'虚'在大多数情况下都是指功能的低下，而不是量的减少。如'血虚'倒不是讲血量的减少，而是指功能的低下。"

黄帝说："如此翻译，自有道理。约定俗成，即其道理。"

雷公说："承蒙陛下教诲，微臣茅塞顿开。在语言的应用上，确实并不是有道理就正确，很大程度上要看实际应用如何。如果大家都普遍接受了，还是要遵守约定俗成的法则。微臣仔细想想，终于了解在日常的语言使用中，很多情况下并不是因为有道理才那样说。比如说尘人现在说的'自行车'，如果没有人骑车，车子怎么能自己运行呢？再如'自来水'，如果没有人的监控，水怎么可能自行来去呢？所以这些翻译，听起来如钝器击木，品起来似败絮柑橘。然而仔细想想，不如此翻译又当如何呢？中医经典的翻译更应如此。经典就是经典，翻译时为使其主旨思想不被曲解和演化，就不得不尽可能地保持其精神原貌——包括其句法、词法和行文风格。

《黄帝内经·素问·脉要精微论》中记载了陛下与微臣探讨时的一

段话，其中也提到了'五行'，与刚才微臣向陛下汇报'五行'的翻译也有密切的关系。微臣向陛下汇报国内外译者对这段话的翻译，其翻译不仅涉及到'五行'的翻译，更涉及到原文精神风貌的再现。这句话的原文是这样的：

从阴阳始，始之有经，从五行生，生之有度，四时为宜，循数勿失，与天地如一，得一之情，以知死生。是故声合五音，色合五行，脉合阴阳。

用今天的白话文来说，大概意思是这样的：

先从辨别阴阳开始，结合人体十二经脉，而十二经脉应五行生生之机，进一步根据五行来分析，分析的方法，是看它于四时是否相应。不及用补，太过用泻，补泻之法不差，使人体的活动与天地之阴阳取得一致，知道了这些，就能预决死生了。所以诊察方法，听声音要合五音来分析；看气色要合五行，辨生克；诊脉象要合阴阳，辨浮沉。

镐京译者将其译为：

The examination [of the pulse] must follow certain rules. It begins with [the differentiation of Yin and Yang] and [the study of] the Channels which are activated by the Wuxing (Five-Elements). Such an activation follows [the changes of Yin and Yang in the] four seasons. Close abidance by [the changes of Yin and Yang in the four seasons] ensures the unity [of the human body] with the heavens and the earth. Awareness of [such a unity between man and nature will enable one] to make accurate prognosis. That is why the five sounds correspond to the five scales, the five colors[20] to the Five-Elements and the pulse conditions to Yin and Yang.

镐京译者基本采取的是音译和直译之法翻译《黄帝内经》等中医经典，另外采用了文内注解和文后注解，将原文的基本风貌和精神展示在译文中。其中的'五行'采用了音译，将其较为流行的 five elements 这样一个译法作为文内注解设置在小括号内。而方括号内的文字都是为了完整表达原文之意而增补的英语单词。

西方第一位翻译《黄帝内经·素问》前三十四章的译者 Ilza Veith 将其译为：

If it were not for excellent technique and the subtlety of the pulse one would not be able to examine it. But the examination must be done according to a plan, and the system of Yin and Yang [the two principles of nature] serves as basis for examinations. When this basis is established one can investigate the twelve main vessels and the five elements that generate life. Life itself follows a pattern that was set by the four seasons. In order to effect a cure and relief one must not err towards the laws of Heaven nor towards those of the Earth, for they form a unit. When this feeling for Heaven and Earth as one unit has been attained, then one is able to know death as well as life. One must understand that music consists of five notes, that physical appearance is made of the five elements, and that the pulse consists of Yin and Yang.

西方这位译者的理念方法与国内这位译者比较相近，其翻译都在一定程度上传播了《黄帝内经》的基本思想及其语言风采。西方这位译者的翻译，有音译的使用，有直译的趋势，也有意译的发挥。音译只体现在'阴阳'的翻译上，而'五行'则直接采用流行的译法 five elements。以其译文就比国内译者的译文要冗长一些。

西方翻译《黄帝内经·素问》的华人译者 Maoshing Ni 将其译为：

The key is to detect the subtle changes and differentiation of the pulses in order to know the future progression. Grasping the principles of the dynamics of yin and yang, understanding the cycles of the five elements, having the knowledge of the four seasonal energy factors, utilizing the principles of tonification and sedation at the precise moment and with the proper strength, using the appropriate timing of the seasons, are the essentials for efficient treatment. To do this, people and nature must form a union. In summary, the sound, the color of the complexion, and the pulses should all reflect the balance of yin and yang, of the five elements, and of the four seasonal changes of nature.

西方这位华人译者的翻译,基本上如此前微臣向陛下汇报的那样,基本上属于解释性介绍。需要注意的是,'阴阳'采用了音译,说明顺应了国际化的发展,'五行'译作 five elements,也与较为流行的译法一致。其实在西方,'五行'还有一个较为流行的译法,即 five phases。这一译法目前已经被世界卫生组织所采用,今后可能就成为中医国际传播中的一个标准术语了。不过世界卫生组织、世界标准化组织和世界中医药学会联合会这样一些国际组织所制定的中医名词术语国际标准,虽然被视为国际标准,但在实际应用中还是有其他流行译法的。比如'经络'的'经',虽然世界卫生组织以 meridian 为标准,但国际上与其流行同样广泛的就是 channel。"

黄帝说:"方法的探讨一定要有利于表达和理解,不然就适得其反。为法而论法往往流于清谈,不利于实际问题的解决。"

岐伯说:"陛下圣明!微臣注意到《墨子》记载的这样一则故事:鲁国的公输子善技巧,用竹木制作的喜鹊飞上天后三天都不落地。公输子以为自己的技术已经登峰造极。墨子却不以为然。他在告戒公输子的一番话中谈到了'巧'与'拙'的判断问题,很值得学人深思。其中有这样一段话:

> 公输子削竹木以为鹊,成而飞之,三日不下。公输子自以为至巧。子墨子谓公输子曰:'子之为鹊也,不如匠之为车辖。须臾刘三寸之木,而任五十石之重。故所为功,利于人谓之巧,不利于人,谓之拙。'

用今天的白话文来说，大致意思是这样的：

公输盘削竹、木做成鹊，做成了就让它飞起来，三天不从天上落下来。公输盘自己认为很精巧。墨子对公输盘说："你做的鹊，不如匠人做的车轴上的销子，一会儿削成一块三寸的木头，可以担当五十石重的东西。所以，平常所做的事，有利于人，可称作精巧；不利于人，就叫作拙劣了。

这就是墨子对公输子的忠告，很有历史意义。"

黄帝说："墨子忠告公输子，亦是先祖忠告今世人。"

岐伯、雷公长拜道："陛下圣明！臣等定将陛下的指示传达给神州的学界和译界。"

克宽克仁篇第五十七
——藏象学说翻译

黄帝说："钦明文思，允恭克让，光被四表，格于上下。能如此，则善之善者矣。"

岐伯说："陛下圣明！微臣非常热爱《尚书》中赞美尧帝的这样几句话。如果现在的神州学人能做到这一点，那可真达到了'五行之秀，天地之心'的理想。微臣一直将《尚书》视为华夏民族唯一的一部有字天书。这部有字天书开篇就是'尧典'，热情洋溢地赞扬了尧帝的美德和仁慈。原文是这样的：

> 曰若稽古帝尧，曰放勋钦明文思安安，允恭克让，光被四表，格于上下。克明俊德，以亲九族。九族既睦，平章百姓。百姓昭明，协和万邦。黎民于变时雍。恭敬节俭，明察四方，善理天下，道德纯备，温和宽容。

用今天的白话文来说，大致意思是这样的：

> 查考往事，帝尧名叫放勋，他恭敬节俭，明察四方，善理天下，道德纯备，温和宽容。他忠实不懈，又能让贤，光辉普照四方，思虑至于天地。他能发扬大德，使家族亲密和睦。家族和睦以后，又辨明其他各族的政事。众族的政事辨明了，又协调万邦诸侯，天下众民因此也就相递变化友好和睦起来。

这不仅是对尧帝的赞美和敬慕，也是华夏民族优美雅致语言文字的体现。今人显然无法有尧帝这样的美德和仁慈，但若能理解和掌握民族传统的优美雅致语言文字，还是有利于传承和传播民族思想文化的，也有利于对外翻译和发展民族医药的。

远古时期，陛下与臣等分析探讨了民族医药的理法方药以及人体的结构与功能，同时也讨论了如何将民族医药传播到尘世间各国各族，为人类的健康发展做出应有的贡献。今人从事民族医药的翻译及其对其翻译问题的研究方面，多立足于所谓的方法和技术的上下左右。即便谈理论、论理法，也完全是以西方的理念为基础，缺乏对自己民族传统思想的发扬。

微臣近来阅览了不少的翻译论著，发现其研究基本上都从技巧入手，谈得头头是道，林林总总，方方面面，无不触及。但综观翻译玄机，微臣以为应该以技巧为末，以心悟为本。"

黄帝说："唯有明德亲民，方可止于至善！"

岐伯说："陛下圣明！这确实是国人应该具有的思想和意思。《庄子·天道》有'得心应手'之说，可谓深探认知本源。微臣觉得做任何事情，关键都在于有心无心。人常说'熟能生巧'，这是讲的习惯对操作过程的影响。但这种操作仅仅是一般的实践而言，若要揭示其实质，还需用心体会、揣摩、概括和归纳。所以，用心是至关重要的。

按照民族医药的理法来看，心是五脏六腑之大主，是精神之所舍。所以无论从事何种学业，不用心自然难以有所收获。雷公在下界与当今诸多译士论及中医翻译问题时，曾就翻译中出现的种种问题进行了多方探讨。觉得之所以存在这样一些问题，与译者从译之时未能用心敬事有直接的关系。"

黄帝说："中医的概念都有其深刻的文化与哲学内涵，不能仅仅从表面结构去解析其深层的含义。"

岐伯说："陛下之圣训，如金振玉鸣！请雷公向陛下汇报尘世间译界对此的翻译。"

雷公说："谢谢天师！微臣在下界考察的时候，与学界和译界的很多学人和译人进行了分析讨论。微臣注意到，国内外译者对中医一些基本概念和术语的理解和表达，还有一些争议，颇令微臣深思。比如说中医上的'藏象'二字，今人从字面上就不大能把握好其实际内涵，对外传播时的翻译，就更难将其实际意义表达清楚。'藏'是指藏于体内的内脏，即 the organs that are stored inside the body，也就是 the internal organs;'象'是指表现于外的生理、病理现象,即 the external manifestations of the physiological functions and pathological changes of the internal organs。如张景岳在《类经》中说:'象,形象也。藏居于内,形见于外,故日藏象。'用英语来说,就是: Xiang refers to the external manifestations of the internal organs that are stored inside of the body. But their states are manifested externally. That is why it is collectively called Zangxiang which means being stored internally and manifested externally.

中文现代化后,'藏象'也常写为'脏象'。虽然读音相同,但实际含义却有一定的差异。'藏象'这两个字首见于《黄帝内经·素问·六节藏象论》,其中记载了陛下与天师的谈话,其中有这样一段关于藏象的功能和作用的记载。第一句的原文是这样的:

心者,生之本,神之变也,其华在面,其充在血脉,为阳中之太阳,通于夏气。

用白话文解读,大致意思是这样的:

心,是生命的根本,为神所居之处,其荣华表现于面部,其充养的组织在血脉,为阳中的太阳,与夏气相通。

镐京译者将其译为:

The heart is the root of life and the house of Shen (spirit). The heart demonstrates its Hua (splendor) on the face, nourishing the blood vessels, pertaining to Taiyang within Yang and related to Xiaqi (Summer-Qi). The lung is the root of Qi and the location of Po[1].

译文之后对'魄'的注解是:[1] Po(魄) is part of mental activity. Lingshu(灵枢) says:'The part that moves together with Jing(精 Essence) is Po.' Leijing(灵枢) says:"Po(魄) enables people to take actions and to work. The sense of pain and itching come from Po(魄)”. It is obvious that Po(魄) pertains to instinctive sense and actions, such as listening and seeing, the senses of cold, heat, pain and itching as well as the movement of the limbs and body trunk, etc. The ability to suck milk and crying in the newborn is a manifestation of Po(魄).

西方第一位翻译《黄帝内经》前三十四章的译者 Ilza Veith 将这段话翻译为：

The heart is the root of life and causes the versatility of the spiritual faculties. The heart influences the face and fills the pulse with blood. Within Yang, the principle of light and life, the heart acts as the Great Yang which permeates the climate of Summer.

西方翻译《黄帝内经·素问》的华人译者 Maoshing Ni 将这段话译为：

Heart is the root of life and the seat of shen or intelligence. It manifests its prosperity on the face, because of its function of keeping the blood vessels full. It is located above the diaphragm and is considered to be yang. Its element is fire. Therefore it is called the taiyang of yang. In the universal pattern flow it corresponds to the summer.

第二句的原文是：

肺者，气之本，魄之处也，其华在毛，其充在皮，为阳中之太阴，通于秋气。

白话文的解释是：

肺是气的根本，为魄所居之处，其荣华表现在毫毛，其充养的组织在皮肤，是阳中的太阴，与秋气相通。

镐京译者将其译为：

The lung demonstrates its Hua (splendor) on the Mao (body hair), nourishing the skin, pertaining to Taiyin within Yang and related to Qiuqi (Autumn-Qi). The kidney manages closure and is the root of storage[2] and the house of Jing (Essence).

译文之后，注解了'本'，即：[2] The root of storage: The kidney-essence should be well stored and should be prevented from improper discharge. Sufficiency of Shenqi (肾气 the Kidney-Qi) ensures close storage of kidney-essence while deficiency of Shenqi (肾气 the Kidney-Qi) will loosen the storage of kidney-essence. That is why the kidney is regarded as the root of closure and storage.

西方译者 Ilza Veith 将其译为：

The lungs are the origin of breath and the dwelling of the animal spirits or inferior soul. The lungs influence the body hair and have their effect upon the skin. Within Yang, the lungs act as the great Yin which permeates the climate in Fall.

西方华人译者 Maoshing Ni 将其译为：

The lung, being the roots of the body's qi, dominate qi. They store po/courage. They manifest their abundance in the body hair, and their function is to maintain the fullness and suppleness of the skin. The lungs are the highest organs in the body, and their element is metal. They are considered the taiyin within the yang, and they correspond to autumn energy.

第三句的原文是：

肾者，主蛰，封藏之本，精之处也，其华在发，其充在骨，为阴中之少阴，通于冬气。

白话文的解释是：

肾主蛰伏，是封藏经气的根本，为精所居之处，其荣华表现在头发，其充养的组织在骨，为阴中之少阴，与冬气相通。

镐京译者将其译为：

The kidney demonstrates its Hua (splendor) on the Fa (hair), nourishing the bones, pertaining to Shaoyin within Yin and related to Dongqi (Winter-Qi). The liver is the root of Baji (exhaustion) and the house of Hun[3] (a kind of soul).

译文之后注解了'魂'，即：[3] Hun(魂) is a part of mental activity. Lingshu(灵枢) says: 'The part that moves together with Shen(神 spirit) is Hun(魂)' and 'the liver stores blood and keeps Hun(魂)', indicating close relationship between the liver and Hun (魂). Failure of the liver to store blood or insufficiency of liver blood will prevent Hun from moving together with Shen(神 spirit), leading to somnambulism and talking in sleep.

西方译者 Ilza Veith 将其译为：

The kidneys (testicles) call to life that which is dormant and sealed up; they are the natural organ for storing away, and they are the place where the secretions are lodged. The kidneys influence the hair on the head and have an effect upon the bones. Within Yin the kidneys act as the lesser Yin which permeates the climate of Winter.

西方华人译者 Maoshing Ni 将其译为：

The kidneys are the storage place of the true yang and the root of all storage in the body. They store the jing/essence qi of the five zang and six fu organs. They manifest their abundance and health in the head hair. Its effect is to fill the bones and marrow. Being a water element in the lower trunk, the kidneys are considered yin. They are called the shaoyin of the yin and correspond to the winter energy.

第四句的原文是：

肝者，罢极之本，魂之居也，其华在爪，其充在筋，以生血气，其味酸，其色苍，此为阳中之少阳，通于春气。

白话文的解释是：

肝，是罢极之本，为魄所居之处，其荣华表现在爪甲，其充养的组织在筋，可以生养血气，其味酸，其色苍青，为阳中之少阳，与春气相通。

镐京译者将其译为：

The liver demonstrates its Hua (splendor) on the nails, nourishing the Jin (sinews), producing blood, associating with Suan (sour taste) and Cang (dark green), pertaining to Shaoyang within Yang and related to Chunqi (Spring-Qi).

西方译者 Ilza Veith 将其译为：

The liver causes utmost weariness and is the dwelling place of the soul, or spiritual part of man that ascends to Heaven. The liver influences the nails and is effective upon the muscles; it brings forth animal desires and vigor. The taste connected with the liver is sour and the color connected with the liver is green. Within Yang the liver acts as the lesser Yang which permeates the air in Spring.

西方华人译者 Maoshing Ni 将其译为：

The liver is the reservoir of stamina, storing the hun/intuition. It manifests in the nails, and functions in strengthening the tendons. It stores blood. The liver is in the yin location of the abdomen, but belongs to the yang element of wood. It is thus called the shaoyang of yin. It corresponds with the spring.

第五句的原文是：

脾、胃、大肠、小肠、三焦、膀胱者，仓廪之本，营之居也，名曰器，能化糟粕，转味而入出者也，其华在唇四白，其充在肌，其味甘，其色黄，此至阴之类，通于土气。

白话文的解释是：

脾、胃、大肠、小肠、三焦、膀胱，是仓廪之本，为营气所居之处，因其功能像是盛贮食物的器皿，故称为器，它们能吸收水谷精微，化生为糟粕，管理饮食五味的转化、吸收和排泄，其荣华在口唇四旁的白肉，其充养的组织在肌肉，其味甘，其色黄，属于至阴之类，与土气相通。

镐京译者将其译为：

The spleen, the stomach, the large intestine, the small intestine, the Sanjiao (triple energizer) and the bladder[4] are the roots of granary and the location of Ying (Nutrient-Qi). These organs are called containers because they can store foods, transform waste materials and manage the transformation, absorption and discharge of the flavors[5]. [The spleen] demonstrates its Hua (splendor) on the lips, nourishing the muscles, associating with Gan (sweet taste) and Huang (yellow color), pertaining to Zhiyin (supreme Yin) and related to Tuqi (Earth-Qi).

译文之后对'膀胱'和'器'进行了注解，即：

[4] 'The spleen, the stomach, the large intestine, the small intestine, the Sanjiao(三焦 the triple energizer) and the bladder': According to the context, this part just describes the functions and manifestations of the spleen. It is strange to put 'the stomach, the large intestine, the small intestine, the Sanjiao(三焦 the triple energizer) and the bladder' into this sentence. Maybe this is another error in the re-compilation of *Huangdi Neijing*(《黄帝内经》) in ancient times.

[5] 'These organs are called containers because they can store foods, transform waste materials and manage the transformation, absorption and discharge of the flavors'. According to the Explanations in 22, this part sounds unreasonable to be here. Perhaps it is another redundancy due to reprinting or re-compilation.

西方译者 Ilza Veith 将其译为：

In the stomach, the lower intestines, the small intestines, the three foci, the groin and the bladder, one can find the basic principle for the public granaries and the encampment of a regiment. These organs are called 'vessels', and have the powder of transforming the dregs and the sediment, and cause the flavors to revolve so that they enter the vessels and leave them. These organs influence the lips and cause the flesh around them to be of light color; these organs are effective upon the flesh and the muscles. The flavor connected with these organs is sweet and the color is yellow. They belong to the organs of Yin which permeates the climate of the earth.

西方华人译者 Maoshing Ni 将其译为：

The stomach, small intestine, large intestine, bladder, and sanjiao are also all receptors and storehouses of water and food. They are the producers of ying or nutritive qi. They absorb the essence from water and food, transport them properly, and eliminate waste and turbidity. They are able to transform the five flavors of food, and they manifest their health in the lips and mouth. They are responsible for keeping full the flesh and muscles. They are all located in the abdomen and are responsible for taking in and storing the turbid yin of the five flavors and substances. They collectively assist the functions of the spleen organ. They are considered to be extreme yin and correspond to late summer and the earth element. Therefore, we consider the spleen to be extreme yin within yin. The zang and fu organs that I have described are all dependent on the functions of the gallbladder and its decision-making.

第六句的原文是：

> 凡十一脏取决于胆也。

白话文的解释是：

> 以上十一脏功能的发挥，都取决于胆气的升发。

镐京译者将其译为：

All the eleven Zang (internal organs) mentioned above depend on the gallbladder [to bring their functions into full play].

西方译者 Ilza Veith 将其译为：

In general one can say that the eleven viscera either receive from the gall bladder or expel into it.

西方华人译者 Maoshing Ni 将其译为：

The gallbladder corresponds to the spring, initiation, and decisiveness. When the gallbladder qi is properly ascended and dispersed, the other element organs can easily function in health and prosperity.

镐京译者的翻译与此前臣等向陛下汇报的一样，基本都是采用直译和文内注解的方式翻译《黄帝内经》等中医经典。在翻译中，译者特别注解了'藏象'，其注解为 Zangxiang(藏象)：Zang(藏) means 'the internal organs' while Xiang (象) means 'the external manifestations of the functions of the internal organs'. Wang Bing (王冰) said: 'Xiang(象) refers to the external manifestations that can be observed.'基本上将'藏象'二字的基本意思解释清楚了。此外，译者对这段话的五个方面又作了这样简明扼要的注解，有利于西方

读者真正了解陛下和天师所提出的重要思想。

西方译者的翻译，基本上也采用了直译之法，但还是有意译的倾向。比如将'阳中之太阳'的'太阳'译为 Great Yang；将'阳中之太阴'的'太阴'译作 great Yin；将'肺者，气之本'的'气'译作 breath；将'魄之处也'的'魄'译作 animal spirits or inferior soul；将'精之处也'中的'精'译作 secretion；将'阴中之少阴'的'少阴'译作 lesser Yin；将'魂之居也'的'魂'译作 soul，又释义为 or spiritual part of man that ascends to Heaven；将'阳中之少阳'的'少阳'译作 lesser Yang；将'通于土气'的'气'译作 climate。如此之译值得认真分析。当然，这些概念和术语西方语言中自然没有，所以当时是很难表达清楚的。

华人译者的翻译，与此前微臣的汇报一样，虽然个别概念和术语采用了音译法，个别词语或句子也似乎有一定的直译观，比如将'心者，生之本'译作 Heart is the root of life，但总体看来却是解释性介绍，甚至是解释性分析说明。比如其译文的第二段应该是对'脾、胃、大肠、小肠、三焦、膀胱者，仓廪之本，营之居也，名曰器，能化糟粕，转味而入出者也，其华在唇四白，其充在肌，其味甘，其色黄，此至阴之类，通于土气'的翻译，但除了 The stomach, small intestine, large intestine, bladder, and sanjiao are also all receptors and storehouses of water and food 这句译文之外，其他的基本上都是发挥性分析说明，而不再是翻译表达了。此外，'脏腑'一词这段话中也没有出现，完全是出于解释性说明或发挥性说明，多次使用了'脏腑'一词，并且还使用了'五脏六腑'一词。值得关注的是，华人译者对中医核心概念采用音译的方法。比如，将'神''魄''精'和'魂'分别采用音译加意译翻译为 shen or intelligence, po/courage, jing/essence, qi hun/intuition，说明华人译者的民族意识和文化基础还是比较深厚的。"

黄帝问道："'藏象'还有其他的译法吗？"

雷公回答说："有的。根据中医理论，'藏'指藏于体内的内脏；'象'指表现于外的臣理、病理现象。正因为如此，有的译者将'藏象'译作 viscera and their manifestations。但从中医长期的实践来看，更注重的是'象'，即通过对人体生理、病理现象的观察来研究人体各个脏腑的生理功能、病理变化及其相互关系。这种观察和认知的方式即是所谓的'以外测内',有的译者据此将'藏象'译为 visceral manifestation。此外,还有译者将其译为 state of viscera。这些译法也有一定的可取之处,但不足之处也非常明显。如 state of viscera 这一译法就只译出了'藏',而没有译出'象'。为了避免意译的偏差,有时人们也采用音译法将'藏象'译为 Zangxiang。因'藏象'是中医学特有的概念,音译也符合'语言国情学'的理论要求。"

黄帝说:"卿等用了不少的英语单词来解释'藏象',解释得还算明确,但比起原文来,简洁性是一点也没有了。"

雷公说:"确实是这样的。这一方面说明了中医翻译中还有很多值得探讨和研究的地方,另一方面也说明国语语言比西方语言在表达方面要简洁方便得多。这一点在翻译中医时表现得最为突出。所以中医的一个概念翻译成英语时,就可能成了一个长长的短语。为什么会出现这种现象呢?微臣经过分析和思考,觉得主要是因为国语词语的信息密度远高于英语词语的信息密度。这就是为什么国语词语翻译成英语时,往往比较冗长。比如'肾虚腰痛'在国语只有四个字,翻译成英语则是:lumbago due to deficiency of the kidney,比原文几乎在字数上多了一半。再比如'针灸'这个概念,只有两个字,翻译成英语为:acupuncture and moxibustion。如果不算连接词 and,英语也是两个单词,但就印刷符号来说,也比国语多出了好几倍。"

黄帝说:"这是语言体系不同的缘故。在现代中医基本理论中,'藏象'学说是如何定义的呢?"

雷公回答说:"在现代中医基础理论中,对'藏象'的定义是可以这样说:藏象学说,是通过对人体生理、病理现象的观察,研究人体各个脏腑的生理功能、病理变化及其相互关系的学说。总体来看,这个定义似乎还是比较客观实际的。因为是用白话文定义的,翻译界人士从理解到表达还是比较容易达到的。比如翻译界的常见翻译是这样的:The theory of Zangxiang studies the physiological functions and pathological changes of the viscera and their relationships through the observation of the physiological and pathological phenomena of the human body."

黄帝问道:"'藏象'学说都包括那些方面呢?"

雷公回答说:"微臣根据现代中医界的定位向陛下汇报。根据现代中医理论,'藏象'学说是以'脏腑'为基础而形成的。所谓'脏腑',实际上就是内脏的总称。一般可译为 internal organs 或 viscera。如'脏腑之气'就可以简单地译为 visceral Qi。但在中医理论中,'脏'与'腑'是两类不同的内脏器官,故而有'五脏'和'六腑'之说。在这种情况下,'脏'和'腑'就要分别独立翻译,一般可采用音意结合法译为 Zang-organs and Fu-organs 或 Fang-viscera and Fu-viscera。也有人将'脏腑'合起来译为 Zangfu-organs。这是现代比较流行的译法,以前的翻译者却不是采用这样的译法翻译,而是采用意译法,如三十六年前国内首次问世的汉英中医词典,即将'脏腑'译为 solid and hollow organs。国外也有译者将'脏腑'意译为 bowels and viscera,甚至还有人意译为 treasuries and houses。这样的译法,当时翻译初期从不同角度的探索和思考。究竟何种译法较为可取呢?微臣通过尘世间不同流派的译法比较研究以后,觉得从目前的翻译实践来看,将'脏腑'译作 Zangfu-organs, Zang-organs and Fu-organs 或 Zang-viscera and Fu-viscera 还是比较流行的,也是比较可取的。从使用频率来看,前者高于后者。所以,'五脏'常译作 five Zang-organs 或 five Zang-viscera;'六腑'常译作 six Fu-organs 或 six Fu-viscera。如此颇为流行的译法,今后很可能就会发展为标准了。"

黄帝说:"卿等刚才提到,如果不强调'脏'或'腑'的独立性,只将其作为一个统一的概念来使用的话,则可将其浅化性地译作 viscera 或 internal organs。朕以为这样处理倒是比较可行的。像'藏象'和'脏腑'这样的概念,在不同的语境中应该有不同的译法吧?"

雷公回答说:"陛下圣明!微臣向陛下举例汇报这两个概念在具体语境中的翻译问题。在中医基础理论教科书中,有这样两句话:'藏象学说是以脏腑为基础的';'藏象学说中的脏腑,不单纯是一个解剖学的概念,更重要的则是概括了人体一系列的生理和病理学概念'。微臣曾见有人将其前者译为: The theory of Zangxiang (or visceral manifestation) is based on the study of the viscera. 将后者译为：The viscera in the theory of Zangxiang (or visceral manifestation) is not only a simple anatomical conception, but also a conception that generalizes the physiology and pathology of a certain system. 在这两个句子中，'藏象'都是先音译，再以括号形式附上较为流行和较为妥当的译文作为文内注解。而'脏腑'都采用意译法译为 viscera，因为在这两句话中，'脏腑'都是作为一个统一概念来使用的，没有特别强调'脏'与'腑'的特殊性问题。

另外一个例句的原文是这样的：'脏与腑的这些区别，并不仅仅是说明其生理上的功能特点，而且也具有指导临床实践的意义。如脏病多虚，腑病多实；脏实者可泻其腑，腑虚者可补其脏等，至今仍不失为指导临床的准则'。因为在这个句子中，'脏'和'腑'均是独立概念，所以须分而译作 zang-organ 和 fu-organ。若笼统地译作 viscera，则很难表达原文之意。"

黄帝说："卿之所言，颇为实际。一个概念应如何翻译，要视不同情况而定，不能机械处理。从名词术语标准化的发展来讲，这样做似乎是不妥的。但从准确再现原文信息的角度来看，又是可取的。翻译活动就是在这样的矛盾交织中波浪式地向前发展着。"

雷公说："陛下圣明！在向陛下汇报翻译的标准时，臣等曾提到'信、达、雅'这一理念。这一颇具特色的理念是译者努力追求但却永远无法完全实现的理想。这就说明，翻译是一个不断提高的过程，不可能有绝对正确的翻译。译者要时时刻刻意识到，自己的翻译还有需要推敲和提高之处。切不可故步自封，自以为是。做人要有羞耻之心。正如孟子所言：'人不可以无耻，无耻之耻，无耻矣。'中医翻译不同于一般的文学或科技翻译，期间涉及到诸多古典文化因素，需要译者不断地探索才能对其真谛有所感悟。没有谦虚谨慎的治学态度，没有刻苦认真不断进取的科研精神，是断难取得进步的。"

黄帝说："'藏象学说'是中医理论中很重要的一个方面，是中医借以阐明人体的生理和病理并指导临床实践的重要工具，来不得半点马虎。对待任何一个概念的翻译，都要努力做到尽心尽力，周详推敲。"

雷公说："陛下之言如北斗之星，为臣等指明了方向。微臣在探讨'藏象学说'等方面的翻译时，深切感到实践技能和理论素养的不足。尽管谨小慎微，仍不免瑕疵时显。今后臣等定按陛下之训，仔细斟酌，努力剔除不当译释。谈到'藏象'的翻译问题时，卿等向陛下汇报了各种不同的译法。在陛下的指导下，微臣觉得'脏腑'如果作为一个统一概念时可以译为 viscera，作为两个独立的概念时可以分别译为 Zang-organ 和 Fu-organ。微臣觉得如此翻译还是可取的。但是否总是可以如此翻译呢？微臣还是有些顾虑。据微臣所知，'脏腑'也有不同的分类。中医翻译界对各类脏腑有不同的译法。按照'脏腑'的生理功能特点，可分为脏、腑、奇恒之腑三类。属于'脏'一类的器官名称如何翻译，也是微臣一直关心的问题。经过多次考察，微臣有了一些想法。

'脏'包括心、肺、脾、肝、肾，合称为'五脏'。'五脏'一般可译为 five Zang-organs，'五脏'所包含的五种脏器则可按照其实际名称翻译成相应的英语概念，即 heart，lung，spleen，liver and kidney。期初微臣也觉得，将中医的'五脏'分别翻译成相应的西医概念似乎不妥。因为中医的脏器虽然包含实际器官，但更多的却是有关脏器功能的概括。所以一个中医脏器可能只包含几个西医脏器的功能。将中医的脏器概念如此翻译究竟合适不合适，这也是中医翻译界长期以来一直争论不休的事情。对这个问题的理解不仅仅涉及到中医理论本身，还涉及到语言的实际应用。"

黄帝问道："按照现代中医的理念，'藏象学说'的形成，主要基于哪几个方面？"

雷公回答说："按照现代中医的理念，'藏象学说'是由三个方面构成的。第一个方面是古代的解剖知识。如《黄帝内经 · 灵枢 · 经水》说：

> 若夫八尺之士，皮肉在此，外可度量切循而得之，其死可解剖而视之，其藏之坚脆，府之大小，谷之多少，脉之长短，血之清浊，气之多少，十二经之多血少气，与其少血多气，与其皆多血气，与其皆少血气，皆有大数。其治以针艾，各调其经气，固其常有合乎？

用今天的白话文来说，大致意思是这样的：

比如一个身高八尺的人，可以通过手摸其外在的皮肉来测知其各部位的尺度。死后可以通过解剖，观察其五脏的坚脆、六腑的大小、纳谷的多少、脉的长短、血的清浊、气的多少。十二经脉中，哪些是多血少气，哪些是少血多气，哪些是多血多气，哪些是少血少气，大致都有一定的数字。用针刺艾灸治疗疾病、调理经气时，也有一定的规律。

这个论述为'脏腑'学说的形成，在形态学方面奠定了基础。镐京译者将其译为：

The eight Chi of the human body may be measured on the surface [because] the skin and muscles are measurable. After death, the body may be dissected to observed the hardness and crispness of the Zang-organs, the size of the Fu-organs, the quantity of food consumed, the length of the Channels, the clearness and turbidity of the blood, the quantity of Qi in the body and the ratio between blood and Qi in the twelve Channels. Some Channels may contain less blood and more Qi; some Channels may contain more blood and more Qi; some Channels may contain less blood and less Qi. All these aspects can be roughly determined [through dissection of the corpse]. To treat [diseases] with needling and moxibustion [therapies] to regulate Channel-Qi, there are rules [for determining needling techniques and deciding moxa cones].

《黄帝内经》由《素问》和《灵枢》两部经典构成。国内外翻译《黄帝内经》中的译者翻译《素问》的比较多，翻译《灵枢》的比较少。此前微臣向陛下汇报的一位西方译者和一位西方的华人译者，所翻译的《黄帝内经》都是《素问》的部分内容，而没有翻译《灵枢》。"

黄帝说："这段话确实论述了'脏腑学说'的形成，为'脏腑学说'的奠定了基础。其他两个方面呢？"

雷公回答说："第二个方面指的是古人长期以来对人体生理、病理现象的观察。例如，皮肤受凉而感冒，会出现鼻塞、流涕、咳嗽等症状，因而认识了皮毛、鼻和肺之间存在着密切的联系。第三个方面指的是反复的医疗实践，即从病理现象和治疗效应来分析和反证机体的某些生理功能。例如，许多眼疾，从肝着手治疗而获愈，久之便得出了'肝开窍于目'的理论；再如在使用某些补肾药物后，可以加速骨折的愈合，因而认识到肾的精气有促进骨骼成长的作用，从而产生'肾主骨'之说。基于这样一个认识过程，中医的脏腑理论肯定与西医的解剖学概念不尽相同。比如中医的'心'不仅'主血脉'，而且'主神志'。但西医上的'心'则只有泵血的功能，与思维没有关系。正因为如此，以前不少人主张将中医的五脏一概音译为 Xin, Gan, Pi, Fei, Shen，但却一直没有行得通。"

黄帝说："为什么没有行得通呢？"

雷公黄帝说："微臣觉得，这大概是约定俗成的原因吧。当年西医传入中国的时候，当时的翻译人员为了使西医能够找到一个与中国已有医学相关的途径，便大量借用了中医的概念来翻译西医。今天中国西医使用的一些基本概念实际上都是从中医借来的。当然有许多概念中西医之间存在着很大的区别，但因为约定俗成，西医在自己的发展过程中并没有对其加以改变。这跟今日将中医的'脏腑'概念翻译成英语所出现的情况完全一样。早期的翻译人员将中医的'脏腑'概念直译为相应的英语概念，这种用法今天看来尽管不妥，但因为使用久了，要改变也颇为不易。所以即便是反对者也不得不使用这样的译法。"

黄帝说："卿等前面的谈话中，所提到的'心''肝''脾''肺''肾'，都是'脏'的器官。'腑'的脏器包括哪些呢？如何翻译与'腑'相关的器官名称呢？"

雷公回答说："非常抱歉，微臣前面只强调了'五脏'，忽略了'六腑'，实在抱歉。微臣向陛下汇报'腑'这一概念及其实际内涵。所谓'六腑'就是对'腑'所包含的六种器官的总称。'腑'包括胆、胃、小肠、大肠、膀胱和三焦六个部分，故而合称为'六腑'。'六腑'一般译为 six Fu-organs 或 six Fu-viscera。其所包含的六个器官的翻译略有差异。

胆、胃、小肠、大肠、膀胱一般通译为 gallbladder, stomach, small intestine, large intestine, bladder,虽然是借用西医的术语,虽然曾经有过争议,但现在基本上没有争议了,因为已经约定俗成了。但'三焦'的翻译却一直问题多多。"

黄帝说:"以音意结合翻译中医的一些重要概念和术语,可以视为中医翻译发展中形成的独有特点,不仅较好地揭示了中医基本概念和术语的实际内涵,而且还丰富了西方语言的表达法。"

雷公说:"陛下圣明!中医的对外翻译确实丰富了西方的语言和词语。比如在中医的国际传播中,有 tonify 这样一个动词和 tonification 这样一个名词,在西方的任何辞典和教科书中,都没有这样两个词。只有在中医的辞典和教科书中才有这两个词。这就是中医在翻译的发展过程中,将英语单词 tonic 发展成动词 tonify,用以表达中医上的'补'。Tonification 就是 tonify 的名词。这也算是中医国际传播中为西方语言所创造的新词语。"

黄帝说:"太有意义了!类似的情况应该不止这一个词吧。"

雷公说:"确如陛下所示!类似的创新之词还是有的。比如在英语中,medicinal 一直都是形容词,表示药性的意思。但在中医的国际传播中,medicinal 则变成了名词,用以表达中医的药物。中医的药物由三部分构成,即草药、动物器官和矿物。以前一般只将'中药'译作 herb,但 herb 所表达的只是草药,不包括动物和矿物的部分。为了完整地表达中药的三个方面,中医翻译界,特别是西方的翻译者,逐步将 medicinal 名词化,用以表达中医的药物。这一用法逐步在国际上得到了普及,成为中医翻译的独特用语。此外,为了将西译的中医术语简洁化,'针灸'的译法 acupuncture and moxibustion 已经开始简洁为 acumox 或 acumoxa 了;'穴位'的译法 acupuncture point 也简洁化为 acupoint 了。臣等此前好像已经向陛下汇报过这样的简洁性发展。"

黄帝说:"这不仅仅是中医翻译的独特用语,也确实是对西方语言的丰富和发展。"

岐伯、雷公长拜道:"陛下英明!这确实是中华文化和中华医药西传过程中对西方语言和文化发展的贡献。"

万邦惟怀篇第五十八
——表里关联翻译

黄帝说："民族文化思想，传承重要，传播亦重要。唯有传承传播，才可发扬光大。"

岐伯说："陛下圣明！民族文化思想传承是自我发展，自我提高；传播则是推进其他民族发展，协助其他民族提高。只有在神州大地真正地传承了民族文化思想，只有在世界各地真正传播了民族文化思想，才发扬了民族文化思想，才光大了人类文明精神。"

黄帝说："卿言极是！"

岐伯说："感谢陛下鼓励！臣等此前有些愚鲁，不明尘世间的此形此意，在陛下的指导和关怀下，经过多日的思考和分析，臣等终于心明眼亮了。回想此前微臣在《淮南子·精神训》所看到的那段话，感受更为至深。原话是这样说的：'是故五色乱目，使目不明；五声哗耳，使耳不聪；五味乱口，使口爽伤'。就是说，五色迷乱了眼神，使眼睛看不清；五声在身边嘈杂，使耳朵听不清；五味搅乱了味觉，使口舌损伤。微臣观察和分析尘世间的翻译时，觉得如果在理解原文时把握不当，在组织译文时条理不清，在分析前人的翻译理念时心神不明，也必然使译人眼迷、耳哗、味乱。"

黄帝说："唯相比相较，方可提可问。"

岐伯说："陛下圣明！微臣向陛下汇报臣等关于尘世间翻译问题的考察、分析和思考。'藏象学说'的翻译问题，臣等根据尘世间的翻译实践以及国际间的走势，向陛下汇报了一些具体问题的背景和解决意图。在陛下的指导下，臣等对此意图更加清楚了。根据现代中医领域的总结和定位，'藏象学说'的主要特点是以五脏为中心的整体现。这一整体现主要体现在：以脏腑分阴阳，一阴一阳相为表里，脏与腑是一个整体。如心与小肠表里，肺与大肠表里，脾与胃表里，肝与胆表里，肾与膀胱表里，心包与三焦相为表里。这样的总结和定位，可以说是对中医传统理论思想的传承和发挥。”

黄帝问道：“今人对‘表里’关系是如何翻译的呢？”

岐伯回答说：“请雷公向陛下汇报。”

雷公说：“谢谢天师！微臣在考察时注意到，‘表里关系’一般多采用浅化的方式译为 internal and external relationship 或 interior and exterior relationship。但在具体翻译，却时有所异。比如‘表里’虽然一般译为 internal and external relationship 或 interior and exterior relationship，但在实际应用中还是有一些细微的变化。如讲到某脏器与某脏器相为表里时，‘表里’一般译为：internally and externally related to each other。如‘心与小肠相表里’可译为 the heart and the small intestine are internally and externally related to each other；‘肺与大肠相表里’可译为 the lung and the large intestine are internally and externally related to each other；‘脾与胃相表里’可译为 the spleen and the stomach are internally and externally related to each other；‘肝与胆相表里’可译为 the liver and the gallbladder are internally and externally related to each other；‘肾与膀胱相表里’可译为 the kidney and the bladder are internally and externally related to each other；‘心包与三焦相表里’可译为 the pericardium and the triple energizer are internally and externally related to each other。这里的‘表里’也有人翻译为 couple with。”

黄帝问道：“这也是中医经典著作的核心，与当今的普通著作截然不同。翻译经典著作时，‘表里’等概念又是如何理解和表达的呢？”

雷公回答说：“陛下圣明！事实确实如此。经典著作的翻译显然是难译，而普通著作的翻译自然是易译。据微臣比较分析，觉得经典著作的翻译与普通文本的翻译，还是有一定区别的。微臣想就《黄帝内经》中一些特殊内容的翻译实践向陛下汇报。‘表里’这个词语首次出现在《黄帝内经·素问·血气行志篇》中的一段经典论述中。原文是这样的：

夫人之常数，太阳常多血少气，少阳常少血多气，阳明常多气多血，少阴常少血多气，厥阴常多血少气，太阴常多气少血，此天之常数。足太阳与少阴为表里，少阳与厥阴为表里，阳明与太阴为表里，是为足阴阳也。手太阳与少阴为表里，少阳与心主为表里，阳明与太阴为表里，是为手之阴阳也。今知手足阴阳所苦，凡治病必先去其血，乃去其所苦，伺之所欲，然后泻有余，补不足。

用今天的白话文来说，大致意思是这样的：

人身各经气血多少，是有一定常数的。太阳经常多血少气，少阳经常少血多气，阳明经常多气多血，少阴经常少血多气，厥阴经常多血少气，太阴经常多气少血，这是先天禀赋之常数。足太阳膀胱经与足少阴肾经相表里，足少阳胆经与足厥阴肝经相表里，足阳明胃经与足太阳脾相为表里。这是足三阳经和足三阴经之间的表里关系。手太阳小肠经和手少阴心经相表里，手少阳三焦经与手厥阴心包经相表里，手阳明大肠经与手太阴肺经相表里。这是手三阳与手三阴经之间的表里关系。大凡治病，血脉壅盛的，必须先刺出其血，以减轻其病痛；然后诊察其所欲，根据病情的虚实，泻其有余，补其不足。

镐京译者将这段话翻译为：

The constant concerning the human body is like this: The Taiyang [Channel] usually has more blood but less Qi; the Shaoyang [Channel] usually has less blood but more Qi; the Yangming [Channel] usually has more Qi but less blood; the Shaoyin [Channel] usually has less blood but more Qi; the Jueyin [Channel] usually has more blood but less Qi; and the Taiyin [Channel] usually has more Qi and less blood. This is the innate constant. [In terms of the Foot Channels] the Taiyang [Channel] and the Shaoyin [Channel] are internally and externally related to each other; the Shaoyang [Channel] and the Jueyin [Channel] are internally and externally related to each other; the Yangming [Channel] and the Taiyin [Channel] are internally and externally related to each other. [In terms of the Hand Channels] the Taiyang [Channel] and the Shaoyin [Channel] are internally and externally related to each other; the Shaoyang [Channel] and the Xinzhu[1] are internally and externally related to each other; the Yangming [Channel] and the Taiyin [Channel] are internally and externally related to each other. In treating diseases, [one should] get to know whether the diseases involve the Yin [Channel] or the Yang [Channel] of the foot or hand first, then [prick it] to let out blood in order to relieve the suffering, and finally reduce Youyu (Excess) and supplement Buzu (Insufficiency) according to the condition of the patient.

这个译文依然是以音译、直译、文内注解和文后翻译的，符合经典著作翻译的国际方向。'太阳''少阳''阳明''少阴''厥阴''太阴''气'均为音译；'表里'直译为 internal 和 external；'阴阳'相关的词语音译后均附有文内注解。对'心主'作了文后注解，即 Xinzhu（心主）refers to the Jueyin（厥阴）Channel of the Hand. 此外，还对'有余'和'不足'这两个意思比较明确的词语作了音译和文内注解，主要是为了将《黄帝内经》中所有的术语予以音译，目的是完整系统地对此传播《黄帝内经》的理论思想和语言风采。

西方翻译《黄帝内经·素问》前三十四章的译者 Ilza Veith 将其译为：

The constant order of man is that in the region of the great Yang there is always much blood and little breath; in the regions of the lesser Yang there is always little blood and much breath; in the regions of 'sunlight' there is always much breath and much blood; in the regions of the lesser Yin there is always much blood and little breath; and in the regions of the great Yin there is always much breath and little blood. This is the heaven-determined constant order.

With regard to the foot: the great Yang and the lesser Yin act like coat and lining; the lesser Yang and the absolute Yin act like coat and lining; the 'sunlight' and the great yin act like coat and lining. This is the relationship between Yin and Yang in regard to the foot.

With regard to the hand; the great Yang and the lesser Yin are like coat and lining; the lesser Yang and the palm of hand(心主) act like coat and lining; the 'sunlight' and the great Yin act like coat and lining. This is the relationship between Yin and Yang in regard to the hand.

Nowadays it is known that in order to cure completely the suffering of hand and foot, of Yin and Yang, one must first remove blood, and by much means one also removes the ailment, which can then be examined; and, if desirable, one can afterwards drain off the surplus and supplement when there is an insufficiency.

西方译者对《黄帝内经》的翻译,采用的是音译、直译、音意结合和英汉结合的方式,与经典著作翻译的国际趋势基本一致。音译主要是将'阴'和'阳'音译为 Yin 和 Yang。直译主要体现在中文句子的结构方面,但这段话的翻译直译还不太明显。意译的体现主要是将'少血多气'的'气'译作 breath;将'阳明'译作 sunlight;将'表里'译作 coat and lining;将'有余'译作 surplus;将'不足'译作 insufficiency。除了'有余'和'不足'之外,'气''阳明'和'表里'的翻译颇值思考,与现在较为通行的译法完全不同。音译结合主要体现在与'阴阳'相关词语的翻译,如'太阳'译作 great Yang,'少阳'译作 lesser Yang,'厥阴'译作 absolute Yin。特别值得注意的是对'表里'的翻译,将其译为 coat and lining,即将其理解为'外套'和'衬里',虽然有些形象,但还不是太准确。另外,将'阳明'意译为 sunlight 与'阴阳'其他相关词语音意结合的译法没有保持一致。

西方翻译了《黄帝内经·素问》的华人译者 Maoshing Ni 将这部分内容翻译为:

Within the human body, the amount of qi and blood varies from channel to channel. For example, the taiyang channel contains more blood and less qi. The shaoyang channel contains less blood and more qi. The yangming channel contains more qi and an abundance of blood. The shaoyin channel contains more qi and less blood. The jueyin channel contains more blood and less qi. The taiyin channel contains more qi and less blood.

The foot taiyang/bladder and foot shaoyin/heart channels are externally and internally coupled channels. Other pairings are the foot shaoyang/gallbladder and foot jueyin/liver channels; the foot yangming/stomach and foot taiyin/spleen channels; these are the couplings of the three yin and yang channels of the foot. The yin/yang couplings of the hand are the hand taiyang/small intestine and hand shaoyin/heart; the hand shaoyang/sanjiao and hand jueyin/pericardium; the hand yangming/large intestine and hand taiyin/lung. We can trace illness in relation to the above coupling.

Generally, when there is stagnation and fullness in the blood vessels, one should first utilize bloodletting to reduce symptoms and suffering. Next, observe the tendencies and relative strength of the patient before tonifying or sedating.

西方华人译者对《黄帝内经·素问》的翻译,某些程度上采用意译和直译,但基本上还是以解释性说明的方式将《黄帝内经·素问》的基本理论思想介绍给西方读者。当然对于'阴阳''气''三焦'等核心概念则一直采用的是音译。但对这段话的翻译,除了音译'阴阳'、'气'和'三焦'外,基本上采用的是以意译和直译。比如将'表里'译作 external 和 internal,基本上属于直译。此外,音意结合的译法也有一定的体现。比如将'太阳'译作 taiyang/bladder channel 和 hand taiyang/small intestine;将'少阴'译作 shaoyin/heart channel 和 hand shaoyin/heart;将'少阳'译作 shaoyang/gallbladder channel;将'厥阴'译作 jueyin/liver channel 和 hand jueyin/pericardium;将'阳明'

译作 yangming/stomach channel 和 hand yangming/large intestine；将'太阴'译作 taiyin/spleen channel 和 hand taiyin/lung。"

黄帝说："'藏象学说'中'表里'等概念的不同译法，反映了不同译者从不同角度对中医基本概念和术语的理解和表达。要真正实现统一化和标准化，还需对其进行认真的分析总结，统筹诸子之见。今人与'藏象学说'相关的五脏与形体诸窍的关系认识如何的？有关概念和术语的翻译怎样？"

雷公说："陛下圣明！微臣向陛下汇报。根据现代中医领域的研究总结，五脏与形体诸窍联结成一个整体。五脏各有外候，与形体诸窍各有特定的联系。按照藏象学说的理论，'心，其华在面，其充在血脉，开窍于舌；肺，其华在毛，其充在皮，开窍于鼻；脾，其华在唇四白，其充在肌，开窍于口；肝，其华在爪，其充在筋，开窍于目；肾，其华在发，其充在骨，开窍于耳和二阴'。关于'五脏'的功能、作用和天人关系，《黄帝内经·素问·金匮真言论》记载了陛下当年与臣等的讨论。对于五脏、五方和五气的关系，微臣根据国内外的翻译向陛下分别予以汇报。其中第一句的原文是这样的：

> 东方青色，入通于肝，开窍于目，藏精于肝，其病发惊骇，其味酸，其类草木，其畜鸡，其谷麦，其应四时，上为岁星，是以春气在头也，其音角，其数八，是以知病之在筋也，其臭臊。

用今天的白话文来说，大致意思是这样的：

> 东方青色，与肝相通，肝开窍于目，精气内藏于肝，发病常表现为惊骇，在五味为酸，与草木同类，在五畜为鸡，在五谷为麦，与四时中的夏季相应，在天体为岁星，春天阳气上升，所以其气在头，在五音为角，其成数为八，肝主筋，所以它的疾病多发生在筋，在嗅味为臊。

镐京译者将其译为：

[For example] the east corresponds to blue in color and is related to the liver that opens into[1] the eyes and stores Jing (Essence). [The manifestation of] the liver disease is fright. [As to the analogy, the liver is related to] sour [in tastes], grasses and trees in Wood, chicken in domestic animals, wheat in crops and Jupiter in stars in the four seasons, 〔so Chunqi (Spring-Qi) and the diseases caused by it often involve the head[2]〕 Jiao [3] in scales, eight in numbers[4]〔so the liver diseases often involve the sinews[5]〕 and foul smell in odors.

译者对原文中的几个概念和表达作了文后注解，有利于读者比较完全地理解原文的实际含义。在中医经典翻译中，文后注解至为重要。译者的注解是这样的：

[1] The original Chinese characters for 'open into' are Kaiqiao (开窍) which means to open orifices. Traditional Chinese medicine uses this term to describe the close relationship between two organs. It does not necessarily mean that there is a canal that links the two interrelated organs. For example, when we say that the liver opens into the eyes, we just emphasize the close relationship between the liver and the eyes and we certainly do not think that there is a canal links the liver and the eyes. However, the concept of 'open into' can well be explained according to the theory of Jingluo (经络 Channels and Collaterals).

[2] Some scholars regard this sentence as redundancy due to miscopying because it appears not quite reasonable and logical in the context.

[3] Jiao(角) is one of the five scales (tones in music) in ancient times in China. The other four are Zheng(徵), Gong(宫), Shang (商) and Yu(羽). It was believed in ancient times that the five scales influence the functional activities of Qi(气), blood and the Wuzang(五脏 Five Zang-Organs). That is why it was thought that

the five scales correspond to the Wuzang(五脏 Five Zang-Organs). According to the explanations made in Shiji(史记), the great history book written by Shima Qi(司马迁), that 'Gong(宫) influences the spleen', 'Shang(商) influences the lung', 'Jiao(角) influences the liver', 'Zheng(徵) influences the heart' and 'Yu(羽) influences the kidney'.

[4] In the Wuxing(五行 Five-Elements), 1, 2, 3, 4, and 5 stand for the Shengshu(生数 generating number) of water, fire, wood, metal and earth respectively; 6, 7, 8, 9 and 10 represent the Chengshu(成数 corresponding number) of water, fire, wood, metal and earth respectively. Among these numbers, the even numbers are called Tianshu(天数 the heavenly numbers) and pertain to Yang (阳) and the odd numbers are called Dishu(地数 the earthly numbers) and pertain to Yin(阴). Among the numbers of 1, 2, 3, 4 and 5, the heavenly numbers are known as Guyang(孤阳 Isolated-Yang) and the earthly numbers are called Guyin(孤阴 Isolated-Yin). Both of them do not possess the functions of Shenghua(生化 generation and transformation). To achieve the functions of generation and transformation, they must be supplemented respectively by the Tianshu(天数 the heavenly numbers) that pertain to Yang(阳) and Dishu(地数 the earthly numbers) that pertain to Yin(阴) from the numbers of 6, 7, 8, 9 and 10.

[5] This sentence may be another redundancy due to miscopying because it does not agree with the structure of the whole passage.

西方首次翻译《黄帝内经·素问》前三十四章的译者 Ilza Veith 将其译为：

Green is the color of the East, it pervades the liver and lays open the eyes and retains the essential substances within the liver. Its sickness is a nervous disease, its taste is sour, its kind (element) is grass and trees (wood); its animal is the chicken, its grain is wheat; it conforms to the four seasons and corresponds to the planet Jupiter, the year star. Thus the breath of Spring is located in the head. Its sound is *chiao* (角); its number is eight, and thus it becomes known that its diseases are located in the muscles; its smell is offensive and fetid.

第二句的原文是这样的：

南方赤色，入通于心，开窍于耳，藏精于心，故病在五脏，其味苦，其类火，其畜羊，其谷黍，其应四时，上为荧惑星，是以知病之在脉也，其音徵，其数七，其臭焦。

用今天的白话文来说，大致意思是这样的：

南方赤色，与心相通，心开窍于耳，精气内藏于心，所以病在五脏，在五味为苦，与火同类，在五畜为羊，在五谷为黍，与四时中的夏季相应，在天体为荧惑星，它的疾病多发生在脉，在五音为徵，其成数为七，在嗅味为焦。

镐京译者将其译为：

The south is related to red in colors and the heart [in the Five Zang-Organs]. [The heart] opens into the ears and stores Jing[1]. The disease [of the heart often] involves the Five Zang-Organs. [As to the analogy, the heart is related to] bitter in tastes, Fire in Wuxing Five-Elements, sheep[2] in domestic animals, broomcorn millet in crops, Mars in stars in the four seasons {so heart diseases often involve the blood vessels}, Zheng in scales, seven in numbers and charring smell in odors.

译文之后译者对原文中'精'和'羊'作了注解，即[1] Jing(精 Essence) in this chapter all refers to the Jingqi(精气 Essence-Qi) of the Wuzang(五脏 Five Zang-Organs). [2] The Chinese character Yang(羊) refers to both goat and sheep. Here it may refer to either goat or sheep.

西方首次翻译《黄帝内经·素问》前三十四章的译者 Ilza Veith 将其译为:

Red is the color of the South, it pervades the heart and lays open the ears and retains the essential substances within the heart. Its sickness is located in the five viscera; its taste is bitter; its kind (element) is fire; its animal are sheep; its grain is glutinous panicled millet; it conforms to the four seasons and corresponds to the planet Mars. And thus it becomes known that its diseases are located in the pulse; its sound is *chih*(徵); its number is seven; and its smell is scorched.

第三句的原文是这样的:

中央黄色,入通于脾,开窍于口,藏精于脾,故病在舌本,其味甘,其类土,其畜牛,其谷稷,其应四时,上为镇星,是以知病之在肉也,其音宫,其数五,其臭香。

用今天的白话文来说,大致意思是这样的:

中央黄色,与脾相通,脾开窍于口,精气内藏于脾,所以病在舌根,在五味为甘,与土同类,在五畜为牛,在五谷为稷,与四时中的长夏相应,在天体为镇星,它的疾病多发生在肌肉,在五音为宫,其生数为五,在嗅味为香。

镐京译者将其译为:

The center is related to yellow in colors and the spleen that opens into the mouth and stores Jing (Essence). The disease [of the spleen often] involves the root of the tongue. [As to the analogy, the spleen is related to] sweet in tastes, Earth in Wuxing, cow[8] in domestic animals, millet in crops the Saturn in stars in the four seasons, 〔so the disease of the spleen often involves the muscles〕, Gong in scales, five in numbers and fragrance in odors.

译文之后,译者对'牛'作了注解,即 The Chinese character Niu (牛) refers to both cow and ox. Here it includes both.

西方首次翻译《黄帝内经·素问》前三十四章的译者 Ilza Veith 将其译为:

Yellow is the color of the center; it pervades the spleen and lays open the mouth and retains the essential substances within the spleen. Its sickness is located at the root of the tongue; its taste is sweet; its kind (element) is the earth; its animal is the ox; its grain is panicled millet; it conforms to the four seasons and its star is the plan et Saturn. And thus it becomes known that the disease is located within the flesh; its sound is *kung*(宫); its number is five; and its smell is fragrant and sweet.

第四句的原文是这样的:

西方白色,入通于肺,开窍于鼻,藏精于肺,故病在背,其味辛,其类金,其畜马,其谷稻,其应四时,上为太白星,是以知病之在皮毛也,其音商,其数九,其臭腥。

用今天的白话文来说,大致意思是这样的:

西方白色,与肺相通,肺开窍于鼻,精气内藏于肺,所以病在背,在五味为辛,与金同类,在五畜为马,在五谷为稻,与四时中的秋季相应,在天体为太白星,它的疾病多发生在皮毛,在五音为商,其成数为九,在嗅味为腥。

镐京译者将其译为:

The west is related to white in colors and the lung [in the Five Zang-Organs] which opens into the nose and stores Jing (Essence). The disease [of the lung often] involves the back. [As to the analogy, the lung is related to] pungent in colors, Metal in Wuxing, horse in domestic animals, rice in crops, Venus in stars in the four seasons, 〔so the disorder of the lung often involves the skin and hair〕, Shang in scales, nine in numbers and stinking smell in odors.

西方首次翻译《黄帝内经·素问》前三十四章的译者 Ilza Veith 将其译为：

White is the color of the West, it pervades the lungs and lays open the nose and retains the essential substances within the lungs. Its sickness is located within the back; its taste is pungent, its kind (element) is metal; its animals are horses; its grain is rice; it conforms to the four seasons and corresponds to Venus, the evening star. And thus it becomes known that its diseases are located in the skin an d the hair; its sound is *shang*(商); its number is nine; and its smell is foul and putrid.

第五句的原文是这样的：

北方黑色，入通于肾，开窍于二阴，藏精于肾，故病在谿，其味咸，其类水，其畜彘，其谷豆，其应四时，上为辰星，是以知病之在骨也，其音羽，其数六，其臭腐。

用今天的白话文来说，大致意思是这样的：

北方黑色，与肾相同，肾开窍于前后二阴，精气内藏于肾，所以病在溪，在五味为咸，与水同类，在五畜为彘，在五谷为豆，与四时中的冬季相应，在天体为辰星，它的疾病多发生在骨，在五音为羽，其成数为六，其嗅味为腐。

镐京译者将其译为：

The north is related to black in colors and the kidney [in the Five Zang-Organs] which opens into the genitals and anus and stores Jing (Essence). The disease [of the kidney often] involves the large joints[9]. [As to the analogy, the kidney is related to] salty in tastes, Water in Wuxing, pig in domestic animals, bean in crops, the Mercury in stars in the four seasons, (so the disorder of the kidney often involves the bones), Yu in scales, six in numbers and rotten smell in odors.

译文之后对 large joints 作了注解，即 Large joints here refer to the elbows, knees, wrists and ankles.

西方首次翻译《黄帝内经·素问》前三十四章的译者 Ilza Veith 将其译为：

Black is the color of the North, it pervades the kidneys and lays open the two lower orifices [which belongs to Yin] and retains the essential substances within the kidneys. Its sickness is located within the cavities; its taste is salty; its kind (element) is water; its animals are pigs; its grain is the bean; it conforms to the four seasons and corresponds to the morning star. And thus it becomes known that its disease is located within the bones; its sound is *yu* (羽); its number is six; and its smell is rotten and evil.

镐京译者关于'开窍'这部分内容的翻译，采用的是臣等向陛下汇报的直译、文内注解以及文后注解的翻译方式。对这部分内容中存在的'衍文'，采用了六角括号的方式予以翻译和说明。文后注解更为重要，也更为全面。这也体现了镐京译者对《黄帝内经》等中医经典著作的认真学习、传承和发扬，更体现了对外传播中华文化和中医理论与方法的系统性、完整性和准确性。在这部分内容的翻译中，镐京译者在文内和文后作了注解。

这位西方译者对中医经典《黄帝内经》的翻译显然是认真的。对其中的一些核心概念采用音译，与玄奘'五不翻'的理念是完全相同。如将'音角'的'角'音译为 *chiao*(角),将'音徵'的'徵'音译为 *chih*(徵),将'音宫'的'宫'音译为 *kung*(宫),将'音商'的'商'音译为 *shang*(商),将'音羽'的'羽'音译为 *yu*(羽)。虽然个别概念音译的字母与现在标准化的音译不太一致,但毕竟是中国标准拼音设置之前的翻译。整体上来看,原文的基本意义和表达方式在译文中已有所体现,颇为不易。微臣注意到其中个别字词的理解和表达还值思考。如将'藏精于肝'的'精'译作 essential substances,与现在对'精'的理解和翻译不太一致;将'春气'译作 the breath of Spring,即将'气'译作 breath,理解上比较欠缺,表达上也不太符合实际;将'病之在脉'的'脉'译作 pulse,不太符合实际,这里的'脉'应该指的是脉络或经脉,即现在译作的 channel 和 meridian。另外,该位西方译者将其中的'肺'和'肾'分别译作 lungs 和 kidneys,即将英文的 lung 和 kidney 都用了复数。从现代医学的角度,人体的'肺(lung)'和'肾(kidney)'确实不是单一的。但在中医的传统理论思想上,'肺'和'肾'都是宏观概念,还是译作 lung 和 kidney 这样的单数比较符合实际。

西方翻译了《黄帝内经·素问》的华人译者 Maoshing Ni 将这五句话的全文内容翻译为:

In the east we have the green color, an energy which corresponds to the liver. The liver energy opens to the eyes. Illness may manifest as startling, fright, or shock. The natural elements related to this are grass and trees, the flavor is sour, the animal is the chicken, the grain is wheat, the planet is Sui/Jupiter, the number is 5, the smell is urine, the season is spring, the energy is ascending, and the area affected is the head. The liver controls the tendons.

Qi Bo then listed the five elements and their corresponding natures. [See table on page 16]

这位西方华人译者对这部分内容的翻译确实非同一般。首先将'东方青色,入通于肝,开窍于目……'这段文字简单地作了介绍性翻译,'其数八'误解为'其数五'。'南方'、'中央'、'西方'、'北方'这四部分没有翻译，只列出了一个图标予以说明。这样的表达，原则上不属于常规翻译。”

黄帝说：“分析总结的颇有道理。五方、五脏和五气中均涉及到‘开窍’，‘开窍’的翻译如今还有变化吗？”

雷公回答说：“感谢陛下鼓励！‘开窍’在中医上有两层含义，一是指内脏的生理和病理状况在体表某个特定部位的反映，如‘心开窍于舌’，是指一种治疗痰迷心窍的方法。‘肝开窍于目’‘心开窍于舌’，都是指的第一种情况。这个意义上的‘开窍’常译作 open into。例如：‘心开窍于舌’可译为：The heart opens into the tongue；‘肝开窍于目’可译为：The liver opens into the eyes；‘脾开窍于口’可译为：The spleen opens into the mouth；‘肺开窍于鼻’可译为：The lung opens into the nose；‘肾开窍于耳’可译为：The kidney opens into the ears。

微臣觉得，尘世间的译人将‘肺开窍于鼻’译为：The lung opens into the nose，似乎还讲得过去，在一定程度上表达了原文的含义。但将‘心开窍于舌’可译为 The heart opens into the tongue，将‘肝开窍于目’译为 The liver opens into the eyes，将‘脾开窍于口’译为 The spleen opens into the mouth，将‘肾开窍于耳’译为 The kidney opens into the ears，感觉就不是太准确。因为 open into 总是暗示有某种‘通道’，但从解剖学上看，心和舌、肝和目、脾和口、肾可耳之间实际上是没有什么管道联系的。”

黄帝问道：“使用 open into 这样的词语翻译‘开窍’是否有误导之嫌呢？”

雷公回答说：“确如陛下所训，误导之嫌的确有的。这个问题也是译界经常争论的问题之一。不少人觉得将‘开窍’译作 open into 太直译了。于是就有了许多不同的译法，如 as the window of，as the orifice of，specific body opening to 等等。但从使用情况来看，这些不同的译法均不如 open into 应用得广泛。这就是为什么国内一些译者明知不妥却仍然采用 open into 的原因。微臣觉得既然已约定俗成，只好如此翻译了。但是，作为一种治疗方法，‘开窍’的翻译还是需要认真考虑，不能如此简单的表达。微臣曾见到有人将作为治疗方法的'开窍'译作 opening orifice，似乎有一定的意义，但显然太直译了。所以近年来国内外使用 resuscitation therapy 的这一译法渐渐地普及起来。目前看来，用 resuscitation 翻译治疗痰迷心窍之类疾病的'开窍'疗法还是比较可取的。"

黄帝说："卿等谈到了'其华在面''其充在血脉'等传统说法，今人对其中的'华'和'充'等字词是怎么理解和翻译的呢？"

雷公回答说："微臣试根据尘世间的理解和表达向陛下汇报。根据中医经典著作的论述，'其华在面'的'华'指的是表现于外的光泽、荣华或征象，可以译为 luster 或 splendor。张景岳说：'心在血脉，血足则面容光彩，脉络满盈，故曰其华在面'。用英语来说明，大概就是：The heart pumps blood into the vessels. If the blood is sufficient, the face will appear lustrous and the vessels will be full. That is why the splendor of the heart is over the face.

'其充在血脉'中的'充'指的是充养的物质或器官，根据目前国内外的翻译实践，似可译为 nourishment 或译为动词 nourish。微臣刚才向陛下汇报了五脏的'华''充''开窍'等字词的字面含义和实际意义。微臣在观察和分析国内外的翻译时，注意到这些有特殊意义的字词在翻译方面已经有了一定的发展，基本形成了一些比较通行的译法。

比如'心，其华在面，其充在血脉，开窍于舌'现一般可译为：The heart shows its splendor over the face, transports its nourishment through the vessels and opens into the tongue；'肺，其华在毛，其充在皮，开窍于鼻'现一般可译为：The lung shows its splendor over the body hair, nourishes the skin and opens into the nose；'脾，其华在唇四白，其充在肌，开窍于口'现一般可译为：The spleen shows its splendor over the lips, nourishes the muscles and opens into the mouth；'肝，其华在爪，其充在筋，开窍于目'现一般可译为：The liver shows its splendor on the nails, nourishes the tendons and opens into the eyes；'肾，其华在发，其充在骨，开窍于耳和二阴'现一般可译为：The kidney shows its splendor over the hair, nourishes the bones and opens into the ears, external genitals and anus。这里将'华'译

为 splendor 是直译，也可意译。但在翻译经典著作时，可直译的还是直译为好。有人觉得用 splendor 不妥，因为这里的'华'可以是生理的，也可以是病理的。但古人在使用'华'时，主要指其光华、光彩。这一点从张景岳的注解中，便可略知一二。"

黄帝说："情况基本是这样的。卿之分析，颇有见地。可见在近来的翻译研究中，译者不但要有扎实的理论基础，更需有丰富的实践经验。能做到这一点，确实不易。卿等尽量与尘世间的译者交流，潜移默化地引领他们。"

雷公跪拜道："感谢陛下褒扬。臣等当继续努力，不负陛下之望。诚如陛下所示，在中医理论和实践中，五脏的生理活动与精神情志确实有着密切的关系。如《黄帝内经·素问·宣明五气篇》中说：'心藏神、肺藏魄、肝藏魂、脾藏意、肾藏志'，即把人的精神意识和思维活动加以分类，以便探讨其与各脏生理活动的关系。在古代，'魂'与'魄'，'意'与'志'是四个不同的概念，但在现代国语中'魂魄'却成了一个概念，'意志'也成了一个概念。这虽然是时代发展的变化，但传统的观念还不可随意变迁。

在翻译《黄帝内经》等中医经典著作和历朝历代的中医典籍时，要解决好这些问题，确实不易。通过尘世间对中医的解读和翻译的考察和分析，微臣觉得这的确是个棘手的问题。不但在现代国语中'魂魄'是一个概念，'意志'也是一个概念，就是在英语语言中也是如此。比如谈到魂魄时，英语语言中就只有 soul 这一个词；谈到'意志'时，英语语言中也只有 will 这一个词。但在翻译中医时，却必须将其明确地划分为两个概念。这虽然有一定的难度，但对于完整准确地传播中医传统理论思想的基本内涵，还是非常必要的。"

黄帝说："卿等之见，颇有意义。今人是如何解决这些问题的呢？"

雷公回答说："感谢陛下关怀！微臣注意到国内外的译者们曾经设置了一些有趣的方法对其加以区分，如有的译者把'魂'与'魄'译为 ethereal soul and corporeal soul，有的译者译为 superior soul and inferior spirit。微臣一直在思考，这样的表达究竟是否准确。《黄帝内经·灵枢·本神》中说：'随神往来者谓之魂'，'肝藏血，血舍魂'。这说明魂与肝血有密切的关系。而'魄'也是精神意识活动的一部分。《黄帝内经·灵枢·本神》中又说:'并精而入者,谓之魄'。这说明'魄'属于本能的感觉和动作。从《黄帝内经·灵枢·本神》中关于魂魄的论述来看,这些翻译都需要再认真推敲推敲,将其实际含义比较完整地表达清楚。微臣觉得为便于统一和防止误导,似乎还是音译加注解比较妥当。如'魂'可译为 Hun(soul related to liver blood),'魄'可译为 Po (soul related to instinct)。'意'和'志'的情况也大致如此,但现多翻译为 consciousness and will。"

黄帝说:"这也不是万全之策。还需继续研究探讨,找出更恰当的译法来。"

雷公说:"陛下圣明!臣等对此一直在思考,希望能找到比较恰当的译法。在观察和分析尘世间对中医核心概念和术语的理解和表达时,尤其在分析'藏象学说'的有关问题时,微臣注意到还有几个比较重要的概念,如'命门''精气''神'等。如何翻译好这些概念,依然是目前国内外译者所面临的问题和挑战。微臣注意到,自从《难经》提出了'命门'这个概念以来,历代医家对其生理功能和解剖部位多有争议,这给翻译造成了很大困难。现在常见的译法有:the gate of life, vital gate, life gate。如此之译,究竟是否可行,还值得译界认真思考。国内译界有人觉得这些译法显得玄而又玄,甚至莫名其妙。因此主张将'命门'音译为 Mingmen。采用音译之法解决这一问题,还是有一定的道理。但从回译性原则的要求来看,直译无疑是最为可取的。"

黄帝问道:"'精气'这样的概念究竟该如何翻译呢?"

雷公回答说:"'精气'是构成人体和维持生命活动的基础物质,常见的译法有 vital essence, essence of life, essential Qi, essence 等。虽然国内外的译者和研究者对这些译法都有这样不同的看法。但从翻译实践和翻译发展的趋势来看,这些译法尽管有所不同,但基本上都是采用了 essence。从这一点来看,其相同和相近的趋势还是比较一致的。事实上在现行的翻译活动中,essence 已基本上约定俗成地用以翻译'精'和'精气'这样的概念。例如'精、气、神'一般就译作 essence, Qi and spirit。所以'先天之精'就可以译作 prenatal essence 或

congenital essence，而‘后天之精’则可译作 postnatal essence 或 acquired essence。神是精神、意识、思维等一切生命活动的总的体现，一般译作 spirit，mind，vitality 等。有时需要根据不同的意境而采用不同的译法。如在‘精、气、神’三宝中，‘神’就可译作 spirit；在‘安神’中，‘神’则可译作 mind，所以‘安神’就可译为 tranquilizing the mind；如指人的精神状态，也可译作 vitality。”

黄帝说：“虽不尽统一，但意尚明了。‘藏象学说’中的‘脏腑’概念并不完全等同于现代解剖学上的相应解剖概念。卿等了解和推进国内外的翻译时，务必注意。”

雷公说：“陛下圣明！臣等遵旨。通过对现代中医的分析和思考，微臣觉得中医是根据‘有诸内，必形诸外’的观察研究方法研究人体脏腑的生理功能和病理变化的，因而其观察分析的结果必然大大地超越了人体解剖学的脏腑范围，形成了独特的生理和病理的理论体系。因此，‘藏象学说’中的心、肺、脾、肝、肾等脏腑的名称，虽与现代人体解剖学的脏器名称相同，但在生理、病理的含义中，却不完全相同。

通过分析和思考，微臣觉得中医‘藏象学说’中一个有关脏腑的生理功能，可能包含着现代解剖生理学中几个脏器的生理功能，而现代解剖生理学中的一个脏器的生理功能，亦可能分布在藏象学说的某几个脏腑的生理功能之中。这是因为藏象学说中的脏腑，不单纯是一个解剖学的概念，更重要的则是概括了人体某一系统的生理和病理学概念。所以在翻译时，尽管习惯上使用相应的西医解剖名称来翻译中医的脏腑名称，但在实际应用时，必须清楚地意识到，二者之间还是与本质的不同。这样才不至于以此作彼，或以此校彼。”

黄帝说：“卿等之论，理精意明，值得推广，更值推进。”

岐伯、雷公长拜道：“感谢陛下鼓励！臣等谨遵圣训！”

德新志满篇第五十九
——通用词语翻译

黄帝说："尘人虽尘，却是五行之秀，天地之心。要真正能体现五行之秀，就必须要精益求精；要真正能体现天地之心，就必须要止于至善。"

岐伯说："陛下圣明！臣等谨遵圣训，努力协助神州学人和译人明确自己是五行之秀，理解自己是天地之心。在自己传承和传播民族文化和医药的时候，只有精益求精才能心明眼亮，只有止于至善才能成为优秀人才。《淮南子·缪称训》说：'诚出于己，则所动者远矣'。就是说，真诚只有发自内心，感染力才能深远。从事翻译的人，只有将自己发自内心的感悟和感受抒发于笔端，才能感染读者，才能引起众人的共鸣。在陛下的指导下，臣等一直在努力实现至真至诚的梦想。微臣在翻阅镐京译者所撰的一些散记的时候，有一种说法很让微臣感慨。在谈到镐京译者的自主意识及其对译事的态度时，作者用了一个非常独特的概念，叫做'成之以诚'。这与微臣刚才提到《淮南子·缪称训》中的'诚出于己，则所动者远矣'的说法，是非常一致的。"

黄帝说："如此之见，确实难得！难得之见，方可引领！"

岐伯说："陛下圣明！人类历史发展的事实和现实，确如陛下所训！这样的见解在目下的凡尘之界，是少见的，也的确是难得的。微臣看到孔子说的'君子慎于言而敏于行'，至为感慨。微臣向陛下汇报臣等对尘世间在学习、研究和翻译民族文化和医药时'慎于言'及'敏于行'的表现。在时下的翻译活动中，'慎于言而敏于行'仍然是不少译者所尊奉的理念。他们在翻译时字斟句酌，从实而译，为人类译业留下了精彩华章。"

黄帝说："谈谈其精彩华章如何体现。"

岐伯说："请雷公向陛下汇报。"

雷公说："谢谢天师！微臣遵旨。微臣奔赴下界考察的时候，特别注意当代中医界所撰写出版的一些教材和著作。在一本中医书上微臣见到了这样一句话：

在血液循环方面，它提出了'心主身之血脉'的观点，认识到血液在脉管内是'流行不止，环周不休'的。这些认识比英国哈维氏在公元1628年发现血液循环早一千多年。

有人将这句话译作：

In the aspect of blood circulation, it proposed the viewpoint of 'the heart dominating over the blood vessels of the whole body' and recognized that the blood inside the vessels 'is flowing forever like a circle without the end'. Such views are about one thousand years earlier than that of Harvey's made in 1628 in Britain.

微臣觉得原文的主要意思在译文中基本体现出来了，即基本上达到了'信'的要求。但在文法和用词方面，似乎还有进一步推敲的必要。也就是说，译文在'达'和'雅'方面，尚嫌不足。通过与国内中医翻译界的一些学者讨论和分析，大家终于意识到了这一译文中所存在的这样一些问题。所以在讨论的时候，那位想'成之以诚'的镐京译者将其改译为：

In terms of blood circulation, it suggested that 'the heart controls blood vessels' and the blood inside the vessels 'is circulating continuously in cycles'. Such a discovery was about one thousand years earlier than that made by Harvey in 1628 in Britain."

黄帝问道："这样改译的理据是什么呢？如此调整译文的出发点是什么呢？"

雷公回答说："微臣以为这样的改译，既有实践基础，也有理论根据。'心主身之血脉'和'流行不止，环周不休'，都是《黄帝内经》中提出的观点，反映了当时的医者对心的功能和血液循环问题的认识。所以原文里的'提出'和'认识'两个词，其实可以suggest总括译之，似不必分译别论。这样处理可使译文更简洁，而原文的意思又没有因之受损。

'心主血脉'之'主',译作 control, govern, dominate 等均可。而'流行不止,环周不休',则主要强调的是血液在脉管流行是循环往复的这一事实,即 circulate continuously in cycles,不必按原文逐字翻译,以免使译文显得累赘拖沓。"

黄帝说:"卿等分析,颇有道理。如此改译之后,形式和表达是否达到了至善至美的境界?还有没有需要再加修改完善的地方呢?"

雷公说:"感谢陛下鼓励!如此改译之后,尽管比原来的译文在内涵和句法上都有所提高,但仍然有进一步完善的必要,完全没有达到至善至美的境界。比如原文中'哈维氏在公元 1628 年发现血液循环早一千多年'的说法,虽可照原文之意翻译,但似乎可以在文后加一注解,说明两者的相同之处和不同之处。两者都认为血液在人体是循环运行的,这自然是比较相同的一面。虽然两者对血液在人体的循环运行的认识是比较相同的,但其认识的依据和基础确实完全不同,这就是二者之间最大的差异。

微臣认真分析和研究了哈维对血液循环发现的背景、过程和意义。微臣觉得哈维与《黄帝内经》中对血液循环的认识,虽然结果相同,但本质却相差甚远。因为哈维是通过对人体的解剖试验而发现血液循环的,而《黄帝内经》则是根据'天圆地方'和'取象比类'的方法推测出血液循环这一事实的。所以在翻译时,似乎应该对这个相同相异的事实作一必要的注解,以便读者能理解好其实际意义。当然,对于译者而言,这样的要求似乎过于苛刻了一些。但就译者的主体意识而言,这样的要求其实并不过分。"

黄帝说:"卿等之见,符合实际。译者传播,自须明实。"

雷公说:"感谢陛下鼓励!正如陛下指示,译者在对外传播和翻译中医经典著作和介绍中医理法方药时,确实应该将其实际情况明确地表达清楚。微臣在另外一部中医书中,见到这样一个较为复杂,但意思却极为分明的句子:

> 《难经》是一部与《黄帝内经》相媲美的古典医籍,系秦越人所著,成书于汉之前,其内容十分丰富,包括生理、病理、诊断、治疗等

各个方面，补充了《黄帝内经》的不足，成为后世指导临床实践的理论基础。

微臣在下界考察的时候，注意到有位译者将其译为：

Nan Jing (Caon of Difficulties) is another canon of traditional Chinese medicine written by Qin Yueren before the Han Dynasty, the importance of which is as great as that of Huang Di Nei Jing (Yellow Emperor's Canon of Medicine), the content of which is quite rich and covers the aspects of physiology, pathology, diagnosis and treatment of various diseases, and the function of which is to supplement what Huang Di Nei Jing (Yellow Emperor's Canon of Medicine) lacks and lay the theoretical basis for clinical practice of later generations.

这个句子是用白话文写的，结构、用词、表意都不复杂，而且意思也非常具体明确。微臣以此为例，想说明其中使用的一些比较有层次、有意义的词语。这些词语虽然是白话文中的词语，但也是中华语言和文化的某种体现。只有理解了这些现代词语，才能将其较为完整地翻译成英文。这个较长的句子是一个典型的复合句，其语义包含'著作''作者''时代''内容''作用'和'意义'等几个层次。原译文把这几个方面都比较准确地表达了出来，而且语法结构也并无大误。所以从某种意义上说，这个译文还是比较达意的，但也有一些需要继续完善之处。"

黄帝说："如此之译是显而易见的。说说其不足之处吧。"

雷公说："诚如陛下所示，其译文虽然比较达意，但不足之处也是显而易见的。如果从句法结构和翻译手法来分析，微臣似乎还有一些值得细细推敲和进一步修正的空间。面对一个结构较为复杂的compound sentence复句，翻译时自然可以翻译成英语的复句，因为复句在英语语言中是司空见惯的，在科技类书面语中更是如此。但这需要译者有较好地英语语言驾驭能力，不然就可能使整个句子的表述显得拖沓累赘，不够灵活婉转。况且，科技英语近年来也逐渐改变传统的古板表述方式，如 it is reported, it is believed, it is thought 等传统的保守说法已逐步为 the author reports，we believe，I think 这样一些更为客观的表达法所取代。这等于坚硬的表达方式转变为自然的表达方式。”

黄帝说：“情况确实如此，体现了语言表达的客观自然。这样的译文该如何修改呢？”

雷公回答说：“诚如陛下之训！微臣觉得要客观自然地修改这则译文，可将其划分为三个独立的句子，这样就使得译文显得比较流畅自然一些。这个划分是否得当，微臣还需与臣等继续讨论。若有机会再次奔赴下界，也可再与翻译界的学者仔细商谈。微臣个人觉得就整体结构而言，这样的划分已使译文变得相当简洁明了。微臣曾就这一问题请教过天师。天师认为从原文的行文和语意上看，也的确是由三部分构成的。译文若能以此为据布置译文，逻辑性自然会明了一些。”

黄帝问道：“按此设想，这个译文该如何具体修改呢？

雷公回答说：“根据天师的指导和微臣的思考，这个译文似可调整为：

Nan Jing (Canon of Difficult Issues), another canon of traditional Chinese medicine (TCM), often ascribed to Qin Yueren, a great doctor in the Warring States, discusses the issues concerning the physiology and pathology of the human body as well as the diagnosis and treatment of diseases. To some extent, it has supplemented what Huang Di Nei Jing lacks and played an important role in the development of TCM as that of the latter. That is why it has eventually become the theoretical foundation of clinical treatment.”

黄帝说：“能否解释以下这样调整译文的用意呢？”

雷公回答说：“微臣遵旨。在这个修改后的译文中，微臣除了对原译文的句式结构作了必要的化整为零的调整外，在具体译法上也作了一定的修正。例如，将《难经》名称改译为 Canon of Difficulty Issues，比原译文似乎更为明确一些。因为《难经》名称中的‘难’读四声，是‘问难’的意思。因为《难经》就是通过一问一答的方式探讨了中医理论与临床中的 81 个问题。严格说来，《难经》之‘难’译作 Question，可能比较符合原意。这里译作 difficulty issue 也是有实践基础的。据微臣所知，在西方的一些译本中，《难经》就被译作 Canon of Difficulty Issues。所以臣的如此改译，也可以说是‘顺西故’（套用玄奘大师的‘顺古故’之说）。”

黄帝说：“言之有理。卿等可结合历史与现实，理论与实践，对其所涉问题详加论述。”

雷公说：“感谢陛下关怀！微臣将根据陛下的指示，努力将历史与现实结合起来，将理论与实践结合起来，好好分析分析相关问题的背景、现状与趋势，向陛下汇报尘世间的理念、实践和发展。‘系秦越人所著’这句话，微臣觉得不必照字面直接译作 written by Qin Yueren 或 compiled by Qin Yueren，可以使用英语 ascribe to 这个词语。这样一改，不但涵义大为不同，而且也较为符合历史事实。说秦越人（即扁雀）为《难经》的作者，也仅属传说而已，不一定属实。微臣曾查考《史记·扁雀传》和《汉书·艺文志》，两书均无此记载。张仲景《伤寒杂病论》和《隋书·经籍志》虽然提到了《难经》，但并未言及作者姓名。直至唐代杨玄操《难经注》和《旧唐书·经籍志》，才提出《难经》的作者为秦越人。从其内容来看，《难经》是继《黄帝内经》之后的又一部中医古典著作，其成书年代可以确定在西汉时期。所以史学界一般认为，《难经》的作者有待进一步考证，秦越人之说似不可信。正是据此考虑，微臣觉得不必直接使用 written 或 compiled，而是使用 ascribe to，这样更显客观。微臣以为这样的做法，是比较符合实际的。”

黄帝说：“卿之意见，值得称道。”

雷公叩首道：“感谢陛下鼓励！提到秦越人时，微臣希望增加 a great doctor in the Warring States 这样文内注解，以便使读者了解秦越人是何许人也。当然，如果可能，warring states 之后还可以再加上（475－211BC）这样的西方历法注释，使得时代概念更为明确。这种的文内注解，其实并非可有可无的点缀，而是对文内之意的深挖详释，对读者完整理解原文是非常有帮助的。作为尘世间的译者，下笔从译之时若能时时将读者牢记心中，自然可强化译者的自主意识，促其使译文精益求精，不断提高。

微臣在分析和建议修改的这个译文中，同样的处理方法还体现在'生理、病理、诊断、治疗等各个方面'的翻译上。对这部分内容翻译，微臣觉得可将其修改为 the physiology and pathology of the human body as well as the diagnosis and treatment of diseases。'生理、病理'是针对人体的，不涉及 diseases，修改后的译文 the physiology and pathology of the human body 就体现出了这样的逻辑关系。而原译文 physiology, pathology, diagnosis and treatment of various diseases 的逻辑关系就显得比较含混，好像 physiology, pathology, diagnosis and treatment 成了 diseases 的并列成分。"

黄帝说："这样建议，颇有动力。译文要努力再现原文信息，但也要明了其中所涉及的各种逻辑关系。如果逻辑关系不明，再精美的译文也会令读者迷惑难解。"

雷公说："陛下之训，至真至诚！臣等当永记不忘。微臣在分析和思考这句话的翻译时，觉得'相媲美'这一层意思在修改译文时，可将其附加在'补充了《黄帝内经》的不足'的译文 it has supplemented what Huang Di Nei Jing lacks 之后，并具体化为 played an important role in the development of TCM as that of the latter，这样就不显得那么的空虚了。此外，在修改后的译文中，句前增加了 to some extent 这样一个短语。这样做既上承前文，又使表述显得客观。最后以因果句式 that is why 引出其成为指导临床治疗的理论基础这样一个事实。"

黄帝说："不错。纵观卿等所修改之译文，自然还可再加推敲，但基本还算通顺、自然、忠实。"

雷公叩首长拜道："感谢陛下鼓励！微臣当仔细斟酌，细加完善。在陛下的指导下，微臣的思维在不断的拓展，觉得翻译是一个动态的发展过程。一则译文总是可以从不同的角度和理念出发，不断加以完善和提高的。微臣刚才谈到的这两例，结构都是比较简单明了的。微臣还想向陛下汇报一个较为复杂的译例，请陛下指导如何处理好译事的表里虚实关系。微臣在翻阅一些中医译著时，常常发现一些结构较为复杂的句子在翻译成英文时，往往有这样那样值得进一步推敲的地方。

比如一部现代中医著作中有这样一句话：

《伤寒论》是中医学中成功地运用辨证论治的第一部专著，为辨证论治奠定了基础，在《素问·热论》的基础上，确立了六经辨证论治的纲领，提出了六经的形证和分经辨证论治的原则。

在一本国内出版的英文中医书籍中，这句话被译为：

Shang Han Lun (Treatise on Seasonal Febrile Diseases) is the first monograph with the successful use of treatment based on syndrome differentiation and has therefore laid the foundation for treatment based on syndrome differentiation. Based on Heat Discussion in Su Wen (Plain Conversation), it has established the guiding principles of six meridians treatment based on syndrome differentiation, suggested the forms and syndromes of the six meridians and the principles of dividing meridians for treatment based syndrome differentiation.

这个例句的中文，的确是一个结构比较复杂的复句。原译者将其译为两个独立的句子，思路无疑是正确的。但在具体翻译时，一些成分的处理却显得过分拘泥原文，所以显得比较累赘。微臣在下界考察的时候，特意与翻译界的一些学者进行了讨论，提出了一些见解和建议，得到了他们的理解和接受。比如'辨证论治'在这个句子中出现了四次，原译文也同样原封不动地翻译了四次，虽然忠实于原文，但整个译文的结构就显得十分拖沓。同样一个概念在一个句子中重复出现，在英语修辞中是比较忌讳的做法。遇到这样的情况，微臣觉得可根据有关概念的内涵采用不同的手法予以变通式的处理。这样既可忠实于原文之意，又可使译文显得比较灵活生动。正是基于这样的考虑，微臣建议译界学者将原译文修改为：

Shang Han Lun (Treatise on Seasonal Febrile Diseases) is the first monograph that has successfully applied the theory of treatment based on syndrome differentiation, and therefore laying the foundation for such an therapeutic approach. Besides, it has, based on the idea discussed in the Chapter of Heat Discussion in Su Wen (Plain Conversation), decided the guiding principles for treatment based on syndrome differentiation according to the theory of the six meridians, summing up the manifestations and syndromes related to these meridians and the rules for differentiating syndromes concerning specific meridian in clinical treatment."

黄帝说:"与原译文相比,修改后的译文略显自然,不再过度拗口。谈谈修改之因由吧。"

雷公说:"感谢陛下关怀!微臣之所以希望如此修改,主要是因为微臣到下界后感受和体会越来越深,越来越广。所以通过多次有学界和译界人士的讨论和分析,对中医一些主要概念的翻译作了必要调整的结果。如'辨证论治'在第一次出现时,有位译者从实译作 treatment based on syndrome differentiation。第二次再出现时,则以 such an therapeutic approach 代译之。将 treatment based on syndrome differentiation 改为 such an therapeutic approach,形式虽然发生了变化,但意义并未改变。根据上下文的关系,approach 的含义仍然一目了然。这样做不但没有影响原文内涵的再现,而且使译文显得自然流畅。再如,'六经'在同一句话中也出现了两次。若都译作 the six meridians,就显得有些生硬。所以译界讨论修改时,微臣提出将第一次出现的'六经'译作 the six meridians,第二次出现时,则以 these meridians 代译之。虽然 meridian 还是重复了一次,但由于 six 没有再现,主要概念的重复基本上还是控制在了一定的限度。"

黄帝说:"如此建议,颇有意义;尘人理解,意义非凡。时代在发展,文化在传承。自古以来,华夏民族一直如此。要做到这一点,民族意识重要,民族文化更重要。有了民族意识,有了民族文化,才能真正传承,才能真正传播。卿等对此,有何感受?"

岐伯说:"陛下英明!臣等在陛下的指导下,一直在努力地深化自己的民族意识,提高自己的文化水平。尘世间的国人是否依然如此,微臣颇有异感。雷公曾到下界考察,对此的了解一定更为深入。请雷公向陛下汇报。”

雷公说：“谢谢天师！微臣在尘世间的感受和体会，与天师完全一致。所以在下界考察的时候，微臣一直特意提醒学界和译界人士，要有民族意识，要有民族文化。只有真正掌握了民族文化，才能理解好《黄帝内经》的精神，才能翻译好中医的理法方药。”

黄帝说：“时代在发展，现实在改变。希望总是有的。”

雷公说：“陛下圣明！时代确实在发展，现实确实在改变，微臣的希望也确实是有的。在尘世间与学界和译界讨论时，他们的提问和微臣的建议，一直令微臣颇为感动。微臣建议在改译中，还是适当地采用了一些文内注解以明确文意。如‘在《素问·热论》的基础上’，可改译为 based on the idea discussed in the Chapter of Heat Discussion in Su Wen (Plain Conversation)，其中 the idea discussed in 就是根据文意增加的成分，意在明确文意。是否必要，还可推敲。同理，将‘六经辨证论治’译作 treatment based on syndrome differentiation according to the theory of the six meridians，其中的 according to the theory of 也是根据文意而增加的成分。

有些译者询问微臣，所增加的这些成分有无理据。微臣告诉他们，这些成分并不是微臣随心所欲增加的，而是根据原文实际内涵的表达需要而作出的，是对原文内涵的深层剖析而采取的必要补偿手法。这些补偿手法的运用，有时是为了更准确地表达原文之意。比如‘六经的形证’，译作 the manifestations and syndromes related to these meridians，其中之所以使用 related to 而没有使用 of，也是从语义的实际出发而作出的，并不是完全为了句法结构的需要。

另外在改译时，微臣有意提出采用意译手法翻译某些词语概念，以便使其表达更为具体明确。‘分经辨证治疗’译作 differentiating syndromes concerning specific meridian in clinical treatment，即属此例。有时出于修辞的需要，微臣也建议采用了同义词来翻译某些相同或相近的概念。如在翻译‘六经辨证论治的纲领’时，‘纲领’译作 guiding principle。而翻译‘分经辨证治疗的原则’时，‘原则’若译作 principle，与前文的 guiding principle 就有些修辞上的冲突。为了避免出现这样的尴尬现象，微臣建议将‘原则’译作 rules。Rules 和 principles 含义相近，但却是结构不同的两个词。由此可见，同义词的恰当使用，可获理想的修辞效果。另外，‘伤寒’在西方多译作 cold attack 或 cold damage。此译法能见词明意，所以很值得加以借用。”

黄帝说：“卿等通过三个结构较为复杂的例句，说明了中医翻译中复句的翻译问题。其实在中医的经典和现代著作中，很多句子看似简单，深究其实，却颇为复杂。对于这样一些句子，翻译时正确理解自然是必不可少。但正确理解就一定能保证正确表达吗？”

雷公回答说：“诚如陛下所训！即便理解正确，表达恐怕还不尽然。这也是微臣在下界考察时的深切感受。微臣查阅和比较国内外的译文时发现，有时表达虽然看似正确，但究其实际却未必达到正确的层面。因为那个‘正确’的表达，很可能仅仅是 grammatically correct，而不是 semantically appropriate。微臣当时注意到的现实，基本就是这样。用老子的话来说，这种现象可能就是‘可道’者，‘非常道’也。翻译中这一现象的出现，使得原文所含之意在译文中常常被有意无意地消散掉了。在东西方的文化交流中，这种情况的存在，似乎始终是一个挥之不去的阴影。

这个阴影一直深深地困惑了译界的人士。微臣在下界期间，与学界和译界讨论的时候，努力将陛下的指示传递给大家。在下界期间，微臣也认真地查阅了很多国内外的白话文译本和外文译本，觉得这种情况不仅仅存在于中医的对外翻译中，在中国古典文化的其他翻译领域，也时有所见。《论语》的英语翻译就是一个典型的例子。据《论语》记载，孔子在谈到《诗经》时说了如下一句影响极为深远的话：

《诗》三百，一言以蔽之，曰：思无邪。

美国人 Arthur Waley 在其翻译的《论语》中，将这句话译为：

The Master said, If out of the three hundred Songs I had to take one phrase to cover all my teaching, I would say ‘Let there be no evil in your thoughts.’

在下界讨论的时候，有位学人问微臣，这个译文忠实于原文吗？微臣告诉他，这样的翻译当然不忠实于原文，因为译者对其原文的实际含义知之甚少。其中的'思无邪'本来是孔子评论《诗经》的话，到了Arthur Waley的译笔下，却变成了孔子从《诗经》中引用来概括自己学说的评语了，与原文所要表达的意思可谓南辕北辙。这还是一个比较易于理解和发现的问题。很多问题其实并不是这么容易一眼看出的，而是需要对原文进行透彻的分析，对两种语言和文化进行细致的比较之后，才可能发现一些蛛丝马迹。

微臣翻阅了镐京译者所研究的《论语》翻译，觉得颇有见解。他认为所谓的'思无邪'，取自《诗经·鲁颂·駉篇》，有关诗句如下：

> 駉駉牡马，在坰之野。薄言駉者：有骃有騢，有驔有鱼，以车祛祛。思无邪，思马斯徂。

翻译成白话文，大致为：公马肥壮强劲，远远放牧郊野。要问良马几种：红白騢马灰白骃，驔群鱼类样样有，驾起车来轻如莺。深谋远虑无邪僻，唯望骏马疾行进。

在这首诗中，'思无邪'的'思'是一个语气词，没有实际的意义。但孔子在借用时，却赋予了'思'以深刻的含义，用以表示思想。所谓的'《诗》三百，一言以蔽之，曰：思无邪'，其基本意思是说：如果用一句话来概括《诗经》的基本精神，那就是'没有任何邪念'，即每一首诗都是淳朴的，纯洁的。"

黄帝说："只有通过细致分析、比较和思考任何形式的翻译，南辕北辙的现象都可以被发现，中医经典著作的翻译更是如此。只有如此，方可明辨是非，才能去伪存真。"

雷公叩首道："陛下圣明！微臣在下界考察的时候，不仅关注中医经典著作的翻译，也关注中医现代著作和教材的翻译。微臣当时在一部中医现代课本中发现了一些常见句，很有代表性。比如：

> 中国医药学有着数千年的历史，是中国人民长期同疾病作斗

争的经验总结，是我国优秀文化的一个重要组成部分。

微臣注意到有位译者翻译这部教材时，将这句话译为：

Traditional Chinese medicine has a history of thousands of years. It is the crystallization of the experience accumulated by Chinese people in fighting against diseases. It is also an important part of Chinese culture.

微臣觉得这个译法当然是不错的，但是不是可以翻译得更简洁明快一些呢？仔细思考思考，认真分析分析，觉得还是可以的。仔细推敲原文的文意层次，微臣发现这句话中的三层意思其实是层层递进，一气呵成的。这位译者将这层层递进的句子翻译成三个独立的简单句，虽然意思是清楚的，但似乎在一定程度上割裂了原文的神韵气质。”

黄帝问道：“在译文中保持原文的神韵气质，该如何修改译文呢？”

雷公回答说：“微臣通过对国内外译界的实践和研究的分析总结，觉得可以将译文修改为：Traditional Chinese medicine, an indispensable part of the Chinese culture with a history of thousands of years, was established on the basis of the experience of the Chinese people in dealing with diseases. 将‘同疾病作斗争’改为 in dealing with diseases，意思似乎更清楚一些。在下界与大家讨论的时候，有位译者询问微臣，为什么不可以照原文直译呢？微臣告诉了大家一些原因。比如‘同疾病作斗争’是具有中国大陆特色的用语，翻译成英语 Chinese people in fighting against diseases，听起来似乎有点军事味道。对此类用语，我们在翻译时可以采取轻化的方法予以翻译。在上面的翻译中，微臣将‘与疾病作斗争’译作 dealing with diseases。表面看来语气似乎不如原文有力，但基本意思的表达却显得更为客观实际。”

黄帝说：“如此修改，符合实际。”

雷公说：“感谢陛下鼓励！微臣这里还有一个例子，也很典型，继续向陛下汇报。中文的原文是：

中医学是研究人体生理、病理，以及疾病的诊断和防治的一门科学，它有独特的理论体系和丰富的临床实践。

按照尘世间流行的做法，这个句子自然被译作：

Traditional Chinese medicine is a science that studies the physiology and pathology of human body as well as the diagnosis, prevention and treatment of diseases. It is unique in theory and rich in clinical practice.

微臣觉得这个译文基本也是通顺的，但从文法上看，似乎还可以再加简洁。原文是一个复合句，译文将其划分为两个独立的句子。这样的处理自然无可非议，但似乎读起来不够简练。从中文来讲，先介绍中医学的功用，再言其特点与特色，是很 reasonable 的。但从英文来看，反其道而行之似乎更为可取。正是出于这样的考虑，微臣建议译界的学者按照此前与大家讨论而形成的观点和理念，可将这句话的译文修改为：Traditional Chinese medicine, a science with unique theory and rich clinical experience, studies the physiological functions and pathological changes of human body as well as the diagnosis, prevention and treatment of diseases."

黄帝问道："如此修改，意义何在？"

雷公回答说："微臣向陛下汇报修改的目的和意义。微臣比较了两个译文，就用词数量而言，前者似乎比后者更简洁。但从结构上看，后者因为使用了同位语结构，所以显得比较自然流畅。而且后者将 physiology 和 pathology 转化为形容词 physiological 和 pathological，且增加了 functions 和 changes，使得 physiology 和 pathology 的含义由抽象而具体，其语义也随之变得明确起来。"

黄帝说："这样的实例很能说明问题，值得分析。"

雷公说："感谢陛下关怀！微臣上次到下界寻找译人的时候，与大家进行了多次交流和讨论，也借此机会审阅和比较了国内外不同时期不同译者的翻译。为了更好地了解翻译的发展和问题。微臣特意收集了一些实例，希望能有机会与译界人士讨论，也希望回归九霄云天后能与臣等一起明辨。在下界的时候，微臣非常乐意与学界和译界的人士一起探讨这样一些实实在在的问题。现将讨论的过程和结果向陛下汇报。

在和大家讨论的时候，微臣特意提到了中医基础理论教科书中的这样一句话：

> 在古代的唯物论和辩证法思想的影响和指导下，通过长期的医疗实践，它逐步形成并发展成为独特的医学理论体系，为中国人民的保健事业和中华民族的繁衍昌盛作出了巨大的贡献。

微臣注意到尘世间有位译者将其译作：

Under the influence and guidance of the ancient Chinese materialism and dialectics, and through long-term of medical practice, traditional Chinese medicine was gradually established and developed into a unique medical system and made great contributions to the healthcare course of the Chinese people and prosperity and development of the Chinese nation.

讨论的时候，有位译者特意询问微臣，这个译文的结构与语意究竟怎样呢？微臣告诉大家，在这个译文中，有些中文的表达方式，其实可以稍微轻化一些。比如'在古代的唯物论和辨证的影响和指导下'，似乎译出一个'影响'就足矣。再将'指导'译出，就显得有些'拟人化'了。当然，'拟人化'在文学作品中是必不可少的，但在这里，似乎不必追求如此效果。毕竟我们翻译的是医学资料，不是文学作品。另外，'繁衍昌盛'在这里的基本意思是讲中华民族的发展问题，似不必逐字翻译，总括译作 development 即可。大家觉得微臣分析得很对，又询问微臣如何才能调整好这个译文。微臣告诉大家，根据中医在国际间的传播和发展，特别是中医翻译在国内外的实践和研究，微臣建议将这则译文似可改译为：

Influenced by classical Chinese materialism and dialectics and improved through long-term medical practice, traditional Chinese medicine has eventually evolved into a medical system with unique theory, contributing a great deal to the healthcare of the Chinese people and development of the Chinese nation."

黄帝说:"如此修改似乎比原译顺畅一些,但还可以再加推敲。"

雷公说:"微臣谨尊圣训!微臣也一直在学界和译界的人士传达陛下的重要指示,建议大家经过仔细斟酌和认真推敲,才能努力做到翻译的尽善尽美。在向大家传达陛下重要指示的时候,微臣先后举了不少有关中医的翻译实例,与大家一起讨论和感受中医翻译的理法方药。比如中医基础理论教材上有这样一句话:

> 中医药学是以整体观念为主导思想,以脏腑经络的生理和病理为基础,以辨证论治为诊疗特点的医学理论体系。

微臣当时注意到有位译者将其译作:

Traditional Chinese medicine takes the is a medical system characterized by the concept of organic wholeness as its principal theory, the viscera and channels as its physiological and pathological basis, and treatment based on syndrome differentiation as its diagnostic and therapeutic features.

总体上看,微臣觉得这个译文似无大碍,跟中文相比,好像还挺对应。但仔细读起来微臣却觉艰涩,缺乏流畅之感。对于这样排比似的中文结构,翻译时宜将其语义稍加调整,以便在行文时灵活布局安排。按照陛下的指示以及中医在国内外的翻译发展,微臣建议译者将这个译文调整为:

The idea of organic wholeness plays a dominant role in traditional Chinese medicine, which, physiologically and pathologically based on the states of the viscera and channels, is mainly characterized by treatment according to syndrome differentiation.

译者曾询问微臣,这样调整理由如何?微臣根据其实际情况对其翻译向大家进行了解析说明。微臣建议译者对英文的句式略微作些调整，使得译文显得较为婉转清灵，且语义层次显得较为清明一些。从中文结构来看，'……主导思想'、'……基础'、'……诊疗特点'等三部分似乎是并列关系。但这一'并列关系'其实也是有层次之分的。正是基于这一考虑，微臣才建议译者对译文作了如此这样的调整。"

黄帝说："分析有理，建议有据。"

雷公说："非常感谢陛下的鼓励！微臣和大家的讨论，所提出的建议得到了大家的理解和接受。其中还有中医基础理论教材中两则比较典型的例子，经过仔细的分析和讨论，也得到了大家的认可。其一是：

> 《黄帝内经》总结了春秋战国以前的医疗成就和治疗经验，确立了中医学的独特理论体系，成为中医学发展的基础。

微臣当时翻看一部汉英对照中医基础理论教课书时，看到译者将其译为：

Yellow Emperor's Canon of Medicine has summarized the medical achievements made and clinical experiences accumulated by doctors before the Spring-Autumn Periods and the Warring States, established the unique theoretical system of traditional Chinese medicine and become the foundation of the development of traditional Chinese medicine.

微臣觉得这个译文似乎有些亦步亦趋，有些过分考虑了原文的结构形式。译文在语义上虽然与原文比较对应，但行文却显得略为生硬。如原文中的'总结'一词，直译作 summarize，略嫌直质。若译作 collection，则比较合乎文意。原文'中医学'出现了两次，但在译文中 traditional Chinese medicine 也出现了两次，则显得略微累赘，不太适合英语语言表达的形式和结构。考虑到这种不太符合现实的情况，微臣觉得应将译文修改为：

Yellow Emperor's Canon of Medicine, a collection of the medical achievements and clinical experience before the Spring-Autumn Period and Warring States, has established the unique theory of traditional Chinese medicine and laid the foundation for its development.

经过与大家的分析讨论，微臣按照陛下的指示，觉得还可采用伴随状语和方式状语的方法，将这个译文再作修改。经过讨论，大家基本同意我的建议。如果按照伴随状语的方法调整，这个译文可修改为：

Yellow Emperor's Canon of Medicine is a collection of the medical achievements and clinical experience before the Spring-Autumn Period and Warring States, establishing the unique theory of traditional Chinese medicine and laying the foundation for its development.

如果按照方式状语的方法调整，这个译文则可修改为：

As a collection of the medical achievements and clinical experience before the Spring-Autumn Period and Warring States, Yellow Emperor's Canon of Medicine has established the unique theory of traditional Chinese medicine, and thus laying the foundation for its development.

由此实例的翻译可以看出，翻译时切入点不同，则译文会因之有异，但基本意思却可保持不变。这就是方法与技巧灵活性的体现。"

黄帝说："如此分析修改，比较符合实际。翻译若始终保持讨论、分析、修改的流程，则无惑不明，无难不解。"

雷公说："陛下圣明之至！微臣刚才提到的另外一个译例，其原文亦选自现代中医界所编写的中医基础理论教材，其中讲的还是《黄帝内经》的内容与作用。其原文是这样的：

> 它一方面用当代的先进哲学思想为指导，从而推动了医学科学的发展，另一方面又在医学科学发展的基础上，丰富和提高了哲学理论。

国内有位译者将其译为：

On the one hand, it has used modern advanced philosophical

thought as the guidance so as to promote the development of medical science. On the other hand, based on the development of medical science, it has enriched and improved philosophical theory.

微臣在与译界人士讨论的时候，告诉大家先不谈译文，先仔细推敲推敲中文。微臣觉得其中有些用词似乎不够确切。如它用'当代的先进哲学思想为指导'，'当代'是什么概念嗯？说它'推动了医学科学的发展'，'科学'又是什么概念呢？先秦的医学可以称作'科学'吗？这就是微臣和大家讨论的时候提出的问题，引起了大家的关注。经过反复解析和说明，终于使大家明白了微臣想要说明的道理。

中文作者为什么使用这些几乎是极度夸张的词语来论述《黄帝内经》，微臣当时不得而知。之所以不得而知，主要是刚奔赴下界，对时代变迁的背景和缘故不太清楚。虽然微臣当时对时代的变迁不太了解，但还是理解不该采用这样的概念或理念来解读《黄帝内经》。所以谈到翻译的时候，微臣建议译者在翻译时，不必不折不扣地按原文字面之意从译。否则译文便显得有些怪异。读者会问，先秦时期的著作怎么会使用'当代的先进哲学思想'呢？本着实事求是的原则，微臣建议译界将译文进行这样的修改：

It adopted advanced philosophical ideas then to promote the progress of medicine on the one hand, and on the other, enriching and improving philosophical doctrines with the development of medicine."

黄帝说："比较了原文和两个译文，朕感到译文似乎还可以再深化一些，以便将其精神实质再加具体。所谓'当代的先进哲学思想为指导，从而推动了医学科学的发展'，实际上强调的是阴阳、五行学说在中医基本理论体系构建中的作用。而'又在医学科学发展的基础上，丰富和提高了哲学理论'，实际上强调的是医学发展对哲学进步的促进作用。"

雷公说："感谢陛下指导！陛下所示极是。根据陛下的指示，微臣觉得可将译文调整为：With the adoption of philosophical ideas then, the theory of medicine was systematized; with the development of medicine, the doctrine of philosophy was enriched.

微臣在下界考察的时候,通过与学界和译界对这六个例句翻译的讨论,中医常用语句翻译中的理解与表达问题就逐渐明晰起来了。这些探讨虽是微臣的一家之言,但还是触及到了中医英译实践中的一些具体而又实际的问题。这些问题的探讨,对于拓展研究思路,或许有些许借鉴意义。也许正是出于这样的原因,微臣的意见和建议基本上都得到了学界和译界的理解和关注。所以,微臣一直希望能再次有机会奔赴下界,就这方面的问题继续与学界和译界继续探讨,努力解决好目前所面临的各种问题和挑战。

三十多年前,即西方所谓的二十世纪七十年代以来,中医翻译实践和研究在国内正式开启,从而推进了中医的国际传播和中医翻译事业的发展。在过去的几十年中,国内外不少译者对中医翻译的理论与方法进行了多方面的研究和探讨,奠定了中医英语翻译发展的理论基础。但在实际翻译工作中,仍然存在着这样或那样的问题。当然从长远的发展来看,这些问题都是前进中的问题,并不是停滞不前的问题。但如果这些问题不能及时有效地加以解决,势必影响中医翻译事业和中医国际传播的发展。"

黄帝说:"卿等之见,至为重要!朕希望各位臣子能对有关资料加以仔细分析、整理和归类,对翻译实践中存在的问题进行多角度、多方位和多层次的探讨和研究,使这些问题的研究能够逐步深入,从而进一步协助国内外的学界和译界努力推动中医翻译理论建设、方法研究和标准制定的发展。"

岐伯、雷公跪而长拜道:"陛下圣明!臣等谨尊圣意!"

苗之有莠篇第六十
——五行实例翻译

黄帝说："物有本末，事有终始，知所先后，则近道矣。学界译界若能知本末，识终始，明先后，自然能近其道矣。"

岐伯说："陛下圣明！自从伏羲创建'易经'以来，特别是陛下创造民族文化以来，万物、万事、万端的本末、始终、先后，始终是华夏民族努力认识、努力明确、努力厘定的基本准则。现代化的这个时代里，作为国人的学者更应有这样的意识和基础，否则就自然目不明、耳不通、心不诚、

《管子·宇合》篇说：'耳司听，听必顺闻，闻审谓之聪；目司视，视必顺见，见察谓之明；心司虑，虑必顺言，言得谓之知。'管子的意思是说，耳是用来听声音的，听到了便能了解有关事物，对听到的事情加以思考，就叫做聪；眼睛是用来看东西的，看到了东西便能认识到有关事物，能审察所看到的事情，就叫做明；心是用来考虑事情的，考虑必然会想到一些言论，言论得当就叫做智。

这'聪''明''智'三个方面，其实是做任何事情都不可缺少的要务。从事翻译的人士，特别是从事中医翻译的人士，尤其是从事中医经典翻译的人士，'聪''明''智'三个方面更为重要。"

黄帝说："管子之论，别有新意。卿等之见，颇为务实。"

岐伯说："非常感谢陛下的关怀和指导！臣等一定努力帮助尘民培养好'聪''明''智'的意识，协助他们做好自己所承担的各项工作。翻译也不例外，特别是中医翻译的这项重任。微臣觉得'聪''明''智'三者的有机结合，对于翻译中的理解和表达是至关重要的，尤其是中医经典著作的翻译。比如说中医历朝历代的典籍上都有一些与'五行学说'的'生'和'克'有关的治疗方法，在翻译中如果理解不当或考虑不周，都可能误译或误释，影响了中医国际传播的发展。从历朝历代中医的发展来看，这样的治疗方法还是比较常用的。如果翻译不当，的确误事

不小。”

黄帝说：“记得当年朕与卿等谈到治疗方法时，总是将其与‘阴阳’、‘五行’‘五音’和‘五色’结合起来，并不简单地以扎针用药为主旨。”

岐伯说：“非常感谢陛下的指导！臣等始终牢记着陛下当年构建中医理法方药的基础、目标和方向。在指导臣等研究构建中医理论和方法体系的时候，陛下始终将‘阴阳’‘五行’‘精气’等华夏民族的重要文化思想作为构建中医理论和方法体系的基础之基础。具体翻译情况，请雷公向陛下汇报。”

雷公说：“谢谢天师！微臣向陛下汇报尘世间对中华文化和中医理论的理解和表达。《黄帝内经·素问·脉要精微论篇》记载了当年陛下对臣等的指导，原文是这样的：

> 微妙在脉，不可不察，察之有纪，从阴阳始，始之有经，从五行生，生之有度，四时为宜，循数勿失，与天地如一，得一之情，以知死生。是故声合五音，色合五行，脉合阴阳。

翻译白话文，大致意思是这样的：

> 所以诊脉是最精妙的技术，不可不细心研究，研究有一定的纲领，先从辨别阴阳开始，结合人体十二经脉，而十二经脉应五行生生之机，进一步根据五行来分析，分析的方法，是看它与四时是否相应。不及用补，太过用泻，补泻之法不差，使人体的活动与天地之阴阳取得一致，知道了这些，就能预决死生了。所以诊察方法，听声音要合五音来分析；看气色要合五行，辨生克；诊脉象要合阴阳，辨浮沉。

镐京译者将陛下的重要指示译为：

The examination [of the pulse] must follow certain rules. It begins with [the differentiation of Yin and Yang] and [the study of] the Channels which are activated by the Wuxing (Five-

Elements). Such an activation follows [the changes of Yin and Yang in the] four seasons. Close abidance by [the changes of Yin and Yang in the four seasons] ensures the unity [of the human body] with the heavens and the earth. Awareness of [such an unity between man and nature will enable one] to make accurate prognosis. That is why the five sounds[1] correspond to the five scales, the five colors[2] to the Five-Elements and the pulse conditions to Yin and Yang.

镐京的这位译者对《黄帝内经》的翻译自始至终一直使用的是音译、直译、文内注解和文后注解。音译、直译、文内注解与此前微臣向陛下汇报的那样,没有任何改变。文后注解内容更为深入,非常有利于西方读者了解其中一些重要概念和术语的实际含义。在这段话的翻译中,文后注解了五音和五色。具体内容是这样的:[1] The five sounds include Hu(呼 call), Xiao(笑 laugh), Ge(歌 sing), Ku(哭 cry) and Shen(呻 groan or moan). [2] The five colors include Blue (to be related to wood), Yellow (to be related to earth), Red (to be related to fire), White (to be related to metal) and Black (to be related to water).

西方首次翻译《黄帝内经·素问》前三十四章的译者 Ilza Veith 将其译为:

If it were not for excellent techniques and the subtlety of the pulse one would not be able to examine it. But the examination must be done according to a plan, and the system of Yin and Yang [the two principles of nature] serves as basis for examination. When this basis is established one can investigate the twelve main vessels and the five elements that generate life. Life itself follows a pattern that was set by the four seasons. In order to effect a cure and relief one must not err towards the laws of Heaven nor towards those of the Earth, for they form a unit. When this feeling for Heaven and Earth as one unit has been attained, then one is able to know death as well as life. One must understand that music consists of five notes, that physical appearance is made of the five elements, and that the pulse consists of Yin and Yang.

西方这位译者的翻译，基本上是音译、直译和意译的综合使用。音译主要体现在对'阴阳'的翻译。直译主要体现在对经典著作中一些重要句子的表达。但与国内译者的翻译比较起来，西方这位译者的直译还是比较欠缺的。比将'以知死生'翻译为 then one is able to know death as well as life，其中 to know death as well as life 有直译之感，但 then one is able 并没有设置在中括号内，显然又是意译了。

西方翻译《黄帝内经·素问》的华人译者 Mashing Ni 将其译为：

The pulses also follow this universal law of nature, corresponding to the changes of yin and yang energy. However, when the pulses fail to mirror the seasons, they have become pathological. By analyzing the pulses, we can determine the location of the illness. By then determining the pulses, we can determine the location of the illness. By then determining the excess or deficiency of the organs, we can foresee the progression. The key is to detect the subtle changes and differentiation of the pulses in order to know the future progression. Grasping the principles of the dynamics of yin and yang, understanding the cycles of the five elements, having the knowledge of the four seasonal energy factors, utilizing the principles of tonification and sedation at the precise moment and with the proper strength, using the appropriate timing of the seasons, are the essentials for efficient treatment. To do this, people and nature must form a union. In summary, the sound, the color of the complexion, and the pulses should all reflect the balance of yin and yang, of the five elements, and of the four seasonal changes of nature.

正如此前微臣向陛下汇报的那样，这位华人译者翻译《黄帝内经·素问》基本上都是采用解释性介绍的方式，除了对'阴阳''气'等采用音译之外，其他的概念、术语和句子都采用的是解释性介绍。微臣仔细查看了华人译者的翻译，觉得其解释性的介绍并非完全按照原文的结构、程序和内容进行，有时完全按照自己的理念和思维进行介绍性说明。比如对这段话的翻译，基本上都是采用的自解自释的方式，并没有完全按原文的程序进行。其中不少的词和句子，原文中其实并没有。”

黄帝说：“卿等所谈到的这个例子，其原文的确涉及到‘阴阳’‘五行’‘五音’和‘五色’等概念，而且这些概念在原文中也确实结合起来了，并不简单地以扎针用药为主旨。三位译者对这段话的翻译，可谓各有千秋。都从不同的角度对原文有了一定程度的理解和表达。自解自释的表达基本上完全是解释性和分析性说明，其中原文的内容其实并未明显表达。这大概与现代所谓的宣传有一定的关系。不过从医学的功能作用来说，特别是对民众的健康和长寿来说，治疗也确实是非常重要的。汉代之后的国人之所以将张仲景颂扬为‘医圣’，就是因为他通过治疗将朕与卿等当年所创建的理论医学发展成为临床医学。从求真务实的角度来看，临床医学对民众的健康人生至为重要。”

雷公说：“陛下圣明！臣等又得到了陛下的最高指示！非常感谢！正如陛下刚才所指示的那样，虽然理论医学是理法方药发展的基础之基础，但临床医学的构建则是对理论医学最高程度的发展，同时也将理论医学的功能和作用发挥到了至善至美的境界。华夏民族的健康和长寿之所以从此能得以保障，就是理论医学发展到临床医学的结果。中医之所以能传播到了世界各地，在国际上得到了各个国家和组织的重视，就是因为其临床疗效极为显著，能为人类的健康发展做出突出的贡献。”

黄帝说：“卿等之见，确实如此。临床医学和临床治疗，确实是人类发展至为重要的功用。所以谈到中医翻译，不仅仅要关注中医理论思想的翻译，也应关注中医临床疗法的翻译问题。与中医临床疗法相关的概念和术语，如今翻译如何呢？”

雷公回答说：“陛下圣明！臣等牢记陛下的指示，努力观察和分析中医疗法的翻译。微臣此前与雷公讨论过这方面的问题，因为中医对外翻译不仅仅是经典著作的翻译，更普遍的就是中医临床治疗的翻译。

微臣查看了一些汉英中医词典，发现其中比较丰富的术语就是与临床治疗有关的。比如'滋水涵木'这个术语，听起来好像是来自中医经典的术语，但依然是表达临床治疗的术语。'滋水涵木'是根据中医五行相生理论确定的一种治疗方法，实际上指的是滋养肾阴以养肝阴的方法。在现代中医领域，'滋水涵木'又称为'滋肾养肝''滋补肝肾'。这一治疗方法适用于治疗肾阴亏损而肝阴不足，以及肝阳偏亢之证。症见头目眩晕、眼干发涩、耳鸣颧红、口干、五心烦热、腰膝酸软、男子遗精、妇女月经不调，舌红苔少，脉细弦数等，可用干地黄、山茱萸、枸杞子、玄参、龟板、女贞子、何首乌等草药治疗。"

黄帝问道："'滋水涵木'这个治疗方法如何翻译呢？其定义又该如何翻译解释呢？"

雷公回答说："微臣向陛下汇报。据了解，尘世间对于'滋水涵木'这个方法一般译作 Enriching water to nourish wood，对于其定义，有的译者将其译为：This is a method is used to nourish kidney-Yin to conserve liver-Yin, also known as nourishing the kidney to strengthen the liver and applicable to the treatment of consumption of kidney-Yin with insufficiency of liver Yin and relative hyperactivity of liver-Yang. 微臣觉得译文的意思似乎是明确的。将'滋'译作 nourishing 似乎是可以的。但将'养'译作 strengthening，就有些直白了。

中华语言中的细微差异，有时在英语中是很难表达清楚的。'滋'和'养'在国语中虽是两个字，但意思却是相近的。为了在英语中对其有所区别，只好如此表达。虽有些塞责之嫌，却也有一定的实践基础。但从目前世界卫生组织等国际组织制定中医名词术语国际标准时，则将'滋'译为 enrich，将'养'译作 nourish，将'补'译作 tonify，将'益'译作 replenish，将'健'译作 fortify，将'壮'译作 invigorate，将'培'译作 cultivate，虽然有些直译，但从规范化的角度来看，还是比较有实际意义的。"

黄帝说："统一化和标准化是重要的。无论如何翻译，只要约定俗成了，行与意就能密切结合在一起。卿等刚才提到了'益'这个概念的翻译,朕觉得还是有一定意义的。与'益'相关的治疗方法'益火补土'是如何翻译的呢?"

雷公回答说:"诚如陛下所示,统一化和标准化确实是目前中医国际化发展中需要解决的一大问题。微臣注意到,与'益'相关的疗法'益火补土'一般译为:Supplementing fire to reinforce earth。'益火补土'是温肾阳以补脾阳的一种方法,又称为'温肾健脾法',适用于肾阳式微而致脾阳不振之证。这是现代中医界为'益火补土'的定义,微臣注意到中医基础理论英译本中将这个定义译为:This is a method used to warm kidney yang and supplement spleen yang, also known as method for warming the kidney to strengthen the spleen and applicable to inactivation of spleen yang due to declination of kidney yang. 微臣觉得将'式微'译作 declination,将'不振'译为 inactivation,似乎有几分道理。在国语中'式微'之'微'和'不振'之'振',均有动态之感,亦可视为动词。但 declination 和 inactivation 皆系名词,似乎缺乏动感。这也正是英汉两种语言差异的具体表现。"

黄帝说:"卿等所虑,的确如此。卿等刚才提到了'培'这一概念在国际组织中的翻译,朕想了解与'培'相关的疗法'培土生金'的翻译。"

雷公说:"感谢陛下的鼓励!微臣查看国内外对中医临床疗法的翻译,发现一般将'培土生金'译为:Enriching earth to generate metal。现代中医界对'培土生金'的定义一般是这样的:'培土生金'是用补脾益气以补益肺气的方法,又称为补养脾肺法,适用于脾胃虚弱,不能滋养肺脏而肺虚脾弱之证。翻译中医临床治疗教程的译者将这个定义译为:This is a method used to supplement the spleen to nourish qi, also known as a method for supplementing and nourishing spleen and lung, applicable to weakness of the lung and spleen due to hypofunction of the spleen and stomach. '滋、补、养'三字,虽然意义相近,但毕竟是三个概念。翻译时还是有所区分为好。刚才微臣向陛下汇报了世界卫生组织制定中医名词术语国际标准时对这几个概念的独立翻译,非常值得借鉴。"

黄帝说:"'滋、补、养'之译,颇需推敲。"

雷公说:"陛下之见甚是!臣当努力推敲,使三者在译文中有所区分。"

黄帝说:"确实值得借鉴,毕竟是实现标准化的另一渠道。与'金'相关的疗法'金水相生'是如何翻译的呢?"

雷公说:"微臣注意到国内外比较常见的译法是这样的:Mutual promotion between metal and water.'金水相生'是滋养肺肾阴虚的一种方法,又称为补肺滋肾法。根据五行的理论,肺属金,肾属水,两者是母子关系,在生理上相互促进,在病变时相互影响。这是国内现代中医界对'金水相生'的定义。微臣查看了汉英对照的中医临床治疗教程,对'金水相生'的定义是这样翻译的:This is a method used to treat deficiency of lung and kidney yin, also known as supplementing the lung to nourish the kidney. According to the theory of five elements, the lung is attributed to metal and the kidney to water, the relationship between which is analogous to the relationship between a mother and her child. Physiologically they promote each other and pathologically they affect each other.

微臣觉得将'母子'关系如此翻译,虽然显得直白,却也颇合'案本'的思想。'抑木扶土'法的翻译,也基本上与'案本'思想一致。微臣看到有的译者将'抑木扶土'译作:Suppressing wood and supporting earth.这是治疗肝旺脾虚的一种方法,又称为平肝和胃法,适用于木旺乘土,木不疏土之证。这是中医界对'抑木扶土'的定义,微臣看到有的译者将其译为:This is a method used to treat hyperactivity of the liver and weakness of the spleen, also known as soothing the liver and harmonizing the stomach, applicable to the treatment of subjugation of earth due to hyperactivity of wood and failure of wood to soothe earth.

微臣觉得这样的翻译,显得十分勉强。将'平肝'译作 soothing the liver,有几分道理。但将'疏土'译作 soothe earth,便有些刀斧之痕了。'疏'有'疏散'之意,所以有人译作 disperse, dissipate 或 dredge,但和 earth 搭配,却有些不合原文之意。这个问题,还需要进一步推敲。

微臣在查看国内外的译文时，注意到有位译者将‘培土制水’法译作：Consolidating earth to control water，有一定的可取之处。‘培土制水’是用温运脾阳或温肾健脾药以治疗水湿停聚为病的一种方法，适用于脾虚不运所致的水肿胀满之证。这也是中医界对‘培土制水’的定义。这位译者将这个定义译为：This is a method used to treat accumulation and retention of water and dampness with herbs for warming and activating spleen yang or warming the kidney to strengthen spleen，applicable to edema，distension and fullness due to inactivation of the spleen.

微臣觉得这一定义的主要概念都采用了较为直白的翻译法。不过，从其表达情况来看，还算基本达意的。其对‘佐金平木’法的翻译也基本上是达意的。其译文是这样的：Reinforcing metal to soothe wood。‘佐金平木’是清肃肺气以抑制肝木的一种治疗方法，临床上多用于肝火偏盛，影响肺气清肃之证。这是中医界的对‘佐金平木’的定义，其译文是这样的：This is a method for purifying and descending pulmonary Qi to suppress liver wood，clinically used to treat relative superabundance of liver-fire. 微臣觉得 relative 一词用得尚可，较好地表达了‘偏’的意思。

其对‘泻南补北’法的翻译，基本也是如此。其译文是这样的：Reducing the south and supplementing the north.‘泻南补北’是泻心火滋肾水的一种方法，适用于肾阴不足，心火偏旺，水火不济，心肾不交之证。这是中医界对‘泻南补北’的定义，这位译者将其定义的译文是这样的：This is a method for reducing heart-fire and enriching kidney water，applicable to treatment of syndrome marked by disharmony and non-interaction between the heart and kidney due to insufficiency of kidney yin and relative superabundance of heart-fire.”

黄帝说：“这类译法似乎符合中医概念的内涵。但总有一些不太到位的感觉。”

雷公说:"陛下圣明！情况确实如此。这是因为这些英译的中医概念的语言外壳和实际内涵之间,还没有形成统一关系的缘故。经过一段时间的使用之后,其语言外壳和内涵之间才能建立起一种对应关系。随着这种对应关系的建立,隔膜感便可逐渐减少。"

黄帝说:"希望卿等能继续努力,潜移默化地协助尘世间的译人将中医基本治疗方法理解好,表达好,统一好,标准好。"

岐伯、雷公长拜道:"感谢陛下指示！臣等一定努力落实。"

以义制事篇第六十一
——脏腑关联翻译

黄帝说："'学然后知不足，教然后知困。'这才是真正求真务实的体会。真正认真学习的人，越学越觉得自己文化知识不足；真正从事教育的人，越教越觉得自己能力水平不高。学界和译界之人如果有这样的意识和体会，则一定会无所不能，无所不成。"

岐伯说："陛下圣明！孔子对弟子的教育，的确是自己求真务实精神的体现。孔子的这一求真务实的精神确实值得如今的国人努力发挥。能真正做大这一点的学人、教师和译者，才能真正求真务实。只有真正求真务实的人，才能实现陛下'无所不能，无所不成'的指示。这也提醒臣等，以后再奉陛下之命到下界寻找学人和译人的时候，一定要高瞻远瞩。宋人王谠在《唐语林》一书中收录的不少脍炙人口的故事，颇使微臣感慨。"

黄帝说："说说脍炙人口的故事吧。"

岐伯说："遵旨！《唐语林》卷三记载有李白和唐玄宗关于用人的一段对话，颇有意趣。当时的李白与唐玄宗的谈话，比较自然，不像一般群众与官员以及小官与大官的谈话那样，只用嘴赞美对方不用心评价对方。微臣记得其原文是这样的：

> 玄宗燕诸学士于便殿，顾谓李白曰：'朕与天后任人如何？'白曰：'天后任人，如小儿市瓜，不择香味，唯取肥大。陛下任人，如淘沙取金，剖石采玉，皆得其精粹。'上大笑。

用白话文解释，其大意是说：

> 唐玄宗在便殿上宴请各位学士，问李白：'朕和天后武则天在用人方面有什么不同？'李白答道：'天后用人，就像小儿买瓜，不管

香味如何，只拣肥大的买。陛下用人，如同淘沙取金，破石采玉，所选用的人才都是出类拔萃的精英。'玄宗听了大笑。

微臣觉得这个对话虽然谈的是用人之事，但却有着普遍意义。君王治理国家需要选用人才，学者探究学问需要选用理论和方法。君王选用人才失当，小则误机，大则误国。学者选用理论和方法失当，小则误已，大则误人。译人也是如此，如果没有翻译实践的丰富经验，没有理论方法的深入研究，没有与他人交流探讨的求真意识，自然无法明其明而实其实。"

黄帝说："用人与用法，其理无二。译人若能释其意而明其旨，且能以此而务之行之，则译事必不同俗，问题必不难解。"

岐伯叩首道："陛下圣明！微臣谨遵圣训，努力协助尘世间学人和译人拓展自己的境界，开阔自己的眼界，发展好自己的事业。通过对国内外学界和译界人士的考察和分析，微臣觉得无论做任何工作，凡事不能不论理，但若事事寻理，无异于按图索骥；凡事不能不讲究方法，但若处处循法，则无异于自缚手足。虽然微臣有如此的感受，但从目前尘世间的现状和趋势来看，理却不能不论，法也不能不讲，关键在于如何把握，如何调辨。"

黄帝说："论理求法，行实求真，华夏民族自古就是如此。伏羲之所以创造了华夏文明，三皇五帝之所以创建了华夏文明，诸子百家之所以创立了华夏思想，就是因为他们一直从求法行实开始，从理论研究出发，发展到天高地厚的境界。当年发展中医也是如此。"

岐伯再拜道："陛下英明！华夏民族文化、文明和思想发展的进程，就是如此。中医理论与方法的形成更是如此。在《黄帝内经》等中医经典著作中，这样的精神和风貌可谓无处不在处处在。此前微臣向陛下汇报的'五行学说'，就是中医理论体系构建的重要基础之一。历朝历代以至如今，中医的研究与应用中都在经常引用《黄帝内经》等经典著作中的一些论述，以便实现其'论理求法，行实求真'的理想。微臣注意到如今的中医界，依然非常重视和发挥中医经典著作中的理法。好几部中医现代教材中，都应用了中医经典中不少的理论研究和方法探索的论述。有关这方面的翻译，请雷公向陛下汇报。”

雷公说：“谢谢天师！微臣根据天师刚才提到的《黄帝内经》重要思想理论向陛下汇报尘世间学人和译人对其的理解和表达。比如其常引用《黄帝内经·素问·五脏生成篇》中记载的陛下当年向微臣指导的这段话：

心之合脉也，其荣色也，其主肾也。肺之合皮也，其荣毛也，其主心也。肝之合筋也，其荣爪也，其主肺也。脾之合肉也，其荣唇也，其主肝也。肾之合骨也，其荣发也，其主脾也。

用今天的白话文来说，大致意思是这样的：

心的外合是脉，外容是面色，制约者是肾。肺的外合是皮，外容是毛，制约者是心。肝的外合是筋，外容是爪，制约者是肺。脾的外合是肉，外容是唇，制约者是肝。肾的外合是骨，外容是发，制约者是脾。

白话文的注解，与原文的含义基本一致。”

黄帝问道：“经典著作中的这些论述如何翻译呢？”

雷公回答说：“微臣此前查看了国内外一些译者对于《黄帝内经》的翻译，对这样方面的情况有所了解。比如镐京翻译《黄帝内经》的译者将陛下的重要指示译为：

The heart coordinates with[1] the vessels and its splendor[2] [is reflected] on the countenance. The heart is restricted by the kidney. The lung coordinates with the skin and its splendor [is reflected] on the body hair. The lung is restricted by the heart. The liver coordinates with the sinews and its splendor [is reflected] on the nails. The liver is restricted by the lung. The spleen coordinates with the muscles and its splendor [is reflected] on the lips. The spleen is restricted by the liver. The kidney coordinates with the bones and its splendor [is reflected] on the hair. The kidney is restricted by the spleen.

这位译者翻译《黄帝内经》的理念、方法和目的，微臣此前向陛下汇报总结了。这句话的翻译依然采用的直译法和文内注解法。因为其中没有涉及到主要的理论概念和核心术语，所以没有音译。但对直译的一些字词以及借用的某些英语词语还是作了文后的注解。

首先将使用 Coordinate with 这个英语词汇作了这样的解释：The original Chinese character is He（合）which means cooperate with externally and internally, referring the tissues that bear special relationships with the Wuzang（五脏 Five Zang-Organs）. 然后将'荣色'译作 splendor 作了这样的解释：Splendor, The original Chinese character is Rong（荣）which means the external manifestation of splendor. Splendor here refers to the external tissues that reflect the Jingqi（精气 Essence-Qi）of the Wuzang（五脏 Five Zang-Organs）. 最后对 restrict 作了这样的解释：Restrict, The original Chinese character is Zhu（主）which means govern or control, indicating that one side controls or restricts the other side.

西方翻译《黄帝内经·素问》前三十四章的译者 Ilza Veith 将陛下的重要指示译为：

The heart is in accord with the pulse. The complexion of a person shows when the heart is in a splendid condition. The heart rules over the kidneys. The lungs are connected with the skin. The condition of the body hair shows when the lungs are in a splendid and flourishing condition. The lungs rule over the heart. The liver is connected (in accord) with the muscles. The condition of the finger and toe nails shows when the liver is in a splendid and flourishing condition. The liver rules over the lungs. The spleen is connected with the flesh. The color and appearance of the lips show when the stomach is in a splendid and flourishing condition. The liver rules over the lungs. The kidneys are connected with the bones. The condition of the hair on the head shows when the lungs are in a splendid and flourishing condition. The kidneys rule over the spleen.

西方译者的翻译,基本上采用的是意译,个别地方有文内注解,基本意思的表达还是比较清晰的。对原文个别字的含义理解上还可再加调整,比如'心之合脉'的'脉'其实指的是 vessels,不一定简单地视为 pulse。再如'其荣色也''其荣毛也''其荣爪也''其荣唇也''其荣发也'中的'荣'主要指的是'外容',即 face 或 appearance,译作 splendid 基本上按字面'美容'的意思表达的。国内译者也将其译作 splendor,但文后注解还是比较清楚的。

西方翻译《黄帝内经·素问》的华人译者 Mashing Ni 将陛下的这一重要指示译为:

The vessels correspond with the heart, which manifests its essence in the facial complexion. However, the heart is controlled by the kidneys. The skin corresponds with the lungs, which manifest their essence in the body hair. However, the lungs are controlled by the heart. The tendons correspond with the liver, which manifests its essence in the nails and is controlled by the lungs. The flesh and muscles correspond with the spleen, which manifests its essence on the lips and is controlled by the liver. The bones and marrow correspond with the kidneys, which manifest in the head hair and are controlled by the spleen.

西方华人译者所翻译的《黄帝内经·素问》,基本上属于解释性翻译或介绍性翻译,甚至是自析自述性表达,与常规的翻译基本不同。但个别地方的翻译还能体现出意译的风格。其对这段话的翻译,大致上是意译,与原文的结构和内容基本一致。"

黄帝说:"如此之译,各有其色。文内与文后的解释,似乎也有一定的道理。没有这样的解释,西方人恐怕很难理解和掌握原文的实际内涵。"

雷公说:"陛下圣明!由于西方各国语言中基本上都没有中华文化和中医药的对应语,所以很多核心的概念和术语很难从字面上完整地表达清楚,必须通过文内及文后的注解予以说明。从目前的发展趋势来看,经典著作的翻译基本上就是如此。微臣还注意到一些中医教材和学术著作中对《黄帝内经·素问·五运行大论》一段话的发挥。这段话的原文是这样的:

> 气有余,则制己所胜而侮所不胜,其不足,则己所不胜,侮而乘之;己所胜,轻而侮之。侮反受邪。侮而受邪,寡于畏也。

翻译为白话文,大致意思是:

> 凡气有余,则能克制自己所不能胜过的气,而又能欺侮所能胜过的气;气不足,则自己所不能胜过的气趁其不足而来欺侮,自己所能胜过的气,也对其轻蔑地进行欺侮;由于本气有余而进行欺侮或趁乘别气不足而进行欺侮的,也往往要受邪,是因为它无所畏忌,盛极必衰,亦必为别气所乘的缘故。

微臣注意到,镐京译者翻译《黄帝内经》时将其译为:

[If] Qi is in superabundance, [it] dominates over [the Qi that it is] superior to and restricts [the Qi that it is] inferior to. [If Qi] is insufficient, [it is] over restricted by [the Qi that it is] inferior to and dominated over by [the Qi that it is normally] superior to. [When a kind of Qi has launched an] attach [on others], [it] is invaded by Xie (Evil). [Because it has weakened itself when it makes] unbridled attacks [on others].

如此翻译,依然是音译、直译和文内注解的充分发挥,这是其翻译《黄帝内经》等中医经典著作的基本法则,与微臣此前向陛下汇报的完全一致。

微臣查阅尘世间的其他翻译资料时,在一份材料中看到了这段话的翻译,但并没有标明译者的姓名和身份。微臣觉得,这也可能是国内翻译《黄帝内经》的那位译者与西方人座谈时或向学生讲课时以意译的方式比较明确地介绍了这段话及其含义。其译文是这样的：

When one element is in superabundance, it brings the one that it dominates under control and counter-restricts the one that it is normally inferior to; when one element is in deficiency, it will be over-restricted by the one that it is normally inferior to and counter-restricted by the one that it normally dominates.

这段话来自《黄帝内经·素问·五运行大论》，即其第六十七章。而西方首次翻译《黄帝内经·素问》前三十四章的译者，显然没有翻译这一章。微臣查看了西方翻译《黄帝内经·素问》的华人译者的翻译，居然在其出版的 The Yellow Emperor's Classic of Meidicne 中，没有找到其对这段话的翻译。实际上这位华人译者在向西方人介绍《黄帝内经·素问》的第六十七章时，基本上不是翻译，只是根据自己对此的理解和感受作了一番自我体会和感受，基本上不是对原文的翻译。"

黄帝说："对于中医经典著作的翻译来说，简朴的直译和深入的释义、通俗的意译和不断的补充以及繁琐的解释性、介绍性、自述性表达，在一定程度上还是有一定的传播意义的。"

雷公说："陛下圣明！微臣按照陛下的指示，将这一重要理念传递给尘世间的学人和译人。对于尘世间的学人和译人来说，要理解好和翻译好《黄帝内经》这样的中医经典著作和《老子》这样的诸子学说，非常不易。但对于现代化的学术著作，还是比较容易理解和翻译的。虽然中医界现在使用的教材和著作都是用白话文撰写的，但其中所谈到的理论和方法毕竟涉及到中医经典著作，因为中医现在常用的概念和术语基本都是来自中医经典著作。所以要真正地翻译好中医现代教材和著作也并不易。比如微臣注意到现代中医基础理论教科书上，有这样一段关于五行配五脏的描述：

肝喜条达而恶抑郁，故以肝属木；心阳有温煦之功，故以心属火；脾有运化水谷、输送精微、营养五脏六腑、四肢百骸之功，故以脾属土；肺具清肃之性，肺气以肃降为顺，故肺属金；肾有藏精、主水等功能，故以肾属水。

微臣见到的译文是这样的：

The liver prefers to grow freely and dislikes depression, so it pertains to wood; the heart pumps blood to warm the body, thereby it pertains to fire; the spleen is responsible for transforming and transporting cereal nutrients to all parts of the body, thus it pertains to earth; the lung is marked by the functions of purification and descending, for that reason it pertains to metal; the kidney is in charge of storing essence and governing water, therefore it pertains to water.

译文的意思还是比较明确的，比经典著作的翻译要简朴得多。但其语言表达似乎还有待于进一步提高。医学翻译虽属科技翻译的范畴，但也不是不讲究文法和修辞的。微臣曾和镐京译者讨论这一问题。镐京译者说他在海上与学界和译界讨论的时候，也感到自己'才疏学浅，仅求其信达，难使其尔雅'。微臣觉得镐京译者所说的这三句话，实际上是对当时尘世间学人和译人的警示，而不仅仅是对他自己的评价。"

黄帝说："初习翻译，只能如此。但只要春天耕种了，只要夏天成长了，秋天一定有收获，冬天一定有优秀的业绩被收藏在民族的历史上。"

雷公说："陛下圣明！这确实是行健的天和厚德的地对尘人的希望。微臣在中医基础理论的教材中还看到这样一句与《黄帝内经》理论思想密切相关的话：

> 如面见青色，喜食酸味，脉见弦象，可以诊断为肝病；面见赤色，口味苦，脉象洪，可以诊断为心火亢盛；脾虚的病人，面见青色，为木来乘土；心脏病人，面见黑色，为水来克火，等等。

微臣见到的译文是这样的：

For instance, a patient with bluish complexion accompanied by preference for sour taste and taut pulse suggests liver disease; a patient with reddish complexion accompanied by bitter taste in the mouth and full pulse indicates hyperactivity of heart-fire; a patient with spleen asthenia appears bluish in complexion indicates subjugation of earth by wood; and a patient with heart disease appears blackish in complexion indicates restriction of fire by water; etc.

这个译文基本上是直译和意译相结合的翻译，其中的'虚'常译作asthenia，确实与中文的'虚'含义相近，这也是微臣所希望的。微臣在向陛下汇报'五行'的翻译问题时，也谈到了'虚'的翻译。当时向陛下汇报时说，微臣总觉得用 asthenia 翻译中医上的'虚'比用 deficiency 要准确一些。因为 asthenia 指功能的降低，而 deficiency 确实表示量的减少。比如 neurasthenia 的意思是神经衰弱，即神经的功能衰弱，如果用 deficiency 则可能表示神经的缺损。中医上的'虚'在大多数情况下都是指功能的低下，而不是量的减少。如'血虚'倒不是讲血量的减少，而是指功能的低下。但微臣在下界寻访译者的时候，注意到用 deficiency 翻译'虚'已经非常普遍了，之后已经成为中医名词术语国际标准化的一个实例了。这说明约定俗成确实成了统一化和标准化的基本方向了。对此，微臣也不得不理解，不得不接受。"

黄帝说："卿等讲的很有道理。但在语言的应用上并不是有道理就正确，在很大程度上要看实际应用如何。如果大家都普遍接受了，还是要遵守约定俗成的法则。"

雷公说："蒙陛下教诲，臣茅塞顿开！微臣此前曾仔细思考这方面的问题，也曾咨询镐京译者，在日常的语言使用中，究竟多少是有道理的，多少是无道理的，多少是正确的，多少是错误的。这些问题令镐京译者很窘迫，因为他在神州传承和发扬中华文化的时候也在思考这些问题。微臣与镐京译者谈到'虚'这一问题时，也谈到了《难经·六十九难》中'虚则补其母，实则泻其子'这句话。《难经》所提出的这则治法在现代的中医上应用的依然很普遍。微臣咨询镐京译者尘世间对《难经》中的这句话是如何翻译的。镐京译者提供的资料中是这样的：to reinforce the mother-organ in case of deficiency and to purge (or reduce) the child-organ in case of excess."

黄帝说："如此翻译，似乎有一定意思，但还是没有能够将原文的精气神韵再现于西方语言。当然这也是非常难以达到的目标。"

雷公说："诚如陛下所训！问题却是如此。微臣个人希望，经过若干年中西方的交流和合作，中华文化和语言能够逐步地、系统地、完整地传入到西方各国。只有如此，中华文化和中医药的基本概念和术语才能比较完整地传播到西方各国以及世界各国。这当然是未来的梦想。微臣希望这个梦想最好能成为理想，而不要仅仅是个梦想。正如国内翻译《黄帝内经》的镐京译者所强调的那样，'梦是应该有的，但绝不能做'。"

黄帝说："译者之论，颇有道理。卿等此前谈到了'五行学说'基本概念和术语的翻译。'五行学说'并非仅仅从五行到五行，而是'五行'与'五方''五脏''五味''五体''五音''五气'等等的配应关系，很有意义。'五行'与其他五则的配合关系是如何翻译的呢？"

雷公说："陛下圣明！'五行学说'的基本意义确是如此。将其理解深入、翻译完整、表达准确，却是不易，但其基本翻译还一直在推进中。《黄帝内经·素问·阴阳应象大论篇》中，就将'五行'与'五方''五脏''五味''五体''五音''五气'等的密切关系作了形象而生动的总结。其中记载了陛下当年向臣等的指示，其原文是这样的：

> 东方生风，风生木，木生酸，酸生肝，肝生筋，筋生心，肝主目。其在天为玄，在人为道，在地为化，化生五味，道生智，玄生神，神在天为风，在地为木，在体为筋，在脏为肝，在色为苍，在音为角，在声为呼，在变动为握，在窍为目，在味为酸，在志为怒。怒伤肝，悲胜怒；风伤筋燥胜风；酸伤筋，辛胜酸。

用今天的白话文来说，大致意思是这样的：

> 东方生风，风能滋养木气，木气能生酸味，酸味能养肝，肝血能够养筋，而筋又能养心。肝气上通于目。它的变化在天是五气里的风，在地是为五行里的木，在人体中则为筋，在五脏中则为肝，在

五色中则为苍，在五音中则为角，在五声中则为呼，在人体的变动中则为握，在七窍中则为目，在五味中则为酸，在情志中则为怒。怒伤肝，但悲伤能够抑制怒；风气伤筋，但燥能够抑制风；过食酸味能够伤筋，但辛味能够抑制酸味。”

白话文的解释，基本符合原文之意。”

黄帝说：“这段话的翻译如何呢？”

雷公回答说：“微臣看到镐京翻译《黄帝内经》的译者将这段话译为：

The east produces wind, the wind promotes [the growth] of trees, the trees produces sour [taste], the sour [taste] nourishes the liver, [the blood stored in] the liver nourishes the sinews, the sinews nourishes the heart and the liver controls the eyes. 〔Such [mysterious variation] appears as Xuan (abstruseness) in the heavens, Dao (rules or principles) in human beings and Hua (transformation) in the earth. The transforming [process] produces the five flavors, the Dao (rules or principles) enables [human beings] to become intelligent and the Xuan (abstruseness) [in the heavens] brings about Shen (changes of things in natural world).〕 The Shen (changes of things in natural world) demonstrates as wind in the heavens, trees on the earth, the sinews in the human body, the liver in the Zang (Zang-Organs), blue in colors, Jiao in scales, calling in voices, grasping in actions, the eyes in the orifices, sourness in tastes and anger in emotions. [Excessive] anger impairs the liver, while sorrow dominates over anger; wind impairs sinews, while dryness dominates over wind; sourness impairs the sinews while pungency dominates over sourness.

其译法与此前微臣向陛下汇报的情况一致，主要采取的是音译、直译和文内注解的译法。在这里，译者将‘天’译作 heavens，以后就改为 sky，因为他意识到 heaven 在西方总是和宗教有关的，与华夏民族自古以来所说的‘天’之内涵不尽相同。

西方首次翻译《黄帝内经・素问》前三十四章的译者 Ilza Veith 将这段话译为：

The East creates the wind；wind creates wood；wood creates the four flavor；the sour flavor strengthens the liver；the liver nourishes the muscles；the muscles strengthen the heart；and the liver governs the eyes. The eyes see the darkness and mystery of Heaven and they discover Tao，the Right Way，among mankind.

Upon earth there is transformation and change which produce the five flavors. The attainment of Tao（the Right Way）produces wisdom，while the supernatural [powers]（神）spring from darkness and mystery.

The supernatural [powers] create wind in Heaven and they create wood upon earth. Within the body they create muscles and of the five viscera they create the liver. Of the colors they create the green color and of the musical notes they create the note *chio*（角）；and they give to the human voice the ability to form a shouting sound. In times of excitement and change they grant the capacity for control. Of the orifices they create the eyes，of the flavors they create the sour flavor，and of the emotions they create anger.

Anger is injurious to the liver，but sympathy counteracts anger. Wind is injurious to the muscles，but heat and drought counteract the wind. The sour flavor is injurious to the muscles，but the pungent flavor counteracts the sour flavor.

其译法与微臣此前也向陛下的汇报基本一致。其翻译既有音译的表现，也有直译的表现，更有意译的表现，还有文内注解的表现。其音译主要体现在‘阴阳’的翻译上，其直译主要体现在对原文结构的保持，其意译主要是对原文基本意思的表达，其文内注解就是对原文实际内涵的进一步发挥。

西方翻译《黄帝内经・素问》的华人译者对‘阴阳应象大论’这一

章，基本上采取的解释性、自述性、发挥性介绍，原则上不是正常的翻译。所以微臣就向陛下汇报这位华人译者对这部分内容的翻译了，因为他实际上没有采取翻译，只是作了介绍性的说明而已，与微臣现在向陛下汇报翻译问题没有直接的关系。”

黄帝说：“中西译者的翻译，大体合乎原文之意。要达到至善至美的境界，还需不断完善。”

雷公说：“感谢陛下指导！臣等一定认真努力，协助下界译者努力发展。《黄帝内经·素问·阴阳应象大论篇》中关于‘五行’与‘五方’‘五脏’‘五味’‘五体’‘五音’‘五气’等密切关系的形象总结中，还记载了陛下当年给臣等的另外一项重要指示，其原文是这样的：

南方生热，热生火，火生苦，苦生心，心生血，血生脾，心主舌。其在天为热，在地为火，在体为脉，在脏为心，在色为赤，在音为徵，在声为笑，在变动为忧，在窍为舌，在味为苦，在志为喜。喜伤心，恐胜喜；热伤气，寒胜热；苦伤气，咸胜苦。

微臣看到镐京译者将陛下的指示译为：

The south produces heat, the heat produces fire, the fire produces bitterness, the bitterness nourishes the heart, the heart produces blood, the blood nourishes the spleen and the heart governs the tongue. [The mysterious changes of Yin and Yang] demonstrate as heat in the heavens, fire on the earth, the Channels in the human body, the heart in the Zang (Zang-Organs), red in colors, Zheng in scales, laughter in voices, grief in changes, the tongue in orifices, bitterness in tastes and joy in emotions. [Excessive] joy impairs the heart while fear dominates over joy; heat impairs Qi while cold dominates over heat; bitterness impairs Qi while saltiness dominates over bitterness.

其译文与微臣刚才向陛下的汇报完全一致。

西方首次翻译《黄帝内经·素问》前三十四章的译者 Ilza Veith 将

陛下的指示译为：

From the South there comes extreme heat. Heat produces fire and fire produces the bitter flavor. The bitter flavor strengthens the heart, the heart nourishes the blood and the blood enlivens the stomach. The heart rules over the tongue.

The supernatural [powers]（神） of Summer create heat in Heaven and fire upon Earth. They create the pulse within the body asnd the heat within the viscera. Of the colors they create the red color and of the musical notes they create *chih*（徵） and they give to the human voice the ability to express joy. In times of excitement and change they grant the capacity for sadness and grief. Of the orifices they create the mouth with its palate; of the flavors they create the bitter flavor, and of the emotions they create happiness and joy.

Extravagant joy is injurious to the heart, but fear counteracts happiness. Heat is injurious to the spirit, but the cold of Winter counteracts the heat of Summer. The bitter flavor is injurious to the spirit, but the salty flavor counteracts the bitter flavor.

这位西方译者的翻译与前面微臣向陛下的汇报完全一致。”

黄帝说：“翻译前后一致，本体基本统一。”

雷公说：“诚如陛下所示，中西两位译者的翻译，前后基本是一致的，本体也基本是统一的。《黄帝内经·素问·阴阳应象大论篇》中关于‘五行’与‘五方’‘五脏’‘五味’‘五体’‘五音’‘五气’等密切关系的形象总结中，还记载了陛下当年给臣等的另外一项重要指示，其原文是这样的：

中央生湿，湿生土，土生甘，甘生脾，脾生肉，肉生肺，脾主口。其在天为湿，在地为土，在体为肉，在脏为肺，在色为黄，在音为宫，在声为歌，在变动为哕，在窍为口，在味为甘，在志为思。思伤脾，怒胜思；湿伤肉，风胜湿；甘伤肉。酸胜甘。

用今天的白话文来说，大致意思是这样的：

南方生热，热能生火，火气生苦味，苦味养心，心生血，血养脾，心气与舌相关联。其在天为热，在地为火，在人体为血脉，在五脏为心，在五色为赤，在五音为徵，在五声为笑，在人体变动为忧，在七窍为舌，在五味为苦，在情志为喜。过喜伤心气，但恐能抑制喜；热伤气，但寒水能抑制热；苦味伤气，但咸味能抑制苦味。

微臣看到镐京译者将陛下的重要指示译为：

The center（the central region）produces dampness，the dampness produces soil，the earth produces sweet [flavor]，the sweet [flavor] nourishes the spleen，the spleen nourishes muscles，the muscles strengthen the lung and the spleen governs the mouth. [The mysterious changes of Yin and Yang] demonstrate as dampness in the heavens，soil in the earth，muscles in the human body，the spleen in the Zang（Zang-Organs），yellow in colors，Gong in scales，singing in voices，spitting in actions，the mouth in orifices，sweet in tastes and thinking in emotions. [Excessive] contemplation impairs the spleen while anger dominates over contemplation；[excessive] dampness impairs muscles while wind dominates over dampness；[excessive] sweetness impairs muscles while sourness dominates over sweetness.

其译文与微臣刚才向陛下的汇报完全一致。

西方首次翻译《黄帝内经·素问》前三十四章的译者 Ilza Veith 将陛下的重要指示译为：

Humidity is created by the center. Humidity nourishes the earth and the earth and the earth produces sweet flavors. The sweet flavor nourishes the stomach，the stomach strengthens the flesh，and the flesh protects the lungs. The stomach rules over the mouth.

The [mysterious] powders of the earth create humidity in

Heaven and fertile soil upon earth. They create the flesh within the body, and of the viscera they create the stomach. Of the colors they create the yellow color, and of the musical notes they create the note *kung*(宫), and they give to the human voice the ability to sing. In times of excitement and change they cause the emission of belching. Of the orifices they create the mouth, of the flavors they create the sweet flavor, and of the emotions they create consideration and sympathy.

Extreme sympathy is injurious to the stomach, but anger counteracts sympathy. Humidity is injurious to the flesh, but wind counteracts humidity. The sweet flavor hurts the flesh, but the sour flavor counteracts the sweet flavor.

这位西方译者的翻译与前面微臣向陛下的汇报一致,微臣不再另作分析了。"

黄帝说:"这部分的翻译与此前的翻译,方式方法和释义解译基本一致,本体的统一性还是比较一致的。"

雷公说:"陛下圣明!诚如陛下所示,其译法基本如此。《黄帝内经·素问·阴阳应象大论篇》中关于'五行'与'五方''五脏''五味''五体''五音''五气'等密切关系的形象总结中,还记载了陛下当年给臣等的另外一项重要指示,其原文是这样的:

西方生燥,燥生金,金生辛,辛生肺,肺生皮毛,皮毛生肾,肺主鼻。其在天为燥,在地为金,在体为皮毛,在脏为肺,在色为白,在音为商,在声为哭,在变动为咳,在窍为鼻,在味为辛,在志为忧。忧伤肺,喜胜优,热伤皮毛,寒胜热,辛伤皮毛,苦胜辛。

用今天的白话文来说,大致意思是这样的:

西方生燥,燥使金气旺盛,金生辛味,辛养肺,肺气滋养皮毛,皮毛润泽又滋生肾水,肺气与鼻相关联。它的变化在天为五气里的燥，在地为五行里的金，在人体为皮毛，在五脏为肺，在五色为白，在五音为商，在五声为哭，在人体的变动为咳，在七窍为鼻，在五味为辛，在情志为忧。忧伤肺，但喜能抑制忧；热伤皮毛，但寒能抑制热；辛味伤皮毛，但苦味能抑制辛味。

微臣看到镐京译者将陛下的重要指示译为：

The west produces dryness，the dryness produces metal，the metal produces pungency，the pungency nourishes the lung，the lung governs the skin and hair[，the skin and hair nourish the kidney and the lung governs the nose. [The mysterious changes of Yin and Yang] demonstrate as dryness in the heavens，metal on the earth，skin and hair on the body，the lung in the Zang (Zang-Organs)，white in colors，Shang in scales，crying in voices，cough in actions，nose in orifices，pungency in tastes and grief in emotions. [Excessive] grief impairs the lung while joy dominates over grief；[excessive] heat impairs the skin and hair while cold dominates over heat；[excessive] pungency impairs the skin and hair while bitterness dominates over pungency.

其译文与微臣刚才向陛下的汇报完全一致。

西方首次翻译《黄帝内经·素问》前三十四章的译者 Ilza Veith 将陛下的重要指示译为：

Scorched dryness is created by the West. Dryness creates metal and metal produces the pungent flavor. The pungent flavor nourishes the lungs and the lungs strengthen the skin and the hair. Skin and hair protect the kidneys. The lungs govern the nose.

The [mysterious] powders of Fall create dryness in Heaven and they create metal upon Earth. Upon the body they create skin and hair，and of the viscera they create lungs. Of the colors they create the white color，and of the musical notes they create *shang* (商)，and they give to the human voice the ability to weep and to wail. In times of excitement and change they create a cough. Of the orifices they create the nose with its nostrils, among the flavors they create the pungent flavors, and among the emotions they create grief.

Extreme grief is injurious to the lungs, but joy counteracts grief. Heat is injurious to skin and hair, but cold temperature counteracts heat. The pungent flavor is injurious to skin and hair, but the better flavor counteracts the pungent flavor.

这位西方译者的翻译与前面微臣向陛下的汇报一致，微臣不再另作分析了。”

黄帝说：“目前可不再分析，但今后还需继续分析。只有从不同的角度、不同的层面、不同的时期、不同的目的、不同的影响等角度对同样一个问题做出不同的分析和研究，才能真正地知其所以然。”

雷公说：“陛下圣明！微臣一定遵循陛下的指示，以后继续认真地分析和研究，以便能为尘世间的学人和译人提供更有意义的意见和建议。《黄帝内经・素问・阴阳应象大论篇》中关于‘五行’与‘五方’‘五脏’‘五味’‘五体’‘五音’‘五气’等密切关系的形象总结中，还记载了陛下当年给臣等的第五项重要指示，其原文是这样的：

> 北方生寒，寒生水，水生咸，咸生肾，肾生骨髓，髓生肝，肾主耳。其在天为寒，在地为水，在体为骨，在脏为肾，在色为黑，在音为羽，在声为呻，在变动为栗，在窍为耳，在味为咸，在志为恐。恐伤肾，思胜恐；寒伤血，燥胜寒；咸伤血，甘胜咸。

用今天的白话文来说，大致意思是这样的：

> 北方生寒，寒生水气，水气能生咸味，咸味能养肾气，肾气能长骨髓，骨髓又能养肝，肾气与耳相关联。它的变化在天为五气的寒，在地为五行中的水，在人体为骨髓，在五脏为肾，在五色为黑，在五音为羽，在五声为呻吟，在人体的变动上为战栗，在七窍中为耳，在五味中为咸，在情志变动上为恐。恐伤肾，但思能抑制恐；寒

伤血，但燥能抑制寒；咸伤血，但甘味能抑制咸味。

微臣看到镐京译者将陛下的重要指示译为：

The north produces cold, the cold produces water, the water produces saltiness, the saltiness nourishes the kidney, the kidney produces bone marrow, the marrow nourishes the liver and the kidney governs the ears. [The mysterious changes of Yin and Yang] demonstrate as cold in the heavens, water on the earth, bones in the human body, the kidney in the Zang (Zang-Organs), black in colors, Yu in scales, sigh in voices, shaking in actions, the ears in orifices, saltiness in tastes and fear in emotions. [Excessive] fear impairs the kidney while contemplation dominates over fear; [excessive] cold impairs blood while dryness dominates over cold; [excessive] saltiness impairs blood while sweetness dominates over saltiness.

其译文与微臣刚才向陛下的汇报完全一致。

西方首次翻译《黄帝内经・素问》前三十四章的译者 Ilza Veith 将陛下的重要指示译为：

Extreme cold is created in the north. Cold creates water, and water creates salt. Salt nourishes the kidneys and the kidneys strengthen the bones and the marrow; and the marrow strengthens the liver. The kidneys rule over the ears.

The [mysterious] powers of Winter create the extreme cold in Heaven and they create water upon earth. Within the body they create the bones, and of the orifices they create the kidneys (testicles). Of the colors they create the black color, and of the musical notes they create the note *yu* (羽). They give to the human voice the ability to groan sand to hum. In times of excitement and change they create trembling, and among the emotions they create fear.

Extreme fear is injurious to the kidneys, but fear can be

overcome by contemplation. The cold is injurious to the blood, but dry heat counteracts the cold. Salt is injurious to the blood, but the sweet flavor counteracts salt.

这位西方译者的翻译与前面微臣向陛下的汇报一致，微臣现在暂时不作分析了，以后再和天师一起好好分析研究，努力协助尘世间的学人和译人长其长而短其短。”

黄帝说：“中西译者的如此翻译，诚如臣等的思考和分析那样，听起来如钝器击木，品起来似败絮柑橘。然而仔细想想，不如此翻译又当如何呢？经典就是经典，翻译时为使其主旨思想不被曲解和演化，就不得不尽可能地保持其精神原貌——包括其句法、词法和行文风格。”

雷公说：“陛下圣明！非常感谢陛下的指导！除了关注中西两位译者的翻译之外，臣等也关注其他译者的翻译，更关注研究领域一些学者的看法。神州翻译界个别人士对国内翻译《黄帝内经》这位译者的译法颇有微词，认为其法不合译理。微臣觉得这样的看法本身似乎也不完全合理。某种意义上还是感情偏颇的原因所致。微臣注意到《墨子》中记载的一则故事：鲁国的公输子善技巧，用竹木制作的喜鹊飞上天后三天都不落地。公输子以为自己的技术已经登峰造极。墨子却不以为然。他在告戒公输子的一番话中谈到了‘巧’与‘拙’的判断问题，很值得学人深思。墨子对公输子说：‘子之为鹊也，不如匠之为车辖，须臾斲三寸之木，而任五十石之重。故所为功，利于人谓之巧，不利于人谓之拙。’大致意思是说：‘您这做喜鹊的手艺，不如匠人们做车轮的手艺，匠人们一会儿就削出一个三寸长的木钉，就可以承受五十石的重量。就是说您所做的事对人们有利才叫灵巧，对人们无利就叫做笨拙’。研究翻译方法时，尘世间的学者和译者应该好好思考思考墨子给公输子的这个忠告。”

黄帝说：“墨子之言，颇为中肯。对于译界来说，翻译方法的探讨一定要有利于语言的理解和表达，不然就会适得其反。如果为法而论法往往流于清谈，自然不利于实际问题的解决和处理。”

岐伯、雷公长拜道：“陛下圣明！学界译界确实应该如此。”

粟之有秕篇第六十二
——译事务实举要

黄帝说："卿等勤于求译，令朕极感欣慰。国学翻译很重要，中医翻译更重要。国学走向世界的桥梁，就是中医。"

岐伯说："陛下圣明！历史与现实，确实如此。民族文化的传承和传播，在一定程度上的确需要翻译，不仅将传统文化典籍翻译为外文，还要将其翻译为现代华文，能令更多的今人好好学习、天天向上。中医的传承和传播，在一定程度上也需要翻译，即将《黄帝内经》这样的经典和历朝历代的典籍翻译成现代华文，即所谓的白话文，也要将其翻译为外文，为国医的对外传播和发展铺平道路。雷公此前受命奔赴下界寻找译人，目的就是为了对外传播国医，即现在尘世间所谓的中医。雷公到下界的时候，一直遵行陛下的指示和要求，尽量协助神州大地的学人和译人努力实现臣等的希望。"

黄帝说："从卿等所提供的国内外译者的翻译文本来看，总体上还是比较可取的，但也存在着这样那样一些问题。总的来看，这些翻译还是颇值褒扬的。朕近观天象，环顾六合，深为下界之纷纷扰扰而寝食不安。幸有卿等恬静执事，朕才心得稍安。"

岐伯跪而拜道："感谢陛下指导！臣等一定认真努力，不再令陛下生忧！古人云'心主不可受邪，心包代之'。陛下乃天下之心主，臣等即是天下之心包。心主生忧，实乃臣子之过也。"

黄帝说："卿之所言，甚是在理。不过，天下之大，非朕与臣等所能目及耳尽。所以，海天之际，偶有风浪，亦是自然。臣等不必自责太过。"

岐伯说："感谢陛下恕臣无罪！微臣曾翻阅了《资治通鉴》，卷一百九十二载有唐太宗与魏征的一节对话，很令微臣感慨。太宗问魏征：'人主何为而明？何为而暗？'魏征说：'兼听则明，偏听则暗。'魏征作为臣子，对人主可谓言尽意尽啊！微臣向陛下汇报的时候，陛下指出，'魏征之谏，乃万世忠言'。陛下之训，令臣等至为感动。陛下曾告诉臣等，不独为人主者须得'兼听'求明，正人君子皆须如此。陛下最后指示臣等，唯如此则'是非得以明辨，正误得以明察，忠奸得以明正'。陛下当年的指导和教育，使臣等的思维和境界大为开拓。"

黄帝说："虽是朕之训，亦是卿之务。就译事而言，事实亦当如此。不如此，则难免以点带面，难辨真伪。卿等此前谈到了'五脏'和'六腑'的翻译。虽然是音译结合的翻译，但也属于创新性翻译。其意义还是值得肯定的。"

岐伯说："感谢陛下关怀！臣等此前所谈到的'五脏'和'六腑'的翻译，确实有实际意义。虽然东方某个国家反对音译中医的基本概念和术语，也反对音意结合式地翻译中医。其目的和用意，可谓不言而喻。但在国际上，这样的译法还是比较普及的，还是为越来越多的西方读者所接受的。这当然是自然的发展趋势。臣等向陛下汇报的时候，虽然谈'五脏'和'六腑'的翻译，好像没有谈到'三焦'的翻译。"

黄帝说："卿等之所以没有谈到'三焦'的翻译，大概是因为'三焦'翻译所面临的问题可谓多多。"

岐伯说："请雷公向陛下汇报。"

雷公说："谢谢天师！微臣此前似乎向陛下汇报过'三焦'的翻译，但还没有达到天师的要求，微臣继续向陛下汇报。确如陛下所训，'三焦'的翻译，确实面临着不少的问题和挑战。因为'三焦'是中医特有的一个解剖概念。对'三焦'的位置、定义和功能，中医界还有争议。比如现行的中医教材在谈到'三焦'时，有这样一段论述：

> 由于三焦的某些具体概念不够明确，《难经》在《二十五难》和《三十八难》中又提出'有名而无形'之说，因而引起了后世的争论。但对三焦的臣理功能的认识是一致的，认为三焦的主要生理功能是主持诸气、通行水道。在形态方面目前部分学者认为三焦是分布于胸腹腔的一个大腑，在人体脏腑中，唯它最大，故有'孤府'之称。

张介宾《类经·藏象类》中也对'三焦'作了分析说明，认为三焦是'脏腑之外，躯体之内，包罗诸脏，一腔之大府也。'微臣以为，重要的并不在于确定'三焦'是属于哪个实质性脏器，而是在于研究和掌握三焦在生理和病理学上的实际意义。"

黄帝说："究竟应该如何翻译'三焦'呢？"

雷公说："微臣在下界考察的时候，也特别关注了'三焦'的翻译，因为那时的译法比较混乱，当时常见的译法有 three warmers, three heaters, three burners, tri-jiao 等等。世界卫生组织三十六年前，即西方的 1982 年，即开始委托其西太区研制针灸经穴名称的国际标准化方案。在这个方案中，将'三焦'译为 triple energizer。尽管这一译法也不尽准确，甚至可以说与'三焦'的内涵相差甚远，但由于世界卫生组织已将其作为一个规范化的译名向全世界作了公布，而且华夏也参加了该组织主持的针灸经穴名称的国际标准化方案的制定，因此华夏译者在翻译时不得不接受 triple energizer 这一译法。况且'三焦'的实质问题中医界本身也存有争议，翻译上的'准确'也很难完全落到实处。"

黄帝说："'三焦'的基本生理功能，一是通行元气，二为水液运行之道路。译为 triple energizer 似乎与其实际功能没有什么关系。这种译法以后是否有修改的可能呢？"

雷公说："在不久前闭幕的世界卫生组织亚太西区关于中医名词术语国际标准化会议上，有代表就这个问题向该组织亚太西区的官员提出了咨询，该官员表示在适当的时候该组织会考虑这个问题。但微臣以为这个问题操作起来可能有一定的难度。天师曾经问微臣难度在哪里。微臣觉得难度还是在于约定俗成这个语言的基本规律上。虽然现在人们感到将'三焦'译为 triple energizer 不太妥当，好像有改译之必要。

但从另一个角度来看，如世界卫生组织二十七年前，即西方的 1991 年，颁布的标准化方案已经为大家所普遍接受并且有了一定的应用基础，是否再次修正尚需谨慎考虑。重要的是在中医名词术语的国际标准化研究中，人们应该从针灸经穴名称的国际标准化实践中吸取经验教训，防止类似的问题再次出现。正如荀子所言：'名无固名，约之以名，约定俗成谓之实宜，异与约则谓之不宜'。

《黄帝内经·灵枢·本输》首次记载了陛下指导臣等讨论'凡刺之道'时关于'三焦'的论述。这段原文的第一句是：

> 三焦者，上合手少阳，出于关冲，关冲者，手小指次指之端也，为井金；溜于液门，液门，小指次指之间也，为荥；注于中渚，中渚，本节之后陷者中也，为俞；过于阳池，阳池，在腕上陷者之中也，为原；行于支沟，支沟，上腕三寸两骨之间陷者中也，为经；入于天井，天井，在肘外大骨之上陷者中也，为合，屈肘而得之。

用白话文解释，大致意思是：

> 三焦，上合手少阳经脉，其脉气出于关冲穴，关冲穴在无名指之端，为井穴，属金；流行于液门穴，液门穴在小指与次指之间，为荥穴；灌注于中渚穴，中渚穴在小指与无名指本节后的凹陷中，为腧穴；过于阳池穴，阳池穴在腕上凹陷中，为原穴；行于支沟穴，支沟穴在腕后三寸、两骨间的凹陷中，为经穴；入于天井穴，天井穴在肘外大骨上的凹陷中，为合穴，屈肘可取。

镐京译者将其译为：

[The Channel-Qi of] Sanjiao (Triple Energizer) is related to [the Channel of] Hand-Shaoyang in the upper, emerges from Guanchong (TE 1) [which, located] at the lateral side of the fourth finger, is the Jing-Well [Acupoint and pertains to] Metal [in the Wuxing (Five Elements)]; flows to Yemen (TE 2) [which, located] between the fourth finger and the small finger and is the Ying-Spring [Acupoint]; infuses into Zhongzhu (TE 3) [which, located] in the depression posterior to the joint of the fourth finger and is the Shu-Stream [Acupoint]; passes by Yangchi (TE 4) [which, located] in the depression on the wrist and is the Yuan-Primary [Acupoint]; runs to Zhigou (TE 6) [which, located] in the depression between the two bones three Cun above the wrist, is the Jing-River [Acupoint]; enters into Tianjing (TE 10) [which, located] in the depression above the big bone lateral to the elbow, is the He-Sea [Acupoint] that can be found [when] the elbow is flexed.

原文的第二句是：

三焦下腧在于足大趾之前，少阳之后，出于腘中外廉，名曰委阳，是太阳络也，手少阳经也。三焦者，足少阳太阴之所将太阳之别也，上踝五寸，别入贯肠，出于委阳，并太阳之正，入络膀胱，约下焦，实则闭癃，虚则遗溺，遗溺则补之，闭癃则泻之。

用白话文解释，大致意思是：

三焦的下腧穴，在足太阳经之前，足少阳经之后，出于腘窝外缘，名叫委阳，是足太阳经的大络，又是手少阳的经脉。三焦经与足少阳、足太阳二经相并行，自足太阳经别出在外踝上五寸处，别入腿肚，出于委阳，与足太阳经的正脉相并，入腹内联络膀胱，约束下焦。所以三焦实证可出现闭癃，虚证则出现遗尿；遗尿当用补法治之，闭癃当用泻法治之。

镐京译者将其译为：

The lower Acupoint [that the Channel-Qi of] Sanjiao (Triple Energizer) [infuses into is located] before the big toe, behind [the Channel of Foot-] Shaoyang, emerges from the lateral border of popliteal fossa, known as Weiyang (BL 39) [where] the Collateral of [the Channel of Foot-] Taiyang [stems]. It is the Channel of Hand-Shaoyang. [The Channel of] Sanjiao (Triple Energizer) is provided [with Qi and blood] by [the Channels of] Foot-Shaoyang and Foot-Taiyang. [That is why it] stems from [the Channel of Foot-] Taiyang [at the point] five Cun above the external ankle, enters into the calf, emerges from Weiyang (BL 39), merges into the regular [Channel of Foot-] Taiyang, then enters into the bladder to control the Xiajiao (Lower Energizer). [So] the Shi (Excess Syndrome) [of the Sanjiao (Triple Energizer) Channel] leads to difficulty in urination and the Xu (Deficiency Syndrome) [of the Sanjiao (Triple Energizer) Channel] leads to enuresis. Enuresis [can be treated by needling with] reinforcing [techniques] and difficulty in urination [can be treated by needling with] reducing [techniques].

《黄帝内经·素问》在国内外都有比较完整的翻译,但《黄帝内经·灵枢》的翻译则比较少。微臣在考察的时候,注意到国内译者的翻译和国外华人译者的翻译。相比较而言,国内译者的翻译与此前臣等向陛下的汇报完全一致,而国外华人译者的翻译则基本上是解释性、介绍性和自述性的表达。为了说明翻译的必要性和完整性,微臣只向陛下汇报国内翻译《黄帝内经》的镐京译者对《灵枢》的翻译。

从其译文来看,这位译者将'三焦'完全采用音译法翻译,将世界卫生组织西太区所制定的标准 triple energizer 设置在音译 Sanjiao 之后的圆括号内,目的是对现行翻译的说明,而不是注解。此外,除了'阴阳'及其相关的术语外,其他的术语全部采用音译,以保证经典著作语言风采和文化内涵的传播。"

黄帝说:"卿等谈到了'三焦'的翻译,颇有意义。国内译者的理念与国际译者的理念虽有所不同,但其目的和希望还是比较一致的。仅此一点就颇值肯定。"

岐伯、雷公长拜道:"非常感谢陛下指导!臣等一定牢记圣训!"

黄帝说:"'三焦'是中医对人体器官的特殊概括,非常符合实际。《素问》和《灵枢》这两部经典著作中,'三焦'均有详细的论述和发挥。其他经典中也应该有对'三焦'的论述和发挥。"

雷公说："陛下圣明！在《黄帝内经》中的《素问》和《灵枢》这两部经典著作中，'三焦'均有详细的论述和发挥。其他中医经典中确实有'三焦'的论述和发挥。比如《难经》的'八难'中谈到十二经脉后说，'此五脏六腑之本，十二经脉之根，呼吸之门，三焦之原，一名守邪之神'。意思是说，'这是五脏六腑之本，十二经脉之根，呼吸之门，三焦之原，又是人体防御病邪侵袭的守护之神'。镐京《黄帝内经》译者也翻译了《难经》，他将这句话译为：

[The root of the twelve Channels] means the activating Qi between the kidneys which is the foundation of the Five Zang-Organs and the Six Fu-Organs, the root of the twelve Channels, the gate of respiration, the source of the Sanjiao (Triple Energizer) and the god [to defend the body] against the Xie (Evil). Hence Qi is the root of the human body.

这句话的译文与前一句的译文结合起来，即'the foundation of the Five Zang-Organs and the Six Fu-Organs, the root of the twelve Channels, the gate of respiration, the source of the Sanjiao (Triple Energizer) and the god [to defend the body] against the Xie (Evil). Hence Qi is the root of the human body'。这是这句话的全译。

西方第一位翻译《难经》的译者 Paul U. Unschuld 将这句话译为：

These [influences] are the foundation of the [body's] five depots and six palaces; they are the root of the twelve conduit-vessels; they are the gate of exhalation and inhalation, and they are the origin of the Triple Burner.

这位译者的翻译特别值得关注。他并不是前人译者，而是今人译者。国内《黄帝内经》译者总结国外的中医翻译历史和现实时，将其划分为三大流派，即拉丁派、考据派和通俗派。翻译《难经》的这位译者就是考据派的创始人。他之所以考据，就是将华夏民族的传统文化，与其是远古时期的思想和理念作为解读中医的基础。他之所以将'五脏'译作 five depots，将'六腑'译作 six palaces，就与其考据的理念有很大的关系。他从远古时期，也就是所谓的'甲骨文'，对'脏腑'二字进行了考据，认为远古时期的‘脏’和‘腑’与当年的仓库和府第有一定的关系，所以将‘五脏’译作 five depots，将‘六腑’译作 six palaces。此外，他将‘三焦’译作 Triple Burner，而那个时代国内外的译者比较直译，即都使用了 heater，burner 和 warmer 等词。

在《难经》‘二十五难’中，有这样一句话：‘一经者，手少阴与心主别脉也。心主与三焦为表里，俱有名而无形，故言经有十二也’。意思是说，‘所谓的一经，是手少阴心经与手厥阴心包经，手厥阴心包经和手少阳三焦经互为表里，两者都是有名而无形，所以说人体有十二条经脉’。

镐京译者将这句话译为：

The other Channel refers to [the Heart Channel of] Hand-Shaoyin and the Pericardium [Channel of Hand-Jueyin]. The Pericardium [Channel of Hand-Shaoyin] and the Sanjiao [Channel of Hand-Shaoyang] are internally and externally [related to each other]. Both [Channels] have names but have no substantial forms. That is why the Canon mentions twelve Channels.

译文与原文的结构和含义比较一致，值得肯定。

西方译者 Paul U. Unschuld 将这句话译为：

One of the conduits encompasses the hand-minor-yin [vessel] and the heart-master [vessel] as separate vessels. The heart-master and the Triple Burner represent outside and inside. Both have a name but no form. Hence, one speaks of twelve conduits.

这位西方译者的翻译，非常值得注意。他将‘经’译作 conduit，与国际较为流行的两种译法 channel 和 meridian 完全不同。在中医国际化的发展过程中，channel 和 meridian 已经成为‘经’的两大标准，而 conduit 则几乎没有得到译界的应用。此外，‘心主’实际上指的是‘心经’，译作 heart-master 显然是直译，也有文内注解 vessel。但 vessel 和‘经’还是有所区别的。

在《难经》中，‘三十一难’主要谈的是‘三焦’的‘上焦’‘中焦’和‘下焦’，是对‘三焦’比较完整的分析和研究。原文是这样的：

三焦者，水谷之道路，气之所终始也。上焦者，在心下，下膈，在胃上口，主内而不出，其治在膻中，玉堂下一寸六分，直两乳间陷者是；中焦者，在胃中脘，不上不下，主腐熟水谷，其治在脐傍；下焦者，当膀胱上口，主分别清浊，主出而不内，以传导也，其治在脐下一寸；故名曰三焦，其府在气街。

用今天的白话文来说，大致意思是这样的：

三焦是水谷运化的通道，也是气机活动终始之所。上焦在心下，向下到横隔，在胃的上口，其功能是受纳而不排出。上焦的针刺治疗部位在膻中，即玉堂穴下一寸六分，两乳间的凹陷处。中焦在胃中脘，不偏上也不偏下，其功能是腐熟消化饮食物。中焦的针刺部位在脐的两旁。下焦在膀胱上口，其功能是分别清浊，只排出不受纳，以传导为主。下焦的针刺部位在脐下一寸。上、中、下三部合称三焦，其气汇聚于气街。

镐京译者将这句话译为：

The Sanjiao (Triple Energizer) is the passage of water and food and the place [where] Qi begins and terminates [its activity]. The Shangjiao (Upper Energizer) is located below the heart, runs downs the diaphragm and to the upper orifice of the stomach. The function [of the Shangjiao (Upper Energizer) is] to govern reception but not discharge. [The disease of the Shangjiao (Upper Energizer) can be] treated [by needling] Danzhong (CV 17) [located] one Cun and six Fen below Yutang (CV 18) and in the depression between the two breasts. The Zhongjiao (Middle Energizer) is located in the middle part of the stomach, extending neither upwards nor downwards and managing digestion of water and food. [The disease of the Zhongjiao (Middle Energizer) can be] treated [by needling the regions] beside the navel. The Xiajiao (Lower Energizer) is located at the upper orifice of the bladder. [Its function is] to manage separation of the clear from the turbid, control discharge but not reception. [So it is] responsible for transporting [waste of water and food]. [The disease of the Xiajiao (Lower Energizer) can be] treated [by needling the Acupoint] one Cun below the navel. That is why it is called Sanjiao (Triple Energizer). The place [where Qi from the Sanjiao (Triple Energizer) converges] is Qijie (ST 30).

西方译者 Paul U. Unschuld 将这句话译为：

The Triple Burner encompasses the passageways of water and grain [in the organism]. It represents the conclusion and the start of [the course of] the influences. The upper [section of] the Triple] Burner extends from below the heart downward through the diaphragm [and ends] at the upper opening of the stomach. It is responsible for intake but not for discharge. [Disorders in this section are] regulated at the *tan-chung* [hole, located] one inch and six fen below the *yu-t'ang* [hole], exactly in the fold between the two breasts. The central [section of the Triple] Burner is located in the central duct of the stomach; it does not extend further upward or downward. It is responsible for the spoiling and processing of water and grains. [Disorders in this section are] regulated to the sides of the navel. The lower [section of the Triple] Burner [begins] exactly at the upper opening of the bladder [and extends downwards]. It is responsible for separating the clear from the turbid [portions]. It masters discharge but not intake, and it serves as a transmitter. [Disorders in this section are] regulated one inch below the navel. Hence, one speaks of a Triple Burner. Its [influences are] connected at the street of influences. Another copy [of this text] says 'through way' [of influences].

其译文的长短与国内那位译者的长短一致，但具体概念和词语的翻译，却有很大的差异。除了此前微臣向陛下汇报其将'经'译作

conduit,将‘气’译作 influence,将‘五脏’译作 five depots,将‘六腑’译作 six palaces 等等之外,还将穴位作了别样的翻译。比如‘气街’为经气聚集通行的共同通路。居《黄帝内经・灵枢・卫气》记载:‘请言气街:胸气有街,腹气有街,头气有街,胫气有街。’《黄帝内经・灵枢・动输》又指出:“四街者,气之径路也。”说明了头、胸、腹、胫部有经脉之气聚集循行的通路。也就是说‘气街’指的是 accumulation of Qi in the channels/meridians。

但在《难经》这段话里,‘气街’则指的是一个穴位,所以国内那位译者将其译为 Qijie(ST 30),这也是国际标准的译法。对于‘膻中’和‘玉堂’,国内这位译者分别译作 Danzhong(CV 17)和 Yutang(CV 18),与国医标准一致。而西方这位 译者将其译作 *tan-chung* [hole, located] 和 *yu-t'ang* [hole],则是独自运作的方法。当然,他大约是在三十年前(即西方的 1986 年)翻译《难经》,当时的国际标准还没有完全形成。所以他的这一译法也是有历史背景的。”

黄帝说:“卿等举例分析,很有道理。语言学上的问题常常不是由‘合理’还是‘不合理’来判定的。在语言学和翻译学的研究上,经常会遇到‘合理不合俗’和‘合俗不合理’的情况。对此要从实际出发,具体问题具体分析,不可一概而论。卿等刚才再次提到了‘五脏’与‘六腑’的问题。记得当年朕与臣等讨论脏腑的时候,好像谈到了个特殊的‘腑’,臣等还记得脏腑中都包括哪些脏器?为什么叫做腑?其名称是如何翻译的呢?”

雷公说:“感谢陛下关怀!当年陛下指导臣等分析人体结构的时候,曾就脏腑问题作了多次讨论,其中也谈到了陛下所提出来的那个特殊的‘腑’。这特殊的‘腑’名叫‘奇恒之腑’。记得当年微臣曾咨询天师何为‘奇恒之腑’。天师告诉微臣,‘奇恒之腑’是脑、髓、骨、脉、胆、女子胞这样六个器官的总称。之所以叫做‘奇恒之腑’,是因为这一类‘腑’的形态及其生理功能均有异于‘六腑”,不与水谷直接接触,而是一个相对密闭的组织器官,而且还具有类似于脏的贮藏精气的作用,因而称为‘奇恒之腑’。

从目前的翻译来看,‘奇恒之腑’中所包含的这六个器官并不难译,直译为 brain，marrow，bone，vessel，gallbladder 和 uterus 即可。'奇恒之腑'这个名称本身的翻译目前有细微的差异，但基本上还是比较统一的，一般译作 extraordinary Fu-organs 或 extraordinary Fu-viscera。用 extraordinary 对译'奇恒之腑'中的'奇恒'国内外基本一致。这主要是因为，世界卫生组织在针灸经穴名称的国际标准化方案中采用 extraordinary 对译'奇经八脉'中的'奇'字。从文献来看，目前对'奇恒之腑'的翻译还有其他一些方法。如国内有的译者译作 peculiar hollow organs，国外也有人译作 extraordinary organs。但这都是个别现象，不是主流。"

黄帝说："遵循约定俗成，很有意义。'五脏'的共同生理特点，是化生和贮藏精气；'六腑'的共同生理特点，是受盛和传化水谷。"

雷公说："陛下圣明！事实确如陛下所示。《黄帝内经·素问·五藏别论》中，就记录了当年陛下对臣等的指示。原文是这样的：

脑、髓、骨、脉、胆、女子胞，此六者地气之所生也，皆脏于阴而象于地，故藏而不泻，名曰奇恒之腑。夫胃、大肠、小肠、三焦、膀胱，此五者，天气之所生也，其气象天，故泻而不藏，此受五脏浊气，名曰传化之腑，此不能久留，输泻者也。魄门亦为五脏使，水谷不得久藏。所谓五脏者，脏精气而不泻也，故满而不能实。六腑者，传化物而不脏，故实而不能满也。所以然者，水谷入口，则胃实而肠虚；食下，则肠实而胃虚。故曰实而不满，满而不实也。

用今天的白话文来说，大致意思是这样的：

脑、髓、骨、脉、胆、女子胞，这六者是禀承地气而生的，都能贮藏阴质，就像大地包藏万物一样。所以它们的作用是藏而不泻，所以叫做奇恒之腑。胃、大肠、小肠、三焦、膀胱，这五者是禀承天气所生的。它们的作用，像天一样的健运不息，所以泻而不藏。它们受纳五脏的浊气，所以叫做传化之腑。因为浊气不能久停其间，必须及时转输和排泄。肛门也为五脏输泻浊气，使水谷的糟粕不会久留体内。所谓五脏，其功能是贮藏精气而不泻，所以经常保持精气充实，而不是一时充实。六腑的功能是传化水谷，而不是贮藏水谷，所以有时充实，但不能经常盛满。这是因为水谷入口下行，胃充实了，但肠中尚空虚；食物再下行，肠充实了，而胃中就空虚了。所以说六腑是实而不满，而五赃则是满而不实。

微臣在下界考察的时候，曾经咨询过医界，其中的'满'与'实'是什么意思。也咨询译界，这段话该如何翻译。他们向微臣作了详细的说明。他们认为，这段话中的'满'和'实'，主要是针对精气和水谷的各自特点而言。王冰曾经说过：'精气为满，水谷为实。五脏但藏精气，故满而不实；六腑则不藏精气，但受水谷，故实而不能满世'。用英语说，就是：In this description, Man (full) and Shi (solid) actually refer to the characteristics of essence and food. Wang Bing in the Tang Dynasty said, Essence is characterized by fullness and food by solidness. Since the five Zang-organs only store essence, they can just be Man (full), but not Shi (solid); the function of the six Fu-organs is simply to receive food but not to store essence, so they can only be Shi (solid) but not Man (full). 微臣注意到镐京译者在翻译这段话时，对'满'和'实'采用了音译加文内注解的翻译方式。他个人认为，这样的翻译也仅是塞责而已，并不十分准确。但要译准确，也颇为不易。可见，这位镐京译者是比较认真的。他对这段话作了这样的翻译：

The brain, marrow, bones, vessels, gallbladder and uterus are all produced [under the influence of] Diqi (Earth-Qi). [These six organs] store Yin [substance], just like the earth [that contains everything]. That is why [these six organs] store up [theEssence] without discharge. So they are called Qiheng (extraordinary) Fu-Organs. The stomach, the large intestine, the small intestine, the Sanjiao (triple energizer) and the bladder are all produced [under the influence of] Tianqi (Heaven-Qi). [These five organs] function like the heavens. That is why [they] discharge without storing up. Since they receive Zhuoqi (Turbid-Qi) from the Five Zang-Organs, they are called transportation and transformation Fu-organs. [This is due to the fact that] the Turbid-Qi cannot stay [in the Fu-organs] for a long time and must be transported and discharged [in time]. Pomen (anus) is also in charge of discharging Turbid-Qi for the Five Zang-Organs. Thus the [waste of] the food and water will not be retained [in the body] for a long time. The so-called Five Zang-Organs only store up Jingqi (Essence-Qi) and will not discharge it. That is why they are always Man (full) but not Shi (to be filled)[1]. The so-called Six Fu-organs only transport and transform food and will not store it up. That is why they are always Shi (to be filled) but not Man (full). This is due to the fact that when food is taken into the stomach, the stomach is full, but the intestines are empty. When the food is transported downwards, the intestines are full but the stomach is empty. That is what to be Shi (to be filled) but not to be Man (full) and to be Man (full) but not to be Shi (to be filled) means.

其翻译与此前臣等向陛下所汇报的方式方法相同。在译文之后，译者对'满'和'实'作了比较深入的注解，有利于西方读者准确了解其实际含义。其注解是这样的：

Man(满) and Shi(实) are two different and complicated concepts. Literally Man(满) means 'Full' and Shi(实) means 'to fill or to be solid'. These two concepts are used to describe the functions of the Wuzang(五脏 Five Zang-Organs) and the Liufu(六腑 six Fu-Organs). Wang Bing(王冰) said that: 'Man(满) refers to Jingshen(精神 Essence and Spirit) while Shi(实) refers to food and water.' Since the Wuzang(五脏 Five Zang-Organs) store Jing(精 Essence), so they are always full of the Essence and will not discharge it. While the Liufu(六腑 six Fu-Organs) are in charge of the transportation and transformation of food and water, so they are just filled with food and water for the time being and must be transported downwards and eventually discharged the waste of the food and water out of the body. Thus Man(满) is used to describe the functions of the Wuzang(五脏 Five Zang-Organs) to store up the Essence while Shi(实) is used to describe the functions of the Liufu (六腑 six Fu-Organs) to transport and transform food and water and discharge the waste out of the body.

西方首位翻译了《黄帝内经·素问》前三十四章的译者 Ilza Veith,将这段话译为:

The brain, the marrow, the bones, the pulse, the gall, and the womb of the woman, these six organs, have been produced by the atmosphere of the earth. They all are viscera belonging to Yin and they are the natural symbols of the earth; therefore they store and do not dispel, and their name is 'unfailing and preserving intestines.' The stomach, the lower intestines, the small intestines, the three foci, and the bladder, these five viscera, have an evil odor and their name is 'conducting and transforming intestines'. Within these nothing can remain for a long time, for they transport and dispel. The rectum too is part of the five viscera and prevents the water and the grain from being retained too long within the viscera. The so-called five viscera store up the essences of life and do not dispel them; since they must be filled they cannot be solid. The six bowels conduct and transform substance and do not store, therefore they are solid and cannot be filled. The six bowels conduct and transform substance and do not store, therefore they are solid and cannot be filled. Hence water and grain enter the mouth and pass into the stomach, which becomes full while the bowels are still hollow. When the food (water and grain) descends, then the bowels become full and the stomach becomes again empty. Thus one can say: when the bowels and viscera are solid they cannot be filled, and when they must be filled they cannot be solid.

这位西方译者的译文整体上与那位国内译者的翻译基本一致,对一些基本概念的理解和表达与国内译者的翻译还有较大的差异。比如'地气'镐京译者译为 Diqi(Earth-Qi),即音译加文内说明,比较符合实际;西方译者译为 atmosphere of the earth,不太符合实际。'象于地'镐京译者译为 like the earth that contains everything,比较符合实际;西方译者译为 they are the natural symbols of the earth,有些形象性比喻,不太符合原意。'奇恒之腑'镐京译者译为 Qiheng (extraordinary) Fu-Organs,即音意结合,且有文内说明,比较符合实际;西方译者译为 unfailing and preserving intestines,属于解释性翻译。

'三焦'镐京译者译为 Sanjiao (triple energizer),属于音译加文内说明;西方译者译为 the three foci,即将'三焦'译为三个焦点。'大肠'镐京译者译为 large intestine,比较自然;西方译者译为 lower intestine,理解偏差。'此受五脏浊气'镐京译者译为 Since they receive Zhuoqi (Turbid-Qi) from the Five Zang-organs,比较符合实际;西方译者译为 have an evil odor,将'浊气'理解为 evil odor,显然与原文之意不符。'名曰传化之腑'镐京译者译为 they are called Chuanhua (transportation and transformation) Fu (Fu-organs),与此前的音译直译方式一致;西方译者译为 their name is 'conducting and transforming intestines',属于解释性意译。

西方翻译《黄帝内经·素问》的华人译者 Mashing Ni 将这段话译为:

The brain, marrow, bones, blood vessels, gallbladder, and uterus are all born of the early qi. Similar to the earthly function, they store. They store essence. So they are considered extraordinary fu organs. They are hollow containers that store substantial substances. On the other hand, the stomach, large and small intestines, sanjiao, and bladder are formed by the heavenly qi.

Their function, like that of the heavenly circulation of continuous flow, is to transport rather than store. They receive the turbid qi from the five zang. Thus, they are named the palaces of transportation. They receive the food, water, and turbid qi, which cannot remain for long, and then transport such 'acquired jing' to the five zang organs, and pass on the waste products. Even the hunmen, or rectum, works by eliminating, so that the waste does not become stored in the body. Such storage would be in opposition to the principles of the six fu, and disease would then manifest. Thus, the five zang organs store the essence of jing-essence qi. They do not transport. On the other hand, the six fu organs receive the food and digest, absorb, and transport it, passing it on. They are often full, but still do not store. Food enters the mouth and proceeds to the stomach. The stomach is now full, but the intestines are empty. The foodstuff passes downward, filling the intestines. Now the stomach is empty. That is why it is said that the six fu are full but never filled, and the five zang organs are filled but never full.

华人译者的翻译基本上都是意译,甚至是释义性或介绍性描述与常规的翻译不太一致。但这部分内容的翻译,还是比较符合意译性规则的。总体上来说,还是比较完整地表达了原文的实际含义。一些核心概念和术语一般都予以音译,但没有比较通行的音译还是需要有文内注解或文后注解的。另外,'脏'和'腑'音译为 zang 和 fu 也是常规,将'五脏'译为 five zang-organs 也是常规,但把'六腑'翻译为 six fu,没有附加 organs,显得不够完整,不太符合常规译法。"

黄帝说:"卿等从中医经典著作中所选择的这几段重要的论述,自古以来影响可谓深远,一直是中医发展的理论依据。当今的学者和译者,只有认真学习、深入思考和细致分析,才能掌握好其实际意义。只有认真实践、深入比较、细致表达,才能比较完全地将原文的实际内涵再现于译文。"

雷公说："感谢陛下指导！微臣刚才向陛下汇报的三位译者的翻译，可谓是从不同的角度和层面对同样的内容进行了较为深入的理解和表达，对于中医国际化发展显然有一定的实际意义。从中医目前在国际上的发展趋势来看，直译还是比较符合实际的。而且直译还能向西方传播中医语言表达的风格和风貌，更有文化意义。这确实是中医国际传播中的语言趋势，确实非常富有文化内涵！微臣在下界考察的时候，曾先后与多位学者和译者商谈了这一问题。为了帮助大家培养自己的民族意识，微臣通过多种途径将陛下对臣等的指示和要求潜移默化地传递给了各位学者和译者。

虽然三位译者的译文中尚且存在着这样那样一些需要仔细斟酌和认真分析的问题，但整体上来说还是比较完整、系统的将中医经典著作中的重要思想和观念传播到了世界各地。这对于推进中华文化走出去和中医国际化发展，无疑发挥了重要作用。神州大地如今的学界和译界人士，如果能真正地从其译文中发现了一些问题，就充分地说明了他们学习、研究和翻译的认真努力。只有真正地认真努力了，才能真正有力地推进学界和译界事业的发展，才能为民族文化的传承和传播真正地做出应有的贡献。"

黄帝说："卿等说的对。但要真正做到这一点，就必须求真务实。唯有求真务实，方能实现国人梦想。"

岐伯、雷公长拜道："非常感谢陛下指导！臣等一定尽快协助当今的国人学者和译者努力求真务实。"

钦崇天道篇第六十三
——真人至人翻译

黄帝说:"天时地利人和,可谓三才之荣光,三道之荣耀!国人若明三才之向,若识三道之要,则无事不成,无处不进。春秋战国时期,因战而化三才为干戈。中医翻译已谈多时,理论方面有无研究?"

岐伯说:"陛下圣明!天时地利人和确实是三才之向、三道之要。春秋战国时期,由于战事不断,狼烟四起。于是就形成了'天时不如地利,地利不如人和'的观念。其实天时、地利、人和是人类成功之路的三大要素。按照远古时期的理念,'天时'是成功之路的伯乐和机遇,'地利'是成功之路的环境和条件,'人和'是成功之路的实力和关键。在尘世间和谐的时代里,'三才'和'三道'的意义更为显著。要做好任何事情,都要有'三才'的意识和'三道'的思维。从事中医翻译者,更须如此。"

黄帝说:"中医翻译,已谈多时。术语翻译,为其基本;理论探索,则为其要。"

岐伯说:"陛下圣明!臣等已多次向陛下汇报中医术语翻译问题,其理论探索和研究依然处在初创时期。微臣在下界考察的时候,觉得尘世间对中医翻译的研究和总结,似乎一直停滞在名词术语的翻译方面,因为这一直是中医翻译所面对的最大问题和挑战。雷公当时曾提醒国内的学者和译者,西医是科技医学,而中医则是人文医学。要学好和译好人文医学,首先得学好和行好华夏文明和文化。而要做到这一点,对于现代的神州学人来说,是非常不易的。所以要做好中医翻译,尤其是研究好中医翻译,可谓难上加难。理论研究比较欠缺的原因,就在于此。"

黄帝说:"如果没有学好和行好华夏文明和文化,自然难以理解和掌握中医的基本精神,就更难译好中医,尤其是中医自远古以来所问世的经典著作。"

岐伯说："陛下所示，至真至诚！要翻译好中医，确实首先要理解和掌握好中医理法方药的基本理论和方法。《黄帝内经》是中医的圣经，总结了春秋战国之前和秦汉之际华夏民族文化和医道的发展，是华夏古代学术研究的一个集大成者。事实上，医学理论和保健思想仅仅是《黄帝内经》思想体系中的一个方面，或者说最为突出的一个方面。这部旷世名典还广泛涉及中华传统文化中的许多其他方面。所以国人在理解和解释有关经文的时候，必须要有大文化的观念，而不能将其仅仅地局限在医学这一区域，不然就可能使人们对原文的理解失之过狭或过偏。"

黄帝说："事实确实如此。神州大地译人在研究、学习和翻译中医经典时必须清楚地认识到这一点。"

岐伯说："感谢陛下圣训！作为国人学者和译者，只有清楚地认识到了这一点，才能比较深刻地理解和感悟中医经典著作的精神。比如在《黄帝内经·素问·上古天真论》中记载了陛下当年和微臣讨论的天人关系以及生命观、生活观和健康观。其中记载了上古的真人、至人、圣人和贤人，为华夏民族提供了一份弥足珍贵的历史文献。'上古天真论'特别记载了陛下当年向臣等和民众的重要指示，微臣华夏上古时期将圣贤分为四等，第一等是真人，第二等是至人，第三等是圣人，第四等是贤人。这四等圣贤的划分与西方希腊传说中的黄金时代、白银时代、青铜时代和铁器时代的划分，具有异曲同工之妙，说明了随着文明、文化和社会的发展，人类的道德水平呈下降趋势。这其实也是非常自然的现象。"

黄帝说："以此为例，谈谈中医经典著作翻译中文理关联性与释义准确性吧。"

岐伯说："遵旨！雷公在下界寻访译人的时候，与大家讨论了中医翻译的发展、现状和趋势。几位译者特别向雷公介绍了《黄帝内经》的翻译。他们觉得翻译《黄帝内经》最大的困难不仅涉及到概念和术语的翻译，更涉及到文化、思想和语言的问题。雷公仔细查看了《黄帝内经》，觉得他们的感受非常符合实际。《黄帝内经》不仅仅分析和研究了中医的理法方药，不仅建立和发展了华夏文化，而且还回顾和总结了民族伟人，即真人、至人、圣人和贤人。关于'真人'的精神风貌，《黄帝内经·素问·上古天真论》记载了陛下当年的重要指示。请雷公向陛下汇报今人对其理解和表达。"

雷公说："谢谢天师！微臣在下界考察时非常关注今人对《黄帝内经》的学习、理解和翻译。天师刚才提到的《黄帝内经·素问·上古天真论》记载了陛下当年的重要指示，原文是这样的：

> 闻上古有真人者，提挈天地，把握阴阳，呼吸精气，独立守神，肌肉若一，故能寿敝天地，无有终时，此其道生。

用白话文解释，大致意思是：

> 我听说上古时代有称为真人的人。他们掌握了自然规律，能把握阴阳变化，呼吸精纯的清气，使精神守持于内，使肌肉与身体高度协调。所以其寿命与天地相当，永无终时。这就是修道养生的结果。

镐京译者将这段话译为：

I am told that there were so-called Zhenren[1] (the immortal being) in ancient times [who could] grasp the law of nature. They followed the principles of Yin and Yang, inhaling fresh air, cultivating their spirit and keeping their muscles integrated. So their life expectancy was as long as that of the earth and the heavens. This is their Dao (the art of preserving health) of life.

西方首次翻译《黄帝内经·素问》前三十四章的译者 Ilza Veith 将陛下的这一重要指示译为：

I have heard that in ancient times there were the so-called Spiritual Men (真人); they mastered the Universe and controlled Yin and Yang [the two principles in nature]. They breathed the essence of life, they were independent in preserving their spirit and their muscles and flesh remained unchanged. Therefore they could enjoy a long life, just as there is no end for Heaven and Earth. All this was the result of their life in accordance with Tao, the Right Way.

西方翻译《黄帝内经·素问》的华人译者 Mashing Ni 将陛下的这一重要指示译为：

I've heard of people in ancient times, spoken of as immortals, who knew the secrets of the universe and held yin and yang, the world, in the palms of their hands. They extracted essence from nature and practised various disciplines such as Dao-in and Qi Gong, and breathing and visualization exercises, to integrate the body, mind, and spirit. They remained undisturbed and thus attained extraordinary levels of accomplishment. Can you tell me about them?

这是微臣注意到的国人，西人和华人对《黄帝内经》的理解和翻译。”

黄帝问道：“这三则译文表达如何？”

雷公回答说：“微臣向陛下汇报。这三则译文正如此前臣等向陛下汇报的那样，可谓各有特色，各有挑战。镐京这位译者一直采用的是音译、直译和文内文后注解的方式翻译《黄帝内经》等中医经典著作。原文的表达基本符合原文的风貌和内涵。其文内注解比较有利于读者及时了解核心概念和术语的大致含义，比如将‘真人’音译为 Zhenren，在其后以圆括号说明其基本意思，即（the immortal being）；将‘道’音译为 Dao，在其后以圆括号说明其基本意思，即（the art of preserving health）。音译的目的是向世界各地传递中医语言的风采和不同于其他民族的表达方式。其文后注解更为深入，有利于读者完整了解和掌握某些重要概念和术语的含义。比如在这句话中，特意对‘真人’进行了注解。其注解内容是这样的：Zhenren（真人 immortal beings）referred to the people who grasped the changing rules of Yin and Yang of the earth and the heavens and were able to conform to the supreme standards of cultivating health and life both mentally and physically.

西方译者的译文中,对一些概念的解读和翻译,似乎忽视了彼此之间必要的关联性,所以译文虽表面显得忠实,实质上却与原文颇为相左。如将'真人'译作 spiritual men,似乎过于虚幻。其实上古之人所谓的'真人',是和俗人相对而言的。世俗之人常把'他乡作故乡',故而生活在虚幻之中,岂能有'真'?从这个意义上说,所谓的'真人',就是 true man。所谓的'提挈天地',指的是掌握自然规律的意思,即 thoroughly understand the law of nature,译作 master the Universe 意思显得有些含混。所谓'把握阴阳',就是掌握阴阳的变化规律,即 understand the changes of yin and yang,译作 control yin and yang 意义显得有些褊狭。所谓'呼吸精气',指的是呼吸自然界的精纯清气,即 absorb pure fresh air,译作 breathe the essence of life 意思不够明确。

所谓'独立守神',指的是'使精神守持于内',即 keep the spirit inside,译作 independent in preserving their spirit 显然有望文生义之嫌。所谓'肌肉若一',指的是使肌肉与身体高度协调,即 integration of muscles in the whole body,译作 their muscles and flesh remained unchanged 有些不知所云。微臣觉得,西方译者的表述,可能有认识的不足,也可能有其他的考虑。关于'真人'的内涵,微臣注意到一个译文的注解:Zhenren(真人 true man)referred to the people who were thoroughly aware of the changes of Yin and Yang in the earth and the heavens and therefore were able to live in accord with the supreme standards for cultivating health and life both mentally and physically. 这样的解释,也许有一定的意义。

西方华人的翻译,基本上是意译加释义性和解释性说明。从中可以看出,其中有些说法原文中并没有,只是译者自己的想象和评论。比如表达完这段话之后,居然自行设计了天师的回答。他设计的内容是这样的:Qi Bo responded,'The immortals kept their metal energies focused and refined, and harmonized their bodies with the environment. Thus they did not show conventional signs and were able to live beyond biological limitations.'"

黄帝说:"真人至真,善人至善;学人至学,译人至译。能如此,则明之明者也。"

岐伯、雷公跪拜道:"陛下圣明!真人如此,善人如此,学人应如此,译人应如此。《黄帝内经·素问·徵四失论篇》记载了陛下当年对臣等的重要指示。其中虽然谈及医道,但更体现的是人道、教道和圣道。原文是这样的:

> 是以世人之语者,驰千里之外,不明尺寸之论,诊无人事。治数之道,从容之葆,坐持寸口,诊不中五脉,百病所起,始以自怨,遗师其咎。是故治不能循理,弃术于市,妄治时愈,愚心自得。呜呼!窈窈冥冥,孰知其道?!道之大者,拟于天地,配于四海,汝不知道之谕,受以明为晦。

翻译从白话文,大致意思是这样的:

> 所以社会上的一些医生,虽学道于千里之外,但却不明白尺寸的道理。诊治疾病,不知参考人事。更不知诊病之道应以从容为贵的道理,只知诊察寸口。这种作法,既诊不中五脏之脉,更不知疾病的起因,开始埋怨自己的学术不精,继而归罪于老师传授不好。所以治病如果不能遵循医理,必难取信于百姓,乱治中偶然也可治愈,但却不知是侥幸,反自鸣得意。啊!医道之精微深奥,有谁能彻底了解其真谛呢!医道之大,可比拟于天地,犹配于四海。你若不能明白这些道理,即使老师讲得很清楚,你还是不能明白。

镐京译者将陛下的这一重要指示译为:

Some of the doctors nowadays [may exaggerate their skills] far and wide. [In fact they even] do not know [how to feel the pulse at the sites of] Chi and Cun [regions]. [In] diagnosing [diseases],

[they] do not take human affairs into consideration. [They do not know that] the key to [successful] treatment [lies in] careful examination. [If one only] sticks to the examination of Cunkou [pulse], [he will be] unable to distinguish the pulses of the Five Zang-Organs and explore the causes of various diseases. [Then he may] complain of himself and blame his teachers. [If one] does not follow the theory of medicine to treat diseases, [he will eventually be] abandoned by people. Occasionally [he may] cure a patient by accident. [Then he will feel] so pleased with himself [and brag about].

Oh, how profound and abstruse [the theory of medicine] is! Who can thoroughly understand it?! So profound is the theory of medicine. It is as profound as the heavens and the earth and as deep as the four great seas. [If] you cannot understand this theory, you will remain muddled even if you were taught clearly.

其翻译与臣等此前向陛下汇报的一样,是对原文语言风格、思想内涵和文化精神的再现,值得肯定。虽然有时也有一些表达的失误或理解的偏差,但总体上还是比较合乎实际的。

西方翻译《黄帝内经·素问》的华人译者 Mashing Ni,将陛下的重要指示简单地表达为:

Alas! The way of healing is so profound. It is deep as the oceans and boundless as the skies. How many truly know it?

此前臣等曾向陛下汇报,华人译者的翻译,其实是释义性、介绍性、自述性表达,不是按正常的翻译机理进行。对陛下这一重要指示的表达,就充分说明了这一点。"

黄帝说:"卿等之见,可谓真之至真。"

雷公说:"非常感谢陛下鼓励! 臣等牢记陛下的指示,一定求真至真! 刚才微臣向陛下汇报了陛下关于'真人'重要指示的翻译,其中体现了译者翻译实践和翻译研究的境界,同时更体现了译者的民族意识和民族文化的基础。下面微臣向陛下汇报'至人'重要指示的翻译。关

于'至人'的精神风貌,《黄帝内经·素问·上古天真论》记载了陛下当年的重要指示。原文是这样的:

中古之时,有至人者,淳德全道,和于阴阳,调于四时,去世离俗,积精全神,游行天地之间,视听八达之外,此盖益其寿命而强者也,亦归于真人。

用今天的白话文来说,大致意思是这样的:

中古的时候,有称为至人的人,具有淳厚"的道德,能和调于阴阳四时的变化,离开世俗的干扰,积蓄精气,集中精神,使其游行于广阔的天地自然之间,视听于八方之外,这是他延长寿命和强健身体的方法。这种人也可以归属于真人的行列。

镐京译者将陛下的这一重要指示译为:

In the middle ancient times, there were so-called Zhiren[1] (perfect person) who possessed supreme morality and the tenets of cultivating health, abiding by the changes of Yin and Yang, adapting [themselves] to the changes of seasons, abandoning secular desires, avoiding distraction and roaming around on the earth and in the heavens. So they could see and hear [things and voices] beyond the eight directions. Such a practice and self-cultivation enabled them to keep fit and prolong their life. [These people were] similar to the Zhenren (immortal beings).

西方首次翻译《黄帝内经·素问》前三十四章的译者 Ilza Veith 将陛下的这一重要指示译为:

In medieval times there existed the Sapients(至人); their virtue was preserved and they (unfailingly) upheld Tao, the RightWay. They lived in accord with Yin and Yang, and in harmonywith the four seasons. They departed from thisworld and retiredfrom mundane affairs; they saved their energies, and preserved theirspirits completely. They roamed and travelled all over the universeand could see and hearbeyond the eight distant places. By all these means they increased their life and strengthened it; and at last they attained the position of the Spiritual Man.

西方翻译《黄帝内经·素问》的华人译者 Mashing Ni 将陛下的这一重要指示译为：

Not so long ago there were people known as achieved beings who had true virtue, understood the way of life, and were able to adapt to and harmonize with the universe and the seasons. They too were able to keep their metal energy through proper concentration. These achieved beings did not live like ordinary humans, who tended to abuse themselves. They were able to travel freely to different times and places since they were not governed by conventional views of time and space. Their sense perceptions were supernormal, going far beyond the sight and hearing of ordinary humans. They were also able to preserve their life spans and live in full health, much as the immortals did."

黄帝说："三则译文如何呢？"

雷公说："微臣向陛下汇报。仔细比较之后，微臣觉得国内译者的翻译与其此前的翻译基本一致，将'至人'音译为 Zhiren，文内注解为 perfect person，即完美之人，比较符合'至人'的实际意义。同时也对'至人'作了文后注解，说明了'至人'的实际内涵以及庄子对'至人'的定位。其释义为：Zhiren（至人 perfect persons）referred to the people with supreme morality and cultivation of life. Zhuangzi（庄子）said：'Those who absolutely follow Zhen（真 genuineness or truth）is called Zhiren（至人）'.

西方译者对这段话的翻译，基本意思尚合原文之意。某些概念的理解和翻译，似可再行推敲。如'至人'，也是相对于俗尘之人而言的。对于俗尘之人，常规的看法是'人无完人'，英语里也有 to err is human

的说法，即是人都会犯错误的。但如果一个人能‘超凡脱俗’，那么他就是一个‘完人’了，也就不会 err 了。这样的人，自然就是黄帝所说的‘至人’，即 perfect man。所谓‘至人’，更多的是强调其道德的淳厚完美，而不完全指其才能智慧，所以译作 sapient 似乎显得过于世俗了一些，因为 sapient 的基本意思就是 very wise。所谓‘淳德全道’，即是强调道德的深厚完美，西方译者将其译作 their virtue was preserved and they (unfailingly) upheld Tao, the Right Way，似有衍化其意之嫌。

西方华人译者的翻译与此前完全一样，既是意译，更是释义性、介绍性和自述性的表达，在有些方面与原文有一定的区别。但基本目的是将原文的基本精神介绍给西方。”

黄帝说：“三则译文，各有千秋。卿等分析，颇合实际。”

雷公说：“非常感谢陛下的关怀和指导！陛下对‘至人’的分析定位，至真至诚！今人对陛下当年重要指示的理解和表达，有可能是，但也有可能不是。因为不同地域的人在向其民族传播其他种族的文化时，总是考虑到接受程度的问题，总会考虑如何将其予以表达的问题。这两种情况可能都存在。从民族文化的解读和翻译的角度，微臣总是有所考虑的。《黄帝内经·素问·方盛衰论篇》中，还记载了陛下对‘至人’之行的分析，微臣读后深受感动。原文是这样的：

至阴虚，天气绝；至阳盛，地气不足。阴阳并交，至人之所行。阴阳交并者，阳气先至，阴气后至。是以圣人持诊之道，先后阴阳而持之，《奇恒之势》乃六十首，诊合微之事，追阴阳之变，章五中之情，其中之论，取虚实之要，定五度之事，知此乃足以诊。是以切阴不得阳，诊消亡。得阳不得阴，守学不湛，知左不知右，知右不知左，知上不知下，知先不知后，故治不久。知丑知善，知病知不病，知高知下，知坐知起，知行知止，用之有纪，诊道乃具，万世不殆。

用今天的白话文来说，大致意思是这样的：

若至阴虚，则天气因地气不升绝而不降；至阳盛，则地气因天气不降而不足，能使阴阳二气交会相济而无偏胜，这惟有‘至人’才能做到。阴阳二气交会相济，常是阳气先至，阴气后至。所以‘圣人’掌握诊病之道，都是察阴阳先后以测其精要，《奇恒之势》六十首，将诊察所得的微细资料综合分析，以求阴阳盛衰之变，明确五脏之病情，其中之论，是取虚实的纲要，决定五度之事，必须知道这些道理，才能诊病。所以诊病时若切其阴而不了解其阳，这种诊法，必不能行于世；若只知其阳而不知其阴，这是学术不精湛；若知左不知右，知右不知左，知上不知下，知先不知后，则其医道不会长久存在下去。必须是能知丑又知善，知病又知不病，知高又知下，知坐又知起，知行又知止，使用起来才能非常条理，诊病之道，才算完备，这样的医道，可传万世而不致差错。

镐京译者将陛下的这段论述译为：

[If] Zhiyin is deficient, Tianqi (Heaven-Qi) stops descending; [if] Zhiyang is superabundant, Diqi (Earth-Qi) is insufficient. To balance Yin and Yang [is a task that can only be] accomplished by Zhiren (perfect person). [When] Yin and Yang are in harmony, usually Yangqi arrives first and Yinqi arrives later. So the way [that] Shengren (sage) [follows in] diagnosing [diseases] is [to see whether] Yang arrives first and Yin arrives later. The sixty sections [in the book entitled] *Qiheng Zhishi* [analyze] the details [collected in diagnosis], explore the changes of Yin and Yang and expound the pathological conditions of the Five Zang-Organs based on the principles of Xu (Deficiency) and Shi (Excess) and the five criteria. [Only when one has] understood these [principles can he correctly] diagnose diseases. [If one] knows Yin but does not understand Yang, [his diagnostic method] can never be recognized by others. [If one] knows Yang but does not understand Yin, [his] knowledge is certainly limited. [If one] knows the left but does not know the right, or knows the right but does not know the left, or knows the upper but does not know the lower, or knows [what comes] first but does not know [what comes] later, [he] cannot practice [medicine] for a long time. [If one] knows [what is] evil and [what is] good, [what is] disease and [what is] health, [what is] the upper and [what is] the lower, [how to] sit and [how to] stand, [how to] act and [how to] stop, [then he will be able to diagnose and treat disease] in a systematic way. [Such a] way to diagnose [diseases is] perfect and [will] never lead to errors.

其译文与此前一样,以音译、直译、文内和文外注解来翻译《黄帝内经》等经典,从而形成了经典著作翻译的犹大特色。

西方翻译《黄帝内经》的第一人只翻译了《黄帝内经·素问》的前三十四章,陛下的这段指示记载在《黄帝内经·素问》的第八十章,所以没有翻译。西方的华人译者虽然翻译了《黄帝内经·素问》全部,但因其一直采用的是意译及释义性、介绍性和自述性表达,有些内容一般无法看出。微臣查看了他翻译的《黄帝内经·素问》第八十章,发现基本上是就其中的主要内容进行自述性表达,基本上看不出陛下关于'至人'和'圣人'的总结。"

黄帝说:"这种情况,朕已了解。当年华夏民族所崇尚的'真人'和'至人',其实是非常淳朴的,并非像今天所谓的名师和大师一样。他们淳朴自然,至善至美,无私无畏,所以才被大家称赞为'真人'和'至人'。所谓'真人',就是淳朴善良的人。所谓'至人',就是至善至美的人。简单地直译作 true men 和 perfect men,也有一定的自然性,值得借鉴。"

雷公说:"感谢陛下的指导!历史与现实的情况,确实如此。华夏民族有'真假'之别,有'善恶'之异。英语语言中也有 true 和 false 之差,perfect 和 imperfect 之别。彼此合璧,必然有'长其长而短其短'的作用。"

黄帝说:"卿等之见,至高至尚!"

岐伯、雷公长拜道:"陛下圣明!非常感谢陛下关怀!"

永保天命篇第六十四
——圣人贤人翻译

黄帝说："当年与卿等谈古论今时，朕曾告知卿等，'明其明则实其实，正其正则成其成'。这不仅是古人之义，亦是今人之务。"

岐伯回答说："感谢陛下赐教！臣等闻之，心智大启！在陛下的指导下，臣等一直在认真明明实实，一直在努力正正成成。不仅臣等自己一直在认真努力，而且也一直在潜移默化地传递给尘世国人。孔子当年就特别感受到了臣等所传递的陛下指示，他在指导弟子的时候说：'可与言而不与之言，失人。不可与言而与之言，失言。知者不失人，亦不失言'。意思是说，'可以同别人讲的话却没有同讲，这是处人不当。不应该同人家讲的话却同人家讲了，这是言谈不当。聪明的人既不处人不当，也不言谈有失'。

孔子的这一说法，起码说明了他自己在努力地明其明。至于是否实其实，还需继续努力。用孔子的话来评判翻译的优劣，其实也是很有道理的。翻译要尊重原文，原文所包含之意要完整地再现于译文，如果有疏漏，便是失人，即没有向读者传递完整的信息，有负于读者。原文本来没有的意思，由于译者的误解而无中生有，那便是失言，即转达信息不当。好的译者，应该是既不疏漏原文之内涵，也不歪曲原文之意义。"

黄帝说："'真人'和'至人'曾经是华夏民族最为理想的至善至美的代表。这样的人物在远古时期的确是存在着的，但到了朕的那个时代却很难见到了。所以与卿等交谈的时候特意提到这个问题，目的就是想继续保持民族的这一传统精神。"

岐伯说："陛下圣明！当年陛下谈到'真人'和'至人'的时候，臣等非常震撼，非常感动。感动之余，臣等将远古时期的国人与当年各地的国人进行了比较，提出了一些颇值深思的问题。可惜的是，五千多年已经过去了，'真人'和'至人'依然无法出现。这大概就是文明发展的结果吧。不然，臣等实在无法理解这一问题。当年臣等谈到这个问题的时候微臣一直提醒大家，要注意‘文明在进步，历史在发展，时代在前进’。微臣认为这才是现实。既然是现实，就不得不快马加鞭。毕竟人的眼睛是向前的，而不是向后的。所以对于历史，只能回顾，不能回返。如果一个人不仅回顾历史，而且还要回返历史，不仅不理解现实，而且还要反对现实，他怎么可能完美自己的人生呢？不仅不能完美，而且可能自残。”

黄帝说：“是否如此，颇值深思。”

岐伯说：“微臣一定深思。‘真人’和‘至人’五帝之前有，‘圣人’和‘贤人’五帝之后无。这究竟是什么原因呢？微臣一直是深思。”

黄帝说：“可以深思，不可落魄。‘真人’和‘至人’的翻译已经谈过了，可以理解。至于‘真人’和‘至人’是否能够再现尘世，那确实是难以决断的问题。当年朕和卿等讨论这个问题的时候，其实也有这样的梦想，但在离开尘世的时候，这一梦想却并没有实现。所以对于这个问题，千万不要指责今人。如果要指责，首先应该指责朕和众卿。”

岐伯说：“微臣向陛下致歉。首先应该指责的确实应该是臣等，而不应该是陛下。”

黄帝说：“不用再谈这个历史问题了。谈谈如何翻译中医经典著作中与‘圣人’和‘贤人’相关的内容。”

岐伯说：“遵旨！请雷公向陛下汇报尘世间对此的理解和表达。”

雷公说：“谢谢天师！关于‘圣人’的精神风貌，《黄帝内经·素问·上古天真论》中特别记载了陛下当年对臣等的重要指示，其中谈到了‘圣人’。原文是这样的：

> 其次有圣人者，处天地之和，从八风之理，适嗜欲，于世俗之间，无恚嗔之心，行不欲离于世，被服章，举不欲观于俗，外不劳形于事，内无思想之患，以恬愉为务，以自得为功，形体不敝，精神不散，亦可以百数。

用白话文翻译，大致是这样的：

其次有称为圣人的人,他们能够安处于天地自然的正常环境之中,顺从八风的活动规律,使自己的嗜欲同世俗社会相应,没有恼怒怨恨之情,行为不离开世俗的一般准则,穿着装饰普通纹彩的衣服,举动也没有炫耀于世俗的地方,在外不使形体因事物而劳累,在内无思想负担,以安静、愉快为目的,以悠然自得为满足,因此他的形体不衰惫,精神不耗散,可以活到百岁左右。

镐京翻译《黄帝内经》的译者将陛下的这一重要指示译为:

The third kind of people was known as Shengren[1] (sages) who were capable of living in a harmonic environment between the earth and the heavens and adapting [themselves] to the wind from the eight different directions. [In daily life they] could properly tackle their interest and desire and [their mind] was free from anger and discontentment. [They] did not try to draw themselves away from secular customs, and also worn luxurious clothes[2]. But they never followed the behaviors of ordinary people. Physically, they tried not to exhaust their body; mentally, they freed themselves from any anxiety, regarding peace and happiness as the target of their life, and taking self-contentment as the symbol of achievement. [As a result,] their body was seldom susceptible to decline and their spirit was never subject to exhaustion. That was why they could live over one hundred years.

其译文与原文的内涵和结构基本一致。将'圣人'音译为Shengren,将常用的sage作为文内注解,并对其作了文后注解。其注解是: Shengren(圣人 sages) referred to the people who could live in the normal circumstances of the earth and the heavens. They did not draw themselves away from routine life, but they were able to free themselves from secular desires and pursuit. 同时也对'被服章'作了解释,即: The sentence 'and also worn luxurious clothes' is thought by many scholars as redundancy due to misprinting or miscopying. 这样的解释显然有利于读者了解原文的实际含义以及可能存在的不同认识。

西方翻译《黄帝内经·素问》前三十四章的译者 Ilza Veith 将陛下的这一重要指示译为：

They were succeeded by the Sages（聖人）. The Sages attained harmony with Heaven and Earth and followed closely the laws of the eight winds. They were able to adjust their desires to worldly affairs, and within their hearts there was neither hatred nor anger. hey did not wish to separate their activities from the world; they could be indifferent to custom. They did not over-exert their minds by strenuous meditation. They were not concerned about anything. They regarded inner happiness and peace as fundamental, and contentment as highest achievement. Their bodies could never be harmed and their mental faculties never be dissipated. Thus they could reach the age of one hundred years or more.

西方译者的翻译与此前臣等向陛下汇报的方法基本一致，主要采用的是直译和意译相结合的综合翻译法。但整体上还是保持了原文的结构风貌。

西方翻译《黄帝内经·素问》的华人译者 Mashing Ni 将陛下的这一重要指示译为：

There was a third type of person, known as the sage. The sages lived peacefully under heaven on earth, following the rhythms of the planet and the universe. They adapted to society without being swayed by cultural trends. They were free from emotional extremes and lived a balanced, contented existence. Their outward appearance, behavior, and thinking did not reflect the conflicting norms of society. The sages appeared busy but were never depleted. Internally they did not overburden themselves. They abided in calmness, recognizing the empty nature of phenomenological existence. The sages lived over one hundred years because they did not scatter and disperse their energies.

华人译者对这段话的翻译，基本上是意译，解释性、介绍性和自述性的表现不是太明显。其翻译能达到这样的一个层面，基本实现了翻译的基本要求。华人译者将'圣人'译作 sage，是比较常用的，但其境界还是比较低俗一些。"

黄帝说："卿等对三则翻译的比较，还是比较符合实际的。"

雷公说："感谢陛下的鼓励！总体来看，镐京译者的翻译是比较符合经典翻译要求的，有利于西方学习和研究中医的专家参考。西方译者的这个译文还是较为忠实于原文的，且基本保持了原文的结构和风格，基本意思也都比较完整地再现于原文，十分难得。西方华人的翻译总体上符合原文之意，对于中医的国际传播有一定的现实意义。古人所谓的'圣人'，即指俗人中的佼佼者，远不能与'真人'与'至人'同日而语，所以其寿只能达到百岁左右，而不能'寿敝天地，无有终时'。西方译者和华人译者将'圣人'译作 sage 而没有译作 Saint，可谓是不幸中的万幸。在英语中，sage 亦指俗人中的佼佼者，而 Saint 则指的是 someone who is given the title 'saint' by the Christian church after they have died, because they have been very good or holy。由此可见，Saint 在英语中总是和宗教关联在一起，用其翻译华夏的'圣人'显然是不妥当的。当然，用 sage 翻译中国的'圣人'也有一定的差异。此前臣等已就此差异向陛下作了汇报。"

黄帝说："虽然'圣人'是俗人中的佼佼者，但毕竟是俗世间的'直方大'。"

雷公说："陛下圣明！'圣人'确实是尘世间的'直方大'，而 sage 则是尘世间的'高大师'，境界截然不同。起码'圣人'体现的是仁德和奉献，而 sage 则体现的聪明和荣誉。《黄帝内经·素问·四气调神大论篇》记载了陛下对'圣人'的赞扬，就充分说明了这一点。其原文是这样的：

天气清净，光明者也，藏德不止，故不下也。天明则日月不明，邪害空窍。阳气者闭塞，地气者冒明，云雾不精，则上应白露不下。

交通不表，万物命故不施，不施则名木多死。恶气不发，风雨不节，白露不下，则菀槀不荣。贼风数至，暴雨数起，天地四时不相保，与道相失，则未央绝灭。唯圣人从之，故身无奇病，万物不失，生气不竭。

用今天的白话文来说，大致是这样的：

天气是清净光明的，天德隐藏不露，运行不止，由于天不暴露自己的光明德泽，所以永远保持它内蕴的力量而不会下泄。如果天德暴露，就会出现日月昏暗，阴霾邪气危害山川，阳气闭塞不通，大地昏蒙不明，云雾弥漫，日色无光，相应的雨露不能下降。天地之气不交，万物的生命不能绵延，自然界高大树木也会死亡。恶劣的气候发作，风雨无时，雨露当降而不降，草木不得滋润，生机郁塞，繁茂的禾苗也会枯槁不荣。贼风频频而至，暴雨不时而作，天地四时的变化失去了秩序，违背了正常的规律，致使万物的生命未及一半就夭折了。只有圣人能适应自然变化，注重养生之道，所以身无大病，因不背离自然万物的发展规律，而生机不会竭绝。

镐京译者将陛下的这段赞扬译为：

Tianqi (Heaven-Qi) is clear and pure. It contains De[1] (power) and never stops moving. That is why it never descends[2]. [If] the sky is bright[3], the sun and the moon will become dim. [As a result,] Xie (Evil) harms Kongqiao[4] (external orifices) if Yangqi [in the heavens] is blocked, Diqi (Earth-Qi) Maoming[5], clouds and fog continue to permeate, then dew, that corresponds to the Diqi (Earth-Qi) in the sky, will not fall. [If this happens,] the communication between the upper and the lower (the earth and the heavens) will not take place, making it impossible for all the things in the natural world to continue their development. Even the largest trees will die. If Eqi[6] (Virulent-Qi) emerges, if wind, rain and dew fail to appear at the right time, grasses and trees will become withered. [In addition,] frequent attack of Zeifeng[7] (Thief-Wind) and rainstorm, the disorder [of Yin and Yang of] the heavens and the earth in the four seasons and the violation of the Dao (the law of nature) will lead to immature death of everything. Only the Shengren (sages)[8] can follow [such natural changes]. That is why they do not contract any disease [when such disastrous events take place]. [If] all the things in nature do not violate [the principles of health cultivation], their vitality will never be exhausted.

译文与其翻译《黄帝内经》等中医经典的原则、方法和标准保持一致，与原文的语言风貌和实际内涵也基本保持一致。同时对原文中的七个概念和术语作了必要的文后注释，注解的内容是这样的：

[1] De (德 power) literally means 'morality'. Here it refers to the power responsible for the incessant motion and change of all the things in the universe and nature, including the power that guides all the things in nature to grow in accordance with the order of the four seasons. Since the heavens contain such a great power, it moves without stopping.

[2] 'That is why it never descends'. This sentence is understood differently. One explanation is that 'the heavens keeps its intrinsic power for ever and will never lose it'. The second explanation is that 'the power of the heavens responsible for the transformation of everything will never decline'. The third explanation is that 'Tianqi(天气 Heaven-Qi) is endless.'

[3] 'If the sky is Ming (bright 明)': Here Ming (明) is explained quite differently. Some scholars believe that Ming (明) means "the exposure of the power of the heavens'. Other scholars feel that Ming(明) means 'haze of the heavens'.

[4] Kongqiao (空窍) is explained differently. Some scholars believe that it refers to the external orifices on the human body.

Others believe that it refers to the mountains and valleys in the natural world.

[5] Maoming(冒明) is understood differently. Some scholars think that it means ‘to shut out the sunshine’. Others feel that it means that ‘the Diqi(地气 Earth-Qi) fails to ascend’.

[6] Eqi(恶气，Virulent-Qi) here refers to the climate that is harmful to the growth of all the things in nature.

[7] Zeifeng(贼风) refer to all abnormal climatic changes and exogenous pathogenic factors. Gao Shizong(高士宗) said，‘All the abnormal Qi in the four seasons can be called Xuxie(虚邪) and Zeifeng(贼风).’ Usually Xieqi(邪气 Evil-Qi，or pathogenic factor) attack the human body when it has become weak. What is why Xieqi(邪气) is called Xuxie(虚邪) which literally means ‘weak-evil’ or ‘deficiency-evil’. Liuyin(六淫 six abnormal changes of the climate，i. e. wind，cold，summer-heat，dampness or wetness，dryness and fire) usually attacks the human body without being observed. Therefore they are called Zeifeng(贼风) which literally means ‘thief-wind’. Wang Bing(王冰) said，‘Xieqi(邪气) attacks the human body when it has become weak，that is why it is called Xuxie(虚邪)；when it secretly harms the human body，it is called Zeifeng(贼风).’

[8] Shengren(圣人 sage) here refers to those who have mastered the methods to keep in good health and cultivate life. Usually Shengren(圣人 sage) is not only good at keeping fit，but also possess supreme morality.

西方首次翻译《黄帝内经・素问》前三十四章的译者 Ilza Veith 将陛下的这段赞扬译为：

The breath of Heaven is pure and light. Heaven always maintains its (original) virtue；thus it never comes to fall. If Heaven opened up completely then sun and moon would never be bright, evil would come during this period of emptiness, the atmosphere of Yang would close up and the Earth would lose its brightness, clouds and fog would be unable to undergo changes and as a consequence white dew would not fall, and the circulation (of the natural elements) would not communicate with the life of everything in creation. This situation would be called 'not bestowing' and as a consequence of 'not bestowing' all vegetation would perish. Furthermore, the noxious air would not disappear, wind and rain would not be harmonious, white dew would not fall, so that vegetation would never again flourish. There would always be violent winds and sudden squalls of rain, and Heaven and Earth would lose Tao and would soon be destroyed. The sages followed the laws [of nature] and therefore their bodies were free from strange diseases; they did not lose anything (which they had received by nature) and their spirit of life was never exhausted.

西方译者的翻译，总体上还是比较明确地表达了原文的实际意义。但一些概念和词语的翻译，还有待于挑战。比如'天气'的'气'译作breath，与现在对'气'的音译完全不同。同时也与过去将'气'译为energy或vital energy也完全不同。'藏德'的'德'其实指的是天力，译作virtue只是字面表达，缺乏文内和文后注解。

西方翻译《黄帝内经·素问》的华人译者Mashing Ni将陛下的这段赞扬译为：

The heavenly energy naturally circulates and communicates with the earth's energy; the heavenly energy descends and earthly energy ascends. When this intercourse takes place and these energies merge, the result is a balance of sunshine and rain, wind and frost, and the four seasons. If the heavenly energy becomes stuck, sunshine and rain cannot come forth. Without them, all living things cease to be nourished and lose their vitality, and imbalance manifests as storms and hurricanes; severe and harsh weather disrupts the natural order, causing chaos and destruction. In the past the sages were able to observe the signs and adapt themselves to these natural phenomena so that they were unaffected by exogenous influences, or ‘evil wind’ and were able to live long lives.

译文基本上是意译,但也有释义性、解释性和自述性的一些表现。总体上看,原文的基本含义还是有所体现的,有一定的对外传播意义。在这段话的翻译中,‘气’译作 energy,与其此前的翻译不太一致。在前面的翻译中,‘气’一直音译为 qi,与现在的国际标准保持一致。这里又译作 energy,说明基本概念和术语的翻译还有待于自身统一。”

黄帝说:“实例总是有实际意义的。虽然三则译文各有千秋,但也各有其实。对于‘圣人’的理解和表达,其实也与其对民族历史和文化的认识和学习有一定的关系。”

雷公说:“陛下圣明!纵观华夏民族几千年所谓的封建史,虽然有星火点点的宗教思潮,但终未成燎原之势。这种点点星火之势的宗教思潮在人们的日常生活中虽然有所体现,但在整个国家的政治生活中却鲜有实质性的影响。虽然有人曾一度欲将儒家学术发展成宗教,但在古文学派的撞击下,孔子最终成为万民敬仰的大成至圣先师,而没有成为不食人间烟火的教主。微臣在下界与译人探讨时提示他们,华夏民族的‘圣人’最好音译。如果一定要用现有单词来表达,则只能是 sage,而不能是 Saint。

天师了解到这一情况后提醒微臣,英语的 sage 与华夏的‘圣人’在内涵上还是有很大区别的。华夏的‘圣人’,首先是完美道德的化身。而英语中的 sage,却仅仅指的是 very wise, especially as a result of a lot of experience,与华夏的‘圣人’比起来,实在是等而下之。所以镐京译者在翻译‘圣人’时,采用了音译加文内注解的方式,以避免对‘圣人’一词的表浅解读。为了帮助读者准确理解‘圣人’,镐京译者在译文之后附有这样的注解:Shengren(圣人 sage) referred to the people who could live in the normal circumstances of the earth and the heavens. They did not draw themselves away from routine life, but they were able to free themselves from secular desires and pursuit.

这样的注解，与原文的内涵还是有一定的对应性的。”

黄帝说：“这段话的理解中，有没有不足之处呢？”

雷公说：“似乎是有的。比如说这段话中的‘被服章’这三字，自来对其认识就不一，有的研究者认为此三字与上下文缺乏必要的关联性，因此认为是衍文。有的学者则认为此三字并非衍文，而是对‘圣人’世俗生活的进一步介绍。所以镐京的那位译者在译文之后，附加了这样的一段说明：The sentence ‘and also worn luxurious clothes’ is thought by some scholars as redundancy due to misprinting or miscopying。微臣曾询问天师这个说明有实际意义。天师告知微臣，这个说明有实际意义的，起码有利于读者理解‘被服章’这三个字的。

古籍中有些话往往与撰写者在当地的用词有一定的关系，今人当然无法理解古人时期不同地域的不同表达方式。就是在现代的神州大地，同样的情况依然存在。比如江浙地区食品店有一个广告牌，上面写着这样四个字‘交关好吃’。不懂得江浙语言的人，自然无法理解‘交关’是什么意思，以为到了那个交界口和关口，饭菜才好吃。实际上‘交关’是江浙的方言，意思是‘非常’。所谓‘交关好吃’，就是非常好吃的意思。如今的人无法理解古书中的一些话，可能就是这个原因。”

黄帝说：“这个原因很正常。历朝历代对古人留下的文字的不同解读，也是这个原因。毕竟时代变了，历史久了，要想了解古人不同地域的方言，显然是不可能的。”

雷公说：“陛下圣明！事实确实如此。“

黄帝说：“真人、至人、圣人、贤人，此乃华夏民族远古时期厚德载物之伟人。今人能理解，能仰望，能表达，非常不易。除《素问》和《灵枢》之外，其他经典中有无对这四大伟人的论述？”

岐伯说：“陛下圣明！微臣翻阅《难经》的时候，也注意到其中多次谈到了‘圣人’，但没有谈到真人和至人，说明那个时代确实已经没有‘真人’和‘至人’了，只有理想中的圣人了。雷公曾告诉微臣，《难经》国内外均有一定的译本。请雷公向陛下汇报《难经》对‘圣人’的论述。”

雷公说：“谢谢天师！微臣在下界考察时注意了《难经》的翻译，虽然译本不多，但微臣还看到了国内外的两个译本。微臣向陛下汇报‘圣人'在《难经》中的论述以及国内外译者对其论述的翻译。微臣翻阅《难经》的时候,也注意到其中多次谈到了'圣人'。比如'二十七难'中说:

圣人图设沟渠,通利水道,以备不虞。天雨降下,沟渠溢满,当此之时,雾霈妄行,圣人不能复图也。此络脉满溢,诸经不能复拘也。

用今天的白话文来说,大致是说:

古代的圣人们开掘沟渠,疏通水道,以防备灾害。天降大雨,沟渠溢满,此时雨水就会泛滥成灾。这时就是圣人也不可能把水堵住。络脉也是这样。当络脉满溢时,十二经脉不能对其加以限制。

镐京译者将其译为:

The Shengren (sages) [in ancient times] made plans and constructed ditches to keep the waterways open in order to prevent disasters. [When it] rains heavily, the ditches will soon overflow. In times like that, the heavy rainfalls will flood wildly, even the sages are unable to control it. This is just like the Collaterals which are overflowing so wildly that all the Channels cannot control it.

西方首次翻译《难经》的译者 Paul U. Unschuld 将其译为:

The sages [of antiquity] devised and constructed ditches and reservoirs and they kept the waterways open in order to be prepared for any extraordinary [situation]. when rains poured down from heaven, the ditches and reservoirs became filled. In times like that, when the rainfloods rushed wildly, even the sages could not make plans again; [hence, they had to be prepared]. Here [in the organism], when the network-vessels are filled to overflowing, none of the [man] conduits could seize any [of their contents, and it is only then that the surplus contents of these vessels flow into the single-conduit vessels].

两位译者对原文的理解和表达基本一致，但个别概念和词语的翻译还有一定的差异。镐京译者将'圣人'音译为 Shengren（sage），西方译者意译为 sage，各有千秋。另外，镐京译者将'经'译作 channel，将'络'译作 collateral，与国际化的趋势比较一致。西方译者将'经'译作 conduit，将'络'译作 network-vessel，则与国际化的趋势完全相反。

《难经》'二十八难'再次颂扬了'圣人'，原文是这样的：

比于圣人图设沟渠，沟渠满溢，流于深湖，故圣人不能拘通也。而人脉隆盛，入于八脉，而不环周，故十二经亦不能拘之。其受邪气，畜则肿热，砭射之也。

用今天的白话文来说，大致是说：

正如圣人设计开挖水沟渠一样，当沟渠满溢时，就会流入深湖之中。所以圣人也不能限制水的流通。当人体经脉中气血充盛时，就会进入奇经八脉，而不会环绕周流，所以不受十二经脉限制。如果奇经八脉受到病邪侵袭，蓄积日久就会发生红肿灼热，可以用砭石刺射法治疗。

镐京译者将其译为：

[It is] just like [the work of] the sages to design and dig ditches and lakes. [When] the ditches are filled [with water, it] flows into the deep lakes. So even the sages cannot prevent water from flowing. Similarly, [when] the Channels in the body are full [of blood and Qi, the blood and Qi will] flow into the eight extraordinary Channel and will not circulate again [if it is] not necessary. So [they are] not under the control of the twelve Channels. [If] Xieqi (Evil-Qi) attacks the eight extraordinary

Channels and accumulates [for a long time, it will cause] swelling and scorching [feeling which can be relieved by] puncturing with stone needle.

西方首次翻译《难经》的译者 Paul U. Unschuld 将其译为:

This can be compared to the planning and construction of ditches and reservoirs by sages of antiquity. When the ditches and reservoirs are full, [their surplus contents] flow into deep lakes because [even] the sages were unable to [find other means to] seize [these contents and ensure the continuation of a circulatory] flow. Similarly, when the [conduits and network-vessels] of man are filled [to overflowing, their surplus contents] enter the eight [single-conduit] vessels—where they are no longer part of the circulation—because the twelve [main] conduits cannot seize this [surplus]. when the [single-conduit vessels] receive evil influences which stagnate in them, swellings and heat will result. In this case one has to hit [the respective vessel] with a sharp stone.

除了个别概念和术语的差异之外,两位译者对原文的理解和表达还是比较一致的。尤其令微臣感到欣慰的是,两位译者均采用直译之法,并且都附有文内注解,其注解都设置在方括号里。其中的'邪气',镐京译者自然采用的是音译并附注解,即 Xieqi(Evil-Qi);而西方译者则采用的是意译,即 evil influences。将'气'译作 influence,只能视为国际标准起始之前个别的译法,而不能视为'气'的另外一种较为流行的译法。"

黄帝说:"《难经》之论,结合实际,文理清晰。译文之举,自有其意。谈谈中医经典著作中与'贤人'相关内容的翻译吧。"

雷公说:"陛下圣明!对于'贤人'的精神风貌,《黄帝内经·素问·上古天真论》中记载了陛下当年对臣等的重要指示。原文是这样的:

其次有贤人者,法则天地,象似日月,辨列星辰,逆从阴阳,分别四时,将从上古合同于道,亦可使益寿而有极时。

用今天的白话文来说，大致是这样的：

其次有称为贤人的人，他们能根据天地的变化规律，日月升降现象，辨明排列星辰的位置，顺从阴阳的消长，适应四时的变化，顺从上古真人的养生之道，也能延年益寿，但有终极之时。

镐京译者将陛下的这一重要指示译为：

The fourth kind of people was known as Xianren[1]（the virtuous people）who abode by the laws of the earth and the heavens, imitated the changes of the sun and the moon, followed the varying order of the stars, adhered to [the changes of] Yin and Yang, differentiated the four seasons, and acted in accordance with the practice of the immortal beings in ancient times. [In this way] they prolonged their life.

译文与此前的翻译理法完全一直，比较完整地表达了原文的含义，也体现了原文的风采。同时将‘贤人’予以音译，并附以文内注解，即Xianren（the virtuous people）。此外，也以文后注解的方式简要地说明了‘贤人’的实际所指，即 Xianren（贤人） referred to those with high morality and great ability.

西方首次翻译《黄帝内经・素问》前三十四章的译者 Ilza Veith 将陛下的重要指示译为：

They were succeeded by the Men of Excellent Virtue（贤人）who followed the rules of the universe and emulated the sun and the moon, and they also discovered the arrangement of the stars; they could foresee（the workings of）Yin and Yang and obey them; and they could distinguish the four seasons. They followed the ancient times and tried to maintain their harmony with Tao.（ln doing so）they increased their age toward a long life.

西方译者对这段文字的翻译，基本上还是忠实于原文的，将‘贤人’译作 men of excellent virtue 也是较为符合原意的。‘圣人’是俗人中的佼佼者，而'贤人'也是俗人中的杰出者，略逊色于'圣人'。所以将'贤人'译作 men of excellent virtue 或直接译作 virtuous people，均在一定程度上揭示了原文之意。为了帮助读者理解，有一位译者在译文之后附有这样的注解：The fourth kind of people was known as Xianren（the virtuous people）who abode by the laws of the earth and the heavens，imitated the changes of the sun and the moon，followed the varying order of the stars，adhered to the changes of Yin and Yang，differentiated the four seasons，and acted in accordance with the practice of the immortal beings in ancient times. In this way they prolonged their life. 这样的注解还是有一定意义的。

西方首次翻译《黄帝内经・素问》的华人译者 Mashing Ni 将陛下的这一重要指示译为：

A fourth type were natural people who followed the Tao and were called naturalists. They lived in accordance with the rhythmic patterns of the seasons；heaven and earth，moon，sun，and stars. They aspired to follow the ways of ancient times，choosing not to lead excessive lifestyles. They，too，lived plainly and enjoyed long life.

华人译者基本上采用的意译，也有释义性、介绍性和自述性的表达。将'贤人'译作 natural people，似乎与原意有一定的差异。根据华夏民族的传统文化，'自然人'和'贤人'还是有一定区别的。

陛下当年对臣等讲的这些华夏民族文化的重要思想，对历朝历代的发展奠定了基础。陛下的这段讲话不仅翻译重要，理解和发扬更重要。当年微臣在下界的时候，特意将陛下的这段讲话反复地讲给学界、政界和译界人士听，希望他们能深入理解，深刻反思，深情发扬。陛下在这段话中所讲到的真人、至人、圣人、贤人，是华夏民族中最为重要的四大伟人。

镐京译者翻译之后对真人、至人、圣人、贤人作了简明扼要的注解。通过简明扼要的注解，真人、至人、圣人、贤人的基本内涵就表达清楚了，西方人看了就基本明白了其实际意义。这样的翻译，应该是中医经典及华夏民族文化经典翻译的基本路径。只有通过这样的方法翻译了，才能真正解决好‘名物不同，传实不易’的问题，才能真正实现‘因循本旨，不加文饰’的理想。”

黄帝说：“这是华夏民族文化思想经典翻译发展的现状。要实现至善至美的翻译，还有待于译界的共同努力和奋勇发展。”

岐伯说：“陛下圣明！对外介绍华夏民族的传统文化和医学，基本概念和术语的释义和表达是非常重要的。神州大地的一些民族意识强的学者之所以认真地研究中华文化和中华医学对外翻译和传播的问题，就是为了完整准确地解读和表达民族文化和医学的基本概念和术语。比如《黄帝内经·素问·上古天真论》所记载的陛下关于‘真人’‘至人’‘圣人’和‘贤人’的重要指示，文简趣深，气韵相调，精妙至诚。然而将其翻译成英语，却很难保持如此典雅的气质神韵。这是华夏经典翻译中很难突破的一个瓶颈。就目前的翻译实践而言，能较为客观地在译文中再现原文的基本内涵就已非常不易了。其中的许多观念——如‘淳德全道’‘积精全神’等——都是华夏文化所特有的，所以有浓郁的华夏文化色彩，很难将其既精练又深刻地翻译成英语。”

黄帝说：“知今不知古，则山高登不上，路长走不尽；知古不知今，则风暴目不明，雨骤路不行。”

岐伯、雷公长拜道：“陛下圣明！华夏民族文化思想经典的翻译，确实有待于译界知古知今，明内明外。”

诞告万方篇第六十五
——天地窍节翻译

黄帝说："千言万语，至为一理。古人论之，今人述之，风清日明，均在一理。"

岐伯说："陛下圣明！正如陛下所示，从三才到三道，理为一，言为众。古人有众言，今人有盛言。所以今人对于古人言论的解读和表述，可谓多之多者也。

《墨子》载有一则寓言，原文是这样的：

> '子禽问曰：多言有益乎？'墨子曰：'虾蟆蛙蝇，日夜而鸣，舌干擗然而不听。今鹤鸡时夜而鸣，天下振动。多言何益？唯其言之时也。'

翻译为白话文，大致是这样的：

> 子禽向墨子：'多说话有好处吗？'墨子回答说：'蛤蟆、青蛙、苍蝇，白天黑夜叫个不停，虽然叫得口干舌燥，但却没有人去听的。雄鸡黎明按时啼叫，天下众人受其振动，早早起床。多说话有什么好处呢？重要的是要说得符合时机。'

墨子的这个论述，寓意深刻，耐人寻味。这则寓言告戒人们，废话千言只能惹人讨厌，而有用之语那怕只有一句，也足以使人信服采纳。对于从事译业之人，牢记墨子的忠告是很重要的啊！"

黄帝说："如此之寓，可谓至诚。言必实，实必果。"

岐伯说："陛下圣明！臣等谨遵圣训，也希望尘世译界从译之时能立足实际，从实而译，从实而论，切忌空谈。华夏文明和文化的对外传播，自然涉及到《黄帝内经》等中医经典著作的翻译。雷公在下界考察的时候，特别关注《黄帝内经》。”

黄帝问道：“对于中医经典著作，尘世间有何定位？”

岐伯回答说：“微臣向陛下汇报。雷公在下界考察的时候，特别注意到国人对《黄帝内经》等中医经典著作的认识和定位。自远古以来，历朝历代的国人都将《黄帝内经》视为华夏民族最为重要的圣典，不仅是中医圣典，而且是民族文明和文化传承和传播的圣典。但自清末民初以来，由于西方联军的入侵、宗教的传入、文化的渗入和思想的透入，使得一些国人，尤其是学界、政界的名人名家，对民族的传统文化、文字、圣贤以及中医都嗤之以鼻。所以清末民初以来始终都有人对《黄帝内经》有偏颇的看法，最典型的例子就是民国时期的余云岫。他在所谓的‘废止旧医案’中声称；‘旧医一日不除，民众思想一日不变，新医事业一日不能向上，卫生行政一日不能进展。为民族进化计，为民生改善计，不可不取断然手段。’”

黄帝说：“这应该只是个别人的看法吧。理由呢？”

岐伯说：“虽然是个别人的看法，但毕竟是名人名家的看法，所以影响还是巨大的。民国十七年时，余云岫向政府提交的“废止旧医以扫除医事卫生之障碍案”，理由有四：

今旧医所用者，阴阳五行六气脏腑经脉，皆凭空结撰，全非合实，此宜废止，一也。‘其临床独持桡动脉，妄分一部分之血管为寸、关、尺三部，以支配脏腑，穿凿附会，自欺欺人。其源出于纬侯之学，与天文分野，同属无稽，此宜废止，二也。根本不明，诊断无法，举凡调查死因，堪定病类，预防疾疠，无一能胜其任，强种优生之道，更无闻焉。是其对民族民生之根本大计，完全不能为行政上之利用，此宜废止，三也。人类文化之演进，以在绝地天通为最大关键，考之历史，彰彰可按。所谓绝地天通者，抗德而崇人事，黜虚玄而尚实际也。(北伐后)方破除迷信，废毁偶像，以谋民众思想之科学化，而旧医乃日持巫祝纬之延以惑民众；政府方以清洁消毒训导社会，使人知微虫细菌为疾病之源，而旧医乃日持其冬伤于寒，春必病温，夏伤于暑，秋心米比疟等说以教病象，阻遏科学化，此宜废止，四也。”

这就是余云岫等著名的国人对中医的完全否定。”

黄帝说：“虽然名人名家拼命废除中医，但国人夷人却依然热爱中医，重视中医。正因为国人热爱中医，正因为夷人重视中医，才使得中医今日国际化了。”

岐伯说：“陛下圣明！中医之所以至今依然长盛不衰，就是因为全民都是热爱中医的，全球都是重视中医的，只有极个别的西化分子反对中医。从《黄帝内经》的时代定位，就可以证明全民都是热爱中医的。雷公在下界考察的时候，注意到神州对《黄帝内经》的定位。其定位是：《黄帝内经》是一部医学经典，也是一部融合了文学、哲学、社会学和自然科学的古典巨著。其中很多内容涉及华夏古代的哲学观念、思维意思和认知方式。如果对这些文哲交融的概念或论述缺乏宏观的准确把握，便很难了解其精神实质，也就无从理解其实际内涵了。”

黄帝说：“其定位很符合实际。但由于时代的变迁，如今要学习和掌握好其基本理论、思想和精神，还是非常不易的。”

岐伯说：“确如陛下所训！在时下的尘世间，学习、理解和翻译时所面临的最大的难度，就是《黄帝内经》。比如《黄帝内经·素问·生气通天论篇》开篇记载了陛下对臣等的重要指示，原文是这样的：

> 夫自古通天者，生之本，本于阴阳。天地之间，六合之内，其气九州、九窍、五脏十二节，皆通乎天气。其生五，其气三，数犯此者，则邪气伤人，此寿命之本也。

用今天的白话文来说，大致是这样的：

> 自古以来，都以通于天气为生命的根本，而这个根本不外天之阴阳。天地之间，六合之内，大有九州之域，小如人的九窍、五脏、十二节，都与天气相通。天气衍生五行，阴阳之气又以胜衰消长而各分为三。如果经常违背阴阳五行的变化规律，那么邪气就会伤

害人体，因此，适应这个规律是寿命得以延续的根本。

陛下当时指导臣等的这段话看起来很简单，其实内涵却极其的丰富。从民族古典哲学观念入手，论述了天人相应的道理。其中涉及许多古典哲学概念和华夏传统的认识观。若对此缺乏必要的认识，则难以正确把握其实际寓意。”

黄帝说：“翻译界是如何理解和翻译的呢？”

岐伯说：“请雷公向陛下汇报。”

雷公说：“谢谢天师！微臣向陛下汇报。对于尘世间的学人和译人来说，要理解好，实在不易。比如，文中提到的‘通天’和‘天气’的‘天’，其实并非指的是 heaven 或 sky，而是 nature。在华夏人的传统观念中，‘天’就是‘自然’。所谓‘天然’，就是‘自然’的意思。此外，所谓‘六合’，指的是东西南北和上下等六个方位，也指‘天下’。所谓‘秦人扫六合’，就是说秦国兼并了其他诸侯国而统一了天下的意思。所谓‘生五’之‘五’和‘气三’之‘三’都是别有所指的哲学理念，‘五’指‘五行’（木、火、土、金、水），而‘三’则指‘三阴’（太阴、少阴、厥阴）和‘三阳’（太阳、少阳、阳明）。

不了解这些特有概念的哲学内涵，则很难在译文中再现其实际意义。微臣毕竟到下界考察过。虽然是考察，但还是受到了下界的影响。从微臣刚才的分析来看，似乎就说明了这一点。‘通天’和‘天气’的‘天’当然是 sky，但却不一定是 heaven，因为西方语言中的 heaven 总是和宗教有关的。‘天’虽然有‘自然’之意，但其基本的含义依然是 sky，而不是什么 nature。这也是雷公当时对微臣的指教。微臣非常谢谢雷公的指导！否则微臣可能就有些世俗化了，对‘天’的认识很可能就是微臣与下界交流和讨论的时候遭受了某些影响。”

黄帝说：“天人相应，天人合一，自然。”

雷公说：“陛下英明！这也是微臣当时受命到下界寻找译人、考察现实所特别关注的问题。刚才微臣向陛下提到的《黄帝内经素问·生气通天论篇》所记载的陛下指导臣等的这一重要指示，镐京译者将其译为：

From ancient times [it has been thought that] the root of life is closely bound up with the heavens[1] and this root is Yin and Yang. [All those] within the heavens and the earth [as well as] the Liuhe (six directions) [2] are interrelated with Tianqi (Heaven-Qi), such as things in the Jiuzhou (nine geographical divisions)[3], the Jiuqiao (nine orifices in the human body), the Five Zang-Organs and the twelve Jie (joints)[4]. [The Tianqi] evolves into the Wuxing (Five-Elements), [while the wax and wane of] Yin and Yang [can be divided into] three stages respectively. Frequent violation of these [rules] may give rise to the invasion of Xieqi (Evil-Qi) [5] into the body. [Abidance by] these rules is prerequisite to the prolongation of life.

译者在文后做了五项注解，将原文的实际含义比较完整地介绍给了读者。其注解内容是：

[1] The idea that 'the root of life is closely bound up with the heavens' means that man is closely interrelated with the heavens and the earth, and man maintains a harmonic relationship with nature.

[2] Liuhe(六合) refers to the east, south, west, north, upper and lower directions. However, Guo Aichun(郭蔼春) said that Liuhe(六合) refers to the four seasons.

[3] Jiuzhou(九州) literally refers to nine administrative regions in ancient China. There are different names for these nine ancient administrative regions in different books. According to Shangshu(尚书), an ancient classics in China, Jiuzhou(九州) refers to Yi(翼), Yu(豫), Yong(雍), Yang(扬), Yan(兖), Xu(徐), Liang(梁) and Qing(青). Some scholars believe that Jiuzhou(九州) in this chapter is redundancy due to miscopying. Some other scholars regard Jiuzhou(九州) here as Jiuqiao(九窍 the nine orifices in the human body).

[4] Some scholars understands twelve Jie(节) as the twelve Channels.

［5］Xieqi（邪气）literally means Evil-Qi. Actually it refers to the factors that can bring harm to the human body and cause diseases. That is why sometimes people translate it into pathogenic factor which sounds more reasonable.

西方首次翻译《黄帝内经·素问》前三十四章的译者 Ilza Veith 将陛下的这一重要指示译为：

From earliest times the communication with Heaven has been the very foundation of life；this foundation exists between Yin and Yang and between Heaven and Earth and within the six points. The（heavenly）breath prevails in the nine divisions，in the nine orifices，in the five viscera，and in the twelve joints；they are all pervaded by the breath of Heaven. Life has（the number）five，breath has（the number）three.

在西方译者的这个译文中，原文的主要概念和论述都发生了严重的变异。译者因对这段经文的哲学内含和思维观念缺乏足够的认识，所以在译文中对有关概念仅作字面处理，原经文的实际内涵在译文中可谓荡然无存。"

黄帝说："举例说说吧。"

雷公说："遵旨！比如译者将'自古通天者，生之本'翻译为：From earliest times the communication with Heaven has been the very foundation of life，就有些字面释义之嫌，且容易使人有宣扬迷信思想之感。其实这里的'通天'，就是 close relationship between man and nature。翻译《黄帝内经·素问》的西方华人译者将这句话译为：From ancient times it has been recognized that there is an intimate relationship between the activity and life of human beings and their natural environment. 意思是明确的，只是解释太过，显得累赘。而旅美华人吴氏父子在其翻译的《黄帝内经》中，则将其译为：Since ancient times，it is considered that the existence of men has depended upon the communication of the variation of Yin and Yang energies. 语义不但显得狭窄，且有些释义不明。将'通天者'解释为 the communication of the variation of Yin and Yang energies,则有些歪曲原文之意。

也许是从不同的角度对同一概念作了不同的释义。就像冯友兰所说的那样,任何一种译文都是对原文的解释,而不是对原文原汁原味的再现。事实确实是这样的。微臣也是从自己的角度对这些译文作了单一的分析,也许只体现的是微臣个人的理解,也不一定是原文的实际内涵。"

黄帝说:"即便是个人的理解,说说也很有意义的,毕竟能帮助大家从另一个角度对同一个问题有不同的看法。"

雷公说:"感谢陛下关怀!微臣继续谈谈个人的看法吧。'本于阴阳'是紧接着上文而言的,即生命的根本不外乎阴阳二气。西方译者不明其理,而将其与'天地之间,六合之内'联系在一起进行释义并将其译为 this foundation exists between Yin and Yang and between Heaven and Earth and within the six points,结果便是指鹿为马。其实'天地之间、六合之内'衔接的是下文的'其气九州、九窍、五脏、十二节,皆通乎天气'。这一部分实际上是对上文'自古通天者,生之本,本于阴阳'的进一步举例阐发。意思是说,天地之间和六合之内的万事万物,包括地上的九州、人体的九窍、五脏和十二节等,都与自然界的阴阳之气相通。所以这段话似可译为:Everything in the universe, including the nine geographic divisions, the nine orifices, five viscera and twelve joints, all communicates with it.

将'天地之间、六合之内'译为 everything in the universe,自然有些简单化,但还是有些符合原文之意的。'天地之间'本来就是指的整个宇宙,'六合之内'是对'天地之间'这一概念的重复,目的是强调。当然,如果一定要将这一修辞方式翻译出来,似乎也未尝不可。如华裔学者 Mashing Ni 就将'天地之间,六合之内'译为 everything in the universe, with heaven above and each below, within the four directions and the nine continents。似乎也有一定的道理。"

黄帝说:"不同的人从不同的角度有不同的认识,当然是有道理的。"

雷公说:"陛下英明!刚才微臣也提到了西方华人译者对'自古通天者,生之本'的翻译,忘记向陛下汇报翻译《黄帝内经·素问》的华人译者 Mashing Ni 对陛下这一重要指示的翻译。非常抱歉。华人译者是这样翻译的：

From ancient times it has been recognized that there is an intimate relationship between the activity and life of human beings and their natural environment. The root of all life is yin and yang; this includes everything in the universe, with heaven above and earth below; within the four directions and the nine continents. In the human body there are the nine orifices of ears, eyes, nostrils, mouth, anus, and urethra; the five zang organs of kidneys, liver, heart, spleen, and lungs; and the twelve joints of elbows, wrists, knees, ankles, shoulders, and hips, which are all connected with the qi of the universe. The universal yin and yang transform into the five earthly transformative energies, also known as the five elemental phases that consist of wood, fire, earth, metal, and water.

华人译者在其翻译中，将'六合'译为 four directions 则显不足，实际上应该是 six directions。而且将下文的'其气九州'与'天地之间'，'六合之内'视为一个句子，也是理解的偏差。'其气九州'应与下文'九窍、五脏、十二节'相并列。此处之'气'实际上指的是阴阳之气，西方译者将其译为(heavenly)breath，显属讹误。此外，华人译者将'九州'译作 nine continents 也是误解。这里的'九州'指的是华夏民族古代对其古国的地理划分，而不是对世界的划分。那时的华夏民族总是以'天下'自居，也就是将神州视为天下，所以可简单地译为 nine geographic divisions，文后需要再作解释。"

黄帝说："'错误'这个词还是少用，因为这都是不同的见解。"

雷公说："感谢陛下指导！事实可能就是如此。微臣查看了一些译文。国内译者在这段经文的译文之后，根据《尚书》的记载，对'九州'作了这样的解释：Jiuzhou(九州) refers to Yi(翼), Yu(豫), Yong(雍), Yang(扬), Yan(兖), Xu(徐), Liang(梁) and Qing(青). Some scholars believe that Jiuzhou(九州) in this chapter is redundancy due to miscopying. 似乎更清楚一些。

另外，'十二节'指的是人体的十二个主要关节，即两腕、两肘、两肩、两髀、两膝和两踝。吴氏父子将'十二节'误以为是'十二节气'，所以译作 twelve solar terms。这自然是误解误达了。西方译者将'其生五，其气三'译作：Life has (the number) five, breath has (the number) three，亦属完全误判。华人译者将其译作：The universal yin and yang transform into the five earthly transformative energies, also known as the five elemental phases that consist of wood, fire, earth, metal and water. These five elemental phases also correspond to the three yin and the three yang of the universe. 这显然已经不是翻译了，而只能算解释或阐发挥了。其实这里的'其生五，其气三'可以简洁地译作：It has produced the five [elements] and three [levels of yin and yang]. 当然对其具体的内涵，文后可通过注解予以阐发。"

黄帝说："卿等虽然受到了下界的影响，但总体来看对翻译问题的分析还有一定的道理。再结合天师的指导，今后的分析一定会更加深刻。"

雷公说："非常感谢陛下的关怀和指导！微臣一定努力牢记陛下的指导，一定认真向天师学习，尽快摆脱尘世间的影响，努力做到至真至诚。"

黄帝说："单用首创，通用共融，各有其意。尘世翻译，是否如此？若能如此，不仅至真，而且至诚。"

岐伯说："陛下圣明！最初的单用确实是首创，之后的通用确实在共融。这也正是臣等对尘世间翻译发展的希望。在下界考察的时候，雷公的感受一定更加具体，更加深刻。请雷公陛下汇报。"

雷公回答说："谢谢天师关怀！微臣一定努力牢记陛下的指导，一定认真向天师学习，尽快摆脱尘世间的庸俗影响，努力协助学界和译界至真学习，至诚翻译。微臣与学界和译界讨论《黄帝内经》的翻译时，看到《黄帝内经·素问·六元正纪大论篇》中记载了陛下与天师关于通天之道的讨论，微臣至为感动，收益可谓匪浅。"

黄帝问道："讨论的内容是什么呢？其记载还完整吗？今人又是如何理解和表达的呢？"

雷公回答说："微臣向陛下汇报。《黄帝内经·素问·六元正纪大论篇》记载了陛下当年对臣等的指导以及臣等的感受，基本内容前后一致，比较完善的。微臣向陛下汇报其原文、白话文解释和英文翻译。原文是这样的，陛下首先问天师：

黄帝问曰：'六化六变，胜复淫治，甘苦辛咸酸淡先后，余知之矣。夫五运之化，或从天气，或逆天气，或从天气而逆地气，或从地气而逆天气，或相得，或不相得，余未能明其事。欲通天之纪，从地之理，和其运，调其化，使上下合德，无相夺伦，天地升降，不失其宜，五运宣行，勿乖其政，调之正味，从逆奈何？'

用今天的白话文来说，大致是这样的：

黄帝问道：六气的正常生化和异常变化，胜气复气等淫邪致病及其主治原则，甘苦辛咸酸淡诸气味所化的情况，我已经知道了。关于五运主岁的气化，或与司天之气相应，或与司天之气相逆，或与司天之气相顺而与在泉之气相逆，或与在泉之气相顺而与司天之气相逆，或与岁运与司天相生，或岁运与司天相制，我还未能完全明白其中的道理。我想通晓司天在泉的要领和道理，并据此以协调运气之所化，使上下之德能相互应合，不致破坏正常秩序，天地升降的正常规律，不失其宜，五运之气的布化运行，不致违背其应时的政令，根据运气的顺逆情况，使用五味调节人体，应当怎样呢？

镐京译者将陛下的询问译为：

Huangdi asked：' I've already known ［the normal］ transformations and［abnormal］changes of the six kinds of Qi，［the diseases caused by］Predomination and Retaliation［of Qi］and the therapeutic［principles as well as］the transforming sequence of sweetness，bitterness，pungency，saltiness，sourness and blandness.

[But] I am still unclear about the transformation of Wuyun (Five-Motions) [which sometimes] follows Tianqi (Heaven-Qi), [sometimes] violates Tianqi (Heaven-Qi), [sometimes] abides by Tianqi (Heaven-Qi) but violates Diqi (Earth-Qi), [sometimes] follows Diqi (Earth-Qi) but violates Tianqi (Heaven-Qi), [sometimes] follows [the Qi that is in the Spring] but [sometimes] violates [the Qi that is in the Spring]. What [should I do if I] want to abide by the law of the heavens, to follow the principle of the earth, to harmonize the Motion [of Qi] and to adjust the transformation [of Qi] so as to balance the upper and the lower, to prevent violation, [to normalize] the ascending and descending [activities] of the heavens and the earth to avoid abnormal changes, [to smooth] the movement of Wuxing (Five-Elements) to prevent deviation and to apply the five flavors [according to] the normal and abnormal [Motions of Qi]?'

天师回答的原文是这样的：

岐伯稽首再拜对曰：'昭乎哉问也。此天地之纲纪，变化之渊源，非圣帝孰能穷其至理欤！臣虽不敏，请陈其道，令终不灭，久而不易。'

白话文的解释是这样的：

岐伯再次跪拜回答道：这个问题提得很高明啊！这是有关天气和地气问题的一个总纲，是万物变化的本源，若非圣明之帝，谁能够穷尽这些至理要道呢！我对这个问题虽然领会不深，愿意讲述其中的道理，使它永远不至灭绝，能长期流传而不被更改。

镐京译者将天师的回答译为：

Qibo kowtowed and bowed again and said: 'What an excellent

question Your Majesty have asked! This is the general law of the heavens and the earth and the source of the changes [of everything]. Were it not for Your Majesty, the Sage King, who can explore such an profound theory? Though I am not capable enough, please allow me to explain it. [So that it] may last forever without any change.'

陛下再问的原文是这样的：

帝曰：'愿夫子推而次之，从其类序，分其部主，别其宗司，昭其气数，明其正化，可得闻乎？'

白话文的解释是这样的：

黄帝说：希望先生把这些道理进一步推演，使其更加条理，根据干支的类属和一般的顺序，分析司天在泉等所主的部位，分别每年主岁之气与各、部之气，明了司天岁运所属之气与数，及正化邪化的变化情况等，可以听你进一步讲述吗？

镐京译者将陛下的再问译为：

Huangdi said: 'I hope that you can further analyze its categorization and sequence to differentiate its domination [in the heavens and in the Spring], distinguish the dominating [Qi and the Qi of each Step] in a year, expound the number of Qi and clarify [the situation of] normal transformation. Could you explain it for me?'

天师回答的原文是这样的：

岐伯曰：'先立其年以明其气，金木水火土运行之数，寒暑燥湿风火临御之化，则天道可见，民气可调，阴阳卷舒，近而无惑，数之可数者，请遂言之。'

白话文的解释是这样的：

岐伯说：首先要确立纪年的干支，以明了主岁之气与金木水火土五运值年之数，及寒暑燥湿风火六气司天在泉的气化，则自然界的变化规律，就可以被发现，人们可以根据规律调养身体，阴阳之气屈伸的道理，也就浅近易知，不被迷惑。关于它的一般理数可以加以推导的，我尽量讲解给你听。

镐京译者将天师的回答译为：

Qibo said: '[The Tiangan (Heavenly Stems) and Dizhi (Earthly Branches) of] a year should be decided first [in order to understand] the dominations of Metal, Wood, Water, Fire and Earth in motion [as well as] the transformation of Cold, Summer-Heat, Dryness, Dampness, Wind and Fire [when they govern the heavens and are in the Spring]. [Based on such an understanding,] the law of the heavens is cognizable, [the activity of] Qi in the human [body] can be regulated, the flexion and extension of Yin and Yang are understandable. The ways of Qi motion can be analyzed. Please allow me to explain it [for You].'

译者对原文的理解还是比较完整准确的，其译文也在一定程度上再现了原文的实际含义。其翻译的方式和方法，此前微臣向陛下汇报了，非常符合经典著作的翻译要求，也得到了国内外学界和译界的肯定。当然，如果仔细审核和校对，也确实从中能发现不少需要继续调整的问题。这也是非常自然的，毕竟世人的视力只有一个方向，而世间的方向至少有东西南北上下这'六合'，而'六合'中的每一'合'则又有六六三十六向。所以，只有一个视力方向的世人，显然是无法真正做到面面俱到的。"

黄帝说："记载具体，译人清醒，微臣至真。"

岐伯、雷公跪拜道："感谢陛下关怀！感谢陛下指导！"

天命明威篇第六十六
——翻译主次辨证

黄帝说："虚而实之，实而虚之；言而信之，信而言之。如此之现，可谓尘世之道。"

岐伯说："陛下圣明！尘世之道，确实如此。孔子说：'攻乎异端，斯害也已'。意思是说，批判不正确的东西，祸害就能被制止。这也和扫地一样，扫帚不到，灰尘照例不会自己跑掉。孔子的这个思想，对于译界也是很有教益的。对于误解、误译的东西，译界的确应该努力予以正本清源，以正视听。否则，必然引起混乱。"

黄帝说："理论上说，应该如此。实际操作，恐颇不易。尘世之人，视力、觉力和思力都是有限的，这很自然"

岐伯说："陛下圣明！谈到这个问题的时候，微臣真是感慨万端！翻译的批评，文学的批评，在八十年前，即西方所谓的二十世纪三、四十年代，还是比较正常的。但现在，确实不易！"

黄帝说："卿等勿忧，此亦常中之变。"

岐伯说："臣等遵旨。微臣近来致力考察和分析尘世间的译事，虽偶感时邪之烈，但亦能冷眼向阳，静观其态，导引其势。"

黄帝说："如此甚好。正直学人，总以多解决问题、少议论是非为本务。"

岐伯说："臣等谨遵圣训！确如陛下所示，从华夏文化传统精神来看，要真正理解好和表达好任何一个概念和词语，就必须要有表里兼顾与虚实并举的能力和意识。表里兼顾与虚实并举，是华夏民族传统文化中最为含蓄的特质、最为耀眼的色彩、最为深邃的意境。这正如国画大师所追求的'似与不似乃真是'的境界一样。历朝历代的学人所崇尚的也正是这种水月相映、海天相邀、虚实相衬的悠幽玄境。这种行文风格和论辩文思在《黄帝内经》中表现得也十分突出。对于这个问题，尘世间是怎样发挥的，请雷公向黄帝汇报。"

雷公说："感谢天师的关怀！尘世间确实在努力发挥，但难度还是有的。"

黄帝说："对于这样意境幽深的文句，翻译时须十分谨慎，一定要前后对衬，上下合参，左右比应。只有如此，才能较为准确地把握有关概念和文句的实际所指。"

雷公说："陛下说的对啊！确实应该如此，但对于现在的译者来说，要做到这一点可真不易啊。比如《黄帝内经・素问・阴阳离合论》记载了当年陛下与天师的分析研究，其中引用了天师的一段话。原文是这样的：

> 阴阳者，数之可十，推之可百，数之可千，推之可万，万之大，不可胜数，然其要一也。天覆地载，万物方生，未出地者，命曰阴处，名曰阴中之阴；则出地者，命曰阴中之阳。阳予之正，阳为之主，故生因春，长因夏，收因秋，藏因冬，失常则天地四塞。阴阳之变，其在人者，亦数之可数。

用今天的白话文来说，大致是这样的：

> 如果要尽分阴阳，粗分可数出十种，推演则至百种，细数阴阳可至千种不同，再依此推演则可至上万种不同。成千上万极大，无法胜数，如果知道要法，则可简化为一种规律即可明确。天阳无所不覆，地阴能受纳万物之承载，万物因此而能生长。凡世上万物在地中的皆属阴，故可名之为'阴中之阴'。从地中出来的，可命名为'阴中之阳'，此皆因其有阳而能有名有形，有内在之阴而有生命之主。所以大自然中，万物能生，是因为春季之时令所成；万物能长大，则因夏季之阳盛；万物之收敛，乃因秋季之肃杀；万物之藏晦，乃因感受冬季之酷寒；自然规律一旦失去正常，会造成天地阴阳之不交流而阻塞。所以阴阳之变化规律在人体中亦如自然界一样，可以明确的区列出来。

镐京译者将天师的这一段话译为：

Yin and Yang can be extended from one to ten, from ten to a hundred, from a hundred to a thousand, from a thousand to ten thousands, and from ten thousands to infinity. However the general principle is the same.

The protection of the heavens and the support of the earth give rise to the origination of everything. Before emerging out of the earth, it is called Yinchu (Yin maintenance)[1], indicating that it is Yin within Yin. After emerging out of the earth, it is called Yang within Yin. Yang enables all the things in the natural world to grow and Yin enables them to have forms. That is why [all the things] germinate in spring, grow in summer, ripen in autumn and store [themselves] in winter. [If these activities are] in disorder, the four blockages[2] in the heavens and earth [will be caused]. Such changes of Yin and Yang in the human body also can be inferred.

西方翻译《黄帝内经·素问》前三十四章的译者 Ilza Veith 将天师的这一段话译为：

Yin and Yang may be added up to amount to the number ten; this can be extended and may mean one hundred; or the number may be estimated to be one thousand and this can be extended and mean ten thousand, that is to say: it includes everything. Ten thousand is so large that it cannot be matched by any number, and the same is true of its importance.

Everything in creation is covered by Heaven and supported by the Earth; when nothing has as yet come forth (been grown, produced) the Earth is called: the place where Yin dwells; it is ‘also known as the Yin within the Yin. Yang supplies that which is upright, while Yin, the Earth, acts as a ruler of Yang.

西方翻译《黄帝内经·素问》的华人译者 Mashing Ni 将天师的这一段话译为：

Yin and yang are not absolute, but their principle never

changes. The law that governs does not falter, although everything around it changes according to the point of reference. For example, before the birth of all things and creatures above ground, the living potential resided in the place of yin. This is called yin within yin. Once it was born and appeared above ground, this phenomenon was called yang within yin. It was after birth or post-heaven that the yang qi enabled everything to grow.

Yin provides form. Yang enables growth. Warmth of the spring gives rise to birth, the fire of the summer fuels rapid growth and development, the coolness of autumn matures all and provides harvest, and the coldness of winter forces inactivity and storing. This is the rhythmic change of nature. If the four seasons become disrupted, the weather becomes upredictable and the energies of the universe will lose their normalcy. This principle also applies to the body."

岐伯说:"所谓'天覆地载,万物方生',意思是说,由于上有天的覆盖和下有地的承载,万物才得以生长。其实这句经文只是强调了在整个宇宙中万物的生成情况,所以似乎也可简单地译为 everything in nature。这就像《千字文》开篇之语'天地玄黄,宇宙洪荒'一样,无非强调的是天地开辟之初宇宙的混沌状态而已。"

雷公说:"天师说的对!西方译者将'天覆地载,万物方生'译作 Everything in creation is covered by Heaven and supported by the Earth,虽然有些直译,但还是比较符合原文之意的。而在华人译者的译文中,却很难找出这句经文的具体翻译。根据前后文义的推测,华人译者似乎将其译为:The law that governs does not falter, although everything around it changes according to the point of reference,与原文之意颇为隔膜。"

岐伯说:"确实有这样的问题。所谓'未出地者,命曰阴处,名曰阴中之阴',意思是说万物未长出地面时叫做阴处,即还处于阴的位置。又因其未长出地面,还处于属于阴中之阴的地下,所以又称其为阴中之阴。这是根据阴阳学说的基本原理，依据不同位处而对阴阳进行的层次划分。”

雷公说：“是的。西方译者对此似乎缺乏了解，将其译作：When nothing has as yet come forth (been grown, produced) the Earth is called: the place where Yin dwells; it is also known as the Yin within Yin。”

岐伯说：“‘命曰阴处，名曰阴中之阴’，都指的是未长出地面的万物，而不是指大地本身。”

雷公说：“是的。西方华人医师吴连胜和吴奇父子将这句经文译作All things that concealed under earth are in the position of static Yin, they are called the component parts of Yin in Yin，意思比西方译者的翻译要清晰一些，但句法还可再加推敲。所谓‘阴处’，就是处于阴的位置，即 in the position of yin，译作 static Yin 则有画蛇添足之嫌。而阴和阳从来就不是 static 的。另外，‘阴中之阴’习惯上译作 yin within yin，意思比 yin in yin 要明确得多，且这一译法目前已经成为世界卫生组织所颁布的国际标准。”

岐伯说：“所谓‘则出地者，命曰阴中之阳’，意思是说万物长出地面之后，就称为阴中之阳。”

雷公说：“是这样的。在西方译者的译本中，没有这句经文对应的译文，可能疏漏了。华人译者将其译作：Once it was born and appeared above ground, this phenomenon was called yang within yin。天师讲的是事物发展的基本规律，古代是这样，现代还是这样，所以译文似乎不应当使用过去时。”

岐伯说：“对的。所谓‘阳予之正，阳为之主’，指的是万事万物在其生长和发展过程中，阴阳各司其职，阳主发生，阴主成形。‘阳予之正，阳为之主’中的‘正’与‘主’为互词，都是主宰的意思。《吕氏春秋》有‘可以为天下正’之说，高诱在注解中说：‘正，主’。情况应该是这样的。神州的山东中医学院和河北医学院研究《黄帝内经》时，基本上借鉴了这一说法。”

雷公说：“是的。西方译者将‘阳予之正，阳为之主’译为：Yang

supplies that which is upright, while Yin, the Earth, acts as a ruler of Yang,与原文之意颇为不合。华人译者将其译为：Yin provides form. Yang enables growth. 译文虽显质直,但似乎还比较符合原文之意。吴氏父子将其译为：Yang is to spread the healthy energy of coldness and warmness, Yin is to take charge of the vitality of all things. 虽是解释性翻译,但原文之意似乎并没有解释清楚。"

岐伯说："在这段经文之下,还有这样一句'阴阳之变,其在人者,亦数之可数',意思是说阴阳的消长变化在人体也有一定的规律,也是可以推知的。"

雷公说："是的。华人译者将其译为 If Yin and Yang change the people will change likewise, and their destiny can then be prefigured。粗略一看,译文似乎和原文还比较吻合。但仔细推敲,却相去甚远。"

岐伯说："确实相差甚远。原经文强调的是人体阴阳的变化是有规律可循的,而且是可以推知的。而译文所讲的,似乎是外在的阴阳变化对人体的影响,即随着阴阳的变化人也在变化。这似乎不太符合原文之意。"

雷公说："是的。另外,'亦数之可数'的意思是人体阴阳的变化是可以推知的,即 changes of yin and yang in the human body can be inferred or estimated。译作 their destiny can be prefigured,似乎将其与人的命运之预知联系在一起,有些张冠李戴了。华人译者将这句经文结合上文之论述译作：This principle also applies to the body,似乎过于简单化了。而吴连胜和吴奇父子则将其译作：The change of a human body can also be inferred from the phenomena of nature,与上下文结合起来看,似乎还是比较清楚的,但其意还是有些弱化之嫌。若将斯句独立释义并加以翻译,其意将会更加明确。"

岐伯说："为了明确原文内涵,国内译者在翻译中对'阴处'作了这样的注解：'Yin-maintenance'(阴处) means that the things in nature have not grown out of the earth and they still stay in the soils. 颇有意义。从这个译例可以看出,对有关词语的表里之间的关联性和虚实之间的趋约性,对于正确理解和诠释有关经文的实际内涵至关重要,任何疏忽或臆断都可能造成对原文的误解和误释。”

雷公说：“类似这样的例子，在《黄帝内经》中可谓俯拾即是。如《黄帝内经·素问·阴阳别论篇》记载了天师的这样一段话：

> 二阳之病发心脾，有不得隐曲，女子不月；其传为风消，其传为息贲者，死不治。曰：三阳为病发寒热，下为痈肿，及为痿厥，腨痟；其传为索泽，其传为㿗疝。曰：一阳发病，少气，善咳，善泄；其传为心掣，其传为隔。二阳一阴发病，主惊骇、背痛、善噫、善欠，名曰风厥。二阴一阳发病，善胀、心满善气。三阴三阳发病，为偏枯萎易，四肢不举。

用今天的白话文来说，大致是这样的：

> 一般地说：胃肠有病，则可影响心脾，病人往往有难以告人的隐情，如果是女子就会月经不调，甚至经闭。若病久传变，或者形体逐渐消瘦，成为‘风消’，或者呼吸短促，气息上逆，成为‘息贲’，就不可治疗了。一般地说：太阳经发病，多有寒热的症状，或者下部发生痈肿，或者两足痿弱无力而逆冷，腿肚酸痛。若病久传化，或为皮肤干燥而不润泽，或变为颓疝。一般的说：少阳经发病，生发之气即减少，或易患咳嗽，或易患泄泻。若病久传变，或为心虚掣痛，或为饮食不下，阻塞不通。阳明与厥隐发病，主病惊骇，背痛，常常嗳气、呵欠，名曰风厥。少阴和少阳发病，腹部作胀，心下满闷，时欲叹气。太阳和太阴发病，则为半身不遂的偏枯症，或者变易常用而痿弱无力，或者四肢不能举动。

镐京译者将天师的这一段话译为：

Diseases of double Yang[1] (the stomach) involve the heart and the spleen, leading to unmentionable problems[2] (difficulty in urination and defecation or sexual disorder) and no menstruation in women. If changing into Fengxiao (emaciation) and Xiben (rapid and asthmatic breath), it is incurable.

[Qibo] said: 'Three Yang diseases are characterized by chills and fever, Yongzhong[3] (carbuncle and swelling or dropsy) in the lower (part of the body) and Wei (weakness), Jue (cold sensation) and Chuaiyuan (ache of the calf of the leg). [Prolongation may] changes into Suoze (exhaustion of blood and dryness of skin) and Tuixian (swollen scrotum).'

[Qibo] said: 'One Yang disease is marked by frequent cough and diarrhea. [Prolongation may] leads to Xinche (dragging pain of the heart and chest) and Ge[4] (inability to swallow food).

Two Yang and one Yin diseases are marked by fright, backache, frequent belching and yawning, known as Fengjue (Wind-Jue Syndrome).

Two Yin and one Yang diseases are marked by frequent distension (or flatulency), heart fullness (fullness of the chest) and frequent sighing.

Three Yang[5] and three Yin[16] diseases are marked by Pianku (hemiplegia), Weiyi (weakness and flaccidity of sinews and muscles) and inability of the four limbs to lift.'

镐京译者的译文与此前的翻译一样,比较符合经典著作的翻译要求。译文之后有五项文后注解,即:

[1] 'Double Yang' (阳) refers to Yangming Jing (阳明经 Yangming Channels), including the Large Intestine Channel of Hand-Yangming and the Stomach Channel of Foot-Yangming. But here it mainly refers to the stomach.

[2] Unmentionable problems: There are different explanations. One is that it refers to difficulty in urination and defecation. The other is that it refers to sexual disorder due to diseases of the heart and spleen or due to disorder of the stomach. The third is that it refers to genital carbuncle or ulcer.

［3］Yongzhong（痈肿）：In Chinese Yong（痈）means carbuncle or furuncle，Zhong（肿）means swelling. Yongzhong（痈肿）here is used as one term which is understood differently. Some people explain that it refers to carbuncle and swelling. Others explain that it means dropsy of the lower part of the body.

［4］Ge（隔）：Literally it means separation or partition. The use of it here is explained differently. Some scholars explain that it means difficulty in swallowing food. Others feel that it also includes difficulty in urination and defecation.

［5］Three Yang（阳）refers to Taiyang（太阳），including the Bladder Channel of Foot-Taiyang and the Small Intestine Channel of Hand-Taiyang.

西方翻译《黄帝内经·素问》前三十四章的译者 Ilza Veith 将天师的这一段话译为：

The disease of two Yang affects the heart and the spleen，and this must not remain hidden and ignored；otherwise woman will not menstruate and man will not have a sufficient monthly emanation. If this disease is perpetuated，then it has a destructive and dissipating influence which—if spread—inhibits all energies；and death cannot be warded off.

It is said that the three Yang cause diseases whereby chills or fevers are produced，and these diseases cause ulcers and swellings within the body；these ultimately lead to impotence，hiccoughing，heavy breathing，and contusions.

When these diseases spread they cause exhaustion and dampness，and transmitted they cause decay and hernia.

It is said that one element of Yang causes shortness of breath and makes the people susceptible to coughing and diarrhea. When these diseases are spread they cause a throbbing of the heart，and when perpetuated cause irregularity（of the bodily functions）.

Two elements of Yang plus one element of Yin produce diseases indicated by alarm and terror; the back aches, people are apt to belch and to be deficient in strength. The name of this disease is: wind and convulsions.

Two elements of Yin and one element of Yang create a disease which causes swellings, and the heart is filled with vapors.

Three elements of Yang and three elements of Yin cause a disease which produces paralysis on one side and various transformations, so that the four limbs cannot be raised and moved.

西方翻译《黄帝内经・素问》的华人译者 Mashing Ni 将天师的这一段话的翻译,基本上是释义性、介绍性和自述性表达,与翻译的常规要求颇不一致,微臣就不再向陛下汇报了。微臣觉得要正确解读这句经文,就必须理清其表里关系及虚实之要,即要明确其字面之意与隐含之意之异同,所言之事与所指之实之差异。一味地照字面释义或凭想象解读,皆难得其旨。

所谓'二阳'并不是指两种'阳'或者两个'阳脉',而是指的'阳明',即偏重于足阳明胃经。所以《类经》十三卷第六注说:'二阳,阳明也,为胃与大肠二经。然大肠小肠,皆属于胃,故此节所言,则独重在胃耳。'西方译者在译文之后作了这样的注解:Wang Ping equals 'two Yang' to the 'sunlight' and the 'great Yang',似乎有误。西方译者所谓的 sunlight 和 great Yang 大约是对'太阳'和'阳明'的字面之译。但'二阳'显然不是指的'太阳',而是'阳明'。"

岐伯说:"况且王冰所注的《黄帝内经・素问》,对此也无这般见解。"

雷公说:"是的。实在遗憾,华人译者则将'二阳'直接译作 stomach and intestines,属意译。但这样以来,原文的表里之间的关联性便荡然无存了。对'二阳之病发心脾',吴连胜和吴奇父子作了这样的解释性和发挥性的翻译:The disease of second Yang indicates the disease of Yangming stomach and large intestine, when one feels depressed, it will affect the functions of transportation and digestion of the spleen (anxiety hurts the spleen), and can also suppress the heart-energy; when the spleen is out of order, the stomach will be unable to digest the food, causing one to lose the source of nutrition, and when the heart-energy is suppressed, it will be unable to transform the nutritive substance absorbed by the stomach and intestine into blood."

岐伯说:"这当然已经不能算是翻译了,只能算解释。但译文所发挥的,似乎与原文相去甚远。尤其是将'二阳'译为 second Yang,可谓失之毫厘。所谓'有不得隐曲',指的是难言之隐。对于这句经文,自古以来就有两种解释。一指二便不利。如《太素》卷三'阴阳杂说'注解说:'隐曲,大小便'。一指阳道病,即男子性功能障碍。王冰注解说:'隐曲,隐蔽委屈之事也,夫肠胃发病,心脾受之,心受之则血不流,脾受之则味不化,血不流故女子不月,味不化则男子少精,是以隐蔽委屈之事,不能为也'。"

雷公说:"另外,'隐曲'有时也指前阴私处生疮。无论如何,总的来看'隐曲'当指与性功或私处有关的疾病。西方译者将其按字面之意想像性地译为 remain hidden and ignored,显然是误解误传了。华人译者将其'有不得隐曲'译为: People suffering from these imbalances have difficulty expressing their ills,亦不合原文之意。而在吴氏父子的译本中,这句经文似乎未加翻译。"

岐伯说:"所谓'女子不月',指的是女子月经不来。他们是怎么理解和表达的呢?"

雷公说:"西方译者将其译作 women will not menstruate,无疑是正确的,但其后却出人意料地凭空增加了这么一句 and man will not have a sufficient monthly emanation,而且其意也很令人费解。男子每月的 monthly emanation 指的是什么呢?难道男子也有类似于女子月经这样的生理现象吗?这真是'无中生有'啊!"

黄帝说:"这说明东西方合璧还存在着一定的差距。"

雷公说:"陛下英明!现实的确是这样的。"

岐伯说:"微臣向陛下请罪。本来雷公是向陛下汇报的,但微臣越听越有些激动了,就自说自话起来了,实在抱歉。"

黄帝说："天师应该多说多论。"

岐伯跪拜道："非常感谢陛下关怀!"

黄帝说："天师继续说吧，朕很想听听天师的意见。"

岐伯说"感谢陛下鼓励！微臣向陛下汇报刚才与雷公谈到的一些问题。从刚才的译文来看，理解和表达确实亟待加强。比如微臣当时所说的'其传为风消，其传为息贲者'，指的是若病久传变，则可引起'风消'和'息贲'这样的病变。'风消'指的是以气消形瘦为临床表现的病证，'风'指的其实是'气'，正如《论衡》感虚篇所说：'夫风者，气也'。'息贲'指的是以气息喘急奔迫为临床表现的病证。"

雷公说："天师说的好啊！'风消'和'息贲'的翻译现在还不是很统一，一般都解释性地将其分别译为 emaciation due to emotional upset 和 lump formation with tachypnea 或其他类似的形式。西方译者将'其传为风消，其传为息贲者'译为：If this disease is perpetuated, then it has a destructive and dissipating influence which—if spread—inhibits all energies. 与原文之意并不十分吻合，而且演绎的成分越来越重。华人译者将其译作：If illness lingers, emaciation will result. This is called fengxiao, dehydration and exhaustion caused by wind rising from heat. When rapid, shallow breathing occurs, with difficulty catching one's breath, or xi fen, it is considered incurable. 虽然也是解释性翻译，但尚与原文之意较为接近。"

黄帝说："华夏古典文献的行文都十分简洁，'文简趣深'。但翻译成英文时却往往显得繁琐。这既与译人驾驭英语的能力密不可分，也与译人所采用之译法密切相关。"

雷公说："陛下说的对啊！对于这句经文的翻译，华人译者将过多的解释纳入译文之中，颇有衍化原文之嫌。这对于读者完整地了解原著的风貌是极为不利的。吴连胜和吴奇父子的译文也是如此，字里行间颇多衍化之举。"

黄帝说："中医翻译还在春耕之际，等到夏种和秋收的时候，梦想才能成为现实。"

岐伯、雷公长拜道："陛下英明！夏种和秋收一定会实现！"

乃亦有终篇第六十七
——德喻翻译问难

黄帝说:“天之道,行而健;地之道,厚而载;人之道,明而荣。三道应,则三才合;三才合,则万事成。”

岐伯说:“陛下圣明!臣等牢记陛下指示,努力将陛下的思想和精神传播给神州国人。如果国人真正有了华夏民族的文化思想和精气神韵,则万事必成,尤其是当今对外翻译和传播民族文化和医学。如果当今的神州译者真正理解了‘天人相应’与‘天人合一’的精神,真正有了民族的意识和文化,则必然会合三才而成万事。《礼记·学记》篇说:‘善歌者,使人继其声;善教者,使人继其志。’仿此一说论翻译,可以说,‘善译者,使人继其法;善研者,使人继其理’。能使人继其法的译者,无疑是成功的译者;能使人继其理的学者,无疑是成功的学者。”

黄帝说:“据卿等此前所谈到的译事来看,要使译者的译法得到大众的认可,其实并非易事。这不仅仅与译者方法的使用有关,更与中西文化的差异相关。”

岐伯说:“确如陛下所训。中西方文化不同,思想方法各异。自古以来中国人重直觉,西方人则重推理。所以中国人注重体会、感悟和神思,而西方人所重视的则是实验、分析和研究。这种思想方法的不同使中西方哲学走上了不同的发展道路。”

黄帝说:“所以要明白中西方哲学思想之精妙,就必须明白其思想方法的差异。”

岐伯说:“陛下所训极是。中西方文化的差异也正源于此。不了解这一点,就无法认识到中西方哲学之精妙的。”

黄帝说:“‘形与神俱’是华夏古典文化中一个非常重要的理念,即表现形式与精神主旨应该同时并存,相得益彰。这一理念现在还存在吗?”

岐伯说:“在神州大地,‘形与神俱’这个成语当然是存在的,但理念是否还存在，不得而知。一般来说，光有形式而没有精神，是华而不实的；光有精神而缺乏形式，是枯燥而乏味的。这就如同绘画一样，优秀之作当是形神俱佳，交相辉映；而俗尘之作则形象逼真，但却神乏气散。"

岐伯说："当年元章评价摩诘的画时说：'云峰石迹，迥出天成，笔意纵横，参与造化'，而评论韩干的画时则说：'肖像而已，无大无色'。绘画最能体现形与神具的理念。摩诘的画之所以流传千古，世所传颂，就是因为其所画之山水不但山峻水丽，仪态自然，而且笔意纵横，神韵无限。而韩干的画形虽逼真，但意趣平淡，毫无神气可言，如同肖像一般。绘画如此，文学艺术更是如此。在华夏传世典籍之中，'形与神俱'的理念可谓无处不在处处在。今天在阅读唐诗宋词和唐宋八大家的传世之作时，仍然为之深深震撼。这是因为其作品不仅仅文字优美，而且意境深邃，神韵激越。"

黄帝说："是这样的。举例说说传世的华夏典籍吧。"

岐伯说："《黄帝内经》就是典型一例。古人在编辑《黄帝内经》这部千古名典时，也将这一理念贯彻始终。由于其医哲交融，文理兼顾，且旁涉百家，所以文辞意趣常常奇举叠出，引人入胜，将'形与神具'的理念发挥到了极致。从'形'与'神'的有机结合及意与理的浑然一体而言，《黄帝内经》将华夏传统的思辩方要和语言艺术发挥到了令人望而神往的境界。然而，将这种文思并举、理意相映的精妙论述翻译成英文时，却很难保持其固有的精神风貌，甚至连其所蕴涵的丰富而深刻的思想精神也难以完整地再现于译文。请雷公向陛下汇报。"

雷公说："谢谢天师！确如陛下所训！要真正做到这一点，确实不易。比如《灵枢·本神》篇有这样一段关于'德''气''神''魂'和'魄'的论述，所论至为精妙，寓意至为精深，主要是因为其记载了天师的一段重要的话。其原文是这样的：

> 天之在我者德也，地之在我者气也。德流气薄而生者也。故生之来谓之精；两精相搏谓之神；随神往来者谓之魂；并精而出入者谓之魄。

用今天的白话文来说，天师当年的话大致是这样的：

天赋予人的是德，地赋予人的是气。天地阴阳，上下交感才有了生命，所以生命的原始物质叫做精，阴阳两精互相运动结合叫做神，随神往来的叫魂，随精出入的叫魄。

镐京译者将天师的话译为：

What the heaven has endowed man is called De (natural climate)[1]. What the earth has endowed man is called Qi (crops)[2]. The result brought about by the communication between the endowment of the heaven and the endowment of the earth is Sheng (birth)[3]. The original substance of life is Jing (Essence)[4] and the communication between two kinds of Essence produces Shen (Spirit)[5]. [The sense that] comes and goes with the activity of Shen (Spirit) is called Hun (Ethereal Soul)[6]. [The sense that] comes out and goes in with Jing (Essence) is called Po (Corporeal Soul)[7].

译文之后译者作了七项注释，有益于读者了解其实际内涵。其注释的内容是这样的：

[1] De(德) mainly refers to natural climatic phenomena like sunlight, rain and dew.

[2] Qi(气) mainly refers to various kinds of crops produced on the earth. People depend on these crops to live.

[3] Sheng(生), literally meaning life, refers to the course through which the combination of the function of the heaven and the function of the earth has brought life for human beings.

[4] Jing(精) refers to the congenital substance that maintains the life of human beings. In Chinese medicine, Jing is some like Essence which is composed of two parts, congenital Essence and postnatal Essence. Congenital Essence comes from the reproductive Essence of parents and the postnatal Essence is transformed from

the congenital Essence with the supplementation of the nutrients of food.

[5] Two kinds of Essence refer to the Essence of both man and woman. When a man and a woman have sexual affairs, their Essence combines with each other and conceives a fetus.

[6] Hun(魂): The note in the sixth volume of Taisu(太素) says, 'Hun is another form of Spirit. So it comes and goes with the Spirit and is stored in the liver.' Wang Ang(汪昂) said, 'Hun pertains to Yang and is stored in the liver. It is responsible for the consciousness of man.' It can be concluded that Hun refers to the activity of consciousness that depends on the activity of Shen (Spirit).

[7] Po(魄): The ninth note in the third volume of *Leijing*(类经) says, 'Jing (Essence) and Shen (Spirit) are relative to each other. In terms of Yin and Yang, Shen (Spirit) pertains to Yang while Jing (Essence) to Yin and Hun to Yang and Po to Yin. That is why Hun comes and goes with Shen (Spirit) and Po comes out and goes in with Jing (Essence).' Wang Ang(汪昂) said, 'Po pertains to Yin and is stored in the lung. The moving activity of man is related to Po.'

黄帝说:"这样的注解,有利于异族了解。但对于时下的华夏民族来说,这种古典的文字恐怕也是难以理解的。"

雷公说:"诚如陛下所训,事实确是如此。为了让当今的国人真正地理解好这样的古典文字,首先得将其《黄帝内经·素问》和《黄帝内经·灵枢》译为所谓的白话文。目前在国内外,《黄帝内经·素问》的英译本已经有好几种了,但《黄帝内经·灵枢》的英译本还比较少,微臣在下界考察时只看到了三种译本。其中一个译本就是西方华人医师吴氏父子所译。他们将《本神》篇的这段精妙的论述翻译为:

The human being comes of existence when receiving the original substance and energy of heaven and earth, and the interflow and the combat of the original substance and energy cause the shaping of man. The original substance which enables the evolution of human body is called the essence of life; when the Yin essence and the Yang essence combine, it produces the activities of life which is called the spirit; the function of consciousness appears along with the spiritual activities is called the soul; the faculty of motion produced along with the coming and going of the refined energy is called the inferior spirit.

与原文文辞简洁、语义精深、神韵相应、一气呵成的诗样语篇相比，译文显得逶迤繁琐，结构松散，语义含混，且句法和词法颇值商榷。"

岐伯说："这自然不能完全归罪于译人之译技之不精，实在是因为原文形神一体于至善、气韵相映于至美的缘故。此外，原文字意精深，词意玄幽，文意飘逸，这也是造成译文难以达旨入神的重要原因。"

黄帝说："这就是中西方语言文化差异的表现。"

雷公说："是的。比如'天之在我者德也，地之在我者气也'，表面上看来是一个排比句，其实却是一个语义相互关联、上下相互映衬、表里相互贯通的陈述句，意思是说'天赋予人的是德，地赋予人的是气'。何谓'德'呢？何谓'气'呢？译者将'德'和'气'统而译为 the original substance and energy of heaven and earth，基本达意，但其所蕴涵的天地玄机却因之而荡然无存。"

岐伯说："在当今的神州大地，'德'基本上简单化为与'人伦道德'相关的理念。所谓的'德高望重''德艺双馨''德才兼备'等等，其'德'均指的是'道德'，即 morality 或 virtue。在古代，人们也常常用'道'来表示今天意义上的'德'。如古代将那些无视社会道德规范、胡作非为的行为称为'无道'，历代所谓的'无道昏君'，讲的就是这个意思。"

黄帝说："古代的观念确实是这样，尤其是远古时期。"

岐伯说："陛下圣明！在华夏民族的古代，'德'的含义十分广泛，不仅仅包含今天所谓的与个人修养相关的'德'，即西方的 morality，还包括自然万物所具有的特定功能。如《易经》谈到大地的功用时说，地是'厚德载物'。'厚德载物'的'德'，显然不能完全解读为'道德'，即西方的 morality。再如《文心雕龙》开篇说：'文之为德也，大矣'。'文之为德’的‘德’，自然也不能理解为‘道德’。”

黄帝说：“那么‘厚德载物’与‘文之为德’之‘德’到底是什么意思呢？”

岐伯说：“从古代文献来看，此类语境中的‘德’都均与‘人伦道德’无关，其实都指的是有关事物的具体功用。所谓‘厚德载物’的‘德’，指的是大地浑朴深厚、滋养万物的神奇哺育功能；而‘文之为德’的‘德’，则指的是‘文’上撷天象、下取地理、中及人事的崇高教化功能。”

黄帝说：“那么‘天之在我德也，地之在我气也’中的‘德’又指的是什么呢？”

岐伯说：“这里的‘德’，其实与‘厚德载物’的‘德’在内涵上有一定的关联性。在华夏传统文化中，有‘天德’‘地德’‘人德’之说。天、地、人即所谓的‘三才’。而这‘三才’又是构成宇宙的三大支柱要素。这三大支柱要素既相互独立，又相互关联，构成了华夏特有的‘三位一体’的宇宙观。在这‘三位一体’的结构中，天和地都被人格化了，所以其功用作为也被纳入到人类的行为规范之中。这是我们理解‘天德’和‘地德’时必须要了解的潜在理念。但是，天、地毕竟是独立于人类世界之外的另外两大客观存在，尽管人们用审视人类社会生活的眼光去探视天体运动和地理铺陈，但却不能将其与人类世界等同划一。也就是说，要了解‘天德’和‘地德’的真实内涵，还必须将思维的航标指向浩瀚的宇宙和绵延的大地。在理解《灵枢》中有关天、地的观念时，尤其应该如此。”

雷公说：“‘天之在我德也’之‘德’，学术界有不同的诠释。一种观点认为，‘德’指的是天赋予人生存所必须的精微物质。这种解释从微观着眼，从具体入手，易于阐释。天赋于人的精微物质是什么呢？无非阳光雨露而已。只有天运正常，阳光雨露才能适时布施予人类。这是对‘天德’的另外一种形式的诠释。从这个意思上说，这里的‘德’似乎意味着 celestial essence。也就是说‘天之在我德也’，似可译为 The sky provides us with celestial essence。‘德’本来就是一个抽象的概念，以 essence 对译，虽然仍嫌勉强，但基本内涵尚可传达。另外一种观点认为，‘德’指的是生化之机，即天地万物的运动规律，诸如四季更替、万物盛衰等。这种解释从宏观着意，高屋建瓴，亦颇为可取。根据这一理解，'德'似可译为 transformative mechanism。"

黄帝说"'地之在我者气也'之'气'又指的是什么呢?"

岐伯说:"微臣向陛下汇报。对于尘世之人来说，要明白这个问题，首先得理解什么是'气'。'气'是华夏古代哲学的核心范畴之一，自其形成后就决定了华夏哲学的基本发展方向，并且对天文、地理、农学和医学等古代科学技术产生了重大影响，规定了古代科技的形态和发展趋向，形成了华夏有别于西方的独特的科技理论体系。这是当今尘世间的这个说法。在《黄帝内经》中，'气'的概念被普遍加以应用，且内涵得到不断丰富和发展，既指哲学意义上的抽象之'气'，也指物质意义上的具体之'气'。就物质意义上的'气'而言，'气'既指体内流动着的富有营养的精微物质，如水谷之气，呼吸之气等，也泛指脏器组织的机能，如五脏之气、六腑之气等。又从来源、分布和功能的不同，可分为原气、营气、卫气和宗气等。这是尘世间的另一个看法。"

黄帝说:"这两个看法，还是有一定的道理。"

岐伯说:"是的。在'地之在我者气也'中的'气'与上文的'天之在我者德也'中的'德'可谓相对而言，即将地的功用与天的功用相对应。既然天的功用是赋予人类阳光雨露，那么地的功用就是赋予人类生存所必须的动植之物与江河湖水。而动植之物与江河湖水皆是地之英华，意即 terrestrial substance。也就是说，我们似乎可以将地赋予人的'气'译为 terrestrial substance，如果音译为 Qi，则易于将其与'气'的哲学意义混为一谈。"

雷公说:"从经典翻译的实际来看，对于这样内涵丰富且具有浓厚民族文化特色的概念，完全可以采用音译加文后注解的方法予以翻译。华裔学者吕聪明在翻译这句经文时，采用的是直译加文后注解。如他将'天之在我者德也'译为 Virtue is what heaven bestows on us。文后附有这样的注解：Virtue（德）is moral goodness or excellence. The virtue of heaven refers to sunlight，limate，rains and dew，which are given to man by heaven（Henry C. Lu，2001：402）。"

黄帝说:"如此之译加如此之注，足可使读者明了其实际内涵，所以是比较可取的。"

雷公说："是的。他将'地之在我者气也'译为 Energy is what Earth bestows on us。文后附有这样的注解：Energy(气) refers to many things which earth provides us to live on, including fruits and vegetables, etc. It is the virtue of earth。这样的译文和注解，同样也足以传情达意。"

黄帝说："这说明如今的译者所翻译的《黄帝内经》这样的经典，还是有一定的可取之处的。"

雷公说："是的。比如所谓'德流气薄而生者也'，指天的运化之机与地的长养之气交互运动，使万物得以孕育化生。西方华人医师吴氏父子将其译为 the interflow and the combat of the original substance and energy causing the shaping of man，语义似乎艰涩含混。吕氏将其译为 interaction between the virtue of heaven and energy of Earth，结合上下文意和注解来看，似乎还是比较可取的。"

黄帝说："在现代化的时代的里，经典翻译能取得这样的效果，实在不易。记得当年天师谈了'德、气、生、精、神、魂、魄'之后，又谈了'心、意、志、思、虑、智'。现在的经典中还有记载吗？"

雷公说："微信向陛下汇报。刚才微臣一急，将天师的这段话忘记了，非常抱歉。在《黄帝内经・灵枢・本神》中，确实记载了天师的这段话。原文是这样的：

> 所以任物者谓之心，心有所忆谓之意，意之所存谓之志，因志而存变谓之思，因思而远慕谓之虑，因虑而处物谓之智。故智者之养生也，必顺四时而适寒暑，和喜怒而安居处，节阴阳而调刚柔。如是则僻邪不至，长生久视。

用今天的白话文来说，天师当年的话大致是这样的：

> 心对往事的回忆叫意，意久存向往来事为志，为实现志向，反复思考斟酌的叫做思，在思考的基础上，对未来成败的思考叫做虑。经深谋远虑而巧妙处理事物的叫做智。所以明智的人养生，

既能适应四时气候变化，又能及时调节喜怒，避免过于激动，安定日常生活，合理调节机体阴阳刚柔，如果这样，邪气不可侵袭机体，健康长寿。

镐京译者将天师的这段话译为：

[The organ that is] responsible for cognition is called Xin (heart)[1], the reflection in the heart is called Yi (consciousness and thinking)[2], the reservation of the thinking is called Zhi (understanding)[3], the action made according to the understanding is called Si (contemplation)[4], the consideration about the present and the future is called Lū (consideration)[5] and the management of different things according the consideration is called Zhi (wisdom)[6]. So the sages cultivate their health by means of adapting themselves to cold and heat[7], balancing joy and anger[8], maintaining a regular daily life, adjusting Yin and Yang and regulating sturdiness and softness. In such a way they are able to avoid attack of Xie(Evil) and live a long life.

译文之后对一些重要概念和术语作了文后注解，其注解一共有八项，主要内容是：

[1] The heart is the organ that is responsible for understanding of the external world and making corresponding response. In the eighth chapter in *Suwen*(素问), it says, 'The heart is an organ that functions like a king and generates intelligence and wisdom.' In this sentence, the heart mainly refers to the function of the heart and the heart in the following sentence mainly refers to the organ of the heart.

[2] Yi(意) mainly refers to the thinking activity of the heart that is responsible for understanding the external world and making corresponding response.

[3] Zhi(志) refers to the perceptual understanding of things

after repeated consideration about the manifestations of the external world.

[4] Si(思) refers to the procedure of repeated consideration about the perceptual understanding of the external world. Yang Shangshan(杨上善) in the Sui Dynasty said, 'Contemplation is another function of the Spirit.'

[5] Lū(虑) refers to consideration about the future based on the present. Zhang Jiebin(张介宾) in the Ming Dynasty said, 'Careful consideration and contemplation about the future will undoubtedly cause anxiety and suspicion. That is why it is called Lū (anxiety and worry).'

[6] Zhi(智) refers to correct management of different matters according to long-term consideration.

[7] Cold and heat(寒暑) refer to the changes of seasons.

[8] Joy and anger(喜怒) simply refers to the changes of emotions.

天师关于'心、意、志、思、虑、智'的论述，被国内这位译者视为华夏民族远古时期所创建的'认知学'，意义可谓非凡。但要翻译成英文却非常困难，就是翻译成白话文都非常不易。因为远古时期的思想观念与当今有很多的不同。比如在当今时代，'意志''思虑'都是一个词，但在远古时期，'意'和'志'是两个概念，当今不能简单地译作 will；'思'和'虑'也是两个概念，也不能简单地译作 consideration。但要将其独立翻译，如今却很难在现代化的中文和西方文字中找到对应的字词了。所以国内这位译者只要对其予以音译，并做了文内注解和文后注解，以便读者能比较好地理解其实际意义。"

黄帝说："卿等之见，颇为自然。今人之译，实难自然。卿等多助，完善其智。"

岐伯、雷公长拜道："陛下圣明！臣等一定努力帮助神州译者努力做好民族文化典籍的翻译，为华夏文化的对外传播开辟更为广阔的路径。"

万世有辞篇第六十八
——神魂精魄译感

黄帝说："精气神韵无，失魂落魄有。此等现象，古已有之，今更有之。卿等之论，皆为实例。"

岐伯说："陛下圣明！事实确是如此。虽然古已有之，但今更为有之，可谓无处不有处处有。这是雷公在下界考察的时候特别的感受。所以在与学界和译界交流的时候，雷公一直在努力地向其传授陛下的重要指示和诸子百家的思想。雷公曾特别向其谈到了《中庸》的这句话：'天命之谓性，率性之谓道，修道之谓教。'意思说上天把天理赋予人而形成的品德就是'性'，遵循本性自然发展的原则而行动就是'道'，圣人把道加以修明并推广于民众就是'教'。雷公曾告诉微臣，辜鸿铭将其译作：The ordinance of God is what we call the law of our being（性）. To fulfill the law of our being is what we call the moral law（道）. The moral law when reduced to a system is what we call religion（教）. 微臣觉得'性'和'道'如此意译，挺有意义，但'教'译作religion显然脱离实际。《中庸》所倡导的'性''道''教'，寓意深刻，臣当努力查之、悟之、行之。"

黄帝说："这'性''道''教'三位一体的范式，其实也并非只有圣人才能修行，大凡有志于一事一物者，皆可尊而行之。"

岐伯说："臣谨遵圣训！《中庸》又说：'道也者，不可须臾离也；可离，非道也'。雷公说辜鸿铭将其译作：The moral law is a law from whose operation we cannot for one instant in our existence escape. A law from which we may escape is not the moral law. 自然规律是任何时候也不可违背的，其实做任何事情都应该遵守相关的基本规则，按规律办事，这就是'道'。微臣觉得翻译也是如此，任何时候都不应该有意无意地违背基本规则和原理。《中庸》极重视德修，所以说：'是故君子戒慎乎所不睹，恐惧其所不闻。莫见乎隐，没显乎微，故君子慎其独也。'大意是说，有德行的人就是在别人眼睛看不到的地方，也是谨慎检点，就是在别人耳朵听不到的地方，也是怀着恐惧心理而加以注意。没有处在幽暗之中更为显著的，没有置于细微之处更为显明的。所以君子在一个人独处的时候也十分谨慎。辜鸿铭将其译作：Wherefore it is that the moral man（君子）watches diligently over what his eyes cannot see and is in fear and awe of what his ears cannot hear"。

黄帝说："表面上看来，《中庸》只是强调道德修养问题，实际上做任何事情都应如此，翻译活动也不例外。"

岐伯说："臣等谨遵圣教！请雷公向陛下汇报尘世间翻译的现状与发展。"

雷公说："谢谢天师！微臣一直兢兢业业于译事，不敢有丝毫懈怠。微臣在下界考察的时候，觉得所谓的术语和概念，基本上都是两个字，甚至三个字或五个字。但在古代，概念和术语基本上都是一个字。所以今人在翻译古籍的时候，必须注意这一问题。微臣在下界与学人和译人讨论的时候，特意请大家仔细看看华夏民族古籍中的概念和术语，确实大部分都是单个字，而不是两个、三个甚至五个字。比如《黄帝内经·灵枢·本神》中引用了天师的话，'故生之来谓之精，两精相搏谓之神，随神往来者谓之魂，并精而出入者谓之魄'。天师的这个语录，微臣此前向陛下汇报过。其中的'精''神''魂'和'魄'就是四个概念。这四个概念寓意精深而复杂。"

黄帝说："'精'的含义是什么呢？"

雷公说："所谓'精'，大致有三层意思。一是泛指构成人体和维持生命活动的基本物质，如《黄帝内经·素问·金匮真言论》中说，'夫精者，身之本也'。二是指饮食水谷化生的精微，又称'水谷精微''后天之精'。如《黄帝内经·灵枢·大惑》中说，'五脏六腑之精气，皆上注于目而为之精……。'三是指生殖之精，即先天之精。如《黄帝内经·灵枢·决气》中说，'两神相博，合而成形，常先身生，是谓精。"

黄帝说："那么，'精'该如何翻译呢？"

雷公说："现一般将'精'多译为 essence。所谓'生之来谓之精'，就是说生命的原始物质叫做'精'。吕氏将其译为 Reproductive energy is the source of life，即将‘精’精意译为 reproductive energy，可谓从实而译，有其可取之处。而吴氏父子则将‘生之来谓之精’译为 The original substance which enables the evolution of human body is called the essence of life，将‘精’译作 essence of life 亦属可取，但整个句子在结构上却有些逶迤不经。

比如《黄帝内经·素问·金匮真言论》记载了天师的一段话，原文是这样的：

> 夫精者，身之本也。故藏于精者，春不病温。夏暑汗不出者，秋成风疟，此平人脉法也。

用今天的白话文来说，天师当年的话大致是这样的：

> 精，是人体的根本，所以阴精内藏而不妄泄，春天就不会得以温热病，夏暑阳盛，如果不能排汗散热，到秋天就会酿成风疟病。这是诊察普通人四时发病的一般规律。

镐京译者将天师的话译为：

Jing[1]（Essence）is the foundation of the body. Proper storage of Jing（Essence）will prevent the occurrence of warm disease in spring，anhidrosis in summer，Fengnüe（Wind-Malaria）in autumn. This is [the routine method used to examine] the pulse conditions of general people.

译文之后译者对‘精’作了注解，比较完整地说明了‘精’的含义。其注解是：Jing（精 Essence）here refers to the reproductive substance that comes from the parents. Zhang Zhicong（张志聪）said：‘Shen（神 Spirit），Qi（气），Xue（血 blood）and Mai（脉 Channel）all originate from Jing(精 Essence).’ So Jing(精 Essence) here can be understood as Yinjing(阴精 Yin-Essence).

西方首次翻译《黄帝内经·素问》前三十四章的译者 Ilza Veith 将

天师的话译为：

Essence is the foundation of the body; therefore if the essence is well retained within the viscera, the warm sickness(瘟) will not arise in Spring; if people do not perspire freely in the heat of Summer, they will get intermittent fever in Fall. These are the rules of the pulse and they apply to everybody.

西方译者对天师这段话的理解和翻译还比较达意，但个别概念和词语的理解和翻译还需再加调整。比如'风疟'指的是'风疟病'，与wind相关的malaria，而不一定是intermittent fever。"

黄帝说："确实有这样的问题。'神'该如何翻译呢？"

雷公："所谓'神'，广义上指人体生命活动的总称，包括生理性或病理性外露的征象；狭义指思维意识活动。比如《黄帝内经·灵枢·本神》中说，'两精相博谓之神'。《黄帝内经·灵枢·平人绝谷》中说，'故神者，水谷之精气也'。说明先天的精气是神的物质基础。凡神气充旺，一般反映脏精充足而机能协调；若神气涣散，说明脏精将竭而气机衰败。所以《素问·移精变气论》中说，'得神者昌，失神者亡'。"

岐伯说："所谓'两精相博谓之神'，就是说阴阳两精的相互结合而形成的生命力。所谓的阴阳两精，即指父母之精或男女之精。《类经》三卷第九注中说：'两精者，阴阳之精也。博者，交结也。凡万物生长之道，莫不阴阳交而后神明见。故人之生也，必合阴阳之气，构父母之精，两精相博，形神乃成。'这一注解颇有意义。"

黄帝说："如何翻译'两精相博谓之神'呢？"

雷公说："西方华人医师吴氏父子将'两精相博谓之神'译为When the Yin essence and the Yang essence combine, it produces the activities of life which is called the spirit，意思还是比较清楚的，但译文似乎有些冗长，不够经济。吕氏将其译为The spirit comes about as a result of the struggle between the two kinds of reproductive energy，将'博'译作struggle似乎太过直译。所谓'博'者，combination是也，interaction是也。所谓'随神来之谓之魂'的'魂'，是精神意识活动的一部分。'肝藏血，血舍魂'。说明精神活动以五脏

精气为基础，具体指出魂与肝血的关系。”

岐伯说：“雷公曾说过，在现代的民族语言中，‘魂’和‘魄’成了一个概念，即西方语言中的 soul。但在古典文献中，‘魂’和‘魄’则是两种既相互关联又相互独立的精神意识活动，分属不同脏器，发挥不同作用。为了将‘魂’和‘魄’加以区分，西方的通俗派在翻译时一般将‘魂’译作 ethereal soul，而将‘魄’译为 corporeal soul。但也有人将‘魂’译作 spiritual soul。吴氏父子将‘随神之来谓之魂’译为 The function of consciousness appears along with the spiritual activities is called the soul，语义不是很明。吕氏将其译为 Mental consciousness travels along with the spirit，即将‘魂’译为 mental consciousness，似未尽其意。因为‘魂’只是 mental consciousness 之一部，而不是其全部。”

黄帝说：“通俗派的这个译法，可能更有意义一些。至少保留了‘魂’和‘魄’的关联性和独立性。”

雷公说：“陛下圣明！天师刚才说的对。所谓‘并精而出入者谓之魄’的‘魄’，也是精神意识的一部分。《类经》中说，‘魄之为用，能动能作，痛痒由之而觉也’。说明魄属于本能的感觉和动作，如听觉、视觉、冷热痛痒感觉和躯干肢体的动作，新生儿的吸乳和啼哭等，都属于魄的范围。这种功能与构成人体的物质基础——精是密切相关的，精足则体健魄全，魄全则感觉灵敏，动作正确。亦引申为体魄、气魄等。吴氏父子将‘并精而出入者谓之魄’译为：The faculty of motion produced along with the coming and going of the refined energy is called the inferior spirit，即将‘精’译为 refined energy，将‘魄’译为 inferior spirit，都是值得认真推敲的。吕氏将其译为 Strength travels in and out with reproductive energy，即将‘魄’解为 strength，有些不合原文之意。”

黄帝说：“如此理解和表达，确实需要卿等仔细分析思考。问题确定之后，尽快传递国人译者。”

雷公说：“微臣遵旨！微臣此前向陛下汇报了《黄帝内经·灵枢·大惑》所记录的一段有关精气神的论述。这个论述其实是对天师一段重要谈话的记载。原文的第一段中是这样的：

五脏六腑之精气，皆上注于目而为之精。精之窠为眼，骨之精为瞳子，筋之精为黑眼，血之精为络，其窠气之精为白眼，肌肉之精为约束，裹撷筋骨血气之精，而与脉并为系。上属于脑，后出于项中。

白话文的解释是这样的：

五脏六腑的精气，都上注于眼部，从而产生精明视物的作用。所以眼窝内精气的结晶，便形成为眼睛，其中骨之精主于肾，注于瞳子部分，筋之精主于肝，注于黑眼部分，血之精主于心，注于内外眦血络部分，气之精主于肺，注于白眼部分，肌肉之精注于脾，注于眼胞部分，上下眼胞包裹着筋、骨、血、气的精气，与脉络合并，而形成目系，上连属于脑，后出于项部的中间。

镐京译者将天师的这段重要谈话译为：

The Jingqi (Essence-Qi) of the Five Zang-Organs and the Six Fu-Organs all flow upwards into the eyes [to enable the eyes] to see. [The place where] the Jing (Essence) accumulates is the eye. The Jing (Essence) of the kidney infuses into the pupil [of the eye]; the Jing (Essence) of the tendons infuses into the black part of the eye; the Jing (Essence) of the blood infuses into the Collaterals [of the eye]; the Jing (Essence) of the Qi infuses into the white part of the eye; the Jing (Essence) of the muscles infuses into the eyelids [that] protect the Jing (Essence) of the tendons, bones, blood and Qi and connect with the Channels [to form the eye] system [which] connects with the brain in the upper and emerges from the middle of the neck at the back.

原文的第二段是这样的：

故邪中于项，因逢其身之虚，其入深，则随眼系以入于脑。入于脑则脑转，脑转则引目系急。目系急则目眩以转矣。邪其精，其精所中不相比也，则精散。精散则视歧，视歧见两物。目者，五脏六腑之精也，营卫魂魄之所常营也，神气之所生也。

白话文的解释是这样的：

若邪气侵入项部，承人体虚弱，它就能够随着目系深入脑部，邪入于脑，便发生头昏脑转，从而引起目系紧急，出现两目眩晕的症状。由于睛斜不正，眼睛所看到的东西，影象不相统一，以致精神分散，出现视歧，把一物看成两物。人的眼睛，既是脏腑的精气所形成，也是营、卫、气、血、精、神、魂、魄经常通行和寓藏的所在，其精明视物的功能，主要出于神气的生养。

镐京译者将天师的这段重要谈话译为：

So [when] Xie(Evil) attacks the neck because of the weakness of the body, it invades deep [into the body] and enters the brain along the eye system. [When the pathogenic factor has] entered the brain, [it will] disturb the brain. [When] the brain is disturbed, [it will] tighten the eye system. [When] the eye system is tightened, the eye will become blurred. [When] the eye is distorted, what it has seen does not agree with the actual image, [indicating that] the Jing (Essence) is dispersed. [When] the Jing (Essence) is dispersed, double vision will be caused. Double vision means to see one thing as two. The eyes are [the places where] the Jing (Essence) of the Five Zang-Organs and the Six Fu-Organs [has gathered]. [The eyes are also the regions that] the Ying (Nutrient-Qi), the Wei (Defensive-Qi), the Hun (Ethereal-Soul) and the Po (Corporeal-Soul) usually run through and the Shenqi (Spirit-Qi) often infuses into.

原文的第三段是这样的：

故神劳则魂魄散，志意乱。是故瞳子黑眼法于阴，白眼赤脉法于阳也。故阴阳合传而精明也。目者，心使也。心者，神之舍也，故神精乱而不转。卒然见非常处精神魂魄，散不相得，故曰惑也。

白话文的解释是这样的：

所以人在精神过于疲劳的时候，就会使魂魄意志散乱，眼睛也就没有神气。眼的瞳子属肾，黑眼属肝，二者都是阴脏的精气所生；白眼属肺，赤脉属心，二者都是阳脏的精气所在。由于阴阳精气抟合，所以目能清晰地视物。特别是眼睛的视觉活动，主要受心的支配，这是因为心主藏神的缘故。所以精神散乱，阴阳精气便不相抟合。因此，人在居高临下的时候，突然见到异常的情景，就会引起心神散乱，魂魄不安，所以发生眩惑。

镐京译者将天师的这段重要谈话译为：

That is why overstrain of Shen（Spirit）disperses the Hun（Ethereal-Soul）and the Po（Corporeal-Soul）and causes confusion of the mind. So the pupil and the black part of the eye pertain to Yin while the white part of the eye and the blood vessel [in the canthus] pertain to Yang. Thus harmony between Yin and Yang [is prerequisite to] the normal vision [of the eyes]. The eyes are controlled by the heart and the heart houses the Shen（Spirit）. For this reason, disorder of the Shen（Spirit）and the Jing（Essence）[makes it] difficult to accumulate [in the eyes]. [Under such a condition,] sudden seeing strange phenomena will lead to dispersion of the Jing（Essence）, Shen（Spirit）, Hun（Ethereal-Soul）and Po（Corporeal-Soul）. That is why dizziness is caused.

微臣之所以将天师的这段较长的话念给陛下听，就是因为天师的这段话中系统深入地分析和总结了精气神与魂魄意等的核心概念。对于今人来说，其指导意义可谓非凡。国内译者的翻译，基本上是音译、直译和文内注解。这也反映了经典著作翻译的基本原则和要求。其对天师语录的理解和表达还是比较符合实际的，值得今日的译界人士关注。”

黄帝说：“天师之论，道理自然。今人能理解，能表达，确实不易。”

雷公说：“陛下圣明！事实确实如此。形与神俱不可分离，不但是《黄帝内经》关于生命本质与表现的深刻认识，而且是《黄帝内经》论理行文的基本理念和方法。对于这样文辞典雅、寓意深刻、形神一体、相得益彰的论辩之言，翻译时要做到理解透彻、翻译准确，确实不易。正所谓，形神兼备之文，骚客之境也；形神兼备之译，译人之梦也。文必有理，无理者难以成文。但有理的，未必就一定是文，因为文有文趣、文式、文要。无趣、无式、无要者，虽自誉为文，却必不属文。

翻译亦是如此。译必循理遵法，但循理遵法却未必一定译出佳作。因为理论和实践虽然彼此肝胆相照，但相互水乳交融的结合却绝非易事。所以神州译者钱歌川曾经说过：‘我素来认为翻译不能专讲理论，必须有货色拿出来看。理论讲得很高妙得人，翻译出来的东西，并不一定好。因为理论和实践是两回事，很不容易配合好的’。傅雷也曾经说过：‘曾见过一些人写翻译理论，头头是道，非常中肯，译的东西却不高明得很，我常引以为戒’。”

黄帝说：“翻译确实重在实践，而非虚幻。情况虽然如此，但似乎也不能不论理。然而理之所论，法之所循，则必以实务为基点，而不能以清谈为本，以虚无为务，以飘渺为要。翻译不是文字搬家，而是对原文的再次创作。”

岐伯说：“陛下圣明！微臣当年所谈到的精气神、魂魄意，其实是华夏民族的精神体现。这种精神历朝历代皆有传承和发扬。即便是在当今这个时代，尘世间对此也曾经有着一定的认识。比如鲁迅当年将翻译者称为‘杂家’。所谓‘杂家’，即要博学多闻，且勤于实践。傅雷在谈到文学翻译时说，‘文学虽以整个社会整个人为对象，自然牵扯到政治、经济、哲学、科学、历史、绘画、雕塑、建筑、音乐，以至天文、地理、医卜星相，无所不包。’这里说的也是‘杂’的意思。”

雷公说："天师说的对！吕叔湘在《翻译通讯》1951 年第 2 卷第 1 期和第 3 期上，也曾提到'杂学'的问题，并对此作了深刻的论述。他说：

一般人总觉得创作难而翻译易，只有搞过翻译工作的人才知道翻译也不容易。创作可以'写你所熟悉的'，翻译就不能完全由自己作主了。即使以全篇而论可以算是'熟悉'了，其中还是难免有或大或小或多或少的问题，非把它解决不能完成你的任务。而其中最费事的就是这里所说'杂学'这方面的东西。要解决这些问题，当然得多查书和多问人。……但是最重要得还是每人自己竭力提高自己的素养，有空闲就做一点杂览的功夫，日积月累，自然会有点作用。

吕叔湘的这个见解，也有一定的道理。但他对民族文化和语言的认识，还值得深思。特别值得深思的，就是当今的国人，而非夷人，更非臣等。比如吕叔湘对华夏民族文字的认识，就不仅值得深思，而且还值得警惕。谈到华夏民族的文字时，吕叔湘曾公开地说：'现在通行的老宋体实在丑得可以，倒是外国印书的 a，b，c，d，有时候还倒真有很美的字体呢。'他认为宋体字很丑陋，反而觉得西方的拼音文字很优美，可见他西化的是多么的彻底。"

黄帝说："这大概与当时的时代背景有关系。所以，值得深思和警惕的，不是他个人，而是全民族。"

岐伯说："陛下说的对！个人毕竟是个人，而不是全民，更不是全国。"

雷公说："天师说的是什么意思呢？"

岐伯说："微臣说的是山崩地裂，而不是落井下石。"

雷公说："天师啊，我更不懂了。"

岐伯说："个人的胡作非为顶多是落井下石，而众人的无法无天则必然是山崩地裂。明白吗？"

雷公说："明白了。"

黄帝说："孔子说，'质胜文则野，文胜质则史。文质彬彬，然后君子'。就是说讲话时若内容超过文采，就显得粗野；文采胜过内容，就显得虚夸。只有内容与语言搭配适当，才能成为有风度的君子。翻译大约也应如此。"

岐伯、雷公叩首长拜道："陛下圣明！臣等尊而行之！"

克终允德篇第六十九
——远古认知翻译

黄帝说："华夏先贤，观天测地，明辨六合，言辞虽不多，字字却珠玑。"

岐伯说："陛下圣明！先贤之言，精美淳朴，为今人留下无穷精神财富。先贤探索天地之道时，单独一言就足以炫耀万世。但他们的言辞，却显得忽隐忽现，令今人琢磨不定。这是因为古代圣贤大多不大喜欢使用抽象术语。孔子说：'巧言令色，鲜矣仁。'公孙龙说：'能胜人之口，不能胜人之心。'庄子说：'大言炎炎，小言詹詹。'其所表达的，就是这种境界，与当今的理念截然不同。此前陛下指导臣等仰望先贤，遥望尘世。臣等一直仰望先贤，也一直在遥望尘世。发现尘世的哲学主见太深，形而上学易于空虚，抽象名词脱离现实。"

黄帝说："卿等绵力已尽，不必自责。"

岐伯说："陛下圣明！孔子说：'道听而涂说，德之弃也'。即在路上听到传言就到处去传播，这是道德所唾弃的。华夏传统哲学和思想观念，自有其超群脱俗之处。绵延五千年的华夏思想文化，本身就是一种天然评判。华夏民族圣贤去今久远，其思想观念亦蒙尘久矣。见其形而不见其实，此恐亦属当今实际。华夏传统经典著作的翻译，始终存在着这样那样的问题。原因可谓自然。作为西方译者，当然不太懂得华夏民族传统的思维和理念。对于现代的华夏译者而言，自然缺乏自己民族的文化基础和认知理法。所以在翻译民族传统经典著作的时候，基本都无法以本为要，以理为法。"

雷公说："天师说的对！从他们的理解和翻译来看，几乎连华夏传统语言的修辞和造句都不太懂，实在遗憾。《黄帝内经》虽非文学之作，但其遣辞造句，极其讲究文法修辞，从而形成了自己独具特色的论理行文之法。其内容之所涉，更是天文、地理、人事，无所不包，无所不论。所以在理解其文句的实际内涵时，不但要和前文后语密切衔接，神韵意趣交互相贯，而且要广泛查阅各种文献资料、咨询各方学者，以便攻克理解和翻译时所面对的各种困难和挑战。只有这样，才能较为客观地感悟其貌似简洁而质朴的词语间所蕴涵的精深而玄秘的旨趣大意。另外向陛下和天师汇报辜鸿铭对孔子之言的翻译。辜鸿铭将'道听而涂说，德之弃也'译作：To preach in the public streets the commonplaces which have picked up on the way is to throw away all your finer feelings. 也将'巧言令色，鲜仁也'译作：With plausible speech and fine manners will seldom be found moral character. 辜鸿铭是国人学者和译者中最为杰出的天才，对孔子之言从理解到翻译最为优秀。"

黄帝说："如何能达到这样的要求呢?"

岐伯说："首先得懂得华夏自古以来形成的认知方式。只有懂得华夏传统的认知方式，才能逐步了解华夏传统的思维方式，才能懂得天人相应、天人合一的思想。《中庸》记载了孔子的这样一句话，很有意义。孔子说：'道之不行也，我知之矣：知者过之；愚者不及也。道之不明也，我知之矣：贤者过之；不肖者不及也。'意识是说：'中庸之道不能实行的原因，我知道了：聪明的人自以为是，认识过了头；愚蠢的人智力不及，不能理解它。中庸之道不能弘扬的原因，我知道了：贤能的人做得太过分；不贤的人根本做不到。'请雷公谈谈国人学者和译者对孔子这句话的翻译。"

雷公说："谢谢天师！微臣向陛下和天师汇报辜鸿铭的翻译。辜鸿铭将孔子的这段话译为：I know now why there is no real moral life. The wise mistake moral law to be something higher than what it really is; and the foolish do not know enough what moral law really is. I know now why the moral law is not understood. The noble natures want to live too high, high above their moral ordinary self; and ignoble natures do not live high enough, i.e., not up to their moral ordinary true self. 翻译非常准确，与原文基本一致，有利于西方人了解孔子。"

黄帝说："远古时期形成的认知学现在还有传承的吗?"

雷公说："非常遗憾。在时下的神州大地，当年陛下指导臣等创建的认知学基本上没有传承了。就是在华夏传统的经典中，也很难找到远古时期认知理念的描述。唯一记载有华夏远古时期的认知理念，大概只有《黄帝内经》了。比如，《黄帝内经・灵枢・本神》篇有一段关于人类认知问题的讨论，此前臣等已经就翻译问题向陛下汇报了，但还没有具体汇报认知学的存在与遗失。所谓存在，就是存在于《黄帝内经》中；所谓遗失，就是当今的神州学界和译界均未见到。

《黄帝内经・灵枢・本神》中所记载的，就是天师当年对所创建的认知学的总结。原文是这样的，'所以任物者谓之心；心有所忆谓之意；意之所存谓之志；因志而存变谓之思；因思而远慕谓之虑；因虑而处物谓之智。'对'心''意''志''思''虑''智'等概念作了至为精妙的阐发，令人叹为观止，翻译时也一定会令人望而魂断译道。这段文字文简理深，寥寥数语，形象而深刻地描绘了人类认识自然、获取知识并因之而智化的全过程，真可谓世界上对人类智慧发展的最为高屋建瓴的揭示。其文用词非常简洁，叙述非常直观，见解非常具体，寓意非常深刻。在华夏文化大背景下，体味和感悟其所蕴涵的深刻哲理，并非难事。然而，将其翻译为英文，译者却颇为裹足，很难做到形意俱佳。"

黄帝说："卿等此前谈到了国内译者的翻译，虽有一定的可取性，但也有很多需要思考的问题。要翻译好天师对认知学的总结，该如何理解、如何翻译呢？"

雷公说："微臣向陛下汇报。目前在尘世间，完整翻译了《黄帝内经・灵枢》的译者比较有限。微臣在尘世间考察的时候，只看了几部译本。其中西方华人医师吴氏父子将其译为：

When one makes a settlement to a matter from outside, it is by the heart (mind); when the heart recalls something and leaves an impression, it is called the idea; when one studies the changing conditions repeatedly according to the understanding, it is called the pondering; when one has a remote inferring acquired from pondering, it is called the consideration; when one makes a corresponding decision to settle the matter after pondering, it is called wisdom.

西方华人学者吕氏将其译为：

Mind is responsible for the performance of activities. Intention directs the mind to perform activities. Will carries out the decision made by intention；deliberation studies the plans for fulfilling the wishes of will. Planning projects thought. Decision finalizes concrete plans on behalf of projected thought."

吴氏父子之译，结构较为松散，文字较为冗长，释义较为含混。这主要是因为译者将原文字词之间内在的关联性没有再现出来，所以使译文显得逶迤混漫。相比较而言，吕氏之译比吴氏父子之译要简洁一些，但原文词与词之间、概念与概念之间的关联性也基本上被过滤掉了。这样一来，原文文理相贯、意趣相映、环环相扣的认识过程，就变成彼此独立、互不关联的几个陈述句了。"

岐伯说："翻译上之所以出现这样一些问题，主要是不懂得华夏远古时期形成的认知观念和程序。所谓'任物者谓之心'中的'任'，是负担支配的意思。所谓'任物'，字面之意就是负担着支配事物的功能。但从其后所引发的一系列认识结果来看，所谓的'任物'当指了解、分析和认识事物的意思。明代著名医家马莳在解释远古时期的认知学时说：所谓心、意、志、思、智、虑举不外于一心焉耳，故凡所以任物者谓之心。清代学者成瓘在解释时说：按灵兰秘典论，'心者君主之官，神明出焉'。能出神明，故能任物。任，使也，任物即使物。他们的解释，都比较符合远古时期的认知理念。"

雷公说："天师说的对。从古代学人的认识和注解来看，所谓'心'指的就是 heart。但在华夏古典文化中，特别是在《黄帝内经》的学术体系中，'心'是'君主之官，神明出焉'，其功能不但'主血脉'，而且'主神志'。这就将其与思想关联在一起，即含有大脑的意思。所以有人将《黄帝内经》中的'心'译为 mind。这样做当然有一定的道理，但并不能完整地表达'心'的实际内涵。因为'心'在华夏古典文化中，其主体所指还是心，所谓的大脑，不过是其功能的一种表现而已。这种理念其实在各民族的早期文化中都是存在的，所以今天我们在英语中还可以看到诸如 learn by heart，heart and soul，kind-hearted，stone-hearted

这样一些仍然将‘心’与脑相关联的短语。”

黄帝说：“为了完整、准确、客观地揭示古典文集中相关概念的原始内涵，从实翻译当是译者首选的翻译理念和方法。”

雷公说：“陛下圣明！微臣前面所提到的经典论述的例句，其翻译更应该如此。因为这段论述以五脏学说为基础，以五行学说为先导，如果将‘心’译作 mind，便将其与五脏的理论体系割裂开来，使读者无法获取有关脏腑与情志的完整信息。有鉴于此，这里的‘心’还是译作 heart 比较可取。所以‘任物者谓之心’似可译为 The organ responsible for cognizing things is the heart。吕氏将其译为 Mind is responsible for the performance of activities，有些不合原文之意。‘任物’并不是 performance of activities，而是 observing and understanding things。吴氏父子将其译为 When one makes a settlement to a matter from outside, it is by the heart (mind)，将‘任物’理解为 settlement to a matter，与原文之意也颇有出入。”

黄帝说：“‘心’的理解和翻译，大致应该如此。如何理解和翻译‘忆’的呢？”

雷公说：“‘心有所忆谓之意’中的‘忆’，指的是‘心’对事物观察、认识和分析之后在‘心’中所产生的印象和感受，即 reflection，不一定真的指‘回忆’。”

黄帝说：“如何理解和翻译‘意’呢？”

雷公说：“所谓‘意’，指的是心经过思考之后而形成的观点。所谓‘心有所忆谓之意’，就是说 reflection in the heart about the things observed brings about ideas。吕氏将其译作 Intention directs the mind to perform activities，不甚符合原文之意。因为‘心有所忆谓之意’强调的是‘心’对所观察和认识事物的经过思考之后所产生的感觉，而不是意愿引导意识所采取的各种动作。吴氏父子将其译作 when the heart recalls something and leaves an impression, it is called the idea，意思还是比较符合原文之意的，只是结构上还可再加简洁。”

黄帝说：“如何理解和翻译‘存’呢？”

雷公说：“‘意之所存谓之志’的‘存’，指的是对‘心’所产生的意念长久的保持和贯彻。这种对意念的长期保持和贯彻,便形成了所谓的‘志’,即志向。所以,所谓‘心有所忆谓之意’,指的是 preservation of ideas in the heart conceives will。吕氏将其译为 Will carries out the decision made by intention,有些混淆了原文的主次关系。在吴氏父子的翻译中,这句话似乎漏译了。”

黄帝说:“如何理解和翻译‘思’呢?”

雷公说:“‘因志而存变谓之思之’的‘存变’,指的是适应事物的变化以实现志向的意念,‘思’自然指的是反复的思考,即 thinking 或 pondering。所以,‘因志而存变谓之思’的意思是 changes to be made according to the will is what thinking means。吕氏将其译作 deliberation studies the plans for fulfilling the wishes of will,意思似乎与原文有所关联,但仔细推敲,尚有隔膜。吴氏父子将其译作 when one studies the changing conditions repeatedly according to the understanding, it is called pondering,尚属可取,只是结构稍嫌松散。”

黄帝说:“如何理解和翻译‘慕’呢?”

雷公说:“‘因思而远慕谓之虑’的‘慕’指的是通过思考而预见未来发展,这个过程就称为虑。全句的意思是说 expectation based on thinking means consideration。吕氏将这句话译为 Planning projects thought,语义似乎不甚明了。吴氏父子将其译为 when one has a remote inferring acquired from pondering, it is called consideration,将‘远慕’理解为 remote inferring,似有褊狭。”

黄帝说:“如何理解和翻译‘智’呢?”

雷公说:“‘因虑而处物谓之智’的‘处物’,即处理各种事物和事务(按英语来说,大概是 dealing with different affairs and business),所谓‘智’,自然指的是智慧。全句的意思是说 To deal with different matters according to consideration means wisdom。吕氏将其译作 decision finalizes concrete plans on behalf of projected thought,似乎有偏离原文主旨之嫌。吴氏父子将其译为 when one makes a corresponding decision to settle the matter after pondering, it is called wisdom,其意与原文之旨较为接近。”

黄帝说："这些译文在一定程度上与原文还是比较接近的。能做到这一点，已经非常不易了。"

雷公说："陛下英明！微臣在下界考察的时候，与镐京的译者进行了多次接触。他说自己翻译《黄帝内经》时，考虑到华夏古典文化的特质和神韵并结合语言国情学的基本理论，对其基本概念的翻译采用音译加文内注解，文后又附录了必要的注释以帮助读者更好地了解有关概念的深刻内涵。其翻译《黄帝内经》时所确定的原则是'译古如古，文不加饰'，所以基本概念的翻译均采用音译，将其基本含义或流行译法作为文内注解以括号形式附于其后，译文之后另附有更为详细的注解。"

黄帝说："如此之译，更合实际。要正确地理解经文的文理文趣，须以关联思维去分析原文的结构和内涵，而不能孤立和静止地去看待原文的字词结构和文理关系。"

雷公说："感谢陛下指导！只有这样，译者对于译理译法的理解和使用，才能从实际出发，才能摆脱定势思维的影响。华夏今日的译者若能按照陛下的指示去学习，去研究，去翻译，一定会完善民族经典的翻译。《中庸》记载了孔子另外一句经典的话，颇令微臣感动。孔子说：'道不远人。人之为道而远人，不可以为道。'意思是说：道并不排斥人。如果有人实行道却排斥他人，那就不可以实行道了。辜鸿铭将孔子的这段话译为：The moral law is not something away from the actuality of human life. When men take up something away from the actuality of human life as the moral law, that is not the moral law. 将'道'意译为'仁道'，很有现实意义。孔子对'道'的论述，并不是想象，完全是现实。"

黄帝说："世人若有仁道，则必无道不行。卿等有仁道，自然日日行。"

岐伯、雷公跪拜道："陛下圣明！感谢陛下鼓励！"

慎终于始篇第七十
——古奥语言翻译

黄帝说："语言风采有古有今，文化精神有先有后，思想基础有中有西。知其道者而行之，则必无所不行，无所不进。"

岐伯说："陛下圣明！事实确实如此。当今的学人和译人，如果真的懂得民族语言的风采，真的了解民族文化的精神，真的明白今人思想的基础，则必然进而进之，退而退之。就像孔子说：'人而无信，不知其可也。大车无輗，小车无軏，其何以行之哉？''輗'[ní]指的是古代大车车辕前面横木上的木销子，'軏'[yuè]指的是古代小车车辕前面横木上的木销子。孔子的意思是说：一个人不讲信用，是根本不可以的。这就好像大车没有輗（木销子）、小车没有軏一样，它靠什么行走呢？译事而无信，微臣亦不知其可也。"

雷公说："诚如天师所说。'信'乃译事之本，无'信'则译犹不译也。微臣向陛下和天师汇报辜鸿铭的理解和翻译。辜鸿铭在清朝末年时期就已经将《论语》翻译成英语了。他将孔子的这段话译为：Confucius remarked，'I do not know how men get along without good faith. A cart without a yoke and a carriage without harness，—how could they do?'辜氏将'不知其可也'译作 get along with，即与人相处，似乎也是合理的，内涵上还可再深刻一些。将輗和軏统一的译作 yoke 和 harness，形式上有明确的区分，更为可取。

西方人 Arthur Waley 将其孔子的这段话译为：The Master said，I do not see what use a man can be put to，whose word cannot be trusted. How can a wagon be made to go if it has no yoke-bar or a carriage，if it has no collar-bar？将'人而无信，不知其可也'译作 I do not see what use a man can be put to，whose word cannot be trusted，有一定的意义。如果调整为 I do not see what a man can achieve if his words cannot be trusted，可能更符合原文之意。所谓

'不知其可也',就是'不知道他能做什么'的意思,语气上有'其人'自主而行的意思。将其译作 what use a man can be put to,语气上则有'其人'被用的含义。此外,将輗和軏统一的译作 yoke-bar,虽无区分,但也达意。"

黄帝说:"卿言甚是。对孔子之言的翻译,与如今所关注的中医翻译一样,有其实也有其疑,有其意也有其惑。卿等如今关注国人译学,当以求信为本,万不可背而行之。关于'信',译界有何经典议论?"

岐伯说:"臣等谨遵圣训,以信为本,务求其真。关于'信'的翻译,请雷公向陛下汇报,他在下界考察的时候,对此了解最为深厚。"

雷公说:"感谢天师关怀!'信'最初就是陛下和天师所重视的。比如《黄帝内经·素问·六元正纪大论篇》记载了天师向陛下汇报时所讲到的'信'。原文是这样的:

> 天气反时,则可依则,及胜其主则可犯,以平为期,而不可过,是谓邪气反胜者。故曰:无失天信,无逆气宜,无翼其胜,无赞其复,是谓至治。

用今天的白话文来说,天师当年的话大致是这样的:

> 天气与主时之气相反的,可以主时之气为依据,客气胜过主气的,则可以触犯之,以达到平衡协调为目的,而不可使之太过,这是指邪气胜过主气者而言。所以说不要误了气候的常时,不要违背了六气之所宜,不可帮助胜气,不可赞助复气,这才是最好的治疗原则。

镐京译者将天师的这段重要的话译为:

[When] Tianqi (Heaven-Qi) [and the Qi that dominates the season are] opposite [to each other], [the judgment is] based on [the Qi that dominates the season]. [If the Quest-Qi] conquers [the Host-Qi, it] can be offended. [But such an offence should be monitored within the limitation of] balance and excess [should be] avoided. This means that Xieqi (Evil-Qi) conquers [the Host-Qi]. That is why it is said that the best treatment is not to miss the due season, not to violate the suitability of Qi, not to enhance the dominating [Qi] and not to support the retaliating [Qi].

天师当年所说的'天信',指的是主客之气。对此要应时而至,这样才能不失其信。只有不失其信的,才叫'天信'。译作 the suitability of Qi,显然是解释性的说明。按照经典著作的常规翻译,可以改为 Tianxin (the suitability of Qi)。"

岐伯回答说:"近人鲁迅在谈到'信'的问题时,有'宁信而勿顺'之说,颇有影响。"

黄帝说:"'宁信而勿顺'? 用词虽可商榷,但对'信'的强调,值得肯定。如果所译之文不合原作之义,即便翻译得又'顺'又'达',又有何用?"

雷公说:"陛下圣明! 现实确实如此。微臣在下界考察的时候,特别注意到这样一些问题,也特别将陛下和天师当年对'信'的指示传递给大家。陛下和天师关于'信'的指示,不仅记载在《黄帝内经·素问》,也记载在《黄帝内经·灵枢》里。比如在《黄帝内经·灵枢·阴阳二十五人》中,记载了天师向陛下汇报缺乏'信'的火形之人。原文是这样的:

> 火形之人,比于上徵,似于赤帝。其为人赤色,广?,锐面小头,好肩背,髀腹小手足,行安地疾心,行摇肩背肉满。有气轻财,少信多虑,见事明好颜,急心不寿暴死。能春夏不能秋冬,秋冬感而病生,手少阴核核然。

用今天的白话文来说,天师当年讲的话大致是这样的:

> 火形的人,属于火音中的上徵,他的皮肤类似赤帝。其特征是肤色赤,齿根宽广,颜面瘦小,头小,肩背髀腹各部的发育匀称美

好，手足小，行路步履急速，心性急，走路时身摇，肩部和背部的肌肉丰满，有气魄，轻财，但少信用，多忧虑，对事物观察和分析很敏锐和明白，颜色好，性情急躁，不能享长寿，多暴死。这种人对时令的适应，多能耐受春夏的温暖，不能耐受秋冬的寒凉，秋冬时感受外邪，容易发生疾病。

镐京译者将天师的这段重要的话译为：

The Fire type of people are comparable to the Shangzhi and similar to the Chidi (Red Emperor) [and are characterized by] red complexion, broad teeth, narrow forehead and small head; well developed shoulders, back, thigh and abdomen; small hands and feet, stable steps when walking, irascible temperament, shaking [the shoulders] in walking, eminence of muscles over the shoulders and back, boldness of vision and generosity [in aiding needy people,] no credulity, suspiciousness, quick comprehension, good looking, hastiness, short life span and [susceptibility to] sudden death. [This type of people] can tolerate [the weather in] spring and summer, but cannot tolerate [the weather in] autumn and winter. [The tend] to contract diseases in autumn and winter [due to attack of pathogenic factors in these two seasons].

将'少信'译作 credulity，有一定的道理。"

黄帝说："卿等很重视《黄帝内经》的传承和传播。今日的神州大地是如何看待《黄帝内经》的呢？"

岐伯说："《黄帝内经》是华夏国学典籍中字数最多的一部，思想最深刻的一部，内容最丰富的一部，上及天文，下涉地理，中举人事，融合诸子，旁及百家，是华夏的医学之祖，医典之宗。其理法之深奥，方药之独特，语言之玄秘，举世罕有，给今人的理解和翻译造成了很大困难。"

黄帝问道："那该如何理解和翻译呢？"

岐伯回答说："微臣对下界的理解和翻译不太了解。雷公曾经到下界考察过，对此的认识一定更深刻。请雷公向陛下汇报吧。"

雷公说："感谢天师鼓励！微臣试根据古文字学家的研究、海内外译者的实践及国内译者多年来学习、翻译和研究《黄帝内经》的体会，对其语言风格与特点作以概要的总结分析，以梳理其源流关系和发展脉络，为正确理解和翻译探寻门径。由于《黄帝内经》的思想形成于远古，体系构建于春秋，编撰成书于秦汉，其文字颇具远古形质和先秦风韵。因此远在隋唐时期，这部经籍已颇不易解。再加上古时无有印刷之业，文字多写于锦帛之上或刻于木竹之简。而锦帛和木竹又易于损坏，不易保存。所以经典常常因此而字迹不清或文辞含混。如《黄帝内经·素问·脉要精微论》篇有'反四时者，有余为精，不足为消'之说。如果用英语来解读，国内译者大致这样理解：If the conditions of the pulse are contrary to the changes of yin and yang in the four seasons, superabundance indicates excess while insufficiency indicates consumption。其中'精'字就颇不易解。如今的国人无论如何理解表达，无论如何偏东偏西，微臣觉得都符合当今的实际。

唐人王冰注解《黄帝内经》时，将此处的'精'解为'精气'。明人张介宾在注解《类经》时，则认为此处的'精'实际上指的是'邪气'。明清之际的学人张志聪在《素问集注》中则蹊径另辟，以为此处之'精'，为肾藏之精。日本人丹波元简在《素问识》中，则疑其为错简，因为'精'和'消'二字，其义不明。其后各家皆有见解，但何者为正，何者为误，至今仍需慎加剖析。《黄帝内经》语言之古奥难解，由此可见一斑。海外译者往往很难辨析《黄帝内经》的字词结构及其喻义特点，翻译时便难免猜测揣度，甚至张冠李戴。如西方首次翻译《黄帝内经·素问》前三十三章的译者将'反四时者，有余为精，不足为消'译为 those who act contrary to the laws of the four seasons and live in excess have insufficient secretions and dissipate their duties，便属望文生义之举了。"

岐伯说："就词语而言，华夏古语中单纯词最为常见，复合词较为少见，《黄帝内经》也是如此。《黄帝内经》中的单纯词有时也由两个汉字组合而成，但却不是复合词。这一点非常独特，如果稍加疏忽，就可能误解其意。《黄帝内经》中的此类单纯词大致包括联绵词、叠音词、偏义复词和单纯复音词等四个方面。”

黄帝问道:“什么是联绵词呢?”

岐伯回答说:“微臣当年对此作过一些分析总结。一般来讲,这类单纯词中的两个汉字只是代表两个音节,因此不能按照有关字形的表层之意去解读。事实上,这样的联绵词是一个整体,只能表达一个意思,而不是两个字的表层意思之和。在《黄帝内经》中,这样的联绵词又可以分作两类,一是双声联绵词,如‘洒淅’‘密默’‘凛冽’‘恍惚’等;二是和叠韵联绵词如‘招尤’‘逡巡’‘从容’等。”

黄帝说:“对这样的联绵词若缺乏认识,则必然影响理解和释义。举例说说吧。”

雷公说:“微臣代表天师向陛下汇报。微臣在下界考察的时候,与学界和译界讨论了很多有关中医翻译的问题。微臣曾一再提醒他们要真正地理解好和掌握好华夏民族传统的语言和思想。微臣当时以《黄帝内经》为经典跟他们谈了不少的问题。比如《黄帝内经·素问·五脏生成篇》有这样一句话,‘徇蒙招尤,目冥耳聋,下实上虚,过在足少阳、厥阴’,这就是一个叠韵联绵词。今人用英语来解释,大致是这样说 dizziness, tremor, dim vision and deafness are caused by excess in the lower and deficiency in the upper due to disorder of the meridians of Foot-Shaoyang and Foot-Jueyin。其中有‘招尤’,即英语中的 tremor。唐人王冰在注解《黄帝内经·素问》时,忽略了叠韵联绵词这一修辞现象,对这个词语作了不太贴切的解释,以为‘招’是‘掉’,即英语中的 shaking;以为‘尤’是‘甚’,即英语中的 severe。根据东汉人许慎所著的《说文解字》及后世学人的研究和分析,这里的‘招尤’其实就是‘招摇’,即英语中的 tremor,属叠韵联绵词。西方首次翻译《黄帝内经·素问》前三十四章的译者在翻译这句话时,将‘徇蒙招尤’译作 lack of discernment causes evil,即将‘招尤’理解为动宾结构,显属误解。”

黄帝说:“情况确实如此,要真正理解,非常不易。什么是‘叠音词’呢?”

岐伯说:“微臣向陛下汇报。‘叠音词’是微臣当年总结华夏民族语言的历史风貌时所提出的一个说法，即由两个音节相同的字所构成的词语。这类词语仍然属于单纯词，如《黄帝内经・素问・脉要精微论篇》中有这样一句话，'浑浑革革，至如涌泉，病进而危；弊弊绵绵，其去如弦绝者死'。其中的'浑浑''革革''弊弊''绵绵'等就是叠音单纯词。微臣估计，今人要将其理解好，表达好，非常不易。尤其是西方的译者，要真正能理解，就更不易了。"

雷公说："天师说的对啊！'脉要精微论篇'中的这句话确实是一句最为经典的'叠音词'句，今人用英语来解释，大致是这样：large and rapid pulse that beats like gushing of a spring indicates critical progress of a disease；weak and indistinct pulse that beats a like musical string on the verge of breaking indicates impending death. 其中的'浑浑'指的是脉大，即 large pulse，'革革'指的是脉急，即 rapid pulse，'弊弊'指的是脉微，即 indistinct pulse，'绵绵'指的是脉弱，即 weak pulse。如此理解和表达，还是有一定意义的。"

黄帝问道："'叠音词'句一般是怎样翻译的呢？"

雷公回答说："微臣代表天师向陛下汇报。在下界考察时，微臣注意到西方首次翻译《黄帝内经・素问》前三十四章的译者将这句话译为：

When the pulse of the pulse is turbid and the color disturbed like a bubbling well，it is a sign that disease has entered the body，the color has become corrupted and the constitution delicate. And when the constitution is delicate it will be broken up like the strings of a lute and die. Therefore，it is desirable to understand the force of the five viscera.

微臣与译界人士对此进行了仔细推究，发现译文中对有关词语的理解颇显表化。如将'浑浑'译作 turbid，而'革革''弊弊''绵绵'等叠音词译文皆无体现。其他概念的翻译，也很值得商榷。如将'病进'，即 progress of disease，译作 disease has entered the body，即属字面之译。此外，'浑浑''革革''弊弊''绵绵'等描述的都是脉动之象，译文却为 constitution，即体质，无端地加以关联，似有凭空杜撰之嫌。"

岐伯说："对于这样的'叠音词'，翻译时应根据具体的语言环境去理解，而不能按照有关字的本义去解读。形和意有时合二为一，有时行而为二。如果没有这样的语言文化意识，偏思偏想不可避免，偏释偏表无法消除。"

黄帝说："天师之见，虽有偏颇，却符合实际。这些毕竟是远古时期的概念和词语，对于今人来说要理解好和表达好，确实不易。译文中基本意思能有所体现，已经非常不易。"

岐伯说："感谢陛下关怀！"

黄帝说："作为远古时期的尘人，卿等能准确理解三皇五帝时期的文和言，非常自然。今人难以理解，也很自然。如何使今人能理解远古时期的文和言，还有待于卿等的指导和帮助。此前朕听到卿等所谈到的'偏义复词'，似乎是今人的定位。该如何理解呢？"

岐伯回答说："陛下圣明！'偏义复词'确实是今人对远古时期某种文和言的定义，微臣当年对'偏义复词'的定义，还是比较简朴一些。微臣当时觉得，'偏义复词'就是由意义相反的两个字构成的词。但该词的含义却不是两个字意义之和，而是只取其一。《黄帝内经》中常见的偏义复词包括'逆从''死生''虚实'等等。如《素问·上古天真论篇》中说，'辩列星辰，逆从阴阳'。这句话基本上就是'偏义复词'句，今人要理解好，要表达好，尤其是用西方语言表达，显然不易。请雷公继续向陛下汇报。"

雷公说："天师说的对。微臣代表天师向陛下汇报。'偏义复词'的这句话用英语来解读，国内译者大致是这样说的，即 to differentiate the order of constellations and to follow the law of yin and yang。其中的'逆从'只表示'从'，即 abide by，而不表示'逆'，即 deviate from。这也是当今时期只能求其点而无法求其全的现实。"

岐伯说："雷公说的是事实，但微臣听了还是有些疑惑。'逆从'一词在《黄帝内经》并不总是偏义复词，有时也是并列词组。如在《黄帝内经·素问·平人气象论篇》中有这样一句话，'脉有逆从四时'。其中的'逆从'就表示的是'逆'与'从'两层含义，而不是只'逆'不'从'或只'从'不'逆'。如今的国人和夷人翻译时，务必注意。否则怎么可能达到'原汁原味'的水平呢?"

雷公说:"天师说的对,这也是下界所一直面临的问题和挑战。用英语来解释'脉有逆从四时',国内译者大致是这样说:Pulse either corresponds to or differs from climatic changes in the four seasons。《平人气象论篇》对这方面有系统的论述,涉及到'脉有逆从四时'的原文是这样的:

脉有逆从四时,未有脏形,春夏而脉瘦,秋冬而脉浮大,命曰逆四时也。风热而脉静,泄而脱血脉实,病在中脉虚,病在外脉涩坚者,皆难治,命曰反四时也。

用今天的白话文来说,天师当年的话大致是这样的:

脉有不顺从四时的,即当其时而不出现正脏的脉形,却反见他脏之脉,如春天、夏天的脉反瘦小,秋天、冬天的脉反浮大,这叫做逆四时。风热病的脉宜躁,反见沉静;泄泻、脱血的病,脉应虚,反见实脉;病在内的,脉应实,反见虚脉;病在外的,脉宜浮滑,反见涩坚:皆是难治之病,称之为反四时。

镐京译者将天师的这段重要的话译为:

The pulse sometimes does not conform to the four seasons. [That is to say the normal condition of the pulse related to] certain Zang-Organ does not appear [in the due season]. [For example], the pulse appears deep and unsmooth in spring and summer while floating and large in autumn and winter. [Such abnormal change of the pulse] is called disagreement with the four seasons. It is incurable [if] the pulse appears calm in the case of Fengre (Wind-Heat), Shi (large and strong) in the case of diarrhea and blood depletion, weak in the case of interior diseases, unsmooth and hard in the case of exterior. [These are all the examples of] the pulse that does not conform to the four seasons."

岐伯说:"原文确实更完善,与微臣当年的看法和说法基本一致。另外,'死生'也是《黄帝内经》中常见的一个偏义复词。雷公向我介绍尘世间的《黄帝内经》时,微臣注意到了这方面的很多内容。如在《黄帝内经·素问·阴阳别论篇》中有这样一句话,'别于阳者,知病忌时;别于阴者,知死生之期'。其中的'死生'就是一个偏义复词,只指'死期',不含'生期'。再如《黄帝内经·素问·三部九候论篇》有这样一句话:'戴阳者太阳已绝,此决死生之要,不可不察也'。其中的'死生'也是偏义复词,只表示'死期',不含有'生期'。"

雷公说:"天师说的对啊!《黄帝内经》中有关这方面的内容确实非常丰富。微臣注意到当时尘世间的学人和译人对'偏义复词'的理解和表达。如用英语解释'别于阳者,知病忌时;别于阴者,知死生之期'时,国内译者一般是这样说的:Differentiation of yang enables one to know where the disease is located while differentiation of yin enables one to know when death will occur)。用英语来解读'戴阳者太阳已绝,此决死生之要,不可不察也',则是这样说的:Patient with the manifestations of floating yang indicates exhaustion of taiyang, which is a critical sign of death and should not be overlooked)。当然,这只是表层的表达,要实现深层的表达,还需要一定的解释和说明。

《黄帝内经·素问·阴阳别论篇》中记载了天师这样一段话,其全文是:

> 三阳在头,三阴在手,所谓一也。别于阳者,知病忌时,别于阴者,知死生之期。谨熟阴阳,无与众谋。所谓阴阳者,去者为阴,至者为阳,静者为阴,动者为阳,迟者为阴,数者为阳。

用今天的白话文来说,天师当年的话大致是这样的:

> 三阳经脉的诊察部位,在结喉两旁的人迎穴,三阴经脉的诊察部位,在手鱼际之后的寸口。一般在健康状态之下,人迎与寸口的

脉象是一致的。辨别属阳的胃脉，能知道时令气候和疾病的宜忌；辨别属阴的真脏脉，能知道病人的死生时期。临证时应谨慎而熟练地辨别阴脉与阳脉，就不致疑惑不绝而众议纷纭了。所说的阴阳，去者属阴，至者属阳，静者属阴，动者属阳，迟者属阴，数者属阳。

镐京译者将天师的这段重要的话译为：

The three Yang [Channels can be detected by examining] the head and the three Yin [Channels can be detected by examining] the hands. [These two ways of examination should be] used together [and cannot be separated]. Differentiation of Yang [pulse] reveals the decline and progress of diseases; differentiation of Yin pulse helps decide the prognosis of diseases. Being experienced [in differentiating] Yin and Yang [pulses] [enables one to treat diseases] independently. The Yin and Yang [pulses can be defined in this way], the receding [pulse] is Yin and the coming [pulse] is Yang; the quiet [pulse] is Yin while the throbbing [pulse] is Yang; the slow [pulse] is Yin while the rapid [pulse] is Yang.

西方首次翻译《黄帝内经·素问》前三十四章的译者 Ilza Veith 将天师的这段重要的话译为：

The three Yang (pulses) are located in the head and the three Yin (pulses) are located in the hand; and together they form one entity. When Yang is treated separately it becomes known what disease should be feared in what season; when Yin is treated separately the dates of life and death become known. If one is attentive to the laws of Yin and Yang, one does not plan with these two principles as though they were one whole. It is said about Yin and Yang that those who kill are influenced by Yin, those who reach the highest good are influenced by Yang; those who are peaceful and quiet are influenced by Yin, and those who are active are influenced by Yang; those who are slow and dilatory are influenced by Yin, and those who are quick are influenced by Yang.

《黄帝内经·素问·三部九候论篇》还记载了天师的另外一段话，其全文是：

经病者治其经，孙络病者治其孙络血。血病身有痛者治其经络。其病者在奇邪，奇邪之脉则缪刺之，留瘦不移节而刺之。上实下虚切而从之，索其结络脉，刺出其血以见通之。瞳子高者太阳不足，戴眼者太阳已绝，此决死生之要，不可不察也。手指及手外踝上，五指留针。

用今天的白话文来说，天师当年的话大致是这样的：

病在经脉，可直接治其经；若病邪在细小的孙络，可刺其孙络，令其出血，使邪随血去；血病而有身体疼痛症状的，当随其经络而刺治之。若病邪留在大络，不入于经，则用右病刺左，左病刺右的缪刺法进行治疗。若病邪久留不移，形体消瘦，当节量而刺之。若病变上实下虚的，必有阻滞不通之处，当切循其脉，而探索其脉络郁结之处，刺出其血以通其气。如目上视，是太阳之气不足的现象。如目上视定睛不动，是太阳气绝的现象。这都是判断死生的主要方法，不可不认真研究。可刺手指及手外踝上小指侧，刺后留针。

镐京译者将天师的这段重要的话译为：

Diseases in the Channels can be cured by treating the Channels; diseases in the Sunluo (minute collateral) can be cured by bloodletting from the Sunluo (minute collateral); blood disease with body pain can be cured by treating the [related] Channels and Collaterals; diseases in the major Collaterals can be cured by

Miuci[1]. [If pathogenic factors] are retained [in the body and the patient is] thin, the needling should be moderate[2]. [To deal owith the disease marked by] Shi (Excess) in the upper and Xu (Deficiency) in the lower, [one needs] to feel along the Channel involved to find stagnation and then let out blood by needling. [The appearance of] anoopsia indicates insufficiency of Taiyang. Daiyang (anoopsia with inability to move the eyes) shows the exhaustion of Taiyang. These are the ways to make accurate prognosis and must be carefully studied. The fingers and the lateral side above the external ankle can be needled with the needles retained.

译文之后,译者对'谬刺'和其后的一句表达作了解释说明。[1] Miuci(谬刺) means to needle the left side in order to treat diseases on the right side and to needle the right side for the purpose of treating diseases on the left side. [2] This sentence is also explained in this way by some scholars:'If Bingxie(病邪 evils or pathogenic factors) retain in the body for a longer time, they will deepen into the major joints of the four limbs. In this case, needling has to be done on the joints where pathogenic factors have accumulated.'这样的解释和说明,有利于读者理解其含义和用意。这是经典翻译中必须努力完善的一项重任。

西方首次翻译《黄帝内经·素问》前三十四章的译者 Ilza Veith 将天师的这段重要的话译为:

For diseases of the arteries(经) one treats the arteries. For diseases of the capillaries(孙) and the veins one treats the capillaries and the veins and the blood, one pierces and removes. For diseases of the blood and body must have movement and one treats the arteries and the veins. When the disease is located within the weird and uncanny must be strangled and pierced. When the patient is being retarded by being emaciated and cannot move his limbs, he must be treated by being emaciated. When the (pulses that indicate the state of the) upper part of the body are solid and full and those of the lower part are empty and hollow, the body is unequal in its compliance; one must search for a coagulation within the veins so that the blood can enter and the circulation can become apparent. The pupil of the eye is the most treasured of (man's possession). when the great Yang is not sufficient man must wear something over his eyes. The sun's end or its sudden interruption casts the decision. Thus the requirements of life and death cannot remain undiscovered. From the fingers to the back of the hands and from the ankle upwards the breath of five fingers one must insert the needle.

对国内译者和西方译者的理解和表达,微臣此前已经向陛下和天师作了比较多的汇报。这两段话的翻译,也是这样。两位译者基本上都是根据原文的结构和实际含义尽量地予以简明扼要的表达。但对于一些重要概念和术语的理解和表达,还有很大的差异。比如对于'经'和'络'的翻译,国内译者一般译作 channel 和 collateral,与国际标准基本一致。西方这位译者则将'经'译作 artery,将'络'译作 capillary,完全借用了西方医学的术语,不太符合中医'经'与'络'的实际含义。'孙络'是'络'的第三类,一般译为 fine collateral 或 minute collateral,国内译者的内外注解就采用这样的表达方式,比较符合实际。西方译者将'孙络'也译作 capillary,显然不太符合实际。"

岐伯说:"雷公总结分析的很好!微臣翻阅了国内外的一些译本,也有同样的感觉。要对《黄帝内经》中诸如'死生'这样的偏义复词之内涵作出准确的判断,并不是一件容易的事情,需要根据诸多因素进行综合分析。如《黄帝内经·素问·移精变气论篇》中有这样一句话,'余欲临病人,观死生,决嫌疑'。其中的'死生'一词,当今的学界多以为是偏义复词,单指'死期'。但根据华夏民族传统的理念,此处的'死生'却应包括'死'与'生'两个方面,即良与不良之预后。从上下文之论述,即可明了其中的一二了。"

雷公说:"天师说的对啊!用英语来解读'余欲临病人,观死生,决嫌疑’这句话，国内的译者基本上是这样说的：I want to inspect patients to decide favorable and unfavorable prognosis so as to make correct diagnosis)。西方首次翻译《黄帝内经·素问》前三十四章的译者 Ilza Veith 将这句话译作 I should like to be near a sick person and to observe when death strikes. The sudden end of life fills me with curiosity and doubts，对‘生死’的理解，对‘嫌疑’的释义，均有些失之偏颇。”

岐伯说：“这样的例子在《黄帝内经》中并非个别。如《黄帝内经·素问·脉要精微论篇》中有这样一句话，‘观五脏有余不足，六腑强弱，形之盛衰，以此参伍，决死生之分’。此句中的‘死生’也是既指‘死’，又指‘生’。”

雷公说：“天师说的对啊！这样的例子可谓多多。用英语来解读‘观五脏有余不足，六腑强弱，形之盛衰，以此参伍，决死生之分’这句话，微臣见到国内的译者大致是这样说的：A synthetic analysis of the conditions of the five zang-organs，which may be either deficiency or excess，the six fu-organs，which may be either hypoactive or hyperactive，and the body，which may be either strong or weak，will enable one to know whether the disease in question is curable or incurable。西方首次翻译《黄帝内经·素问》前三十四章的译者 Ilza Veith 将‘生死’译作 to decide upon the share of life and death，此前微臣向陛下和天师汇报的那位西方华人译者，将‘生死’译作 determine the life and death of the patient，均较为符合原文之意，非常难得。”

岐伯说：“对于《黄帝内经》中诸如‘逆从’‘生死’这样一些独特的偏义复词，翻译只有根据上下文意慎加辨析，方可准确把握实际内涵，才能避免按字释义之误。”

黄帝问道：“如何理解和翻译‘复音词’的呢？”

岐伯回答说：“‘复音词’由两个单独的国字构成，但两个国字各自的含义在该复音词中并不存在。也就是说，该复音词不能拆开理解。若拆开解读，便是望文生义，曲解原文。《黄帝内经》中的‘祝由’一词，便是典型之例。如《黄帝内经·素问·移精变气篇》有这样一句话,‘余闻古之治病,惟其移精变气,可祝由而已’。隋唐学人杨上善在注解‘祝由’时,以为古人治病,认为‘祝为去病之所由’,即以为‘祝由’是‘祝说病由’。唐人王冰在解读这句话时,也以为如此。

其实按照《说文》等经籍解,‘祝由’是一个单纯的复音词,意即通过诅咒消除疾病,不能将‘祝由’拆开分解。类似‘祝由’这样的复音单纯词在《黄帝内经》中还有不少,如表示穴位名称的‘天窗’‘扶突’‘委中’等等皆是如此。其他的如药石名谓、疾病名称等等,亦是如此。翻译时,此等词语皆不可拆分理解。若强加拆分,虽则可以训得大意,但却难免穿凿附会,曲解文义。”

雷公说:“天师说的对啊!用英语来解读‘余闻古之治病,惟其移精变气,可祝由而已’这句话,国内译者大致是这样说的:I have heard that in ancient times diseases were cured by sorcerers through transforming essence and changing qi)。西方首次翻译《黄帝内经·素问》前三十四章的 Ilza Veith 译者将其翻译为:I understand that in olden times the treatment of diseases consisted merely of the transmittal of the Essence and the transformation of the life-giving principle. One could invoke the gods and this was the way to treat. 西方这位译者的译文比较逶迤晦涩,尤其是将‘变气’译作 life-giving principle,显得语义不明。但将‘祝由’译作 invoke the gods,似乎在一定程度上揭示了其基本内涵。”

黄帝说:“其他译者是如何翻译的呢?”

雷公说:“微臣向陛下汇报。此前微臣提到的那位西方华人译者将这句话翻译为:I have heard that in ancient times, when the sages treated, all they had to do was employ methods to guide and change the emotional and spiritual state of a person and redirect the energy flow. The sages utilized a method called zhu yuo, prayer, ceremony, and shamanism, which healed all conditions. 华人译者的翻译显然是解释性翻译,所以译文较为冗长,但基本揭示了原文的实际内涵。尤其是将‘祝由’音译为 zhu yuo,附加文内注解,是比较可取的。就华夏民族的

拼音来说，音译应该是 zhu you，而不是 zhu yuo，大概是拼写失误。”

黄帝说：“总体来说，不同译者的翻译在一定程度上还是有一定的可取之处。”

雷公说：“陛下圣明！从不同的角度来分析和思考不同译者的翻译，一定会有不同形式的启发和收获。”

岐伯说：“随着时间的推移，随着新生事物对自己品性特征的不断展现，世间学人和译人会逐步对其加以认识和接受的。这一点是毫无疑问的。目前中医走向世界征途上遇到的一些问题，也是如此。”

黄帝说：“天师之见，至精至诚！”

岐伯、雷公长拜道：“感谢陛下指导！至精至诚之道，唯有陛下指导！微臣闻之，若沐春风！”

享于克诚篇第七十一
——经典修辞翻译

黄帝说:“天上星,亮晶晶,抬头望,清又清;地下璋,常隐隐,低头观,难又难。卿等听说过民间的这两句话吗?”

岐伯:“陛下圣明!微臣当年与民间交流的时候,听说过这样两句朴实而深刻的话。民间的这两句话,实际上是对‘天、地、人’三才精神的总结,也是对‘天、地、人’三道境界的归纳,非常符合实际。对于当今的世人来说,就更是‘抬头望,清又清’,‘低头观,难又难’了。以此来分析、比较和思考尘世间学界和译界的现实,感受一定更为深刻。比如在译界中,人们时常为一个词语的翻译而争论不休,甚至各不相让。这其实就反映了其对庸俗的语言文化的‘抬头望,清又清’,而对传统的民族文化语言则‘低头观,难又难’。每见此景,微臣总不免想起庄子《逍遥游》中关于小知与大知、小年与大年的论述。”

雷公说:“天师说的好啊!庄公之言,真乃至理。微臣特别注意庄公的论述。在下界考察的时候,微臣注意到现代学界对庄公论著的研究和翻译。庄公关于小知与大知、小年与大年的论述,原文是这样的:

> 小知不及大知,小年不及大年。奚以知其然也?朝菌不知晦朔,蟪蛄不知春秋,此小年也。楚之南有冥灵者,以五百岁为春,五百岁为秋;上古有大椿者,以八千岁为春,八千岁为秋。此大年也。

用今天的白话文来说,庄公的意思是这样的:

> 小智比不上大智,短命比不上长寿。怎么知道是这样的呢?朝生暮死的菌草不知道黑夜与黎明。春生夏死、夏生秋死的寒蝉,不知道一年的时光,这就是短命。楚国的南方有一种大树叫做灵龟,它把五百年当作一个春季,五百年当作一个秋季。上古时代有

一种树叫做大椿，它把八千年当作一个春季，八千年当作一个秋季，这就是长寿。

优秀的国学大师译者林语堂将其译为：

Small knowledge has not the compass of great knowledge any more than a short year has the length of a long year. How can we tell that this is so? The fungus plant of a morning knows not the alternation of day and night. The cicada knows not the alternation of spring and autumn. Theirs are short years. But in the south of Chu there is a mingling (tree) whose spring and autumn are each of five hundred years' duration. And in former days there was a large tree which had a spring and autumn each of eight thousand years."

黄帝说："庄子说的对，林氏译的好！尘人虽然自喻为万物之灵，但其寿限却极为短暂。纵使长命百岁，也不过三万六千五百天！置身于如此有限的时空里，个人之力又能撼及几物？有知有识者，当慎之又慎，戒之又戒！"

岐伯说："陛下圣明！陛下之教如北斗之星，为臣等指明了方向。《黄帝内经》的思想之所以如此深厚、语言之所以如此典雅、理论之所以如此完美、方法之所以如此卓效，就是因为其系统深入地传承和发扬了陛下所创建的华夏民族文化思想、语言神韵和哲学精神。《黄帝内经》的语言极其优美，修辞极其雅致。无论理论阐发、是非论辩还是客观陈述，都字斟句酌，且以常见胜，以平见奇，以陈见新。《黄帝内经》词语的运用，可谓精雕细琢，恰到好处，因景设喻，因意遣词，错落有致，妙得其趣。对于翻译来说，这自然是一个难以逾越的高山。《黄帝内经》的修辞是否也影响了翻译，请雷公向陛下汇报。"

雷公说："感谢天师关怀！微臣在下界与学界和译界交流的时候，发现问题确实是这样的。比如谈到'清浊'问题时，《黄帝内经·素问·阴阳应象大论篇》记载了陛下的这一重要指示：'故清阳出上窍，浊阴出下窍；清阳发腠理，浊阴走五脏，清阳实四支，浊阴归六腑'。此文之述，对仗工整，平仄相应，文词呼应，妙趣横生。其中'出''发''走''实'

‘归’五字皆为普通词语，但与‘清阳’与‘浊阴’相配，神机顿生，细微而贴切地表达了二者之不同走向、作用特点和循行大势。纵观上下文意之布陈，其字词的选择可谓恰如其分，贴切之极。”

黄帝说：“译者是如何翻译这句典雅的话呢？”

雷公说：“陛下的这一重要指示用英文来解读，大致可以这样说：Thus the lucid yang ascends to flow through the orifices in the upper part of the body while the turbid yin descends to be discharged from the orifices in the lower part of the body; the lucid yang penetrates through the muscular interstices while the turbid yin moves into the five zang-organs; the lucid yang fortifies the four limbs while the turbid yin nourishes the six fu-organs. 刚才微臣所谈的，只是陛下这一重要指示的一部分，其全文是这样的：

> 故清阳为天，独阴为地。地气上为云，天气下为雨，雨出地气，云出天气。故清阳出上窍，浊阴出下窍；清阳发腠理，浊阴走五脏；清阳实四支，浊阴归六腑。

用今天的白话文来说，陛下重要指示的意思是这样的：

> 清阳之气变为天，浊阴之气变为地。地气上升成为云，天气下降变成雨；雨源出于地气，云出自于天气。人体的变化也是这样，清阳出于上窍，浊阴出于下窍。清阳从腠理发泄，浊阴内注于五脏。清阳使四肢得以充实，内走于六腑。

镐京译者将陛下的重要指示译为：

Qingyang (Lucid-Yang) [rises] to form the heavens while Zhuoyin (Turbid-Yin) [descends] to constitute the earth. Diqi (Earth-Qi) rises to become clouds and Tianqi (Heaven-Qi) descends to produce rain. Rain results from Diqi while clouds originate from Tianqi. Thus the Lucid-Yang moves upwards into the upper orifices of the body while Turbid-Yin moves downwards into the lower orifices of the body. The Lucid-Yang permeates through Couli (muscular interstices) while the the Turbid-Yin enters the Wuzang (Five Zang-Organs). The Lucid-Yang fortifies the four limbs while the Turbid-Yin enters the Six Fu-Organs.

西方首次翻译《黄帝内经·素问》前三十四章的译者 Ilza Veith 将陛下的重要指示译为：

The pure and lucid element of light represents Heaven and the turbid element of darkness represents Earth. When the vapors of the earth ascend they create clouds, and when the vapors of Heaven descend they create rain. Thus rain appears to be the climate of the earth and clouds appear to be the climate of Heaven. The pure and lucid element of light is manifest in the upper orifices and the turbid element of darkness is manifest in the lower orifices. Yang, the element of light, originates in the pores. Yin, the element of darkness, moves within the five viscera. Yang, the lucid element of life, is truly represented by the four extremities; and Yang, the turbid element of darkness, restores the power of the six treasuries of nature."

黄帝问道："翻译的怎么样呢？"

雷公回答说："微臣向陛下汇报。国内译者的译法此前臣等已经向陛下汇报了，情况基本一致。西方译者的译文，除'走'之外，基本没有能够揭示'出''发''实''归'等四字的基本内涵，原文的实际含义自然无法再现于译文。同时对一些基本概念的理解和翻译，也大有商榷之处。如'清阳'即 lucid yang，却译作 the pure and lucid element of light，'浊阴'即 turbid yin，则译作 the turbid element of darkness，喻意未明；将'腠理'译作 pores，释义显得有些褊狭；'六腑'即 six fu-organs，译作 six treasuries of nature 显属误译。"

黄帝说："作为西方译者，能对华夏经典有所理解，已经很不容易了，能够有所表达，就更不容易了。这至少说明这位西方译者认真学习和掌握了华夏民族的语言、文化和医学体系，非常不易。”

岐伯说：“诚如陛下所训！事情确实如此。就是当今的国人学者和译者，也不一定能有西方译者对华夏民族思想、文化和医学的如此认真学习和深入了解。华夏民族自远古以来发展的深厚思想文化和典雅的语言文字，最主要的体现就是在《黄帝内经》中。如《黄帝内经·素问·脉要精微论篇》说，‘夫精明者，所以视万物，别黑白，审长短；以长为短，以白为黑，如是则精衰矣’。其中的‘视’‘别’‘审’三个动词的使用，自然而贴切，形象而准确地描绘了眼睛的基本功能，即观察事物、分辩黑白、审视长短。翻译时只有对其别加分析，慎加转换，方能较为准确地表达原文之意。但这样的细细分析和慎慎转换，有时似乎并不易为。”

雷公说：“天师说的对，确实是这样的。如用英语解读‘夫精明者，所以视万物，别黑白，审长短；以长为短，以白为黑，如是则精衰矣’这句话，似乎可以这样说：The eyes function to observe things, distinguish white from black and differentiate long from short. If the eyes take long as short and white as black, it is a sign that essence is declining. 这是天师当年的一段重要的话，其全文是这样的：

> 夫精明五色者，气之华也。赤欲如帛裹朱，不欲如赭；白欲如鹅羽，不欲如盐；青欲如苍壁之泽，不欲如蓝；黄欲如罗裹雄黄，不欲如黄土；黑欲如重漆色，不欲如地苍。五色精微象见矣，其寿不久也。夫精明者，所以视万物，别白黑，审短长。以长为短，以白为黑，如是则精衰矣。

用今天的白话文来说，天师讲的意思是这样的：

> 面部的五色是内脏精气外华表现。如面赤，应该像绸帛裹着朱砂，红润而不显露，不要如赭石那样色赤而带紫，没有光泽；如白色，要像鹅的羽毛，白而光泽，不要如食盐那样白带灰暗色；如青色，要像苍壁的青而润泽，不要如蓝色那样青而带沉暗；如黄色，要

像罗裹雄黄，黄而明润，不要如黄土那样黄带沉滞色；如黑色，要像重漆色般黑而明润，不要如地苍那样枯暗如尘。假如五色精微现象暴露了，那这个人的寿命也就不久了。两目精明，是能够观察万物、分辨黑白、审查长短的；如果视觉失常了，长短不分、黑白颠倒，这是精气衰竭了。

镐京译者将天师的话译为：

Jingming (Essence-Brightness) [of the eyes] and the five colors [reflect] the splendor of Qi. [The normal] red color is like cinnabar wrapped in silk and should not appear like ochre; [the normal] white color is like the feather of goose and should not appear like salt; [the normal] blue color looks like the luster of jade and should not appear like indigo; [the normal] yellow color looks like realgar wrapped in silk and should not appear like the color of earth; [the normal] black color looks like the color of thick lacquer and should not appear like coal. [If] the five colors [related to the Five Zang-Organs] are demonstrated externally, [it is a fatal sign that] threatens life. Jingming (Essence-Brightness) [makes it possible for the eyes] to see all the things [in nature], to distinguish white from black and to differentiate long from short. [If the eyes] take long as short and white as black, [it is a sign that] Jing (Essence) is declining.

西方首次翻译《黄帝内经·素问》前三十四章的译者 Ilza Veith 将天师的话译为：

Therefore, it is desirable to understand the force of the five viscera. Red tends to serve as white lining, but vermillion red does not incline to change into ochre; white wants to be like the feathers of a goose and not like the color of salt. Green wants to be like the blue of the heavens, but the glossy and shining surface of jade does not want to be indigo blue. Yellow wants to be like the bindings of a net, put out to catch a cock-bird, but yellow does not want to be like loess. Black wants to be like a thick layer, but the black color of the varnish-tree does not want to be like the grayish-green of the earth. Much can be deduced from the subtle and delicate phenomena of the five colors, and [when they act as mentioned above] the life of the patient will not be a long one. But those who are skilful and clever in examination observe every living creature. They distinguish black and white; they examine whether the pulse is short or long. When they mistake a long pulse for a short one and when they mistake white for black or commit similar errors, then it is a sign that their skill has deteriorated."

黄帝说:"这个译法如何呢?"

雷公说:"微臣向陛下汇报。将原文与译文详加比较便可发现,有可应之处,也有可近之处,但也有可别之处。在尘世间交流的时候,也有的译者说,译文和原文可谓南辕北辙。这一说法有一定的道理,但也不一定完全如此。国内译者的翻译情况臣等已经多次分析说明了,其翻译始终如此,基本没有太大的变化,大致上将原文的语言风貌和内涵的要点再现于译文,当然也有需要进一步完善之处。但西方译者的翻译,还是需要认真思考和分析的。毕竟是异族学者对华夏民族思想文化的了解和表达,不近之处和不足之处总有体现。比如将'夫精明五色者,气之华也'译为 Therefore, it is desirable to understand the force of the five viscera,就有些与原文偏离了。原文中的'精明'指的是眼睛,而译者却将其误以为是 those who are skilful and clever in examination。如此一来,其他部分的翻译自然是'离题万里'了。"

黄帝说:"还有其他译法吗?"

雷公说:"华人译者 Mashing Ni 将天师的话译为:Healthy organs will manifest a healthy luster. Without this expression of the five colors, the jing/essence of the organs is departing and coming to the surface. These colors give the physician the basis for a prognosis. The lustrous colors indicate a better prognosis than the dull colors.

However, even the lustrous colors must not be obvious. When obvious, even the healthy colors can indicate an extreme consequence.

与原文相比，这个译文也使人读来如坠云海雾山之感，不知其所云者何。”

岐伯说：“这样的表达法在《黄帝内经》中还是比较普遍的。如《黄帝内经·素问·离合真邪论》篇中也有这样的一句话，‘必先扪而循之，切而散之，推而按之，弹而怒之，抓而下之，通而取之，外引其门，以闭其神’，连用了‘扪’‘切’‘推’‘弹’‘抓’‘通’等六个动词，表达了针刺前后医者所采取的一系列连续动作。”

黄帝说：“怎么翻译的呢？”

雷公说：“微臣觉得用英文来解读这句话，可以这样说：Feel and press the acupoint first in order to disperse meridian qi. Then push, press and flick the acupoint so as to dilate the meridian. Finally nail the acupoint and insert the needle into it. When qi has arrived, the needle should be removed. After the needle is withdrawn, the needled region should be immediately pressed to prevent leakage of qi. 这是《黄帝内经·素问·离合真邪论》所记载的天师的一大段话，其全文是这样的：

> 必先扪而循之，切而散之，推而按之，弹而怒之，抓而下之，通而取之，外引其门，以闭其神。呼尽内针，静以久留，以气至为故，如待所贵，不知日暮，其气以至，适而自护，候吸引针，气不得出，各在其处，推阖其门，令神气存，大气留止，故命曰补。

用今天的白话文来说，天师的意思是这样的：

> 首先要用手抚摸穴位，然后以指按压穴位，使其经气宣散、再用手指揉按穴位周围的肌肤，使经气舒缓，易于进针，再用手指弹其穴位，令脉络怒张，用左手指甲掐正穴位，右手进针，下针后，候

其气通，然后施以补泻之法而取其疾，出针之时，应迅速按闭针孔，不使真气外泄，进针的时候，是在病人呼气将尽时进针，并久留针，候其气至，以得气为原则，进针候气，一定要全神贯注，就像等待贵宾一样，而忘掉时间的早晚，当得气时，要谨慎地守护，等病人吸气时出针，真气就不至于随针外泄，而各在其处，出针后，应在其孔穴上推按，使针孔关闭，这样神气可以内存，经气也会留止，所以叫做补法。

镐京译者将天师的这一段话译为：

First feel the Acupoint and press the Acupoint in order to disperse the [Channel-Qi]. Then push [the Acupoint], press [around the Acupoint], and flick [the Acupoint in order] to make [the Channel] dilate. Finally nail [the Acupoint with the nail of the left thumb] and insert [the needle into it with the right hand]. [When Qi has arrival, the needle] is removed. [When the needle] is withdrawn, the needled place is immediately pressed [to close the hole of the needle to prevent the leakage of Zhenqi(Genuine-Qi)]. The needle is inserted [when the patient] breathes out and [is retained] to wait for the arrival of Qi, just like waiting for a distinguished guest and taking no notice of time. When Qi has arrived, it must be carefully maintained. The needle is removed [when the patient] breathes in. [In this way,] Qi[1] will not come out [together with the needle] and remain in its place. [When the needle is removed, the needled place] is pushed and pressed to close the hole [of the needle] in order to keep Shenqi(Spirit-Qi)and Daqi (Major-Qi) inside. That is why [this technique] is called Bu (supplementing).

西方首次翻译《黄帝内经·素问》前三十四章的译者 Ilza Veith 将天师的这一段话译为：

One must first feel with the hand and trace the system of the body. One should interrupt the sufficiencies and distribute them evenly, one should apply binding and massage. One should attack the sick part and allow it to swell, one should pull it and make it subside, one should distribute it and get hold of the evil.

On the outside one should treat the openings which are left by the needle so that they close up and so that the spirit can remain within. When all the breath is spent at the exhalation, one should insert the needle and wait for some time until the patient has to inhale, as though one waited for something precious, and were unconscious of day and night. When the breath is entirely exhausted in exhalation, one should move the needle, but with great care and caution.

If at the time of inhalation the needle is withdrawn, the breath cannot leave the body and everything is at its proper place. (By these means) one pushes shut the gates (of the body) and causes the spirit and the breath to be kept inside. And the detention of an extensive quantity of vigor is called to 'supplement.'"

黄帝问道:"翻译的怎么样呢?"

雷公回答说:"微臣向陛下汇报。国内译者的翻译已经向陛下多次汇报了,前后译文基本一致。微臣主要再向陛下汇报西方译者的翻译。西方译者的译文开句与原文还较为吻合,但很快便偏离主题,另行其说了。翻译天师的这句经文时,译者必须明确,这一系列的动作都是和'穴位''经络'和'针刺'手法密切相关的,必须围绕这个三点一线的主题来释义。若偏离了这一主题,便难循其意了。"

黄帝说:"实际情况,确实如此。谈谈经典中'精明'的表达法吧。"

岐伯说:"遵旨!《黄帝内经》在描写人体生理功能、病理变化以及自然现象和天人关系时,用词往往精细而生动,使有关概念内涵深刻、语义鲜明、形象生动,读来引人入胜。微臣试以实例向陛下汇报如此精妙的表达方式。比如《黄帝内经·素问·藏气法时论》篇谈到心病的发展时说,'心病者,日中慧,夜半甚,平旦静'。文中使用了'慧''甚''静'

等三个形容词，将心病的特点和临床表现刻画得可谓淋漓尽致。特别是'慧'字的运用，有出神入化之功，形象地刻画了病人因病情减轻而产生的爽快之感。微臣觉得翻译起来，恐怕颇为不易。"

雷公说："天师说的对啊！事实确实如此。国内学者用英文解读这句话，似乎可以这样说：Heart disease tends to be improved in the noon, worsened at middle night and stable in the morning.《黄帝内经·素问·藏气法时论》所记载的，是天师的一大段话。其全文是这样的：

> 病在心，愈在长夏，长夏不愈，甚于冬，冬不死，持于春，起于夏。禁温食热衣。心病者，愈在戊己，戊己不愈，加于壬癸，壬癸不死，持于甲乙，起于丙丁。心病者，日中慧，夜半甚，平旦静。心欲耎，急食咸以耎之；用咸补之，甘泻之。

用今天的白话文来说，天师的意思是这样的：

> 心脏有病，愈于长夏，若至长夏不愈，到了冬季病情就会加重，如果在冬季不死，到了明年的春季病情就会维持稳定不变状态，到了夏季病即好转。心有病的人应禁忌温热食物，衣服也不能穿的太暖。有心病的人，愈于戊己日，如果戊己日不愈，到壬癸日病就加重，如果在壬癸日不死，到甲乙日病情就会维持稳定不变状态，到丙丁日病即好转。心脏有病的人，在中午的时间神情爽慧，半夜时病就加重，早晨时便安静了。心病欲柔软，宜急食咸味以软之，以咸味补之，以甘味泻之。

镐京译者将天师的这一重要的话译为：

Disease of the heart heals in late summer. If failing to heal in late summer, it will be worsened in winter. If it does not lead to death in winter, [it will be] stable in spring and improved in summer. [It is important] to avoid hot-natured food and warm clothes. Heart disease heals in [the days of] Wu and Ji. If failing to heal in [the days of] Wu and Ji, it will be worsened in the days of Ren and Gui. If it does not lead to death in the days of Ren and Gui, it becomes stable in [the days of] Jia and Yi and improved in [the days of] Bing and Ding. Heart disease gets improved in the noon, worsened in the midnight and calms down in the morning. [Since] the heart needs to be softened, [the treatment of heart disease] requires immediate use of salty flavor to soften and supplement and sweet flavor to purge.

西方首次翻译《黄帝内经·素问》前三十四章的译者 Ilza Veith 将天师的这一重要的话译为：

When the disease is located within the heart it should improve during the long Summer. If it does not improve during the long Summer, it becomes graver in Winter. If in Winter death does not follow, it can be warded off in Spring; but the disease will arise again in Summer. Then one should avoid eating hot food and wearing clothes that produce heat.

Those who suffer from a disease of the heart should be cured during the period of the celestial stems *wu chi*. When the improvement has not taken place during the period of *wu chi*, it will be the same in the period of *jen kuei*; and when death does not strike during the period of the celestial stems of *jen kuei*, it can be warded off during the period of the celestial stems of *chia i*. but the disease arises again during the period of the celestial stems *ping ting*.

Those who suffer from a sick heart are animated and quick-witted at noon, around midnight their spirits are heightened, and in the early morning they are peaceful and quiet. A (sick) heart has the tendency to soften and to weaken. Then one should quickly eat salty food to make the heart pliable. One uses salty food in connection with the heart in order to supplement and to strengthen it, and one uses sweet food in order to drain and to dispel."

黄帝说:"译文准确吗?"

雷公说:"国内译者翻译的比较简明扼要,基本再现了原文的语言风貌和深刻内容。西方译者的译文将'长夏'译作 long summer,显然是不妥的。国内译者译作 late summer,显然是符合实际的。这种情况还比较多。比如西方译者将'慧'译作 animated and quick-witted,将'甚'译作 their spirits are heightened,颇不合原文之意。'慧'的意思是'病人感觉清爽',与'智慧'没有关系;'甚'的意思自然是'病情加重',译作 their spirits are heightened 便不知所云了。另外值得关注的是,西方译者将一些重要概念和术语采用音译,并作了文后注解,还是值得肯定的。比如将'戊己'音译为 *wu chi*,将'壬癸'音译为 *jen kuei*,将'甲乙'音译为 *chia i*,将'丙丁'音译为 *ping ting*。并对此作了这样的解释: the celestial stems *wu chi* respond to the long Summer, *jen kuei* correspond to Winter, *chia i* correspond to Spring, *ping ting* correspond to Summer。"

岐伯说:"雷公分析的好!在《黄帝内经·素问·离合真邪论》中谈到自然界与人体经脉的关系时说,'天地温和,则经水安静;天寒地冻,则经水凝泣;天暑地热,则经水沸溢'。该段文字,用词颇为讲究。其中'天地温和''天寒地冻''天暑地热'对仗工整,前后呼应,层层递进,环环紧扣。而'安静''凝泣''沸溢',则形象地描述了'经水'在不同季节和气候情况下的形态变化。"

黄帝说:"翻译情况如何呢?"

雷公说:"微臣代表天师向陛下汇报。《黄帝内经·素问·离合真邪论》所记载的,是天师的另一段重要的话,其全文是这样的:

> 夫圣人之起度数,必应于天地;故天有宿度,地有经水,人有经脉。天地温和,则经水安静;天寒地冻,则经水凝泣;天暑地热,则经水沸溢,卒风暴起,则经水波涌而陇起。

用今天的白话文来说，天师的意思是这样的：

圣人在制定治疗法则的时候，必然与天地阴阳的变化相适应，所以天有二十八宿及三百六十五度，地有十二经水，人有十二经脉以互相适应。在天地气候温暖的时候，则经水亦安静；天气寒冷大地封冻的时候，则经水也凝结；暑天酷热，大地热气上蒸，则经水亦沸腾满溢；在突然大风骤起的时候，则经水亦波涛汹涌。

镐京译者译为：

The principles formulated by the Shengren (sages) must abide by [the law of] the sky and the earth. That is why the sky has [twenty-eight] constellations and [three hundred and sixty-five] degrees, the earth has [twelve] rivers and man has [twelve] Channels. When it is warm, the rivers run calmly; when it is cold, the rivers begin to freeze; when it is hot, the rivers start to overflow; when there is sudden storm, the rivers run violently.

西方首次翻译《黄帝内经·素问》前三十四章的译者 Ilza Veith 译为：

The calculations necessarily correspond to Heaven and Earth. Thus Heaven has the rules(度) and the constellations, the Earth has (the law of) the main arteries of water, and man has the vascular system. When Heaven and Earth are warm and gentle, then the main arteries of the water are peaceful and quiet. When Heaven is cold and the Earth is icy (frozen), then the main arteries of water are stiffened and frozen. When Heaven is very hot and the Earth is heated, the arteries of water boil over. When suddenly a fierce and scorching wind arises, the arteries of water will show high waves and flow rapidly and rise up."

黄帝问道："译文怎么样呢？"

雷公回答说："微臣向陛下汇报。国内译者的翻译与以往完全相同。西方译者的译文基本上还是达意的，但就文趣而言，显然过于直译。另外一些核心概念和词语的翻译，也需要进一步地调整。将'经'译作 artery，显然不符合实际，因为中医的'经'与西医的 artery 并不相应。将'经水'译作 arteries of water，完全是想象，因为'经水'实际上就是指的 river。将人的'经脉'译作 vascular system 也是脱离实际的，'经脉'就是现在中医国际化所常用的 channel 或 meridian。所谓'天地温和'，即 when it is warm；所谓'天寒地冻'，即 when it is cold；所谓'天暑地热'，即 when it is hot。原文中的'天'和'地'，实际上指的就是自然或气候，不必逐字照译。"

黄帝说："作为西洋学者，翻译华夏经典的时候能做到这一点，实在不易，值得肯定。"

岐伯、雷公跪拜道："陛下英明！作为华夏民族，不仅要肯定西洋学者对自己民族文化的学习和翻译，而且要感谢他们对自己民族文化的传播和传扬。"

克敬惟亲篇第七十二
——经典平仄翻译

黄帝说："信言不美，美言不信；善者不辩，辩者不善；知者不博，博者不知。卿等听过这些话吗？"

岐伯说："谢谢陛下指导！臣等还记得老子的这几句重要的话，此前陛下指导臣等关心神州传播华夏民族文化的时候，特别谈到了老子的思想。由于老子思想的博大精深，历朝历代将其与陛下的思想结合在一起。所谓的'黄老思想'，就是指的陛下和老子的思想。臣等关注神州文化发展的时候，也特别关注老子的思想。陛下刚才提到的老子这段话，颇令臣等感慨。老子的思想不仅是对陛下思想的传承，更是对华夏民族文化的发扬。他的思想不仅国人关注，夷人也很关注。老子所创建的《道德经》就像中医一样，很早传播到了世界各地。请雷公向陛下汇报这方面的情况。"

雷公说："感谢天师的关怀！微臣在下界考察的时候，也确实关注老子的思想及其在国际上的传播，因为老子的思想是对陛下思想的传承和发扬，也深刻地影响着中医理法方药的继承和发展。陛下刚才提到的这几句话，就是老子对华夏民族'信'和'善'的分析、总结和展望。全文是这样的：

信言不美，美言不信；善者不辩，辩者不善；知者不博，博者不知。圣人不积。既以为人己愈有，既以与人己愈多。天之道，利而不害；圣人之道，为而不争。

用今天的白话文来说，老子这段话的意思是这样的：

真实的表述不见得漂亮，漂亮的表述不见得真实；善良的人不见得擅长道义之辩，擅长于道义之辩的不见得善良；明于道的人不见得博学，博学的不见得明于道。圣人不堆积这些德能表观以及功果财富的附赘。他尽力帮助人民，他自己也更充实；他尽量给予人民，他自己也更丰富。理想的行为方式是顺导万物而不妨害万物，圣人的行为准则是虽有作为但不与人争。

国内杰出国学大师林语堂将其译为：

True words are not fine-sounding;
Fine-sounding words are not true.
A good man does not argue;
he who argues is not a good man
the wise one does not know many things;
He who knows many things is not wise.
The Sage does not accumulate (for himself).
He lives for other people,
And grows richer himself;
He gives to other people,
And has greater abundance.
The Tao of Heaven
Blesses, but does not harm.
The Way of the Sage
Accomplishes, but does not contend.

微臣觉得老子的这段论述，确实是对人类思想道德求真务实的分析、总结和研究，可谓实实在在。虽然实实在在，但要真正做到这一点，那可真是圣贤了。林语堂的理解和翻译，应该比其他任何国内外译者的翻译都要客观具体，这不仅是微臣个人的体会，也是神州学界和译界的感受。"

岐伯说："雷公说的好！微臣虽然对翻译了解不多，但对林语堂这样真正有民族意识和民族文化的学者还是至为关注的。像林语堂这样真正的学者和译者，神州大地自清末民初以来还是有不少的。虽然他们的翻译不尽相同，但皆从不同的角度和层面对民族文化进行了系统深入的分析和解读。真正热爱国家和民族的学人，对此还是应该有清楚认识的。《淮南子·诠言训》说：'同出于一，所为各异，有鸟有鱼有兽，谓之分物'。就是说，世间万物都是出自一个本源，但行为表现各不相同，有的成为鸟，有的成为鱼，有的成为兽，这就叫做分物。这分物的作用从太空星辰到江河山川，从飞禽走兽到四海民众，莫不如此。翻译的理论与方法，大致也是这样的吧。"

雷公说："天师伟大！就其质而言，万物一理，差异的确只在行为表现上。就翻译而言，其本质就是将一种语言所描述的事物或思想用另外一种语言重新予以表达。然而在对原文思想的理解和把握方面以及对表达的操持和布局方面，却是因人而异的，因此其结果也常常各不相同。总的来讲，原文的精、气、神在译文中一般或多或少地会受到一些影响，或有意无意地打了折扣。这些自是难免的。"

岐伯说："的确如此。微臣曾看到元人刘秉忠写的南宫曲《干荷叶》：'干荷叶，色苍苍，老柄风摇荡。减了清香，越添黄，都因昨夜一场霜。寂寞在秋江上。'如果将一部作品比喻为一枝荷叶，那么对其所进行的翻译就如同令其经受深秋的一场霜冻一样，原本翠绿欲滴、清香沁心的荷叶便因此而变得干枯无色，与落叶一般摇荡在秋风中。这个比喻可能极端了一些，但读了原文之后再读译文，多多少少会使人有这样的感觉。"

黄帝说："这个比喻对于大部分的翻译来讲，可能有点夸大其瑕疵之嫌，但对某些不当的翻译，却是绝妙的刻画。卿等以前曾提到王佐良的翻译，朕觉得该译家之作不但没有使荷叶干枯之嫌，反而使之清香更加宜人。"

雷公说："诚如陛下所训！应该说大部分译家之作还是基本符合译理要求的，瑕疵总是难免的。陛下刚才所提到的王佐良先生，其译作确属上乘，可谓译海明珠。其翻译的英人培根之作《谈读书》就是一上乘佳译。微臣曾仔细对比了原作和译作，反复推敲，仔细琢磨，收益匪浅。请陛下和天师看看实例。这是英人培根写的第一段文字：

Studies serve for delight, for ornament, and for ability. Their chief use for delight, is in privatness and retiring; for ornament, is in discourse; and for ability, is in the judgment and disposition of business. For expert men can execute, and perhaps judge of particulars, one by one; but the general counsels, and the plots and marshaling of affairs come best from those that are learned.

王佐良将其译为：

读书足以怡情，足以傅彩，足以长才。其怡情也，最见于独处幽居之时；其傅彩也，最见于高谈阔论之中；其长才也，最见于处世判事之际。练达之士虽能分别吃力细事或一一判别枝节，然纵观统筹、全局策划，则舍好学深思者莫属。

这是英人培根写的另一段文字：

Reading makes a full man; conference a ready man; and writing an exact man. Histories make men wise; poets witty; the mathematics subtle; natural philosophy deep; moral grave; logic and rhetoric able to contend. Abeunt studia in mores.

王佐良将其译为：

读书使人充实，讨论使人机智，笔记使人准确。读史使人明智，读诗使人灵秀，数学使人周密，科学使人深刻，论理学使人庄重，逻辑修辞之学使人善辨：凡有所学，皆成性格。”

王佐良将英国人培根的《谈读书》翻译成国文，不但理解准确，表达更雅致！”

黄帝说：“其译作确有神韵，其表达确有风貌！”

雷公说：“陛下英明！译者至善！若将培根的原作与王佐良的译作进行逐句排列对比，原作的风貌和译作的神韵便一目了然。微臣将原文与译文进行了仔细的比较，发现译文比原文更雅致，更优美，更切切！这个译文才真正体现了中西语言文化思想的差异。这是微臣排列的对比表，请陛下和天师阅览王佐良译文的风貌与神韵。”

黄帝说："雷公求真务实！对比原文，品味译文，果然有'青出于蓝而胜于蓝'之感。确为译海明珠！中医翻译若能达到如此高度，朕无忧，卿无忧，国人更无忧。"

岐伯说："陛下圣明！陛下之忧，实乃臣等之过。"

黄帝说："此非卿等之过也，实乃世间之难也。"

雷公说："陛下英明！事实的确如此。中医翻译虽然比较艰难，从业人员虽然良莠不齐，但总的来说还是在不断进步之中。目前中西方的译者正在潜心研究，翻译的质量也在日见提高。这正如一年四季的发展历程一样，先要努力耕种，然后才能成长，然后才能收获，然后才能收藏。微臣在下界考察的时候，觉得当时的中医翻译还处在春耕的阶段，现在是否开始进入到了夏长的时期，还有待于进一步考察和总结。"

黄帝说："雷公认识明确，分析正确。"

岐伯说："陛下圣明！雷公的认识确实明确，分析总结确实正确。华夏民族当今在各个领域的发展都至为辉煌，中医翻译领域一定会有更好的进展。要真正地翻译好中医，要真正地将中医传播到世界各地，国人自己的民族文化一定要提高，民族思想一定要深厚，民族精神一定要发扬。王佐良之所以将西方人的文字翻译的如此典雅优美，就是因为其有深厚的民族文化思想精神。微臣注意到镐京一位有深厚民族意识和文化思想的学者。他曾感慨地说，'华夏经典，内容精深，语言精美，思想精湛'。华夏民族的经典确实是这样的。古人著文，非常重视音韵节奏。所以南宋人陈骙在其所著的《文则》一书中说，'夫乐奏而不和，乐不可闻；文作而不协，文不可诵'。《黄帝内经》的文体更是如此，不但注意'文协'，而且注意平仄。虽然《黄帝内经》并非骈文，但字里行间却时时激荡着优美的旋律与合和的韵律。"

黄帝说："确有实意，举例谈谈。"

岐伯说："遵旨！如《黄帝内经·素问·调经论篇》中有这样一句话，'其生于阳者，得之风雨寒暑；其生于阴者，得之饮食居处'，其中的'风雨寒暑'和'饮食居处'的平仄对仗颇合律诗要求，其平仄格式为'平仄平仄，仄平仄平'。这种优美的韵律，微臣觉得译文往往很难再现。"

雷公说："天师说的对，译文确实难以体现。如美籍华人医师吴氏父子将天师的这一句话译为：The infections from yang are due to the invasion of wind, rain, cold and wetness, and those from yin are due to the intemperance of taking food and drink, abnormal daily life.

翻译了《黄帝内经·素问》的美籍华人译者 Mashing Ni 将天师的这句话译为：A yin condition typically arises from improper diet, a lack of regularity in lifestyle, excess sex or lack of harmonious emotions. A yang condition is typically brought on by exposure to rain, wind, cold, or summer heat.

这两则译文均在一定程度上传达了原文之意，但原文之韵律对仗却无有体现。由于中西语言和文化的差异，此般缺憾自然是可以理解的。此外，对一些具体概念的翻译，两则译文皆有未尽之意。如这里的'阴'和'阳'，实际上指的是'阴经'，即 yin meridian，和'阳经'，即 yang meridian，直接音译作 yin 和 yang，意思不甚明确。所以若将'其生于阳者'与'其生于阴者'译作 diseases involving the yang meridians 和 diseases involving the yin meridians，似乎才较为妥当。

天师这一段话的全文是这样的：

> 夫阴与阳，皆有俞会，阳注于阴，阴满之外，阴阳匀平，以充其形，九候若一，命曰平人。夫邪之生也，或生于阴，或生于阳。其生于阳者，得之风雨寒暑；其生于阴者，得之饮食居处、阴阳喜怒。

用今天的白话文来说，天师的意思是这样的：

> 阴经和阳经都有俞有会，以互相沟通。如阳经的气血灌注于阴经，阴经的气血盛满则充溢于外，能这样运行不已，保持阴阳平调，形体得到充足的气血滋养，九候的脉象也表现一致，这就是正常的人。凡邪气伤人而发生病变，有发生于阴的内脏，或发生于阳的体表。病生于阳经在表的，都是感受了风雨寒暑邪气的侵袭；病生于阴经在里的，都是由于饮食不节、起居失常、房事过度、喜怒无

常所致。

镐京译者将天师的这一段话译为:

Both Yin [Channels] and Yang [Channels] have Acupoints and converging places [of Channel-Qi]. [Blood and Qi in] the Yang [Channels] infuse into the Yin [Channels]. [When blood and Qi in] the Yin [Channels] are full, [they] flow into the external. So that Yin and Yang are balanced, the body is sufficiently nourished and [the pulse states in the] Nine Divisions are the same. This is the normal [condition of a] man. The attack of Xie (Evil) may cause diseases of Yang or diseases of Yin. Diseases of Yang are caused by [attack of] wind, rain, cold and summer-heat; diseases of Yin are caused by [improper] diet, [irregular] living habit, excessive sexual activity and emotional changes.

天师当年所说的这些话,语言极其雅致优美,这种优美的韵律,微臣觉得无论国内译者还是国外译者,译文往往很难再现。"

黄帝说:"译文难以再现,其实非常自然。天师的话虽然雅致优美,但毕竟是远古时期的表达方式,与今人的表达方式非常不同。翻译时只要其基本意思能理解,能在外文中予以体现,就已经非常不易了。卿等对此要客观的分析,不必有偏颇的见解。"

岐伯、雷公跪拜道:"陛下圣明!臣等牢记陛下指示,努力客观地观察尘世。"

黄帝说:"朕在尘世期间,与卿等常谈天道、地道、人道。远古以来的典籍中对此一定有所记载,今人是如何理解的呢?"

岐伯说:"陛下圣明!当年陛下对臣等的指示和教育,臣等一直牢记在心,也一直努力传递给历朝历代的国人。所以历朝历代问世的典籍中,都有对陛下指示的详细记录。比如《黄帝内经·素问·四气调神大论》就记载了陛下的重要指示,原文是这样的:'秋三月,此谓容平;天气以急,地气以明;早卧早起,与鸡俱兴;使志安宁,以缓秋刑;收敛神气,使秋气平;无外其志,使肺气清。此秋气之应,养收之道也;逆之则伤肺，冬为飧泄，奉藏者少。'此段文字对仗工整，韵脚前后一致，颇有诗家风韵。不知世间译界对此如何翻译？请雷公向陛下汇报。”

雷公说：“谢谢天师关怀！微臣在下界考察的时候，特别关注世间译界对陛下重要指示的翻译，与学界和译界进行了多次讨论。讨论之前微臣翻阅了国内外一些译者的翻译，对其进行了深入的分析和思考。

陛下这一重要指示的全文是这样的：

> 秋三月，此谓容平，天气以急，地气以明，早卧早起，与鸡俱兴，使志安宁，以缓秋刑，收敛神气，使秋气平，无外其志，使肺气清，此秋气之应，养收之道也；逆之则伤肺，冬为飧泄，奉藏者少。

陛下的这一重要指示用白话文来解读，大意是这样的：

> 秋季的三个月，谓之容平，自然景象因万物成熟而平定收敛，此时，天高风急，地气清肃，人应早睡早起，和鸡的活动时间相仿，以保持神智的安宁，减缓秋季肃杀之气对人体的影响；收敛神气，以适应秋季容平的特征，不使神思外驰，以保持肺气的清肃功能，这就是适应秋令的特点而保养人体收敛之气的方法。若违逆了秋收之气，就会伤及肺脏，提供给冬藏的条件不足，冬天就会发生飧泄病。

镐京译者将陛下这一重要指示译为：

The three months of autumn is the season of Rongping (ripening)[1]. In autumn it is cool, the wind blows fast and the atmosphere is clear. [People should] sleep early in the night and get up early in the morning just like Ji (hens and roosters). [They should] keep their mind in peace to alleviate the soughing effect of autumn, moderating mental activity to balance Qiuqi (Autumn-Qi) and preventing outward manifestation of sentiments to harmonize Feiqi (Lung-Qi). This is what adaptation to Qiuqi (Autumn-Qi) means and this is the Dao (principle) for Yangshou (cultivation of health and regulation of daily life). Any violation [of this rule] will impair the lung and leads to Sunxie (diarrhea with undigested food in it) in winter[2] [due to] insufficient supply for storage [in winter].

译者在文后对'容平'和'飧泄'作了注解：

[1] Rongping(容平) means that all the things in nature become stable in form and stop growing. Wang Bing(王冰) said: 'All the things in nature grow in summer and gradually become ripe. In autumn, they become stable in shape and stop growing.' Wang Yuchuan(王玉川) said: 'Rong(容) means reception and Ping(平) means harvest.'

[2] Sunxie(飧泄 diarrhea with undigested food in it) usually pertains to cold symptoms.

西方首次翻译《黄帝内经·素问》前三十四章的译者 Ilza Veith 将陛下这一韵味十足的重要指示译为：The three months of Fall are called the period of tranquility of one's conduct. The atmosphere of Heaven is quick and the atmosphere of the Earth is clear. People should retire early at night and rise early (in the morning) with [the crowing of] the rooster. They should have their minds at peace in order to lessen the punishment of Fall. Soul and spirit should be gathered together in order to make the breath of Fall tranquil; and to keep their lungs pure they should not give vent to their desires."

黄帝问道："译文如何呢？"

雷公回答说："国内译者译文的基本情况，微臣已经向陛下和天师作了多次汇报，情况基本一致。西方译者的这一译文中，由于可以理解的原因，原文之神形气韵自然荡然无存。一些基本概念的理解和表达，也略嫌不足。如'容平'，即 full maturity of all things in nature，指自然界万物形态稳定，不再继续生长，译作 tranquility of one's conduct 便费解了。'天气以急'，即 wind blows violently，指天空的风气劲急，译作 The atmosphere of Heaven is quick，似乎未明其要。'收敛神气’即 moderate mental activity，指思维活动适中，译作 soul and spirit should be gathered together 显然喻意不明。‘使秋气平’，即 adapt to the changes of weather in autumn，指的是适应秋季的气候变化，译为 in order to make the breath of Fall tranquil 便有些不知所云了。微臣因为在下界与译人讨论过，尤其是在神州又切身的感受过，所以谈到这一问题时也显得有些偏激了，实在抱歉。”

黄帝说：“可以理解，不必惭愧。《黄帝内经·素问·四气调神大论篇》记载了陛下的一段重要指示，即‘水冰地坼，无扰乎阳，早卧晚起，必待日光’。这十六个字，前后押韵，一韵到底，读来琅琅上口，如词文诗语一般。如此优美的文字，该如何翻译呢？”

雷公回答说：“微臣向陛下和天师汇报。微臣注意到西方首次翻译《黄帝内经·素问》前三十四章的译者将陛下的这一重要指示译为：Water freezes and the Earth cracks open. One should not disturb one's Yang. People should retire early at night and rise late in the morning and they should wait for the rising of the sun. 这则译文基本揭示了原文的实际内含，语义还是比较明确的。只是在音韵和节奏上稍逊于原文。这也是翻译华夏古典文献时无法突破的一个瓶颈。这个问题的存在自然与华夏语言和文字的独有神韵密不可分。

陛下这一重要指示的全文是这样的：

冬三月，此谓闭藏。水冰地坼，无扰乎阳，早卧晚起，必待日光，使志若伏若匿，若有私意，若已有得，去寒就温，无泄皮肤，使气极夺。此冬气之应，养藏之道也；逆之则伤肾，春为痿厥，奉生者少。

陛下的这一重要指示用白话文来解读，大意是这样的：

冬天的三个月，谓之闭藏，是生机潜伏，万物蛰藏的时令，当此时节，水寒成冰，大地龟裂，人应该早睡晚起，待到日光照耀时起床才好，不要轻易地扰动阳气，妄事操劳，要使神志深藏于内，安静自如，好像有个人的隐秘，严守而不外泄，又像得到了渴望得到的东西，把它秘藏起来一样，要躲避寒冷，求取温暖，不要使皮肤开泄而令阳气不断损失，这是适合冬季的气候而保养人体闭藏功能的方法，违逆了冬季的闭藏之气，就要损伤肾脏，提供给春天之气的条件不足，春天就会发生痿厥之疾。

镐京译者将陛下这一重要指示译为：

The three months of winter is the season for storage. The water freezes and the earth cracks. [Cares must be taken] not to disturb Yang. [People should] sleep early in the night and get up late in the morning when the sun is shining, physically maintaining quiet just like keeping private affairs or as if having obtained [what one has desired]. They should guard themselves against cold and try to keep warm, avoiding sweating so as to prevent loss of Yangqi. This is what adaptation to Dongqi (Winter-Qi) means and this is the Dao (principle) for Yangcang (cultivating health and promoting the storing functions of the body). Any violation will impair Shenqi (Kidney-Qi) and reduce the energy for the following season, leads to Weijue (dysfunction, weakness and coldness of the limbs) in spring due to insufficient supply for growth [in spring].

西方首次翻译《黄帝内经·素问》前三十四章的译者 Ilza Veith 将陛下这一重要指示译为：

The three months of Winter are called the period of closing and storing. Water freezes and the Earth cracks open. One should not disturb one's Yang. People should retire early at night and rise late in the morning and they should wait for the rising of the sun. They should suppress and conceal their wishes, as though they had no internal purpose, as though they had been fulfilled. People should try to escape the cold and they should seek warmth, they should not perspire upon the skin, they should let themselves be deprived of breath of the cold. All this is in harmony with the atmosphere of Winter and all this is the method for the protection of one's storing. Those who disobey (the laws of Winter) will suffer an injury of the kidneys (testicles); for them Spring will bring impotence, and they will produce little.

这样的译文,与微臣刚才的分析评价一样,有正有反,有直有偏。正如陛下所指示的那样,译文中的'反'和'偏'所反映的就是翻译界处于春耕时期。"

黄帝说:"卿等理解的很对!《黄帝内经》各篇,行文工整,讲究修辞,音韵协和,文采飞扬。如谈到养生的原理和要旨时,《黄帝内经·素问·上古天真论篇》说:'志闲而少欲,心安而不惧,形劳而不倦,气从以顺,各从其欲,皆得所愿'。语言依然极其雅致优美,翻译界是如何理解和表达这段文字的呢?"

雷公回答说:"感谢陛下的关怀!微臣向陛下和天师汇报。按照时下的风气,用英语来解读天师的这一段话可以这样说:People in ancient times lived in peace and contentment, without any avarice and fear. They worked, but never exhausted themselves, making it smooth for qi to flow in its own way. Everything was satisfactory to their wishes and that was why they could achieve whatever they wished.

西方首次翻译《黄帝内经·素问》前三十四章的译者 Ilza Veith 将天师的这一段话译为:They exercised restraint of their wills and reduced their desires; their hearts were at peace and without any fear; their bodies toiled and yet did not become weary. Their spirit followed in harmony and obedience; everything was satisfactory to their wishes and they could achieve whatever they wished.

翻译了《黄帝内经·素问》的美籍华人 Mashing Ni 译者将天师的这一段话译为:Previously, people led a calm and honest existence, detached from undue desire and ambition; they lived with an untainted conscience and without fear. They were active, but never depleted themselves.

天师这一段话的全文是这样的：

夫上古圣人之教下也，皆谓之虚邪贼风避之有时，恬惔虚无，真气从之，精神内守，病安从来。是以志闲而少欲，心安而不惧，形劳而不倦，气从以顺，各从其欲，皆得所愿。故美其食，任其服，乐其俗，高下不相慕，其民故曰朴。是以嗜欲不能劳其目，淫邪不能惑其心，愚智贤不肖，不惧于物，故合于道。所以能年皆度百岁而动作不衰者，以其德全不危也。

天师的这一段话用白话文来解读，大意是这样的：

古代深懂养生之道的人在教导普通人的时候，总要讲到对虚邪贼风等致病的因素，应及时避开，心情要清静疾病就无从发生。因此，人们就可以心志安闲，少有欲望，情绪安定没有焦虑，形体劳作而不使疲倦，真气因而调顺，各人都能随其所欲而满足自己的愿望。人们无论吃什么食物都觉得甘美，随便穿什么衣服也都感到满意，大家喜爱自己的风俗习尚，愉快的生活，社会地位无论高低，都不相倾慕，所以这些人称得上朴实无华。因而任何不正当的嗜欲都不会引起他们注目，任何淫乱邪僻的事物也都不会惑乱他们的心志。无论愚笨的，聪明的，能力大的还是能力小的，都不因外界事物的变化而动心焦虑，所以符合养生之道。他们之所以年龄超过百岁而动作不显得衰老，正是由于领会和掌握了修身养性的方法而身体不被内外邪气干扰危害所致。

镐京译者将天师的这一段话译为：

When the sages in ancient times taught the people, they emphasized [the importance of] avoiding Xuxie (Deficiency-Evil) and Zeifeng (Thief-Wind)[1] in good time and keep the mind free from avarice.[2] [In this way] Zhenqi (Genuine-Qi) in the body will be in harmony, Jingshen (Essence-Spirit) will remain inside, and diseases will have no way to occur. [Therefore people in ancient times all lived] in peace and contentment, without any fear. They worked, but never overstrained themselves, making it smooth for Qi to flow. [They all felt] satisfied with their life and enjoyed their tasty food, natural clothes and naïve customs. [They] did not desire for high positions and lived simply and naturally. That is why improper addiction and avarice could not distract their eyes and ears, obscenity and fallacy could not tempt their mind. Neither the ignorant nor the intelligent and neither the virtuous nor the unworthy feared anything. [Such a behavior quite] accorded with the Dao (the tenets for cultivating health). This is the reason why they all lived over one hundred years without any signs of senility. Having followed the tenets of preserving health, [they could enjoy a long life free from diseases].

译者除了译文采用音译、直译和文内注解之外，文后也有更重要、更全面的注解。翻译天师的这一段话后，译者在文后注解了'虚邪'和'贼风'以及'恬恢虚无'。其注解内容是这样的：

[1] Xuxie(虚邪) and Zeifeng(贼风) refer to all abnormal climatic changes and exogenous Xieqi(Evil-Qi). Gao Shizong(高士宗) said: 'All the abnormal Qi in the four seasons can be called Xuxie(虚邪) and Zeifeng(贼风).' Usually Xieqi(邪气 Evil-Qi, or pathogenic factor) attack the human body when it has become weak. What is why Xieqi(邪气) is called Xuxie(虚邪) which literally means 'weak-evil' or 'deficiency-evil'. Liuyin(六淫 six abnormal changes of the climate, i. e. wind, cold, summer-heat, dampness or wetness, dryness and fire) usually attacks the human body without being observed. Therefore they are called Zeifeng(贼风) which literally means 'thief-wind'. Wang Bing(王冰) said: 'Xieqi(邪气) attacks the human body when it has become weak,

that is why it is called Xuxie(虚邪); when it secretly harms the human body, it is called Zeifeng(贼风).'

[2] This sentence is also understood like this: In ancient times, people all followed the teachings of the sages who mastered the way to cultivate health and possessed supreme morality.

从国内外译者的翻译来看,虽然表达的不够雅致,但基本的意思还是有所体现的。天师这一段话的整段文字,文简趣深,气韵相调,精妙至诚。若将其翻译成英语,则很难在译文中保持如此典雅的形质神韵。纵观海内外现有的几部《黄帝内经》译本,能使译文与原文形神相应、音韵相合者,实在是可望而不可及,可期而不可许。这是英译《黄帝内经》时译者不得不面对的一大现实难题。"

黄帝说:"华夏民族经典著作中,语言精美卓绝,修辞手法灵活多样,且常常互参并举,为其理论体系的构建和理法方药的推演开辟了广阔的思辨空间,成为经典著作中学术思想体系不可分割的一个重要组成部分。同时也为华夏修辞学嗣后的发展奠定了实践基础。这从庄子的《养生主》到孟子的《公孙丑章句》,从《红楼梦》到《聊斋志异》,即可看出几分端倪。中医经典著作常见的修辞手法除了较为通行的比喻、比拟、借代、对偶等外,还有诸如联珠、辟复、互文、讳饰等等,且均使用得自然天成,毫无刻意雕琢之痕。关于中医经典著作修辞手法的使用及其翻译问题,还需要认真研究。"

岐伯、雷公颔手而拜道:"非常感谢陛下的指导!臣等一定认真研究,努力与尘世译者一起掌握好《黄帝内经》的精神,学习好《黄帝内经》的语言,翻译好《黄帝内经》的要点。"

以礼制心篇第七十三
——中医翻译难点

黄帝说："聪而明之，智而论之。唯能如此，方可近之。朕听卿等之论，颇感春寒料峭。"

岐伯说："陛下圣明！臣等非常抱歉，偏激地向陛下汇报了尘世间对于华夏民族文化的传承和中医翻译的发展，扰乱了陛下，十分惭愧。不仅神州的国人要聪要明、要智要论，臣等更要努力地聪，努力地明，努力地智，努力地论。只有臣等做到了，才能将陛下的思想真正地传递给国人。微臣此前看了《管子》'宇合'篇的一段话，颇为感动，觉得这才是对陛下思想的传承和发展。他说：'耳司听，听必顺闻，闻审谓之聪；目司视，视必顺见，见察谓之明；心司虑，虑必顺言，言得谓之知。'意思是说，耳是用来听声音的，听到了便能了解有关事物，对听到的事情加以思考，就叫做聪；眼睛是用来看东西的，看到了东西便能认识到有关事物，能审察所看到的事情，就叫做明；心是用来考虑事情的，考虑必然会想到一些言论，言论得当就叫做智。这聪、明、智三个方面，其实是做任何事情都不可缺少的。"

黄帝说："管子之论，别有新意。翻译也不例外。"

岐伯说："陛下圣明！'聪、明、智'三者的有机结合，对于翻译中的理解和表达是至关重要的。经过多次讨论，微臣总的感觉是，中医翻译难。这大概是人所共知的问题。请雷公谈谈中医翻译的难点吧，对这方面的总结，自然有益于尘世间的学习和研究。"

雷公说："谢谢天师关怀！微臣向陛下和天师汇报中医翻译所一直面临的难点和焦点。关于这方面的问题，微臣在下界的感受确实是很深刻的。神州大地经过改革开放以来，中医越来越受到国际医药界的重视，其对外翻译工作也随之广泛开展起来了。经过中外翻译工作者多年的努力，中医翻译已取得了很大的进展。但存在的问题也不少，突出表现在译语不一、解释混乱等问题上。"

黄帝问道："为什么存在译语不一、解释混乱等问题呢？"

雷公回答说："微臣向陛下汇报这方面的原因。之所以出现译语不一，解释混乱等问题，主要是由于中医翻译界长期以来重实践经验、轻理论研究，从而使其始终未能建立起一套指导其健康发展的理论体系，连起码的原则与标准也未能确立起来的缘故。有鉴于此，微臣对国内外中医翻译工作者长期的翻译实践进行了初步的研究分析，对中医翻译难度和难点进行了一定的分析总结，特别是看了镐京一位译者的研究，认识更加明确了。"

黄帝问道："镐京的译者是如何理解中医翻译难的？"

雷公回答说："在首部中医翻译研究著作中。这位译者对中医翻译难的问题进行了深入的分析、研究和总结。在这部著作中，他对此作了这样的分析总结：

> 中医语言本身深奥难懂，将其翻译成现代国语亦不免有佶屈聱牙之弊，更何况译成外语？其次，中医用语自身的规范化程度不高，存在着一词多义、数词同义、概念交叉等现象，造成了理解上的困难和偏差。在此基础上产生的译文难免有'葡萄酒被水者也'之嫌。再次，除了国语及具有汉文化背景的一些亚洲国家（如日本、朝鲜等）外，世界上其他国家和民族的语言中都没有可供译者选择的中医对应语。译者只有亲自到译入语中去比较筛选可能的对应语。然而'名物不同，传实不易'，要使译文至善至美，谈何容易？最后，中医翻译并不只限于华夏，实际上大量的工作是在海外进行的。由于译者既无方便途径交流切磋，又无协调机构咨询释疑，'误解作者、误达读者'在所难免。

他的这一总结，很符合中医翻译的实际，也获得了越来越多译界人士的理解和接受。"

岐伯说："他对中医语言的分析有一定的道理，但还是比较肤浅的，毕竟中医语言是对华夏民族文明和文化基本精神的体现，并非有佶屈聱牙之弊。之所以翻译成外文比较难，主要是华夏民族文化对外传播还比较有限。如果华夏民族的文化就像西方民族的文化那样全面、系统、深入地传入到了神州大地一样传入到了欧洲和世界各地，怎么可能译成外文会那么难呢？微臣的这一说法，实际上是与神州大地的文化、经济、科技的发展结合在一起的。如果神州大地的文化、经济和科技超越了尘世间各个民族和国家，那么中医即便不翻译，也会完整系统地传播到世界各地的。汉唐时期华夏文化、语言和医学传入到如今的日本、韩国和越南，就是典型的例子。当然，微臣这样说，又显得偏激了，不太符合实际了。实在抱歉。”

雷公说：“天师说的确实是真理啊！虽然真理并不能一时一刻就完全实现了，但理想还是要有的，梦想更是要有的。孔子当年感慨地说，‘朝闻道，夕死可矣！’镐京的那位译者将其视为孔子远大的理想和抱负，即 lofty ideals and aspirations。华人译者丘氏昆仲将孔子的这句话译为：When one hears about the Way in the morning, one may die in the evening. 将其英语译文再翻译成中文，则是‘早上闻了道，晚上就得死’，这与孔子的理想可谓完全相反。西方译者 Arthur Waley 将其译为：In the morning, hear the Way; in the evening, die content! 虽然没有完全相反，但起码没有将孔子说的‘道’理解完整，仅仅将其解释为一条路。辜鸿铭将其译为：When a man has learnt wisdom in the morning, he may be content to die in the evening before the sun sets. 表达的更为温馨，将孔子的‘道’释义为 wisdom，还是比较浅显了。可见，要真正地将华夏民族经典著作的文化思想和概念用语理解深入，还真不易。”

岐伯说：“镐京译者的理解是对的。孔子所说的‘道’确实是其远大的理想和抱负，而不是仅仅自己先走一条路或尽快发展自己的智力。请雷公再谈谈镐京译者对中医翻译所面临的问题和挑战有无具体总结。”

雷公说：“感谢天师的理解！镐京译者对中医翻译面临的问题和挑战做了深入研究，确有感触和体会。他从国内外过去和现在的翻译实践出发，对其进行了深入系统的分析、研究和总结。他认为中医翻译的难点主要体现在以下三个方面，即对应语的缺乏、理解的偏差和人才的缺乏。”

岐伯问道:“对应语的缺乏,他是如何理解的呢?”

雷公回答说:“他认为,由于中医是华夏特有的一门医学体系,与华夏传统文化密切相关。所以中医上最常见的概念和最常用的词语在英语及其他欧洲各国语言中一般都缺乏现成的对应语。例如‘阴阳’‘五行’‘精气’‘命门’‘三焦’等等这些中医概念,在英语中根本没有相应的说法,翻译起来其难度可想而知。”

黄帝说:“对译者来说,对应语的缺乏显然是造成中医翻译难的一大原因。但从另外一个角度来说,对应语的缺乏,也为译者的创新开辟了独特的蹊径。”

雷公说:“陛下圣明!对应语的缺乏表面上给中医的对外翻译造成了很大的困难,但实质上却为译者的尽情发挥留下了广阔的空间。所以,每一位译者都可以从不同的角度和层次,根据自己的理解对某一概念或用语作出‘合情合理’或能‘自圆其说’的翻译。这就是为什么中医名词术语的翻译长期处于混乱状态的原因。当然,这种混乱状态的出现,也为翻译的发展开辟了更多的路径,非常值得译者们认真研究,去粗取精,去伪存真。”

岐伯说:“陛下英明!从人类的发展来看,所面临的问题与挑战确实为其创新和发展创造了条件。微臣觉得在中医翻译方面借此去粗取精,去伪存真,实在容易。毕竟今世与往世虽然风情相应,但精气却颇为不一。今世的华夏民族就是典型一例,至今依然是‘黑眼睛、黑头发、黄皮肤’,但其思想文化却与前世却颇为不同。”

雷公说:“天师说的对啊!中医翻译大概也面临着同样的问题。中医术语英语翻译目前虽然还不统一,但却有规范化的趋势可循。例如‘经脉’的翻译目前尽管还不完全统一,但较为流行的翻译形式基本上为 meridian 和 channel。所以国内外译者在翻译时可以以此来规范其实践,也就是说在翻译‘经脉’时要么采用 meridian,要么采用 channel,任何其他形式的翻译都是和标准化的发展趋势相违背的。在世界卫生组织颁布的国际标准化方案中,‘经脉’的首选译语为 meridian。但事实上目前 meridian 和 channel 两个词的使用频率都很高，可以视为‘经脉’的两个并行的对应语。”

黄帝说：“雷公的这一总结，倒是很有意义的。实际上在尘世间的各个领域里，术语确实需要统一的，但完全统一的用语还是有限的。这种情况在现代医学中，也是存在的。”

雷公说：“陛下英明！事实确实如此。这种情况在中医翻译方面体现的最为广泛。这也是目前尘世间所面临的最为紧迫的问题。英国有一位中文学家，英文名字是 Nigel Wiseman，很有意思，中文名字是魏迺杰。他一直致力于中医翻译的实践和研究工作。几十年前他就说过这样一句话：Chinese medicine is difficult to translate, and there are few people able- and even fewer willing- to do it. 翻译成中文，大致意思是：中医很难翻译，很少有人能够——甚至更少有人愿意——从事中医翻译。”

岐伯说：“这位中文学家的认识还是比较客观的。几十年前中医翻译很难，几十年后中医翻译依然很难。这确实是一个尘世间的国际难题。刚才微臣谈到华夏民族的前世和今世，心情又有所激动了，说的不是太客观了，向陛下道歉，向雷公致歉。”

雷公说：“天师不必客气。微臣当初比天师激动多了，与镐京译者座谈时了解到神州的现状与走势，激动得简直有些泪流满面了。正因为微臣当时太过激动，没有真正地帮助镐京译者理解好过去、现在和未来，结果严重影响了他的思维和眼界，使他一直在努力地提醒国人要有民族意识和文化，结果被海上中医界的三人将其定位为‘学术骗子’。实际上是由于中西方文化的巨大差异及古国语与现代国语语义的变化，给翻译中的理解造成了很大的困难。这是微臣离开下界后在陛下的指导下，在天师的教育下，才逐步地拓展了自己的视野。视野拓展之后，微臣才比较可观地分析和思考中医翻译的问题和挑战。在比较分析的时候，微臣感到如今的中医翻译者，一般还是不太了解华夏民族传统的思想文化和语言风貌。这也是微臣向陛下和天师汇报中医翻译所面临困难的原因。其中的典型误译如 Yellow Emperor's Internal Medicine(《黄帝内经》), doctor underneath the skirt（带下医）, Powder for Lost Smiles(失笑散)等等。”

岐伯说："《黄帝内经》的翻译，微臣已经有所了解了。但'带下医'和'失笑散'怎么会如此翻译呢？"

雷公回答说："关于这个问题，微臣当初也实在难以理解。后来与译者接触之后，微臣仔细推敲了这几个概念的翻译，发现是理解方面的偏差给译文带来了怪异的影响。《黄帝内经》中的'黄帝'译作 Yellow Emperor，即黄色的皇帝，当今的神州大地有很多学者难以理解，认为其译法完全不对。但如果理解了《史记》中谈到黄帝时所说的'土瑞之德'，特别是理解了五行配五方和五色，当然明白其实际意义。'内经'当然不是 Internal Medicine，因为 internal medicine 在西方语言中指的是内科学。为了避免《黄帝内经》书名翻译中出现的误译，尘世间有人将其改译为 Huangdi's Canon of Medicine 或 Huangdi's Classics on Medicine。需要说明的是，由于长期的交流传播，Yellow Emperor 这个译法在西方相当流行，如果将其与'土瑞之德'和五行配五方和五色结合起来，当然能比较客观地理解如此之译者的实际意义。当中华文化真正地传播到了西方和世界各地，'黄'和'土'，'土'和'德'的关系就会逐步在西方和世界各地的语言和思维中奠定基础。"

岐伯说："雷公说的对啊！如果中华文化真正全面、系统地传播到了西方，今天的华夏学人当然能理解将'黄帝'译作 Yellow Emperor 的实际意义了。"

黄帝说："雷公的分析很有道理，岐伯的说明很符合实际。一旦中华文化真正全面、系统、深入地传播到了西方，华夏民族的学人和译人也一定会理解 Yellow Emperor 的实际意义。继续说说'带下医'和'失笑散'的翻译吧。"

雷公说："感谢陛下的鼓励！微臣继续向陛下汇报。国内译者将'带下医'译作 doctor underneath the skirt，显然是误译了。'带下医'实际上指的是'妇科医生'，所以译作 gynecologist 才比较适合，译作 woman doctor 也比较符合实际，不过这是术语的通俗译法。微臣此前已向陛下作了汇报，但还不全面。'对于失笑散'，《医方发挥》作了这样的解释：具有行血止痛祛瘀、推陈出新的作用，前人用此方，每于不觉中病悉除，不禁欣然失声而笑，故名'失笑散'。根据这一解释，这里的

‘失笑’实为‘得笑’，译为 Lost Smiles 岂不南辕北辙？出现这样的失误，显然是合格翻译人员的缺乏。合格的翻译人员之所以缺乏，不仅仅是由于中医翻译难，也是由于翻译人员知识结构的要求更高。英国从事中医翻译的汉学家魏迺杰之所以认为中医翻译难，之所以认为很少有人愿意从事中医翻译，原因就在于此。”

岐伯说：“雷公曾经告诉微臣，镐京那位从事中医翻译的学人曾对中医翻译的‘境界’作了这样的概括：‘少年不知愁滋味，爱上层楼，爱上层楼，欲赋新词强说愁。’此为第一境界。‘寻寻觅觅，冷冷清清，凄凄惨惨戚戚。’此为第二境界。‘噫吁戏！危呼高哉！蜀道之难难于上青天！’此为第三境界。镐京译者从诗词歌赋的角度对中医翻译问题的分析，可谓从另一个侧面说明了中医翻译难与中医翻译人员缺乏的原由。”

雷公说：“天师说的对啊！镐京译者在尘世间第一部研究中医翻译的论著中指出，一个合格的中医翻译人员起码应该具备六个方面的条件：一是精通英语，尤其是医学英语；二是具有一定的翻译学和语言学知识；三是熟悉中医的基本理论和临床实践；四是具有扎实的医古文基础；五是了解西医的基本理论；六是具有相当的华夏古典哲学知识。他的这些总结很符合实际。如果神州大地的译者都具有了这样一些基本知识和丰富的经验，当然可以比较完整准确地翻译中医的基本概念和术语了。”

岐伯说：“雷公总结的很好！对于一般的翻译工作者或中医工作者来讲，要具有这样的知识结构和素养是非常不易达到的。虽然目前国内外有一大批翻译人员和中医人员从事着中医翻译工作，但完全达到这个要求的人并不多。这就是中医翻译目前存在着这么多问题的原因所在。要从根本上解决这个问题，还有待于翻译界和中医界的不断努力。目前国内不少中医院校相继开办了中医英语班，为造就未来合格中医英语翻译人才奠定了基础。”

黄帝说：“如果能求真务实地做好翻译人员的培养，中华文化和中医的对外翻译和传播一定会更上一层楼。”

岐伯、雷公举手而拜道：“陛下圣明！感谢陛下指导！臣等一定努力将陛下的指示传递给神州大地的学界和译界，协助他们潜移默化地培养好翻译人才，为中华文化和中华医药的对外翻译和传播奠定基础。”

视远惟明篇第七十四
——中医翻译特点

黄帝说："'且夫水之积也不厚，则其负大舟也无力。'此言如何？意义何在？"

岐伯说："陛下圣明！这是庄公当年在《逍遥游》这篇文章中说的话，也令臣等颇为感动。臣等也觉得，庄公的这句话，完全可以成为世间所有植物和动物自行发展的基本条件。水不厚，大舟就无法在其中航行。人也是如此，能力不强，水平不高，赋予的任何任务都无法完成。学界和译界更是如此，没有深厚的民族文化、思想和语言的基础，怎么可能学好、译好国学和国医呢？请雷公向陛下汇报。"

雷公说："陛下圣明！天师伟大！庄公的所说的话，确实是对天上人间万事、万物、万族自行发展基本要点的总结。庄公那句话的全文是这样的：

> 且夫水之积也不厚，则其负大舟也无力；覆杯水于坳堂之上，则芥为之舟，置杯焉则胶，水浅而舟大也。风之积也不厚，则其负大翼也无力；故九万里，则风斯在下矣，而后乃今培风；背负青天，而莫之夭阏者，而后乃今将图南。

用白话文来解读，大意是这样的：

> 再说水汇积不深，它浮载大船就没有力量。倒杯水在庭堂的低洼处，那么小小的芥草也可以给它当作船；而搁置杯子就粘住不动了，因为水太浅而船太大了。风聚积的力量不雄厚，它托负巨大的翅膀便力量不够。所以，鹏鸟高飞九万里，狂风就在它的身下，然后方才凭借风力飞行，背负青天而没有什么力量能够阻遏它了，然后才像现在这样飞到南方去。

曾经优秀的国学大师林语堂将其英译为：

If there is not sufficient depth, water will not float large ships. Upset a cupful into a hole in the yard, and a mustard-seed will be your boat. Try to float the cup, and it will be grounded, due to the disproportion between water and vessel. So with air. If there is not sufficient a depth, it cannot support large wings. And for this bird, a depth of ninety thousand li is necessary to bear it up. Then, gliding upon the wind, with nothing save the clear sky above, and no obstacles in the way, it starts upon its journey to the south."

黄帝说："庄公说的对！卿等论的真！林氏译的好！"

岐伯说："陛下英明！感谢陛下鼓励！微臣觉得，与其他民族的文化比较起来，中华文化自然有自己独有的特色和风貌。与西医以及其他民族的传统医学比较起来，中医当然有自己的特色和优势。与其他领域的翻译比较起来，中医翻译当然具有其独有的特色和风采。"

雷公说："天师说的对！中华文化、中华医药有其独特的特色、风采和优势，这自然是不言而喻的。中医翻译虽然困难重重，但其特色和风采还是有的。微臣在尘世间考察的时候，虽然发现了中医翻译中存在着这样那样的问题，但也看到了其所表现出的一些特色和风采。对于这一点，镐京的那位译者曾经有过比较系统的总结。他根据自己长期从事中医翻译的体会和感悟，将中医英语翻译的基本特点大致概括为五个方面，即仿造化、定义化、多样化、拼音化和通俗化。"

黄帝说："什么是仿造化呢？"

雷公说："根据镐京译者的研究，仿造指的是在翻译中医原语的无等值词汇时用译语中的直接对应词代换无等值词汇的组成部分，即词素或词。由于中医学具有独特的理论体系，其名词术语的内涵均与现代医学有较大的差异。尽管在人体解剖、生理和病理等方面，中医的一些名词术语与现代医学的一些名词术语在含义上比较接近，甚至相同。但在其他方面却不尽相同，甚至相差甚远。在这种情况下，要想在西方语言中找到中医名词术语的对应语是非常困难的。于是仿造便成了解决这一问题的有效方法。"

黄帝说："如何仿造的呢？"

雷公说："镐京译者认为，早期的译者一开始便有意无意地采用了词层仿造法来翻译中医的名词术语。他们也将这种做法叫作词层翻译。例如他们将'肝血'译作 liver blood，将'血虚'译作 blood deficiency，将'心神'译作 heart spirit，将'活血化瘀'译作 activating blood to resolve stasis，将'辨证论治'译作 differentiating syndrome to decide treatment，如此等等。这样的译法还是比较常见的，某种意义上也可以视为直译，即字面上的直译。英语中有 liver，blood，deficiency，heart，spirit 等这样的一些单词，但却没有 liver blood，blood deficiency，heart spirit 这样的概念。所谓仿造翻译，就是借用英语中已有的相关单词来表达中医特有的概念。'活血化瘀'和'辨证论治'的如此翻译，也是借用英语中的相关词语表达中医特有的概念和术语。这种译法就是通过对英语已有单词的重新排列组合，向西方语言输入中医特有的概念和表达法。"

黄帝说："这样的仿造译法很有实际意义。不仅比较客观地将中医的术语传播到了西方，而且还将中医独有的表达方式也传播到了西方。"

雷公说："陛下英明！事实确实如此。在向西方传播中医时，《黄帝内经》这样的中医经典著作的翻译至为重要。微臣向陛下汇报一些实例。《黄帝内经·素问·举痛论篇》记载了天师的一段话，原文是这样的：

寒气客于背俞之脉，则脉泣，脉泣则血虚，血虚则痛，其俞注于心，故相引而痛，按之则热气至，热气至则痛止矣。

用当今的白话文来解读，大意是这样的：

寒邪袭于背俞足太阳之脉，则血脉流行滞涩，脉涩则血虚，血虚则疼痛，因足太阳脉循膂当心入散，故心与背相引而痛，按揉能使热气来复，热气来复则寒邪消散，故疼痛即可停止。

镐京译者将天师的话译为：

Retention of Cold-Qi into the Back-shu Channel (the Channel of Foot-Taiyang) makes the Channel unsmooth. Unsmoothness of the Channel causes Blood-Deficiency and Blood-Deficiency causes pain. Since the Backshu Channel (the Channel of Foot-Taiyang) is connected with the heart, it leads to referred pain [of the heart and back]. When pressed, Heat-Qi arrives. And when Heat-Qi arrives, pain stops.

西方翻译《黄帝内经·素问》的华人译者 Mashing Ni 将天师的话译为：

When cold invades the channels of the back, causing blood stagnation, the result is anemia. Pain arises as a result of this blood deficiency. The middle of the back is connected with the epigastrium. Thus, the pain in this instance radiates between the two locations.

国内译者基本上采用的是音译、直译和文内注解，华人译者基本上采用的是意译和自述性表达。但对'血虚'则都统一译作 blood deficiency，与其国际化的发展基本一致。

《黄帝内经·素问·本病论篇》记载了天师关于'心神'的一段话，原文是这样的：

> 民病伏阳在内，烦热生中，心神惊骇，寒热间争；以久成郁，即暴热乃生，赤风气肿翳，化成疫疠，乃化作伏热内烦，痹而生厥，甚则血溢。

用当今的白话文来解读，大意是这样的：

> 人们易患阳气伏郁在内，烦热生于心中，心神惊骇，寒热交作等病。相火不升，久而化为郁气，郁极则发，就要出现暴热之气，风火之气聚积覆盖于上，化为疫疠，变为伏热内烦，肢体麻痹而厥逆，

甚则发生血液外溢的病变。

镐京译者将天师的话译为：

People tend to suffer from stagnation of Yang inside [with the symptoms of] dysphoria and internal heat, palpitation and combat between chills and fever. Prolonged stagnation [of the Prime Minister-Fire] leads to violent Heat and prevalence of Heat-Wind [that] turns into pestilence [which is characterized by] latent Heat, dysphoria, numbness and coldness [of limbs], or even hemorrhage.

华人译者 Mashing Ni 对'本病论'的翻译，基本上是解释性和自论性表述，与原文的结构和表达基本上没有实质性的体现，微臣就不再向陛下和天师读了。'活血化瘀'和'辨证论治'是中医在现代发展中逐步形成的一些新的概念和术语。当然这些概念和术语的形成，实际上是对中医经典著作，尤其是《黄帝内经》基本理法方药思想、理论、方法和思辨的发挥，始终被视为中医的独有特色和特点。"

黄帝说："雷公总结的很好！这也说明了国人对中医的传承和发展，值得肯定。"

雷公说："陛下圣明！感谢陛下的鼓励！镐京译者所说的定义化，实际上就是解释性翻译，而不是仿造性的翻译。中医用语的一个典型特点就是言简意赅，浓缩性强。一个重要的疗法或理论往往用两个或四个字即可完满地予以概括。但在翻译时，却很难采用相当单一的英语词语将其表达清楚。于是，翻译变成了解释，即用英语给中医概念下定义。

比如微臣刚才提到的中医新概念'辨证论治'，翻译初期被译作：diagnosis and treatment based on the overall analysis of symptoms and signs。再如将'奔豚'译作：a syndrome characterized by a feeling of gas rushing up through the thorax to throat from the lower abdomen，将'虚胀'译作 flatulence due to yang-deficiency of the spleen and kidney。这样的翻译，显然是辞典解释性的翻译，而不是通俗派所重视的仿造性翻译或词对词的直译。

《黄帝内经·灵枢·邪气藏府病形》记载了天师向陛下汇报时对‘奔豚’的论述，原文是这样的：

肾脉急甚为骨癫疾；微急为沉厥奔豚，足不收，不得前后。缓甚为折脊；微缓为洞，洞者，食不化，下嗌还出。大甚为阴痿；微大为石水，起脐以下至小腹腄腄然，上至胃脘，死不治。

用当今的白话文来解读，大意是这样的：

肾脉急甚，为邪深入骨，邪气壅闭的骨癫疾；肾脉微急为沉厥病，肾的寒气上逆发为奔豚，两足难以屈伸，及大小便不通。肾脉缓甚，为腰脊痛如折；微缓为洞泄病，这是因为肾病不能蒸化脾土，化生水谷，饮食不化，即从大便排出，或出现下咽即吐的病，肾脉大甚为阴痿不起；微大为石水病，水结于少腹，从脐以下至小腹部，上至胃脘皆胀硬如石，为不易治疗的危重症候。

镐京译者将天师的话译为：

Extremely rapid [Kidney-Pulse] indicates Gudianji (epilepsy involving the bone); slightly rapid [Kidney-Pulse] indicates Chenjue (heaviness and coldness of lower limbs), Bentun (mass of the kidney starting from the abdomen and moving to the chest and throat like a running pig), flaccidity of feet and inability to defecate and urinate; extremely slow [Kidney-Pulse] indicates (pain of) the spine like being broken; slightly slow [Kidney-Pulse] indicates Dong [which] means diarrhea with indigested food in it right after taking food or vomiting right after drinking water; extremely large [Kidney-Pulse] indicates Yinwei (impotence); slightly large [Kidney-Pulse] indicates Shishui (edema marked by ascites and abdominal flatulence and fullness), heaviness and dropping sensation from below the navel and the lower abdomen to the chest and stomach which is a critic condition and difficult to be cured.

镐京译者将'奔豚'音译为 Bentun,并作了文内注解,即(epilepsy involving the bone)。其他概念和术语均采用的音译加文内注解。如将'骨癫疾'译作 Gudianji (epilepsy involving the bone),将'沉厥'译作 Chenjue (heaviness and coldness of lower limbs),将'阴痿'译作 Yinwei (impotence),将'石水'译作 Shishui (edema marked by ascites and abdominal flatulence and fullness),符合中医经典著作翻译的基本要求。"

岐伯说:"音译加文内注解,微臣觉得对于完整对外传播民族文化和医学基本概念和特有术语,是有特殊意义的。记得雷公曾经告诉微臣,华夏西面的印度国对外翻译介绍其自己的传统医学时,所有的概念和术语全部音译,基本上没有借用任何西方医学的术语来表述自己的民族医学。微臣觉得这一点非常值得国人学习借鉴。微臣不久前曾注意到国内很多人都在学习和实践印度国传统养生保健的一种方式,名称叫'瑜伽'。'瑜伽'显然不是华夏民族自古以来就有的一个概念,完全是音译的印度国的传统修心养生的方法。"

雷公说:"天师说的对啊!印度人对外传播自己的传统医学时,所有的概念和术语确实采用的是音译,而不是意译或借用西方医学的术语。'瑜伽'就是典型一例,是音译为中文的,既没有借用西医术语,也没有借用中医术语。'瑜伽'源于古印度,是古印度六大哲学派别中的一系,其含意为'一致''结合'或'和谐'。'瑜伽'翻译成英语时,印度梵语的 yug 或 yuj 均音译为 Yoga。如果中医翻译当初就像印度国这样完全采用音译翻译中医所有的概念和术语,现在也一定像印度传统医学一样,其音译的概念和术语完全为夷人所理解和接受。由于当初没有采用这样的措施,就造成了如今的各种各样的不同译法。既然现实成了这样,也只能逐步地实现统一化和标准化,无法完全采用音译了。只有翻译经典著作时,才能完全采用音译翻译概念和术语。"

黄帝说:"卿等之见,符合实际。现实如此,只能如此。"

岐伯说:"陛下圣明!现实既然已经如此,臣等只能按期趋势协助国人继续努力,逐步实现统一化和标准化。而无法完全终止目前的各种译法。刚才雷公提到的'奔豚'等概念和术语的翻译,令微臣非常紧迫。这样的翻译究竟有什么问题呢?该如何解决呢?"

雷公说:"天师说的对。臣等只能协助国人按现实的发展逐步突进。刚才微臣提到的这几个术语的翻译,起初也很令微臣紧迫。从翻译的角度看,这种译法确实有明显的不足之处。首先,这一译法使简洁凝练的中医术语变得冗长繁琐,不符合科技术语翻译的要求。其次,这样的译语在具体的语言环境中很难发挥正常的交际功能,从而失去了使用价值。第三,这样的译语有碍于中医名词术语英语翻译规范化的实现。"

黄帝问道:"该如何调整这些术语的翻译呢?天师有什么意见吗?"

岐伯说:"感谢陛下关怀!微臣对翻译的实际情况了解不多,还是请雷公向陛下汇报吧。"

雷公说:"谢谢天师!微臣代表天师向陛下汇报。对于这样一些英语翻译的中医术语,可以采用必要的方法予以简洁,以利于交流。例如,'辨证论治'目前已基本简洁为 treatment based on syndrome differentiation 或 syndrome differentiation and treatment 或 differentiating syndrome to decide treatment。有人还干脆将其简化为 differentiation and treatment。从翻译的角度来看,这个术语中的'辨''证'和'治'是'关键字',现一般通译为 differentiation, syndrome 和 treatment。只要这三个'关键字'翻译一致且整个术语的结构比较简洁,即基本达到了术语翻译的要求。"

岐伯说:"很有道理。'奔豚'一词该如何翻译呢?"

雷公回答说:"'奔豚'是一个古病名,也可以看作是中医上一个特殊的病名。根据'言国情学'的理念,可以予以音译。但首次出现在文章、书著中时可以加上必要的解释,以利于读者理解。刚才微臣向陛下和天师汇报了镐京译者对'奔豚'的文内注解,就基本达到了这一要求。'虚胀'可以按照'仿造法'译为 asthenia-flatulence 或 deficiency-flatulence,经过一定时间的交流应用,其'形'与'意'便可逐步达到统一。"

岐伯说:"翻译界若能真的做到这一点,当然是可以统一的。'多样化'又是什么呢?"

雷公说:"按照镐京译者的观点,'多样化'与中医术语自身的结构和含义是有关的。由于中医名词术语本身存在着一词多义、数词同义及概念交叉等现象,不同术语在不同情况下和不同的语言环境里,其含义可能有所不同,而且由于一定的英语词语只能表达一定的中医术语的某一部分,所以一个中医术语在不同的情况下,就可能有不同的翻译形式。因此,中医名词术语翻译中的多样化现象就不可避免地产生了。"

黄帝说:"以例为实,谈谈其法。"

雷公说:"遵旨!比如'虚'是中医学中应用很广泛的一个概念,根据不同的情况其在英语中可能有这样一些对应语:asthenia, deficiency, insufficiency, weakness, debility, hypofunction,等等。翻译时应根据具体的语境选用适当的词语来翻译,不能一概而论。指脏腑的'虚'时可用 asthenia,如'脾虚'可译为 asthenia of the spleen,若译为 deficiency of the spleen,则有可能被误认为脾脏有实质性的缺损,而不能准确表达脾虚的概念。又如'脾虚水泛'一词,其原意是指脾脏运化水湿的功能障碍而引起的水肿,所以同样是'脾虚',这个'虚'字则应译为 hypofunction of the spleen。纯指功能的虚弱,也可以用 hypofunction 来表示。表示'体虚'这一概念时,也可用 weakness 或 debility 来表达。"

黄帝说:"有道理。但从规范化和标准化的角度来看,这样的翻译似乎不利于规范化和标准化。"

雷公说:"陛下英明!现实确实是这样的。微臣注意到,有些概念和术语的翻译与原文的含义并非相应,但由于已经约定俗成了,只好将其视为统一性或标准性的译法来使用。"

岐伯说:"这种情况现实中总是时时有之,只能照猫画虎了,而无法照虎画虎了。再向陛下汇报'拼音化'的问题吧。"

雷公说:"好的。由于中西方文化及中西医之间的巨大差异,中医理论中特有的一些概念在英语中很难找到对应语。如'气''阴阳''气功’‘推拿’等等。这些概念具有典型的中华文化特色，无论直译还是意译都无法准确地再现原文的内涵。”

黄帝说：“既然直译和意译都无法准确地再现原文的内涵，译者从一开始就如何翻译这样的概念和术语呢?”

雷公说：“微臣向陛下汇报。过去的译者一直试图通过意译来翻译这些概念和术语，但结果却与学人们的愿望相去甚远。例如，将‘气’意译为 vital energy 其实只表达了‘气’作为‘动力’这一小部分含义，却没能表达‘气’的完整内涵。经过神州内外中医翻译者的长期探索，发现只有音译才能较好的保留‘气’的实际内涵并避免丢失信息。于是 Qi(或 qi)便逐渐地取代了 vital energy 而成为‘气’的规范化译语。同样地，‘阴阳’‘气功’‘推拿’也被译作 Yin and Yang，或 yin and yang 或 yinyang, Qigong 或 qigong, Tuina 或 tuina。从目前神州内外的实践来看，采用音译法翻译中医上某些特有概念是比较可行的。事实上，这种方法已逐步为中医翻译界所普遍采用，也为国外读者所接受。总之，要使中医特有概念在英语译语中保持其特有的内涵，音译恐怕是唯一可行之法。”

岐伯说：“雷公分析的很有道理。再向陛下汇报‘通俗化’的问题吧。”

雷公说：“好的。大约四十年前，中医翻译在神州大地才正式开展起来。在广州中医药大学欧明教授、湖南中医药大学帅学忠教授、北京医科大学谢竹藩教授、北京中医药大学方廷钰教授和河南中医药大学朱忠宝教授等翻译大师的大力推动下，中医翻译在神州大地迅速地开展起来，多部汉英中医词典和汉英中医教材相继问世，为中医对外传播和发展开辟了至为重要的蹊径。在他们的指导和引领下，神州大地的学者和译者在翻译中医的时候，基本上都借用了西医术语翻译中医的一些重要的概念和术语，如将‘风火眼’译为 acute conjunctivitis，将‘偏头疼’译作 migraine。”

黄帝说：“借用西医术语翻译中医术语，似乎是不太妥当的。”

雷公说：“诚如陛下所训，事实确实如此。借用西医术语翻译中医确实是不太妥当的。目前尘世间中医较为流行的国际译法就是直译，而不是我们一直以来所坚持的意义或借用西医术语。比如'风火眼'现在比较流行的译法是 wind fire eye,完全是直译,甚至说是非常庸俗的词对词的翻译。'偏头疼'在世界卫生组织西太区的标准中则译作 hemilateral head wind,也是词对词的直译。"

黄帝说:"为什么会流行这样的词对词的直译呢?"

雷公说:"微臣觉得,这当然与西方三大流派中的'通俗派'的翻译理解和方法有着密切的关系。在西方的中医翻译领域中,'通俗派'的代表是此前微臣所说的英国汉学家 Nigel Wiseman,中文名为魏迺杰。他采用词对词的直译曾经受到了很多人的质疑。但经过多年的努力,居然在全球得到了普及,从而成为中医翻译在全球最为流行的,也是最为全球所能接受的译法。通俗译法在全球得到普及并得到学术界和翻译界的普遍接受,非常值得神州大地的学者和译者深思和研究。"

岐伯说:"毕竟中医翻译是为西方读者和学者服务的,不是为华夏民族自己服务的,所以必须得关注西方译者的译法。如果不重视西方译者的译法,只强调国内译者自己的译法,其译法和译文怎么可能被西方读者和学者所接受呢!"

雷公说:"天师说的好啊!"

黄帝说:"借用西医术语翻译中医的概念和术语,显然是不太妥当的。但在现实翻译中,借用西医术语似乎还是存在的。"

雷公说:"陛下英明!借用西医用语翻译中医相关的概念和术语,中方一些译者对此颇有意见,西方一些译者对此亦很有看法。在西方的'通俗派'中,直译成为他们翻译中医的主要方法。但仔细分析分析中西方译者所翻译的中医概念和术语,借用西医术语还是有的。比如中方的译者基本上都将中医的'心、肝、脾、肺、肾'翻译成英语的 heart, liver, spleen, lung and kidney,西方的通俗派译者也是如此。"

岐伯说:"如此翻译,显然就是借用了西医的术语,因为中医的'心、肝、脾、肺、肾'与西医的 heart, liver, spleen, lung and kidney 在功能上还是有明显差异的。"

雷公说:"天师说的对!比如'心'在西医上的功能是'泵血',在中医上的功能是'主血'。'泵血'和'主血'的实际含义,还是比较一致的。

但'心'在中医上还有一个更为重要的功能，即'主神志'。而'心'的这个功能在西医上却是没有的。"

黄帝说："既然像'心'这样的器官在中医上的功能与在西医上的功能有如此巨大的差异，为什么翻译时却始终借用的是西医的术语而没有采用音译呢？"

雷公说："陛下圣明！微臣觉得这确实是非常值得思考的问题。在神州的学术界，曾经不少人反对将中医的'心、肝、脾、肺、肾'翻译成英语的 heart，liver，spleen，lung and kidney，主张一律将其音译为 Xin，Gan，Pi，Fei，Shen。他们认为中医对人体各个脏器的认识绝不仅仅停留在解剖学层次上，而更多的却是将其看作是功能概念。因而认为借用现代医学的概念来翻译中医的脏器名称会造成混乱。但在实际交流中，人们还是倾向于借用现代医学的词语来翻译中医的相关概念和表达法，并没有引起中西医混淆不清的状况。因为语言有它自己的使用范围，在什么范围应用，它就发挥着转达什么范围的内容。"

黄帝问道："为什么曾经有不少人反对，现在倒很少有人反对呢？"

雷公回答说："微臣向陛下汇报。这当然与时代的发展有一定的关系。从语言学的角度看，语言之间的相互借用是语言交际功能的正常发挥，是语言自身丰富与发展的一种标志。在当今的尘世间，恐怕很难找到一种'洁身自好'的语言，随着科学技术的发展，语言成分'身兼数职'的现象越来越普遍。如 transmission 在无线电工程学中是'发射''播送'；在机械动力学中是'传动''变速'；在物理学上是'透射'；在医学上是'遗传'；在计算机专业上则是'传输''传送'。这个例子说明，在这五个不同学科的用语中，也存在着相互借用，也可称作'混杂'的现象，但各学科语言的交际功能并未因此而受到影响。"

黄帝说："有道理，可理解。"

岐伯说："况且当初西医传入华夏的时候，就是借用了华夏传统医学固有的生理、病理知识和用语来翻译相应的西医概念的。当时的译者没有因为中西医是两种完全不同的医学体系，就将西医的 heart（心）音译为'哈特'以示忠实。他们借用中医用语来翻译西医概念的尝试，不但没有妨碍西医在神州大地的传播，相反，促进了其在神州大地的发展。因为这样做使西医获得了同华夏传统医学相联系的捷径，使它一开始便扎根在华夏文化的土壤里，从而得到了吸收营养的可靠保证。”

雷公说：“天师说的好啊！假如当初的翻译人员两眼只是死盯着中西医之间的差异，而根本无视人类文化的共性，因此将西医术语 spleen 音译为‘斯普理’，将 kidney 译作‘肯德尼’，将 pancreas 译作‘盘克累斯’，很难想象有几个华夏民族之人能理解这种文同天书般的舶来医学。其结果必然会使西医与华夏医学知识格格不入，因此也就很难在神州大地上扎根，更不用说开花结果了。”

岐伯说：“现在中医对外交流中，借用某些西医术语是否可行呢？”

雷公说：“当前的中医对外交流与翻译的实践也表明，借用某些现代医学用语翻译相应的中医解剖概念是可行的。但是借用也不是没有原则和限度的。一般来讲所借用的概念所表达的都是人体实实在在存在的器官或组织，如‘五脏六腑’等等。对于中医上一些特有的、与解剖学似乎相关的概念，在翻译上却需另加处理。例如‘三焦’是中医上一个大‘腑’，但其概念在现代医学上空缺，因而一般译作 triple energizer，因为世界卫生组织当年制定针灸经穴名称国际标准时，采用了这样一个译法。国内外也有人将其译作 three burners，three warmers，three heaters 等等。”

黄帝说：“可见，中医对外翻译时所借用的西医术语，基本上是人体器官方面的吧。”

雷公说：“除了借用一些西医术语翻译中医上的一些解剖学方面的术语外，有些中医疾病名称的翻译也借用了西医的术语。由于疾病属于客观存在物，不管你如何称呼它，它总是客观存在的。例如发生在华夏民族身上的生理现象和病理变化在其他民族的身上也会发生，因此华夏民族对某个生理现象和病理变化的称呼在其他民族的语言中也应该能找到对应的说法。这是毫无疑问的，因为它属于人类共同经验宝库中的一部分。所以在翻译中医的有关疾病名称时，可以借用相应的现代医学用语。但是需要指出的是，并不是所有中西医疾病名称在语义上都是完全对应的。事实上对应的只是一部分，还有相当一部分是不对应的。对于这部分用语的翻译，就应按照本着约定俗成并结合语言国情学的理论来处理。如果按照'通俗派'的做法，中医所有的疾病名称实际上都可以直译，以便实现'对应性原则'的目标。"

岐伯说："疾病方面的相同和相近性，还是存在的。但在治疗方法上，相同性和相近性是否也存在呢?"

雷公说："在治疗方法上，中西医也有许多相同或相近的地方。所以，这方面用语在中西医中完全对应的情况也不罕见。总的来说，中西医用语语义完全对应的情况在疾病名称及解剖部位名称方面表现得最为突出，治疗方法上较为次之，基本概念方面则极为罕见。"

岐伯说："总的来说，采用直译或音译的方法翻译中医特有的概念和术语，还是非常有道理的。现在虽然已经借用了某些西医的术语翻译中医，但这也很可能是中医翻译发展中所借用的一个台阶。等到中医翻译事业完善了自己的路径和平台，这样的台阶很有可能成为历史了。当然，这一历史还有待于臣等努力向当今的国人传递陛下的思想，协助国人传承和发扬华夏民族的文化。"

黄帝说："历史毕竟是历史，现实毕竟是现实。历史只能回顾，现实必须求实。"

岐伯、雷公跪拜道："陛下圣明！臣等遵旨！"

宽栗柔立篇第七十五
——中医翻译流派

黄帝说:“朕曾听到卿等讲的‘三教’和‘九流’。所谓的“三教”和“九流”,实际上指的就是中国古代的各种教派和学派。”

岐伯说:“陛下圣明！今人常说的‘万紫千红’,就是对阳春三月繁花似锦的自然美景的生动描述;今人所说的‘三教九流’,则是对中国古代各种文化、思想和学说的形象总结。所谓的‘诸子百家’,就是对这些教派和学派的归纳总结。中华文明和中华文化之所以如此灿烂辉煌,之所以传承千秋万代而不衰,一个非常重要的原因就是‘百花齐放、百家争鸣’。可见学派和流派对于民族文化发展的重要意义和作用。”

黄帝说:“在学术领域,学派和流派的意义和作用也是如此吧。”

岐伯说:“陛下英明！事实确实如此。如果一个学术领域缺乏学派和流派之风,即意味着该领域迂腐昏聩,停滞不前。在正常情况下,一个学术领域的发展,应该时若春风浩荡,时若烈日炎炎,时若秋高气爽,时若天寒地冻。学术领域之所以会出现这样一些春温、夏热、秋凉、冬寒的景象,自然与其不同的学派和流派之间的交融和交争密不可分。大自然万物之所以能够‘生、长、化、收、藏’,当然得益于其春夏秋冬的交替。学术界虽然一直是‘路漫漫兮’但大部分学者却都能‘上下而求索’,自然得益于不同学派和流派之间的交流、交争和交融。”

黄帝说:“中医翻译也是如此。国内外中医翻译界,已经有流派了吗?”

岐伯回答说:“微臣觉得,国内外中医翻译界的流派,大致已经形成了。镐京译者认为,经过三百多年的努力,中医翻译终于走上了比较自然、比较健康的发展道路,终于开辟了独具特色的、自行发展的蹊径。这是其他领域的翻译所无法比拟的。比如直译之法,在其他领域的翻译中往往有别异的看法,并不将其视为可以自由使用的理想译法。但在中医翻译界,经过三百年的经验积累和实际体验,却逐步将直译之法发展为中医翻译——尤其是中医名词术语翻译——的基本方法。这一独特的发展趋势并未完全是人为的操控，而是中西方语言文化交流中自然而然的发展结果。”

黄帝说：“中医翻译确实难，流派形成很不易。”

岐伯说：“陛下英明！事实确实如此。中医翻译是将中国的语言和文化翻译介绍给西方，其难度之大可谓前所未有。除了中西方语言和文化的巨大差异以及西方各国语言中缺乏中医对应语之外，还有一个重要的原因，就是中国文化西译的历史比较短暂，经验不够丰富，甚至还比较缺少。看看我们中国自古以来所流传下来的有关翻译的资料和文献，特别是西方的十九世纪末以来，尤其是整个西方的二十世纪，中国人的翻译经验总体上看都是外译中，而中译外的则非常稀少。这种情况当然与历史的发展密切相关，但与中国人的民族意识也不无关系。在中国的翻译史上，这样的例子可谓不胜枚举。”

黄帝说：“举例说说吧。”

岐伯说：“请雷公向陛下汇报吧。雷公到下界考察的时候，对此特别关注。”

雷公说：“谢谢天使的关怀！微臣向陛下汇报尘世间的一些实例吧。微臣在下界考察的时候，对此有了一定的了解。如西方的 1990 年西北大学出版社出版了一部由张岂之和周祖达先生主编的《译名论集》，收录了自西方的 1916 年陈独秀在《新青年》上发表的‘西文译音私议’到西方的 1986 年常涛等在《辞书研究》上发表的‘《简明不列颠百科全书》的译名统一问题’等 40 篇研究译名问题的文章，均探讨的是如何将西方的概念和术语翻译成中文，没有一篇涉及中译外的。再如商务印书馆在西方的 1984 年出版的由罗新璋先生主编的《翻译论集》，收录了自三国时期支谦写的‘法句经序’到西方的 1982 年施觉怀在《翻译通讯》上发表的‘翻译法律文献的几个特点’等 200 多篇文章，也都是谈论外译中的，几乎没有涉及中译外的。

正是由于长期以来中国学者和译者对西方文化、语言和学术的重视，对自己民族文化、语言和学术的轻视，而导致了中译外意识的缺失、实践的缺少、经验的缺乏，没有能够为中医的外译提供必要的借鉴经验，更没有能够为中医的外译奠定必要的基础。这就是导致中医翻译长期以来面临种种挑战的一个重要原因。面对这样的现实，从事中医翻译及其研究的学者和译者不得不自行探索，自寻路径，从而为中医的外译开辟了一个又一个的蹊径，也为中医翻译各种学派和流派的形成奠定了基础。”

黄帝说：“谈谈中医翻译流派的形成对于中医的对外传播的实际意义。”

雷公说：“非常感谢陛下的指导！中医翻译流派的形成，对于中医的对外传播和发展，显然是有重要意义的。镐京译者谈到这一问题时说：‘对于中西方中医翻译——尤其是中医英语翻译——不同流派的梳理、总结和研究，对于我们熟悉中医翻译发展的历史轨迹、明确中医翻译发展的基本路径、把握中医翻译发展的基本方向，可谓意义非凡。同时，也将为我们开展中医名词术语英译及其标准化研究，提供颇值借鉴的宝贵经验。’他的这一论述，显然是符合客观实际的。谈到中医翻译流派时，他说：‘所谓的中医翻译流派，指的就是中西方中医翻译界较为流行但却差异显著的一些学术潮流。这些学术潮流的持续发展，自然凝聚了一批又一批独具特色的学者和译者。这些学者和译者便成为这些流派的代言人和践行者。对于这些不同流派观点、理念和方法的比较研究，对于更深入、更广泛、更系统、更全面地了解和掌握中医翻译的历史源流、现实发展和未来走势，无疑有极其重要的指导意义。’

微臣觉得，中医翻译流派的形成对于学习和掌握中医翻译的理法方药也具有重要的引领作用。这正如中国传统上的‘诸子学说’和中医学上的‘各家学说’一样，是从不同的角度、不同的层面和不同的切入点对中国文化和中医学的深入研究和准确把握，对这些不同学说和观点的学习和研究，对于国人深入、系统、完整、准确地了解和感悟中华文化的精气神韵和中医药学的理法方药，可谓意义非常，不可或缺。

在研究和探讨中医翻译问题时，国内外学术界和翻译界总有各种各样的不同声音。对同一问题，不同地域、不同背景、不同专业的人士总会有不同的看法。正是因为有这样一些不同的看法，导致了学术界不断出现激烈的论争，甚至过激、过偏的指责。对同一问题之所以有不同的观点、不同的认识，对同一术语之所以有不同的译法和不同的释义，均与不同的学派和流派有着密切的关系。如果明白了这一点，就不会因为观点的不同、理念的差异而导致激烈的争论，甚至激烈的对抗。”

黄帝问道：“有何争论？”

雷公回答说：“争论比较多，也比较具体。‘脏’和‘腑’的翻译，就是比较经典的一例。在早期的翻译实践中，‘脏’和‘腑’曾被译为 solid organ 和 hollow organ。现在一般多将‘脏’和‘腑’译为 zang-organ 和 fu-organ，或 zang-viscera 和 fu-viscera。中医国际组织‘世界中医药学会联合会’，简称‘世界中联’，所颁布的国际标准中，采用了 zang-organ 和 fu-organ 这一译法。世界卫生组织西太区所颁布的标准中，则采用了 viscera 和 bowels 这一不太客观的译法。尽管如此，其在一定程度上与一般译法的相似性还是具有的。但德国学者文树德（Paul U. Unschuld）在翻译‘脏’和‘腑’时，则将其译作 depot 和 palace，引起了中医翻译界极大的争议，认为如此之译完全是对号入座，与原文之意毫无关联。但如果从流派的角度出发考察文树德的如此译法，则必然会找到合情合理的依据。”

黄帝问道：“文树德是如何学习和理解中医的呢？”

雷公回答说：“文树德在学习和翻译中医时，非常重视对中国传统文化元素的再现。在西方二十世纪六十年代末期，文树德首次接触到了中医文献，从中感受到了浓郁深厚的中国文化。西方七十年代的时候，他即开始学习和研究中医文献，从中感知了中医文献的历史、文化和人文内涵，并撰写了首部德文的《中国本草史》。西方 1981 年他首次来到中国时，认真考察了马王堆出土的医药文物和文献，感触到了中医药的上古天真。同时，他还走访了中国的一些中医药研究机构，参观了收藏丰富的中医文献馆，观看了千姿百态、栩栩如生的动植物中药标本，无比激动地感受到了中医药理论的博大精深、历史的源远流长和用语的寓意深远。从此他树立了一个坚定的信念，即立足于中国的历史文化感知中医的精神真谛，按照中医的源流关系辨析中医的精气神韵，依据中医的上古天真明晰中医的理法方药。所以，无论从事中医文献的研究与医理的探究还是从事中医典籍的翻译与术语的研究，文树德皆以中国文化的源与流为基础，而不是像一般研究者或翻译者那样与时俱进。”

黄帝说：“作为西方的学者，能如此地学习和传播中医，实在不易。”

雷公说：“陛下圣明！在过去40多年的研究工作中，文树德不仅学习了中医的理论和实践，而且还掌握了古汉语的文体和文风，从中感知了保持文化风采和传统风貌对于系统完整传承和传扬中医精神实质的重要意义。所以在研究和翻译中医的时候，他一再强调要从历史和文化发展来理解阅读、研究和翻译中医的文献资料与基本概念和术语。通过对中西方文化、语言和医理的比较研究，文树德更加明确了原汁原味西传中医的要点和要求。谈到这一问题时，微臣在下界考察的时候，曾注意到神州的报纸《中国中医药报》对西方人传播中医的介绍：‘按照西方科技来整理研究传统医学，西洋人在其二十世纪初早已经拿他们本国的传统医学试验过了。事实证明现代科技并不是整理传统医学惟一的道路，还必须尊重中医的文化特质，在研究和发掘的过程中，不要走最终把传统医学改造成西洋医学的道路。’这样的介绍还是比较符合实际的。”

黄帝问道：“文树德属于中医翻译的那个流派？”

雷公回答说：“从流派的角度来看，文树德显然是传统派，甚至是古典派。作为传统派或古典派的创始人，文树德先生在解读和翻译中医基本概念和术语时，首先考虑的当然是历史源流和文化元素，而不是简单地按照与时俱进的观念进行释义。他之所以将‘脏’和‘腑’译作depot和palace，当然是从‘脏（藏）’和‘腑’（府）的上古喻意出发进行考证，并因此而明确了这两个汉字最为原始的含义。至于其后来具体指向为人体的两大器官体系，那是‘流’的发展，而非‘源’的本旨。明确了文树德流派的关系以及其文化理念和学术思想，便不难理解其翻译中医的基本思路，也不难接受其独具特色的翻译方法。由此可见，划分流派对于研究中医翻译以及中医基本名词术语英译与标准化具有重要的学术意义和文化价值。只要明确了不同流派的理念、思路与方法，就不难理解学术界普遍存在的不同观点和不同方法。”

黄帝说：“中医翻译流派的形成，一定有其历史背景。”

雷公说："陛下圣明！中医翻译流派的形成，确实有其历史背景。一般来说，流派的形成，与其成员的思想观念和意识形态有着密切的关系，但更与时代背景密不可分。不同地域、不同时代、不同群体的人，总会对同一事物和同一问题有一些不同的看法和想法，这是非常自然的。人性的差异就是如此。这样的差异，与不同人群所处的环境，所面对的现实，所传承的文化，所经历的生活，所持有的信念，所追求的理想，皆有不可分割的关系。同时，也与时代的变迁，社会的变异，人生的变化，也有密切的关系。"

黄帝说："说说西方流派形成的历史背景。"

雷公说："遵旨！微臣在下界考察的时候注意到，在中医三百多年的西传和近百年来的翻译发展中，由于时代的因素以及学者和译者个人教育背景、文化背景和地域背景的差异，形成了不少颇具影响力的流派。这些流派的形成既有客观的因素，也有主观的因素，既有文化的因素，也有社会的因素。对其综合分析和研究，则能使尘世间更加明晰其主旨精神，更加清楚如何对其加以借鉴和参考。"

黄帝问道："三百多年前，中医是如何传播到西方的？是什么人对外传播中医的？"

雷公回答说："早期向西方传递中医信息的来华或来亚的传教士、医务人员和外交人员，由于当时国际交流的方式和方法比较单纯，没有太多的语言、文化和信念的冲突，所以基本上还能从正常的文化交流的角度考虑如何解读和翻译中医的基本概念和术语。此外，当时来华的传教士、外交官及其他人员，一般都具有比较深厚的中国语言和文化功底，所以都能比较好地理解中医基本概念和术语的实际含义，在释义和表达方面都比较符合原文的客观实际。比如对中医核心概念和术语采用音译的方式进行翻译，对一些直观的临床概念采用仿造的方式进行翻译，对于一些与西方医学比较接近的概念和术语采用借用西医术语的方式进行翻译。这些翻译理念和方式深深地影响了后来的翻译人员。如果对西方十九世纪之前向其介绍和翻译中医的传教士、外交官和其他人员的翻译方式和方法进行分析总结，完全可以将他们划分为宗教派、学术派和文化派等几大流派。"

黄帝说："三百年前来华或来亚的传教士、医务人员和外交人员，对中医的对外传播确实做出了一定的贡献，对后来流派的形成也产生了一定的影响。"

雷公说："陛下圣明！三百年前来华或来亚的传教士、医务人员和外交人员，对中医的对外传播确实做出了一定的贡献，对后来翻译流派的形成也确实产生了一定的影响。在现代的西方中医翻译界，翻译的理念和方式对其流派的形成也产生了深刻的影响。如西方的文树德以中国的古典文化为基础学习、研究和翻译中医的典籍和文献，逐步形成了其'考据派'的风采；满晰博通过对中医玄奥理论和古奥文字的研究，通过对西方十七世纪开始以拉丁文为主语翻译中医的做法的分析，逐步形成了其'拉丁派'的风貌；魏迺杰以便于中西沟通交流为目标，以保证英译的中医基本概念和术语具有良好的回译性为出发点，坚持直译之法，力推简朴译语，逐步形成了其'通俗派'的风格。这是西方中医翻译界最为流行，且在世界上影响最为巨大的三大流派。对这三大流派的渊源、风格和影响的研究和分析，将有助于国人了解和把握中医翻译的国际发展和走势。"

黄帝说："西方这三大流派的形成，对中医的对外传播和发展，一定做出了特殊的贡献。中国的中医翻译事业虽然起步比西方要晚一些，但其对中医的对外传播和发展，对中医流派的形成，也一定做出了更大的贡献。"

雷公说："陛下圣明！西方三大流派对中医的对外传播和发展，确实做出了特殊的贡献。中国的中医翻译事业虽然起步较晚一些，但其对中医对外传播和发展贡献更大，对中医翻译流派的形成也奠定了深厚的基础。"

黄帝说："说说中国翻译流派的形成吧。"

雷公说："遵旨！微臣在下界考察时了解到，经过近百年的努力，神州大地的中医翻译界也形成了一些颇具特色的翻译流派，概括起来大致有六大类，即简约派、释义派、词素派、联合派、理法派、规范派。这六个派别形成于不同的时代，影响和指导着中医翻译事业在特定时代的发展。从今天的发展来看，这六大流派一如金元时期的中医四大家（即刘完素、张从正、朱丹溪和李杲所代表的四大流派）和现在依然传承的中医各家学说一样，成为中国中医翻译界的六大支柱，从六个不同的角度引领着中医翻译事业的整体发展和综合研究。”

黄帝问道：“什么是简约呢？”

雷公回答说：“据微臣所知，所谓的简约与伍连德和王吉民等中国学者有一定的关系，他们的学术研究和中医翻译实践开始于清末民初，即西方的二十世纪初期，主要目标是以简明扼要的方式向西方传递有关中医的基本信息，为中医在西方的传播开辟路径。为此，他们在介绍和翻译中医的核心概念时，一般都采取了比较简约的方式，而不是深入细致的解释性翻译。如将《素问》译作 Plain Questions，将《灵枢》译作 Mystical Gate，将《内经》译作 Canon of Medicine。对于《黄帝内经》中一些经典的概念，也是采取了这样一些比较简约而简明的翻译方式。如将‘天真’译作 simple life，将‘生气’译作 vital air，将‘应象’译作 manifestations，将‘虚实’译作 weak and strong，将‘标本’译作 symptoms and causes，等等。如此简约的译法，无论从释义还是表达方面皆有贴切之处，颇值借鉴。当然，由于历史的发展，其中的一些翻译方式——如‘生气’和‘虚实’——如今没有能够传承，但其基本观念和思维对于今日简洁化中医名词术语的翻译，却有非常重要的指导意义。”

黄帝问道：“什么是释义派呢？”

雷公回答说：“所谓的释义派，与欧明、谢竹藩、帅学忠等我国现代中医翻译事业的先驱有一定的关系。从大概五十年前开始，即西方的二十世纪七十年代起，由于针刺麻醉术的研制成功和中美关系的改善，中医在西方再次引起了各界的关注，为中医的西传创造了良好的国际氛围。正是出于这样的考虑，中国学术界开始关注中医的对外翻译和研究。其开创者便是欧明、帅学忠、李衍文等为代表的南方学者以及谢竹藩、黄孝楷、方廷钰等为代表的北方学者。虽然中西方之间在中医界的交流从西方的二十世纪便较为广泛地开展起来了，但自西方 1949 年以后由于政治的原因导致了中西方交流的停滞，包括中医领域的交流。所以从西方二十世纪七十年代起，国内的中医翻译事业似乎像西方所谓的文艺复兴一样,完全从基础开始。”

黄帝问道:“这些中国学者是如何开启中医翻译事业的呢?”

雷公回答说:“为了使西方读者能比较深入地了解和掌握中医的基本概念和术语,他们在翻译的时候对于一些核心概念和术语一般都采取了释义性的翻译。这种翻译方法也称为词典解释性翻译,主要体现在西方二十世纪七十—八十年代出版的一些汉英中医词典中,主要包括西方 1980 年出版的由欧明先生主编的《汉英中医常用词汇》、西方 1983 年出版的由帅学忠先生编译的《英汉双解常用中医名词术语》、西方 1984 年出版的由黄孝楷和谢竹藩先生所主编的《汉英常用中医词条》(西方 1980 年先在《中国中西医结合杂志》上连载)以及西方 1978 年出版的方廷钰先生参编的《汉英词典》等。这些词典中很多中医的基本概念和术语的翻译,基本上都采取的是词典解释性翻译,所以译文虽然意思明确,但结构上却显得比较冗长。”

黄帝问道:“微臣为何一直提起西方的纪元呢?”

雷公回答说:“微臣非常抱歉,向陛下汇报时之所以总是提起西方的纪元,是因为神州大地清末民初就以西方的纪元为主。微臣到下界考察的时候,注意到了这个问题,也特意询问了政界、学界一些人士,了解了其放弃中华传统纪元的背景和因由。”

黄帝说:“神州大地以西方纪元为主,也许有其客观之理吧。继续谈谈释义派吧。”

雷公说:“微臣继续向陛下汇报。微臣觉得,释义总是国内中医翻译事业的开启者有一定的关系。中医翻译事业的开启者对中医基本概念和术语的翻译,完全以释义为主。如将‘杂病’翻译成 diseases of internal medicine aside from those caused by exogenous pahogenic agents,将‘内钓’译作 infantile illness caused by cold and deficiency of spleen and stomach,将‘化燥’译作 dryness-syndrome resulting from the consumption of fluids by evil heat,就是比较典型的译例。这样的释义性译法对于早期对外传播中医的基本信息,发挥了重要的指导作用。但随着中医国际化进程的不断加快,术语的简洁化便被提到了议事日程。在世界卫生组织西太区的标准中,‘杂病’比较普遍的简化译法 miscellaneous disease 得到了采用。'内钓'和'化燥'也分别被简化为 convulsion with abdominal pain 和 transform into dryness。在'世界中联'的标准中,'内钓'的译法为 convulsions with visceral colic,与西太区的译法从内涵到形式上都比较接近。"

黄帝说:"解释的很好!什么是词素呢?"

雷公回答说:"非常感谢陛下的鼓励!所谓的词素,与西方二十世纪七十年代的蒙尧述等学者有一定关系。他们所代表的仿造译法与前面提到的英国汉学家魏迺杰所力推的仿造法有相同之处,也有不同指之处。相同之处在于按照中文的结构进行创造性的翻译,为英语语言中输入新的词汇,如将'麻风'译作 numbing wind(而非 leprosy)就是典型一例。这种创造性的译法在魏迺杰的翻译中,可谓俯拾即是。所不同的是,蒙尧述等学者所采用的是以词素翻译为中心进行仿造,其所仿造出的词汇完全是独立的创造。如将'血虚'译作 hemopenia,就与一般的仿造译法 blood deficiency 完全不同。"

黄帝问道:"什么是联合呢?"

雷公回答说:"所谓的联合,与西方二十世纪八十年代组织全国力量开展中医系列丛书翻译的张恩勤和徐象才有关。他们二人均为山东中医药大学的教师,既精通英语又熟悉中医,且具有丰富的中医翻译经验。当时的中医正处在亟待向西方系统传播的紧迫时期。在当时的世界上,虽然已经有一些英文版的中医典籍或中医学术著作,但系统介绍中医理法方药以及内外妇儿等各个学科教材式的系列丛书,还没有完全问世。山东中医药大学的张恩勤和徐象才敏锐地注意到这一问题,并利用他们的坚定信念、组织能力和团队意识,组织全国各中医院校和研究机构的中医专家和翻译人员编写和翻译系列中医丛书。经过他们的辛勤努力,张恩勤组织编写和翻译的 12 册《英汉对照实用中医文库》,西方 1990 年 7 月起由原来的上海中医学院出版社出版发行。徐象才组织编写和翻译的 21 册《英汉实用中医药大全》,西方 1990 年 9 月起由高等教育出版社陆续出版发行。"

黄帝问道:"什么是理法派?其代表是谁呢?"

雷公回答说:"所谓的理法派,与西方二十世纪八十年代起开始中医翻译研究的学者有关。这些学者的主要代表是苏志红、李衍文和镐京译者等人。在西方 1986 年,李衍文在《中国翻译》杂志上发表了'中医方剂学译名法则的探讨'一文。在西方 1989 年,苏志红在《中国翻译》上发表了'关于中医名词术语的翻译'一文。在西方 1991 年至 1993 年,镐京译者在读硕士研究生期间在《中国翻译》杂志上发表了'论中医翻译的原则'、'中医翻译标准化的概念、原则与方法'、'还是约定俗成的好'、'中医名词术语的结构及英译'等论文,同时还在《中国科技翻译》《中国中西医结合杂志》等学术刊物上发表了系列研究论文,比较系统深入地研究和探讨了中医英译的原则、标准和方法。

在西方的 1993 年,西北大学出版社出版了镐京译者撰写的《中医翻译导论》一书,初步构建了中医英译的理论和标准体系。在西方的 1997 年,人民卫生出版社出版了镐京译者撰写的《中医英语翻译技巧》一书,进一步完善了其所构建的中医英语翻译理论与标准体系,从而为中医翻译理法派的形成奠定了基础。之所以称其为理法派,主要是因为他们重视中医翻译的理论研究、实践总结和方法探讨。"

黄帝问道:"什么是规范派呢?"

雷公回答说:"所谓的规范派,与谢竹藩、王奎、朱建平等学者有关系。在西方二十世纪九十年代之前,国内中医翻译界基本上都采取的是具有释义性的翻译方法翻译中医的一些核心概念和术语。当时虽然以传递完整准确的信息为翻译的首要目标,但依然有些学者注意到了科技术语翻译的基本原则以及规范化发展的基本要求,并开始探索如何使比较冗长的中医术语翻译简洁化和统一化。从西方二十世纪八十年代到九十年代发表的一系列研究论文和唯一的两部研究著作,均提出了简洁化和标准化的意见和建议。在西方的 1992 年,镐京译者在《中国翻译》上发表的'中医翻译标准化的概念、原则与方法'以及 1994 年在《中国中西医结合杂志》上发表的'关于中医名词术语英译标准化的思考',即对此进行了较为深入的研究分析。

进入西方的二十一世纪以来,中医名词术语英译的简洁化已经成为时代发展的潮流,特别是西方通俗派翻译方法和理念的传入,在一定程度上推进了国内有关中医名词术语英译简洁化的发展。在西方的

1995年,英国汉学家魏迺杰的《汉英英汉中医词典》在湖南科技出版社出版,虽然一直未引起国内中医翻译界的讨论,但其影响还是潜移默化的。术语翻译的简洁化成为大家的共识,就是最为典型的体现。在西方的二十一世纪出版的一些汉英中医词典也就充分地说明这一点。最具代表性的词典包括谢竹藩主编的《中医药常用名词术语英译》(中国中医药出版社于西方的2004年出版)、朱建平主持制定的《中医药学名词》(科学出版社于西方的2004年出版)和王奎主持制定的《中医基本名词术语中英对照国际标准》(人民卫生出版社在西方的2008年出版)。"

黄帝说:"这些流派的形成,对于中医的国际传播和中医翻译的发展,开辟了必要的蹊径。虽然国内外不同的译者均有不同的见解,但对其思路的拓展还是自然而然。"

岐伯、雷公长拜道:"非常感谢陛下的指导!流派的形成确实为中医的国际传播和中医翻译的发展开辟了独特的蹊径,也为国内外不同的译者拓展了思维。"

九叙惟歌篇第七十六
——流派背景影响

黄帝说："庄子说：'小知不及大知，小年不及大年，奚以知其然也？朝菌不知晦朔，惠姑不知春秋，此小年也。楚之南有冥灵者，以五百岁为春，五百岁为秋；上古有大椿者，以八千岁为春，八千岁为秋。此大年也。而彭祖乃今以久特闻，众人匹之，不亦悲乎？'对于尘世间任何一个领域、任何一个人士，庄子的这段论述都是对其最为深入、最为明确的分析和总结。"

岐伯说："陛下圣明！庄子的这段论述，确实是对尘世间任何一个领域、任何一个人士最为深入、最为明确的分析和总结。庄子的这段话，大致意思是说：小智不了解大智，寿命短的不了解寿命长的。凭什么知道它是这样的呢？朝菌不知道一个月的开头和结尾，蟪蛄不知道一年中有春有秋。这是寿命短的。楚国的南部有冥灵这种树，以五百年当作春，以五百年当作秋；远古时有一种大椿树，以八千年当作春，以八千年当作秋；这是寿命长的。彭祖如今独以长寿著名，一般人与他相比，岂不可悲吗？"

黄帝说："庄子这段话对于当今的国内外中医翻译界，尤其是各个流派的形成、发展和影响，特别是不同译者的思维、观念和做法，都是最为明确的分析和总结。请卿等根据庄子的思想分析分析中医翻译的流派吧。"

岐伯说："陛下圣明！事实确实如此。请雷公向陛下汇报。"

雷公说："谢谢天师的关怀！微臣在下界考察的时候，注意到流派之间的争议。思考这些争议的时候，微臣也想到了庄子的这段论述，觉得是对这些争议非常明确地说明。当时微臣也注意到一位译者讲庄子的这段话译为：

The knowledge of that which is small does not reach to that which is great; (the experience of) a few years does not reach to that of many. How do we know that it is so? The mushroom of a morning does not know (what takes place between) the beginning and end of a month; the short-lived cicada does not know (what takes place between) the spring and autumn. These are instances of a short term of life. In the south of Khû there is the (tree) called Ming-ling, whose spring is 500 years, and its autumn the same; in high antiquity there was that called Tâ-khun, whose spring was 8000 years, and its autumn the same. And Phang Tsu is the one man renowned to the present day for his length of life: -- if all men were (to wish) to match him, would they not be miserable?

虽然译文与原文还有一定的差异,但其基本意思还是有所表达的。看到庄子的这段话及其译文的时候,微臣觉得如果中方和西方的译者真正理解了庄子的这段论述,就应该比较明确地懂得了不同流派和不同译者之间为何有如此巨大的差异和如此剧烈的争议。"

黄帝问道:"有道理。流派的形成,有无地缘背景?"

雷公回答说:"据微臣所知,流派的形成不仅有地缘背景,更有政治背景。"

黄帝问道:"为何有政治背景?其影响何如?"

雷公回答说:"微臣到下界考察的时候,对此已所了解。按照神州大地如今与时俱进的观点来看,中医当然属于所谓的科学。科学技术的翻译,自然是纯学术性的,与地缘和政治没有任何关系。但自西方1982年世界卫生组织西太区开始制定针灸经穴名称的国际标准以及西方2004年开始制定中医名词术语国际标准以来,地缘政治的因素便不断体现出来。其中最为突出的表现,就是世界卫生组织启动制定中医名词术语国际标准(即ICD-11-ICTM)和世界标准化组织成立中医药国际标准化技术委员会(即ISO/TC249)以来所产生的种种冲突。这些冲突表面上看是翻译问题,实质上是政治问题。准确地说是地缘政治的问题。

所以,在研究学术流派的时候,国人必须对其所形成的时代背景和历史风貌加以梳理,以明确其形成的文化、社会、人文和学术因素,以便能更好地掌握其主旨精神，以利于去粗取精、去伪存真，为学术的综合发展开辟路径。研究中医翻译的流派，特别是中医名词术语英译及其标准化的流派，也是如此。在西方二十世纪之前、二十世纪之间和二十世纪之后，中西方中医翻译界对中医的一些基本概念和术语的翻译，出现了颇为明显的差异。就是在当代中医基本名词术语英译的国际标准化发展中，也出现了诸多差异显著的译法和做法。”

黄帝问道：“有典型的差异吗？”

雷公回答说：“确实有典型的差异。例如，同一个‘中医’概念，在中国国内居然有 traditional Chinese medicine，Chinese traditional medicine，Chinese medicine，Chinese medical science 等等诸多不同的译法。在世界上的差异，则更为巨大，除了类似于中国国内这些不同的译法外，还有坚持译作 oriental medicine，traditional medicine，western pacific traditional medicine，Chinese-based traditional medicine，等等。国内这些不同的译法，除了译者自己的不同理念和思维之外，当然与时代的发展、世俗的信念密不可分。而世界上这些不同的译法，除了与译者个人的信念和思维有关外，更与民族的文化主权和国家的政治利益密不可分。如果不了解这样一些涉及民族文化主权和国家政治利益的时代背景，自然很难准确把握这些所谓流派的实质用意。”

黄帝问道：“这样的争议主要体现在哪些方面？”

雷公说：“这些争议主要体现在一些国际组织的活动中。比如在西方的 2015 年 6 月 1—4 日，世界标准化组织中医药国际标准化技术委员会（即 ISO/TC249）召开的第六次全会上，针对中医药国际标准化技术委员会（即 ISO/TC249）名称的论辩和投票，即充分证明了这一点。中医药国际标准化技术委员会是在西方二十一世纪初中国向世界标准化组织申请建立的。既然是中医药学国际标准化的技术委员会，按照国际通用的译法，‘中医药’当然应该译作 traditional Chinese medicine 或 Chinese medicine，但日本和韩国却坚决要求将其译作 traditional medicine 或 oriental medicine，并因此而引起了极大的争议，导致中医药国际标准化技术委员会在西方的 2010 年成立的时候竟然无法明确其具体名称。直到西方的 2015 年最后投票的时候，日本和韩国依然强烈地反对使用 traditional Chinese medicine，居然还联系其他一些国家现场向大会提出了七种不同的译法：Traditional Medicine；Traditional Chinese Medicine and Other Medical Systems Derived From Chinese Medicine；Traditional Medicine Derived From Chinese Medicine Including Chinese Medicine；Kampo and Korean Medicine；Traditional Medicine：Herbs and Devices；Traditional Medicine：Herbal Formula and Devices；Traditional Herbal Medicine and Medical Devices；Traditional Medicine：Chinese Medicine，Kampo and Korean Medicine。”

黄帝说："这显然是出于政治的目的，而不是学术的目的。"

雷公说："陛下圣明！从实质上讲，对'中医药'的这些不同的译法，其实都是出于政治的考虑，而非出于学术的考虑。如果从流派划分的角度看问题，日、韩代表团成员完全可以划分为中医翻译中的'政治派'。从世界卫生组织西太区在西方的 1982 年启动针灸经穴名称的国际标准到西方的 2004 年启动所谓西太区传统医学术语国际标准的研制，从西方的 2008 年世界卫生组织启动中医名词术语国际标准到 2010 年世界标准化组织创建中医药国际标准化技术委员会（即 ISO/TC249）以来，日本和韩国参与这几个国际组织的代表一直坚持的就是这样的立场，完全形成了其独具特色的政治流派的风彩。"

黄帝说："卿等所提出的'政治派'，也有一定的道理。"

雷公说："陛下圣明！日本和韩国之间所默默契契形成的这一'政治派'，属于中医在国际传播与翻译中形成的怪异暗流，并不能代表中医翻译在国际上的普遍走势。但对其了解和警觉，对于国人研究中医的国际化和中医翻译的国际标准化，还是有一定的参考价值的。同时，对于国人研究和梳理中医翻译流派的形成与发展，也有一定的借鉴意义。"

黄帝说："卿等这样解释，比较符合实际。"

雷公说："非常感谢陛下的鼓励！"

黄帝问道："中医翻译流派对中医翻译学术的发展有何影响？"

雷公回答说:"中医翻译流派的形成,对中医翻译学术的发展产生了明显的影响。从中医翻译的历史、现状和未来发展来看,对不同学派和流派学习和了解以及研究和分析,将会使国人对中医翻译的历史发展轨迹、现实运行机理以及未来发展走势有一个较为深入的了解,较为明确的认识,较为准确的把握。同时,也会使国人对本领域发展所涉及的诸多语言、文化和医理等基本元素以及翻译的理论、方法和标准等基本要素,能有一个更为深入、更为全面、更为具体的了解和感悟。

在任何一个学术领域,如果一个人对其他不同流派或学派的思想观念、方式方法和理论实践不够了解的话,其所做的一切往往都有闭门造车之嫌。这样的闭门造车之作,虽然也会有比较正确之处,但也难免有自说自话之举,由此而造成的误解、误达自是必然。从历史的发展和现实的走向来看,认真了解和掌握中医翻译界不同学派和流派的思想观念和方法标准,将非常有利于国人开展学术研究、融合各方力量、拓展学术视野。"

黄帝说:"学术争议,应该是比较自然的。中医翻译界的争议,是否也自然呢?"

雷公回答说:"确如陛下所示,学术争议应该是自然的。但在国内的中医翻译界,学术的争议有时却不是自然的。近年来中西方译者之间,国内译者之间,因为不同的观点和理念而引起了很大的争执,甚至还爆发了攻击性和侮辱性的事件。最为突出的表现,就是在西方的2007年网络上广为流传的、由海上国医院校某位译者匿名散布的谣言,斥责镐京译者是所谓的'学术骗子'。这不是对镐京译者中医翻译理论和方法的科学分析和总结,而是对其学术研究的侮辱性攻击和谩骂。这当然不是学术批评,而是人身攻击,不是学术偏见的体现,而是人品卑劣的表现。作为一名译者或学者,如果能够对不同历史时期、不同文化背景和不同社会环境下不同学者或译者的不同理念和方法有所了解,并且能从学术发展的视野和学术流派的角度考察某些学者或译者的学术实践和学术研究,自然会有比较客观的认识和发现,而不会有如此恶劣的行为和如此卑鄙的言行。"

黄帝说:"这样的争议,确实不是自然的。对镐京译者的谩骂,显然不是争议的，而是侮辱的。国内出现这样的现状，实在不可思议。”

雷公说：“陛下圣明！虽然国内中医翻译界出现了这样一些奇怪的现象，但毕竟是偶然的，而不是常见的。由于切入点的不同和观察视野的差异，对不同流派有比较偏颇的认识，也是比较自然的，毫不奇怪。比如自西方的1995年英国汉学家魏迺杰在中国出版了他编写的第一部汉英中医词典以来，国内中医翻译界一直对其极端的直译之法颇有看法。在西方的二十一世纪初他的第二部汉英中医词典在中国出版之后，尤其是他的有关中医基本名词术语英译问题的文章在中国发表以来，在国内中医翻译界引起了更为强烈的反响。有些学者和研究人员随即在某些学术刊物上也发表了一些文章，对魏迺杰的翻译方法和主张，尤其是一些具体概念和术语的理解和翻译，提出了质疑和批评。魏迺杰本人也随之发表了文章，对此做出了激动的回应。这种批评和回应看起来比较激烈，实际上还属于比较正常的学术论争，并没有偏颇到对其进行人身攻击和谩骂的程度。从某种意义上说，这也是不同流派之间的交流和交争。”

黄帝说：“这样的争议，倒是自然的。”

雷公说：“陛下英明！从历史发展的轨迹来看，文化发展和学术发展的基础就是不同流派之间的不断交流和交争。正如中华文化的发展一样，之所以在春秋战国时期能够得到如此辉煌的发展，就与诸子百家的各自发展与彼此交融有着非常重要的关系。春秋战国之后，特别是秦汉以来，最有影响的道家和儒家之间的交互影响至今还在传承，道家、儒家和佛家的交融至今依然在正常进行，在自然推进。这充分体现了中华文化‘汇纳百川’的精神和中国人‘有容乃大’的胸襟。中医翻译也是如此。如果西方拉丁派、考据派和通俗派之间没有交互和交融，其持续不断的发展将会失去必要的学术基础和基本的学术路径。如果中方的简约派、释义派、词素派、联合派、理法派和规范派之间缺乏必要的交流和借鉴，中医名词术语的英译无论如何也无法简洁化、统一化和规范化。”

黄帝问道：“翻译流派的融合性如何呢？”

雷公回答说：“从学术发展的角度来看，学术流派之间的交流和争论，也是对学术问题及其解决方法的公开展示和调查，从而激发了学术界对相关问题的深入思考和认真研究，并因此而使学术界的精英力量得到了进一步的凝聚，为相关学术问题的解决以及相关学术领域的发展开拓了视野、指引了方向。此前中医翻译界发生的学术争论——攻击和谩骂除外——其影响力也是如此。对魏迺杰翻译方法和理念的评论和批评，引起了国内外中医翻译界对其译法和译理的关注，激发了一些学者和译者对其编写出版的几部词典的研究和总结。经过交流争论式的论辩，魏迺杰的一些比较合情合理的通俗译法还是得到了国内中医翻译界的吸收和采纳，从而丰富和完善了中国译者的翻译思路和方法。如曾经被人视为庸俗之译的 wind fire eye，如今在国内也得到了比较普遍的使用，并且也被纳入到了世界卫生组织西太区和'世界中联'的国际标准之中。"

黄帝说："这就是中医翻译流派对中医翻译发展的正面影响。"

雷公说："陛下英明！由此可见，流派的特立独行，为学术界的发展开辟了一个又一个的蹊径；流派之间的交流争论，为相关学术问题的解决奠定了多法并举的基础；流派的传承，为相关学术领域的的发展拓展了视野。所谓的学术创新，在一定意义上即意味着新学术流派的诞生。中医基本名词术语的英译之所以能从几十年前的一词多译、一名多释的混乱状态发展到今天日趋统一化、逐渐标准化的境界，一个很重要的原因就是不同流派之间的争论和交流推动了中医翻译事业的发展，普及了中医基本名词术语英译的基本原则和方法。

西方二十世纪九十年代之前，在国内中医翻译界最为流行的便是词典解释性翻译法。比如徐象才在西方的 1990 年翻译出版的《英汉对照实用中医文库》中的《中医基础理论》，其译文基本上还是比较简明扼要的，很多术语的翻译还是比较简单明了的。但也有很多概念和术语的翻译与当时流行的词典解释性译法保持一致。如将'肺失肃降'译作 impairment of the normal function of clarifying and sending down the qi of the lung，就显得比较冗长。在'世界中联'的标准中，'肺失肃降'译作 lung qi failing in purification，显然是在解释性翻译的基础上简洁化了的译法。"

黄帝问道："这一简洁化的理念是如何形成的呢？"

雷公回答说："这与西方的二十世纪九十年代前后中国一些学者提出的仿造化译法以及标准化的原则、方法和标准有很大的关系。同时也与西方译者的思路与方法有一定的关系，特别是魏迺杰的通俗译法。在西方的 1995 年魏迺杰主编的《汉英英汉中医词典》在中国出版发行之后，虽然引起了国内外中医翻译界的争议，但在争议的同时也潜移默化地影响了中国中医翻译者的翻译思路与方法。在争议的同时，中国的翻译者和研究者也充分研究和借鉴了魏迺杰的翻译理念和方法。在西方的 1998 年镐京译者在《中国科技翻译》杂志上发表的'Nigel Wiseman 中医翻译思想评介'，即对魏迺杰的中医翻译思想进行了认真的总结分析，给予了充分的肯定。"

黄帝问道："镐京译者是如何肯定魏迺杰的译法呢？"

雷公回答说："在其发表论文的总结部分，镐京译者指出：'在西方中医翻译里，Nigel Wiseman 是一个后起之秀。他以其锲而不舍的精神、丰富的语言学知识及对汉语和中医医理的深入研究，在中医翻译方面独树一帜，开创了中医翻译的一代新风。他的研究从实际出发，具有很强的实用性，很多方面都值得我们借鉴。'

同时，镐京译者也指出：'由于学科发展所限，他的翻译和研究也并非完美无缺。事实上他的许多做法和提法都大有商榷之处。比如他提倡通俗翻译，这在一定程度上是合理的。但他将诸如"牛皮癣"、"鹅掌风"、"鹤膝风"、"白虎历节"等中医病名译为 oxhide lichen, goose foot wind, crane's knee wind, white tiger joint running，却很难令人接受。这实际上已不是通俗翻译了，而是庸俗翻译。'

最后，镐京译者又强调指出：'然而瑕不掩瑜，对于他的翻译我们应以发展的眼光来看待，不必求全责备。更何况与他相比，我们自已还差得很远呢。'镐京译者的这一总结，就是对不同流派进行交融和借鉴的典型一例。正是各派之间的这一润物无声的交互和借鉴以及各取所需的努力和推进，才使各派的理念、思维和方法逐步得以交融，才使得中医翻译界终于潜移默化地融合了一切积极因素，有力地推进了中医翻译事业的发展。"

黄帝说："卿等的分析总结，颇为符合实际。"

雷公说："非常感谢陛下的鼓励！"

黄帝问道："翻译流派的视野是如何拓展的呢？"

雷公回答说："微臣觉得，在学术界，流派意味着不同学者从不同的角度和层面对同一问题的深入研究和认真探索。在现实世界里，任何一件事物或一桩事务，都会有诸多方面，而任何一位学人或哲人，由于视野的局限、背景的影响和时代的限制，也只能从有限的角度对有关问题加以研究和分析，所形成的看法和所得出的结论也只能反映问题的某些方面。而要对其有全面的认识、分析和总结，就必须综合各个流派的观点和看法。

中医翻译也是如此。如果国人想完整地了解中医翻译发展的历史轨迹、理法观念和趋势前景，就不得不对其在发展过程中形成的各种流派的思维理念和方式方法加以概括总结，以便能梳理清楚中医翻译发展的基本路径，尤其是中医基本名词术语的翻译及其规范化和标准化发展方向。了解了这些流派的风格和特点及其对中医翻译事业的影响以及对中医西传的贡献，就不难理解其形成和发展的缘由以及与众不同的做法，更不难理解为什么中医翻译界始终存在着不同的声音。这对于中医翻译的健康发展，更具有重要的历史和现实意义。"

黄帝问道："国内译者对西方译者的翻译理念和方法，是如何理解的呢？又是如何借鉴的呢？"

雷公回答说："从中医名词术语国际标准化发展过程中，就可以看出国内译者确实在一定程度上理解和借鉴了西方译者的理念和方法。在西方的 2004 年'世界中联'开始组织很多国家的专家学者开始研究制定中医名词术语英译的国际标准。在讨论的过程中，中方专家和西方专家在一些名词术语的翻译上出现了较大的偏差，也引起了极大的争议。比如西方专家坚持将'风火眼'译作 wind fire eye，而中方专家则坚持借用西医术语将其译作 acute conjunctivitis。由于激烈的争论导致了中西方专家的困惑，不知该如何解决这一问题。在私下交流的时候，西方专家告诉中方专家，只有将'风火眼'译作 wind fire eye 才能比较完整地将其病因、病机和治法信息传递给西方读者。如果将其译作 acute conjunctivitis，西方读者看到之后，其思维马上就偏向西医，按照西医的病因、病机和治法去思考了，而不会按中医的思路去思考。如果翻译成 wind fire eye，西方读者看到后就很自然地按照中医理法方药的观念去思考了，而不会按照西医的思路去思考。

听了西方专家的这一解释后，中方专家的思路顿时豁然洞开，明白了西方专家坚持如此翻译'风火眼'的道理，其传播和翻译中医的视野也因此而大为拓展。这也就是中国中医翻译界与西方中医翻译界逐步趋同的一个重要原因。以前的中医翻译，基本上都是中方和西方各自独立翻译，缺乏彼此之间的合作和交流。自西方的二十世纪九十年代以来，尤其是自西方的二十一世纪之后，中西方中医翻译界的交流、交往和合作不断加强，从而实现了东西合璧翻译中医的理想。世界卫生组织西太区与'世界中联'各自所制定的中医名词术语国际标准的趋同性，即充分证明了这一点。两个国际标准的趋同，也充分说明了中西方合作的巨大优势。中西方合作的优势主要体现在两个方面，一是中国专家能比较深入地解读和理解中医的基本概念和术语，二是西方专家能比较好地保证译文的自然顺畅。两相结合的结果，就自然使译文既忠实又地道，从而成为最为理想的译文。"

黄帝说："流派影响，颇有意义。如此分析，确乎客观。"

岐伯、雷公长拜道："非常感谢陛下鼓励！臣等一定继续努力。"

简而无傲篇第七十七
——西方拉丁流派

黄帝说:“卿等此前详细地谈到了西方的三大流派和中方的六大流派。中方的六大流派国内大概还是比较清楚的,也在一定程度上充分发挥了其独有的特色。但对西方三大流派,国内恐怕还需要仔细地了解和努力地借鉴。”

岐伯说:“陛下圣明!国内确实应该仔细地理解和努力地借鉴西方的三大流派,毕竟中医翻译是向国外人士介绍中医的。为了更好地向国外人士完整、系统、准确地介绍好中医的理法方药,就必须得认真地了解和借鉴西方人士的译法。关于这方面的情况,请雷公向陛下汇报。”

雷公说:“谢谢天师的关怀!微臣在下界考察的时候,通过与学界和译界人士的交流,了解到明末时期中医的基本信息逐渐传入西方,清朝时期中医基本理论和方法以及部分中医典籍被翻译介绍到西方。参与中医西传和中医西译的人员,主要是西方的传教士、医务人员、外交官和学者,很少有中国人士参加。当然,在这个过程中,一定有中国人为其提供了必要的信息、资料和解读帮助。但推进中医西传和西译的主体,则是西方人士。”

黄帝说:“可见,中医翻译界最早的流派就是在西方形成的。”

雷公说:“陛下圣明!中医翻译界最早的流派确实是在西方形成的。而西方的流派,又有时代流派之分。不同的时代当然有不同的流派。但由于在西方的十七世纪至十九世纪,欧洲的语言发生了很大的变化,从而为中医翻译流派的形成开辟了新的路径。在西方的十七世纪及其以前,欧洲通用的雅致语言还是拉丁语。所以那一时期向西方介绍中医信息或翻译中医资料的人士,一般都使用的是拉丁语。因此可以将其归纳为拉丁派。”

黄帝问道:“明清时期,西方人是用拉丁语对外介绍中医的吧?”

雷公回答说:“确如陛下所示!根据王吉民和傅维康 60 年前的统

计，在西方十七世纪的时候欧洲大约出版了7部有关中医的书籍，其中有4部为拉丁语，主要为中医西传的重要人物卜弥格(Boym)所译。第一部为《中国医法举例》(Specimen Medicinae Sinicae)，西方的1682年在德国法兰克福出版，内载有中国脉学、中医舌诊及289种中药介绍，附有经络、脏腑插图68幅；第二部为《中国植物志》(Flora Sinensis)，是将中国本草介绍到欧洲的第一部书籍，西方的1656年在维也纳出版；第三部为《医钥和中国脉理》(Clavis Medica ad Chinarum Doctrinam de Pulsibus)，西方的1680年在德国法兰克福出版。另外一部拉丁语著作为瑞尼(Ten Rhyne)所著的《论关节炎》(Dissertatio de Arthride)，其中的第169—191页为针灸专论，是介绍中国针灸术到欧洲的最早的著作之一，西方的1683年在伦敦出版。"

黄帝说："由此可见，西方拉丁派早期已经逐步形成了。"

雷公说："陛下圣明！微臣觉得卜弥格和瑞尼可以视为当时的欧洲拉丁派的代表。而其他从事英语、法语和德语等其他语种翻译的西方人士，则可以笼统地归纳为非拉丁派。这些拉丁派和非拉丁派的译法和译理皆定格于西方的十九世纪之前的这一历史阶段，对现代和当代中医翻译事业的发展虽然也有重要的指导意义，但其实际的影响则基本局限于某些特定问题和内容。就中医的名词术语英译及其国际标准化而言，西方的十九世纪之前欧洲拉丁派翻译的影响，大约只限于acupuncture, moxibustion, materia medica等概念的翻译。而对现代中医翻译影响巨大的，则是西方的二十世纪之后欧洲出现的一批翻译家及其所代表的翻译流派。当然，从某种意义上说，这些译者和流派也是对西方的十九世纪之前欧洲拉丁派和非拉丁派翻译经验的继承和发展。这些流派主要包括拉丁派、考据派和通俗派。"

黄帝说："尘世间对拉丁派的定义是什么呢？"

雷公说："据微臣在下界考察时所知，所谓拉丁派指的是以拉丁语为基础翻译中医的西方学者。这样的西方学者不仅仅体现在西方的二十世纪之前中医在西方的传播和介绍之中，也体现在西方的二十世纪之后中西方之间的交流和中医国际化的发展之中。这是目前国人在研究中医翻译的历史发展、现实基础和未来走势方面，必须要思考和深入研究的问题。”

黄帝说:“很有道理。谈谈拉丁派的概念吧。”

雷公说:“非常感谢陛下的指导！当中医在西方的十七世纪开始传入西方的时候,其主要用语就是拉丁语。由此可见,那时向西方介绍和翻译中医的传教士、外交官和医务人员,大多都应该属于所谓的拉丁派。但那时的翻译实践和西方的十九世纪以来,尤其是西方的二十世纪之后的翻译,从语言到理念有着天壤之别。现在所谓的拉丁派,主要指的是西方的二十世纪以来主张使用拉丁语翻译中医的学者以及使用拉丁语翻译某些中医术语的译者,与西方十九世纪之前以拉丁语为主体翻译和介绍中医的人士,其实是没有实质关系的。”

黄帝说:“没有实质关系,说明此前的拉丁派与此后的拉丁派截然不同。”

雷公说:“陛下圣明！西方二十世纪的欧美拉丁派与西方十九世纪之前的欧美拉丁派确实截然不同。西方十九世纪之前的拉丁派主要是以拉丁语作为西传中医的媒介,而西方二十世纪的拉丁派则主要是借用拉丁语翻译中医的基本名词术语,而不是翻译中医理法方药的所有内容。就西方二十世纪的翻译实践和研究及目前的翻译发展来看,西方二十世纪的拉丁派大致包括两个方面,一是完全以拉丁语为基础为中医创造规范化的术语体系,其代表人物即德国汉学家和中医研究专家满晰博;二是以拉丁语为基础翻译中药名称,而不是所有的中医概念和术语。”

黄帝说:“谈谈欧美当今拉丁派的代表吧。”

雷公说:“遵旨！满晰博以拉丁语为基础制定中医基本名词术语体系的标准,微臣此前向陛下汇报过其中的一些事实。微臣需要向陛下再次汇报的是,满晰博的这一研究思路和标准化理念,还是潜移默化地影响了嗣后国内外中医翻译界有关中医基本名词术语英译及其标准化的研究和探索。也进一步提醒译者在翻译中医的时候,必须严格注意对中医基本概念和术语的正确理解和翻译时的贴切选词。

在西方的二十世纪八十年代,国内中医翻译界曾经提出的以科技英语的词素为基础创造性地翻译中医基本名词术语的理念和方法,也与满晰博翻译的影响有一定的关系。虽然具体的方法不一定为后人所接受，但对中医深刻的理解、对选词认真的考虑、对术语规范的翻译，却在宏观上启发了一些学者和译者，也在一定程度上深化了中医翻译的实践和研究。这是值得肯定的。虽然满晰博后来也不得不以英文为基础翻译中医，但这只是时代发展的需要，并不意味着他当年的研究没有任何实际意义。”

黄帝说：“卿等之论，颇有道理。这也说明了学术的发展毕竟是逐步向前的。”

雷公说：“非常感谢陛下的鼓励！”

黄帝说：“谈谈拉丁派的理念吧。”

雷公说：“遵旨！虽然满晰博所创立的以拉丁语为基础的中医术语没有能够传播开来，但以拉丁语为基础的其他一些中医术语却始终传承不断，甚至直到今天还绵延不断。从某种意义上说，满晰博当年的努力，并非没有一点实践基础。与拉丁语有关的这部分中医术语，主要体现在中药和方剂名称的翻译方面。传统上的中药包括三个方面，草药、矿物和动物。在西方，由于植物学、矿物学和动物学的的命名法一直以拉丁语为核心，所以中医翻译从西方的十九世纪以来虽然逐渐以英语、法语及其他欧洲语言为基础，但中药的名称却一直采用拉丁语进行翻译。微臣以前向陛下汇报尘世间所常用的一些中药名，就是主要用拉丁语翻译的，英语翻译则不是主要的。其中几个典型中药名就是这样翻译的：

当归：*Radix Angelicae Sinensis*；root of Chinese angelica

党参：*Radix Codonopsis*；tangshen root

地黄：*Radix Rehmanniae*；root of adhesive rehmannia

灯心草：*Medulla Junci*；stem pith of common rush

杜仲：*Cortex Eucommiae*；eucommia bark

防风：*Radix Saposhniko viae*；root of divaricate saposhnikovia

佛手：*Fructus Citri Sarcodactylis*；fruit of fleshfingered citron

甘草：*Radix Glycyrrhizae*；root of ural licorice

葛根：*Radix Puerariae*；root of lobed kudzuvine；root of edible kudzuvine；root of Omei mountain kudzuvine；root of thomson kudzuvine；root of trilobedleaf kudzuvine

枸杞子：Fructus Lycii；fruit of barbary wolfberry

桂枝：*Ramulus Cinnamomi*；cassiabarktree branchlet

人参：*Radix Ginseng*；Ginseng root

肉苁蓉：*Herba Cistanches*；desertliving cistanche herb

微臣所提到的这几个中药名称的译文中，斜体部分均为拉丁语，其他部分为英语。在西方的二十世纪九十年代之前，所有的中药名称一般都直接以拉丁语翻译，很少有英文翻译的做法。在西方的九十年代之后，由于中医英语翻译发展迅速，有些译者便开始探讨用英语直接翻译中药名称，以便于阅读。毕竟拉丁语是一种死亡了的语言，即便是在西方也很少有人能比较好地掌握和运用拉丁语。但这样的做法也一直处在探索时期，没有能够获得学术界的认可，一般比较正规的翻译依然采用的是拉丁语翻译或音译。"

黄帝问道："中药名称的音译，是如何开展起来的呢？"

雷公回答说："微臣在下界考察时了解到，随着中医在西方的广泛传播和应用，中药名称的音译也逐渐地普及开来。在西方的二十世纪九十年代的美国，中药名称的翻译一般采取了四保险的方式，即以音译为主，括号中再附加汉字、拉丁语和英语翻译。这一做法比较好地保证了译名不会出现混乱现象，因为汉语中同音字比较多。虽然自西方的九十年代以来中医翻译界一直在试图用英语翻译中药名称，但这一译法并没有能够普及开来。其中一个很重要的原因，就是英语中没有比较规范的植物命名之法，这当然与欧洲长期以来以拉丁语为主命名植物名称的做法有关。如'葛根'的拉丁语名称只有一个，即 *Radix Puerariae*，但其英语名称则有五个，即 root of lobed kudzuvine；root of edible kudzuvine；root of Omei mountain kudzuvine；root of thomson kudzuvine；root of trilobedleaf kudzuvine。这说明在英语中，'葛根'就没有比较规范和统一的名称，所以，很多英译的中药名称，其实就是拉丁语的英语化而已。"

黄帝说："美国译者采用的这种四保险的译法，非常有意义，应该努力普及。"

雷公说："陛下圣明！中药名称的音译，确实应该在全球普及。从目前中药名称在西方的传播情况来看，以国语拼音音译应该是其发展的必然趋势。世界标准化组织中医药国际标准化技术委员会的第六次全体会议在西方的 2015 年 6 月 1—5 日在北京召开。在这次术语组讨论会上，这一点已经得到了西方人士的充分肯定。尽管日本和韩国出于政治利益的考虑反对音译中药名称，但在当今世界上中药毕竟是要传入西方的，而不是传入日本和韩国的。所以日本和韩国的反对，并不能从根本上改变中药翻译的历史发展走势。”

黄帝问道：“中医方剂名称的翻译，是否也采用的是拉丁语？”

雷公回答说：“微臣向陛下汇报。方剂名称的翻译确实也采用了拉丁语，但也采用了英语。由于方剂多以相关的中药名称命名，所以长期以来在中医方剂名称的翻译方面，除了剂型（如汤 decoction；丸 pill；丹 bolus；饮 decoction，散 powder；膏 paste；片 tablet；冲 granule；煎 decoction；栓 suppository；露 distillate 等）多以英语翻译为主之外，方剂名称中的中药名称仍以拉丁语为基础进行翻译。比如在西方的 1986 年，欧明出版的《汉英中医辞典》中选取的几则常见方剂名称的翻译就是拉丁语和英语结合，此译法一直持续至今。请陛下看看欧明对这几个方剂名称的翻译：

桂枝汤：Ramulus Cinnamoni Decoction

麻黄汤：Herba Ephedrae Decoction

升麻葛根汤：Rhizoma Cimicifugae and Radix Puerariae Decoction

黄芩滑石汤：Decoction of Radix Scutellariae and Talcum

犀牛地黄汤：Decoction of Cornu Rhinoceri and Radix Rehmanniae

橘皮竹茹汤：Decoction of Exocarplum Citri Grandis and Caulis Rambusae in Taeniam

藿朴夏苓汤：Decoction of Herba Agastachis，Cortex Magnoliae Officinalis，Rhizoma Pinelliae and Poria

槐花散：Flos Sophorae Powder

桑菊饮：Decoction of Folium Mori and Flos Chrysanthemi

知柏地黄丸：Bolus of Rhizoma Anemarrhenae, Cortex Phellodendri and Rhizoma Rehmanniae

这是欧明为中医国际传播的发展和中医翻译事业的发展所作出的特殊贡献。所以镐京译者在研究中医翻译时，总是将欧明视为中医翻译事业的开启者和开拓者。"

黄帝说："这样的翻译，确实是求真务实的。另外，中医方剂名称的来源和内涵不尽相同，其翻译恐怕还是有所差异的吧。"

雷公说："陛下圣明！这样的情况确实是存在的。微臣在下界考察的时候，注意到方剂名称中还有一些与文化或民俗相关，没有出现药物的名称，如'温脾汤'（即以'温补脾阳，攻下冷积'之功效而命名）、'清营汤'（意即'清营透热，养阴活血'）、'交泰丸'（源自《易经》的泰卦，含有阴阳、水火相济，心肾相交之意）、'清宁丸'（源自《老子》'天得一以清，地得一以宁'）、'资生丸'（源自《易经》坤象卦'至哉坤元，万物资生，乃承顺天'）等。对于这样一些方剂名称，一般译者均予以意译。如将'温脾汤'译作 Spleen-warming Decotion，或 Decoction for Warming Spleen；将'清营汤'译作 Clearing-nourishing Decoction 或 Decoction for Clearing Heat and Nourishing Blood。"

黄帝是："经过历朝历代的发展，方剂名称的形成一定会有各种各样特殊的背景。"

雷公说："陛下圣明！方剂名称的形成确实有各种各样的特殊背景。比如有一些名称是以君药加功效命名的，如'黄连解毒丸''葛根解肌汤''半夏泻心汤''朱砂安神丸'等。这些方剂名称在一般的翻译中，均两法并用，即以拉丁语翻译药物名称，以意译之法翻译方剂的功效。如'朱砂安神丸'可译为 Cinnabaris Decoction for Tranquilizing Mind，'黄连解毒汤'可译为 Rhizoma Coptidis Decoctioin for Relieving Toxin。'世界中联'标准中对方剂名称的翻译，采用了音译和英译两种方式。其中的英译，即采用了这样一些译法。请陛下看看这些比较典型的例子：

三才封髓丹：Heaven, Human and Earth Marrow-Retaining Pill

生髓育麟丹：Marrow Generating Pill for Promoting Reproduction

金锁固精丸：Golden-Lock Semen-Securing Pill

安神定志丸：Spirit-Tranquilizing Mind-Stabilizing Pill

中满分消汤：Middle Fullness Separating and Dispersing Decoction

生肌玉红膏：Granulation-Promoting Jade and Red Paste

人参养胃汤：Ginseng Stomach-Nourishing Decoction

二妙散：Two Wonderful Herbs Powder

萆薢分清饮：Rhizoma Dioscoreae Decoction for Clearing Turbid Urine

除痰剂：Phlegm-Eliminiting Forumla

紫金锭：Purple Gold Troch

一贯煎：All-Along Decoction

当归饮子：Angelica Decoction

这几个典型的例子，从翻译的角度来看还是有一定意义的。但从标准化的角度和中华文化对外传播和角度来看，音译还是必要的。”

黄帝说："卿等说的对，应该是这样的。"

雷公说："非常感谢陛下的鼓励！微臣在下界考察的时候，学界和译界的一些学者曾告诉微臣，方剂名称的音译在西方已逐步普及起来，成为今后方剂名称翻译的必然趋势。而拉丁语和英语的翻译，将成为方剂名称西译的一个过渡性桥梁。微臣曾经告诉学界和译者的学者，为了便于顺应这一过渡性阶段，国内译者在翻译的时候可以采取音译加附注的方式为读者提供较为完整的信息。所谓音译加附注，就是在音译的方剂名称之后以括号的形式附上意译，借以注解原文的基本含义。如'温脾汤'音译为 Wenpi Tang 或 Wen Pi Tang 之后，附以 Spleen-warming Decotion 或 Decoction for Warming Spleen，这样的音译方式作为注解。当然在一篇文章或著作的译文中，这种附注性的音译可以在这一方剂名称第一次出现的时候加以使用，其后的译文中则不必再次出现。"

黄帝说："卿等之见，颇合实际。中医翻译，应该如此。"

岐伯、雷公长拜道："非常感谢陛下的指导！"

直温宽栗篇第七十八
——西方考据流派

黄帝说："墨子说：'志不强者智不达；言不信者行不果。'从华夏民族的历史发展来看，意志不坚强的，智慧确实一定不高；说话不讲信用的，行动确实不一定果敢。"

岐伯说："陛下圣明！墨子的论述，确实符合历史事实。微臣也特别注意墨子对尘世间的观察和分析。他认为，'本不固者，末必几；雄而不修者，其后必惰。'意思是说，如果本不牢、不坚实，其枝节必然危险。如果只勇敢而不修身的，其后必然懒惰。对于中医对外翻译和传播者来说，其民族文化之本如果不牢固、不坚实，其翻译和传播的方式和方法必然是不符合实际的。如果只勇敢地、努力地对外翻译和传播中医，却不关注中医基本概念的文化内涵，其结果必然是偏离中医、背离中医原本的。大概正是考虑到这一问题，一些译者则比较重视华夏民族远古时期的思想和观念。所谓的考据派，可能就与此有一定的关系。"

黄帝说："谈谈考据派的形成和发展吧。"

岐伯说："请雷公向陛下汇报吧，微臣对此缺乏足够的了解。"

雷公说："谢谢天师！所谓考据，就是以中国古典文化的经典，特别是以中医的文献典籍为基础，诠释和解读中医的基本概念和术语，并依次为依据对其进行翻译和表达。这样的理念具有比较浓郁的传统文化色彩和比较客观的忠信精神。在中医翻译的各种流派中，考据派最具有华夏民族的文化内涵。"

黄帝问道："考据派的概念是如何形成的呢？"

雷公回答说："据微臣了解，在早期的中医翻译实践中，在当今的中医翻译研究中，很多学者或译者有意无意地注意从文献考察和古籍研究中，进一步明确某一特定概念或术语的原始含义及其演变情况。正如中医界在论证某个治疗方法或学术观点的时候，自然而然地从《黄帝内经》等典籍中引用一些论点和论述或从历朝历代学者的研究和评注中引用一些颇值借鉴的观点和看法加以证明。这是中医界学术研究的一个传统。这一传统在中医翻译界虽然也有一定的体现，但毕竟还比较表浅，没有达到文史研究、文献研究和文化研究的境界。中医翻译界目前的发展情况，从某种意义上恰恰说明了这一点。

如果能从考据的角度对中医的典籍和文献进行认真的考察、分析和研究，自然就能从语言、文化和医学的源流关系更加深入地理解和诠释相关概念的基本含义。这对把握其实际内涵，可谓至关重要。比如翻译'命门'时，如果不对其在《黄帝内经》中的含义以及在《难经》中的喻意进行比较研究，如果不结合国学典籍的重要文献——如《尚书》《礼记》等——进行综合考察，便很难搞清楚此'命门'究竟指的是眼睛、右肾还是命运。

如果国人对中医的一些核心概念和术语的源流及其与天文、地理与人文关系缺乏深入的了解，便很难理解西方有些学者为何坚持将'脏'译作 depot，将'腑'译作 palace。在翻译《黄帝内经》时，非常令人纠结的是如何翻译'黄帝'。虽然西方比较流行的译法是 Yellow Emperor，但国内学术界和翻译界始终有不同的看法，以为如此之译显得滑稽可笑。但如果从文献考据的角度对其进行认真的考察和研究，从五行配五色、五行配五脏的角度对其进行分析和总结，便不难明白古人为何将陛下尊称为'黄帝'，也不难理解将'黄帝'译作 Yellow Emperor 的缘由。"

黄帝说："很有道理。但当今的国人要真正地理解古人的说法和想法，还是比较困难的。时代毕竟在发展，思维和观念毕竟在改变。"

雷公说："陛下圣明！事实确实如此。当今的国人西化比较普遍，传统文化的基础早已淡漠，不仅不知古人的说法和想法，也不知上一代人的想法和说法。"

黄帝说："事实确实如此。考据派的主要代表是谁呢？"

雷公回答说："在西方中医翻译界，对文史、文献和文化关注度比较高的，就是德国学者文树德。他对中医一些核心概念的理解和翻译，即体现了这一点，从而成为西方考据派的代表人物。在他的译著中，中医其他一些术语的翻译也体现出了他的这一理念。在《难经》译文的前言中，他对拉丁派的做法以及其他西方人士的译法提出了自己的看法，认为这些译法和理念都不符合正确解读和传递中医基本信息的要求。”

黄帝问道：“文树德谈到具体的问题吗？”

雷公回答说：“文树德确实谈到了很多具体的问题。他认为，西方译者翻译中医最常见的错误之一，就是用 energy 来解释中医对人体生理和病理的认识。在西方，的确有很多的学者及翻译人员将中医的‘气’想象性地译作 energy，或 vital energy，虽然解释了‘气’具有推动力的功能，但却忽视了‘气’的温煦、保护、气化等功能。后来李约瑟等西方著名学者研究中医问题时，便将‘气’音译为 qi，从而为‘气’的翻译开辟了一个非常有意义的路径。从此之后，‘气’的音译形式 qi 便在国际上传播开来，并且很快便成为‘气’的国际标准化译法。这一翻译实例，为中医基本名词术语的翻译拓展了思路和视野。”

黄帝说：“李约瑟的想法和做法是对的，非常有利于准确地对外传播中医。文树德还有其他想法吗？”

雷公回答说：“陛下圣明！文树德还认为，用拉丁语或希腊语翻译中医的术语是非常不妥的，使得中医的核心术语很难达到西医术语的水平。他认为这是西方人翻译中医时常见的第二个错误。通过对拉丁派和通俗派的做法及其实际作用进行了分析研究之后，他总结说有些中医术语似乎专门用以表达具体概念的，并无通俗含义。这样的术语很难译成西方语言，特别是当它们与现行的西方概念不对应时。另外，文树德对典籍中概念和术语的释义和翻译也提出了颇为严谨的意见，认为不能忽略中医典籍用语的社会和生活关联性。”

黄帝说：“作为西方的学者，文树德能有这样的意识，实在不易。”

雷公说：“陛下英明！作为西方译者的文树德能有这样的意识，确实不易。将结构精美、语意深刻的中医概念和术语按照西方人的思维方式进行解读和释义，并按照西方人的习惯和传统进行翻译和表达，这是文树德所总结的西方人翻译中医时经常出现的第三个错误。实际上文树德所总结的西方译者常犯的三大错误，在中国中医翻译界其实也是颇为流行的。这是因为中国的翻译界太注重所谓的‘归化’和‘异化’了。虽然非常注重‘归化’和‘异化’，但在实际翻译中，尤其是将中国文化向西方翻译、介绍和传播时,基本上都采取的是所谓'归化'的译法,使得中国特有的民族文化一步步地向西方文化靠拢。将'龙'译作 dragon,就是最为令人无法理解的一例。而将 Bible 和 Christmas 译作所谓的'圣经'和'圣诞',更是令人无法忍受的一例。"

黄帝说:"卿等分析的很好,总结的也很好!"

雷公说:"非常感谢陛下的鼓励!臣等一定认真努力,继续分析和总结西方译者的理念和方法,帮助神州大地的译界努力予以借鉴。"

黄帝说:"这也是朕的希望。谈谈考据派的主要风格。"

雷公说:"遵旨!重视考据必然会影响翻译的理念和词语的选择,这是是考据派的独有风格。文树德先生注重考据,重视中医学概念和术语中的文化内涵和渊源,所以在释义和翻译方面均有别于其他译者。他所翻译的《难经》就充分体现了这一点。

《难经》中常见的几个基本概念,文树德先生对其作了比较独特的翻译。这些概念包括盛 abundance,虚 depletion,实 replete, repletion,经 conduit,气 influence,邪 evil,色 complexion,胜 dominance,痿 powerless,精 essence 等。镐京译者曾就这些基本概念并结合其他相关术语或表达法的解读和翻译,对文树德以考据为基础翻译基本概念和术语的思路和方法进行了较为深入的分析总结。"

黄帝问道:"考据派是如何翻译'气'的呢?"

雷公回答说:"微臣在下界考察时注意到,所谓人体三宝之一的'气',最初一般多译作 energy 或 vital energy。在西方的二十世纪九十年代之后,音译的 qi 或 Qi 便逐步普及开来。如今,qi 或 Qi 已经成为'气'的国际通用译法了,其作用正如 yin 和 yang 一样,成为西方从中国引进的一个重要概念和词汇。文树德从自己考据的角度,则将其译作 influence,似乎不太符合中国远古时期赋予'气'这一概念的实际含义。所以,考据也是有非常深厚的语言、文化和历史要求的。

文树德虽然具有比较深厚的中国古典语言和文化的底蕴,但毕竟是西方人士,缺乏中华文化基因。所以,虽然非常重视考据,但并不一定对所有概念的考据都符合中国文化的历史实际。'气'的翻译,大致就是如此。《难经》中其他有关'气'的概念,文树德依次翻译为:气街

street of influences；生气 vital influence；动气 moving influence；元气 primordial influence；血气不足 depletion of blood and influence。虽然将'气'译作 influence 不是十分贴切，但将其类别的修饰词'生'译作 vital，将'动'译作 moving，将'元'译作 primordial，还是比较合乎情理的。

此外，'气'在中国古代，也指空气和呼吸。对于这一点，文树德在翻译时还是有所考虑的。比如'气短'的'气'，就指的是呼吸。所以，文树德将其译作 short breath，还是比较符合实际的。在时下的翻译实践中，也有译者将其译作 shortness of breath，与 short breath 大体上也是一致的。"

黄帝问道："考据派是如何翻译'经'的呢？"

雷公回答说："微臣注意到，'经络'的'经'目前比较流行的，也比较规范的，甚至可以说比较标准的译法，是 meridian 和 channel。文树德从考据的角度出发将其译作 conduit，确实值得思考。但从标准化的发展趋势来看，如此之译显然不会得到更多人士的接受。但从考据的角度来看，这样的翻译还是有其学术价值的，尤其是在经典著作的翻译方面。《难经》中其他与经脉相关的概念，文树德依次翻译为：奇经八脉 eight single-conduit vessels；任脉 controller vessel；带脉 the through-way vessel；阳蹻脉 yang walker vessel；阴蹻脉 yin walker vessel；阳维 yang tie vessel；阴维 yin tie vessel；奇经 single-conduit；经脉之根 root of conduit-vessels。

与经络循行相关的三阴三阳，文树德先生依次译为：少阳 minor yang；阳明 yang-brilliance；太阳 great yang；太阴 great yin；少阴 minor yin；厥阴 ceasing-yin。从规范化和标准化的角度来说，将三阴三阳直接加以音译，可能效果更好。文树德从考据的角度，采用音意结合的方式对其加以翻译，似乎也有一定的道理。他的这一做法在中医翻译界也有一定的影响。如罗希文在翻译《伤寒论》和《金匮要略》时，即采用了这一方法翻译其中的三阴三阳。"

黄帝问道："考据派是如何翻译'脏腑'的呢？"

雷公回答说："文树德对'脏腑'的翻译，就充分地体现了作为考据派代表人物的风貌。从古代的文献中可以看出，'脏腑'的'脏'源自'藏'(即收藏之所)，'腑'源自'府'(即供人居住的府邸)。这就是文树德坚持将'脏腑'译作 depot 和 palace 的主要原因，有一定的合理性。将'腑'译为 palace，完全是从'府邸'的角度进行释义的。

相关的其他术语是这样翻译的：'小肠者受盛之府也'译为 the small intestine is the palace of receiving in abundance；'大肠者泻行道之府也'译为 the large intestine is a palace that constitutes a pathway for transmission of drainage；'胆者清净之府也'译为 the gall is the palace of clarity and purity；'胃者水谷之府也'译为 the stomach is the palace of water and grains；'膀胱者津液之府也'译为 the bladder is the palace of *chin* and *yeh* liquids。

'津'和'液'指的是人体的两大体液，'津'比'液'清稀，'液'比'津'稠厚。所以在以前的翻译中，'津'常译为 thin fluid，'液'则常译为 thick fluid。在世界卫生组织西太区制定的标准中，'津'译作 fluid，'液'则译作 humor。从标准化和区分性的角度来看，如此之译似乎也颇值借鉴。"

黄帝问道："考据派是如何翻译'邪'的呢？"

雷公回答说："对于中医上的'邪'，现在的国人都不太了解，国外的人就更难以理解了。微臣在下界考察的时候，曾与国内学界和译界的人谈过此事。微臣告诉他们在远古时期，人们不幸得病之后感到非常困惑，不知是什么原因导致了病患的产生。追根求源，一般都认为是妖魔鬼怪作祟，其邪恶之气导致了疾病的产生。于是便将致病因素称为'邪'。从这个意义上讲，将'邪'译作 evil 还是比较合乎古人之观念的。自从《黄帝内经》问世以来，虽然中医体系中依然使用了'邪'这一概念，但已不再指的是邪恶的魔鬼了，而是指的各种致病因素。直到今天，中医学依然始终用'邪'指代致病因素。这也就是为什么今天的译者多将'邪'译作 pathogenic factor 或 pathogen 的主要原因。

作为考据派代表人物的文树德，自然首先从历史文化的角度解读'邪'的含义。所以将其与时俱退地译作 evil，还是具有历史意义的。其他相关的术语，文树德的翻译是这样的：心邪，译作 evil [influences] from the heart；胃邪，译作 evil [influences] from the stomach；肾邪，译作 evil [influences] from the kidney；肺邪，译作 evil [influences] from the lung；脾邪，译作 evil [influences] from the spleen；大肠邪，译作 evil [influences] from the large intestine；小肠邪，译作 evil [influences] from the small intestine；膀胱邪，译作 evil [influences] from the bladder；守邪之神，译作 the spirit guarding against the evil。其中方括号里的 influence，指的是‘气’，即相关器官中的邪气。

《难经》第五十难谈到了‘虚邪’‘实邪’‘贼邪’‘微邪’和‘正邪’，文树德将其分别译作 depletion evil, repletion evil, destroyer evil, weakness evil 和 regular evil，与其全书对‘虚’‘实’等概念的译法一致，也与原文的基本含义比较近似，但与时下比较流行的译法还是有一定的差异。在‘世界中联’的标准中，‘虚邪’译作 deficiency-type pathogen 及 pathogen from mother-organ，‘实邪’译作 excess pathogen 及 pathogen from child-organ，‘贼邪’译为 thief pathogen，‘微邪’译作 mild pathogen，比较直观一些。”

黄帝问道：“考据派是如何翻译‘脉象’的呢？”

雷公回答说：“对于脉象状况的描述，中医传统上采用了比较简洁的字词，如细、微、弦等。文树德的翻译，基本上既考虑了原文的原始含义，也考虑了脉象的实际表现，所以其译文显得既朴实，又深刻。如他将‘紧’译作 restricted，将‘细’译作 fine，将‘微’译作 feeble，将‘数’译作 frequent。其他的脉象表现翻译如下：迟，slow；急，tense；缓 relaxed；浮 at the surface；石，stony；虚，deplete；实，replete；刚，hard；柔，soft；弦，stringy；大，strong；散，dispersed。如此这样的翻译，在坚持其原始含义的基础上，还是比较符合现实意义的。当然，有些译法与时下比较流行的翻译还是有比较大的差异。如‘浮’‘大’‘弦’一般多译作 floating, large 和 taut 或 string-like。

其他综合性的脉象描述，文树德则依次翻译如下：春脉弦，in spring the [movement] of vessels is string；夏脉钩，in summer the [movement] of vessels is hook-like；秋脉毛，in autumn the [movement] of vessels is hairy;冬脉石,in winter the [movement] of vessels is stony;缓而大,relaxed and strong;浮濇而短,at the surface, rough and short;沈濇而滑,in the depth, soft and smooth;头痛目眩, headache and dizziness;胸满,fullness in one's chest;洪大,vast and strong。

对于《难经》中其他概念和术语,文树德的翻译大体上还是比较合乎实际的。《难经》中谈到了'下工''中工''上工'。这三个概念《黄帝内经》也已提到。这里的'工'实际上指的是医家。所以在时下的翻译实践中,'下工''中工''上工'的'工'一般都译作 doctor 或 physician。文树德则将'工'译作 craftsman,比较符合'工'的原始含义,如果要和现在的 doctor 或 physician 结合起来,还需要有一定的关联性思考。对于三'工',文树德依次翻译为, inferior craftsman; mediocre craftsman; superior craftsman。总体上还是比较能够理解的。"

黄帝问道:"考据派是如何翻译'三焦'的呢?"

雷公回答说:"'三焦'是中医学上的一个颇具特色的生理概念。对于这一概念,以前有 three turners, three warmers, three heaters 等貌似不同,实质上却是比较一致的译法。文树德将其译作 triple burner,与此前的各种形异而实同的译法还是比较一致的。但伍连德、王吉民在编写《中国医史》的时候,则将'三焦'译作 san chiao,是比较符合实际的。早年德贞在翻译《遵生八笺》的时候,也将'三焦'音译为 San Chiao。

从语言国情学的角度来看,将含有国情的'三焦'加以音译,应该是非常合乎跨文化交际的基本要求的。但到了西方的二十世纪中叶之后,随着中西方在中医领域交流的不断发展,随着中国学者参与中医翻译事业的努力不断加强,仿造性翻译和释义性翻译的做法逐步普遍起来,从而导致了直译和意译'三焦',并因此而终止了音译。在西方的 1982 年,世界卫生组织西太区开始制定针灸经穴名称的国际标准时,将其译作 triple energizer,似乎与原文的实际含义有较大的差距。但由于世界卫生组织这一国际组织的推动,使得这一并不准确的译法目前颇为普及。这一现象颇值思考。"

黄帝问道:“考据派是如何翻译‘色’的呢?”

雷公回答说:“对于‘色’(即面色),文树德将其译作 complexion,也比较符合客观实际,因为中医典籍中所谓的‘色’,就是指的面容、面色。在中医翻译界,也有人将其译作 facial expression,也比较符合实际,也较为流行。但 complexion 的用法,相对来讲还比较众多一些。这当然与中医翻译力求简洁的发展趋势有关。《难经》中其他与‘色’相关的术语,文树德是这样翻译的:色青,译作 virid complexion;色黄,译作 yellow complexion;色白,译作 white complexion;色黑,black complexion;色赤,译作 red complexion。其中的‘青’,时下的中医翻译界一般译作 blue,其实不大符合‘青’的实际含义。文树德将其译作 virid(即碧绿、青绿),倒比较符合原文之意。”

黄帝问道:“考据派是如何翻译‘证’的呢?”

雷公回答说:“关于中医上的‘证’,中西方中医翻译界比较流行的译法有二,一是 syndrome,二是 pattern。最早的译法即为 syndrome,在西方的 1980 年欧明先生出版的《汉英常用中医词汇》中,即采用了这样一种译法。从此之后,这一译法颇为流行,几乎成为‘证’比较规范的译法。但由于 syndrome 在西医上的含义与‘证’在中医上的含义有较大的差异,从而导致了后来的其他译法。在西医上,syndrome 指的是有一系列症状表现,但病因却不明确的病变。艾滋病之所以被称为 acquired immune deficiency syndrome,就是因为当时只能观察到患者的一系列临床症状,而无法查清其病因和病机。在西医上,如果一种病变查不清其病因病机,就无法找到治疗的方法和药物。这和中医则完全不同。在中医上,任何病变的病因都是清楚的,最基本的病因就是阴阳失调。

就‘证’而言,中医上的‘证’指的是一种疾病在不同阶段的表现,其性质是明确的,病因是明确的,治法也是明确的,与西医的 syndrome 显然有本质的不同。正是出于这样的考虑,后来的翻译中便有了 pattern 这样一种比较切合实际的译法。但由于约定俗成的原因,syndrome 的使用依然比较普遍。这两种译法在世界卫生组织西太区的标准和‘世界中联’的标准中,均被纳入,只是先后顺序有别而已。在世界卫生组织西太区的标准中,第一选择是 pattern,第二选择是 syndrome。'世界中联'的标准中,第一选择是 syndrome,第二选择是 pattern。

但在文树德所翻译的《难经》中,'证'则被译作 evidence,似乎也有些符合中医'证'的实际意义。比如,他将《难经》中的'内证'和'外证'分别译作 internal evidence 和 external evidence。虽然译作 evidence 与'证'的具体所指有一定的相近之处,但却显得有些空泛,因为 evidence 在英语中是一个比较普通的泛指单词。近年来在现代医学中形成了'循证医学'这样一个新的医学体系,英语称为 evidence-based medicine。如果将中医的'证'译作 evidence,显然会引起很大的误解。为便于中西方的交流,'证'似乎还是译作 syndrome 或 pattern 比较合乎实际一些。"

黄帝问道:"考据派是如何翻译'六淫'的呢?"

雷公回答说:"关于中医上的所谓'六淫'(即风、寒、暑、湿、燥、火)以及其他一些天人相应的概念和术语,文树德也采取了较为朴实的译法,即将'寒''热'等简单地译作 cold 和 heat。《难经》中与之相关的术语或表达法,文树德即采用了比较朴素的方法予以从实而译:数则为热,译作 frequency indicates heat;迟则为寒,译作 slowness indicates cold;诸阳为热,译作 all yang [symptoms] are [caused by] heat;诸阴为寒,译作 all yin [symptoms] are [caused by] cold。从这几个中文术语和表达法的翻译中可以看出,文树德不仅注重《难经》原文的内涵,而且还注重保持《难经》的行文风格。译文中不得不增加的一些词语,皆放置在方括号中,说明其并非原文之所有。

其他类似的概念和术语,文树德亦采取了同一方法予以翻译。如将'人之根本'译作 a person's root and foundation,将'表里'译作 external and internal,其中的'根'和'本','表'和'里'都是借用了英语中比较对应的自然词语予以翻译,在一定程度上解释了原文的本旨要义。类似的概念和术语还有'命门''九窍''五味''七疝''瘕聚''关格''呼吸之门''相生''腠理''皮毛''三部九候'等,文树德将其依次译为 gate of life, nine orifices, five tastes, seven accumulation ills, concentration ill, sclosure and resistance, gate of exhalation and inhalation, mutual generation, pores, skin and hair 和 three sections and nine indicator [-levels]。其中'命门''九窍''五味''关格''相生'和'皮毛'的译法,得到了翻译界的普遍接受,并成为较为流行的通用译法。不过将'腠理'译作 pore,似乎简单化了一些。因为'腠理'指的是皮肤、肌肉的纹理及皮肤与肌肉之间的间隙,是气血流通的门户和排泄体液的途径之一,也是防御外邪内侵的屏障。所以欧明将其译为 striae,似乎更符合原文主旨一些。"

黄帝问道:"考据派是如何翻译病理现象的呢?"

雷公回答说:"对于人体的一些病理变化,文树德的译文虽然比较符合实际,但与比较流行的译法还是有一定的差距。比如'烦满'的'烦'一般多译作 vexation 或 restlessness 或 irritabiity。文树德则将'烦'译作 uneasiness。如'烦满'译作 uneasiness and fullness [in one's chest],'心烦'译作 uneasiness of the heart,似乎显得更与时俱退一些。对于'满',文树德先生也译作 full,与现行译法比较一致,如'腹胀满'即译为 swollen and full abdomen。其中将'胀'译作 swollen,虽然有一定的道理,但与现行译法 distension 仍然有一定的差距。

《难经》中其他一些病理术语,文树德先生的译文还是比较合情合理的。如将'少腹急痛'译作 tensions and pain in the lower abdomen,将'谵言妄语'译作 to speak incoherently and utter nonsense,将'手足厥逆'译作 hands and feet marked by reversed [moving influences],意思是比较清楚的,但也与较为流行的通俗译法还是有一定的距离。如'手足厥逆'在世界卫生组织西太区的标准中被译作 reversal cold of the extremities,显得更加简洁一些。《难经》上的'谵言妄语',在后来的中医文献中被简化为'谵语'或'谵妄',欧明将其译为 delirium,很简洁明了。世界卫生组织西太区的标准中将其译作 delirious speech,更生动一些。"

黄帝问道:"考据派是如何翻译生理功能的呢?"

雷公回答说:"《难经》中一些有关人体生理功能的描述,文树德根据原文的实际含义并结合其对相关概念——如'虚''实''损''益'

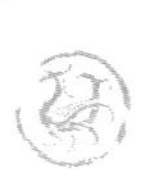

等——的统一译法，对这些描述进行了较为自然的翻译，比较客观地再现了原文的喻意。如将'藏'译作 store，相应地将'肝藏魂'译作 the liver stores the hun，将'肺藏魄'译作 the lung stores the p'o，将'心藏神'译作 the heart stores the spirit，将'脾藏意与智'译作 the spleen stores sentiment and wisdom，将'肾藏精与志'译作 the kidney stores essence and mind。'魂'和'魄'是中医上特有的两个与 soul 和 spirit 都有关联的概念，但简单地译作 soul 或 spirit，显然是无法完整表达其意的。这也是中医早期翻译者面对的挑战。

欧明在其早期出版的词典中，将'魄'译作 inferior spirit，'魂'虽然没有收入，但自然是 superior spirit 了。不过这样的译法似乎不是非常符合原文的实际。在中国文化中，'魂'和'魄'都是人体精神方面非常重要的两大活力和动力，没有什么 inferior 和 superior 之分的，只有 function 和作用的不同。按照中医的理论，肝主魂，肺主魄，皆系人生至关重要的精神力量。魏迺杰根据中医的实际内涵，将'魂'和'魄'分别译作 ethereal soul 和 corporeal soul，应该是比较有实际意义的。从根本上说，'魂'和'魄'都是与 soul 密切相关的，如此之译自然比较符合客观实际。所以这一译法便很快传播开来，并被纳入世界卫生组织西太区的标准之中。

对于'虚''实''损''益'，文树德基本将其译作 replenish, depleted, diminish 和 add，与其全文的翻译保持一致，也比较有效地揭示了原文的内涵。《难经》中一些相关的术语和表达方式，即以此种方式予以翻译，如将'实实'译作 to replenish what is replete already，将'虚虚'译作 to deplete what is depleted already，将'自已'译作 the illness will come to an end by itself，选词和结构上与原文比较一致，挺有意趣。将'损不足'译作 to diminish what is not enough，将'益有余'译作 to add where a surplus exists already，属于叙述性的翻译，与术语的翻译还有一定的差距。当然，中医典籍中的一些表达方式本身，不一定就是术语，'魂'和'魄'、'益有余'就是这样。但经过几千年的传播和传承，这样一些看似动宾式的结构，已经演变成了术语。"

黄帝问道："考据派是如何翻译特有术语的呢？"

雷公回答说："《难经》上还有一些中医学上特有的疾病案例，如'奔豚''息贲''骨痿'等。文树德将'奔豚'译作 running piglet，虽然直译一些，但还是比较形象生动的，与早期译作 running pig 的做法比较一致。此一译法也被世界卫生组织西太区和'世界中联'的国际标准所采用。'息贲'为五积之一，指的是因痰热壅阻，肺气郁结所致的右肋下包块，译作 rest and run，似乎不太符合原意。欧明早期将其译作 lumps located at right hypochondrium，属于解释性翻译，但基本意思还是比较清晰的。将'骨痿'译作 bones to weaken，意思是清楚的，但似乎与术语翻译的要求有一定的距离。此外，'痿'早期译作 flaccidity，目前依然较为流行。在西方，一些译者将其译作 wilting，也比较流行，并被世界卫生组织西太区的标准所采纳。"

黄帝问道："考据派借用西医术语了吗？"

雷公回答说："借用西医术语，是中医翻译从最初开始且一直持续至今的一种做法。虽然中医翻译界对此明确的提法颇有看法，但在具体翻译时任何人都无法回避这一现实。毕竟中医和西医的服务对象和研究目标是一致的，因而也就有了一定的共性和同性。这就是借用西医术语翻译某些中医概念和术语的实践基础。当年西医传入中国的时候，西方人士借用中医的基本概念和术语翻译西医的概念和术语，也是出于同样的考虑。

文树德虽然注重考据，但依然借用了一些西医术语翻译某些中医概念和术语。比如中医的心、肝、脾、肺、肾等人体器官的名称，文树德的译法与现在流行的做法完全一致。只是对一些中医独有的但与生理有关的概念和术语，采用了比较直译的译法。将'命门'译作 gate of life，将'三焦'译作 triple burner，将'真心痛'译作 true heartache，将'温病'译作 warmth illness，将'热病'译作 heat illness，就属比较直译的译法。

同时，一些比较直观的病变，文树德也借用了西医的术语进行翻译。将'泄'译作 diarrhea，就是典型一例。其他与'泄'相关的术语，也按此方式进行了逐一翻译，如将'胃泄'译作 diarrhea of stomach，将'大肠泄'译作 diarrhea of large intestine，将'小肠泄'译作 diarrhea of small intestine，将‘大瘕泄’译作 diarrhea of large concentrations，将‘五泄’译作 five kinds of diarrhea。其他一些比较直观的疾病，也采用了同样的方法进行翻译。将‘黄疸’译作 jaundice，也是比较典型的实例。”

黄帝说：“对考据派的分析和说明，很有实际意义。这样的翻译流派，在传统文化的传承方面还是有所体现的。虽然在目前的国际标准发展中，其译法还没有得到完全的理解和接受，但从解读和释义原文的角度来看，还是值得肯定的。”

岐伯、雷公跪拜道：“非常感谢陛下的指导！考据派的理法，的确值得国人关注。”

夙夜惟寅篇第七十九
——西方通俗流派

黄帝说:"'不登高山,不知天之高也;不临深溪,不知地之厚也'。荀子的这一观念,对于历朝历代的教育和发展,都有非常重要的指导意义。不登上高山,显然就不知道天是多么的高;不面临深涧,自然就不知道大地是多么的厚。"

岐伯说:"陛下圣明!荀子的这一观念,确实一直在指导着历朝历代的国人。就是对于极其发达的当今时代,荀子的这一思想还是非常有实际引领作用的。对于当今对外传播和翻译国学和中医的人来说,荀子的这一教导一定能真正地为大家开辟康庄大道。荀子所说的'青,取之于蓝,而青于蓝;冰,水为之,而寒于水',就是对当今所谓优秀人才培养的基本要求。"

黄帝说:"此前卿等所谈到的中医翻译流派,其形成、发展和影响,在某种意义上也体现了荀子的教导和要求。"

岐伯说:"陛下圣明!虽然中医翻译界一直存在着这样那样的问题和挑战,但其中的某些学者的认真努力,确实体现了荀子的教导和要求。"

黄帝说:"卿等此前特别提到了西方的拉丁派和考据派,很有意义。据说西方中医翻译界有三大流派,谈谈第三个流派吧。"

岐伯说:"臣等遵旨!虽然中国也有六个流派,但西方的三大流派意义更重要,毕竟中医翻译的目的是将中医传播到西方以及世界各地,而不是传播给中国人自己。从这个角度来说,西方翻译者的理法确实值得臣等关注,也确实值得国人关注。此前雷公向陛下汇报了西方的拉丁派和考据派,陛下也提出了很多问题,使雷公更全面地总结分析了这两大流派的背景和影响。但从目前中医在国际上的发展来看,影响更大的则是西方的第三代流派,即通俗派。虽然通俗,却越来越得到全球的理解和接受,从而为中医的国际传播和国际化奠定了基础。即便是国内的译者，也逐步地借鉴了通俗派的译法。关于通俗派的问题，请雷公向陛下汇报。”

雷公说：“谢谢天师！正如天师刚才所说的那样，从目前中医翻译在国内外的发展情况来看，通俗译法确实颇为常见，甚至早已非常流行。从这个角度来看，似乎影响最为深入广泛的，便是通俗派。尽管从早期到现在，中医翻译界的译者和研究者对通俗之译总有一些看法，但从长期以来的翻译实践来看，似乎始终是看法归看法，做法归做法。”

黄帝说：“谈谈通俗派的基本概念。”

雷公说：“遵旨！所谓通俗，指的是翻译时采用普通词语和普通表达方式翻译中医学上颇有特色的一些专业概念、术语和句式。将‘上工’译作 superior crafstman，将‘天柱’译作 celestial pillar，将‘牛皮癣’译作 oxhide lichen，将‘鹅掌风’译作 goose foot wind，将‘鹤膝风’译作 crane’s knee wind，将‘白虎历节’译作 white tiger joint running，将‘白面痧’译作 white face sand，将‘百日咳’译作 hundred-day cough，就是比较典型的通俗译法。”

黄帝说；“这样的简单译法颇有意义。应该不完全是通俗派的独有译法。”

雷公回答说：“陛下圣明！如此通俗的翻译方式，确实不是所谓的‘通俗派’译者独有的译法，也不是其他流派从不采用的方法。从早期的翻译到现在的翻译，无论西方译者还是中国译者，从其翻译中均可以找到如此类似的翻译实例。如在翻译《难经》四十四难的时候，文树德将‘唇为飞门’的‘飞门’译作 flying gate，将‘齿为户门’的‘户门’译作 door-gate，将‘会厌为吸门’的‘吸门’译作 inhablation gate，将‘胃为贲门’的‘贲门’译作 strong gate，将‘太仓下为幽门’的‘幽门’译作 dark gate，将‘大肠小肠曾为阑门’的‘阑门’译作 screen-gate，如此之译显然也属于比较通俗的译法。”

黄帝问道：“这样的译法，国内有吗？”

雷公回答说：“有的。在欧明早期编写的《汉英常用中医词汇》中，将‘心火’译作 heart-fire，将‘肺火’译作 lung-fire，将‘肝火’译作 liver-fire，将‘胃热’译作 stomach-heat，将‘胃寒’译作 stomach-cold，将‘肾精'译作 kidney-essence,将'命门'译作 gate of life,将'肺实'译作 sthenia of lung,将'标本'译作 the branch and the root,将'真火'译作 true-fire,将'真气'译作 true-energy,将'真阳'译作 true-yang,将'原穴'译作 source point,将'脏腑'译作 solid and hollow organs,将'推拿'译作 massage,将'虚实'译作 asthenia and sthenia,将'虚热'译作 asthenia fever,将'痰火'译作 phlegm-fire,等等。如此之译,显然也是比较通俗的,因而也引起了嗣后的一些论辩。"

黄帝问道:"欧明之前的国内译者,也有这样的译法吗?"

雷公回答说:"有的。比如在伍连德和王吉民先生撰写的《中国医史》一书中,除音译之外'内经'也译作 Internal Classic,'脏腑'也译作 viscera,'素问'也译作 Plain Questions,'灵枢'也译作 Mystical Gate,'经脉'也译作 main vessels,'伤寒论'也译作 Essay on Typhoid,'金匮要略'也译作 Synopsis of the Golden Chamber,'千金方'也译作 Thousand Gold Remedies,'神农本草'也译作 the Herbal,'难经'也译作 Difficult Classic,'肘后备急方'也译作 Prescriptions for Emergencies,'五脏论'也译作 Essay on the Five Organs,'外台秘要'也译作 Medical Secrets of an Official,'本草纲目'也译作 the Great Herbal,'八段锦'也译作 Eight Precious Chapters,'寸关尺'也译作 inch,bar,cubit。如此之译,显然也与通俗之译可谓同途同归。此外,将'五禽之戏'译作 frolics of five animals,将'百一方'译作 Formularies,将'太医局'译作 Imperial Medical College,可谓既通俗易懂,又简洁明了。"

黄帝问道:"当今的国内译者,也有这样的译法吗?"

雷公回答说:"是的。比如在西方的 2004 年,全国科学技术名词审定委员会公布的《中医药学名词》中,'蟹睛'译作 crab eye,'乳头风'译作 nipple wind,'风热疮'译作 wind-heat sore,'鹅掌风'译作 goose-web wind,'五轮'译作 five wheels,'五色'译作 five colors,'温病'译作 warm disease,'温燥'译作 warm dryness,'真气'译作 genuine qi,'真寒假热'译作 true heat disease with false cold manifestation,'真实假虚'译作 true excess disease with false deficient manifestation,

‘真心痛’译作 real heart pain,‘五志’译作 five minds,‘五神’译作 five emotions,‘七情’译作 seven emotions,‘五邪’译作 five pathogens,‘胃痛’译作 stomach pain,‘畏寒’译作 fear of cold,等等。如此这样之译,无论是否达旨,但从选词和表达上看,依然是通俗易懂的,依然是见词明义的。”

黄帝说:“谈谈通俗派的影响吧。”

雷公说:“遵旨!微臣刚才所列举的几则例子可以看出,无论是早期、中期还是现在的翻译,无论是西方还是中方译者的翻译,无论是纯粹的术语翻译还是文本翻译,都可以从中找出许多类似通俗之译的翻译实例。这说明通俗翻译的做法还是比较普遍的,甚至还是比较流行的。之所以比较普遍和流行,原因大致有三,一是中医基本概念和术语的来源,二是人类语言的共核,三是自然对应的追求。

中医翻译面临的首要问题,就是中医理论的深奥和语言的古奥。由于语言古奥,很多概念和术语的含义显得既明又幽,既实又虚。就像‘心’一样,意思自然是明的,因为所有的人——无论东西南北哪个地区和民族——都有‘心’,但又是‘幽’的,因为中医上的‘心’不但主血,而且还主神。‘心’主血可谓‘实’,但‘心’主神似乎又有些‘虚’。所以在西方的 1992 年,刘时觉在《中医研究》第 2 期发表文章,对中医语言进行了深入研究。谈到中医的概念和词汇问题时,刘时觉指出,中医概念往往是不确定的,而且是多变的。这种不确定且多变的概念,使得东西方在交流的时候发生了严重的语言冲突,具体表现为歧义冲突、异质冲突、反义冲突和古今冲突。甚至认为中医的概念是虚化的,因而表现得名不及形和名不及实。”

黄帝问道:“刘时觉的这一说法符合实际吗?”

雷公回答说:“刘时觉的观点,有一定的客观性,但也有一定的主观性。因为中医的理论和实践所体现的并不纯粹是所谓的‘科学’,而是充满了温馨而自然的文化和人文。这样的理论和实践更符合对人的生理、病理和治疗问题的探索和研究,因为人体的生理结构如机器一样是规范和固定的,但人的思想和观念却不是机器性的,人的病理变化是自然客观的,但更是心理变异的。在西方的 1997 年人民卫生出版社出版的《中医英语翻译技巧》一书中，镐京译者指出：'事实上，中医语言也有令其他用语望尘莫及的优势。比如从纯粹的语言交际要求来看，中医用语高度的语义概括性及简洁的结构特征就使其具有较高的信息密度和运载力。'谈到中医翻译问题时，镐京译者指出：'只有揭开了中医语言的语义特征，才能正确理解中医医理，才能准确地将中医语言的含义转达到译入语中去。实践证明，如果译者不对这一古老语言进行多层次的透析，那么在翻译时就很可能犯以点带面、以形取义的错误。'"

黄帝问道："镐京译者是如何揭示中医语言的语意特征呢？"

雷公回答说："镐京译者认为，从中医语言的历史发展来看，其基本概念和术语的来源有三，一是来自中国古典文化，二是来自日常生活，三是来自医学发展。来自中国古典文化是人所共知的，如'阴阳''五行''精气'等理论体系均与中国古典文化、哲学思想紧密结合，从而使'医哲交融'成为中医理论、实践的基本特征，也成为中医基本概念和术语的重要来源。来自日常生活也是较为常见的，如'六淫'中的风、寒、暑、湿、燥、火，'四性'中的寒、热、温、凉，'八法'中的汗、吐、下、和、温、清、消、补，'五行'的木、火、土、金、水，皆是如此。来自医学发展，也是自然而然的，因为中医本身就是一门医学体系，其语言的专业性也是毫无疑问的，如'经络''脏腑''痰饮''伤寒''补泻'等等。"

黄帝说："对于这样一些来自文化、生活和医学的概念和术语，由于其既明又幽，既实又虚，信息密度非常之高。"

雷公说："陛下圣明！对于当今的国人和夷人来说，要想将这样一些文化色彩浓郁、医哲交融深厚、文字结构简朴的概念和术语简洁而明确地翻译成英文，难度之大可想而知。唯一可能采取的方式，就是按照其字面的结构在英语中寻找其形式上比较对应的词语，首先在形式上与其保持一致，然后再通过反复的交流和传播慢慢地将其实际内涵传递给以英语为母语的读者。刚开始的时候，这样的做法虽然很难即可达到目标，并且还会引起很多的非议。但经过一段时间的交流和传播之后，这样的译法以及其实际含义便逐步在译文中得到了再现。将'心火'译作 heart fire，将'伤寒'译作 cold damage，将'命门'译作 gate of life，就是如此。在早期的翻译中，将'伤寒'译作 cold damage 会引起很大的质疑，所以 exogenous febrile disease 就是当时比较流行的释义性译法，且富有一定的专业术语翻译的风格和准确释义的风采。但经过几十年的中西交流和翻译实践，今天 cold damage 已经成为'伤寒'更为流行的译法，甚至成为'伤寒'更为规范的翻译了。这说明通俗译法的普遍流行与中医语言的特点及其在西方的传播和发展，有着颇为自然的关系。"

黄帝说："由此可见，通俗派确实很重要。说说通俗派的主要代表吧。"

雷公说："遵旨！从以上的分析可以看出，通俗之译在长期以来的中医英语翻译中，还是比较普遍流行的，无论在任何时代由任何流派的译者所翻译的中医文献资料，皆可找到通俗翻译的实例。但就通俗译法的发展而言，英国汉学家和中医学家魏迺杰（Nigel Wiseman）显然是最为突出的代表，因为他是第一个明确提出且系统研究、实践和推进通俗译法的译者和研究者。"

黄帝问道："通俗派的观念是如何形成和发展的呢？"

雷公回答说："自二十世纪八十年代起，魏迺杰即开始研究中医的英语翻译问题，尤其是名词术语的翻译及其标准问题。他在 Suggestions for Standardizing Chinese Medical Terminology 一文中引用了孔子'必也正名乎'（其译文为 What is necessary is to rectify the names!）的古训，强调了标准化中医名词术语英译的重要性和急迫性。他首先分析了中医语言的风格特色，并对此有颇为深刻的了解。他认为，'由于中医在很大程度上研究的是一些日常生活中的自然或社会现象，因此其用语对于一般中国人来说并不陌生。但这只是一种表面现象。其实当普通用语进入中医语言体系后，从内涵到外延都与中医千载一体的理论发生了紧密的融合，从而被赋以深刻，甚至于神秘的意义和色彩。这当然不是一般人所能理解的。就是一般的中医人员，也未必能完全洞察入微。'

鉴于中医语言的独特风格和内涵以及长期以来的翻译体会，魏迺杰认为，'英语语言虽然是世界上词汇最为丰富的语种之一，但要从中找出几个能准确、完整地再现中医原意的对应语，却十分不易。在这种情况下，人们只好创造新词，使用生僻的词或者借用古词。后一种方法似乎更为可取，因为使用古词能提高术语的专业化水平。'"

黄帝说："魏迺杰似乎强调了使用古词翻译中医术语的重要性和必要性。这一观点似乎与通俗译法颇为不同。"

雷公说："是的。满晰博起初也持有这样的想法和做法，也用拉丁语这样的古语和古词制定了一套规范化的中医术语体系，但却没有能够为西方翻译者所接受。据文献记载，满晰博出版了其用拉丁语翻译中医名词术语专著的次年，瑞典学者 Argen 便采用了他的译法。从那时到现在，这位瑞典学者就成了全球唯一一位采用了满晰博用拉丁语为中医制定的术语体系。由此可见，借用古语翻译中医概念和术语在西方也是很难行得通的。魏迺杰虽然是这样说的，但在翻译实践中他却极少有这样的表现。

在同一篇文章中谈到中医名词术语英译的标准化时，他提出将'温阳'译作 warming yang，将'救阳'译作 salvaging yang，将'回阳'译作 restoring yang，将'健中'译作 fortifying the center，将'运脾'译作 moving the spleen，将'安神'译作 calming the spirit，将'提升中气'译作 upraising centre qi 等等，其实就是至为通俗的译法，一点也没有借用古语翻译这些语意深刻、结构独特的中医概念和术语。这说明，魏迺杰在初期研究中医翻译问题时，对存在的问题也有各种各样的思考，也综合分析了可能采取的各种各样的解决方法。但在具体的翻译实践中，他还是比较注重仿造译法的。这一译法的结果，就使得译文显得通俗易懂、表达自然顺畅。"

黄帝说："很有道理。经过多年的努力，一定会有更好的发展。"

雷公说："陛下圣明！在嗣后的研究中，魏迺杰关于中医英语翻译的思考就更加明确化了，从理论到实践均倾向于仿造化翻译法了。在西方的二十世纪八十年代末，他即开始以仿造之法研制中医英语术语体系，所制定的中医英语词汇 Glossary of Chinese Medical Terms and Acupuncture Points 于西方的 1990 年由美国 Paradigm Publications 出版。之后，他又对该词汇系统进行了补充，修改为《汉英英汉中医词典》，由湖南科学技术出版社在西方的 1995 年出版。这是中国出版的

第一部由外国人编写的有关中医英译的词典，在国内产生了很大的影响，也激发了很多的讨论。此后，他又对该词典进行了修改和补充，在西方的2002年由人民卫生出版社再版，名为《实用英文中医辞典》。

在'再版序'中，比较分析了各种翻译方法之后，魏迺杰指出，'以仿造（即：直译）为主的翻译方法最能忠实反映中医概念。'他认为，'推崇以仿造为主要翻译方法者则深信，中国医师对中医传统概念的领悟及行医经验可以并应当原原本本地传入西方，而非必须嫁接于西医以使西方人接受。'他总结说，'以仿造为主的翻译方法不与任何一种传播目标相冲突，故优于另外两种译法。笔者所提倡的方法不会阻碍与西医结合之新型态中医的传播，也不会阻碍中医在西方社会的融入。这种翻译方法可以确定不论中医未来在国内外的发展如何，西方人都能领略到传统中医的全貌。'"

黄帝说："魏迺杰综合的不错。虽然他很有自己的想法，但还是比较符合实际的。"

雷公说："是的。对于主张借用西医术语翻译中医的做法，魏迺杰很有自己的看法。他说，'笔者就中医英译所提出的以仿造为主的翻译方法，事实上正是各种专门知识在不同语言体之间传播最为常见的翻译方法，如西医中传，即是以此种翻译法传播成功的一例。举例来说，笔者提出将"风火眼"直译为 wind-fire eye，其道理是与将西医的 acute congjunctivitis 直译为"急性结膜炎"完全相符的。这种翻译方法的运用可产生能忠实反映中医概念的词汇。国内有人主张尽量采用西医名词来翻译中医概念，比如将'风火眼'译作 acute conjunctivitis。国内译者的方法与其不尽相同，仿造法在介绍中西结合医学时保持了中医概念的完整性和独立性。"

黄帝说："魏迺杰最值得国人关注的，就是其坚持不懈。"

雷公说："是的。自二十世纪九十年代以来，魏迺杰一直坚持不懈地践行、宣扬和普及仿造译法。正如他所解释的那样，所谓的仿造译法，就是直译。所谓的直译，就是通俗译法。从此之后，西方中医翻译界通俗翻译的力量便逐渐凝聚起来，通俗派便逐步形成。作为西方通俗派的代表，魏迺杰可谓当之无愧。他所推进的通俗译法不仅仅体现在中医基本名词术语的翻译方面，也体现在其对所有中医典籍文献和学术著作的翻译方面。”

黄帝说：“谈谈通俗派译法的普及和推广吧。”

雷公说：“遵旨！在《实用英文中医辞典》正文之前，魏迺杰专门编写了一篇‘单一汉字的英文对应语’(Single Characters with English Equivalents)，对中医语言中700多个常见的汉字进行了逐一的仿造式的翻译，为相关术语的翻译构建了框架基础。任何一个概念或术语中只要出现了某个汉字，即按照其编写的汉字英文对应语予以直接翻译，基本上不作什么调整。如将‘膨’译作 drum，‘膨胀’即译作 drum distention，‘血膨’即译作 blood drum；将‘炽’译作 intense，‘心火炽热’即译作 intense heart fire；将‘潮’译作 tidal，‘潮热’即译作 tidal heat；将‘闭’译作 block，‘热闭’即译作 heat block；将‘狐’译作 fox，‘狐臭’即译作 foxy smell；将‘虚’译作 vacuity，‘心脾气虚’即译为 heart-spleen qi vacuity；将‘泛’译作 flood，‘肾虚水泛’即译作 kidney vacuity water flood；将‘运’译作 move，‘运脾’即译为 move the spleen；将‘宗’译作 ancestor，‘宗气’即译作 ancestral qi，‘宗筋所聚’即译作 gathering place of ancestral sinews；将‘营’译作 construction，‘营气’即译作 construction qi；如此等等。”

黄帝说：“由于国字含义的丰富和多样，要想完全按照字对字的方式直译中医的概念和术语，并非绝对可以。”

雷公说：“陛下圣明！虽然魏迺杰仿造的意识非常强烈、直译的观念非常坚定，但面对如此含义丰富的汉字，有时也不得不从实际出发予以慎重考虑。像‘原’这个汉字，如果译作 source，当然是很有道理的，将‘原气’译作 source qi 也颇有实际意义的。但若将‘原则’的‘原’也译作 source，整个概念就不好处理了。所以魏迺杰将‘原’作了两档对应翻译，即 source 和 principle。再如‘壮’，既是形容词，又是动词，还是名词，显然无法完全使用一个英语单词对其进行一对一的翻译。所以魏迺杰按形容词将其译作 vigorous，所以‘壮热’即译作 vigorous heat；又将其按动词的意思译作 invigorate，所以‘壮火’即译作 invigorate fire，‘壮阳’即译作 invigorate yang；又按名词将其译作

cone,所以'灸三壮'即译作 burn three cones of moxa。同时,因为作为动词的'壮'有两层含义,即壮大(含有激发)的意思和强壮(含有增强的意思)。英语单词 invigorate 含有激发的意思,但表示增强还有些轻淡,所以魏迺杰将作为动词的'壮'又译为 strengthen,所以'壮筋强骨'即译为 strengthen sinew and bone。'壮筋强骨'中的'壮'和'强'意思是一样的,处于四字结构的考虑,国人才使用了两个同义的动词构建了这个术语。正是出于这样的考虑,魏迺杰将其综合性地译作 strengthen,有一定的实际意义,也突破了仿造译法的一些拘泥之举。"

黄帝问道:"类似这样的译法,翻译界还有吗?"

雷公回答说:"在魏迺杰的词典中,类似这样的处理方式还是比较多的,从而比较客观地应对了某些特定的汉字,也为其比较合理的仿造翻译奠定了基础。同时,作为一般的译者,了解这些汉字的不同含义及其相应的译法,非常有助于在译文中比较完整准确地再现原文的实际含义。微臣根据魏迺杰的研究将其作以简要的总结,请陛下看看其具体译法以及其对原文实际内涵的表达。

类似的国字包括'便',含有 stool 和 urine 之意;'病',含有 diseases, illness 和 morbid 之意;'产',含有 childbirth, delivery, partum 和 birth 之意;'沉',含有 deep 和 sink 之意;'虫',含有 worm 和 insect 之意;'臭',含有 malodorous 和 malodor 之意;'传',含有 pass 和 convey 之意;'刺',含有 needle 和 insert 之意;'大',含有 large, great, major, massive 和 enlarged 之意;'呆',含有 feeble-minded, dull 和 torpid 之意;'代',含有 intermittent 和 changing 之意;'淡',含有 pale 和 bland 之意;'毒',含有 toxin 和 venom 之意;'多',含有 copious, profuse 和 increased 之意;'恶',含有 nausea 和 malign 之意;'发',含有 effuse 和 emerge 之意;'反',含有 reflux 和 paradoxical 之意;'犯',含有 invade 和 assail 之意;'泛',含有 flood 和 upflow 之意;'肥',含有 obese 和 fat 之意;'伏',含有 deep-lying, latent 和 hidden 之意。

此外,'浮',含有 float, superficial 和 puffy 之意;'关',含有 gate, pass 和 bar 之意;'合',含有 combine, unite 和 connect 之意;

‘华’,含有 luster 和 bloom 之意;‘滑’,含有 glossy, slippery, efflux 和 lubricate 之意;‘缓’,含有 slack, moderate, mild 和 relax 之意;‘黄’,含有 yellow 和 jaundice 之意;‘急’,含有 tense, acute, urgent 和 rapid 之意;‘煎’,含有 decoct 和 brew 之意;‘交’,含有 interact 和 confluence 之意;‘焦’,含有 parch, scorch 和 burn 之意;‘经’,含有 channel, canon 和 river 之意;‘客’,含有 visit, settle 和 guest 之意;‘块’,含有 clot 和 lump 之意;‘溃’,含有 open 和 rupture 之意;‘灵’,含有 spirit 和 magic 之意;‘鸣’,含有 ringing, rale 和 rumbling 之意;‘纳’,含有 intake 和 absorb 之意;‘捻’,含有 rotate 和 twirl 之意;‘平’,含有 calm 和 balanced 之意;‘气’,含有 qi, flatus 和 breath 之意;‘强’,含有 strong, strengthen 和 rigid 之意;‘清’,含有 clear 和 plain 之意;’濡’,含有 moisten 和 soggy 之意;‘乳’,含有 breast 和 lactation 之意。

另外,‘涩’,含有 rough, inhibited, dry 和 astringe 之意;‘善’,含有 susceptible 和 frequent 之意;‘上’,含有 up 和 ascend 之意;‘食’,含有 eat, food 和 diet 之意;‘时’,含有 season, period, frequent 和 intermittent 之意;‘酸’,含有 sour 和 acid 之意;‘通’,含有 free 和 unstop 之意;‘脱’,含有 desert 和 slough 之意;‘微’,含有 mild, slight, faint 和 debilitation 之意;‘闻’,含有 smell 和 hear 之意;‘下’,含有 down, lower 和 precipitate 之意;‘宣’,含有 diffuse 和 perfuse 之意;‘淫’,含有 excess 和 spread 之意;‘余’,含有 surplus 和 residual 之意;‘约’,含有 retain, constrain 和 straiten 之意;‘月’,含有 months 和 menstruation 之意;‘正’,含有 right, regular, medial 之意;‘止’,含有 suppress, check, allay 和 stanch 之意;‘制’,含有 restrain 和 dam 之意;‘治’,含有 treat 和 control 之意;‘痔’,含有 hemorrhoid 和 pile 之意;‘中’,含有 center 和 middle 之意;‘足’,含有 foot 和 sufficient 之意。”

黄帝说:“总体来看,魏迺杰先生的通俗译法还是比较有实际意义的。”

雷公说:“陛下圣明!其中的特殊情况,魏迺杰也采取了技术性的措施予以解决，并未完全按照仿造之法进行僵化性的处理。比如在他制定的汉字对应性翻译中，'反'译作 reflux 或 paradoxical。但在翻译'角弓反张'的时候，'反'却无法译作 reflux 或 paradoxical，因为'角弓反张'是一个固定化的术语，其中的每一个汉字并非有独立的含义，无法予以直译。所以魏迺杰将其按照实际含义译作 arched-back rigidity，而没有考虑 reflux 或 paradoxical 的意思。在'单一汉字的英文对应语'中，对于这样的特殊性，魏迺杰专门以 nonliteral(非直译)予以标识。对于'角弓反张'，比较流行的译法还有 opisthotonus 或 opisthotonos。"

黄帝问道："类似的情况还有吗？"

雷公回答说："类似的情况还有'食'，虽然含有 eat，meal，food，diet 之意，但翻译'嗜食异物'时，这四个英语单词都不好使用。并不是因为'嗜食异物'中的'食'不含有 eat 的意思，而是英语中有 predilection 这样一个专门表示'嗜食'的单词。所以魏迺杰将其译作 redilection，并以 nonliteral 作以说明。'带'也是如此，虽然词对词的译文是 girdle，但翻译'带下'时却无法加以应用，因为'带下'像'角弓反张'一样是一个固定性的术语，其中的'带'并无有 girdle 的含义。所以魏迺杰按照其实际含义将其译作 vaginal discharge。这种处理方式非常符合信达要求，值得肯定。在中医术语的翻译上，这样的情况应该还是比较多的，这就是人们在翻译中医名词术语时总是有意无意地借用西医术语的原因和依据。比如像'反酸'，魏迺杰将其直译为 acid upflow，其实有些过度仿造，因为英语中的 regurgitation 与中文中的'反酸'，还是比较对应的。"

黄帝问道："通俗译法在典籍翻译中有应用吗？"

雷公回答说："微臣觉得，通俗派译法在典籍翻译中还是有所应用的。魏迺杰不仅仅从事中医名词术语的翻译及其标准化研究，而且也非常重视中医典籍文献的翻译。在其半生的努力下，已经完成了多部中医典籍的翻译。在典籍翻译中，他也广泛地采用了通俗译法翻译其中的概念和术语以及典籍的表达方式。下面试以其翻译的《金匮要略》为基础，分析说明通俗译法在其典籍翻译中的具体应用，尤其是基本概念和术语的翻译方面。”

黄帝说：“举例说说吧。”

雷公说：“遵旨！微臣向陛下汇报魏迺杰对《金匮要略》的翻译。‘脏腑经络先后病脉证第一’的第一节有这样一段原文：

> 问曰：上工治未病何也？师曰：上工治未病者，见肝之病，知肝传脾，当先实脾，四季脾旺不受邪即勿补之。中工不晓相，传见肝之病，不晓实脾，惟治肝也。夫肝之病，补用酸，助用焦苦益用甘味之药调之。酸入肝，焦苦入心，甘入脾，脾能伤肾，肾气微弱则水不行；水不行则心火气盛，则伤肺；肺被伤则金气不行；金气不行则肝气盛，则肝自愈。此治肝补脾之要妙也。肝虚则用此法，实则不在用之。经曰：虚虚实实，补不足，损有余，是其义也。馀脏准此。

魏迺杰将这段原文翻译为：

Question: ‘The superior practitioner treats disease before it arises. What does this mean? The Master says: ‘Treating disease before it arises means for example that if you see disease of the liver, you know that it will pass from the liver to the spleen, [thus you] must first replenish the spleen. Supplementation is unnecessary [only if] the spleen is effulgent [throughout] the four seasons. The practitioner of medium proficiency does not know about the passage of disease. Thus when he sees liver disease, he does not understand the need to replenish the spleen, and treats only the liver.’

In liver disease, supplement with sourness, assist with charred and bitter [flavors], and boost with medicinals of sweet flavor to harmonize. Sourness enters the liver, charred and bitter [flavors] enter the heart, and sweetness enters the spleen. The spleen can damage the kidney. When kidney qi is weak, water fails to move; when water fails to move, heart fire becomes exuberant; when heart fire becomes exuberant, it damages the lung; when the lung is damaged, metal qi fails to move; and when metal qi fails to move, liver qi becomes exuberant. Therefore when you replenish the spleen, the liver recovers on its own. This is the main subtlety for treating the liver by supplementing the spleen. Use this method to treat liver vacuity, but not to treat repletion.

The Classic says, 'To avoid evacuating vacuity and replenishing repletion, supplement insufficiency and reduce superabundance.' The other viscera follow this [scheme too].

这部分译文,整体上比较自然顺畅,基本揭示了原文的主旨精神。其中一些重要术语的翻译,既自然又通俗,与原文的实际含义较为贴近。如将'补用酸'译作 supplement with sourness,将'焦苦'译作 charred and bitter,将'酸入肝'译作 sourness enters the liver,均体现了其通俗而简明的翻译风格。

镐京译者曾经对其《金匮要略》译文中一些主要概念和术语的翻译问题进行了深入的分析研究,不仅仅是为了说明其通俗的译法,也是为了展示其翻译的整体风貌,尤其是潜意识中对其他译法的综合性应用。魏迺杰的实际翻译风貌,在一定意义上说明了流派之间的差异和交融。微臣觉得通俗派对典籍基本概念和术语的翻译,确实值得分析研究。"

黄帝问道:"通俗派如何翻译'上工'的呢?"

雷公回答说:"根据《黄帝内经》的论述,所谓'上工',指的是最为优秀的医师。所以,'上工'的'工'就是 doctor 的意思。魏迺杰将'上工'译作 superior practitioner,似乎比译作 superior craftsman 要自然顺畅得多。当然,若译作 superior doctor 或 physician,可能更与时俱进一些。对于'上工'的含义以及与之相关的'中工'和'下工',魏迺杰作了如下解释:In ancient China, a superior practitioner was one with a nine-out-of-ten success rate, a mediocre practitioner(中工) was one with a seven-out-of-ten success rate, and an inferior practitioner (下工) was one with a six-out-of-ten success rate 意思是说:在古代的中国,上工治愈率为十分之九,中工治愈率为十分之七,下工治愈率为十分之六。

魏迺杰在解释中提到的上工、中工和下工的治愈率，实际上引用的是《黄帝内经·灵枢》和《难经》中关于这一问题的说明。《灵枢·邪气脏腑病形篇》指出：'上工十全九；行二者为中工，中工十全七；行一者为下工，下工十全六。'《难经·十三难》也指出：'上工者十全九，中工者十全七，下工者十全六。'这说明魏迺杰在学习和翻译中医基本概念和术语时，也是非常重视对其渊源和内涵的考据，也努力从经典著作的论述中揭示其主旨精神，并非完全按照字面进行释义。这也反映了西方学者一直以来比较认真负责的学习和研究精神，这也正是我们需要认真学习和借鉴的。同时，这也再次说明流派之间的确有很多彼此交互的相似之处。"

黄帝问道："通俗派是如何翻译'治未病'的呢？"

雷公回答说："'治未病'是古典中医学中一个非常重要的概念和理念，将其译作 treating disease before it arises，属于解释性翻译，意思也是比较清楚的。按照《黄帝内经》的论述，'治未病'的基本意思应该是 lead people to live a healthy life and avoid contraction of any disease。魏迺杰如此翻译，也是根据上下文的实际关系而译的。虽然魏迺杰非常注重直译，但意译也并非完全排除，'治未病'的翻译其实就是意译。对于如此翻译，魏迺杰专门作了这样的解释：

治未病：To prevent disease from arising. Here it clearly means to treat bowels and viscera that are not yet affected by disease, so as to prevent the transmission and transmutation of disease. The term also means to prevent the advance of disease. 意思是说：治未病的本意是预防疾病的发生，但在这里却明确地表示治疗未遭受疾病袭击的脏腑，以便能避免疾病的传入和传变。这个术语也含有预防疾病发展的意思。

魏迺杰关于'治未病'翻译的解释，的确有一定的道理。从'治未病'这一概念的基本含义来看，应当是采取措施预防疾病的发生，将其译作 To prevent disease from arising，就基本揭示了其实际含义。但将其译作 treating disease before it arises，根据《金匮要略》'脏腑经络先后病脉证第一'上下文的分析论述来看，确如魏迺杰总结的那样，含有采取治疗措施避免疾病传入和传变的意思。从这个意义上看，根据上下文的关系和某些概念和术语的实际含义对其另加翻译，也确实是符合信达要求的，也非常有利于完整准确地再现原文的实际内涵。这也从另外一个角度上说明，作为通俗派代表的魏迺杰也并非像其一般表现的那样，完全彻底地坚持词对词的直译。”

黄帝问道：“通俗派是如何翻译‘补’的呢？”

雷公回答说：“在中医学体系中，‘补’‘养’‘滋’等概念的意思比较接近。所以在以往的翻译中，英语中的 nourish，supplement 以及后来逐步形成的 tonify 等词语均被用来互加翻译，没有纯粹一对一的翻译处理。在后来进行的标准化研究中，一些学者和组织开始关注这一问题，并且努力将其人为的一一对应。世界卫生组织西太区在制定标准时，即采用了这样一种方式，将‘补’译作 tonify，将‘养’译作 nourish，将‘滋’译作 enrich。魏迺杰将‘补’译作 supplement，与一般较为流行的 nourish 或 tonify 有一定的差异，但基本意思还是比较明确的。

相比较而言，supplement 似乎与‘补’的含义也比较接近。上海科技出版社在西方的 2003 年出版的阮继源和张光霁等人翻译的《金匮要略》中，也将‘补’作了如此翻译。如将‘补不足，损有余’译为 Correct treatment is to supplement insufficiency and purge excess，‘补’也译作了 supplement。在其他相关术语或用语的翻译中，魏迺杰基本都将‘补’译作 supplement。如将‘补用酸’译作 supplement with sourness，将‘治肝补脾’译作 treating the liver by supplementing the spleen，既使用了 supplement 翻译‘补’，又体现了其通俗翻译的理念。”

黄帝问道：“通俗派是如何翻译‘酸’的呢？”

雷公回答说：“魏迺杰将‘酸’译作 sourness，这既体现了直译，也体现了俗译。这里的‘酸’，其实并不完全指的是酸味本身，而是指的有酸味的药物。所以在阮继源和张光霁等人翻译的《金匮要略》中，‘补用酸’中的‘酸’即译为 sour herbs。这种译法虽然有一定的拓展意义，但依然显得比较质直一些。为了更为准确地表达‘酸’的实际含义，有些译者将其解释性地译作 herbs with sour taste 或 herbs characterized by sour taste。

其他类似的味觉词语如'苦''焦''甘''辛'等味觉概念，魏迺杰也比较质朴地将其译作 bitter, charred, sweet, acrid 等。如将'焦苦入心'译作 charred and bitter [flavors] enter the heart，将《金匮要略》'脏腑经络先后病脉证第一'中的第二节'服食节其冷热，苦酸辛甘，不遗形体有衰，病则无由入其腠理'译作 as regards clothing and diet, regulate heat and cold and the consumption of cold, hot, bitter, sour, acrid and sweet flavors，即体现了对其他相关味觉概念比较一致的通俗和质朴的翻译。这些味觉概念的翻译与一般译者的做法大致比较接近，只是与个别概念的翻译有一定的差异。如对'辛'，有的译者译作 pungent，甚至还译作 hot。相比较而言，acrid 和 pungent 还是比较符合'辛'的本意，而 hot 则有误解之嫌，因为 hot 还有'热'的意思。

关于味觉的'味'，魏迺杰将其译作 flavor，还是比较通俗易懂的，也属于比较流行的一种译法。此外，使用 taste 翻译'味'也比较普遍。这正如将'经络'普遍译作 meridian 和 channel 一样，使其成为两个并行的对应语。相比较而言，taste 比 flavor 会更通俗一些。"

黄帝问道："通俗派是如何翻译'虚'和'实'的呢？"

雷公回答说："'虚'和'实'是中医上一对既独立又结合的常用概念。自西方的二十世纪七十年代以来，这对概念的翻译一直是中医翻译界比较纠结的问题。'虚'究竟是怎样的'虚'，是 soft, weak 还是 empty？'实'到底又是如何的'实'，是 solid, hard 还是 strong？欧明在西方的 1980 年出版的《汉英中医常用词汇》中，'虚'译作 asthenia，'实'译作 sthenia。这两个英语单词在 Longman Dictionary of Contemporary English 这样的一般词典中无法查到，因为它们是医学术语。在西方医学上，sthenia 指的是病态的亢进或兴奋，asthenia 指的是虚弱或衰弱。从这个意义上讲，如此翻译中医的'虚'和'实'似乎还是比较合理的。英国科学家李约瑟(Joseph Needham)当年撰写《中国科技史》中的中医药分册时，将'实'译作 plerotic(源自希腊语，意思是充实、充满)，将'虚'译作 asthenic，其对'虚'的翻译，与欧明最初的译法颇为一致。"

黄帝说："在中医上，'虚'指的是由于人体正气不足使其抗邪能力降低，从而导致人体器官或气血津液功能的虚弱或低下。‘实’则指的是病邪的亢盛。由此可见，欧明先生当初的翻译还是比较符合实际的。”

雷公说：“陛下圣明！但在后来的翻译实践中，有人将‘虚’和‘实’分别译作 deficiency 和 excess。将‘实’译作 excess，似乎还有一定的意义。但将‘虚’译作 deficiency，似乎就有些偏离了原文之意。在英语中 deficiency 指的是量的减少或体积的下降，正如 Longman Dictionary of Contemporary English 所解释的那样，是 having none or not enough of 之意，与中医上的含义有较大的差异。所以意大利中医学家和中医翻译家 Giovanni Maciocia 在其用英文撰写出版的《中医学基础》一书中，谈到他对中医名词术语英译的看法：

I have translated the terms ‘Shi’ and ‘Xu’ as either Fullness-Emptiness (or Full-Empty) or Excess-Deficiency according to the context and in order to provide a more readable style. Strictly speaking, ‘Excess’ and ‘Deficiency’ are not quite correct as they imply that they are two poles along the same axis, i. e. too much or too little of the same. In actual fact, they indicate two different terms of reference: ‘Excess’ refers to excess of a pathogenic factor, whereas ‘Deficiency’ refers to deficiency of the body’s normal Qi. So while the term ‘Deficiency’ is right, the term ‘Excess’ does not adequately convey the Chinese idea. ‘Shi’ means ‘solid’, ‘full’, and it indicates a condition characterized by ‘fullness’ of a pahogenic factor, not an ‘excess’ of normal body’s Qi.

意思是说：

我将‘实’和‘虚’根据语域或译为 Fullness-Emptiness（或 Full-Empty）或译作 Excess-Deficiency，以便使译文更具有可读性。但严格地讲，将‘实’和‘虚’译作 Excess 和 Deficiency 是不准确的，因为在英语中这两个概念是一轴之两极，即对同样的东西拥有的太多或太少。事实上中医上的‘实’指的是邪气太盛，‘虚’指的是正气不足。所以当 deficiency 语义准确时，excess 几乎没有表达中文'实'的内涵。'实'指的是 solid，full，表示邪盛的状态，而不是指正气太多。

在中医上，含有'虚'的概念和术语很多，如肾虚、脾虚、血虚、气虚等，如果将其依次译为 kidney deficiency，spleen deficiency，blood deficiency，qi deficiency，似乎是说肾和脾缺损了，血和气减少了。实际上却并非如此。肾虚、脾虚、血虚、气虚等均指的是肾、脾、血和气功能的降低，与其实体的缺损或量的减少没有任何关系。所以在西方的20世纪后期的讨论中，中医翻译界的很多研究人员和译者都提出了商榷意见，认为用 deficiency 翻译'虚'是不太妥当的。但令人不可思议的是，经过几十年的传播和交流，deficiency 的使用频率居然越来越高，成为'虚'最为流行的译法。这似乎反映了语言运动的自身规律，不完全是以人的意志为转移的。"

黄帝说："经过多年的研究和探讨，西方学者和译者对于中医'虚'和'实'的含义，还是有一定的了解和把握。"

雷公说："陛下圣明！事实确实如此。魏迺杰将'实'译作 repletion，虽然与流行的译法 excess 不同，但含义还是比较清楚的。在英语中，repletion 和希腊语中的 plerotic 的意思一样，也是表示充实、充满的意思。但将'虚'译作 vacuity，似乎有些太虚了。Longman Dictionary of Contemporary English 对此的解释是 lack of intelligent，interesting，or serious thought，即'缺乏才智、兴趣或认真思考'，似乎更多的是与人的情志和精神相关的，与中医上关于人体生理功能低下的界定还是有一定差距的。同时，deficiency 这个并不正确的译法已经广为流行，成为了'虚'的规范译法。为了推进中医基本名词术语英译的国际标准化，翻译中还是努力趋同为好。

此外，中医上的'实'也常常用作动词，表示对某个器官功能的增强，'实脾'就是一则实例。魏迺杰先生将'实脾'译作 replenish the spleen，还是比较达意的。不过在世界卫生组织西太区的标准中，replenish 被专门用来翻译中医上的'益'。如将'补益气血'译作

tonify qi and replenish blood,将'补益中气'译作 tonify and replenish the middle qi,将'健脾益气'译作 fortify the spleen and replenish qi,其中的'益'均统一译作 replenish。"

黄帝问道:"通俗派是如何翻译'五常'的呢?"

雷公回答说:"'五常'是中国文化中的一个特有概念,尤其在儒家学说中。在中医学中,也有'五常'这一概念,但其内涵却与儒家学说中的'五常'不尽相同。《金匮要略》'脏腑经络先后并脉证第一'的第二节谈到人体的保健养生时说:'夫人禀五常,因风气而生'。魏迺杰将其译作:Human beings are endowed with the qi of the five constants and rely on wind qi for birth and growth。其中的'五常'实际上指的是五行,将其译作 five constants,似乎与原文之意不是非常贴切。《庄子·天运》中说:'天有六极五常。'成玄英在注解中指出:'五常谓五行。'《素问·六元正纪大论》中说:'五常之气,太过不及,其发异也。'其中的'五常'也指的是是五行。张仲景在《伤寒论·序》中指出:'人禀五常,以有五脏',其中的'五常'显然也是指的五行。

阮继源和张光霁将这句话译作:Climate greatly influences the five organs (viscera) with which the human being is endowed。文字表达上虽然不及魏迺杰的译文自然流畅,但将'五常'译作 five organs (viscera),显然属于深化译法,即以五行配五脏的理念对其加以释义,还是比较达意的。将'风气'译作 climate,还是毕竟自然的。魏迺杰将其仿造化的译作 wind qi,与其通俗译法的理念保持一致。不过在译文之后,他将 wind qi 注解为 climatic influences,还是颇为达意的。"

黄帝问道:"通俗派是如何翻译'元真'等概念的呢?"

雷公回答说:"'元真'是中医学上一个具有综合内涵的特殊概念。《金匮要略》'脏腑经络先后并脉证第一'的第二节谈到脏气循行的时候说:'若五脏元真通畅,人即安和,客气邪风,中人多死。'魏迺杰将其译为:If the original true [qi] of the five viscera flows freely, the person is calm and in harmony; when the visiting qi of evil wind strikes people, they often die。译文自然通畅,简洁明了。但所涉及的一些概念和术语的翻译，则颇值商榷。关于'五脏'的翻译，下面另作分析。这里主要就'元真'、'客气'和'邪风'的释义和翻译加以分析说明。"

黄帝问道："今人对'元真'是如何定义的呢？"

雷公回答说："人民卫生出版社在西方的 2014 年出版的《中医大辞典》第 2 版对其的定义是，'元真'指的是'真气'。在中医的古籍中，'真气'有时也指'元气'。如《脾胃论》卷下指出：'真气又名元气，乃先身生之精气也。'《脾胃论》的解释，似乎更符合'真气'和'元气'在中医历史发展中的交互意义。虽然现在一般将'真气'和'元气'作为独立的概念，但其内涵的交融之处还是显而易见的。在现在的翻译实践中，'真气'一般译作 true qi 或 genuine qi，'元气'一般译作 primordial qi 或 source qi。比如在世界卫生组织西太区的标准中，'元气'即译作 source qi，与'原气'同一。但有时也译作 original qi，似乎不够统一。"

黄帝问道："'元真'究竟如何翻译才比较符合原文之意呢？是按照'真气'而译作 true qi 或 genuine qi 还是按照'元气'将其译作 primordial qi 或 source qi 呢？"

雷公回答说："从对应性的角度来看，微臣觉得无论按'真气'译还是按'元气'译似乎都不太与原文吻合。如果是一般性的文献资料，无论按'真气'或'元气'进行翻译，似乎都能说明基本问题。但如果是经典著作的翻译，则在充分考虑原文基本含义的基础上，还必须考虑原文的词法、句法和文风，以便能从形到意都能展示原文的风貌。从这个意义上说，魏迺杰将'元真'译作 original true [qi]还是比较可取的，体现了原文综合性的文风。"

黄帝说："在传统的中医学中，'客气'与现在观念中的'客气'完全不同。通俗派是如何翻译的呢？"

雷公回答说："陛下圣明！在《黄帝内经》中，'客'的基本意思是侵入人体的外邪，亦称'客气'。《灵枢·小针解》中说，'客者，邪气也。'《素问·至真要大论》说，'客者除之'，其中的'客'也指的是邪气。同时，'客'也用作动词，表示侵犯。《素问·玉机真藏论》中说，'风寒客于人'，其中的'客'就是侵犯的意思。此外'客'字在中医学上也有'留止、停留'的意思。如《灵枢·邪气藏府病形》中说,'邪气入而不能客,故还之与腑',其中的'客'就是停留的意思。既然'客'在中医典籍中主要指的是邪气或侵入,那么'客气'当然指的是邪气。魏迺杰将其译作visiting qi,虽然符合其仿造译法,也与其通俗之译保持一致,但却显得有些虚无,似乎没有将其实际含义表达清楚。按照现在对'邪气'比较流行的译法,'客气'似乎可以译作 pathogenic qi。但从经典著作翻译中'形意结合'的要求来看,将'客气'译作 visiting qi 似乎也有一定的道理,也比较符合词语对应性的基本要求。

此外,'客运'在《黄帝内经》中还有一层特殊的含义,即'天气',指天的三阴三阳之气。这个意义上的'客气'为运气学说的术语,出自《素问·六元正纪大论》,又称为'客运'。'五运六气'是《黄帝内经》'七篇大论'中的核心思想,也是如今最难理解和翻译的学说。"

黄帝说:"说说'邪气'的翻译吧。"

雷公说:"遵旨!所谓的'邪风',实际上指的就是'风邪'。对于'邪',以前西方译者比较偏向于将其直接译作 evil,欧明最初的翻译也是如此。魏迺杰常见的译法也是这样。但在他所编写的词典中,偶尔也可以看到将'邪'译作 pathogen。使用 pathogen 翻译'邪',是比较与时俱进的译法。如此之译也得到了世界卫生组织西太区和'世界中联'标准的采用。如世界卫生组织西太区的标准中,'病邪''邪气'和'邪'这三个概念均被译作 pathogen,并且作了这样的解释:an agent causing disease, also called pathogenic factor or pathogenic qi。正如其解释中所指出的那样,pathogenic qi 也是目前对'邪气'比较流行的一种译法。在谢竹藩所编写的《中医药常用名词术语英译》中,即采用了此种译法。"

黄帝问道:"通俗派是如何翻译'经络'的呢?"

雷公回答说:"'经络'是中医学中一个非常重要且独具特色的生理概念。《金匮要略》'脏腑经络先后并脉证第一'的第二节谈到养生时说:'人若能养慎,不令邪风痟忤经络。'魏迺杰将其译作:If people can cultivate [right qi] and take precautions [against contraction of wind evil], they can prevent wind evil from disturbing the channels and network vessels。将'养'译作 cultivate，既有实际内涵，又有文化内涵。有些汉英词典将中文的'养生'译作 preserve health，与原文不是非常吻合。中文'养生'的'养'是动态的，不断向前推进的，而不仅仅是 preserve。

关于'经络'的翻译，现在基本上已经比较统一了，甚至比较规范了，不是什么问题了。但从魏迺杰先生的翻译来看，似乎还有商榷的必要。'经'现在一般比较有不同译法，甚至规范的译法有二，meridian 和 channel。从'经'的实际意义来讲，译作 channel 当然是比较客观实际的，因为 channel 是实际存在的通道。而译作 meridian，则有些虚化倾向，因为 meridian 是地理学上为方便研究而想象出来的线条。所以当初在讨论'经'的翻译问题时，中国学者普遍认为将其译作 meridian 有将'经'视为中医想象出来的人体线路之嫌，因此主张将其译作 channel。魏迺杰将其译作 channel，是非常符合实际的，也与现在的标准趋势是一致的。"

但对'络'的翻译，却很值得商榷。在目前的翻译实践和标准化研究中，'络'比较统一的译法是 collateral。欧明在西方的 1980 年出版的《汉英常用中医词汇》中，'经络'有三种译法，首先被音译为 jingluo，然后意译为 channel and collateral，最后综合性地译作 meridian。其中的 channel and collateral 之译，后来便广泛地传播开来，尤其是'络'的译法 collateral。魏迺杰将'络'译作 network vessels，有一定的道理，因为'络'确实是'经'的 network。但以 network 修饰 vessels，似乎有些偏颇，因为'络'是'经'的分支，不是现代医学上血管的分支。所以将'络'译作 network vessels，似乎有些西化中医经络之嫌。

在世界卫生组织西太区的标准中，'经络'采用了 meridian and collateral 这样的译法。如'经络学'翻译为 meridian and collateral (study)，并作了这样的解释：the branch of acupuncture concerned with the study of structural connection，physiology，pathology，diagnostics and therapeutic principles，on the basis of meridian phenomena，also known as channel and networks study。在其解释中，也指出了'经'译作 channel 和'络'译作 network 的常见译法。在

‘世界中联’的标准中，‘经络’译作 meridian/channel and collateral，将‘络’也译作 collateral，同时兼顾了‘经’较为流行的两种译法。”

黄帝问道：“通俗派是如何翻译‘脏腑’的呢？”

雷公回答说：“‘脏腑’是中医学上一个非常重要的生理概念。《金匮要略》‘脏腑经络先后并脉证第一’的第二节谈到‘不越三条’时说，‘一者，经络受邪，入脏腑为内因也。’魏迺杰将其译为：The first [category] is evil being contracted by the channels and network vessels and entering the bowels and viscera. This constitutes internal causation. 这句话涉及到中医的三个常用概念，即‘经络’‘邪’‘脏腑’和‘内因’。‘经络’和‘邪’的翻译，此前已经作了分析讨论。‘内因’的翻译一般比较简单地译作 internal cause，属于仿造性直译。此译法在方廷钰等主编的《新汉英中医学词典》、镐京译者主编的《简明汉英中医词典》及世界卫生组织西太区的标准中，均被采用。欧明在其早期的词典中，将其译作 exogenous pathogenic factor，属于解释性译法，意思是非常清晰的，只是略微冗长了一些。

‘脏腑’曾经是中医翻译界论争比较多的一个重要概念。在中医早期传入西方的时候，传教士、外交人员和医务人员基本上也都采用了音译或者音意译结合的译法。比如西方的十九世纪末，德贞翻译《遵生八笺》时，即将‘脏’译作 viscera，而将‘腑’译作 fu。如在 The internal parts are divided into the five viscera and six fu 这句译文中，‘五脏’译作 five viscera，‘六腑’则译作 six fu。这样的译法在以后的翻译实践中，依然得到了传承。比如‘脏腑’现在比较流行的音意译结合译法 zang-organ 和 fu-organ 或 zang-viscera 和 fu-viscera，就与早期的翻译实践有一定的关系。在西方的二十世纪四十年代末期，美国学者威斯翻译《黄帝内经》时，则将‘五脏’译作 the five viscera，将‘六腑’译作 six bowels，似乎有些不妥。在拉丁语中，viscera 指的是人体胸腔、腹腔和盆腔中所有的器官，当然也包括 bowel（肠道）。在 Longman Dictionary of Contemporary English 中，对 viscera 的释义为 large organs inside your body，such as your heart，lungs and stomach。在中医里，stomach 属于‘腑’，说明在英语中 viscera 包括‘脏’和‘腑’两方面的内容。所以现在将其译作 zang-viscera 和 fu-viscera，也是极有道理的。

魏迺杰对‘脏腑’的翻译与威斯一致，也是值得商榷的。在世界卫生组织西太区的标准中，‘脏腑’的翻译也是如此，与原文之意有一定的距离。在‘世界中联’的标准中，‘脏’和‘腑’分别译作 zang-organ 和 fu-organ，‘脏腑’作为一个概念又综合性地译作 zang-fu organs，比较符合较为流行的译法。”

黄帝问道：“通俗派是如何翻译‘腠理’的呢？”

雷公回答说：“‘腠理’是中医学上一个颇具特色的生理术语。《金匮要略》‘脏腑经络先后并脉证第一’的第二节谈到‘腠理’的时候说：‘腠者，三焦通会元真之处，为血气所注；理者，是皮肤脏腑之文理也。’魏迺杰将其译作：The interstices are the site of the confluence of the original true [qi] of the triple burner, whereunto the blood and qi pour. Grain refers to the grain of the skin and of the bowels and viscera。将‘腠’译作 interstice，将‘理’译作 grain，既与原文的实际含义比较吻合，也与翻译界的普遍译法比较接近。

但与现行的比较流行的译法相比，差异还是有的。这主要是因为国内外的译者对‘腠理’理解和表达方面存在着一定的偏差。什么是‘腠理’呢？一般来说，‘腠理’泛指皮肤、肌肉和脏腑的纹理及皮肤、肌肉间隙交接处的结缔组织。《金匮要略》对‘腠’和‘理’的释义，就比较符合中医的基本原理。‘腠’和‘理’虽然也分别使用，但在中医学上往往综合起来作为一个术语使用。欧明在西方的 1986 年出版的《汉英中医辞典》中，将‘腠理’综合性地译作 striae（即条纹，解剖学上的‘纹’），并将其解释为 the natural lines of the skin and muscles, and the spaces between the skin and muscles，释义清晰而准确。方廷钰主编的词典中将其译为 striated layer，似乎是对欧明译法的发挥。

在后来的翻译实践中，‘腠理’又先后被译作 interstice 或 interstitial space。也有的将其综合性地译作 interstice，如世界卫生组织西太区制定的中医名词术语国际标准中，即采用了这一译法。‘世界中联’制定的中医名词术语国际标准中则将其译作 striae and interstice,考虑到了'腠'和'理'两个因素,还是有一定意义的。从'腠'和'理'的实际所指来看,似乎魏迺杰将其译作 interstice 和 grain 还是比较可取的。"

黄帝说:"对'腠'和'理'等概念和术语的理解和表达,还是需要认真努力的。"

雷公说:"陛下圣明!国内外的中医翻译界确实需要认真努力理解和表达'腠'和'理'等中医概念和术语。通过对仿造译法的归纳总结以及一些实际案例的比较分析来看,魏迺杰力推的通俗译法还是比较符合中西方交流的实际和需要的,也在一定意义和层次上比较深入系统地揭示了中医基本概念和术语的实际内涵,同时对中医基本名词术语英译的国际标准化开辟了颇为宽敞的路径。从分析比较中,虽然也发现了诸多值得商榷的问题,但总体而言,魏迺杰的翻译思路和方法还是值得肯定的。现在认为值得商榷的问题,并不意味着未来还是问题。这正如以前将'虚'译为 deficiency、将'实'译作 excess 一样,虽然引起了持续不断的争议,但 deficiency 和 excess 今天却成了'虚'和'实'最为普及、最为规范的英译之法。这说明,语言有其自身的运动规律,并非人为所能完全控制的。"

黄帝说:"卿等经过认真的思考和比较,深入分析和研究了西方中医翻译界三大流派的理念、方法和影响,非常有利于推进中医的对外翻译和国际传播。"

岐伯、雷公跪拜道:"非常感谢陛下的鼓励和指导!"

听德惟聪篇第八十
——译理译法通论

黄帝说:“君子之道,费而隐。小人之道,淡而澡。卿等明白这个道理吗?”

岐伯说:“陛下圣明!‘君子之道’微臣在查阅《中庸》时看到了,也特别注意其定位‘费而隐’。在当今的国人看来,‘费而隐’当然是既费劲又隐约。在当今的国人看来,做君子实在太费劲了,做君子时自己的能力和水平也不能展示,只能隐匿起来。如果展示了自己的能力和水平,显然就成俗人了。这当然是当今国人现代化的‘见词明义’,而不是华夏民族传统的‘见词明义’。按照华夏民族传统的‘见词明义’,‘费而隐’的‘费’当然是‘广大无涯’的意思,‘隐’则是‘精微奥妙’的意思。也就是说,君子之道广大而又精微。小人之道自然是‘淡而澡’,‘淡’当然是‘淡漠’的意思,‘澡’当然是‘枯燥’的意思。”

雷公说:“天师说的好啊!事实却是如此。《中庸》记载的‘君子之道,费而隐’这句话,显然是孔子所谈到的君子之道,因为君子一直是孔子所努力培养的杰出人才。这句话的意思是说,‘君子之道广大而精微’。辜鸿铭将其译作:The moral law is to be found everywhere and yet it is a secret,还是比较符合实际的,将‘君子之道’综合地译作moral law。在《中庸》里,还记载了孔子关于君子的贫贱、近远和顺难等现状和境界。原文是这样的:

> 君子素其位而行,不愿乎其外。素富贵,行乎富贵;素贫贱,行乎贫贱;素夷狄,行乎夷狄;素患难,行乎患难。君子无入而不自得焉。

以现代的白话文解释,大致意思是说:

君子安于所处地位，去做应做之事，不有非分之想。处于富贵地位，就做富贵者应做之事；处于贫贱地位，就做贫贱者应做之事；处于边远之地，就做边远地区应做之事；处于患难之中，就做患难之中应做之事。君子处于任何地位都是安然自得的。

辜鸿铭将其译为：

The moral man conforms himself to his life circumstances; he does not desire anything outside of his position. Finding himself in a position of wealth and honor, he lives as becomes one living in a position of wealth and honor. Finding himself in a position of poverty and humble circumstances, he lives as becomes one living in a position of poverty and humble circumstances. Finding himself in uncivilized countries, he lives as becomes one living in uncivilized countries. Finding himself in circumstances of danger and difficulty, he acts according to what is required of a man under such circumstances. In one word, the moral man can find himself in no situation in life in which he is not master of himself.

《孟子·离娄上》说：'道在迩而求诸远，事在易而求诸难。'意思是说，道在近处，而要往远处去求；事情容易，而要从难处去做。做事要从易到难，从近到远，不必舍近求远，舍易求难。孟子的这番论述似乎比《中庸》所记载的孔子关于君子的认识更具体一些。"

黄帝说："孟子之见，更为客观。不但君子如此，译人亦应如此。朕望译人脚踏实地，从实而译，从实而究，切忌好高骛远，脱离实际。"

雷公说："陛下圣明！微臣谨遵圣训，尽力协助译人。"

岐伯说："臣等经过多次讨论，觉得中医翻译的方法似乎已经基本形成。分析总结中医翻译的方法，对于进一步推进其发展自然有益。雷公对此的分析研究最为深入具体，微臣请雷公就中医翻译的基本方法向陛下汇报。"

雷公说："谢谢天师！微臣根据此前在下界的考察以及之后的系统分析和思考，向陛下汇报中医翻译的基本方法。经过比较深入的考察和分析，微臣觉得中医翻译的基本方法确实已经基本形成，大致有直译、意译、音译、音意结合和简洁化等多种方法。”

黄帝说：“在一般的翻译中，直译法的使用还是比较有限的。但在中医翻译中，直译法的使用则还是比较普遍的，甚至已经成为中医翻译最为基本的方法了，尤其是中医名词术语和典籍的翻译。应该是这样的吧。不过，直译恐怕还是中医翻译的一种比较常用的方法吧。从其翻译实践来看，应该还有其他一些方法，不仅仅只是直译吧。对于中医翻译的方法，雷公在下界考察的时候做过细致的归纳和系统的总结，继续谈谈吧。”

雷公说：“遵旨！情况的确是这样的。除了直译之外，确实还有其他一些方法。微臣在下界和翻译领域的学人交流的时候，注意到了其他一些翻译方法的使用，也意识到这些不同的方法在中医翻译中都是非常重要的，不可忽略的。对于这些不同方法的使用，下界的译者们已经对此进行了一定程度的研究和总结，尤其是镐京的那位译者。他认为中医翻译的常用译法包括直译、意译、音译、音意结合和简洁法等几个方面。这几个方面也可以视为中医翻译发展过程中的不同路径和方向。虽然人们对每个译法都有不同的看法，虽然中医翻译还没有形成完全统一的和规范的译法，但目前不同的译法也从不同的层面和角度推进了中医翻译的发展，提高了中医翻译的水平，丰富了中医翻译的内涵。”

黄帝说：“镐京译者的这些总结，应该是比较符合实际的吧。”

雷公说：“诚如陛下所示，确实是符合实际的。根据他的总结，结合翻译界其他译者的实践经验，微臣觉得这五种译法确实是中医翻译中普遍使用的方法。所谓直译，顾名思义，就是按照原词语或句子的结构和字面意思进行翻译的一种方法。这种方法的好处是使译语具有较显著的回译性，因而有利于交流。不足之处是运用不当则使译语显得生硬或不符合译入语的词法和句法习惯。直译法在中医翻译上常用于基础理论、生理学和病理学等方面。”

黄帝说：“这也很自然，尘世间的任何理论和方法都有其长，也有其短。”

雷公说："确如陛下所训，实际情况确实如此。中医基础理论的核心是阴阳学说和五行学说，前者一般音译为 yin and yang，后者则多译为 five elements 或 five phases。论述这两个理论的有关概念一般采用直译法译为英语，如'阴中之阴'译作 yin within yin，'阳中之阳'译作 yang within yang，'木生火'wood generating fire，'水生木'译作 water generating wood 等等。"

岐伯说："严格地讲，这里的所谓'直译'尚带有一定程度的意译在内。"

雷公说："天师说的对。比如将'补母泻子'译作 reinforcing mother-organ and reducing child-organ，'organ'就属于为表达的需要而加上去的词语，这就带有某种形式的意译在内。再如将'抑木扶土'译作 inhibiting wood to strengthen earth，也有一定的意译成分在内，因为'抑'和'扶'这两个概念在英语中都可以用许多词语来翻译。但总体上讲，这种翻译仍属于直译的范畴，特别是在结构方面。当然从结构方面来说，这样的翻译确实有些直译的表现。其实只有直译，才能展现中医独有表达方式的风貌。中医对人体的生理有自己独特的理解和解释。这方面的表达法在英语中也是没有对应语的，人们一般也是采用直译的方法将其翻译成英语，以便保持其固有特色，如将'心开窍于舌'译作 The heart opens into the tongue，将'肾藏精'译作 The kidney stores essence，就是比较典型的实例。"

岐伯说："中医对人体病理现象的理解和解释也是独特的，具有浓厚的中医特色，因而有关表达用语在英语中也是缺失的。"

雷公说："确实是非常欠缺的。在目前的翻译活动中，人们一般也是采用直译的形式来翻译中医的有关用语，只是在形式上略微有所调整。例如：将'阴阳失调'译作 imbalance between yin and yang，将'肝不藏血'译作 failure of the liver to store blood，形式上就有一定的调整。在中医翻译上，直译法不仅仅体现在词语的翻译上，而且在句法上也表现得很突出。例如'脾主运化'译作 The spleen controls transportation and transformation 就是典型的'汉化'句式。"

岐伯说："'汉化'句式，说的好！'汉化'这个词应该就是中华文化对外传播和发扬的一种体现。若用'中化'或'华化',可能更自然一些,因为华夏民族已经与全国其他民族大融合了。大融合之后,此前的汉语已经成为所有民族的公用语了,不应再将其称为'汉语',至少应该称为'国语'。"

雷公说:"天师说的对啊!微臣也觉得将神州大地全民族公用的语言继续称为'汉语',是不太符合实际的,也不利于民族的大融合和大团结。但现在的尘世间一直使用'汉化'这个词,微臣汇报时只好继续用这个词了。微臣曾经注意到'汉化'这个词,但没有认真思考过'汉化'的深刻内涵。目前神州大地一直在努力地对外传播中华文化,如果能以'汉化'作为实践的理念和策略,不仅会将中华文化传播到世界各地,而且一定会将中华文化潜移默化地融合到世界各地的民族文化中。"

黄帝说:"这不仅仅是华夏民族的梦想,更应该是华夏民族的使命。"

雷公说:"陛下圣明!这确实应该是华夏民族的使命。当年西方人翻译中医的时候,采用了直译的方法,令神州大地的译者非常困惑,很难理解他们的这一做法,以为他们简单化了中医,甚至庸俗化了中医。"

岐伯问道:"作为神州大地的译者,为什么如此看待西方人直译中医的做法呢?"

雷公回答说:"因为一开始翻译中医的时候,神州译者基本上都有借用西医术语翻译中医的理念。他们之所以有这样的理念,主要是因为他们希望能让西方人更好的理解中医。比如翻译'风火眼'的时候,他们很自然地借用了 conjunctivitis 这一西医术语。西方人看到 conjunctivitis,当然就明白了其实际意思了。他们如此翻译其实还有一个理念,就是将中医'科学化',因为清末民初的时候,神州学界和政界就有不少人反对中医。不仅反对,还想方设法地予以消灭。"

黄帝说:"作为华夏民族的子孙,在这样一个特殊的时代里,有这样的想法和做法,其实还是可以理解的。"

雷公说:"陛下圣明!确实可以理解。微臣在下界考察的时候,也注意到了这些问题。微臣发现,反对和消灭中医的人不仅仅在清末民初,就是在现代的神州大地,依然到处可见。在和中原地区一些有民族意识和民族文化基础的学者交流的时候，大家一致认为反对和消灭中医的人，其实就是汉奸、华奸，甚至是卖国贼。此前微臣曾向陛下汇报过何祚庥等人建立了'反中医联盟'，目的就是彻底消灭中医。在建立'反中医联盟'之前，他曾公开发布了建立'反中医联盟'的倡议。在其倡议中，他说：'为了提高国人的科学素养，为了唤醒沉睡的巨人，我建议不要把精力放在论坛上无谓的争吵上。有必要建立一个反中医联盟，彻底戳穿中医骗局，警醒国人。哪里有中医骗子，哪里就有我们的身影，我们也可以定期安排活动，一定要让中医骗子没有立足之地。在全国各地，我们要慢慢的发挥影响力，争取让很多的国人走入科学的大家庭。'"

黄帝说："斥责反对中医的这些话虽然听起来有些激烈，但仔细想想，还是很有道理的。如果没人斥责他们，他们可能就真正地将中华文化、文化和思想全部消灭了，从而将中华民族也就潜移默化地灭除了。"

雷公说："陛下圣明！斥责反对中医的这些话应该是有道理的。不仅国人斥责，西方人也同样斥责。微臣此前向陛下汇报了西方学者满晰博对中医的重视。看到中国人自己对中医的蔑视和排斥，甚至打击和消灭，他也非常难以忍受。记者采访他时，他成说：

> 我认为，中国应当首先把自己中医的事情做好。中医应当在中国的国学传统上尽快复兴起来！实际上，中国是不应该有文化自卑感的。中国具有悠久的历史，有灿烂的传统文化。几千年来，中国一直是世界上的文化强国，对人类文明有过重大的贡献。中国只是在近二百年才落后了，但这是社会的落后，管理的落后，经济的落后，而不是文化特质的落后。
>
> 中国人应该克服文化自卑感，理直气壮地弘扬自己优秀的传统文化，大力宣传和发展中医中药学，要在世界范围内为中医中药'正名'。中医是成熟的科学，不是经验医学，更不是伪科学。不要人为地把中医学搞坏了，让人家说你是伪科学。现在，西方人也已经觉察到西医西药的局限性了，但又没有其他办法，很多人把目光转向植物药物，希望从传统医药中寻找出路，这是中医中药发展的

好时机。

中国应该加强中医中药的教学和研究。中国要培养大批真正能用中医药学的理论和方法来诊病治病的中医师，不是一万人，而是五十万、一百万人。这样，输送到世界各国的假中医也就少了。中国应该制定中医药学的标准，当然不是以西医学方法来评判的标准，并使它逐步成为国际遵循的唯一标准。这样才能消除国际市场上那种传统中药按植物药物，或者西药标准划定的混乱局面。中医中药有自己的标准，用别人的标准就不是中医中药了。

由此可见，当今的国人不仅民族意识实在太过虚弱，对中医的认识也实在太过偏颇。客观的说，他们之所以偏激地反对中医，打击中医，消灭中医，原因就是他们不仅没有中华民族意识，更没有中华文化。没有中华文化，怎么可能真正地理解中医呢？”

黄帝说：“中医是中华文化的杰出代表，没有中华文化，怎么可能理解中医呢？中医翻译，也反映了同样的问题。”

雷公说：“陛下圣明！中医翻译所遭遇的问题，确实与中华文化的传承所面临的问题有一定的关系。微臣继续向陛下汇报译理译法的问题。从‘汉化’的特别意义来看，采用直译之法翻译中医还是非常重要的。西方译者当年采用这种方法翻译中医，其出发点恐怕不是为了‘汉化’，而是为了保持中医基本概念的准确性。因为中医是与人们的生命有关的，不像文学，无论多么典雅伟大，即便理解错了，翻译错了，也不会危害人的生命。但作为与人的生命有关的中医，如果理解错了，翻译错了，很可能会危害人们的生命。为了避免误解和误译，当年的西方人就渐渐地采用了直译之法翻译中医，起码从字面上将其基本意思再现在译文中了。”

黄帝说：“这样的译法确实是很符合实际的。”

雷公说：“诚如陛下所训，情况的确如此。当初西方人将‘风火眼’直译为 wind fire eye 时，神州译者很难接受，甚至将其视为不尊重中医。但经过几十年的国际传播和发展，这样的译法越来越为大家所理解和接受，从而成为中医国际化的术语标准。这种译法在神州大地，也渐渐地被大家所理解和接受了。”

黄帝说:“直译法的意义在于对外翻译和传播中医,应该引起大家的重视。”

雷公说:“感谢陛下指示!直译法一定会引起大家的重视的。在中医翻译的发展过程中,直译之法成为最为普及的译法,说明这一译法是符合客观实际的。从‘汉化’的角度来看,这一译法更有意义。这一译法现在越来越普及,足以说明其与中医对外传播的客观实际确实是相应的。”

黄帝说:“直译之法当然应该重视的,但其他的译法也不可忽视,因为这些译法从不同的角度诠释了中医的理法方药。”

雷公说:“陛下英明!翻译界确实应该关注其他的译法的作用和意义。虽然中医翻译基本上都采用的是直译之法,尤其是名词术语的翻译和经典著作的翻译。但在特定的情况下,意译之法还是不得不采用的。微臣在下界考察的时候,曾经注意到了意译法的应用。当然,当时的意译可以视为中医翻译的一个流派。这个流派认为,只有通过意译才能将中医名词术语的基本含义介绍给西方读者。”

黄帝说:“这一流派的翻译理念,应该与当时的环境和背景有关系吧。”

雷公说:“确实是这样的。由于当时神州大地刚刚改革开放不久,华夏民族才终于有机会比较真实地了解了西方的现状,终于明白了人家的优势和自己的不足。当时的西方各个国家和民族在经济和科技等方面都远远的超过了华夏民族,令华夏民族非常的困惑,非常的失望。在他们曾经的理念中,只有华夏民族才是全球最为辉煌的民族。但从未想到,自己的民族居然成了全球比较落后的民族,从而使他们对自己的民族缺乏了信心,以为只有西方的语言、文化和思想才是先进的。”

黄帝说:“华夏民族自古以来都对自己充满了信心。那个时期突然对自己的民族失去了信心,当然是有客观原因的。”

雷公说:“确如陛下所训!当时之所以出现这样的问题,确实是有客观原因的。经过几十年的努力,华夏民族的经济和科技已经得到了飞速的发展,几乎成为全球最为先进的领域了。所以现在的华夏民族基本上都对自己的民族充满了信心。只要到了外国，甚至到了西方，都会突然发现神州大地的建设最为先进，最为辉煌。”

岐伯说：“华夏民族有这么先进的发展和这么辉煌的业绩，说明华夏民族自远古以来的梦想基本上都已经实现了。”

雷公说：“天师说的对啊！华夏民族自远古以来一直满怀的梦想和希望，现在确实实现了。比如说自远古以来，华夏民族最为核心的梦想就是吃穿不愁、衣食无忧。尽管历朝历代都在努力，但一直到三十年前，华夏民族的梦想才终于实现了。”

黄帝说：“从意译的问题说到了民族梦想的实现，说明翻译这项工作与民族的理想和追求的实现还是一一相应的。”

雷公说：“陛下英明！神州大地的各个领域、各个工作都与民族的理想和追求的实现有着直接和间接的作用。翻译也是这样。前面谈到了直译，其与民族文化的传承和发扬有一定的关系。意译其实也是如此。这也是中医翻译方面必须要采用的一种译法，其作用和意义也是自然而然的。所谓意译法，就是根据原文的大意来翻译，不作逐字逐句的翻译。这种方法在翻译界使用得最为普遍，尤其是文学和文化方面的翻译。但在中医翻译上，意译之法也在使用，但使用的程度还是有限的。”

岐伯说：“为什么是有限度的呢？仔细说说吧。”

雷公说：“由于中医是华夏民族特有的一种传统医学体系，从理论到实践都与现代医学迥然不同，这一点在用语上也表现得很突出。比如‘乌风内障’‘乌轮赤晕’‘乌痧惊风’这三个词语都是描述人体眼睛的病理变化，很有文化风采和语言特色。自古以来，这样的概念和术语不仅在中医界非常流行，在华夏民族的任何领域都在普遍流行，因为自远古以来华夏民族在黄帝的指导下，非常重视通百家的学习观念。所以自远古一直到清末民初时期，任何能识字、能写字的人都会开方用药。当时在神州大地上，如果一位能识字、会写字的人却不会开方用药，那一定是外来的夷人，而不是华夏民族的子孙。所以很多术语虽然是中医的，但其他领域的学人却都懂得。但在当今时代，国内任何会读书、会写字、会研究的学人，却都不懂中医了，更不会开方用药治百病了。”

黄帝说:“作为华夏民族的学人,确实应该如此。”

雷公说:“诚如陛下所训,神州学人确实应该如此。可惜的是,自清末民初以来,由于神州大地不断地西化,使得如今的华夏民族的学人只能成为所谓的专家,而无法成为贯通百家的学人。所以像‘乌风内障’‘乌轮赤晕’‘乌痧惊风’这样的中医术语,其他领域的大专家和大学者当然是无法了解的。不但无法了解,而且还将其视为所谓的封建观念或迷信说法。”

黄帝说:“这样的认识也是时代的风采,可以理解。”

雷公说:“陛下英明! 作为局外者的微臣,确实是可以理解的。但神州大地的专家和学者却不一定理解。事实上他们根本就无法理解,所以就一直在拼命地排除自己民族的传统文化和思想。对中医的认识,也是这样。自清末民初以来,反对中医,谩骂中医,消灭中医的所谓学者和政客,始终层出不穷。”

黄帝说:“可以理解。继续谈谈意译之法吧,尤其是刚才提到的那三个特殊术语。”

雷公说:“遵旨! 由于时下的这一特殊的时代背景,‘乌风内障’‘乌轮赤晕’‘乌痧惊风’这样一些用语如果直译,确实是很难达意的。为了能够实现达意的目标,翻译界一般都根据其实际含义对其予以意译。如将‘乌风内障’译作 glaucoma,将‘乌轮赤晕’译作 ciliary hyperemia,将‘乌痧惊风’译作 infantile convulsion with cyanosis。这种译法,既是意译,又是借用西医术语。译者一般都认为,如果直译这样的术语就会给理解造成很大的困难。但在现行的中医翻译活动中,仍可见到对这类用语的逐字直译。例如将‘天行赤眼’译作 heaven-current red eye,将‘天柱骨’译作 elestial pillar 等。”

黄帝说:“直译这些非常特殊的中医术语,应该还是西方译者吧。”

雷公说:“确如陛下所示,确实是西方译者。具体来说,这应该是西方通俗派的译法。这种译法当然是直译了,当然有其特殊的意义了。自古以来华夏民族都非常重视雅致之言,总是避免一些比较庸俗的说法。比如因身体的原因而无法大便,古人称为‘不更衣’,即现在所谓的‘便秘’。对于这样一个术语,华夏译者很自然地将其译作

constipation，即借用了西医的术语。但西方通俗派的译者则将其译作 no change of clothes，应该很有特别意义吧。”

黄帝说：“应该有特殊意义的。这也是翻译中‘汉化’的具体表现。”

雷公说：“陛下英明！在具体翻译时，并不是说直译意思表达不清楚的就一定要用意译法。有时直译法更有利于保持中医的固有特点。这就涉及到意译法的使用范围的问题。一般来讲，如果中文原文所表达的意思在英文中有相应的说法，那么可采用意译法予以翻译，前面提到的‘乌风内障’‘乌轮赤晕’‘乌痧惊风’这几个例子的翻译，也说明了这一点。如果英文中没有这样的概念，则宜采用直译法。这样既保持了中医的独特性，有为英语输入了新的概念和表达法。”

黄帝说：“如果‘乌风内障’‘乌轮赤晕’‘乌痧惊风’这样的术语直译困难，意译有限，那么完全可以音译。这更是‘汉化’精神的体现。”

雷公说：“陛下圣明！陛下的指导太重要了！神州大地的译者应该按照陛下的指示，能直译的一定直译，能音译的一定音译，意译还是尽量有所限制的。”

黄帝说：“文化翻译，言简意赅。中医翻译，简明扼要。术语翻译，统一标准。在中医翻译里，意译仅仅体现在术语的翻译方面吗？”

岐伯说：“陛下圣明！文化翻译、中医翻译、术语翻译，确实应该按陛下的重要指示推行。雷公在下界的时候，特别关注翻译的发展，感受最为深刻。请雷公继续向陛下汇报。”

雷公说：“谢谢天师！微臣在下界考察的时候，确实关注翻译的历史、现状和趋势。通过与学界和译界的交流和沟通，微臣觉得意译法在中医翻译中的应用，实际上不仅仅体现在术语或用语的翻译上，在句子的翻译中也表现得很突出。比如《黄帝内经》中‘阴阳者，天地之道也’的这句话，常被译成 Yin and yang are the way of the heaven and earth，也有其他一些类似的译法。在这句话中，‘天地’实际上指的是自然界或宇宙，即英语中的 natural world or universe；‘道’则指的是基本法则，即英语中的 basic law。从这个意义上讲，似可将这句经典用语意译为 Yin and yang serve as the basic law of the universe。这样翻译意思似乎就更清楚了。”

黄帝说:"是否应该如此翻译,译界还需认真思考。作为译界的学人,还需真正了解'合璧东西、贯通古今'这一基本原则。"

岐伯说:"陛下圣明!国内外的翻译者确实应该思考该不该如此翻译。当然,究竟该如何翻译,与所翻译的内容还有一定的关系。比如历朝历代一般性古籍的翻译与华夏民族传统经典著作的翻译不尽相同,典籍翻译与现代学术组织的翻译更不尽相同。以中医为例,问世于先秦的《黄帝内经》等中医经典的与问世于秦汉之后的其他中医古籍,就颇为不同。因为《黄帝内经》等中医经典完全是创新,而秦汉之后问世的中医古籍都是对《黄帝内经》等中医经典的传承和发挥,而不是创新。所以对经典著作的翻译和对一般古籍的翻译,目的和意义、方法和策略自然是不尽相同的。"

雷公说:"谢谢陛下和天师的指导!微臣一定认真思考,认真分析,认真总结,将陛下和天师的重要指示尽快传递给神州学界和译界。"

黄帝说:"直译重要,意译也重要。实际上直译与意译也有一定的关系。仔细看看直译的中医术语,某种意义上还是有意译的表现。"

雷公说:"陛下说明!事实却是如此。所谓的直译,也就是借用相应的西方术语对译中医的术语,其实际内涵不一定是完全一致的。比如中医的'心肝脾肺肾'直接译作英文的 heart, liver, spleen, lung, kidney,字面上看似乎是直译,实际上还是意译。众所周知,中医上的'心'不仅主血,更重要的是主神志,而西方语言中的 heart,则只有 pump the blood 的意思。另外,中医的'心'还与'苦'有直接的关心。所谓'苦入心'说的就是这个意思。西方语言中的 heart 就根本没有这个意思。'心、肝、脾、肺、肾'与西方的 liver, spleen, lung, kidney 也存在着同样的差异。再比如'心神',译作 heart spirit 似乎是直译,其实也不一定是直译,也很可能是意译。"

黄帝说:"应该是这样的。能从另一个层面环顾中医翻译中的直译,应该更有意义。"

岐伯说:"陛下英明!微臣所了解的情况,就是如此。比如'神'在中医上有三种不同的含义:其一指的是天地万物以及人体生命的创造者、主宰者和原动力。其二指的是人体的生命活动,包括生理功能与心理活动。其三指的是人的意识、心理活动，包括认知、情感与意志等活动。就人体生命活动而言，神主要指人的生理功能与心理活动，由心主管，而分属于五脏。神以精、气、血、津液作为物质基础，是脏腑精气运动变化和相互作用的结果。西方语言中的spirit，可不一定就有这样深刻的内涵。”

雷公说：“天师说的对。西方语言中的spirit确实没有中医上的‘神’这么深厚的文化内涵和医学功用。所以作为人体的三宝‘精气神’，翻译时确实应该认真考虑如何才能比较好地再现其实际内涵。”

黄帝说：“‘精、气、神’现在是如何翻译的呢？”

雷公说：“微臣在下界考察时注意到，除了‘气’一般音译为qi或Qi之外，‘精’一般意译为essence，‘神’一般意译为spirit。这显然不是直译，而是比较简单的意译，因为essence和spirit只能展示‘精’和‘神’的一层含义，而无法体现其深刻含义。”

岐伯说：“按说还是音译为好。但由于通俗译法的普及以及早期译者的忽略，使得这一问题始终没有得到正确的解决。谈到中医用语的翻译方法时，一般译者总是强调借用现代医学用语的必要性，或者强调使用直译法与意译法的重要性。但在实际翻译时大家便会发现，只强调这三点其实是很不够的。因为在中医语言中，还有一部分用语在现代医学中既没有对应语，在西方各国语言中也没有类似的说法。”

黄帝说：“为什么会出现这种情况呢？”

雷公说：“这个问题确实是存在的。存在的原因在‘语言国情学’就可以找到。”

岐伯问道：“‘语言国情学’是什么‘学’呢？”

雷公说：“‘语言国情学’是研究语言和民族文化背景之间关系的一门新兴学科。其理论核心是：世界上任何一种语言中的绝大多数词语在别国的语言中都能找到相应的词汇，这些词汇是全人类语言的‘共核’，反映了世界各民族共有的事物和现象。这就是通常讲的‘对应语’。但是语言国情学还认为，一种语言中总有一些反映该民族特有事物、思想和观念而在别国语言中找不到对应语的词语，如华夏民族的儒家的‘礼’，道家的‘道’，中医的‘阴阳’等。所幸的是，这类词语在一国的语言中所占的比例很小。但是尽管如此,它们的作用却是极为重要的。因为它们反映着一个国家和民族的文化特色,是一种文化区别于另一种文化的象征。”

黄帝说:“这样的认识是非常符合人类语言的客观实际的。一个民族文化区别于另一个民族文化,确实体现在其独有的概念和思想中。”

雷公说:“陛下英明！对于中医语言来说,大部分用语也都处于人类语言的共核之中,但也有一小部分词语是中医所独有的。一般来讲,这类词语反映着中医基本理论的核心及辨证论治的要旨。”

黄帝问道:“在翻译中怎样处理这类词语呢?”

雷公回答说:“在欧洲各国的语言中,一般都采用原词照借的方式来解决这个问题。由于众所周知的原因,在进行英汉或汉英翻译时,显然不能采用原词照借的办法,而只能采用音译法,如将阴阳音译为 yin and yang 或 yinyang,把气音译为 qi 或 Qi 等等。这样,就避免了理解上的偏差。所以有些学者认为,这样的词语在中医语言中所占比例很小。不可将音译当成权宜之计,凡遇到不会翻译的地方,音译便大派用场。但音译实在是不得已而为之的办法。若有办法又何苦音译呢?音译总是要给读者的理解造成困难的,总是或多或少地影响了信息的转达。而且音译不能见词明义,对记忆、学习和推广也有很大的妨碍作用。因此,除非万不得已,一般还是少用音译为好。”

黄帝问道:“这样的认识如何呢?符合实际吗?”

雷公回答说:“这种说法在三十年前似乎还是比较符合实际的,但现在却显得有些落伍了。真正懂得中华文化和民族医学的译者,当然懂得音译的意义及其重要性,而不会将其视为‘权宜之计’,更不会将其视为非法违规的译法。”

岐伯说:“所以雷公刚才强调那位译者的观点,很容易使人认为雷公是认可这种说法的。”

雷公说:“非常抱歉,向陛下和天师道歉。微臣刚才提到这个问题时,没有及时将其原由予以说明,也没有将其正确与否的现实予以说明。实在抱歉。”

岐伯说:“实际上在现代的中医国际翻译和传播中,音译还是非常重要的一种译法。”

黄帝问道:“音译主要用以翻译中医的哪些词语和概念呢?”

雷公回答说:“音译在中医翻译上主要体现在三个方面,一是中医核心概念和术语的翻译,比如‘阴阳’‘气’‘推拿’等一般音译为 yin and yang, qi 和 tuina;二是中药名称的翻译,比如艾叶、蜜柑草、牡丹花等,首先必须采用音译,然后在其音译之后的括号里附录上中文、拉丁语的翻译和英语的翻译;三是将针灸的穴位一般都予以音译,当然西方比较流行的还有编码。因编码没有任何的文化意义,还是音译为好。”

黄帝问道:“既然是音译,为什么在其音译之后还要附上中文、拉丁语和英语的翻译呢?”

雷公回答说:“微臣觉得,之所以在音译之后附录中文、拉丁语和英语的译法,是为了保证音译的中药名称不会出现任何的差错,因为华夏民族的语言同音字非常多,一个药物名称的音译会使读者联想到好几个中药名或华夏文字。比如‘艾叶’一般译作 Aiye(艾叶, Folium Artemisiae Argyi; leaf of argy wormwood),蜜柑草一般译作 Migancao(蜜柑草, Herba Phyllanthi Matsumurae; matsumura leafflower herb),牡丹花一般译作 Mudanhua(牡丹花, Flos Moutan; flower of subshrubby peony)。”

黄帝说:“如此翻译中药的名称,有什么背景吗?”

雷公说:“背景可能与美国的早期译法有一定的关系。几十年前,美国的一本中医杂志在介绍中药的时候,对中药名称采用了一个‘四保险’的翻译方式,很有意义。所谓‘四保险’,就是同时采用四种译法翻译一个中药名称,从而保证了任何一个中药名称不会导致误解。比如将‘艾叶’译作 Aiye(艾叶, Folium Artemisiae Argyi; leaf of argy wormwood),实质上就是采用了音译,再附录上汉字和拉丁语及英语的意译,从而就保证了‘艾叶’这一名称在向西方传播时不会出现失误。”

黄帝说:“这种‘四保险’的译法,虽然繁琐冗长,但还很有保障意译。针灸穴位名称是如何音译的呢?”

雷公说:“陛下圣明!针灸经穴名称的音译与一般概念和术语的音

译是一样的，只是在音译之后以括号的形式附录有其编码和所涉及的经络。”

黄帝说：“如果在音译的穴位名称之后再以括号的形式附录上编码和所涉及的经络，是不是更冗长了？”

雷公说：“微臣向陛下汇报。音译穴位不是太冗长，因为编码是简单的，是1或2或3。经络也是简单的，因为采用了其英译的缩写形式。比如‘足三里’是足阳明胃经的第三十六个穴位，其编码就是36，胃经的英文翻译是 stomach meridian，一般缩写为 ST。所以‘足三里’的音译是 Zusanli (ST. 36)。其他穴位的翻译也是这样。”

黄帝说：“这样翻译穴位，既保证了中医基本术语的直接传播，也保证了针灸穴位的正确无误。很好！”

雷公说：“非常感谢陛下的肯定！在西方，由于个别东亚国家的影响，导致了针灸穴位编码的普及。编码的普及不但淡化了针灸学术的文化和医学内涵，也影响了中西方之间的实际交流。比如西方人如果向华夏民族学者提到 ST.36，华夏的学者就要从胃经的第一个穴位一直数到第36个穴位，才能明白西方人说的 ST.36 指的是什么，非常不便于彼此之间的交流。另外，将针灸学位完全采用编码的形式，也淡化了其与中医的关系。这是非常不妥的。”

黄帝说：“应该努力想方设法予以改变，不然今后将影响到其与中华文化和中华医药的关系。”

雷公说：“确如陛下所训，微臣一定努力。”

黄帝说：“对于中医翻译来说，直译重要，意译有一定的意义，而音译则更为重要。因为只有‘音译’才能真正地向各个民族和国家传递华夏民族的独有色彩。”

雷公说：“陛下英明！音译确实更为重要。西方对华友好的汉学家也认为只有音译才能真正地对外传播华夏文明的精神。”

黄帝说：“对华友好的汉学家是怎么表达这样的观念的呢？”

雷公说：“几年前有一位对华友好的汉学家发表了一篇文章，谈到了华夏文化概念和术语的翻译，认为只有通过音译才能真正地将华夏文化传播到国外。他在文章中说：

中华文明的专属词汇应该普及'天下'。常见的做法是在翻译时几乎完全抛弃中文原意而采用外国表达。如果华夏不把她的专属词汇摆到台面上来,所谓文明之间的对话,将永远是西方的独白。比方说,'麒麟'该怎么说?我们就叫它'unicorn'(独角兽)吧;'龙',又该怎么说?嗯,就叫它'dragon'(龙)吧!

这位对华友好汉学家的论述,很有道理。"

黄帝说:"他说的是什么意思呢?"

雷公说:"实际上就是否定了华夏民族学者通过借用西方术语翻译华夏民族文化术语的做法。比如将自己民族圣祖的代表'龙'译作dragon,显然是对自己民族的侮辱,却很少有人想到这一点。再如将华夏民族想象中的非常温馨的动物'麒麟'译作西方的'独角兽',这显然是对自己民族精神的否定。"

黄帝问道:"既然是对自己民族的侮辱和否定,为什么始终不改变呢?"

雷公回答说:"这实际上就涉及到华夏民族的意识以及华夏文化的基因。当今的华夏学者和译者如果真正地有自己民族的意识,真正的有自己民族的文化基因,当然不会坚持将'龙'译作 dragon 的,自然不会将'麒麟'译作 unicorn 的。在西方语言中 dragon 是邪恶的动物,unicorn 是野蛮的动物,有民族意识和文化基因的人,怎么会用这些西方邪恶的动物和野蛮的动物之名来翻译自己民族圣祖的代表'龙'和民族温馨神物'麒麟'呢?"

黄帝说:"没有民族意识和文化基因的人,虽然生活在神州大地,却不一定是华夏民族的子孙了。"

雷公说:"确实是这样。"

黄帝说:"在尘世间有无音译民族文化思想术语的实例呢?"

雷公说:"有的。那位汉学家在文章中说:

伊斯兰世界有他们独特的词汇如 Ayatollahs(阿亚图拉),Imams(伊玛目),bazaars(集市),kebabs(烤肉串);而印度教世界里也有独有的词汇如 dharma(佛法),karma(因果报应),yoga(瑜伽)和 avatar(降凡)等等。

事实上,伊斯兰各国以及印度在对外传播自己的文化时,所有的术语基本上都是音译。印度也有传统医学,他们在对外翻译和传播自己民族的传统医学时,几乎所有的术语都是音译,很少有直译和意译。”

黄帝说:“从目前的发展来看,特别是根据‘语言国情学’的观点来看,核心的概念和术语的确应该采用音译。但如果所有的术语都采用音译,大概会使其对外传播过程中遇到很多的困难。”

雷公说:“陛下圣明! 所以目前在翻译中医的时候,音译只是用来翻译中医的一些核心概念和特殊的名称,如前面提到的中药名称和穴位名称。从文化和思想的角度来看,中医很多术语其实都是含有国情的,完全直译或意译都会有一定的困难。为了更好地解决这一问题,现在的译者基本上采用了音意结合的方式予以翻译。”

黄帝说:“音意结合的译法,应该更有实际意义。谈谈如何音意结合翻译中医吧。”

雷公说:“遵旨! 所谓‘音意结合’,就是对中医一种特殊翻译法的总结。在中医用语的翻译上有一种现象,一个词语翻译成英语时一半是音译一半是意译,如将‘五脏’译作 five zang-organs,将‘六腑’译作 six fu-organs,将‘元气’译作 primordial qi 或 original qi,将‘井穴’译作 Jing-Well 等等。这类用语的翻译就属于‘音意结合’。在中医翻译上,‘音意结合’式其实也是‘不得已而为之’,但也很有意义。”

黄帝说:“‘音意结合’主要用以翻译中医的哪些概念和术语呢?”

雷公说:“主要用以翻译与脏腑、气、经脉以及特殊经穴名称相关的概念和术语。”

黄帝说:“谈谈与脏腑相关的翻译吧。”

雷公说:“遵旨! 脏腑在中医上有特定的内涵,特别是‘五脏’和‘六腑’等概念。以前神州的译者多将‘五脏’译作 five solid organs,将‘六腑’译作 six hollow organs。这种译法在一定意义上揭示了这两类脏器的结构特点,但并不十分准确。”

黄帝说:“确实不太准确,但也可以视为与脏腑相关概念和术语翻译的探索时期。”

雷公说:“陛下英明！经过探索,后来的译者们逐步懂得了如何译好这类概念和术语的方法。近年来他们逐步采用音意结合的方式将‘五脏’译为 five zang-organs,将‘六腑’译作 six fu-organs。也有人将‘五脏’译为 five zang-viscera,将‘六腑’译为 six fu-viscera。但前者则较为普遍。这种译法显然是为了体现中医的特色,为了便于读者理解,在音译的 zang 及 fu 后加上了 organ 或 viscera。至于音译部分是大写还是小写,主要取决于译者的翻译理念。大写自然是为了突出该词语的‘源外性’。”

黄帝说:“不过从实践的角度来看,大写小写均可,小写显得更自然一些。”

雷公说:“陛下英明！情况确实如此。不过国外有些学术刊物和出版机构要求将音译的中医用语、甚至是直译或意译的中医特有用语首字母大写。这又另当别论。目前的情况是大写和小写均很流行,平分秋色。”

黄帝说:“说说与‘气’相关概念和术语的翻译吧。”

雷公说:“遵旨！所谓与‘气’相关的概念和术语,实际上就是各种形式的‘气’。‘气’现在基本统一音译为 qi 或 Qi,但各种类型的‘气’基本上都是‘音意结合’式的翻译。如:‘元气’一般译作 primordial qi, original qi 及 congenital qi,‘正气’一般译作 healthy qi, right qi, genuine qi 或 vital qi,‘宗气’一般译作 pectoral qi, thoracic qi 或 ancestral qi。”

黄帝说:“从‘元气’‘正气’和‘宗气’的翻译来看,其译语很不统一。”

雷公说:“确如陛下所训,事实就是如此。这就是‘音意结合’中‘意’的‘灵活性’的体现。只要意译,那么译者都可以根据自己对原文的理解来释义。另外,由于语言中同义词的大量存在,为意译者提供了较大的选择余地。这样‘音意结合’中的‘意’就很难统一起来。例如‘元气’中的‘元’究竟译为 primordial 好,还是译为 original 佳,还是译为 congenital 具体？可以说都不错。但作为一个专业术语，确实应该有比较一致的说法。”

黄帝说：“现在的尘世间，全球都重视标准化和统一化。‘音意结合’式的翻译还是应该统一的。”

雷公说：“陛下圣明！确实应该如此发展。目前的翻译发展中，各脏器之‘气’的翻译还是比较统一的。从长期的翻译探索和交流实践来看，像‘元气’‘正气’和‘宗气’这样一些术语也还有音译的表现。如果音译的做法能够普及起来，这无疑是最为理想的翻译了。至于各脏器之‘气’，因其一般较为确定，易于统一，所以仍可采用‘音意结合’式翻译法予以翻译。如‘肾气’译作 kidney qi，‘心气’译作 heart qi，‘肝气’译作 liver qi，‘脾气’译作 spleen qi。”

黄帝问道：“与脏器有关的‘气’，有没有其他形式的翻译呢？”

雷公回答说：“以前有的，现在则比较统一了。以前有的译者将‘肾气’译作 renal qi，将‘脾气’译作 splenic qi。在音译各脏器之‘气’时，究竟使用有关脏器英语名称的名词形式还是形容词形式呢？按说是没有实质性的区别。使用形容词形式有时是为了修饰的自然，有时是为了读音的流畅。例如，将‘肺气’译作 pulmonary qi 就比译作 lung qi 读起来要流畅得多。但从发展的趋势来看，则还是词对词的直译比较流畅，形容词的用法已经比较少见了。”

黄帝说：“有道理，可推进。说说经脉及特定经穴名称的翻译吧。”

雷公说：“遵旨！按照世界卫生组织西太区颁布的《针灸经穴名称国际标准化方案》，经脉名称的国际标准化为‘音意结合’式。比如‘手太阴肺经’的标准名称为 lung meridian of hand-taiyin。‘手’与‘肺经’为直译加意译，‘太阴’则是音译。这样就能较好地保留中医用语的特色。其他各经脉的名称与‘手太阴肺经’的名称在结构上完全一样。”

黄帝说：“穴位名称的翻译又是怎样的呢？”

雷公说：“微臣注意到，穴位均采用音译加代码，但特定穴位则采用‘音意结合’式译法。比如五腧穴的‘井穴’译作 Jing-Well，‘荥穴’译作 Ying-Spring，‘输穴’译作 Shu-Stream，‘井穴’译作 Jing-River，‘合穴’译作 He-Sea。”

黄帝说:“这说明穴位的翻译已经统一化了。”

雷公说:“诚如陛下所训,穴位的翻译确实统一化了。但有些穴位的翻译还有待于统一化,特别是‘原穴’‘络穴’‘郄穴’和‘募穴’。‘原穴’这个名称本身是采用‘音意结合’法翻译的,一般译作 Yuan-Primary acupoint 或 Yuan-Source acupoint,也有人译作 source acupoint。‘络穴’的翻译也是这样,一般译作 Luo-Connecting acupoint,但也有人采用意译法将其译为 collateral point 或 network point。‘郄穴’一般译作 Xi-Cleft acupoint,也有译作 cleft acupoint。‘募穴’一般译作 Front-Mu acupoint,国外也有译作 alarm acupoint。”

黄帝说:“穴位名称的翻译还有待统一,但以‘音意结合’法翻译,还是比较有意义的。”

雷公说:“陛下英明!音意结合翻译特定穴位的名称,除了体现中医特色外,也是为了将其与一般穴位加以区分。按照世界卫生组织的规定,音译的穴位为国际标准穴位。如果特定穴名不增加意译的成分,很难将其与一般穴位区分开来。”

黄帝说:“看来‘音意结合’在中医翻译方面是独有特色的翻译,有利于信息的传达。”

雷公说:“陛下英明!中医对外传播的过程中,特别是中医国际化的发展进程中,充分说明了陛下所提出的这一点。”

黄帝说:“天高地厚,这是自古以来国人对天地的基本认识。天只有高才能行健,地只有厚才能载物。通过天人相应和天人合一,尘世之人就有了登高望远、忠厚诚实的希望。这最起码说明厚的重要性。”

岐伯说:“陛下圣明!臣等当年与陛下在尘世间生活时,也有这样的理念和志向。虽然臣等在陛下的指引下离开尘世,登上了九霄云天,可谓高高在上了。但臣等一直还是遥望着大地的厚德和载物,也一直期待着神州大地的国人能深厚自己的德与志。最近向陛下汇报尘世间的翻译问题时,微臣却对‘厚’有了另外一种感受,颇感奇怪。”

雷公问道:“天师对‘厚’为何有另外一种感受呢?”

岐伯说:“微臣查看了雷公从下界带来的一些英译的中医文本,觉得有些奇怪。薄薄的一部中医著作,翻译成英文居然成了厚厚的巨著。

这是什么原因呢？”

黄帝说：“这个问题朕也在思考，一定与东西方语言的表达方式以及文字的书写方式有关。朕看了看英译的一些中医文本，觉得有些奇怪。薄薄的一部中医著作，翻译成英文居然成了厚厚的巨著。这是什么原因呢？”

雷公说：“陛下英明！英译的中医文本与中文原文确实厚的多，主要原因就是中西方语言表达方式及文字书写的不同。这种现象确实处处可见。比如‘中医’这两个字翻译成英文就是 traditional Chinese medicine，显然比‘中医’这两个字所占据的空间多了七倍。即便是翻译成 Chinese medicine，也比‘中医’这两个字所占据的空间多了四倍。这主要是因为英文单词的结构比华夏民族的字体结构要冗长得多。”

黄帝说：“确实是这样，这大概就是西方语言词语结构比较冗长的原因吧。”

雷公说：“确如陛下所示，西方语言词语的结构确实冗长。从另外一个角度来看，这也说明华夏民族的文字内涵不仅丰富，而且深刻。而西方民族语言的内涵可能只是丰富，而不够深入。比如华夏民族彼此问候的时候，常说的话就是‘您好’。而西方人彼此问候时所说的话，则是 How are you? 或 How do you do? 比‘您好’所占据的空间多了三倍。所以，一张中文的文字翻译成英文时，就要有两三张。”

黄帝说：“这虽然显得太浪费时间和空间了，但毕竟是不同地域的文化特色，应该尊重。”

雷公说：“陛下说的对！我们确实应该尊重西方及尘世间各地不同民族的语言和文化。自从西方文化和语言出入神州之后，尊重和热爱的人愈来愈多，如今甚至可以说神州大地的人人都不仅非常尊重西方的语言和文化，而且至为热爱西方的语言和文化。”

黄帝说：“怎么尊重和热爱的呢？”

雷公说：“微臣曾看到神州出版的一部杂文集，其中有一篇就涉及到今日的华夏民族如何尊重和热爱西方语言和文化的做法，题目是‘外语尚方宝剑’。作为华夏民族的国家，如此的重视外国语言，将外国语言设置为‘尚方宝剑’，严厉地打击和淡漠了自己民族的语言。比如在当今的神州大地，一位童子如果没有学好外语，就无法从小学升入中学了，如果初中没有学好外语就无法升入高中了，如果高中没有学好外语就无法考入大学了，如果大学没有学好外语就无法毕业了，更无法报考硕士、博士了。如果就业后没有学好外语，就无法晋升为讲师、副教授和正教授了。由此可见，作为国人，如果没有学好外语就将自己人生的发展完全停止了。所以在当今的神州大地，小孩一出生，刚刚会呀呀说话，就开始学习外语了。现在的神州大地，很多所谓的幼儿园就将外语学习作为核心的教育基础了。实在令人难以理解，难以接受。那位杂文作者写的'外语尚方宝剑'这篇文章，就是对神州大地重外语而轻国语的侧目而视。微臣此前曾经将这篇杂文念给陛下和天师听了，也得到了陛下和天师的肯定。"

黄帝说："虽然是杂文，还是说明了今日的华夏民族是如何尊重和热爱西方语言文化的。"

雷公说："确实是有所说明的，所以微臣曾特意将其向陛下和天师作了汇报，借以表达微臣自己的想法和看法。"

黄帝说："卿等的想法和看法可以藏在心里，不必再说了。毕竟臣等是在讨论翻译的问题。从翻译的角度来看，中文和西文之间是否有其他一些协调的办法吗？"

雷公说："应该是有的。从翻译的角度来看，中医非常简洁明了的概念和术语翻译成英文时有时就显得比较冗长。为了简化冗长的术语翻译，似乎可以采用'简洁法'予以调整。"

黄帝说："什么是'简洁法'？"

雷公说："所谓'简洁法'，就是将以其他方法翻译的中医用语简单化的一种方法。在中医上，有些用语在翻译时既不能借用西医用语，又不能采用其他简洁的译法，只能采用常规手法来翻译。因此这部分用语的翻译一般都略微冗长一些。比如'针灸'翻译成英语就是acupuncture and moxibustion，虽然也是两个主要的英语单词，外加一个辅助词and，但还是显得太过冗长。不过这是一个很常用的术语，其译法也已约定俗成，但使用起来总感到有些烦琐。"

黄帝说："哪该如何简洁化呢？"

雷公说:“可将其按科技英语构词法中的‘拼缀法’简化为 acumox,从而使译语更加简明经济了,微臣此前向陛下和天师汇报这样的简化做法。”

黄帝说:“这种简化式的做法在翻译实践中有无应用?”

雷公说:“微臣曾注意到英国的一本针灸杂志上就使用了这样简洁化的译法。不过该杂志将 acupuncture and moxibustion 简化为 acumoxa,多增加了一个 a。可能是因为‘艾绒’在英语中叫作 moxa 吧。不过从两词统筹性简洁的角度来看,acupuncture 选用了 acu 这三个字母,moxibustion 也应该选用 mox 这三个字母。微臣此前向陛下和天师汇报的时候,还特意谈到了其简洁化的目的和意义以及影响和作用。”

黄帝说:“各有特色,各取其长。”

雷公说:“陛下英明! 在目前的中医翻译上,这一‘简洁法’的使用得还不是很普遍。从神州大地现有的研究来看,中医翻译上只对一个术语的翻译进行了缩合并且很快传播开来。这个术语就是 TCM,即‘中医’的英译形式 traditional Chinese medicine 的缩合形式。虽然不知道这个缩合词由谁有意或无意的首创,但却知道这一缩合形式具有极强的生命力。它是中医用语的翻译上难得的一个规范化了的译语。”

岐伯说:“从雷公所举的这几个例子来看,简洁化还是非常重要的。虽然还没有普及,但还是应该予以推进的。这种做法在华夏民族语言和文化千秋万代的发展过程中,一直都在努力发挥其特殊的优势。在中医对外翻译和传播的进程中,这个作用也应该努力予以发挥。就像‘中医’一样,如果一直使用 traditional Chinese medicine,一定显得比较繁琐。而使用 TCM,则显得比较简洁明了,易于应用。”

雷公说:“天师说的对啊! 此前将‘伤寒’翻译成 seasonal febrile disease,‘外感’翻译成 exogenous febrile disease,镐京的那位译者也努力将其简洁性地缩略为 SFD 和 EFD,就是对‘简洁化’译法的发挥。不过现在‘伤寒’和‘外感’已简单地直译为 cold damage 和 external contraction。”

黄帝说:“虽然‘伤寒’和‘外感’的译法已经发生了变化,但其发挥

‘简洁化’的作用还是值得肯定的。”

雷公说：“陛下圣明！镐京译者的翻译实践和翻译研究，始终引起了中医翻译界的关注。当然对其关注还有温馨和邪恶之异。中医翻译界可以说绝大多数人都是温馨地关注他，但还有极个别的人自始至终都在恶劣地谩骂他，诅咒他。这种情况确实是非常罕见的。微臣在下界考察的时候，注意到了这一问题，但一直不知怎么解决这一问题。”

黄帝说：“这一问题虽然与‘简洁化’翻译没有直接的关系，但真正的关注还是应该有的。”

雷公说：“谢谢陛下指导！微臣一定努力予以关注。清人金缨在《格言联璧》中说：‘在古人之后，议古人之失则易；处古人之位，为古人之事则难。’意思是说，身处古人之后的时代议论古人的过失，这其实是很容易的；身处古人的位置来做古人的事，这其实是很难的。以此为例来分析和总结今人对华夏民族传统文化和医药的理解和翻译，还是颇有感触的。”

黄帝说：“知其意而明其志，行其实而传其力。这既是华夏传统观，亦是人类发展观。尘人若能知其观而行其道，则可知所先后而近其道矣。”

岐伯、雷公跪拜道：“臣等谨遵圣训！”

惟克永世篇第八十一
——译感译辨回望

黄帝说："'直而温，宽而栗，刚而无虐，简而无傲。'不仅教而如此，行更须如此。卿等所谈译事，亦当如此。"

岐伯、雷公长拜道："陛下圣明！臣等必当如此。"

黄帝说："卿等如此，自然而然。尘世若如此，艰难而困苦。如何引领世人，臣等深思深虑。"

岐伯再拜道："陛下英明！臣等一定深思，一定深虑。据臣等所知，'直而温，宽而栗，刚而无虐，简而无傲'是陛下当年对臣等的指示。华夏民族传统上第一部有字天书《尚书》记载了舜帝与臣士们的谈话。在谈话中，舜帝多次讲到了陛下的指示。陛下当年对臣等的这一指示臣等一直牢记在心，一直在努力发挥。"

雷公再拜道："感谢陛下指导！微臣到下界考察的时候，也向学界和译界传达了陛下的指示，'直而温，宽而栗，刚而无虐，简而无傲'。微臣用当时的白话文对他们解释说，要'正直而温和，宽大而坚实，刚毅而不粗虐，简朴而不傲慢。'颇令他们感动。微臣也特别提醒他们，这不仅仅是教育青年人，更是自己要自作自行。

在《尚书》中，舜帝曾对伯夷说：'夙夜惟寅，直哉惟清'。即要求他为政早晚都要恭敬，为人正直才能心中清明。政界当如此，学人亦如此，译人应如此。对于译人来说，只有兢兢业业于译事，字斟句酌于译文，这样在翻译时才能做到心明、义明、文明。'诗言志，歌永言，声依永，律和声。八音克谐，无相夺伦，神人以和。'这也是舜帝向臣士们传达陛下的指示。微臣也特意将陛下的指示传达给学界和译界的人士，也用白话文告诉他们，'诗表达的是思想感情，歌唱出的是语言神韵，五声根据唱词而制定，七律要和谐五声。只有八类乐器声音能够调和，才能使其不乱次序，神和人就会因此和谐。'"

黄帝说："如此启迪国人，吐曜自可仰观，含章自可俯察。"

雷公跪拜道："感谢陛下指示！感谢陛下关怀！在下界考察的时候，微臣之所以一直在潜移默化地传达陛下的重要指示，就是因为微臣曾看到一些有关中医语言的研究文章，不少人对中医的表述方式提出这样那样的指责和批评，认为其语言表达方式不够科学。其实这在一定程度上是误解，或者说是不了解古代哲人论述问题的方式和方法。"

岐伯说："雷公说的对。尘世间的现实的确是这样的。微臣查阅资料时曾看到旅美华人作家林语堂关于中西方文化比较的一些论述，其中有这样一段话：'华夏重实践，西方重推理；华夏重亲情，西方重逻辑；华夏哲学重立身安命，西方人重客观的了解和剖析；西方人重分析，华夏重直感；西洋人重求知，华夏人重求道，求可行之道'。"

黄帝说："这样的说法听起来是有一定道理的，但也不一定全面。华夏人有自己的思维观念和认识问题的方法。这些方法与西方人不尽相同，但也不必一定相反。"

岐伯长拜道："陛下圣明！从人类的文明史和文化史来看，相异并不意味着一定是相反。神州近世有些学者比较分析了中西之学，认为就哲学而言，一般来说华夏古代哲学家的著述都十分简短。在有些哲学家如孟子、荀子的著作里，的确也有长篇大论的文章。但是，如果和西方哲学家的著作相较，仍然显得篇幅短小，好像未曾把道理讲透，未曾将体系建立完整。这是因为华夏哲学家惯于用格言、警句、比喻、事例等形式表述思想。《老子》全书都是以格言形式写成；《庄子》书中充满寓言和故事。即便在华夏哲学家中以说理见长的孟子和荀子，把他们的著作和西方哲学家的著作相较，其中的格言、比喻和事例也比西方哲学著作中要多得多。格言总是简短的，而比喻和事例则总是自成段落，与前后文字不相衔接。"

黄帝说："用格言、比喻和事例来说理，难免有不够透彻之处。如何可补其不足呢？"

岐伯回答说："微臣觉得只能靠其中的暗示来补充了。明述和暗示正好相反，一句话越明晰，其中就越少暗示的成分。华夏哲学家的语言如此不明晰，而其中所含的暗示则几乎是无限的。富于暗示而不是一泻无余，这是华夏诗歌、绘画等各种艺术所追求的目标。在诗歌中，诗人往往意在言外。在华夏文学传统中，一首好诗往往是言有尽而意无穷。因此，一个慧心的读者，读诗时能从诗句之外去会意，读书时能从字里行间去会意。这是华夏艺术所追求的情趣，它也同样成为华夏哲学家表述思想时的风格。"

黄帝说："华夏艺术风格有其哲学背景，而非随言随语。"

岐伯说："陛下英明！事实确实如此。《庄子》第二十六章《外物》篇最后说：'筌者所以在鱼，得鱼而忘筌；蹄者所以在兑，得兔而忘蹄；言者所以在意，得意而忘言。吾安得夫忘言之人而与之言哉！'意思是说'竹笼是用来捕鱼的，捕到鱼后就忘掉了竹笼；兔网是用来捕兔的，捕到兔后就忘掉了兔网；言语是用来传播思想的，领会了思想就忘掉了言语。我怎么能找到忘记言语的人而与其谈谈呢！'

按照道家的思想，道不可逆，只能暗示。这种暗示的作用和内涵，语言本身是很难表达清楚的，对其解析和把握要靠读者用心去体会，去感悟。在华夏古代哲学家看来，语言的作用不在于它的固定含义，而在于它的暗示，引发人去领悟道。一旦语言已经完成其暗示的作用，就应将其忘掉，为什么还要让自己被并非必要的语言所拖累呢？诗的文字和音韵是如此，绘画的线条和颜色也是如此。"

黄帝说："表面上看，这只是哲学与艺术的问题，实际上与华夏文化方方面面都有关系，中医也不例外。不了解华夏哲学与艺术的神韵，也就很难理解中医的精气了。"

雷公说："陛下圣明！在翻译中医时，由于其独特的理论体系和鲜明的民族特色，使得译文有时在译入语中显得不那么自然。这种不自然其实正是某种自然的表现，因为译文所展现的正是异国文化的风采。"

黄帝说："举例谈谈吧。"

雷公说："遵旨！微臣根据下界考察时与学界和译界所讨论的一些议题向陛下汇报。比如中医上的'热入血室'，一般直译为 invasion of heat into blood chamber，读者可能会有异样的感觉，因为这与他们所熟悉的有关知识是相异的。这里之所以将'血室'直译为 blood chamber，是因为'血室'在中医上有三层意思：即肝脏、子宫和冲脉。

从中医对'热入血室'的理解来看,这里的'血室'接近于'子宫'。但习惯上人们将血室翻译为 blood chamber。在具体的翻译中,可根据特定的语境来处理,如'肝脏'的译作 liver,'子宫'的译作 uterus,'冲脉'译作 thoroughfare vessel。具体到'热入血室'中的'血室',因长期以来都译作 blood chamber,似乎也应该遵循约定俗成的原则予以接受。"

黄帝说:"言之有理,应该如此。"

雷公跪拜道:"感谢陛下鼓励!微臣在下界时曾在一部汉英中医词典中看到,对'热入血室'作了这样的定义:'热入血室指妇女在经期或产后,邪热乘虚侵入血室,与血相搏所出现的病症,症见腹部或胸胁下硬满、寒热往来,夜晚胡言乱语、神志异常等'。其对应的译文是:Invasion of heat into blood chamber refers to the disorder during menstruation or after delivery due to due to combat between invading pathogenic heat and blood. The usual manifestations are lower abdominal or thoracic and hypochondriac fullness and hardness, recurrent chills and fever, raving and mental derangement in the night. 当时在国内外的中医翻译界,对'热入血室'还有其他一些译法,当时微臣见到的有好几种,如 heat-evil attacking the blood chamber, invasion of blood chamber by heat, heat invading the blood chamber, heat entering the blood chamber 等等。不过,这些译法大多是个别现象,而不是比较普及的。比较普及的,就是微臣刚才提到的 invasion of heat into blood chamber 这一译法。"

黄帝问道:"还有其他类似的现象吗?"

雷公回答说:"诚如陛下所示,类似情况还有很多。比如'热灼肾阴''热迫大肠'等都是比较典型的例子。"

黄帝说:"说说这两个概念的翻译吧。"

岐伯说:"遵旨!'热灼肾阴'一般译为 heat scorching kidney yin。微臣觉得'热灼肾阴'翻译中的关键词是'灼',因为'热'和'肾阴'都有了相对固定的译法。国内译者多将'灼'译为 consume 或

consumption，基本意思是对的，但缺乏回译性。为此，国内外都有译者采用 scorch 对译'灼'，以便遵循回译性原则。近年来尘世间出版的一些汉英中医词典，就反映了这一尝试。"

黄帝说："如何用英文来描述'热灼肾阴'的含义吗？"

岐伯说："微臣注意到中医界人士将'热灼肾阴'定义为，'温热病后期肾阴被热邪所耗伤的病变，症见低热、手足心灼热、口干、耳聋、舌绛无苔、脉细数等。'这是中医症候临床表现的常见描述方式，比较符合其实际意义。微臣注意到中医翻译者一般将中医界为'热灼肾阴'的定义译为：Heat scorching kidney yin refers to a morbid condition in the advanced stage of febrile disease due to consumption of kidney yin by pathogenic heat. The usual symptoms are low fever, scorching sensation over the palms and soles, dry mouth, deafness, deep-red tongue without fur and thin and rapid pulse, etc. 基本揭示了原文的基本含义，其中具体词语的翻译还是比较符合实际的。"

黄帝问道："如何翻译'热迫大肠'呢？"

雷公回答说："微臣注意到中医翻译界一般将'热迫大肠'译为 heat invading large intestine。'热迫大肠'的'迫'国内有人译为 attack，国外有人译作 distress。相比较而言，invade 或 invasion 比较形象一些，因为 invade 或 invasion 都含有一个逐步侵入的过程。在具体翻译上，一些汉英英汉中医词典也不尽相同。除将其译为 heat invading large intestine 外，也有译作 invasion of the large intestine by heat。虽然结构上略有不同，但其实际表达和用词方面还是比较一致的。比如一般都将'迫'译作 invade 或 invasion。无论用动词或名词，其实际用法还是一致的。"

黄帝问道："'热迫大肠'的临床表现如何呢？"

雷公回答说："微臣注意到中医界对'热迫大肠'的定义是，'湿热邪气伤及肠胃而引起的大肠功能紊乱的病理。症见腹痛、泄泻严重、粪便黄臭、肛门有灼热感、小便少而黄、舌苔黄腻、脉滑数等。'定义虽然是现代中医界学者通过分析总结而确定的，但其核心和基础依然是中医传统的思想文化和法规法则。在当今的中医界，其核心理论和方法依然源自《黄帝内经》等中医经典著作。在当今的中医药院校中，所谓的高原、高峰学科，依然是以《黄帝内经》为基础的。在当今完全西化了的时代了，中医界仅此一点就颇令微臣感动不已。”

黄帝说：“卿等之见，颇为自然。‘热迫大肠’的翻译如何呢？”

雷公回答说：“中医翻译界对其定义一般将其译为：Heat invading large intestine refers to dysfunction of the large intestine due to impairment of the stomach and intestines by damp-heat. The usual symptoms are abdominal pain, severe diarrhea, yellowish foul stool, burning sensation over anus, oliguria with yellowish color, yellowish and greasy tongue fur as well as smooth and rapid pulse, etc. 这一译法与另外几个术语定义的翻译基本一致，都比较完整地表达了原文的实际含义，同时在结构上与原文也基本保持一致，基本用语的翻译也基本保持统一。”

黄帝说：“这些中医术语虽然是现代用语，但显然是对中医传统概念和用语的继承和发挥，体现了对中医的传承和发展。”

岐伯说：“陛下圣明！中医自陛下创建以来，历朝历代都在努力地传承和发扬中医的理论思想和法规法则。汉代的张仲景之所以将陛下所创建的中医理论体系发展为中医临床医学，就是其对中医传承、发扬和发展的体现。此前臣等向陛下汇报了国内外学界和译界对《黄帝内经》等中医经典著作翻译的历史、现状和走势，特别向陛下汇报了翻译中医经典著作所面临的问题与挑战。臣等之所以重点汇报中医经典著作的翻译问题，就是因为中医经典著作始终是现代中医核心的核心，基础的基础。只有学好了中医经典著作，才能真正学好中医，教好中医，传好中医，行好中医。只有真正理解和掌握了中医经典著作的理法方药和精气神韵，才能真正地翻译好中医，传播好中医。”

雷公说：“天师说的对啊！微臣刚才之所以向陛下汇报了中医一些现代词语的解读和翻译，就是因为中医的现代术语实际上是对中医经典理论思想和法则法规的发挥和完善。微臣在下界考察的时候，就多次提醒学界和译界的学人，只有真正地理解和掌握了中医经典著作的理论思想和法规法则，才能真正将中医对外翻译好，传播好。同时也就能自然地理解和翻译中医的现代概念和术语。臣等向陛下汇报的时候，多次提到了孔子的说法，很有指导意义。虽然孔子只是'圣人'，而不是'真人'和'至人'，但他毕竟与尘人生活在一起，所说的一切都与尘世和尘人密切相关。陛下此前提到的'质胜文则野，文胜质则史。文质彬彬，然后君子'，就是孔子说的话。意思是说讲话时若内容超过文采，就显得粗野；文采胜过内容，就显得虚夸。只有内容与语言搭配适当，才能成为有风度的君子。孔子的这个观念很有实际意义，翻译其实也是如此。"

黄帝说："清人金缨在《格言联璧》中说：'在古人之后，议古人之失则易；处古人之位，为古人之事则难。'今人要想'议古人'、'处古人'、'为古人'，难确实是有的。但只要有民族文化的意识，只要有民族文化的基础，就一定能认真学习民族文化，努力传承民族文化，大力发扬民族文化。只有这样，才能步步向前。"

岐伯、雷公长长拜道："臣等谨遵圣训！协和国人努力向前！"

后记后忆

黄帝说:“协和国人,至为重要。合璧东西,亦为重要。”

岐伯说:“陛下圣明!臣等一定协和国人,一定合璧东西。”

黄帝说:“协和国人易,合璧东西难。谈到中医翻译时,卿等虽然也谈到了西方个别译者的翻译,但更主要的是谈国内译者的翻译。朕以为国内翻译重要,国外翻译亦重要,甚至更重要。毕竟翻译的目的是向西方传播中医的理法方药,不是向国人自己传播。而要向西方传播,就必须真正地理解、掌握和运筹西方的语言、文化和习俗。生活在神州大地的国人,虽然学习和掌握了西方的语言和文化,但这种掌握基本上是文法上的,不一定是应用上的。如果仅仅从文法上进行表达,恐怕并不符合西方人实际应用的语言风采,并不能为西方人所理解和接受。这种情况,不知是否存在。”

岐伯长跪道:“陛下伟大!陛下英明!陛下正确!陛下所提到的问题,确实是现实问题。非常抱歉,臣等只重视国人自己的学习、翻译和传播,而忽视了西方人对中华文化和中医的学习、翻译和传播。确如陛下对臣等的警示,中医翻译在西方和世界各地的影响最大的,的确是西方译者,而非国内译者。”

雷公长跪道:“确如陛下警示,确如天师所言,中医翻译目前在西方影响最大的,确实是微臣此前向陛下汇报时所提到的 Ilza Veith, Nigel Wiseman(魏迺杰)、Paul U. Unchuld(文树德)等译者。虽然他们对中医经典著作的理解和表达确实存在着这样那样的问题,但这些问题只是国内学者和译者自己阅读时所注意到的,而西方人阅读时却并意识不到,因为他们自己并不了解中华文化和中医。即便是想学习中医的西方人,基本上都是通过阅读西方人自己的翻译来学习和了解中医的。正如陛下所提出的那样,西方译者所翻译的中医经典虽然不够完整,但其用自己语言的表达自然远远地优于国内译者的翻译,所以最为西方读者所重视。国内译者虽然对中医了解的比较深厚，翻译的也比较准确，但毕竟是按照自己学习西方语言的方式方法进行表达的，却不一定按照西方人实际运用的方式方法进行表达。微臣在下界考察的时候，也到一些院校观看外语教育，感到其教育给学生的都是比较正规的外语文法和语法，而不一定是西方人常规的说法和用法。微臣也听到有些学者说，他们英语讲的很好，很规范，但英美人有时却听不懂，令他们感到非常奇怪。按照陛下的警示论之，他们所学习的只是根据教科书上语法、词法和句法的表述方式，并非英美人士常规的用法和说法。”

黄帝说：“卿等所言，确属事实。真正对外传播和翻译中华文化和中医，仅仅协和国人显然不够客观，不够完善，只有合璧了东西才能真正实现卿等的理想和希望。卿等查看翻译史时，亦应注意这一问题。”

雷公说：“陛下英明！微臣翻阅中国翻译史时，的确注意到了这一问题，但却没有将其与中华文化和中医翻译结合起来，实在遗憾。”

岐伯问道：“雷公当时所注意到的究竟是什么问题呢？请向陛下汇报。”

雷公说：“谢谢天师提醒！微臣查看中国翻译史时，注意到佛教在汉朝时期传播到中国时，虽然有西域的高僧在为国人翻译佛教典籍，但只是口头翻译的‘译主’而已，而笔头翻译的‘笔受’‘度语’‘证梵’‘润文’‘证义’‘总勘’，则是国内人士。鸠摩罗什就是典型一例。他虽然中文说的非常好，完全可以与国内人士交流，但毕竟只掌握了中文一般的表述方式，并没有完全掌握好中文字面的表述风格和风采。所以组织团队进行翻译时，鸠摩罗什只是将佛典的基本内容口头传述给大家，具体文字整理和校正则完全依靠国内人士完成。明清时期基督教传入中国的时候，在华的西方传教士对中文和古文也学的比较完好，但与国内学者自己所掌握的中文和古文比较起来，还有很大的差别。所以当时在华传教士用中文写的文章和书籍，国内学者基本上都不会翻阅，主要原因是他们对书面中文掌握的还是比较有限，用中文写的文章和书籍不仅不太符合古文的要求，而且还显得不够顺畅。在这种情况下，国内的学者怎么可能认真阅读其撰写的文章和书籍呢。”

黄帝说:“这是典型实例,举例说说吧。”

雷公说:“遵旨!微臣在下界考察期间曾与大家多次谈过中西方的交流。但在查阅翻译史的时候,却发现了中西交流的不易。比如明清时期来华的传教士,来华之前就已经在澳门认真学习了中文。当时西方在澳门设立了中国语言文化教育学堂,主要是为西方来华人士教中文,尤其是古文。意大利人利玛窦(Matteo Ricci,即西方的 1552—1610)是明末来华的天主教耶稣会传教士。来华之前利玛窦就在澳门学习了中文和古文,尤其是四书五经,来华时就已经完全可以用中文与国人沟通交流了,也可以用古文书写文字了。所以利玛窦曾主张将孔孟之道与天主教融合起来。为了配合传教之需要,利玛窦也努力通过翻译向中方介绍西方的自然科学知识。但这项翻译任务根本不是他个人所能完成的,而是与中方的学者徐光启等结合起来共同翻译了《几何原本》等。

实际上利玛窦完全与当年的鸠摩罗什一样,只是作口头翻译而已,徐光启等中国学者才真正地负责文字翻译。在明清时期,传教士用中文写了不少的文章和书籍,今天看了颇有意义,但当时却几乎没有国人阅读,就是因为其用中文撰写的文字还不够完善,与国人自己的表达法相差甚远。微臣曾注意到利玛窦写的一些文字,虽然在今人看来十分敬佩,毕竟是用古文写的,但在当时的国人看来,他写的文字却颇不正规,甚至完全是随意而言。比如他谈到《几何原本》的翻译时,写了序言。微臣念一段,请陛下和天师听听:

窦自入中国,窃见为几何之学者,其人与书,信自不乏,独未睹有原本之论,既阙根基,遂难创造,即有斐然述者,亦不能推明所以然之故,其是者已亦无从别白,有谬者人亦无从辨正;当此之时,遽有志翻译此书,质之当世贤人君子,用酬其嘉信旅人之意也,而才既菲薄,且东西文理,又自绝殊,字义相求,仍多阙略,了然于口,尚可勉图,肆笔为文,便成艰涩矣。今此一家已失传,为其学者皆闇中摸索耳。既遇此书,又遇子不骄不吝,欲相指授,岂可畏劳玩日,当吾世而失之。呜呼,吾避难,难自长大;吾迎难,难自消微;必成之。

在当今的国人看来，利玛窦当年写的古文实在太伟大了，因为当今的国人基本上都不懂古文了，更不会写古文了。但明清时期的国人可不是这样，只要曾经读过书、学过文的人，几乎都至真至诚地学习好、掌握好了古文。与此相比，利玛窦当时写的虽然看似古文，但基本上还没有达到当时国文的基本要求。”

黄帝说：“如此史实，确需关注。”

岐伯说：“陛下圣明！雷公所谈到的这些问题，完全可与现实结合起来。今日的国内学者几乎人人都认真地学习外语，都基本掌握了某些外语，尤其是国际上影响最大的英语。但真正用英语撰写文章，恐怕与西方人的表达方式还有一定的差别，这就像当年在华传教士所面临的问题那样。所以，要真正地用英文表达好中华文化思想或自己的专业理念，恐怕还需与西方人士结合起来，除非自己完全移居西方，成为西方的华人了。”

雷公说：“天师说的对。完全移居西方的华人，对英语的掌控很快就达到了西方人自己的水平。这是因为英语这样的西方语言与中文的结构和内涵颇有差异。所以当年在中国呆了几十年的西方传教士最终还没能完全掌握好中文的表达方式和修辞文采。但移居西方的华人学者很快就基本上掌握好了西方的语言。如果在西方呆了几十年，语言上就完全成了西方人了。所以，就中医翻译来说，国内译者认真努力很重要，与国际人士合作推进更重要。镐京译者其实一直都保持这一观点。就外语教育而言，他所提出的‘合璧东西，贯通古今，融合百川，铸造英才’的这一理念，就充分说明了这一点。”

黄帝问道：“既有此理念，为何译中医？”

雷公回答说：“微臣在下界与镐京译者座谈的时候，他说自己之所以翻译《黄帝内经》完全是为了认真学习好、理解好、掌握好《黄帝内经》。他认为，要真正学好《黄帝内经》，就必须通过翻译这座桥梁来逐步实现。因为只有在翻译的时候，才能真正地了解和掌握其核心概念和词语的含义以及其表达法的用意。”

黄帝问道:“有例可查吗?”

雷公说:“微臣当时也询问过镐京译者这个问题。他举例说,‘阴阳者,天地之道也’这句话中医界人人皆知,人人都在说。但很少有人会真正思考,‘天地之道’的‘道’究竟是什么含义。只有在翻译的时候,才会对此深刻思考。虽然翻译时采用了音译法译‘道’,但译文之后还需提供简明扼要的注解。而要真正地注解好,就必须深刻地了解和掌握‘道’的实际含义。微臣翻阅镐京译者所翻译的《黄帝内经》时,发现文后的注解有时比译文的文字还要多还要长,内容还要丰富还要全面。正是通过翻译,才使其真正地理解好、掌握好《黄帝内经》的精气神韵。所以在外人看来他是一位翻译家,但在他自己看来他只是通过翻译学习中医的跨界人。”

黄帝说:“很有道理。翻译之义,并非唯一。”

雷公说:“陛下圣明!微臣之所以非常重视镐京译者所翻译的《黄帝内经》等中医四大经典,就是因为他既重视民族文化的传承,亦重视民族文化的传播。对于国内翻译界的人士来说,要真正地传承好民族文化,翻译就是其学习、理解和掌握民族文化精神的渠道。只有真正地学习好、理解好、掌握好民族文化,才能成为真正的国人,才能将民族文化的思想传播到国外。当然,要真正将民族文化思想传播到国外,还必须与国外的学者密切配合,彼此合作。所以镐京译者一直强调,要真正地将中医传播到西方,就必须与西方的译者结合起来共同努力。实际上他一直在与西方译者交流合作,并且成为国际中医翻译界的开路人。”

黄帝说:“能做到这一点,颇为不易。”

雷公说:“陛下圣明!事实确实如此。据微臣最近考察,真正在西方影响巨大的中医翻译者,并不是国内的译者,而是西方的译者。由此可见,要真正地将中医传播到西方,翻译重任还需西方的译者承担。而西方译者要真正承担好这一重任,还需国内的译者与其密切配合,否则西方译者怎么可能真正地理解好和掌握好中医的思想文化和理法方药呢?”

岐伯说:“雷公说的对。事实就是这样。此前臣等之所以特别重视国内翻译中医的历史与现状，就是因为国内学界和译界淡化了中华文化。淡化了中华文化的学人和译人，怎么可能真正做到合璧东西、贯通古今呢？怎么可能真正做到与西人合作翻译和传播中医的理法呢？这就是臣等一再重视国内学界和译界翻译中医的主要原因。也是因为中华文化的淡化，使得臣等的思维和视野都有些偏颇了，没有能够实现陛下的重要指示和要求，非常抱歉。"

黄帝说："卿等偏激，自有现实。但无论国人还是夷人，都是人类子孙，都是人类同道，既要有发展自族之意识，也要有发展共族之意愿。"

岐伯说："感谢陛下指导！臣等确实不仅应有民族的理想和愿望，也应有人类的梦想和追求。今后一定关注西方人士对华夏民族文化和医学的学习、翻译和传播。这些西方人士对华夏民族文化和医学的翻译虽然存在着这样或那样的问题，但只要有民族意识和文化的国人学者和译者能与其紧密合作，就一定能真正实现中华文化走出去及中医国际化的发展。"

雷公说："天师说的对啊！微臣在下界考察的时候，由于感受不到自己民族文化的传承和发扬而紧迫不已，所以总是关注国内学界和译界对中华文化和中医的翻译和传播，没有非常关注西方译者对中华文化和中医的翻译和传播，非常遗憾。今后与下界学人和译人交流的时候，微臣一定努力引导他们多与西方学者和译者合作，努力将中华思想文化和中医的理法方药传播到西方。"

黄帝说："真正做到这一点，就为民族文化和医药的传承和传播做出了突出的贡献。今后在总结、分析和研究中医翻译问题时，既要关注国内学者和译者的实践和发展，也要重视西方译者的实践和影响。只有如此，才能真正地总结好、分析好、研究好中医翻译的历史、现状与走势；才能真正地协助好国内学界和译界努力推进自我发展，才能真正地发挥好国外学界和译界的作用和影响。要真正地做好中华文化和中医药的翻译和传播，绝不可局限于国内的学界和译界，必须合璧好国内外的学界和译界。"

岐伯、雷公长跪长拜道："陛下圣明！臣等遵旨！"

图书在版编目(CIP)数据

黄帝译经/李照国著.—上海:上海三联书店,2019.4
ISBN 978-7-5426-6643-7

Ⅰ.①黄… Ⅱ.①李… Ⅲ.①医经–研究 Ⅳ.①R22

中国版本图书馆 CIP 数据核字(2019)第 051751 号

黄帝译经

著　　者 / 李照国

责任编辑 / 杜　鹃
装帧设计 / 一本好书
监　　制 / 姚　军
责任校对 / 张大伟

出版发行 / 上海三联书店
(200030)中国上海市漕溪北路 331 号 A 座 6 楼
邮购电话 / 021-22895540
印　　刷 / 上海展强印刷有限公司

版　　次 / 2019 年 4 月第 1 版
印　　次 / 2019 年 4 月第 1 次印刷
开　　本 / 640×960　1/16
字　　数 / 900 千字
印　　张 / 56.5
书　　号 / ISBN 978-7-5426-6643-7/R·112
定　　价 / 169.00 元

敬启读者,如发现本书有印装质量问题,请与印刷厂联系 021-66510725